AF232994

PRÉCIS

DE

PHARMACOLOGIE

ET

DE MATIÈRE MÉDICALE

PAR

G. POUCHET

Professeur de Pharmacologie et Matière médicale
à la Faculté de Médecine de Paris,
Membre de l'Académie de Médecine.

PARIS

OCTAVE-DOIN, ÉDITEUR

8, PLACE DE L'ODÉON, 8

1907

PRÉCIS

DE

PHARMACOLOGIE

ET DE

MATIÈRE MÉDICALE

DU MÊME AUTEUR

LEÇONS DE PHARMACODYNAMIE ET DE MATIÈRE MÉDICALE :

1re SÉRIE. — **GÉNÉRALITÉS** (Introduction a l'étude de la pharmacologie). — **HYPNO-ANESTHÉSIQUES** (Chloroforme, Éthers, Protoxyde d'azote). — **ANALGÉSIQUES** (Acide carbonique, Réfrigération, Cocaïne, Eucaïne, Holocaïne, Orthoforme, Gaïacol et dérivés). — **HYPNOTIQUES** (Chloral et ses dérivés).
1 volume de 700 pages avec 44 figures. Prix . . . . **14** fr.

2e SÉRIE. — **HYPNOTIQUES** (Sulfonal, Trional, Hydrate d'amylène, Paraldéhyde, Uréthane). — **MODIFICATEURS INTELLECTUELS** (Alcool, Opium et ses alcaloïdes, Chanvre indien).
1 volume de 884 pages avec 56 figures. Prix . . . . **16** fr.

3e SÉRIE. — **ANTIPYRÉTIQUES ET ANTITHERMIQUES-ANALGÉSIQUES** (Quinquinas et leurs alcaloïdes).
1 volume de 365 pages avec 33 figures. Prix . . . . **8** fr.

4e ET 5e SÉRIES. — **ANTITHERMIQUES-ANALGÉSIQUES** (Antipyrine et ses dérivés, Anilides, Acide salicylique, Aconits et leurs alcaloïdes, Renonculacées toxiques). — **MODIFICATEURS DU SYSTÈME NERVEUX PÉRIPHÉRIQUE ET NÉVRO-MUSCULAIRES** (Champignons et leurs principes actifs, Jaborandi, Ciguës, Colchique, Vératrums, Digitale, Caféïne et Caféïques).
1 volume de 1156 pages avec 190 figures. Prix . . . . **22** fr.

L'IODE ET LES IODIQUES.
1 brochure de 130 pages avec 9 figures. Prix . . . . **3** fr.

TRAITÉ DE TOXICOLOGIE, de L. Lewin, professeur à l'Université de Berlin, traduit et annoté par G. Pouchet. 1 volume de 1120 pages, avec 12 figures dans le texte et 1 planche chromo-lithographique hors texte. Prix. **20** fr.

PRÉCIS

DE

PHARMACOLOGIE

ET

DE MATIÈRE MÉDICALE

PAR

G. POUCHET

Professeur de Pharmacologie et Matière médicale
à la Faculté de Médecine de Paris,
Membre de l'Académie de Médecine.

PARIS

OCTAVE DOIN, ÉDITEUR

8, PLACE DE L'ODÉON, 8

1907

Tous droits réservés.

PRÉFACE

Ce livre constitue le résumé de sept semestres d'enseignement. En le publiant avant l'achèvement de mes *Leçons de pharmaco-dynamie et de matière médicale*[1], j'ai cédé aux sollicitations d'un grand nombre de mes auditeurs qui désiraient, depuis quelque temps déjà, avoir à leur disposition une vue d'ensemble résumant et synthétisant l'état actuel de nos connaissances en ce qui concerne l'histoire naturelle des principaux médicaments et l'étude de leurs actions pharmacodynamiques.

Sans connaissances pharmacologiques, le praticien s'achemine toujours en aveugle dans l'emploi du médicament. Il doit connaître, en outre, une foule de substances qui, sans être directement applicables à la thérapeutique, intéressent plus ou moins étroitement la médecine légale et l'hygiène, en un mot, la *médecine sociale*. Je me suis constamment attaché à mettre en lumière ces relations des différentes sciences avec la pratique de l'art médical, fermement convaincu que le but du thérapeute, du médecin digne de ce nom, doit être de : *Savoir ce qu'il veut faire et quels sont les moyens à employer pour y aboutir.*

Plus l'étude des sciences médicales se perfectionne, et plus on arrive à se convaincre de l'importance primordiale que doit revêtir la notion de l'influence exercée, sur l'organisme sain ou malade, par les différentes substances qui peuvent entrer en conflit avec lui ; de telle sorte que fixer exactement un point encore incertain

---

[1] G. POUCHET : *Leçons de pharmacodynamie et de matière médicale*, Doin, éditeur ; 1re série, 1 vol. 1900 ; 2e série, 1 vol. 1901 : 3e série, 1 vol. 1902 ; 4e et 5e séries, 1 vol. 1904.

de l'action pharmacodynamique d'un agent médicamenteux depuis longtemps usité, rend un service bien supérieur à l'invention d'un de ces médicaments, toujours si merveilleux à leurs débuts, mais qui disparaissent sans laisser, la plupart du temps, d'autres traces que leurs inconvénients, on pourrait même dire, pour quelques-uns, leurs méfaits.

C'est dans ce sens que je me suis toujours efforcé, depuis quatorze ans, de diriger mon enseignement, cherchant à approfondir et à éclaircir le mieux possible l'action des grands médicaments, sans lesquels il n'y aurait pas de thérapeutique réalisable, et laissant volontairement au second plan des substances, certainement intéressantes, mais ne présentant pas la valeur des autres, ou bien encore imparfaitement étudiées.

J'ai cru devoir résumer, aussi succinctement que possible, la symptomatologie des empoisonnements qui ne sont, en définitive, autre chose que le summum de l'action pharmacodynamique ; aussi me suis-je borné à envisager les empoisonnements que je qualifierai de médicamenteux, c'est-à-dire, ceux déterminés par un abus de la substance médicamenteuse ou une erreur dans son mode d'administration. Un empoisonnement n'est autre chose qu'une maladie provoquée ; et il est indispensable que le thérapeute connaisse l'évolution des accidents, suivant les circonstances dans lesquelles peut se produire cet empoisonnement médicamenteux. Je renverrai pour le détail des lésions anatomiques, de la recherche des poisons, des conditions dans lesquelles on voit se réaliser l'intoxication, etc., à la traduction annotée que j'ai donnée récemment de la *Toxicologie* de LEWIN [1].

Mon dévoué préparateur, le Dr J. Chevalier, a résumé, un peu trop compendieusement peut-être, les quatre volumes déjà parus de mon cours ; je l'en remercie, en même temps que de sa collaboration à la révision des épreuves et à la confection de la table du présent ouvrage, pour lesquelles mon zélé chef de

---

[1] *Traité de toxicologie* de L. LEWIN, traduit et annoté par G. POUCHET, Paris, Doin, 1903.

laboratoire, le Dr Brissemoret, m'a également prêté son utile concours.

J'ai cru devoir insister sur quelques points, dans les parties qui n'ont pas encore été l'objet de publications de ma part, à cause de l'intérêt que présentent certaines de ces questions dans la pratique médicale.

J'aurai atteint le but que je me propose depuis que j'ai l'honneur d'occuper ma chaire à la Faculté de médecine de Paris, si j'arrive à faire sentir, par la lecture de ce livre, combien est importante, pour la pratique de l'art médical, la connaissance aussi parfaite que possible des propriétés médicamenteuses, et combien sont nombreux et variés les moyens de réaliser une médication rationnelle que l'on peut puiser dans l'étude approfondie des actions pharmacodynamiques.

G. POUCHET.

Novembre 1906.

ERRATA

Page 26, *ligne* 16; au lieu de « Liqueur de Pearson, 12 », lire : **Liqueur de Pearson 21.**

Page 44, *ligne* 15; lire : J. DEMOOR et Mlle STEFANOWSKA.

Page 45, *ligne* 23; après « fut fixée en 1835 par Dumas », ajouter : **C'est le formène trichloré CHCl^3.**

Page 102, *ligne* 8; au lieu de « C^{13}H^{19}AzO^3 », lire : **C^{15}H^{19}AzO^2.**

Page 120. *lignes* 10 et 11; corriger les chiffres de la façon suivante : **A l'état normal, il est de 0,93; pendant l'hypnose chloralique il monte à 1,30 et, au contraire, diminue jusqu'à 0,63 lorsqu'on provoque l'hypno-anesthésie.**

Page 140, *ligne* 7; au lieu de « Paraldéhyde cristallisable 5 grammes », lire : **Paraldéhyde cristallisable 2 grammes 50.**

Page 227, *ligne* 23; lire : de la quinine; sous l'influence de 2 grammes, l'urée peut diminuer de 39 p. 100.

Page 265, *ligne* 39; au lieu de « F. S. A. pour 20 pilules : trois à cinq par jour », lire : **F. S. A. 10 cachets : un à deux, au maximum, au moment des accès douloureux.**

Page 343. *ligne* 32; lire : antirrhinique.

Page 346, *ligne* 24; lire : que la digitaline exerce son action, à la fois, mais à des degrés différents,...

Page 410, *ligne avant-dernière;* au lieu de « Odolliue », lire : **Odolline.**

Page 411, *ligne* 31; au lieu de « Eapatorine », lire : **Eupatorine.**

Page 538, *ligne* 42; au lieu de « La strychnine, C^{24}H^{22}AzO^2 », lire : **La strychnine, C^{24}H^{22}Az^{2}O^2.**

Page 672, *ligne* 19; au lieu de RICHAUD, lire : RICHARD.

Page 701, *ligne* 29; corriger la formule des *Pilules de Dupuytren* :

<pre>
(Chlorure mercurique porphyrisé . . . . trente centigrammes.
{ Extrait d opium . . . . soixante   »
(Extrait de gaïac . . . . 1 gr,20.
</pre>

Page 821, *paragraphe Thymol, au-bas de la page;* au lieu de « C'est le phénol du méthylpropylbenzène », lire : **C'est un des phénols dérivés du méthyliso-propylbenzène.**

PRÉCIS

DE PHARMACOLOGIE

ET DE MATIÈRE MÉDICALE

GÉNÉRALITÉS. ART DE FORMULER

La PHARMACOLOGIE comprend la connaissance et l'étude des médicaments, ainsi que des agents médicamenteux, à tous les points de vue intéressant la pratique de la médecine. Elle se subdivise en trois branches : 1° la *Pharmacographie* et la *Pharmacognosie*, constituant ce que l'on appelle encore la *Matière médicale*, c'est-à-dire l'histoire naturelle des agents employés en médecine (lieux et régions où on les trouve, substances des trois règnes de la nature qui les renferment où à l'aide desquelles on peut les obtenir, moyens d'en reconnaître la qualité et la pureté, découverte des falsifications); 2° la *Pharmacie* (mode de préparation des substances médicamenteuses, formes qu'elles doivent revêtir pour répondre le mieux au but qu'on se propose par leur administration); 3° la *Pharmacodynamie*[1] ou *Pharmacothérapie* s'occupant de l'action exercée par les substances médicamenteuses sur l'organisme sain ou malade. Quant à la *Posologie* et à l'*Art de formuler*, ça n'est pas autre chose que la mise en œuvre des connaissances acquises au moyen de ces trois branches de sciences.

La pharmacologie constitue donc une science à la fois théorique et

[1] L'action qualifiée par l'appellation de *dynamique* est caractérisée par le pouvoir que possède un élément, ou un groupement moléculaire plus ou moins complexe, de modifier, sous un très petit volume, un poids considérable par rapport à lui de substance organisée. Par extension, l'action pharmacodynamique peut également comprendre le pouvoir que possède un élément ou un groupement moléculaire d'empêcher un organite d'utiliser, pour l'entretien de sa vie, une substance normalement alimentaire pour lui : par exemple, l'argent pour l'aspergillus niger. Mais ce cas peut lui-même rentrer dans la définition précédente, la limite d'action étant toujours la mort de l'organite, ou tout au moins une modification plus ou moins profonde de ses propriétés physiologiques, par suite de son alimentation viciée ou insuffisante. Toutefois, il faut aussi tenir compte de ce que cette modification peut également déterminer les avantages de l'*état réfractaire*.

expérimentale, ou, pour parler plus exactement, basée à la fois sur l'observation et l'expérimentation. Elle doit servir de début et de prélude à l'application, c'est-à-dire à la thérapeutique dont la mise en œuvre n'est pas possible sans la connaissance approfondie de deux au moins (matière médicale et pharmacodynamie) des branches dont il vient d'être question; la pharmacie, en raison de son caractère plus spécial et plus étroitement appliqué à des conditions déterminées, constituant une science particulière susceptible d'être complètement détachée.

Le but de la thérapeutique est de soulager, de guérir ou tout au moins de modifier et de diriger favorablement l'évolution morbide. Il faut, pour cela, bien connaître la marche naturelle des maladies, ou la thérapeutique devient alors inutile, inconsidérée, voire dangereuse. Envisageant la maladie comme la manière d'être et d'agir d'un organisme à l'occasion de l'application d'une cause morbifique, et tenant compte de l'état dynamique de l'organisme subissant les atteintes de la cause morbifique et réagissant contemporanément contre elles, il appartient au thérapeute de distinguer ce qui, dans ce conflit, ce désordre vital, est nuisible afin de tenter de le corriger et ce qui est utile afin de le favoriser.

Le but, idéal la plupart du temps, consisterait à atteindre la cause de ces modifications des phénomènes normaux. C'est la pathologie et la clinique qui doivent poser les indications; et, pour les réaliser, il est indispensable d'être profondément versé dans la connaissance des actes physiologiques déterminés par les médicaments ainsi que les agents médicamenteux, car c'est cette action physiologique qui doit guider relativement à leur choix et il reste, dans chaque cas particulier, à en tirer parti en variant les doses et les associations. Il ne faut pas oublier, d'autre part, que la thérapeutique ne réside pas uniquement dans la prescription des médicaments, et que l'hygiène, la diététique et l'emploi des agents physiques doivent tenir une grande part dans l'institution d'un traitement rationnel.

L'art de formuler concerne les règles relatives à l'administration des médicaments et les moyens d'assurer, de graduer, de combiner leurs effets. Ses moyens consistent principalement à varier les formes pharmaceutiques, le mode d'application, les doses, les intervalles des prises, les associations des substances médicamenteuses. La thérapeutique étant le but et le couronnement de l'œuvre médicale, l'art de formuler constitue, en quelque sorte, le critérium de la médecine et permet de juger de l'habileté et du savoir du praticien qui doit parfaitement connaître ses armes et savoir s'en servir. L'analyse clinique établit les indications, l'indication suggère la méthode thérapeutique, la méthode thérapeutique suggère l'agent, et l'ensemble de ces opérations aboutit à adapter le médicament, sa dose, ses associations, sa forme, aux circonstances de chaque cas particulier. La médication choisie doit justifier le motif ainsi que le sens de cette intervention et la nature de l'instrument d'action.

Enfin, tout cela se résout dans la désignation par écrit, d'après des règles conventionnelles, de l'espèce, du nombre, de la dose des médicaments, de leur forme pharmaceutique et de leur mode d'administration. La prescription doit répondre, non seulement à des préoccupations et à des indications spéciales, mais encore à des moyens particuliers d'action, variables avec les circonstances, parfois même opposés. Cela constitue l'*ordonnance* que le médecin laisse à son malade, dispositions qui doivent servir de guide à ce dernier pour la conduite à tenir et pour l'emploi des médicaments délivrés par le pharmacien dans les conditions spécifiées par cette ordonnance.

Leur mode d'emploi permet de diviser tout naturellement les médicaments en *internes* et *externes*. Relativement aux médicaments internes on doit se préoccuper de la pénétration du médicament dans l'organisme, de son passage dans le sang, de son action élective, de son élimination.

La *pénétration du médicament dans l'économie* peut s'effectuer par trois voies différentes : la peau, les muqueuses, les veines. Relativement à la peau, il faut distinguer les méthodes sus-dermique, dermique et hypodermique. La méthode sus-dermique ne peut être utilisée que comme procédé de modification locale, sauf en ce qui concerne les corps à l'état gazeux. Il est, en effet, bien établi aujourd'hui que la peau n'absorbe pas les substances autres que les gaz et les vapeurs, tant que la couche épidermique, formée de cellules épithéliales, reste intacte. En revanche, la couche profonde de la peau, formée de tissu conjonctif parcouru par de riches réseaux sanguins et lymphatiques, absorbe avec une grande activité, et c'est sur cette propriété que repose l'emploi de la méthode dermique qui consiste à mettre la substance médicamenteuse en contact avec la peau préalablement dépouillée de son épiderme. La méthode hypodermique, qui dépose la substance médicamenteuse dans le tissu cellulaire sous-cutané, permet une absorption plus rapide encore et n'expose pas, comme la précédente, à l'infection accidentelle. En ce qui concerne les muqueuses, on peut utiliser les muqueuses buccale, gastro-intestinale, pulmonaire, cette dernière jouissant d'une puissance d'absorption particulièrement remarquable, tant par sa rapidité que par son intensité. Enfin les injections veineuses portant immédiatement la substance médicamenteuse dans le torrent circulatoire réalisent la méthode la plus rapide en même temps que la plus précise quant à la dose de substance ayant pénétré dans l'organisme.

En ce qui concerne le *passage dans le sang*, il faut accorder une attention particulière aux matières albuminoïdes, et plus particulièrement aux albumines proprement dites, dont l'intervention joue ici un rôle de premier ordre. Les systèmes colloïdes particuliers que réalise le mélange de ces composés avec les solutions de cristalloïdes d'origine minérale ou organique, ou même avec des colloïdes provenant des règnes végétal ou animal, influent d'une façon prépondérante sur la façon dont les principes médicamenteux vont pouvoir par la suite exercer leur action ; et, en définitive, c'est presque toujours, pour ne pas dire toujours, à l'état de combinaison albuminoïdique (chloro-albuminate, albumino-carbonate, etc.) que ces principes actifs peuvent arriver à circuler dans l'organisme avant d'y subir les métamorphoses qui sont contemporaines de leur action médicamenteuse et qui en constituent sans doute l'essence. Un autre point, également fort important, est relatif aux double-décompositions qui peuvent s'effectuer, dans le sein de l'organisme, entre les solutions qui y pénètrent et les sels, minéraux ou organiques, qui baignent les éléments anatomiques. J'ai toujours pensé qu'il y avait intérêt à mettre en évidence ce fait d'observation que les sels à base de sodium sont moins actifs que les autres en raison de ce qu'ils ont moins de tendance à effectuer de double-décompositions avec le chlorure de sodium et les autres sels de l'organisme, ce que j'estime aboutir à une perte de force vive par suite d'un manque de mise en train, si je puis ainsi dire, dans la succession des mouvements moléculaires d'où résulte l'activité plus ou moins accentuée du médicament sur l'économie. Mais, si, d'un côté, l'action médicamenteuse des médicaments à base de soude est plus ou moins affaiblie, d'un autre côté ils sont beaucoup mieux tolérés, ce qui permet l'emploi de substances auxquelles on serait obligé de renoncer sans cela.

Relativement à l'*action élective* des médicaments, il faut envisager : 1° une propriété physico-mécanique, l'action de masse et l'action locale, évidente surtout avec certaines substances telles que les purgatifs salins ; 2° une propriété dynamique tout à fait particulière (dont le mécanisme est encore à peu près complètement inconnu, mais dont les découvertes récentes concernant l'histologie de la cellule nerveuse permettent d'entrevoir l'explication) réalisant le type de l'action élective, et caractérisée par ce fait que certains médicaments exercent une influence constante sur un groupe déterminé, plus ou moins nettement différencié, de cellules nerveuses et, par leur intermédiaire, déterminent des modifications de l'état inflammatoire ou sécrétoire. Par suite de l'impression intense qu'ils provoquent sur certains éléments anatomiques déterminés, lorsqu'ils sont introduits à très faible dose dans l'organisme, les alcaloïdes et glucosides sont les plus remarquables représentants de ce second groupe.

La rapidité d'action est fonction du temps que met le médicament à parcourir l'espace compris entre son point d'introduction dans l'organisme et l'élément anatomique sur lequel il exerce son action élective. On doit, par conséquent, s'attendre à une promptitude de manifestations très différente suivant la voie de pénétration. Par la voie stomacale ou intestinale, l'influence médicamenteuse est très lente à se produire parce qu'avant d'arriver aux centres nerveux, où son action élective doit s'exercer, le médicament est obligé de parcourir un long trajet et de surmonter des obstacles capables d'amoindrir, sinon même d'annuler cette action. On sait que le foie possède, à cet égard, des propriétés tout à fait remarquables qui en font même un des principaux moyens de défense de l'organisme contre les intoxications. Par exemple, après avoir été absorbé par la muqueuse digestive, le médicament rencontre le foie qui le détruit ou le modifie partiellement, puis ce qui aura traversé la glande hépatique (médicament intact ou modifié) arrivera dans le ventricule droit, traversera le poumon avant de pénétrer dans le ventricule gauche pour atteindre enfin les centres nerveux. Il est aisé de comprendre que, dans ce long trajet, les propriétés actives de substances plus ou moins facilement altérables puissent se trouver profondément modifiées par le passage à travers la grande et la petite circulation, ainsi que par les actions modificatrice du suc gastrique et destructive du foie.

Avec la voie hypodermique, les plus énergiques de ces actions ne sont plus à craindre. Qu'il soit absorbé par les lymphatiques ou les capillaires, le médicament arrivera dans la petite circulation pulmonaire d'où il sera lancé par le ventricule gauche dans la grande circulation. Le passage dans la circulation pulmonaire pourra seulement diminuer l'action médicamenteuse s'il s'agit de substances très facilement volatiles dont l'élimination pourra se faire, partiellement et dans une proportion en rapport avec leur volatilité, par la surface pulmonaire. Pour ce qui concerne les injections veineuses, la pénétration directe dans le sang augmente encore la rapidité de l'absorption ; et c'est précisément ce qui explique les accidents que l'on a pu voir se produire lorsque, dans la pratique des injections hypodermiques, on vient à piquer une veine dans laquelle pénètre le médicament.

L'absorption par la muqueuse pulmonaire est encore celle qui tient la première place relativement à la rapidité d'action ; et CLAUDE BERNARD avait autrefois proposé de pratiquer des injections trachéales en cas d'urgence. JOUSSET DE BELLESME a préconisé cette méthode pour le traitement des accès pernicieux de fièvre palustre. C'est une méthode incontestablement susceptible de rendre des services, mais qui doit rester une méthode d'exception. J'en dirai autant de méthodes plus récemment proposées (rachicocaïnisation, méthode épidurale) et dans lesquelles on se propose de porter directement et brutalement le médicament au contact des éléments anatomiques sur lesquels on veut lui faire exercer son action. Je dirais volontiers qu'une sorte de préparation, d'acclimatement de l'économie à l'action médicamenteuse est nécessaire pour que cette action se borne à des effets utiles ; et cette sorte d'assuétude paraît ne pouvoir s'acquérir qu'au prix d'une circulation préalable du médicament dans l'organisme.

Par *élimination*, il faut entendre non seulement l'issue de l'organisme du médicament en nature, mais encore de ses produits de transformation. DUJARDIN-BEAUMETZ a insisté sur la nécessité de l'élimination pour la production d'un effet médicamenteux, sans quoi l'action toxique apparaît aussitôt. On comprend, dès lors, l'importance qu'il y a de s'assurer de l'état des émonctoires, notamment le rein, avant l'administration de médicaments actifs, qui pourraient alors, à doses très modérées, provoquer des phénomènes d'intoxication plus ou moins graves. Les éruptions médicamenteuses rentrent dans la catégorie des procédés d'élimination. Ces éruptions peuvent, en effet, avoir pour causes, soit un trouble trophique sans intervention directe de la substance médicamenteuse, soit l'irritation provoquée par le passage même de cette substance ou de ses produits de métamorphose, et ce dernier cas paraît le plus fréquent.

Il y a encore lieu de remarquer, à propos de l'élimination, que certains médicaments se dissocient dans l'organisme et que leurs éléments s'éliminent par des voies différentes : produits volatils par la surface pulmonaire, produits fixes par les reins ou d'autres voies. Par exemple : le copahu dont l'essence est éliminée par le poumon et la résine par le rein, l'iodure de fer dont l'iode est éliminé par le rein et le fer par les fèces. Certaines humeurs ou excrétions prennent, au cours de cette élimination, une coloration particulière. Toutes les sécrétions glandulaires constituent des voies plus ou moins marquées d'élimination. Certaines substances médicamenteuses (digitale, colchique) sont absorbées puis éliminées si lentement qu'on peut voir survenir des effets toxiques par suite d'une accumulation des doses qui finissent par déterminer une intoxication brusque.

Choix des médicaments. — Dans un assez grand nombre de circonstances, plusieurs médicaments d'origine différente, chimiques ou galéniques, peuvent être utilisés pour arriver au résultat thérapeutique cherché. Il faut alors déterminer celui qui convient le mieux au cas donné, et c'est là un des problèmes les plus importants et les plus délicats de la thérapeutique. Une même indication peut être réalisée par des mécanismes dissemblables (par exemple : le rhythme cardiaque peut être modifié de la même façon par l'excitation des appareils accélérateurs ou la paralysie des appareils modérateurs), et il n'est pas indifférent de choisir tel ou tel mécanisme pour conditionner un même effet. L'intervention inopportune d'une influence modératrice ou excitatrice peut avoir pour conséquences des résultats diamétralement opposés à ceux que l'on cherchait à obtenir. Cela montre bien l'importance capitale de la connaissance aussi approfondie que possible des actions pharmacodynamiques exercées par les agents médicamenteux sur l'organisme sain ou malade.

Dans d'autres cas, on se trouve en présence de ce qu'on pourrait appeler une équation médicamenteuse, c'est-à-dire qu'il n'y a pas d'hésitation sur la nature de la substance à utiliser. Il en est ainsi pour le mercure relativement à la syphilis, le fer pour la chlorose, la quinine pour le paludisme, certains sérums pour des maladies infectieuses déterminées.

Choix du véhicule. — De ce choix peut dépendre le fait que le médicament sera mieux absorbé ou toléré par les tissus. On peut même trouver un véhicule possédant une espèce d'affinité pour l'agent médicamenteux et exaltant en quelque sorte ses propriétés médicamenteuses. D'une façon générale, l'eau, froide ou chaude, dissout les gommes et les mucilages qui sont insolubles dans l'alcool ou l'éther ; l'eau froide dissout les albumines végétales et animales qui sont coagulées par la chaleur et insolubles dans les autres dissolvants ; l'eau bouillante dissout l'amidon ou détermine, après une ébullition prolongée, la gélatinisation de certains principes. On provoque ainsi la constitution de *Systèmes colloïdes* dont le conflit avec les colloïdes ou les cristalloïdes de l'organisme jouera un rôle plus ou moins considérable dans la production de l'action thérapeutique. L'eau, l'alcool et la glycérine dilués dissolvent aussi les acides végétaux, les sels à base organique, le sucre, la mannite, le tannin, les matières dites extractives, les gommes-résines. L'alcool fort, l'éther, les huiles fixes et volatiles, les graisses dissolvent les résines, les cires, les huiles essentielles, etc.

Il est très important de remarquer, au point de vue de la valeur des préparations galéniques, que les mélanges de différentes substances peuvent entraîner la dissolution, dans un véhicule donné, de produits qui n'y seraient pas solubles à l'état isolé. A cet égard, les albumines, les tannins, les acides végétaux sont particulièrement intéressants, de même que les solutions faibles de chlorure de sodium. La cantharidine, la rhubarbarine, la digitaline, insolubles dans l'eau, s'y dissolvent, grâce à la présence, dans les produits naturels contenant ces principes actifs, de produits secondaires qui favorisent leur dissolution dans l'eau.

Dans d'autres cas, au contraire, l'action du dissolvant, efficace sur la substance active isolée, ne s'exercera plus sur des combinaisons de cette même substance. Ou bien des modifications vont se produire dans la constitution des éléments du mélange et on réalisera la formation de dérivés actifs ne préexistant pas dans le produit initial (formation, en présence de l'eau, des huiles volatiles irritantes, de l'acide cyanhydrique, etc.)

Dose des médicaments. — La *dose* est la quantité du médicament, en poids ou en volume, qu'on se propose d'administrer, soit en une seule fois, soit dans une période de vingt-quatre heures, pour déterminer l'effet thérapeutique cherché. C'est une quantité essentiellement variable et dépendant d'un très grand nombre de conditions diverses, et c'est pourtant l'un des éléments les plus importants de la formule médicale. Bien que la détermination de la dose soit, dans une certaine mesure, une question de susceptibilité individuelle, ce que l'on a appelé l'*idiosyncrasie*, il est, néanmoins, un certain nombre de points que l'on doit toujours avoir présents à l'esprit. C'est, tout d'abord, la variabilité d'action médicamenteuse de certaines substances en fonction de la dose : ainsi l'émétique, contro-stimulant à la dose de 30 à 80 centigrammes, est vomitif à la dose de 5 centigrammes ; le calomel est altérant à la dose de 1 centigramme, purgatif à la dose de 40 à 60 centigrammes, toxique sans produire d'effets purgatifs à la dose de 2 à 4 grammes ; la rhubarbe, tonique à faible dose (30 à 60 centigrammes) est purgative à dose élevée (au-dessus de 4 grammes) et même drastique. En second lieu, ainsi que je l'ai déjà fait remarquer à propos de la définition de la pharmacodynamie, l'effet dynamique n'est pas en rapport avec la dose, et il est très fréquent d'obtenir des effets plus énergiques à l'aide de doses faibles et répétées. Parfois même, l'action est diminuée avec les fortes doses : il en est ainsi pour l'aloès, l'ipéca, la scammonée, l'huile de ricin.

Un certain nombre de causes, inhérentes au sujet, peuvent encore influencer l'action des médicaments et, par conséquent, les doses, ce sont : l'âge, le sexe, les antécédents, l'état moral, la tolérance, l'idiosyncrasie. Relativement à l'âge, l'observation a montré que la susceptibilité à l'action médicamenteuse était plus grande chez les sujets jeunes et vieux que chez les adultes. GAUBIUS a dressé le tableau suivant d'après ces observations, en prenant comme unité la dose efficace chez l'adulte, et toutes réserves faites sur les questions de susceptibilité individuelle.

Dose pour un adulte	1
Au-dessous d'un an	du seizième au vingtième
Au-dessus d'un an	du quinzième au douzième
De 1 à 2 ans.	le huitième
De 2 à 3 ans	le sixième
De 3 à 4 ans	le quart
De 4 à 7 ans	le tiers
De 7 à 14 ans	la moitié
De 14 à 20 ans.	les deux tiers
De 20 à 60 ans (adultes). . .	1
Au-dessus de 60 ans	ordre inverse

En dehors des questions de susceptibilité individuelle, sur lesquelles je vais revenir, il est un certain nombre d'exceptions ; ainsi le calomel et la belladone sont beaucoup mieux supportés par les enfants que par les adultes. Les femmes sont, en général, beaucoup plus sensibles à l'action médicamenteuse que les sujets du sexe masculin. L'accoutumance (qu'il ne faut pas confondre avec la tolérance), le genre de vie, le milieu, les climats, l'état de santé ou de maladie, la diète, l'état moral, les idées préconçues ainsi que la suggestion, l'habitude, le tempérament sont encore autant de causes capables d'exercer une influence très appréciable sur les doses auxquelles les médicaments doivent être administrés. Ce sont, d'ailleurs, autant d'éléments, possibles à dégager, de cette condition essentiellement variable qui constitue la susceptibilité individuelle ou idiosyncrasie.

On pourrait dire, en effet, que l'essence de l'idiosyncrasie réside dans des circonstances au-dessus de nos moyens d'appréciation. En dehors des causes, déjà fort nombreuses, que je viens d'énumérer, il en est encore d'autres, inaccessibles jusqu'ici à nos moyens d'investigation, qui régissent ces phénomènes, parfois si bizarres et même paradoxaux, de susceptibilité individuelle. Il faut même distinguer une idiosyncrasie pour les doses et une idiosyncrasie pour les effets, c'est-à-dire qu'un médicament peut déterminer, chez certains sujets, des effets très différents de ses effets habituels, parfois même opposés. Ainsi certains sujets sont abondamment purgés avec de faibles doses d'huile de ricin (5 à 10 grammes) ou de sulfate de magnésie (10 à 15 grammes), tandis que, pour d'autres, il faudra élever ces doses jusqu'à 50 ou 60 grammes pour produire le même résultat ; avec la plupart des alcaloïdes, on observe des faits de même nature, chez l'un, la dose d'opium suffisante pour déterminer un sommeil paisible sera de 1 à 3 centigrammes d'extrait thébaïque, tandis qu'il en faudra de 15 à 20 chez un autre, en apparence dans les mêmes conditions. Les révulsifs et même les vésicants peuvent être sans action sur certains épidermes alors qu'ils produisent sur d'autres un effet exagéré. Tel individu sera facilement purgé par les purgatifs résineux et se montrera réfractaire aux purgatifs salins. Chez l'un, l'administration prolongée du calomel ne provoquera pas de salivation, tandis qu'un autre en sera atteint dès la première dose. Avec certains sujets, l'emploi des iodiques, à si faible dose que ce soit, provoque un coryza et des phénomènes intenses d'iodisme. On en voit d'autres chez lesquels l'emploi des vésicatoires est impossible par suite de l'apparition d'une violente cystite. Enfin on a vu des individus purgés par l'opium, d'autres constipés par les purgatifs. Bien que ces faits soient rares, ils n'en sont pas moins incontestables.

Association des médicaments. — Après avoir passé par une phase exagérée dont témoigne la polypharmacie des anciens, l'association des substances médicamenteuses traversa une phase de réaction due à ce que l'observation avait mis en évidence la diminution de l'influence exercée par les éléments composants ou, au contraire, la formation de produits nouveaux d'une activité dangereuse. Ces faits montrent encore une fois la nécessité d'une étude approfondie des substances médicamenteuses ainsi que de leur action, afin de prévoir la nature des réactions, tant chimiques que pharmacodynamiques, résultant des divers mélanges. Une observation attentive a prouvé que l'association des médicaments jouissant de propriétés pharmacodynamiques très semblables, permettait d'obtenir, sans inconvénients, une somme d'effets supérieurs à celle que l'on pouvait obtenir en utilisant séparément chacun d'eux ; on pourrait presque dire que les effets utiles s'ajoutent seuls : il en est ainsi de l'association des toniques, des purgatifs, des antiseptiques, des hypnotiques, des antithermiques-analgésiques.

Mais les progrès réalisés dans la connaissance des substances médicamenteuses ainsi que de leurs propriétés pharmacodynamiques ont permis de rechercher, dans l'association des médicaments, la possibilité d'obtenir des résultats des plus importants au point de vue de la thérapeutique : 1° augmenter l'action ; 2° diminuer, prévenir ou même détruire une action trop irritante ; 3° obtenir en même temps l'effet de deux ou plusieurs médicaments ; 4° obtenir un médicament nouveau dont l'effet ne pourrait être réalisé par aucun des composants employé isolément ; 5° imposer au médicament une forme appropriée.

1° *Augmenter l'action*. — Ce résultat peut s'obtenir par le mélange de diverses formes pharmaceutiques d'une même substance (décoction, teintures, extrait) ; en associant des médicaments de même genre (toniques, purgatifs, antiseptiques, hypnotiques, antithermiques-analgésiques), sauf les stimulants que l'on a intérêt à ménager, l'influence stimulante s'usant plus vite et plus facilement que l'action sédative, ou souvent même, seulement en variant les diverses préparations d'un même médicament ou en employant successivement des substances possédant la même action pharmacodynamique fondamentale (hypnotiques), la variation lutte surtout contre l'influence de l'habitude ; en ajoutant au médicament des substances de nature différente, n'exerçant sur lui aucune action, mais possédant le pouvoir de rendre l'organisme plus facilement impressionnable, en même temps qu'elles peuvent atténuer quelques effets fâcheux de ce médicament (opium et mercuriaux, opium et antimoniaux, jalap et ipéca, infusion aqueuse de rhubarbe et poudre de colombo) ; enfin, en ajoutant au médicament des substances capables de réagir sur lui de manière à modifier ses propriétés physiques ou chimiques (acides ou bases en présence de produits insolubles ou peu solubles, acide chlorhydrique et pepsine, etc.).

2° *Diminution ou suppression d'influence irritante*. — On peut y arriver en mélangeant le médicament à une substance augmentant ou diminuant sa solubilité et sa capacité de diffusion (corps gras avec certaines résines irritantes, séné avec anis et coriandre, aloès avec savon ou sel alcalin, sublimé avec chlorures alcalins, sublimé avec albumine ou gluten) ; en ajoutant au médicament une substance capable de préserver la muqueuse gastro-intestinale (ou même l'économie tout entière) contre son action offensive, ou bien capable de réaliser seulement la correction d'un effet secondaire (quinquina — fer — rhubarbe).

3° *Obtention simultanée de plusieurs effets*. — Ce résultat peut se réaliser en associant des substances produisant le même effet thérapeutique par des moyens différents (par exemple en sollicitant l'action purgative au moyen de médicaments provoquant les uns le péristaltisme, les autres l'osmose, d'autres la sécrétion des glandes annexes ; en sollicitant la diurèse par des substances exerçant leur action les unes sur l'épithélium rénal, les autres sur la vitesse et la tension sanguines) ; en associant des médicaments à actions différentes, mais produisant des effets concourant au même but ou remplissant plusieurs indications (purgatifs et antispasmodiques, purgatifs et toniques, purgatifs et sudorifiques, éméto-cathartiques).

4° Obtention par le mélange d'un effet ne pouvant être obtenu avec chacun des composants isolément. — On arrive à ce résultat par l'association de médicaments doués de propriétés essentiellement différentes et n'exerçant les uns sur les autres aucune action chimique (la poudre de Dower est un exemple d'une pareille association) ; ou bien, au contraire par l'association de substances réagissant les unes sur les autres et donnant naissance à des composés nouveaux ou séparant les principes actifs de l'une d'elles (pilules de sulfate ferreux et carbonate potassique, portion de Rivière, looch blanc, liniment oléo-calcaire, sulfate de zinc et acétate de plomb).

5° Donner au médicament une forme appropriée. — Soit pour faciliter son administration, soit pour assurer sa conservation, soit même pour tromper les malades sur la nature du médicament. L'emploi des correctifs édulcorants (sirops, sucre, miel), aromatiques (hydrolats odorants, huiles essentielles, alcoolats), antiseptiques (vins, alcools, éthers, etc.) répond à ces préoccupations.

Incompatibilités. — Il faut entendre par ce terme l'association de substances pouvant constituer un mélange défectueux quant à sa forme ou à ses résultats au point de vue pharmacodynamique. Il faut distinguer trois sortes d'incompatibilités : 1° pharmaceutique ; 2° chimique ; 3° pharmacodynamique.

1° Incompatibilités pharmaceutiques. — On peut les qualifier d'erreur de mécanisme. De pareilles incompatibilités se réalisent par l'association de substances ne se mélangeant pas, ou insolubles dans un véhicule donné, ou ne permettant pas de leur faire revêtir la forme pharmaceutique prescrite, ou incapables de développer leurs principes actifs lorsqu'elles sont placées dans certaines conditions. Par exemple : certains mélanges se fluidifient (camphre avec copahu, salol, etc.); il est impossible, en raison de réactions chimiques secondaires, d'argenter des pilules contenant du mercure ou de l'iode ; le dégagement des principes actifs de la moutarde, des amandes amères, etc., ne s'effectue, en présence de l'eau, qu'à froid, il faudra donc éviter de mélanger ces produits à de l'eau bouillante, des acides, des liquides riches en alcool qui empêchent aussi la mise en liberté du principe actif en détruisant la diastase qui provoque sa formation. Les fautes de cet ordre sont infiniment plus préjudiciables à la réputation du médecin qu'à la santé du malade, à l'inverse de celles de la catégorie suivante qui peuvent déterminer chez ce dernier des accidents fort graves.

2° Incompatibilités chimiques. — Elles forment le groupe le plus important et englobent l'*antidotisme* dont il sera question tout à l'heure

en même temps que de l'*antagonisme*. Comme résultats, ces incompatibilités peuvent donner lieu à des précipitations, des décompositions,
voire des explosions. L'action chimique qui peut résulter de ces mélanges est susceptible de donner naissance à un composé actif, inactif ou
toxique.

Aussi ces incompatibilités sont-elles fort importantes à connaître. Il
faut se rappeler, pour les prévoir, les lois de BERTHOLLET relatives aux
double-décompositions et à la mise en liberté des acides et des bases ;
se rappeler, en outre, que le mélange à des composés organiques riches
en carbone (sucre, poudres végétales, charbon, etc.) de sels cédant
facilement leur oxygène (chlorates, permanganates, bichromates, etc.)
forme des mélanges détonants.

Bien qu'il faille considérer comme incompatibles toutes les substances dont le mélange peut donner naissance à un composé insoluble,
il y a parfois indication d'utiliser de semblables mélanges qui subissent
dans l'organisme des modifications les rendant capables d'être absorbés.
Il ne faut pas oublier, en effet, que les réactions dans l'organisme sont,
sur beaucoup de points, très différentes de celles que l'on peut observer
dans les laboratoires et que ce que l'on est réduit, pour le moment tout au
moins, à appeler l'*activité vitale* des cellules, imprime à ces réactions
une allure et des caractères qui les différencient très nettement. La formation d'un précipité n'empêche pas toujours qu'un médicament agisse
et l'on a même souvent recours à ce procédé pour atténuer l'action médicamenteuse immédiate et prolonger sa durée. Cela revient à dire que
l'incompatibilité chimique n'entraîne pas toujours l'incompatibilité
pharmacodynamique.

Il en est ainsi, par exemple, pour l'association des préparations ferrugineuses avec les médicaments tanniques, notamment le quinquina,
pour l'association des médicaments tanniques avec les alcaloïdes, etc.
La solubilisation lente de certains composés semble même être une
condition indispensable de leur bonne utilisation.

A propos de ces incompatibilités chimiques, il faut également songer
aux réactions (notamment par double-décompositions) qui peuvent se
réaliser dans l'organisme par suite de l'ingestion d'un médicament après
un autre, même après quelques jours d'intervalle. Ainsi, l'emploi de
l'iodure de potassium à l'intérieur est incompatible avec l'administration, préalable ou postérieure, du calomel, aussi bien qu'avec l'application externe, même à quelques jours d'intervalle, de préparations mercurielles ou plombiques ; l'administration de limonade tartrique, de sel
de Seignette, de jus d'oranges ou de citrons doit être évitée pendant
plus d'une semaine après l'administration d'oxyde blanc d'antimoine ou

de kermès, sans quoi l'antimoine pourrait être solubilisé, ce qui se tra-
duirait par des nausées et des vomissements. Ces phénomènes sont en
rapport étroit avec le séjour plus ou moins long des divers médicaments
dans l'organisme.

Principales incompatibilités. — 1. Acides et alcalis (Collutoire dit « alcalin » : borate de soude, bicarbonate de soude, glycérine).

2. Tannins et alcaloïdes :

a) Sirop de Gibert au quinquina.

    Biiodure de mercure.
    Iodure de potassium.
    Eau.
    Sirop de quinquina.

b) Potion au quinquina associée à un antithermique tel que antipyrine, pyramidon ou avec : extrait de quinquina, camphorate de pyramidon, exalgine.

c) Extrait fluide d'hamamelis, extrait fluide d'hydrastis.

d) Incompatibilité absolue (d'ordre physique et chimique) entre antipyrine
et tannin de la galle de chêne.

3. Tannins et sels de fer.

4. Sels de fer et mucilages.

5. Sels métalliques solubles et sulfures alcalins.

6. Albumine avec alcaloïdes, alcools, acides.

7. Albumine et sels de mercure solubles.

8. Matières organiques avec chlorates, permanganates, bichromates. (Acide
chromique et alcool.)

9. Calomel avec : iodures, cyanures, acides, alcalins, alcalino-terreux et benzoate de soude du commerce.

10. Phosphate disodique et arseniate de soude en solution aqueuse avec sels
d'alcaloïdes, strychnine, quinine.

11. Borate de soude en solution aqueuse avec sels d'alcaloïdes, notamment
avec chlorhydrate de cocaïne.

12. Iodures alcalins avec paraldéhyde.

13. Aristol et iodoforme avec sels d'argent et sels de mercure.

14. Orthoforme avec azotate d'argent.

15. Sels à acides insolubles et acides forts, notamment le benzoate de soude
(benzoate de soude et sirop de cerises).

16. Bicarbonate de soude en potion avec préparations galéniques renfermant des acides ou des alcaloïdes.

17. Antipyrine avec chloral ou salicylate de soude.

18. Iodures alcalins avec alcaloïdes ou glucosides.

19. Camphre avec phénols ou chloral.

20. Iode, brome, soufre avec composés ammoniacaux ou avec sels minéraux.

21. Fluorure d'ammonium ou de sodium avec eau de chaux.

22. Iode avec essence de térébenthine.

23. Persulfate de soude avec chlorures, bromures, iodures.

24. Ether qui renferme des peroxydes, décompose instantanément l'iodoforme (ce que l'on reconnaît à la coloration rougeâtre de la solution).

25. Teintures résineuses (bryone, eau-de-vie allemande) et solutions aqueuses.

26. Arséniate de soude avec sels de fer, pour la préparation de vin de quinquina arsénio-ferrugineux.

27. Sirop d'écorces d'oranges amères avec phosphate acide de chaux et mélanges commerciaux connus sous le nom de lactophosphate de chaux, chlorhydrophosphate de chaux (coagulation du sirop).

28. Phosphate disodique avec phosphate de potasse à parties égales (mélange déliquescent en paquets ou en cachets).

29. Iode (en dissolution dans iodure de potassium ou tout autre solvant) avec hyposulfite de sodium.

30. Hypophosphite de calcium avec chlorate de potassium, ou tout autre composé cédant facilement de l'oxygène (mélange détonant).

31. Iodol avec oxyde jaune de mercure (mélange détonant).

32. Emplâtre diachylon ou emplâtre simple avec pyrogallol, chrysophanol, chrysarobine, acide salicylique.

3° *Incompatibilités pharmacodynamiques*. — Elles sont relatives aux effets opposés produits par les substances médicamenteuses. Pour prévoir ces effets, il est encore nécessaire de connaître aussi parfaitement que possible la façon dont l'organisme réagit vis-à-vis de telle substance médicamenteuse, en d'autres termes, d'être fixé sur l'action pharmacodynamique de chaque médicament en particulier. Dans ces conditions, il devient possible d'utiliser très avantageusement les propriétés de chaque substance et de réaliser des effets *correctifs* ou *antagonistiques* des plus précieux au point de vue thérapeutique.

Grâce à la mise en œuvre de ces incompatibilités convenablement choisies, on peut atténuer, et même, dans une certaine mesure, annuler les effets fâcheux d'un médicament, effets inutiles pour l'obtention du but thérapeutique que l'on se propose, tout en conservant ses effets avantageux. Par exemple : l'hyperhémie du cerveau et de l'oreille interne provoquée par l'acide salicylique peut être corrigée par l'intervention du seigle ergoté, la vaso-dilatation exagérée provoquée par le nitrite d'amyle peut être corrigée par la cocaïne, l'influence du chloroforme sur le myocarde peut être corrigée par la médiation de la morphine, de la spartéine, de la digitale, de l'atropine.

On peut arriver à réaliser une véritable compensation annulant, plus ou moins complètement, les effets inutiles et même fâcheux du médicament.

ANTAGONISME ET ANTIDOTISME

L'antagonisme résulte d'actions diamétralement opposées *exercées sur les mêmes organes ou appareils*.

Les antidotes soustraient la substance toxique, empêchent les phénomènes d'intoxication ou en arrêtent la marche. Dans ce dernier cas, il y a, tout à la fois, antagonisme et antidotisme. Les antidotes annihilent l'effet du poison avant même son absorption ou avant le développement complet de son influence à l'endroit d'application. Il en est ainsi, par exemple, des acides vis-à-vis des alcalis, de l'albumine en présence des sels des métaux lourds, du tannin vis-à-vis des alcaloïdes ou de l'émétique, de la mixture ferro-magnésienne utilisée comme antidote de l'acide arsénieux ou des métaux lourds.

Je crois devoir donner ici la formule de cette mixture, en raison de son utilité comme antidote dans les empoisonnements par les sels de mercure, plomb, cuivre, etc. mais surtout dans les cas d'intoxication par l'acide arsénieux.

$$
\begin{array}{lll}
1. & \left\{\begin{array}{l}\text{Sulfate ferreux cristallisé} \dots \dots \dots \dots \\ \text{Eau distillée} \dots \dots \dots \dots \dots \dots \end{array}\right. & \begin{array}{l} 60 \text{ grammes.} \\ 250 \quad \text{»} \end{array} \\
2. & \left\{\begin{array}{l}\text{Magnésie calcinée.} \dots \dots \dots \dots \dots \\ \text{Eau distillée} \dots \dots \dots \dots \dots \dots \end{array}\right. & \begin{array}{l} 15 \text{ grammes.} \\ 250 \quad \text{»} \end{array}
\end{array}
$$

Le sulfate ferreux pourrait, à la rigueur, être remplacé par 35 grammes de perchlorure de fer officinal à 30° B., mais le sulfate est préférable, en raison de la formation ultérieure de sulfate de magnésium.

Les deux liqueurs (celle à la magnésie constituant un liquide lactescent en raison de l'insolubilité de la magnésie dans l'eau) seront mélangées *au moment du besoin* et agitées vigoureusement pour tenir en suspension le précipité d'hydrate ferroso-ferrique mélangé à la magnésie en excès, et on administre une cuillerée à soupe de cette mixture toutes les cinq minutes d'abord, puis, au bout de quelque temps, toutes les dix minutes.

Ce mélange donne lieu à la formation d'arsénite de fer et d'arsénite de magnésium qui doivent être évacués artificiellement (lavage de l'estomac et de l'intestin) en raison de leur solubilité possible dans les liquides gastro-intestinaux. *Les liquides sucrés dissolvent particulièrement bien l'arsénite de magnésium.* Le sulfate de magnésium qui prend naissance par suite des double-décompositions qui s'effectuent au moment du mélange des deux liquides, contribue efficacement à l'exonération de l'intestin. On pourrait même administrer, *per os*, 15 à 20 grammes de sulfate de magnésium. Pour que ce remède agisse, il faut que le poison ingéré soit encore dans le tube gastro-intestinal, car une fois ce poison absorbé, la mixture ne peut plus exercer aucune action sur lui. Aussi est-ce bien là le type de *l'antidote* à action chimique et non pas de *l'antagoniste* à action pharmacodynamique. Il est impossible à un antidote de parcourir l'organisme à la poursuite d'un poison pour le neutraliser; seules, les substances volatiles, en raison de la rapidité de leur absorption, pourraient exercer une action efficace, comme par exemple, l'essence de térébenthine vis-à-vis du phosphore.

L'immunité vis-à-vis des substances toxiques ou médicamenteuses peut se réaliser: 1° spontanément, sous l'influence de circonstances encore inconnues; 2° par intervention d'une substance possédant une action pharmacodynamique plus ou moins complètement opposée à la

première (antagonisme). Il en est ainsi de l'action exercée par certaines
substances sur les toxines des bactéries pathogènes (iode, acide salicylique, quinine, acide benzoïque, etc.).

L'antagonisme, ai-je dit précédemment, résulte d'actions diamétralement opposées *exercées sur les mêmes organes ou appareils.* C'est, en
réalité, une condition qui ne se rencontre que d'une façon très rare,
mais qui a été confondue avec une foule de circonstances dans lesquelles elle semble se réaliser. Les divergences entre les observateurs
et les contradictions apparentes sont dues à un certain nombre de
causes : prise en considération d'un seul symptôme, emploi de produits
de composition variable, expériences effectuées à des époques différentes ou sur des animaux différents et de façons non rigoureusement
identiques.

Il existe un certain nombre d'exemples d'antagonisme simple et réciproque, vrai et efficace, et ce sont là les seuls phénomènes pour lesquels ce mot d'antagonisme devrait être réservé. Les phénomènes qui
se produisent alors présentent quelque chose de très étroitement comparable, dans leurs résultats, à ce qu'exprime l'axiome de mécanique
disant que la résultante de forces égales et contraires ne peut être nulle
que si ces forces sont appliquées au même point. On pourrait citer,
comme exemple, la façon dont les organes glandulaires sont impressionnés par l'atropine et par la pilocarpine qui possèdent une action élective et absolument inverse sur les nerfs sécrétoires. L'oxygène et l'acide
carbonique, les alcalis faibles et l'acide lactique, peuvent encore être
donnés comme exemples d'antagonisme réciproque.

Nombre d'influences physiologiques paraissent fournir le même
résultat : ainsi la quinine et la digitaline, ou la muscarine et la digitaline agissant sur le cœur *isolé* de la grenouille ; de même le chlorure
d'ammonium et le curare stimulant l'invertase que paralysent le chlorure de potassium et la quinine.

Mais, en réalité, l'antagonisme vrai, absolu, n'existe pas aux points
de vue thérapeutique et toxique, cela en raison de l'affinité élective des
poisons pour les éléments anatomiques et, en plus, de la fatigue des
éléments réagissants. Pour ce qui concerne les éléments vivants,
l'inertie semble ne pas exister ou bien il faut faire intervenir une usure
plus rapide.

Le plus souvent, l'antagonisme est seulement apparent et, lorsqu'au
lieu de s'en tenir aux phénomènes objectifs, on cherche à pénétrer le
mécanisme à l'aide duquel ces phénomènes se réalisent, on s'aperçoit
qu'en conservant le mot d'antagonisme pour qualifier le résultat obtenu,
on le détourne complètement de son sens réel. Ainsi, lorsqu'on fait agir

la nicotine sur le cœur de la grenouille, on observe un arrêt diastolique passager, puis les contractions reprennent, mais on constate alors
que l'excitation du nerf vague est devenue incapable de provoquer
l'arrêt, comme à l'état normal. En revanche, l'excitation du sillon auriculo-ventriculaire ou l'intervention de la muscarine produisent cet
arrêt. De plus, l'arrêt provoqué secondairement par la muscarine ne
cède que sous l'influence de l'atropine ou de l'ésérine. On paraîtrait donc
autorisé, d'après ces constatations, à conclure que la nicotine et la muscarine, de même que la muscarine et l'ésérine, ainsi que la nicotine et
l'atropine sont des antagonistes.

Mais il s'agit là seulement d'un antagonisme apparent. En réalité, la
nicotine et l'atropine, d'une part, la muscarine et l'ésérine, d'autre part,
font partie de mêmes groupes pharmacodynamiques, et ces deux
groupes sont très nettement antagonistes pour certaines influences ; de
sorte que, si l'on peut parler d'antagonisme entre l'atropine et la muscarine, il ne saurait en être question, sauf à propos de quelques
exceptions de détail, entre la muscarine et l'ésérine qui jouissent, au
contraire, de propriétés pharmacodynamiques étroitement semblables.

En poussant plus à fond l'analyse des phénomènes, on s'aperçoit que,
dans les expériences précédentes sur le cœur de la grenouille, la nicotine agit *sur la continuité* du pneumogastrique dont elle détermine une
excitation bientôt suivie de paralysie, tandis que la muscarine provoque une excitation persistante du même nerf pneumogastrique *à sa
périphérie terminale,* dans les centres intracardiaques. On ne peut donc
pas qualifier d'antagonisme deux actions se produisant par des
mécanismes différents, quoique très voisins, tout en provoquant des
manifestations opposées.

On doit distinguer encore un antagonisme vrai et faux, complet et
incomplet. Des manifestations opposées comme l'excitation et la stupeur, la convulsion et la résolution ne sont pas forcément antagonistes
(elles peuvent être produites par un seul et même médicament) et l'on a
bien souvent confondu les actions antagonistes avec les résultats opposés. On ne doit pas oublier, à ce sujet, que les mêmes phénomènes
peuvent être réalisés par des mécanismes absolument différents, ainsi
une même modification du rythme cardiaque peut être provoquée soit
par la paralysie des appareils modérateurs, soit par excitation des appareils accélérateurs, et réciproquement. Pour qu'il y ait réellement antagonisme, la lutte doit s'établir entre unités de même valeur, par le
même procédé et sur le même terrain.

Le plus souvent, dans la plupart des prétendues actions antagonistiques, il ne s'agit que d'un antagonisme partiel, momentané, et à cer-

tains points de vue seulement ; mais on peut constater des effets synergiques, ou tout au moins auxiliaires, dans une sphère d'action plus générale. L'antagonisme paraît d'autant plus accentué qu'il est plus restreint, plus circonscrit à un appareil ou à un organe. Bien souvent encore, la lenteur dans l'absorption a été confondue avec l'antagonisme, le retard dans la manifestation des phénomènes caractéristiques ayant été interprété comme une preuve de leur empêchement.

Enfin il est encore un point qui a donné lieu à bien des interprétations inexactes, c'est la confusion entre les doses toxiques et les doses médicamenteuses.

Au point de vue thérapeutique, il est utile d'insister sur ce fait que l'antagonisme partiel est la base des propriétés correctives. L'association des substances médicamenteuses peut, en effet, réaliser : A) la synergie, B) l'antagonisme. — A) *Synergie :* 1° Quand l'une des substances détermine du ralentissement dans l'élimination de l'autre ; 2° quand on utilise une action concordante et de même nature, produisant le même effet qu'une augmentation de dose, mais sans présenter, la plupart du temps, les inconvénients de cette augmentation de dose ; 3° quand l'un des médicaments développe de l'éréthisme ou de l'hyperesthésie dans un organe ou un élément anatomique sur lequel va porter l'action élective de l'autre substance. — B) *Antagonisme :* 1° quand l'une des substances détermine une élimination plus rapide ; 2° quand les deux substances exercent une action pharmacodynamique contraire ; 3° quand l'une des substances provoque une apathie organique.

Il est encore nécessaire, pour apprécier nettement et exactement l'action pharmacodynamique d'une substance médicamenteuse, que la cellule de l'organisme sur laquelle s'exerce cette action soit normale, saine et intacte. Cette nécessité se vérifie surtout pour la cellule nerveuse ; on en a une preuve certaine par la considération des doses d'hypnotiques nécessaires chez les individus excités. Je vais même plus loin, et je me sers volontiers, à titre d'image, de l'expression de *prise de possession de la cellule par la substance toxique.* Il me semble se produire là quelque chose d'analogue à la fixation d'une matière colorante sur une fibre textile, phénomène qui consisterait en une simple action mécanique et non pas en une action antitoxique, comme on a voulu l'expliquer en interprétant inexactement une expérience dans laquelle de la strychnine s'était fixée sur du tissu nerveux que l'on avait broyé dans la solution d'alcaloïde. Cette sorte de fixation, de collage que la cellule exerce sur la substance médicamenteuse ou toxique modifie profondément ses modalités réactionnelles comme nous allons en avoir bientôt la preuve en envisageant les questions de doses relativement aux substances vraiment antagonistes.

Il n'existe guère jusqu'à présent qu'un seul exemple indiscutable. d'action à la fois antagonistique et antidotique, c'est celui concernant l'hyposulfite de sodium et les nitriles de la série grasse. Cette influence antagonistique et antidotique ne peut cependant pas s'exercer vis-à-vis de l'acide cyanhydrique (c'est le nitrile formique) premier terme de cette série des nitriles, en raison de son action pharmacodynamique tellement rapide et intense, tandis que sa réaction chimique vis-à-vis de l'hyposulfite de sodium est, au contraire, lente ; mais au fur et à mesure que l'on s'élève dans la série, on voit le pouvoir antagonistique et antidotique devenir de plus en plus accentué, le pouvoir toxique des nitriles restant toujours très intense. Ainsi, avec le nitrile malonique, quelle que soit la quantité du poison injecté à l'animal, pourvu qu'elle ne dépasse pas dix fois la dose mortelle habituelle, quel que soit le mode d'administration de la substance toxique (stomacal, hypodermique, veineux), quelles que soient la durée et l'intensité de l'intoxication, pourvu que la respiration persiste encore quelques. minutes après l'administration de l'antidote, on peut constater qu'une dose d'hyposulfite de sodium adéquate à celle de nitrile introduite chez l'animal sauve son existence, fait disparaître (on pourrait dire comme par enchantement) dans un espace de cinq à dix minutes, tous les symptômes respiratoires, circulatoires et nerveux.

Ces phénomènes, dont l'observation est due à HEYMANS, constituent le seul fait indéniable, jusqu'à présent du moins, d'antagonisme complet et absolu. Le plus souvent, on qualifie à tort d'antagonistes des actions physiologiques de même ordre portant sur des mécanismes opposés, tandis que cette qualification d'antagonistes devrait être réservée aux actions pharmacodynamiques opposées portant sur le même mécanisme. Par exemple, on donne souvent le nitrite d'amyle comme antagoniste de la cocaïne et du chloroforme ; or, il s'agit là d'une apparence d'antagonisme car tous les phénomènes sont provoqués par un même mécanisme, l'excitation, portant il est vrai sur des appareils différents ; et, pour ma part, je crois qu'il est nécessaire d'insister sur ce fait, en raison de ce que l'emploi du nitrite d'amyle a été recommandé pour le traitement des syncopes cocaïniques et chloroformiques. Le sujet sous l'influence de ces syncopes me paraît merveilleusement préparé pour que l'excitation déterminée par le nitrite d'amyle, surajoutée à celle qui a provoqué la syncope, achève de le tuer.

Les substances actives réputées antagonistiques n'agissent par sur *tous* les mêmes éléments anatomiques, et c'est précisément ce qui constitue le caractère incomplet, incertain, jusqu'à un certain point aléatoire, de leur action antagonistique. L'antagonisme pharmacodynamique des substances toxiques ou médicamenteuses entre elles doit être rapproché de l'antagonisme que certaines substances médicamenteuses manifestent vis-à-vis des troubles fonctionnels dus à des altérations morbides. Les résultats obtenus par la sérothérapie ne sont sans doute pas autre chose que la réalisation d'antagonismes de ce genre.

A côté de cet antagonisme partiel ou momentané, il faut encore envisager l'antagonisme faux ou indirect, comme celui que l'on peut observer, par exemple, entre la strychnine et le curare, ou entre la strychnine et le chloral. Ça n'est qu'une illusion d'antagonisme due à ce que l'une des substances met l'organisme dans l'impossibilité de traduire son impression par l'autre. Dans les exemples précédents; les phénomènes convulsifs caractéristiques du strychnisme ne se produisent pas parce que le curare empêche la réalisation des mouvements musculaires, ou bien parce que le chloral abolit, temporairement, la réflectivité de la moelle et des régions excito-motrices de l'encéphale, mais non pas parce que le curare ou le chloral exercent une action inverse sur les mêmes éléments anatomiques que ceux sur lesquels agît la strychnine.

Il ne faut pas perdre de vue que, dans toutes ces questions d'antagonismes partiels, de luttes sur des terrains différents, *les actions toxiques s'ajoutent*, de telle sorte que, comme l'ont montré les expériences de Fraser, tel antagonisme qui *paraît* efficace à faibles doses tend à disparaître à doses élevées. De plus, l'observation révèle qu'il doit exister une différence de qualité (peut-être même de quantité) entre l'action excitante et l'action paralysante exercées sur un même organe, ce qui se traduit toujours par la *Prédominance des effets modérateurs*.

Enfin, si nous envisageons les questions de doses, nous y trouverons la confirmation de cette opinion que l'on ne peut compter, au point de vue des applications thérapeutiques, sur un antagonisme complet, absolu. En choisissant comme types de ces actions antagonistiques vraies, effectives et directes des substances, comme l'atropine et la pilocarpine, ou bien encore l'atropine et la muscarine, agissant, de façon absolument inverse, sur les mêmes éléments anatomiques (extrémités périphériques des fibres nerveuses glandulaires de la corde du tympan, pour la glande sous-maxillaire; substance unissante des fibres glandulaires des rameaux de Jacobson avec les éléments sécréteurs, pour la glande parotide; extrémités périphériques des filets cardiaques des nerfs vagues, pour le cœur), les expériences de Prévost et Binet ont conduit aux résultats suivants.

Chez un chien de 20 kilos, il faut employer 3 milligrammes d'atropine, en injection veineuse, pour annuler les effets de 25 milligrammes de pilocarpine. Chez un chat préalablement chloralisé et auquel on pratique, suivant son poids, une injection hypodermique de 1 à 5 milligrammes d'atropine, il faut injecter de 20 à 50 centigrammes de muscarine pour faire apparaître la salivation ou la diarrhée, et encore cette injection doit-elle être pratiquée directement dans la glande sous-maxillaire ou dans l'artère mésentérique. Chez un autre chat, on pratique d'abord une injection hypodermique de 2 milligrammes d'atropine et on constate qu'il ne faut pas lui injecter ensuite moins de 76 milligrammes de muscarine pour déterminer les symptômes de l'empoisonnement muscarinien ; si l'on veut alors annihiler ces symptômes et replacer l'animal sous l'influence de l'atropine il est nécessaire de lui en injecter de nouveau 5 milligrammes, mais si l'on veut, à ce moment, faire réapparaître le syndrome muscarinien, ce sont des quantités extraordinaires de muscarine qui doivent être introduites, car ce résultat ne peut s'obtenir qu'avec l'injection de $2^{gr}20$ de muscarine.

D'autre part, l'expérience montre qu'il est devenu impossible d'arrêter, avec la pilocarpine ou la muscarine, le cœur d'une grenouille préalablement atropinisée. Tous ces phénomènes doivent, bien certainement, être attribués à une différence dans l'intensité de l'imprégnation, à ce que j'appelais précédemment la prise de possession des cellules, intensité dont la valeur, d'ailleurs essentiellement variable, nous est tout à fait inconnue.

Au point de vue des applications thérapeutiques, il en résulte que *les doses non toxiques par elles-mêmes ne sauraient enrayer la marche d'une intoxication.* Les poisons ne se neutralisent pas, chacun tend à produire ses effets propres et ces effets se superposent, donc parfois s'ajoutent. Il peut seulement résulter pour l'organisme, dans l'utilisation des substances douées d'antagonisme réel ou apparent, des conditions nouvelles lui permettant d'éliminer le poison et de survivre à l'intoxication, à moins que les modifications cellulaires résultant de l'imprégnation par la substance toxique ne soient trop profondes et suffisantes pour déterminer une atteinte irrémédiable.

ORDONNANCE

Pour la rédaction de l'ordonnance ainsi que des recommandations à laisser au malade, il est un certain nombre de règles dont le praticien ne doit pas s'écarter : 1° attribuer aux formes médicamenteuses les noms qui leur conviennent ; 2° ne pas prescrire à la fois une trop grande

quantité de substance surtout lorsqu'il s'agit d'un médicament toxique ;
3° éviter de faire entrer des composés déliquescents dans les poudres,
les pilules et les cachets ; 4° éviter les associations incorrectes (voir
incompatibilités, p. 12) ; 5° toutes les fois que cela ne préjudiciera en
rien à l'action du médicament, le donner sous la forme pharmaceutique
la plus agréable au goût du malade (potion sucrée ou acide ou gommeuse, cachets, pilules, mellite, etc.), et varier cette forme, si l'administration doit être prolongée ; 6° tenir compte du temps nécessaire à
l'exécution de la prescription ; 7° tenir compte de la saison dans le cas
où l'on aurait à prescrire des plantes fraîches ; 8° tenir compte de la
situation de fortune du malade, de façon à ne pas lui imposer de médicaments ou de médications hors de proportion avec ses ressources ;
9° se conformer à l'ordonnance du 29 octobre 1846 complétant la loi du
21 germinal an XI [1].

Dans la rédaction de la formule, on doit mettre en première ligne la
substance active (1), celle qui doit remplir l'indication thérapeutique
et pour laquelle il faut surtout se préoccuper de la dose ; en second
lieu l'*adjuvant* (2), si c'est nécessaire, c'est-à-dire le médicament pour
lequel il y a lieu de se préoccuper des associations et des incompatibilités (voir p. 10 et 12) ; en troisième lieu le *correctif* (3), c'est-à-dire
l'adjuvant secondaire, constitué par un sirop, une essence corrigeant la
saveur et, au besoin, l'odeur de la substance active ; en quatrième
lieu le *véhicule* (4), pour lequel il faut seulement se préoccuper de la
solubilité. Par exemple :

```
(1) Bromure de potassium . . . . . .    4 grammes.
(2) Extrait thébaïque . . . . . . . . .   cinq centigrammes.
(2) Teinture de racine d'aconit . . . . XXX gouttes.
(3) Sirop de codéine . . . . . . . .    30 grammes.
(3) Sirop de tolu. . . . . . . . . . .  150    »
(4) Eau distillée de tilleul. . . . . .  100    »
```
F. S. A. Par cuillerées à soupe, d'heure en heure.
(Cette potion fait 16 cuillerées à soupe).

```
(1) Hydrate de chloral . . . . . . . .    4 grammes.
(2) Chlorhydrate de morphine. . . . .   deux centigrammes.
(3) Sirop d'orgeat. . . . . . . . . . .  80 grammes.
(3 et 4) Eau distillée de fleurs d'oranger⎫
(3 et 4)      »       de tilleul . . . ⎭ ââ 50   »
```
F. S. A. Par cuillerées à soupe, d'heure en heure, jusqu'à effet soporifique.

---

[1] *Ordonnance du 29 octobre* 1846, *titre II, article* 5. La vente des substances vénéneuses ne peut être faite, pour l'usage de la médecine, que par les pharmaciens et
sur la prescription d'un médecin, chirurgien, officier de santé ou vétérinaire bre-
veté. Cette prescription doit être *signée, datée et énoncer en toutes lettres* la dose des
dites substances, ainsi que le mode d'administration du médicament.

Le bon choix du correctif et de l'adjuvant suffisent, la plupart du temps, pour métamorphoser le médicament, le rendre plus facile et plus agréable à prendre et augmenter ainsi indirectement son action et son utilité. La connaissance approfondie de l'action pharmacodynamique des médicaments est indispensable pour pouvoir obéir utilement et efficacement à l'indication thérapeutique et varier ou modifier la nature de la substance active, quand la même médication doit être prolongée, ou bien encore pour avoir recours aux succédanés de cette substance active.

Dans certains cas, il faut faire usage d'un *intermède*, c'est-à-dire d'un corps permettant de réaliser l'union de deux ou plusieurs substances incapables de former sans lui un mélange intime; tels sont : le jaune d'œuf, la gomme, les mucilages qui rendent les huiles et les résines miscibles à l'eau.

Les anciens pharmacologues avaient cru devoir s'ingénier à multiplier les formes médicamenteuses d'une même substance, pensan ainsi exalter ou multiplier ses qualités; mais l'observation, aidée par[t] l'étude chimique des principes composants a conduit à reconnaître qu'il existait réellement une *Forme de choix* sous laquelle le médicament se rapprochait le plus de son état naturel, c'est-à-dire de celui présentant l'optimum d'activité. Ainsi, les formes de choix pour l'administration des médicaments suivants sont : pour le colchique, la teinture; pour l'aconit, l'alcoolature de racines; pour la scille, la teinture ou l'oxymel scillitique; pour la valériane, l'alcoolature; pour la noix vomique, la teinture; pour la digitale, la teinture ou la macération ou l'infusion. Pour un grand nombre de substances (valériane, digitale, genêt, muguet, etc.) la forme d'extrait fluide, à la condition qu'il soit préparé récemment et *à l'aide de plante fraîche*, constitue la forme de beaucoup la meilleure. On devrait renoncer absolument à certaines formes, comme les extraits, dans lesquelles les principes actifs sont toujours plus ou moins altérés ou transformés.

Les études poursuivies depuis plusieurs années dans mon laboratoire sur les plantes fraîches, leurs préparations galéniques et les principes actifs que l'on peut en retirer, ont montré tout l'intérêt que présente, au point de vue thérapeutique, l'emploi de formes pharmaceutiques se rapprochant, autant que possible des produits naturels ; et j'ai, à maintes reprises, depuis plus de dix ans, appelé l'attention sur des faits que je considère comme très démonstratifs dans cet ordre d'idées[1].

[1] Voir : G. Pouchet *Leçons de pharmacodynamie et de matière médicale*, 2° série. p. 1; et Importance des préparations galéniques en thérapeutique, *Bulletin général de thérapeutique*, t. CXXXIV, p. 705, 1897.

Parfois, l'effet thérapeutique recherché serait amoindri, voire annulé, si l'on dissimulait l'odeur et la saveur désagréables ; il en est ainsi pour l'asa-fœtida, le musc, le castoréum, etc., utilisés chez les hystériques et dans l'emploi desquels on escompte l'action propulsive exercée précisément par l'intermédiaire des extrémités nerveuses gustatives et olfactives. Il faut alors se garder de dénaturer les caractères organoleptiques du médicament. Parfois encore, il peut y avoir intérêt à dissimuler au malade ou à son entourage la nature de la médication prescrite, il faut alors s'ingénier à employer des périphrases ou des termes incompréhensibles du malade et de son entourage, ce qui devient d'ailleurs de plus en plus difficile avec les progrès des connaissances générales. Dans ce cas, la désignation des médicaments par le nom de leur inventeur peut rendre de grands services (pilules de Sédillot, liqueur de Fowler, gouttes roses de Magendie, pilules de cynoglosse).

Quant à l'instruction destinée au malade, elle doit énoncer, d'une façon absolument claire et précise, la façon dont les médicaments doivent être employés, les intervalles de temps à observer entre chaque prise, les règles qu'il devra suivre relativement à son alimentation, son genre de vie (travail, exercice, sommeil, etc.), en un mot, être un guide thérapeutique et hygiénique relatif à chaque cas particulier nécessitant l'intervention du médecin.

Comme le montre le tableau ci-après, la quantité pondérale des différentes préparations médicamenteuses variant dans une assez notable proportion, suivant qu'il s'agit de solutions sirupeuses, aqueuses, alcooliques, huileuses, il est plus simple et plus logique de formuler en adoptant comme base de son calcul le *volume* des cuillerées qui reste invariable. Dans ce cas, on indique la proportion du véhicule en centimètres cubes, ce qui permet de compter sur une répartition certaine de la quantité.

	CUILLER		
	Café.	Entremets.	Soupe.
Liquides aqueux et vins.	4 gr.	12 gr.	16 gr.
Liquides alcooliques à 60	3	9	12
Juleps gommeux. Potions.	4,5	13,5	18
Sirops	5	16	21
Huiles	3	9	12
Contenances en centimètres cubes. . . .	5	10	15
Volume à prescrire pour 20 cuillerées .	100 cm³	200 cm³	300 cm³

Les médicaments actifs liquides, tels que les teintures alcooliques, se prescrivent par gouttes (on écrit alors en chiffres romains) en utilisant le compte-gouttes normal, de 3 millimètres de diamètre extérieur, fournissant XX gouttes d'eau distillée au gramme ou centimètre cube, à la température de 15°.

Nombre de gouttes nécessaire pour donner un gramme.

Eau distillée	20
Alcool à 90	61
Alcool à 60	53
Alcoolatures	53
Teintures	53
Ether alcoolisé (liqueur d'Hoffmann)	72
Eau de Rabel	54
Essences (menthe, anis)	50
Nitrite d'amyle	65
Salicylate de méthyle	43
Liqueur de van Swieten	30
Liqueur de Pearson	12
Ether ordinaire	90
Chloroforme	56
Glycérine officinale à 28 B	25
Gouttes noires anglaises	37
Laudanum de Sydenham	33
Teinture d'iode	61
Bromoforme	37
Créosote de hêtre	43
Paraldéhyde	50
Terpinol	55
Huile phosphorée au millième	48
Extraits fluides	45

Lorsqu'on veut prescrire une substance très énergiquement active, comme certains alcaloïdes et glucosides, il faut, pour réaliser à la fois l'exactitude dans le dosage et la modération dans la quantité de substance prescrite, avoir recours à l'une des deux formules suivantes :

Principe actif	Un centigramme.
Eau distillée	3 cm³,5
Glycérine à 28 B	1 cm³,5.
Alcool à 95	Q. S. pour 10 cm³

La solution, mesurée au compte-gouttes normal, donne L gouttes au gramme, correspondant à 1 milligramme du principe actif. Il est donc facile d'administrer, suivant le nombre des gouttes, des fractions de milligramme.

Principe actif	Un centigramme.
Alcool à 90	}
Eau distillée	} âà 75 grammes.

Donne 160 centimètres cubes, c'est-à-dire 10 cuillerées à soupe et 30 cuillerées à café. Chaque cuillerée à soupe représentera donc 1 milligramme du principe actif, et chaque cuillerée à café un tiers de milligramme.

Relativement aux médicaments susceptibles d'être prescrits sous forme de cachets, il faut avoir égard aux considérations suivantes : il existe trois grandeurs courantes de cachets : petit, moyen et grand. En prenant comme unité le cachet *petit*, le cachet *moyen* contient le double et le cachet *grand* le quadruple. Voici les doses moyennes contenues dans le cachet *petit*, en centigrammes :

Sels de quinine.	15
Tannins . . . . }	10
Charbon . . . . }	
Antipyrine. }	25
Salicylate de soude. . . . . }	
Sous-nitrate de bismuth. . . . .)	
Pepsine amylacée . . . . }	30
Phosphate de chaux . . . .)	
Ipéca. . . . .)	
Magnésie lourde	
Rhubarbe . . . . }	20
Naphtol . . . . }	
Bétol. . . . . , ...	
Benzonaphtol. . . . .)	
Bicarbonate de soude	45
Sulfonal	50

Pour les pilules, quand la substance active est pulvérulente, on emploie de préférence le miel ou le mucilage de gomme, ou un extrait comme l'extrait de gentiane dont il est préférable de ne pas fixer la quantité, la laissant au discernement et à la commodité du pharmacien. On met, en face de l'excipient choisi, les lettres Q. S. (*quantum satis*, quantité suffisante). On peut ajouter, par pilule, une demi-goutte à une goutte de glycérine pour empêcher la dessiccation. Le numéro, en chiffres arabes, figurant après l'indication F. S. A. (*Fac secundum artem*) indique le nombre de pilules, ou de paquets ou de cachets identiques à la formule donnée. Ainsi, pour prescrire 20 pilules :

Sulfate de quinine.	5 centigrammes.
Poudre de quinquina	10 »
Glycérine officinale	I goutte.
Extrait de gentiane	Q. S.

pour une pilule.
F. S. A. nº 20.

Extrait thébaïque	Quarante centigrammes.
Extrait de quinquina	2 grammes.
Glycérine officinale	X gouttes.
Poudre de réglisse.	Q. S.

F. S. A. Diviser en 20 pilules.

Voici quelques formules que l'on pourrait appeler fondamentales et que je donne à titre d'indications générales :

Macéré, infusé, decocté.

Fleurs, feuilles, sommités.	10 à 20 grammes.
Tiges, racines, bois	40 »

Pour 1000 d'eau distillée.

Potion pectorale.

Infusé d'espèces pectorales	120 grammes.
Sirop de gomme	30 »

Potion simple.

Sirop simple	30 grammes.
Eau distillée de fleurs d'oranger	20 »
Eau distillée bouillie	100 »

Potion de Todd.

Cognac vieux	40 grammes.
Sirop simple	30 »
Teinture de cannelle	5 »
Eau distillée	75 »

Julep gommeux.

Gomme arabique pulvérisée	10 grammes.
Sirop simple	30 »
Eau distillée de fleurs d'oranger	10 »
Eau distillée bouillie	100 »

Julep calmant.

Gomme arabique pulvérisée	10 grammes.
Sirop d'opium	20 »
Eau distillée de fleurs d'oranger	20 »
Eau distillée bouillie	100 »

Looch huileux.

Huile d'amandes douces	15 grammes.
Gomme arabique pulvérisée	15 »
Sirop de gomme	30 »
Eau distillée de fleurs d'oranger	15 »
Eau commune	100 »

Looch jaune.

Jaune d'œuf	n° 1.
Huile d'amandes douces	30 grammes.
Eau distillée de fleurs d'oranger	10 »
Sirop de guimauve ou de capillaire	30 »
Eau commune	100 »

Looch blanc.

Amandes douces mondées	30 grammes.
Amandes amères mondées	2 »
Sucre blanc	30 »
Gomme adraganthe pulvérisée	0 gr. 50
Eau distillée de fleurs d'oranger	10 grammes.
Eau commune	120 »

Suppositoires.

Chlorhydrate de morphine	Un centigramme.
Beurre de cacao	4 grammes.

Extrait de ratanhia	5 centigrammes.
Beurre de cacao	2 grammes.

4 grammes de beurre de cacao pour un adulte.
2   »   »   »   enfant.

Lavement purgatif.

{ Feuilles de sené . . . . } ââ 15 grammes.
{ Sulfate de soude. . . . . }
{ Eau bouillante.   500   »

Lavement laxatif.

{ Mellite de mercuriale . . . . 100 grammes.
{ Eau commune 500   »

Lavement à l'amidon.

{ Amidon. . . . . 15 grammes.
{ Eau. 500   »

CLASSIFICATION DES SUBSTANCES MÉDICAMENTEUSES

La pharmacologie, telle que je l'ai définie précédemment (p. 1), est la science du médicament, c'est-à-dire de sa composition intrinsèque, indépendamment de l'application clinique à laquelle on le destine. Elle étudie l'origine, la nature, les propriétés des agents susceptibles de ramener la vie à son type normal quand elle en est déviée. Elle étudie la façon dont un médicament est absorbé ; comment il circule ; le temps qu'il met à traverser l'économie, à se présenter aux voies d'élimination ; la manière dont il influence les phénomènes normaux de la vie ; les électivités organiques qu'il manifeste. Ses desiderata sont la connaissance exacte de la composition intime des médicaments, de leurs effets immédiats et de leur action physiologique. En un mot, elle rassemble, utilise et coordonne les renseignements épars dans les différentes sciences à propos des agents médicamenteux.

Mais elle n'est, en somme, que l'introduction indispensable à l'étude de la thérapeutique. Or, employer pour l'étude de celle-ci une classification différente de celle employée pour l'étude de l'autre, c'est jeter le trouble et la confusion dans les idées, renverser ce qui avait été édifié, obliger en quelque sorte à oublier ce qu'on a appris. L'étude des différentes branches des sciences qui doivent concourir, par leur mise en œuvre, au but final, la thérapeutique, est déjà bien assez ardue et pénible sans qu'on vienne encore ajouter, comme à plaisir, à ces difficultés. De plus, la pharmacodynamie, la plus importante de beaucoup des subdivisions de la pharmacologie, a des rapports bien trop étroits avec la thérapeutique pour qu'il ne soit pas absolument nécessaire d'adopter une classification ou un arrangement qui puisse leur être commun.

Telles sont les considérations qui m'ont engagé à proposer le schéma représenté ci-après pour la division des objets dont nous aurons à faire l'étude. J'ai cherché à diminuer autant que possible les subdivisions et à

grouper les agents médicamenteux d'après leurs actions les plus saillantes. Il n'échappe pas à un vice commun à tout arrangement de ce
genre : l'obligation de classer des médicaments à actions physiologiques multiples par rapport à une seule choisie plus ou moins arbitrairement; mais, je ne saurais trop insister sur ce point qu'il ne faut envisager dans ce tableau qu'un aide pour la mémoire et une division propre
à faciliter l'étude. Ce schéma est basé tant sur l'action physiologique
que sur la finalité thérapeutique; il tient à la fois des classifications
proposées par RABUTEAU et par FONSSAGRIVES, et j'ai cherché à ne pas
perdre de vue la maxime de ce dernier : « Savoir ce que l'on veut faire
et le moyen de le mieux faire ». N'oublions pas qu'en raison de la quantité de choses qui nous échappent encore, l'œuvre du présent ne peut
se synthétiser que sous forme de systématisations provisoires, les géné-
ralisations définitives restant l'œuvre de l'avenir. Une classification
rationnelle ne peut être que le couronnement de l'édifice, ce dont nous
sommes encore bien éloignés.

Pas plus en pharmacologie qu'en thérapeutique, il ne faut vouloir
trouver dans une classification la règle de conduite à tenir en présence
d'une maladie ou la façon d'arriver à guérir; aucun arrangement, si
parfait qu'on puisse le supposer, ne peut infuser à qui ne la possède
pas la science des médicaments et encore moins celle des médications.
Mais il faut une ligne de conduite pour qu'une étude soit profitable, et
c'est là le seul service qu'on puisse exiger d'une classification. D'ailleurs, au fur et à mesure que la classification adoptée se perfectionne,
on voit disparaître graduellement tous les défauts et les inconvénients
qui en semblaient inséparables ; les règles trop générales tirées des
différences se corrigent par d'autres tirées des ressemblances; on pénètre
peu à peu jusqu'aux faits individuels; les distinctions, les exceptions
elles-mêmes se classent; il en découle enfin d'autres systèmes toujours
plus partiels; et, de cet ensemble d'opérations successives, dont les effets
se rectifient ou se compensent mutuellement, on tire des résultats qui
deviennent de jour en jour plus exacts et plus complets.

Pour qu'un organe fonctionne normalement, il doit recevoir un sang
de composition déterminée et en quantité constante ; c'est à cette seule
condition que sa nutrition se fera d'une façon régulière et que ses propriétés physiologiques demeureront intactes. L'appareil qui, sous ce
rapport, manifeste la sensibilité la plus exquise et traduit par les phénomènes les plus frappants qu'il a subi l'impression d'un agent étranger,
c'est le système nerveux. L'étude des modificateurs du système nerveux
constituera donc celle qui nous occupera d'abord. Cette première classe
se divisera en trois groupes : modificateurs du système nerveux central,

modificateurs du système nerveux périphérique, sédatifs et stimulants de l'action nerveuse. Chacun de ces groupes se subdivisera lui-même en fonction de l'action physiologique en même temps que de la finalité thérapeutique des agents qui les constituent.

La deuxième classe sera composée des modificateurs de la nutrition ; les substances qui la constituent seront réparties suivant que leur action aura pour but d'activer, d'abaisser ou de régulariser la fonction. La troisième classe comprendra les modificateurs des sécrétions et des excrétions. Les parasiticides formeront la quatrième classe, les médicaments topiques la cinquième, enfin les modificateurs physiques la sixième et dernière classe.

Comme il est rationnel de s'y attendre, en raison d'une semblable classification, le plus grand nombre des médicaments importants et, on pourrait ajouter, intéressants, rentre dans les deux premières classes : modificateurs du système nerveux et de la nutrition. On pourrait même, sans être par trop paradoxal, répartir toutes les substances médicamenteuses parmi la seule classe des modificateurs du système nerveux, aucune intervention thérapeutique ne s'exerçant sans que le système nerveux ne soit intéressé, directement ou indirectement. Mais je rappelle qu'une classification doit aider et faciliter l'étude, ce à quoi mène plus efficacement la répartition en différentes classes.

Ire CLASSE : MODIFICATEURS DU SYSTÈME NERVEUX

Groupe I. Modificateurs du système nerveux central. — A. Modificateurs de la sensibilité et du sommeil : hypno-anesthésiques, analgésiques, hypnotiques. — B. Modificateurs intellectuels. — C. Modificateurs de la thermogenèse : antipyrétiques, antithermiques-analgésiques. — D. Modificateurs à action primitive (ou médicamenteuse) centrale et à action secondaire (ou toxique) réflexe par les extrémités périphériques[1].

Groupe II. Modificateurs du système nerveux périphérique. — A. Hypocinétiques généraux. — B. Névro-musculaires (Modificateurs de la circulation).

Groupe III. Sédatifs et stimulants de l'action nerveuse. — A. Antispasmodiques. — B. Modérateurs réflexes. — C. Excitateurs réflexes.

IIe CLASSE : MODIFICATEURS DE LA NUTRITION

Groupe I. Excitants de la nutrition. — A. Stimulants de la nutrition générale. Toniques alimentaires (analeptiques restitutifs). Toniques médicamenteux (stimulants trophiques). — B. Stimulants de la nutrition spéciale.

Groupe II. Modérateurs et dépresseurs de la nutrition générale et spéciale. — Altérants. [Atténuants indirects ou hypercriniques (termes de transition avec la troisième classe)].

---

[1] Groupe de l'aconit, intermédiaire entre les groupes I et II et servant, en quelque sorte, de terme de transition.

IIIᵉ CLASSE : MODIFICATEURS DES SÉCRÉTIONS ET DES EXCRÉTIONS

Groupe I. Stimulants sécrétoires. — A. Diurétiques. — B. Diaphorétiques. — C. Cholagogues. — D. Stimulants des sécrétions gastriques et intestinales. Purgatifs et vomitifs. — E. Sialagogues.

Groupe II. Dépresseurs sécrétoires. — A. Hypocriniques. — B. Supplétifs des sécrétions.

IVᵉ CLASSE : PARASITICIDES

Groupe I. Anthelminthiques.
Groupe II. Antizymotiques. — A. Antiseptiques. — B. Désinfectants.

Vᵉ CLASSE : MODIFICATEURS LOCAUX (TOPIQUES).

Groupe I. Neutres ou protecteurs.
Groupe II. Astringents.
Groupe III. Irritants et caustiques.

VIᵉ CLASSE : MODIFICATEURS PHYSIQUES

A. Chaleur, froid. — B. Electricité. — C. Massage, gymnastique, bains.

Iʳᵉ CLASSE. MODIFICATEURS DU SYSTÈME NERVEUX

GROUPE I. — MODIFICATEURS DU SYSTÈME NERVEUX CENTRAL

A. MODIFICATEURS DE LA SENSIBILITÉ ET DU SOMMEIL

HYPNO-ANESTHÉSIQUES

De tous temps l'hypno-anesthésie fut recherchée par les médecins et aux xiiᵉ et xiiiᵉ siècles les continuateurs de l'école hippocratique et de l'école galénique employaient d'une façon courante les sucs de certaines plantes narcotiques comme la jusquiame, le mandragore, la ciguë, la laitue vireuse, etc., pour déterminer soit la diminution de la douleur, soit même l'insensibilité plus ou moins complète sur les individus qu'on voulait opérer. Ces propriétés narcotiques d'un certain nombre de plantes sont mentionnées dans le fameux traité de *Chirurgie de* THÉODORIC, et dans le *Guidon* de GUY DE CHAULIAC (1536).

Pendant le xviiᵉ et le xviiiᵉ siècle, tous ces moyens de calmer la douleur furent traités de très haut par les chirurgiens de ce temps. Ils regardaient l'emploi des narcotiques comme devant rester dans la pratique de la magie et de la sorcellerie et allèrent même, à la fin du xviiiᵉ siècle, jusqu'à les proscrire de la thérapeutique.

Presque parallèlement à l'emploi des substances narcotiques, on a cherché à utiliser d'autres circonstances dans lesquelles on avait remarqué une diminution plus ou moins considérable de la sensibilité générale et en particulier l'ivresse alcoolique. Sous cette influence, on obtient plutôt un état de résolution musculaire de l'individu qu'une insensibilité vraie. Ce n'est qu'à la période où se montrent des symptômes d'intoxication caractérisés par la petitesse du pouls, l'abaissement de la température, la pâleur de la face que l'on constate une insensibilité suffisante pour pouvoir pratiquer des opérations un peu importantes, aussi y renonça-t-on bientôt.

On essaya également à cette époque d'utiliser, pour obtenir l'insensibilisation, certains moyens physiques ou mécaniques et en particulier la chaleur et le froid. La chaleur et, surtout, le froid sont bien plutôt des moyens d'anesthésie localisée que des moyens d'anesthésie générale et j'en reparlerai à propos des anesthésiques locaux.

Parmi les moyens mécaniques, on eut surtout recours à la compression des vaisseaux du cou amenant la syncope par anémie cérébrale, et à la saignée abondante capable de déterminer une sorte de sommeil léthargique, mais ces divers procédés furent tous abandonnés, ils étaient en effet absolument infidèles, insuffisants, et même fort dangereux.

Il faut arriver à la fin du xviiie siècle pour voir le procédé par inhalation de vapeurs apparaître dans la pratique médicale. Ce fut en 1799 que BEDDOES créa à Clifton un institut pneumatique pour le traitement de diverses affections au moyen des gaz et vapeurs qui venaient d'être découverts, HUMPHRY DAVY y était chargé de la préparation et de l'étude des gaz et le hasard le conduisit à l'étude du protoxyde d'azote. Il reconnut à ce gaz des propriétés anesthésiques, mais ce fut surtout la période primitive d'euphorie et d'alacrité psychique et musculaire qui le frappa. Ce n'est que plus tard qu'un dentiste américain, HORACE WELLS, reconnut ses propriétés anesthésiques et fit pratiquer sur lui-même la première opération sans douleur (1844).

Puis, en 1846, MORTON et JACKSON substituèrent au protoxyde d'azote les vapeurs d'éther, dont les propriétés sédatives et narcotiques étaient depuis longtemps signalées. L'hypno-anesthésie était créée. LISTON l'essaya d'abord en Angleterre, puis elle passa en France où JOBERT DE LAMBALLE l'adopta. MALGAIGNE l'utilisa ensuite et VELPEAU, dans sa communication à l'Académie des sciences en 1847, consacra définitivement cette découverte.

A ce moment, FLOURENS et LONGET, par l'expérimentation sur les animaux, essayèrent d'interpréter l'action des anesthésiques et étendirent leurs études non seulement à l'éther, mais au chloroforme qui fut bientôt utilisé par JACOB BELL puis par SIMPSON. La voie était tracée ; successivement, on proposa une foule de corps : le bromure d'éthyle, l'amylène, l'éther méthylique, le bichlorure de méthylène, divers hydrocarbures, des alcools, des aldéhydes, etc., mais on n'en tire aucun avantage supérieur à ceux déjà obtenus et, à l'heure actuelle, l'éther, le chloroforme, le bromure d'éthyle, sont restés les hypno-anesthésiques de choix.

Action universelle des anesthésiques. — Les anesthésiques exercent sur tous les êtres vivants une action très générale qui se manifeste non seulement chez les animaux mais même chez les plantes ; et il se produit, sous leur influence, une suspension de l'activité vitale des

POUCHET. — Précis de pharmacologie.   3

cellules, sans altération, à la condition que la prolongation de l'anesthésie ne soit pas trop considérable.

Les diverses espèces animales possèdent une sensibilité très différente à l'égard des mêmes anesthésiques. Il y a lieu de tenir compte pour interpréter ces différences, d'une part, de la susceptibilité particulière du système nerveux et, d'autre part, de l'activité de la circulation et de la respiration chez les divers animaux.

Ce sont les oiseaux qui sont les plus sensibles à l'action des anesthésiques volatils. Les effets sont extrêmement rapides, mais ils sont également dissipés avec une très grande rapidité, car chez tous les animaux le retour à la normale est toujours d'autant plus prompt que l'animal est plus sensible à l'action des anesthésiques.

Les petits animaux, chat, lapin, rat, sont également extrêmement sensibles à l'action des anesthésiques; le chien possède une sensibilité variable suivant sa race, c'est-à-dire suivant le développement plus ou moins considérable de son système nerveux; il possède une sensibilité beaucoup plus marquée pour le chloroforme que pour l'éther et il réagit de la même façon que l'homme vis-à-vis de ces deux anesthésiques.

Modes de pénétration des anesthésiques. — Chez les batraciens et les poissons, l'absorption de l'anesthésique peut se faire soit à l'état de vapeur par la peau, soit par cette même voie lorsque l'anesthésique est en solution aqueuse et que l'animal y est plongé, soit à la suite d'une injection sous-cutanée d'une solution aqueuse de cet anesthésique. Chez ces animaux, la peau joue le rôle d'une surface respiratoire réelle et permet à l'anesthésique de pénétrer dans l'économie et d'y exercer son action aux lieux d'électivité. L'injection sous-cutanée, chez ces animaux, aboutit à l'anesthésie en raison de la faiblesse de leurs échanges respiratoires qui ne permet pas à leur sang veineux de se débarrasser de la majeure partie de l'anesthésique introduit.

Chez les animaux à sang chaud, il est très difficile, sinon impossible, d'obtenir l'anesthésie par injection de la substance par voie sous-cutanée. En effet, l'anesthésique est immédiatement déversé dans les veines, il passe ensuite dans la veine pulmonaire et s'élimine en presque totalité par le poumon sans avoir pu exercer son action sur le système nerveux. Il faut donc, de toute nécessité, pour que l'action anesthésique s'exerce, que l'anesthésique soit introduit dans le sang par le système artériel pour pouvoir exercer son action sur le système nerveux central.

La voie pulmonaire est donc, incontestablement, la plus importante et la meilleure de toutes et c'est celle qu'il faut préférer. Elle permet la

pénétration d'une quantité assez considérable de la substance active
dans la circulation pour déterminer l'anesthésie générale, tout en laissant possible l'élimination constante et régulière de cette substance
active.

L'administration par voie gastro-intestinale est à rejeter, elle se fait
remarquer par la lenteur et l'irrégularité de l'absorption, variable suivant l'état de vacuité ou de plénitude de l'estomac ; de plus, l'absorption
se fait par voie veineuse et l'on arrive, tout au plus, à la production
d'un état de torpeur de l'individu mais non à une anesthésie vraie.

L'injection intra-veineuse détermine facilement, chez les animaux, une
hypno-anesthésie efficace, mais c'est un procédé de laboratoire qui n'a
aucun intérêt pour la pratique médicale.

Conditions de l'absorption des anesthésiques. — Les conditions qui règlent l'absorption des anesthésiques dans le sang et la
proportion qui en est retenue sont d'ordre absolument physique et
réglées par la loi de PAUL BERT qui s'énonce ainsi : l'action des gaz et
des vapeurs sur l'être vivant est réglée par leur tension partielle.

Comme l'ont bien montré les nombreuses expériences de cet expérimentateur, la pénétration des anesthésiques dans le sang dépend de la
composition centésimale du mélange qui est présenté à ce sang. L'absorption des vapeurs de la substance anesthésiante par ce liquide se
fera jusqu'à ce que la tension de ses vapeurs soit égale dans le sang à la
tension des vapeurs de cet anesthésique dans le mélange gazeux avec
lequel ce sang se trouve en contact.

Si l'on met au contact du sang un mélange dans lequel la tension de
vapeurs de la substance anesthésique soit augmentée, il s'en dissoudra
dans le liquide sanguin une proportion un peu plus considérable, jusqu'à ce que l'équilibre de tension soit rétabli ; il se produira un état
stable dans lequel l'absorption compense exactement l'exhalation et
qui constitue ce que l'on a appelé l'*état d'entretien*.

Les recherches de PAUL BERT ont également démontré que les différents mélanges déterminaient des effets physiologiques particuliers et
que, pour chaque espèce animale, il existe un mélange optimum parfaitement déterminé. C'est ainsi qu'avec un mélange à 10 p. 100, c'est-à-
dire un mélange renfermant 10 grammes de vapeurs de chloroforme
pour 100 litres d'air, on obtient chez le chien une anesthésie tranquille
qui s'établit en quatre ou cinq minutes et peut se prolonger pendant
plusieurs heures sans entraîner la mort de l'animal. Au contraire, avec
des mélanges à titre inférieur, on n'obtient pas une anesthésie vraie,
mais un simple engourdissement, plus ou moins persistant, alors

qu'avec un mélange à 25 p. 100 l'anesthésie est presque foudroyante, mais la mort survient dix à quinze minutes après le début de l'expérience.

Physiologie générale de l'anesthésie. — Les anesthésiques sont des agents produisant sur le protoplasma vivant des modifications autant physiques que chimiques. Sous leur influence, la tension de dissociation entre l'eau et les tissus serait augmentée dans une très notable mesure et il se produit une déshydratation partielle des cellules qui influe sur leur vitalité et sur les phénomènes intimes de leur nutrition. Un état déterminé d'hydratation du protoplasma est, en effet, une condition rigoureusement indispensable de son fonctionnement; toutes les manifestations vitales sont suspendues, temporairement ou définitivement, lorsque cette condition n'est pas satisfaite.

Ces phénomènes de déshydratation ont été mis surtout en évidence par RAPHAEL DUBOIS. On a pu constater expérimentalement chez l'homme et chez les animaux, dans l'anesthésie réalisée au moyen de l'éther, que le volume des hématies subissait une diminution assez notable. En mettant, chez le chien, du chlorure d'éthylidène en contact avec la cornée, on peut provoquer la déshydratation partielle de ce tissu et, par suite, déterminer son opacité.

Mais cette action exercée sur le protoplasma par les anesthésiques n'est cependant probablement pas la seule à mettre en jeu; les graisses phosphorées peuvent aussi être partiellement dissoutes par ces substances, le tissu nerveux dont elles font partie présente une grande sensibilité vis-à-vis de ces anesthésiques, et ce fait pourrait expliquer en partie cette électivité. Enfin, bien que la théorie de CLAUDE BERNARD sur la coagulation du protoplasma sous l'influence des anesthésiques ne soit plus admise, il faut cependant faire encore entrer en ligne de compte la possibilité d'une modification transitoire dans la constitution moléculaire des albuminoïdes par suite de leur contact avec ces agents. Les albuminoïdes qui sont en dissolution dans le plasma sanguin et dans les différents liquides de l'économie sont particulièrement susceptibles d'être touchés, et les propriétés fonctionnelles, c'est-à-dire les manifestations vitales de ces composés essentiellement labiles, doivent être nécessairement influencées, et cela, peut-être autant à cause de la perturbation apportée dans leur état d'équilibre moléculaire par le mélange des vapeurs anesthésiques que par l'action déshydratante exercée par ces mêmes vapeurs.

Un certain nombre de phénomènes vitaux échappent cependant à l'action des anesthésiques et, pour cette raison, CLAUDE BERNARD avait fait de ces substances un réactif de la vie; tout ce qui résiste, tout ce qui échappe à l'action des anesthésiques, comme les phénomènes de la digestion et de la respiration, est du domaine des forces mécaniques ou des forces physico-chimiques; au contraire, les phénomènes de sensibilité, de mouvement, les sécrétions, les phénomènes d'assimilation sont des phénomènes d'ordre vital et ce sont ceux qui cèdent aux anesthésiques.

L'action exercée par les anesthésiques est une action générale sur le protoplasma vivant. Le système nerveux central est évidemment le plus profondément touché, mais aucun élément cellulaire quel qu'il soit n'échappe à l'action de l'anesthésie ; tous sont intéressés, dans une mesure plus ou moins grande, et l'on peut observer que l'élément le plus résistant est celui qui représente la fonction la moins élevée.

Action sur les éléments nerveux. — L'action exercée par les anesthésiques sur les éléments nerveux est la plus frappante et FLOURENS et LONGET, qui firent les premières recherches sur ce sujet, regardaient ces corps comme exerçant une action élective sur le système nerveux central.

Ce sont, en effet, les centres nerveux qui sont impressionnés avant tous les autres organes ; et parmi les centres nerveux ce sont d'abord les hémisphères cérébraux, instruments des phénomènes de perception sensorielle et de conscience, sur lesquels vient porter l'action des anesthésiques, ensuite l'anesthésique exerce son action sur la région médullaire, puis, en dernier lieu, sur la région bulbaire.

L'action progressive exercée par l'anesthésique sur le système nerveux permet d'en réaliser l'utilisation au point de vue de l'application. L'anesthésie chirurgicale n'est, en définitive, qu'un empoisonnement limité; et il est nécessaire, pour qu'elle puisse être réalisée d'une façon pratique, que l'anesthésique possède une dose maniable, c'est-à-dire un écart plus ou moins considérable entre la dose utile et la dose toxique, que son action ne se produise pas simultanément ou en un temps très court sur tout le système nerveux.

Comme l'a fait remarquer DASTRE. on peut reconnaître quatre périodes successives dans l'emploi des anesthésiques; elles sont caractérisées : la première, par la suspension des fonctions du cerveau d'où résulte par conséquent le sommeil; la seconde, par l'abolition des fonctions de la moelle considérée comme conducteur de la sensibilité, d'où anesthésie complète; la troisième, par l'abolition des fonctions des régions de la moelle présidant aux réactions musculaires, d'où résultent l'inertie et la résolution; la quatrième, enfin, est caractérisée par l'abolition des fonctions du bulbe, c'est celle à laquelle il ne faut pas arriver, celle d'où résultent la cessation de la respiration, l'arrêt du cœur et par conséquent la mort.

Comme du reste tous les poisons paralysants du système nerveux, tous les anesthésiques, à un degré plus ou moins intense, suivant leur nature et leur mode d'emploi, produisent une phase d'excitation qui précède la première période.

Tableau des phénomènes de l'anesthésie. — Paul Bert a reproduit expérimentalement, soit chez des animaux, soit chez des individus qui se sont prêtés à cette expérience, en employant la méthode des mélanges titrés, la succession de ces quatre périodes de l'anesthésie.

Avec un mélange de chloroforme à 8 p. 100, l'anesthésie peut être entretenue sans le moindre danger chez l'homme et chez l'animal pendant une période de près de trois heures et, au point de vue physiologique, c'est le mélange optimum.

Tout à fait au début de l'action de l'anesthésique, on observe la diminution de la thermogenèse, l'abaissement de la température, le ralentissement de la nutrition ; les échanges respiratoires sont moins actifs ; les mouvements respiratoires présentent une augmentation marquée d'amplitude, mais ils sont calmes, réguliers. Pendant la période de narcose confirmée, la respiration est ralentie et on observe une diminution de l'amplitude des mouvements respiratoires thoraciques, alors que les mouvements respiratoires abdominaux sont augmentés. Les excitations périphériques déterminent un accroissement de leur nombre et de leur amplitude. La puissance de l'effort inspiratoire et celle de l'effort expiratoire sont considérablement amoindries.

L'amplitude et la rapidité du pouls, qui sont augmentées au début, sont diminuées dans la suite ; elles suivent toujours le même rythme que les modifications de la respiration. La tension sanguine s'abaisse dans une notable proportion et, à la période de narcose confirmée, elle peut atteindre le tiers de sa valeur normale. L'action inhibitrice du pneumogastrique sur la respiration et la circulation cardiaque est augmentée, par suite de l'affaiblissement du bulbe et du muscle cardiaque, en partie envahis, ainsi que les accélérateurs, par l'action de l'anesthésique.

Au début, on observe une légère congestion de la face et du cerveau ; à la période de sommeil confirmé c'est, au contraire, de la pâleur qu'on observe.

Manifestations psychiques. — La première période de l'anesthésie est absolument semblable à la première période de l'ivresse
alcoolique. Le premier effet des anesthésiques est de découvrir la véritable personnalité de l'individu, et c'est à cette période que se révèle le
fond, la nature brute de l'homme. Tel qui est gai se mettra à rire et à
chanter, tel violent deviendra agressif, etc. Un peu plus tard, on observe
de la dissociation des idées, puis des erreurs de jugement.

Cette première période a été appelée période d'excitation cérébrale ;
elle est caractérisée par du délire, des rêves, des hallucinations sensorielles et des idées désordonnées. A ce moment, les sensations sont
encore très nettement perçues, mais leur interprétation est, d'ordinaire,
absolument inexacte. Il n'y a pas d'hyperesthésie vraie à cette période
mais bien des illusions. Les malades peuvent se souvenir de leurs hallucinations et l'on a noté assez souvent la persistance de la dernière
impression éprouvée au moment du sommeil complet. Le sommeil
confirmé sous l'influence des anesthésiques est, dans la grande majorité des cas, un sommeil sans perceptions, sans conscience, sans rêves et
le réveil est absolument sans le moindre souvenir.

On admet la possibilité, dans des conditions tout à fait spéciales, de
chloroformiser un individu sans qu'il s'en doute, de façon à pouvoir
commettre sur lui un attentat quelconque.

Manifestations médullaires. — La seconde période de l'anesthésie correspond à l'abolition des fonctions des territoires de la moelle
où aboutissent les nerfs sensitifs. La sensibilité disparaît sous ses différentes formes : c'est d'abord la perception de la douleur qui subit la
première atteinte, la sensibilité tactile étant encore conservée. C'est
en vertu de ce phénomène qu'une femme en travail perçoit les contractions utérines sans ressentir la moindre douleur.

A cette phase, succède la disparition des perceptions conscientes
incomplètes tandis que les perceptions inconscientes subsistent encore
et sont démontrées par la persistance des réflexes. Pendant cette période,
d'assez courte durée, les propriétés physiologiques des racines antérieures, celles des racines postérieures des nerfs, la conductibilité nerveuse, la sensibilité des terminaisons tactiles sont encore à l'état normal ; bientôt les perceptions tactiles inconscientes disparaissent, d'abord
dans le domaine médullaire, puis ensuite dans le domaine de la protubérance et du mésencéphale.

La sensibilité disparaît donc d'abord dans les membres inférieurs
puis dans le tronc, ensuite dans la région des narines, des lèvres, des
tempes, les réflexes s'abolissent ; enfin, le réflexe conjonctivo-palpébral

disparaît le dernier et annonce au chirurgien que le moment opératoire est arrivé.

Il faut se souvenir que les régions riches en terminaisons nerveuses, principalement les orifices naturels, les régions de l'anus, des organes génitaux, fournissent les réflexes les plus résistants et, dans un certain nombre de cas, on a eu des accidents pour n'avoir pas attendu assez longtemps avant de pratiquer des opérations dans ces régions.

Manifestations motrices. — La troisième période est celle où les régions de la moelle d'où émanent les nerfs sensitifs sont déjà fortement imprégnées et où l'influence des anesthésiques se fait sentir sur les régions motrices. Au début, il y a de la surexcitation, puis, finalement, de la paralysie. Ces phénomènes d'excitation se montrent plus particulièrement dans le domaine des muscles respiratoires. On observe également à cette période la dissociation des mouvements des globes oculaires, puis le renversement du globe de l'œil en arrière et sous la paupière supérieure. A ce moment, se montrent du trismus et des mouvements désordonnés ; enfin, on passe sans transition à la période de détente, de calme pendant laquelle se réalise l'hypno-anesthésie profonde.

Cette période est caractérisée par l'inertie, par la résolution musculaire complète, par la cessation de tous mouvements, aussi bien mouvements volontaires que réflexes ; à ce moment, la vie de relation est complètement éteinte, la vie végétative subsiste seule, surveillée par le bulbe encore actif, quoique affaibli, et par le système sympathique qui, à cette période, est encore à peu près intact.

A ce point de vue, la pupille est le miroir de l'anesthésie : au début, la pupille est légèrement dilatée, puis, au fur et à mesure que les progrès de l'anesthésie se font sentir, elle se rétrécit sensiblement. Pendant ce temps, le réflexe rétinien persiste et la pupille se contracte à la lumière un peu plus lentement seulement qu'à l'état normal. Lorsque la résolution musculaire est complète, la pupille est contractée, le réflexe rétinien a disparu, l'anesthésie est à son maximum.

Si, à cette période, l'anesthésie est poussée un peu plus loin, le bulbe va être influencé à son tour. Cette influence se traduit par de la surexcitation, les freins du cœur sollicités par cette action de l'anesthésique sur le bulbe arriveront à en déterminer l'arrêt, tandis que la respiration se trouvera plus ou moins fortement et vainement accélérée. Il peut se produire alors une syncope cardiaque avec persistance passagère de la respiration.

Puis, à cette période d'excitation passagère succède de la paralysie ; le cœur va se mettre à battre avec une vitesse désordonnée, la respiration à son tour s'arrête, c'est l'asphyxie. La circulation survit à la respiration et le cœur est *l'ultimum moriens*. A ce moment, on observe une dilatation brusque de la pupille, mais avec absence du réflexe rétinien.

Déjà à la période d'anesthésie chirurgicale le bulbe est influencé, et VULPIAN a pu mettre le fait en évidence en constatant que de faibles excitations faradiques du pneumogastrique étaient susceptibles de provoquer l'arrêt du cœur et de la respiration, sans reprise ultérieure.

L'arrêt réflexe de la respiration peut même être obtenu à cette période par excitation d'un nerf mixte; il en résulte donc que les fonctions de la moelle comme conducteur ne sont pas totalement abolies et que la syncope respiratoire est due à l'épuisement nerveux achevant la paralysie du bulbe qui devient complète sous l'influence d'une excitation, même faible, produite sur un nerf mixte.

THÉORIE GÉNÉRALE DE L'ACTION PHYSIOLOGIQUE DES ANESTHÉSIQUES

Les anesthésiques exercent leur action sur tous les tissus, mais plus spécialement sur le tissu nerveux avec lequel ils sont en contact par la circulation générale. L'influence de la substance anesthésique sur les extrémités périphériques des nerfs est absolument insuffisante pour déterminer chez l'animal autre chose qu'une abolition très passagère de la sensibilité; les troncs nerveux conservent leur conductibilité, et pour que l'anesthésie se produise il faut que les nerfs soient touchés par la substance anesthésique à leur extrémité centrale, c'est-à-dire dans la moelle ou dans le cerveau. Un nerf sensitif ne peut subir cette action anesthésiante qu'à sa naissance dans la moelle et cependant l'insensibilité commence à se manifester par l'extrémité périphérique pour se propager en remontant tout le long du tronc des nerfs sensitifs. L'interprétation de l'action intime des anesthésiques explique très bien ce phénomène.

Interprétations. — On a été frappé depuis fort longtemps des analogies très considérables qui existent entre le sommeil et l'anesthésie, et on a essayé d'appliquer à l'explication du mécanisme de cette anesthésie les données expérimentales et les théories que l'on avait émises au sujet de la production du sommeil.

Le sommeil constitue pour le cerveau une période de repos. Pour l'organisme tout entier, c'est une période d'intermittence d'action dans la vie animale, c'est l'abolition de la réponse aux excitations extérieures continuelles qui réagissent sur nos sens et provoquent l'état de veille.

On a voulu d'abord attribuer la production du sommeil à des modifications circulatoires cérébrales : pour les anciens, le sommeil était provoqué par la congestion cérébrale. On sait au contraire à l'heure actuelle, d'après les expériences très précises de Mosso, SALATHÉ et FRANÇOIS-FRANCK, que pendant la durée du sommeil il se produit de l'anémie cérébrale, une diminution de la tension intra-crânienne, une diminution de la turgescence de l'encéphale en même temps qu'un afflux de sang se montre dans les vaisseaux périphériques. Ces faits sont d'accord avec l'irrigation sanguine moindre dans les organes au repos qu'on observe constamment en physiologie. On peut voir également, comme l'a montré LIEBERMANN dans son étude sur les opiacés, le sommeil s'accompagner de congestion et de turgescence des vaisseaux cérébraux, mais ces modifications circulatoires doivent être considérées surtout comme des constatations descriptives et non comme une explication du phénomène. Ces phénomènes ont été constatés aussi bien dans le sommeil physiologique que dans le sommeil provoqué par les anesthésiques, et, dans ces deux cas, on constate également la diminution du nombre des pulsations cardiaques et des mouvements respiratoires, la diminution de l'acide carbonique exhalé, etc.

Dans ces dernières années, les physiologistes se sont avisés de rechercher expérimentalement quelles étaient les modifications qui se produisaient dans la composition chimique des liquides nutritifs afférent et efférent, et l'on a cherché à établir une comparaison entre ce qui se passait dans le tissu nerveux sous l'influence de l'état de veille ou de sommeil.

Par assimilation avec la théorie de PREYER qui expliquait la fatigue musculaire par les substances *ponogènes*, l'action dépressive exercée sur le système nerveux serait explicable par les substances provenant de la désassimilation des cellules nerveuses et, en particulier, par l'acide lactique. PREYER faisait un hypnotique de l'acide lactique employé à dose un peu forte.

Cette interprétation n'est pas exacte, mais elle a frayé la voie à d'autres interprétations beaucoup plus générales, en particulier à la théorie de SOMMER ou théorie de l'*oxydation insuffisante* et à la théorie de PFLÜGER ou théorie de la *soustraction de l'oxygène actif* qui sont en concordance assez étroite avec les résultats expérimentaux.

Pour SOMMER, l'état de veille ne serait autre chose que le résultat de la respiration cérébrale et le sommeil autre chose qu'un état d'asphyxie du cerveau. C'est une théorie un peu nuageuse et basée exclusivement sur le raisonnement; au contraire la théorie de PFLÜGER est sanctionnée, dans une certaine mesure, par l'expérimentation.

Pour PFLÜGER, la vie et le jeu des organes sont essentiellement subordonnés à la dissociation de la matière vivante, et la condition première de toute excitabilité est la présence de ce qu'il a appelé l'*oxygène intra-moléculaire*, c'est-à-dire de l'oxygène capable de déterminer les combustions dans l'organisme.

Le sommeil ne serait que l'intermittence de la dissociation de la matière vivante. L'oxygène réalisant des combustions dans les tissus provoquerait, au moment de la production d'acide carbonique, une oscillation énergique des atomes qui constituent la molécule organique, oscillation comparable à l'explosion qui se produit lors de la combinaison d'un mélange gazeux, et ce serait cette oscillation, transmise molécule à molécule, qui serait la cause productrice et l'origine de l'état de veille.

Les anesthésiques empêcheraient cette action de deux façons : d'une part, en s'emparant de l'oxygène soit directement, soit indirectement, d'autre part, ils posséderaient la propriété d'empêcher l'activité de l'oxygène intra-moléculaire, c'est-à-dire de lui enlever le pouvoir dynamique qu'il possède et en vertu duquel il effectue les combustions.

Pour KOHLSCHÜTTER, le sang affluant dans les centres nerveux pendant la période de veille donnerait lieu à la formation de produits de désassimilation qui, à certains moments de leur accumulation, détermineraient l'arrêt de la fonction; pendant le sommeil, il y aurait, au contraire, une accumulation des réserves nutritives de-façon à permettre, pendant la veille suivante, le maintien du fonctionnement normal du système nerveux.

LÉO ERRERA a mis en avant la théorie des leucomaïnes. D'après lui, le sommeil serait produit par les leucomaïnes agissant directement comme substances narcotiques. Il s'appuie, pour soutenir son opinion, non seulement sur ses expériences, mais encore sur celles de BOUCHARD qui a montré que les urines du jour injectées à des animaux exercent sur eux une action narcotique, tandis que celles de la nuit exercent une action convulsivante.

Toutes ces théories contiennent une part de vérité, mais elles ne permettent pas d'interpréter tous les phénomènes; il faut, pour expliquer à la fois le sommeil physiologique et l'action des hypno-anesthésiques ainsi que des hypnotiques, adopter la théorie histologique du sommeil jointe aux divers faits susceptibles de sanction expérimentale empruntés aux différentes théories exposées plus haut.

La théorie histologique du sommeil, développée surtout par MATHIAS DUVAL, repose sur ce principe que le sommeil constitue le repos du système nerveux central par le fait de la non réception ou de la difficile réception des impressions extérieures, et que, d'autre part, la cellule nerveuse, comme la cellule glandulaire, ne peut réparer ses pertes de substance après le travail que par la cessation de toute activité pendant un certain temps.

Les histologistes ont montré que les centres nerveux fonctionnels peuvent être représentés non par les corps des cellules nerveuses, mais par des articulations, par les prolongements cylindraxiles et protoplasmiques des neurones. L'articulation de ces prolongements les uns avec les autres a lieu par contiguité et non par continuité, les ramifications terminales d'un prolongement cylindraxile (cellulifuge) venant se ramifier dans la proximité immédiate d'un prolongement protoplasmique (cellulipète) du neurone suivant, de telle sorte qu'une modification structurale se traduira, nécessairement, par des changements dans les expansions protoplasmiques au niveau de ces articulations.

On comprendra facilement que les variations dans cet état de contiguïté plus ou moins intime des prolongements cylindraxiles des neurones avec les ramifications protoplasmiques du neurone contigu puissent modifier la conductibilité nerveuse et même la supprimer. De plus, on sait également qu'il existe dans l'axe cérébro-spinal toute une série de régions où les neurones sensitifs périphériques s'articulent avec les neurones sensitifs centraux.

La région des noyaux de GOLL et de BURDACH situés dans les pyramides postérieures du bulbe constitue celle qui présente le plus d'intérêt. Là, en effet, aboutissent les voies sensitives périphériques, les ramifications cellulipètes des neurones sensitifs; de là partent les voies sensitives centrales, les prolongements cylindraxiles qui vont dans l'écorce centrale s'articuler avec les prolongements protoplasmiques des cellules pyramidales ou neurones psychiques.

Pendant le sommeil, les réflexes ne sont pas abolis, il n'y a pas d'interruption ou de difficulté de passage dans les neurones de l'arc réflexe. Cette interruption a seulement lieu, d'une part, au niveau de l'articulation du neurone sensitif périphérique avec le neurone sensitif central, d'autre part, au niveau de l'articulation du neurone sensitif central avec le neurone psychique; la rupture simultanée, plus ou moins complète, en ces deux points d'articulation explique les diverses modalités du sommeil, depuis le sommeil léger jusqu'à l'hypnose.

Cette contiguïté différente serait due soit à l'action de déchets normaux sur la cellule nerveuse (sommeil naturel), soit à l'action d'une substance médicamenteuse (sommeil dû aux hypnotiques). Les hypno-anesthésiques ne diffèrent des hypnotiques que parce qu'ils sont susceptibles de pousser le défaut de contiguïté jusqu'à l'abolition des réflexes.

Les recherches sur la physiologie et l'histologie cellulaires ont montré, dans ces dernières années, que cette variation de contiguïté était surtout produite par des mouvements amœboïdes des ramifications des prolongements du protoplasma du neurone sensitif central.

Ces changements de volume des prolongements protoplasmiques ont été nettement démontrés par S. Demoor et Mlle Stefanowska. Ils ont constaté que chez les chiens, sous l'influence des hypno-anesthésiques et des hypnotiques, les prolongements des cellules pyramidales qui représentent une arborisation protoplasmique à panache si richement ramifié ont alors un aspect moniliforme très régulier au lieu d'offrir l'apparence de filaments épineux en échelle suédoise. A un examen superficiel, on pourrait les croire formés d'une succession régulière de granulations arrondies, de dimensions d'ailleurs variables, totalement séparées les unes des autres, mais qui sont toujours reliées entre elles par un mince filament. Ce prolongement cellulaire moniliforme se termine presque toujours par une granulation relativement importante.

Manouelian a également montré que les épines des ramifications dendritiques des cellules pyramidales disparaissaient plus ou moins complètement et qu'elles présentaient des renflements en boule chez la souris fatiguée; le corps de la cellule lui-même se modifie, devient ovoïde, globuleux. On constate des modifications semblables dans les cellules de Martinotti; les cellules mitrales du bulbe olfactif, type parfait de neurone sensitif central, présentent également cet aspect et Robert Odier, de Genève, a pu également déceler les mêmes transformations sur les cellules nerveuses de la moelle épinière.

Mathías Duval, Deyber et Manouelian ont émis l'opinion que ces mouvements d'écart et de rapprochement étaient sous la dépendance des *nervi nervorum*, éléments nerveux modifiant le fonctionnement des neurones comme les centres vaso-moteurs gouvernent l'activité d'autres éléments nerveux. Cette fonction serait dévolue spécialement aux fibres centrifuges intra-glomérulaires étudiées par Manouelian, fibres qui présideraient à la réception des excitations nerveuses en provoquant l'état de rétraction ou d'allongement des arborisations protoplasmiques, c'est-à-dire le passage plus ou moins facile du courant nerveux.

Ce seraient alors ces *nervi nervorum* qui ressentiraient de la façon la plus exquise l'action des hypno-anesthésiques, celle des hypnotiques, aussi bien que celle des matériaux de déchet du fonctionnement normal des cellules amenant le sommeil naturel. Les articulations des prolongements cylindraxiles et protoplasmiques des neurones ne sont pas absolument infranchissables, ce qui serait incompatible avec le maintien de la vie, mais leur conductibilité a diminué plus ou moins, et cet isolement des neurones est d'autant plus accentué que l'hypnose est plus profonde.

L'état de la circulation cérébrale semble donc maintenant être devenu une condition bien secondaire dans les phénomènes de l'hypnose ou du sommeil, tellement que l'on est en droit de se demander si cette anémie cérébrale est la cause du sommeil ou, au contraire, la conséquence d'une influence exercée par l'anesthésique sur les vaso-moteurs. Du reste, comme l'a établi CLAUDE BERNARD, chez l'individu ou l'animal en état de sommeil ou d'hypno-anesthésie, l'affaiblissement circulatoire est faible, il ne dépasse pas celui d'un organe simplement au repos; la quantité de sang restant dans le cerveau est parfaitement suffisante pour entretenir les fonctions nerveuses et il est assez riche en oxygène pour produire ses effets habituels de stimulation.

La diminution de tension du sang qui se produit par suite de l'abaissement de la pression générale doit jouer un rôle au moins aussi important que celui de l'anémie relative; on sait, en effet, quelle est son importance dans la production des combustions et des échanges organiques intra-moléculaires.

Mais il faut, en définitive, admettre une véritable viciation du sang par l'agent anesthésique qui, mis en contact par son intermédiaire avec le système nerveux tout entier, exerce son action élective sur les neurones sensitifs en provoquant chez eux des modifications physico-chimiques; les éléments moteurs conservent plus longtemps leur activité qui n'est altérée qu'avec des doses toxiques, un peu avant l'arrêt des fonctions respiratoires et circulatoires.

CHLOROFORME

Le chloroforme fut découvert en 1831 par SOUBEIRAN et presque en même temps par LIEBIG en Allemagne et SAMUEL GUTHRIE en Amérique. Sa composition chimique fut fixée en 1835 par DUMAS. FLOURENS fit les premiers essais physiologiques relatifs à son action, et, en 1847, SIMPSON l'appliqua à l'anesthésie chez les femmes en couches.

Propriétés. — Le chloroforme chimiquement pur est un liquide incolore, mobile, quoique très dense, d'une densité de 1,50 à 15°, bouillant à la température de 60°8 sous une pression de 760 millimètres. Il est assez soluble dans l'eau qui en dissout 0,9 p. 100. Il est, au contraire, soluble en toutes proportions dans l'alcool et l'éther. Il est très facilement miscible aux huiles grasses. Il est insoluble dans la glycérine. Sa saveur est douçeâtre, puis piquante, enfin fraîche et sucrée. Son odeur est particulière et tout à fait caractéristique. Il n'est pas inflammable, mais décomposable à une température relativement élevée. C'est un bon dissolvant du phosphore, de l'iode, du soufre, des graisses, des résines et d'un grand nombre d'alcaloïdes. Il est inaltérable à froid en présence des acides et des alcalis à une condition : l'absence de la lumière. A chaud, il est décomposé par les alcalis, et ses produits de décomposition varient suivant qu'il est en solution aqueuse ou alcoolique.

Réactions. Caractères de pureté. — Le chloroforme possède un certain nombre de réactions nettes qui peuvent servir à le caractériser.

Soumis à l'ébullition avec de la potasse, il est décomposé et transformé en formiate et chlorure de potassium. Le chlorure alcalin est décélé par le nitrate d'argent. On obtient un précipité blanc caillebotté de chlorure d'argent. Le formiate peut être décélé par la réduction du nitrate d'argent ou par la production du formiate d'éthyle à odeur de rhum, en chauffant le produit de la réaction avec de l'alcool en présence d'acide sulfurique. Lorsqu'on le chauffe avec des ammoniaques composées en solution alcoolique, il donne naissance à des carbylamines d'odeur caractéristique. Chauffé avec de l'aniline en solution alcoolique, il fournit du cyanure de phényle à odeur également caractéristique. Enfin, il réduit la liqueur de Fehling. Avec les phénols, il fournit, sous l'influence de la chaleur et en présence de potasse caustique, des colorations très intenses par formation de matières colorantes du groupe des aurines. Avec le phénol ordinaire, la coloration est jaune, avec la résorcine rouge groseille, le naphtol donne une coloration bleu violacé.

Action de l'air et de la lumière. — Sous l'influence de l'air et de la lumière, le chloroforme pur est décomposé en donnant naissance à de l'acide chlorhydrique et à de l'acide chloroxycarbonique. Les travaux de SOUBEIRAN et de REGNAULD ont montré que cette décomposition s'effectuait par la seule action de l'oxygène de l'air et sous l'influence des radiations lumineuses. REGNAULD a montré que la décomposition ne se fait pas à l'abri de la lumière, qu'elle se produit lentement sous l'action de la lumière diffuse, rapidement par insolation.

Conservation du chloroforme. — REGNAULD a également montré que cette altération était très facile à éviter, et qu'en mélangeant à du chloroforme pur 1 p. 1 000 d'alcool méthylique ou d'alcool éthylique, ou d'éther, ou de toluène, on évitait à coup sûr toute altération. Cette action préservatrice est également exercée par les alcalis caustiques, les carbonates alcalins, le bicarbonate de soude.

Au point de vue pratique, lorsqu'on veut conserver du chloroforme anesthésique, il est utile de le répartir par petites quantités. On divise la masse de chloroforme en fractions de 100 à 125 grammes, et on l'enferme dans des flacons en verre jaune ou bleu après y avoir ajouté, par litre, 10 centimètres cubes d'alcool éthylique parfaitement pur.

Essai du chloroforme. — Les constantes physiques sont insuffisantes pour déterminer la pureté du chloroforme anesthésique, il faut recourir à l'emploi d'un certain nombre de réactions chimiques. Agité avec de l'eau, il doit se séparer au bout d'un temps très court en deux couches parfaitement limpides pour chaque liquide. Si le chloroforme est mélangé à d'autres substances, et en particulier à de l'alcool, la couche aqueuse supérieure deviendra opalescente et ce degré d'opalescence sera d'autant plus marqué que la quantité de substance mélangée au chloroforme sera plus considérable. Versé sur du papier à filtrer, le chloroforme doit se volatiliser rapidement, sans y laisser la moindre trace, en dégageant une odeur suave et agréable. S'il est impur, il laisse un sillon coloré à la périphérie de la tache formée par son évaporation et, en même temps, on perçoit une odeur plus ou moins marquée, différente de celle du chloroforme pur.

Il doit être neutre à la teinture de tournesol sensible; cette neutralité montre qu'il est exempt d'hypochlorites ainsi que de substances acides ou alcalines. Il doit être inactif sur une solution de nitrate d'argent au dixième; il ne doit pas la réduire à l'ébullition, ni produire à froid un trouble qui serait l'indice d'un composé chloré. Mélangé avec de l'acide sulfurique à 66° Baumé, il ne doit donner aucune coloration, même lorsqu'on l'agite avec lui, ce qui indiquerait la présence de matières organiques diverses. Chauffé à l'ébullition avec une solution aqueuse de potasse, il ne doit pas donner de coloration brune, ce qui indiquerait la présence de l'aldéhyde.

La présence de l'acide chloroxycarbonique peut être décélée de la façon suivante. Lorsqu'on dissout de la bilirubine dans du chloroforme pur, elle donne une coloration jaune brunâtre; si le chloroforme renferme la moindre trace d'acide chloroxycarbonique, cette coloration fait place à une coloration verte, d'autant plus intense que la proportion d'oxychlorure de carbone est plus considérable. Cet acide chloroxycarbonique possède également une réaction physiologique : lorsque le chloroforme est impur, dès la première inhalation, le malade est pris d'un hoquet particulier, inextinguible, qui indique nettement la présence de cet acide; malheureusement, lorsque ce phénomène se produit, le malade est déjà en danger.

Action physiologique du chloroforme. — Toutes les fois que l'anesthésie par le chloroforme sera conduite avec les ménagements voulus, on verra se succéder invariablement toute une série de phénomènes suivant l'ordre réglé par les lois physiologiques mises en évidence par les études de DURET et DASTRE qui sont : la loi des périodes, la loi de l'excitation préparalytique et la loi de la prédominance des effets modérateurs.

La première concerne l'ordre suivant lequel le système nerveux est envahi; la seconde nous indique qu'avant la période de paralysie il se produit toujours une surexcitation plus ou moins longue et plus ou moins marquée ; la troisième démontre que, comme cela avait déjà été maintes fois constaté en physiologie, il y a, avec les hypno-anesthésiques, prédominance des effets modérateurs pour une égale excitation.

Première période. Sommeil anesthésique. — A. *Phase de surexcitation*. — L'intoxication débute par les hémisphères cérébraux et la phase de surexcitation ouvre la marche. Elle se traduit par du désordre dans les idées, du délire, des rêves, des hallucinations. Ces phénomènes sont plus intenses chez les femmes, les enfants, les alcooliques. En raison de ces manifestations, au point de vue pratique, il ne faut jamais anesthésier un sujet sans aide, la confusion du souvenir pouvant amener les malades à accepter comme vrais des faits qui ne sont que le résultat d'illusions. Pendant cette période il y a toujours des mouvements convulsifs, désordonnés, irréguliers, attribués par DURET à l'excitation diffuse des centres psycho-moteurs, et par DASTRE à l'excitation des nerfs sensitifs, bulbo-médullaires.

B. *Phase d'abolition du fonctionnement des hémisphères*. — Cette première phase est suivie d'une autre qui est la phase d'abolition des propriétés des hémisphères cérébraux caractérisée par la disparition des phénomènes de conscience et de perception sensorielle. C'est une période de sommeil et de repos qui n'est pas celle de l'anesthésie chirurgicale, mais celle qui la précède immédiatement. Elle résulte de modifications éprouvées par les éléments nerveux corticaux sous l'influence de l'anesthésique ainsi que de l'anémie cérébrale et de ses conséquences.

C. *Disparition de la sensibilité.* — A cette phase succède très rapidement l'abolition de la sensibilité, due à l'atteinte de la moelle touchée à son tour par l'anesthésique. La sensibilité à la douleur disparaît la première, puis ensuite les différentes sortes de sensibilité tactile. Le système sensoriel tégumentaire est affecté d'une façon spéciale, suivant la marche envahissante de l'anesthésie chloroformique : la sensibilité du tronc et des membres disparaît la première, puis celle de la face, celle de la muqueuse nasale de la sous-cloison, puis celle des téguments de l'œil, après cela les organes des sens sont frappés à leur tour, d'abord l'œil, puis l'oreille. Les sensations auditives sont les dernières à disparaître. Les organes splanchniques à sensibilité sympathique résistent le plus longtemps ; c'est un fait général pour tous les anesthésiques.

Deuxième période. Anesthésie et résolution musculaire. — La seconde période constitue celle de l'anesthésie et de la résolution musculaire parfaite. Dans une première phase, la motilité réflexe est conservée et même exagérée par excitation préparalytique et par suite de la suppression de l'activité des hémisphères cérébraux. C'est à cet instant que l'on voit assez souvent se produire une sorte de crise convulsive avec trismus et tétanos du plancher de la bouche et même des membres. Ils sont surtout dus à une anoxhémie déterminant l'excitation du pouvoir automoteur des centres.

Puis, dans une deuxième phase, la disparition des réflexes médullaires d'origine externe se produit à son tour, la résolution musculaire est complète, la narcose profonde. C'est le summum de l'anesthésie qu'il ne faut pas dépasser. Pendant cette période, les réflexes disparaissent progressivement : les réflexes de la luette et de la muqueuse laryngée disparaissent un peu avant les réflexes de la sensibilité cornéenne ; le réflexe patellaire est un de ceux qui disparaît en dernier, après lui le réflexe oculo-palpébral et enfin, en dernier lieu, surtout chez le chien, le réflexe labio-mentonnier de Dastre.

Dans les premiers temps de l'anesthésie, les réflexes respiratoires et cardiaques, comme l'ont montré les expériences de Vulpian et de François-Franck, subissent une exagération notable. C'est surtout le réflexe modérateur cardiaque qui peut déterminer par son excitation la syncope primitive. Il disparaît un peu plus tard, le pneumogastrique ne perd cependant pas son action sur le cœur, mais il faut employer de fortes excitations pour amener l'arrêt cardiaque. Les réflexes respiratoires persistent indéfiniment.

Action sur la circulation. — *Type normal*. — A la première période de l'anesthésie, les téguments sont pâles, les vaisseaux périphériques contractés, les pulsations du cœur régulières, le pouls serré et plein, la pression élevée.

Dans la deuxième période, les battements du cœur s'affaiblissent, le pouls devient mou, la pression s'abaisse de plusieurs centimètres, le tonus vasculaire est diminué. On observe de la dilatation vasculaire autant par suite de la paralysie partielle des vaso-constricteurs que par suite de l'affaiblissement du myocarde. Dans un grand nombre de cas, il faut compter avec les irrégularités qui se produisent, ce type régulier étant pour ainsi dire un schéma idéal.

Syncope primaire. — La première est celle qui détermine la syncope cardiaque que Duret a dénommée *syncope laryngo-réflexe*. Elle se produit au début de la chloroformisation, par irritation des filets terminaux du trijumeau, ou mieux du laryngé supérieur. Le réflexe se fait par le bulbe et la voie du pneumogastrique. Il en résulte un arrêt du cœur.

Syncope secondaire. — Une syncope cardiaque peut se montrer à une période plus avancée de la chloroformisation, c'est la *syncope secondaire* ou *bulbaire* de Duret. Elle se produit lorsque le chloroforme est inhalé en quantité trop considérable ; la muqueuse respiratoire se trouve alors en contact avec un flot de vapeurs chloroformiques, la moelle est envahie par un afflux trop abondant de vapeurs et l'excitation qui en résulte éclate brusquement, par suite de l'action exercée sur les accélérateurs cardiaques de la moelle cervico-dorsale. Les battements cardiaques montent alors brusquement à 150-160, la pression s'élève d'une façon correspondante, mais baisse bientôt. Du reste, un ralentissement considérable des battements cardiaques se produit rapidement, et une syncope survient, précédée de trois ou quatre systoles lentes, allongées, présage de l'arrêt final. Dans cette syncope, le ralentissement est dû à la paralysie des centres accélérateurs de la moelle précédemment excités, la syncope est bulbaire et due à l'excitation des origines centrales des pneumogastriques.

Syncope tertiaire. — Une troisième syncope cardiaque peut s'observer à une autre période de la chloroformisation, c'est la *syncope tertiaire* ou *toxique* de Duret. Lorsque la chloroformisation est poussée trop loin ou continuée trop longtemps, on voit bientôt survenir des symptômes de paralysie. Ici, intervient la loi de prédominance des effets modérateurs. Après une période de ralentissement accompagnée d'augmentation d'amplitude, les mouvements du cœur deviennent de plus en plus petits pendant que la pression baisse. Puis, survient un arrêt de la respiration par paralysie bulbaire, arrêt qui précède de une ou deux minutes, à peine, l'arrêt du cœur. C'est une syncope absolument irrémédiable, car elle résulte de la saturation de l'économie par les vapeurs de chloroforme et cette saturation détermine dans les divers tissus des modifications physico-chimiques telles, qu'il est absolument impossible à l'organisme de se débarrasser de l'anesthésique et de revenir à l'état normal.

Modifications vasculaires. — En même temps, on constate des modifications vasculaires analogues aux modifications cardiaques. Aux périodes d'excitation médullaire, lorsque les centres vaso-constricteurs et vaso-dilatateurs sont intéressés par le chloroforme, on voit se produire de la dilatation des vaisseaux et de la turgescence de la face, par prédominance des effets modérateurs. Avec une administration bien graduée, il n'y a pas d'excitation et la constriction vasculaire est généralisée ; on observe de la pâleur des téguments et il en résulte une diminution des hémorrhagies, une véritable économie de sang.

Action sur la respiration. — Les phénomènes respiratoires observés sont de même ordre que les phénomènes circulatoires. Théoriquement, la respiration doit être calme, à type parfaitement régulier, avec une légère diminution d'amplitude. Dans la pratique, on observe des modifications de force et de rhythme.

Deux faits sont particulièrement à retenir : il y a toujours une diminution considérable de la force expansive du thorax, et une grande faiblesse de l'effort expiratoire. Sous l'influence de l'anesthésie chloroformique, l'expiration devient purement passive, puisque les réflexes et les réactions volontaires sont supprimées. C'est de ce côté que se trouve le danger au point de vue de l'asphyxie, et il faut éviter le plus léger obstacle qui pourrait s'opposer aux libres mouvements d'expiration.

Syncopes respiratoires. — Il existe trois ordres de syncopes respiratoires, qui sont identiquement les mêmes que celles signalées à propos de la circulation. Au début, on peut observer la *syncope primaire* laryngo-réflexe, due à l'irritation des premières voies. Le mécanisme est identique à celui signalé plus haut. On peut également observer la *syncope secondaire,* qui se manifeste par des convulsions dues à l'excitation bulbaire, la respiration s'arrête d'ordinaire après le cœur. La *syncope tertiaire* est annoncée par des mouvements respiratoires petits et superficiels cessant avant les mouvements du cœur. Dans ce cas, la mort se produit par asphyxie et la syncope respiratoire est presque immédiatement suivie de la syncope cardiaque.

Action sur le système musculaire. — Le chloroforme provoque une diminution très notable de l'effort musculaire, due, en partie, à la diminution de l'excitabilité des nerfs moteurs, et, d'autre part, à la réaction du muscle, par suite des modifications physico-chimiques que subit son protoplasma sous l'influence des vapeurs de l'anesthésique. La mort de l'élément musculaire est la terminaison fatale de l'action exercée par le chloroforme pendant un temps plus ou moins considérable, et cela même avec l'emploi des mélanges titrés. Cette survie du muscle ne dépasse jamais cinq à six heures. Dans tous les cas, on observe assez rapidement, au bout de la première heure en général, un affaiblissement de toutes les fonctions vitales.

Variations pupillaires. — La pupille est le miroir de l'anesthésie, car toute action excitante sur un nerf sensitif est accompagnée d'une dilatation pupillaire. Chez l'homme, normalement, avec le chloroforme, on observe, au début, une légère dilatation de la pupille pendant la période d'excitation, puis, peu à peu, une contraction progressive et enfin la disparition du réflexe rétinien à la période d'anesthésie complète. La dilatation progressive avec réapparition du réflexe indique le retour à l'état normal. Mais si, au lieu de cette dilatation progressive, on observe une dilatation brusque *avec l'absence du réflexe rétinien*, c'est le signe d'une syncope imminente, syncope qui est presque toujours mortelle.

Action sur la nutrition. — Sous l'influence immédiate du chloroforme, il y a ralentissement des phénomènes de nutrition ; dans les jours qui suivent l'anesthésie, l'organisme éprouve, au contraire, un contre-coup qui se traduit par une série de phénomènes très intéressants : il y a augmentation de l'azote total, avec diminution de la quantité d'urée éliminée. Cette augmentation est due surtout à celle de l'acide urique, des bases xanthiques et principalement des matières extractives de l'urine : ces faits indiquent une désintégration plus considérable des matières albuminoïdes qui subissent une destruction incomplète.

On constate également dans l'urine l'augmentation des sels ammoniacaux, preuve d'une altération des propriétés physiologiques de la cellule hépatique. Ce fait est encore appuyé par l'augmentation du soufre neutre urinaire. On trouve aussi dans l'urine une augmentation du phosphore, du calcium, du magnésium, témoins de la désintégration de la substance nerveuse.

Il existe en même temps une augmentation du chlore éliminé à l'état minéral et on constate l'apparition d'une combinaison organique chlorée qui réduit la liqueur de Fehling et qui constitue la forme sous laquelle le chloroforme s'élimine par l'urine. La toxicité urinaire augmente toujours, il y a augmentation de l'élimination des pigments biliaires par cette voie. Assez souvent on trouve de l'albumine pendant les quelques jours qui suivent la chloroformisation ; comme l'a montré J. RENAUT, le chloroforme blesse toujours le rein et provoque une irritation des cellules à bordure en brosse des tubes contournés.

RICHET et ETIENNE VIDAL ont également montré que pendant l'anesthésie et dans les premiers instants qui la suivent, il y a disparition momentanée de la régularisation des échanges. A ce moment, il semble donc se produire une suractivité déréglée de tous les tissus succédant à la phase d'inactivité passagère provoquée par l'action de la substance anesthésique sur le système nerveux central.

Intoxication aiguë et chronique. — L'intoxication chronique est assez rare, cependant la *chloroformomanie* existe, mais on peut voir se produire des accidents chez des individus soumis journellement, pendant une période de temps assez considérable, à l'action de vapeurs de chloroforme (ouvriers, chirurgiens); on a alors observé de l'insomnie, des douleurs névralgiques et rhumatoïdes, de la dépression physique et psychique qui cèdent facilement à la suspension de l'inhalation de ces vapeurs.

P. BERT a réalisé l'intoxication chronique expérimentale chez les animaux; il a observé une accoutumance aux phénomènes d'excitation du début sans variation du temps nécessaire pour la production de l'anesthésie. L'animal perd rapidement l'appétit, il est somnolent, s'amaigrit promptement et présente de la dégénérescence graisseuse des organes, surtout du foie.

L'intoxication *aiguë* peut être accidentelle ou volontaire. Lorsque le chloroforme est administré par voie gastro-intestinale, si les doses sont suffisantes, on observe un ensemble de symptômes très comparables à ceux que produit l'administration par la voie respiratoire. Ce sont d'abord des phénomènes d'ivresse, d'excitation, la perte de l'intelligence et des sens, le sens de l'ouïe persistant en dernier. Puis surviennent le sommeil, la période de résolution musculaire, l'anesthésie complète avec ralentissement et embarras de la respiration et de la circulation, l'abaissement de température. En dehors de ces phénomènes généraux, on constate toujours des phénomènes d'irritation gastrique avec douleur épigastrique et vomissements.

Contre-indications. — D'après BROUARDEL, les contre-indications de l'administration du chloroforme ne sont rien moins que formelles; et s'il est vrai, dans une certaine mesure, qu'il est imprudent d'anesthésier un cardiaque, un rénal, un bègue, un cachectique, il n'en est pas moins vrai que nombreux sont les exemples de tels malades ayant été soumis à l'anesthésie chloroformique et qui n'ont pas succombé pour cela. Souvent, on a mis sur le compte du chloroforme des morts qui étaient la conséquence de l'opération ou qui étaient dues à la formation de thromboses et d'embolies.

Lésions anatomiques. — Assez souvent, on observe des lésions d'asphyxie simple : le cerveau, les sinus de la dure-mère, les poumons, les viscères abdominaux sont gorgés de sang et parsemés de noyaux hémorrhagiques. Dans d'autres cas, on observe des phénomènes de syncope : les mêmes organes sont pâles, exsangues, le cœur est rempli de caillots noirâtres.

Dans la plupart des cas, on voit les lésions caractéristiques de la syncope cardio-pulmonaire. Elles consistent en petites ecchymoses sous-pleurales simulant très souvent des foyers apoplectiques ; les poumons sont très congestionnés; à la coupe, ils paraissent hérissés de petits caillots rouges comme si les alvéoles étaient gorgées de sang; on trouve des taches ecchymotiques sur les plèvres, de la spume rosée dans la trachée et les bronches. Tout cela est caractéristique d'une excitation très violente du bulbe et des noyaux d'origine du pneumogastrique, ou bien encore d'une excitation modérée de ces organes chez un individu affaibli.

On peut observer des lésions rénales, cardiaques, mais il faut toujours être très réservé sur leur signification.

Dans les cas d'intoxication subaiguë ou lente, on a signalé des lésions du foie. D'après H. MERTENS, la cirrhose atrophique constitue la lésion la plus habituelle de l'intoxication subaiguë; la cirrhose granuleuse, celle de l'intoxication lente. Les cellules hépatiques subiraient donc successivement les dégénérescences graisseuse, trouble, vacuolaire, puis la destruction du noyau, par chromatolyse, et enfin l'atrophie. Il est à noter que ce sont là les résultats de faits expérimentaux.

Administration du chloroforme. — Pour administrer le chloroforme, il faut choisir une compresse de toile ou de flanelle bien poreuse et la maintenir de façon à ce qu'elle forme un pont s'étendant de l'extrémité du nez au menton. Le chloroforme sera versé goutte à goutte et régulièrement à la hauteur de la bouche, en ayant soin de faire coïncider l'affusion du chloroforme avec les mouvements d'inspiration, de manière à assurer sa volatilisation, son mélange avec l'air et la pénétration de la substance anesthésique. On emploie, soit une simple compresse, soit une compresse maintenue par une carcasse métallique, soit enfin un masque ou un cornet; ces derniers appareils présentent l'inconvénient de faire respirer les malades dans un milieu confiné.

Lorsque l'anesthésie est obtenue, après sept à dix minutes environ, on réduit la proportion de chloroforme à III gouttes par minute. C'est là ce qui constitue la *ration d'entretien*, celle qui est suffisante pour maintenir l'anesthésie.

On a également employé le procédé par sidération ou procédé des doses massives, qui consiste à donner immédiatement au sujet, dès les premières inspirations, un mélange de chloroforme et d'air dans lequel l'anesthésique se trouve à une tension partielle considérable. C'est un procédé avantageux lorsqu'il réussit, mais il fait courir à l'individu des risques graves. Il supprime en partie la période d'excitation du début et les phénomènes désagréables qui en sont la conséquence, mais avec ce procédé, on est toujours menacé de syncope respiratoire secondaire ou de syncope cardiaque. Il faut donc renoncer à cette méthode, administrer à la fois le plus d'air et le moins possible de chloroforme, en faisant en sorte d'obtenir une répartition aussi exacte que possible.

Tous les phénomènes fâcheux peuvent être évités avec la méthode des mélanges titrés de Paul Bert. Raphael Dubois a fait construire pour l'application de cette méthode à l'homme un appareil à anesthésier qui est constitué essentiellement par une pompe envoyant, dans un cornet qui s'applique sur la figure du malade, une certaine quantité d'air contenant une quantité déterminée de chloroforme volatilisé dans la totalité de l'air. Cet appareil donne à volonté des mélanges à 10, 8 et 6 p. 100. On commence l'anesthésie avec le mélange à 10 p. 100, on l'entretient avec un mélange à 8 p. 100 si l'anesthésie doit être profonde, avec un mélange à 6 p. 100 lorsqu'elle doit être prolongée.

Dans ces conditions, l'anesthésie est toujours obtenue en sept ou huit minutes, elle est régulière, calme, continue, profonde, et présente une sécurité considérable. Avec cette méthode, il n'y a jamais ces accidents qui sont dus, la plupart du temps, à la variation brusque de la teneur de l'air en chloroforme. Malheureusement, cet appareil est relativement volumineux, et il n'est guère utilisé de nos jours malgré la sécurité qu'il donne.

Depuis quelque temps, il existe une tendance à utiliser des appareils plus maniables que celui de Raphaël Dubois pour pratiquer l'anesthésie à l'aide de mélanges titrés d'air et de chloroforme. Je citerai seulement, car leur description, beaucoup trop longue, ne saurait trouver place ici, les appareils de Roth-Drœger, de Vernon-Harcourt, de Ricard, de Dupont-Reynier, de Montprofit-Royer. Leur emploi, bien que ne présentant pas les conditions d'exactitude rigoureuse de l'appareil de Raphaël Dubois, donne cependant de très bons résultats et met, autant que possible, à l'abri des alertes si faciles à provoquer avec les procédés de la compresse ou du cornet [1].

DANGERS, CAUSES, SIGNES PRÉCURSEURS. — Avant l'anesthésie, il faut toujours prendre quelques précautions préliminaires.

On doit soumettre l'individu à un jeûne rigoureux pendant les douze heures qui précèdent l'anesthésie et il est bon de supprimer la veille tout aliment solide. L'estomac doit être vide pour éviter les vomissements d'aliments solides et aussi pour ne pas influencer les mouvements respiratoires. Le malade est placé dans la position horizontale, le ventre et la poitrine libres de leurs mouvements, le cou sans aucune constriction et cependant recouvert pour éviter la déperdition de chaleur. Le sujet doit être calme, rassuré et l'anesthésie doit s'opérer dans le plus grand calme et en silence.

Toutes les pièces de prothèse (fausses dents, rateliers, etc.) doivent être enlevées.

Signes précurseurs des accidents. — Au cours de l'anesthésie, un certain nombre de signes peuvent révéler l'imminence d'un danger.

A. *Etat de la face*. — Lorsque l'anesthésie est bien établie, la face est pâle par suite de la vaso-constriction. Lorsque l'anesthésie est profonde et qu'il y a menace d'intoxication, le visage devient blême, les traits sont immobiles, on constate une froideur marmoréenne des pommettes, des narines, du lobule de l'oreille. C'est l'indice d'une syncope secondaire menaçante.

B. *Globes oculaires*. — Dans les premières périodes, les yeux sont renversés

[1] Conf. G. Pouchet. Des conditions dans lesquelles peuvent se produire les accidents de la chloroformisation, *Revue scientifique*, 5°. série, t. V, p. 289, 1906 (n° 10).

en haut et en arrière sous la paupière supérieure ; à la lumière on observe du nystagmus déterminé par les mouvements convulsifs des muscles autour de l'axe antéro-postérieur de l'œil. Lorsque l'anesthésie est profonde, les axes rétroversés reviennent à l'horizontalité, et l'on observe la perte des mouvements associés des deux yeux.

C. *Sensibilité de la cornée.* — La période d'anesthésie confirmée est caractérisée par la disparition du réflexe oculo-palpébral. Cela indique, d'une façon impérieuse, le moment de restreindre l'administration de l'anesthésique et de s'en tenir à la ration d'entretien. Lorsque l'anesthésie est longue, on observe l'astigmatisme irrégulier, avec diminution de la tension du globe occulaire. C'est un signe de fatigue, non de danger.

D. *Variations pupillaires.* — Dans l'anesthésie profonde, il y a contraction et immobilité pupillaire ; la dilatation brusque qui n'est jamais accompagnée du retour du réflexe rétinien est l'indice de l'apnée toxique presque toujours mortelle.

E. *Bruits respiratoires.* — Il y a toujours production de bruits respiratoires par suite de l'exagération et de l'accumulation des sécrétions sous l'influence de l'action irritante de l'anesthésique sur les premières voies. Le ronchus est un signe d'anesthésie complète, c'est l'indice de la paralysie du voile du palais mis en mouvement comme un corps inerte par l'air inspiré et expiré.

Les mouvements de déglutition et le râle trachéal peuvent parfois constituer un obstacle sérieux à l'expiration.

F. *Tremblement général.* — Souvent, on peut observer, à la période d'anesthésie confirmée, du tremblement généralisé. Dastre attribue ce phénomène à une réaction automotrice médullaire qui serait facilitée par l'anémie périphérique.

Il peut être suspendu et même quelquefois complètement supprimé par la simple flexion du gros orteil sur la plante du pied.

Irrégularités. Accidents non mortels. — Un certain nombre de phénomènes peuvent s'observer au cours de l'anesthésie, qui constituent des inconvénients plus ou moins graves suivant l'intensité avec laquelle ils se produisent.

C'est d'abord l'excitation initiale. Le contact du chloroforme avec les premières voies provoque une sensation pénible, désagréable, qui est souvent cause de cette excitation. Il faut également tenir compte de l'état moral de l'individu.

A cette excitation initiale, s'ajoute l'excitation secondaire caractérisée par des contractions convulsives des muscles laryngiens et pharyngiens, par des spasmes, des suffocations, de la toux violente, des vomissements. Surtout chez les alcooliques, ces phénomènes sont intenses et s'accompagnent de cris incohérents, de mouvements désordonnés et de contractions plus ou moins accusées. Ces accidents sont en partie évitables au moyen des *méthodes mixtes* d'anesthésie.

L'arrêt des contractions cardiaques est un des accidents graves qui peuvent se produire au cours de l'anesthésie. Il arrive en général brusquement, parfois, il est précédé de modifications de rythme ; tantôt le pouls est tremblant, hésitant, irrégulier, tantôt il est intermittent et parfois même déprimé.

Lorsqu'au cours de l'anesthésie, la face pâlit brusquement ou lorsque le sang s'accumule dans les veines c'est une menace de syncope. Les syncopes respiratoires sont plus faciles à éviter que les syncopes cardiaques.

L'accélération respiratoire se produisant en même temps que la respiration devient stertoreuse, laborieuse, intermittente, convulsive est un indice de trouble bulbaire.

La suspension de la respiration par raideur des muscles n'est pas inquiétante tant qu'il n'y a pas en même temps de la lividité de la face, avec irrégularité et défaillance du pouls.

La respiration convulsive avec bruit à l'inspiration, indique un obstacle du côté des cordes vocales, sans troubles profonds; il suffit d'aller chercher les mucosités avec un tampon de ouate hydrophile monté sur une pince.

La respiration stertoreuse indique la paralysie de la base de la langue, du voile du palais et des buccinateurs. Il faut alors attirer la langue au dehors au moyen d'une pince.

Si l'on entend un bruit laryngo-stertoreux, cela indique des vibrations de la muqueuse qui recouvre les cartilages aryténoïdes; ces cartilages peuvent obstruer presque complètement la glotte et il faut alors pratiquer l'intubation.

Enfin parfois, par défaut de coordination des muscles inspirateurs et expirateurs, on peut voir se produire de la *respiration bégayante*, caractérisée par des mouvements très faibles et peu amples de la cage thoracique, alors que la respiration est en réalité arrêtée. C'est là un symptôme grave, qui peut conduire à l'apnée toxique, si l'on n'y remédie par la pratique de la respiration artificielle.

Influence de l'état physiologique. — Les enfants supportent merveilleusement l'anesthésie par tous les agents. Leurs tissus sont plus riches en eau, la tonicité musculaire, l'élasticité musculaire, le jeu des valvules du cœur sont plus parfaits, la nutrition est plus active. Les vieillards, au contraire, à tissus déshydratés, à nutrition amoindrie, sont beaucoup plus sensibles. Chez les hommes jeunes, robustes, l'anesthésie se produit moins rapidement que chez les femmes. Les individus à tempérament sanguin sont fréquemment en proie, au cours de l'anesthésie, à des accidents convulsifs, mais ils n'ont pas une gravité plus importante. Les nerveux sont plus sensibles aux accidents d'origine réflexe. Les lymphatiques résistent moins longtemps à l'anesthésie chloroformique prolongée. Il existe cependant, en dehors de ces cas, de nombreuses susceptibilités individuelles imprévues.

Accidents mortels. — Les accidents mortels surviennent, d'après DASTRE, à raison de 1 cas pour 2 000 opérés; ce chiffre est certainement au-dessous de la réalité. On ne prend, d'ordinaire, pas assez de précautions pour réaliser l'anesthésie et, dans un certain nombre de cas, l'accident eut pu être évité. On a souvent incriminé la pureté du chloroforme; dans la plupart des cas observés le chloroforme était pur, et on a dû attribuer la mort au mode d'administration, ou à toute autre circonstance particulière. Ces faits ressortent nettement des travaux de DURET dans son étude sur 132 observations d'accidents mortels.

La mort peut survenir *après* l'administration du chloroforme, par syncope tardive, par congestion pulmonaire ou cérébrale dans les jours qui suivent l'opération. Ici, le chloroforme n'a joué qu'un rôle occasionnel.

La seconde catégorie est celle des cas de mort *sous* le chloroforme. Assez souvent, la mort est provoquée par un choc traumatique mortel au moment ou le chloroforme commence à être administré, ou mieux lorsqu'il est administré depuis un certain temps. Une simple incision de la peau peut parfois déterminer un arrêt réflexe, soit du cœur, soit de la respiration, par excitation des nerfs sensitifs.

La troisième catégorie est celle des cas de mort *par* le chloroforme. C'est dans ces cas que l'on retrouve les cinq accidents que nous avons reconnus : les deux syncopes primitives respiratoire et cardiaque, les deux syncopes secondaires également respiratoire et cardiaque et enfin l'apnée toxique.

L'état mental de l'individu doit être pris en considération, et les hallucinations, les illusions, les rêves de la période des erreurs de jugement peuvent provoquer des syncopes émotives. Chez certains, l'emploi de masques à soupapes et de bonnets fermés est très préjudiciable au bon fonctionnement respiratoire ; de plus, chez certains individus qui ont la peur de respirer dans un petit espace, ils favorisent la syncope qu'il s'agit d'éviter.

Les vraies syncopes réflexes sont celles qui se produisent par irritation d'un nerf sensitif, et cette irritation se produit de préférence chez les individus nerveux, les hystériques et les alcooliques. Enfin, les syncopes d'origine mécanique se sont surtout produites à la suite d'un changement brusque dans l'état statique de l'individu, par exemple, lorsqu'on le fait passer subitement de la station horizontale à la station verticale. Un obstacle quelconque à la circulation cérébrale est encore une cause mécanique du même genre. La constriction du cou est, à cet égard, tout à fait remarquable.

Contre-indications de l'anesthésie chloroformique. — L'anesthésie constitue toujours par elle-même une grande opération qui met l'individu en état de moindre résistance ; aussi, doit-on examiner attentivement son malade avant de la pratiquer. Les enfants supportent admirablement l'anesthésie (LANNELONGUE, BERGERON).

Les femmes présentent une prédisposition particulière aux accidents nerveux en raison de leur nature même, mais ce sont surtout les nerveux et les anémiques qui sont prédisposés aux syncopes. Les gens impressionnables, peureux, craintifs, déprimés sont surtout exposés aux syncopes du début. L'anémie constitutionnelle profonde expose à la syncope toxique.

D'après GOSSELIN et VERNEUIL l'ivresse, le delirium tremens, l'alcoolisme confirmé constituent des contre-indications pressantes à l'emploi de l'anesthésie chloroformique.

BAILLARGER et CHARCOT ont montré que les névroses ne constituaient en aucune façon des contre-indications.

Au contraire, des troubles dynamiques constitués soit par des palpitations nerveuses, soit par de l'angine de poitrine, soit par des affections valvulaires augmentent notablement les chances de syncope.

Une contre-indication absolue, d'un diagnostic difficile, est la dégénérescence graisseuse du cœur qui prédispose toujours à des accidents graves, en raison de l'action exercée sur le myocarde et le système nerveux cardiaque par le chloroforme.

Comme l'ont fait remarquer VERNEUIL et RICHET, l'état congestif des poumons expose à l'apnée initiale ou finale. Il en est de même de la tuberculose et des adhérences pleurales, en raison des troubles qu'elles apportent au fonctionnement de l'appareil respiratoire.

Lorsqu'il s'agit d'affections hépatiques ou rénales confirmées, BROUARDEL a posé comme règle de ne pratiquer l'anesthésie qu'après s'être consulté avec un ou plusieurs confrères et avoir discuté les chances du malade.

Dans les traumatismes graves, il ne faut pas exposer les malades aux dangers du choc ou de la dépression chloroformique et il faut, dans ce cas, recourir aux hypnotiques ou aux analgésiques locaux. De même dans les cas d'hypothermie soit à la suite d'hémorrhagies, soit chez un individu atteint d'algidité traumatique intense, il faut également s'abstenir des hypno-anesthésiques.

Enfin, certaines opérations chirurgicales prédisposent à des accidents, ce sont : la réduction des luxations et notamment celle de l'épaule, la rupture des ankyloses, la hernie étranglée depuis plusieurs jours, les opérations pratiquées à la marge de l'anus ; ces dernières, en raison de la persistance de la sensibilité du sympathique.

Traitement des accidents. — Il faut d'abord suspendre les inhalations de chloroforme et aérer largement le local, faire respirer le plus possible d'air pur au malade. De plus, les indications à remplir sont : ranimer les contractions cardiaques, entretenir artificiellement la respiration et enfin écarter toutes les causes mécaniques d'asphyxie.

La respiration artificielle pare au danger de l'anesthésie profonde pouvant entraîner la mort par apnée; mais elle est impuissante lorsque la syncope cardiaque est primitive et qu'elle précède ou suit immédiatement l'arrêt respiratoire, comme dans la syncope laryngo-réflexe, par exemple.

Pour pratiquer la respiration artificielle on a proposé diverses méthodes : l'insufflation buccale ou pharyngienne ; l'insufflation trachéale avec les sondes de Chaussier, de Depaul, de Tarnier ; les manœuvres thoraciques de Marshall et le procédé de Pacini, du soulèvement rythmique du moignon des épaules, mais tous ces procédés sont inférieurs aux tractions rythmées de la langue par le procédé de Laborde. Dans ce dernier cas, il faut faire une quinzaine de tractions par minute, pour se rapprocher autant que possible des conditions normales de la respiration.

Le procédé de Howard, ou procédé de la faradisation des phréniques, donne de très bons résultats lorsqu'il est bien employé. Il faut placer de petites électrodes imbibées d'eau salée, l'une dans la région du cou, au point de croisement du phrénique avec le paquet musculaire du scalène, l'autre vers le sixième ou le septième espace intercostal. Il ne faut faire passer le courant que pendant l'inspiration ; le rappel des mouvements respiratoires peut être, en même temps, facilité par des manœuvres externes. Le nombre des excitations ne doit pas dépasser sept à dix par minute et le courant doit être modéré pour éviter les spasmes musculaires. La faradisation superficielle, qui a été proposée comme excitant, doit être rejetée ; elle expose toujours à une répercussion bulbaire et par conséquent à une syncope cardiaque. Quant à la syncope cardiaque qui viendrait à précéder l'apnée, le seul procédé rationnel consisterait dans la faradisation du segment cervico-dorsal de la moelle, dans le but de ranimer l'action des accélérateurs (DASTRE). Malheureusement il est presque impossible, dans ce cas, d'éviter une excitation bulbaire qui vient à l'encontre de ce que l'on cherche à obtenir. Les inhalations de nitrite d'amyle exposent aux mêmes dangers et sont à rejeter.

On a, dans ces derniers temps, proposé le massage du ventricule gauche du cœur. TUFFIER et MICHAUX incisent le troisième espace intercostal gauche, saisissent entre le pouce et l'index le ventricule gauche et pratiquent ainsi une pression rythmée. C'est une manœuvre désespérée.

Nélaton pratiquait dans ces cas l'inversion totale, qui consiste à mettre le malade la tête en bas, et à le laisser dans cette position pendant un certain temps; Marion Sims et Sporer ont obtenu un certain nombre de succès par cette méthode. Ce moyen peut, en effet, combattre dans une certaine mesure l'anémie cérébrale; c'est surtout dans la syncope blanche qu'il pourra être utile. Si, au contraire, la congestion du cerveau et du bulbe se manifeste en même temps que la syncope, ce procédé ne fera qu'aggraver les phénomènes.

Il faut, en même temps, toujours songer à déterminer une stimulation générale par des frictions à la brosse ou au gant de crin, par la sinapisation, l'enveloppement dans des linges chauds ou même l'emploi du marteau de Mayor.

On peut utiliser la persistance des réflexes de la sensibilité sympathique en employant des lavements stimulants comme celui-ci :

Essence de térébenthine	20 à 30 grammes.
Eau tiède	150 »
Jaune d'œuf.	nᵒ 1.

L'ingestion de substances tendant à déterminer la stimulation générale est inutile.

Il ne faut jamais injecter par voie sous-cutanée de médicaments capables d'agir comme stimulants généraux; la stimulation est toujours passagère et bientôt suivie d'une prostration beaucoup plus considérable qu'auparavant.

La seule injection qu'il serait logique de pratiquer est celle de sérum artificiel qui augmente la tension sanguine et stimule l'activité cardiaque.

Emploi du chloroforme pour les usages interne et externe. — En dehors de son emploi comme anesthésique général, le chloroforme a été également employé comme analgésique; et, en 1844, le premier, Natalis Guillot avait attiré l'attention sur les bons effets de l'eau chloroformée comme analgésique des voies digestives.

L'*eau chloroformée* s'obtient en agitant fortement, à plusieurs reprises, pendant quelques minutes, de l'eau additionnée de chloroforme et en abandonnant le mélange au repos pendant un certain temps pour permettre au chloroforme en excès de se déposer au fond du récipient. Cette eau dissout 0,9 p. 100 de chloroforme et on admet qu'elle constitue une solution au centième.

Il faut préparer extemporanément l'eau chloroformée et ne pas la laisser séjourner sur du chloroforme qui pourrait se décomposer et donner naissance à de l'oxychlorure de carbone. De plus, il faut veiller à ce qu'il ne reste pas de chloroforme en excès, car l'eau rendue opalescente par de fines gouttelettes de chloroforme en suspension, constitue un mélange irritant qui pourrait être nécrogène pour la muqueuse gastro-intestinale.

Cette eau chloroformée constitue un excipient agréable et un adjuvant pour les potions somnifères en particulier; de plus c'est un antiseptique et un conservateur des alcaloïdes; elle peut être avantageusement substituée à l'eau de laurier-cerise pour préparer les solutions d'alcaloïdes destinées à être injectées sous la peau.

Son action analgésique intense sur tout le trajet du tube gastro-intestinal et son action antiseptique puissante l'ont fait utiliser dans un grand nombre de circonstances.

Voici quelques formules où elle joue un rôle très utile.

> Chlorhydrate de morphine. . . . . deux centigrammes.
> Eau chloroformée saturée. . . . . 60 grammes.
> Eau de fleurs d'oranger . . . . 60 »
> Sirop simple . . . . 30 »
>
>   *F. S. A.* Pour une potion somnifère.

ou encore :

> Bromure de potassium. . . . . 2 à 4 grammes.
> Eau chloroformée saturée . . . . 100 »
> Eau de fleurs d'oranger . . . . 30 »
> Sirop simple. . . . . 20 »
>
>   *F. S. A.* Pour une potion hypnotique.

De Beurmann a associé l'eau chloroformée au perchlorure de fer pour réaliser, à la fois, une action analgésiante et hémostatique gastro-intestinale.

L'action irritante du perchlorure de fer semble neutralisée par cette association.

> Solution officinale de perchlorure de fer . X à XX gouttes.
> Eau chloroformée diluée (de moitié). . . 130 grammes.
> Eau de fleurs d'oranger. . . . . 20 »

On a également proposé d'administrer, par voie buccale, le chloroforme en solution ou en émulsion dans l'huile, mais les solutions huileuses n'atténuent pas les propriétés irritantes du chloroforme et il faut employer, si l'on veut l'utiliser sous cette forme, la *Potion huileuse émulsionnée de Dannecy* qui n'est pas irritante :

> Chloroforme. . . . . 5 grammes.
> Huile d'amandes douces. . . . . 15 »
> Gomme arabique pulvérisée . . . . 15 »
> Sirop de gomme. . . . . 30 »
> Eau de fleurs d'oranger. . . . . 15 »
> Eau distillée . . . . 100 »

En Angleterre, on utilise beaucoup, comme antispasmodique et antidiarrhéique, la *chlorodyne* de Collis Brown, qui répond à peu de chose près à la formule suivante : *liqueur de chloroforme composée* de la Pharmacopée anglaise :

> Chloroforme. . . . . 100 grammes.
> Ether. . . . . 25 »
> Alcool . . . . 100 »
> Acide cyanhydrique au dixième. . . . . . trente »
> Chlorhydrate de morphine. . . . . cinquante centigrammes.
> Extrait de réglisse. . . . . 60 grammes.
> Thériaque. . . . . 100 »
> Essence de menthe aromatisée . . . . . . XX gouttes.
> Sirop simple . . . . 450 grammes.

Cette préparation complexe s'emploie à la dose de X à XX gouttes ajoutées à une potion cordiale ou antispasmodique. Elle donne d'excellents résultats dans les diarrhées et en particulier dans celle de Cochinchine.

De plus, le chloroforme peut être utilisé avantageusement comme topique externe. Les dentistes l'emploient souvent pour anesthésier la pulpe dentaire dans les cas de carie.

$$\left.\begin{array}{l}\text{Chloroforme} \ldots \ldots \ldots \ldots \ldots \\ \text{Laudanum} \ldots \ldots \ldots \ldots \ldots \ldots \\ \text{Créosote} \ldots \ldots \ldots \ldots \ldots \ldots \ldots \end{array}\right\} \text{ ââ 2 grammes.}$$
Teinture de benjoin.   10   »

Cette mixture possède à la fois des propriétés analgésiques, antispasmodiques, mais de plus, elle détruit partiellement la pulpe dentaire.

Le chloroforme constitue également, comme topique externe, un révulsif analgésique de premier ordre. Quand son emploi est prolongé, lorsque l'évaporation est entravée en recouvrant la surface imprégnée de chloroforme d'une toile gommée, cette action irritante peut aller jusqu'à la vésication et on peut remplacer ainsi le vésicatoire à la cantharide.

Ces effets révulsifs peuvent être rendus plus énergiques par la macération préalable de l'épiderme au moyen d'une application chaude. Cette action irritante peut, au contraire, être atténuée par son mélange avec des corps gras. Pour les pommades on emploie la formule suivante :

$$\left.\begin{array}{l}\text{Chloroforme} \ldots \ldots \ldots \ldots \ldots \ldots \ldots \text{ 10 parties.} \\ \text{Cire blanche} \ldots \ldots \ldots \ldots \ldots \ldots \ldots \text{ 5   »} \\ \text{Axonge} \ldots \ldots \ldots \ldots \ldots \ldots \ldots \ldots \text{ 85   »}\end{array}\right.$$

Pour les liniments, on mélange 10 parties de chloroforme à 90 parties d'huile d'amandes douces. On utilise également le baume Opodeldoch à 10 p. 100 de chloroforme.

DÉRIVÉS CHLORÉS DU FORMÈNE

FORMÈNE, CH^4. — RICHARDSON avait affirmé le pouvoir anesthésique du formène pur ; REGNAULD et VILLEJEAN ont montré qu'il était incapable de déterminer l'anesthésie et même la moindre perturbation du système nerveux moteur et sensitif lorsqu'il est mélangé à une quantité d'oxygène suffisante pour entretenir l'hématose. Il se produit simplement une accélération des mouvements respiratoires par suite de sa fixation sur les hématies.

FORMÈNE MONOCHLORÉ, CH^3Cl. *Chlorure de Méthyle.* — Gaz incolore d'une odeur éthérée spéciale, soluble dans l'eau, bouillant à — 23°. Il se liquéfie à la pression de 6 atmosphères. Il passe instantanément de l'état liquide à l'état de vapeur à 15° en absorbant une énorme quantité de chaleur, c'est-à-dire en produisant un froid considérable.

L'introduction d'un atome de chlore dans la molécule du formène, y fait apparaître des propriétés anesthésiques. Le chlorure de méthyle est un hypno-anesthésique moins efficace que le chloroforme et il faut employer des doses beaucoup plus considérables pour provoquer les mêmes effets. La période de retour est très courte, l'élimination du chlorure de méthyle s'effectuant facilement et beaucoup plus rapidement que celle des autres anesthésiques. Sa toxicité est moindre que celle du chloroforme.

FORMÈNE BICHLORÉ, CH^2Cl^2. *Chlorure de Méthylène.* — Liquide mobile, très lourd, bouillant à 41°6. Ce corps, d'après les recherches de REGNAULD et

VILLEJEAN, possède une toxicité très considérable. Il exerce une excitation extrêmement intense sur la moelle, avec phénomènes convulsifs qui ne font place à la paralysie que lorsque le bulbe est atteint à son tour ainsi que les centres respiratoire et circulatoire.

C'est donc un anesthésique puissant, mais qu'il est impossible d'utiliser en raison de son action toxique et des phénomènes convulsifs qu'il produit toujours. Avec ce corps, c'est la syncope respiratoire secondaire qui se produit, presque toujours suivie, immédiatement, par la syncope cardiaque.

FORMÈNE TÉTRACHLORÉ, CCl^4. *Perchlorure de carbone, tétrachlorure de carbone.* — Liquide incolore, très mobile, d'odeur éthérée et camphrée, bouillant à 78°, très peu soluble dans l'eau. C'est un anesthésique extrémement dangereux. La période d'agitation qui précède l'anesthésie est toujours fort longue et accompagnée de mouvements désordonnés. La résolution musculaire s'obtient en même temps que l'abolition des réflexes oculaires et au prix de syncopes cardiaques et respiratoires mortelles. Sa dose maniable est nulle.

Ce corps est utilisé dans l'industrie comme dissolvant et provoque des phénomènes toxiques à la suite de son inhalation en petites quantités; ils se traduisent surtout par de la céphalée, de l'ivresse, de la vaso-dilatation faciale et des troubles moteurs.

Les dérivés chlorés du formène, dans lesquels la substitution des atomes de chlore se fait en nombre impair, fournissent des agents médicamenteux anesthésiques d'une très grande puissance; au contraire, lorsque la substitution des atomes, s'est effectuée en nombre pair, on obtient des agents toxiques d'une toxicité d'autant plus accentuée que la substitution des atomes de chlore est elle-même plus considérable. Nous retrouvons ces mêmes faits dans le groupe des dérivés chlorés de l'éthane et même dans ceux de l'alcool butylique.

On peut énoncer également ces résultats sous une autre forme, en disant que toutes les fois que ces composés sont dissymétriques ils sont anesthésiques et susceptibles d'un emploi médicamenteux; au contraire, s'ils sont symétriques, ils sont toxiques.

DÉRIVÉS CHLORÉS DE L'ÉTHANE

L'éthane est un hydrocarbure de formule C^2H^6, c'est de lui que dérivent l'alcool et l'éther ordinaires.

CHLORURE D'ÉTHYLE, C^2H^5Cl. *Éther chlorhydrique, chloréthyle, kélène.* — Par substitution d'un atome de chlore à un atome d'hydrogène, on obtient le *chlorure d'éthyle* $Cl H^2C — CH^3$. C'est un liquide incolore, possédant une odeur éthérée; il bout à 11° et se volatilise à la chaleur de la main.

Projeté sur la peau, il produit par sa volatilisation un abaissement thermique rapide et une analgésie complète de la surface de la peau et des parties sousjacentes touchées par le liquide, en provoquant parfois préalablement une douleur assez vive. La peau rougit d'abord, puis devient blanche et ridée. C'est à ce moment que l'on doit opérer. Cette anesthésie locale dure une à deux minutes. On emploie pour cela des tubes en métal renfermant le corps à l'état liquide, il s'en échappe, à la chaleur de la main, sous forme de jet puissant.

Ce corps est inflammable, il ne faut donc pas le manier en même temps que le thermocautère. Il a été employé en 1897 comme anesthésique général par Von Hacker pour les opérations de courte durée, et il est entré dans la pratique courante actuelle à la suite des travaux de Malherbe, Reboul, Chaput, Lepage, etc.

Malherbe a expérimenté chez le chien les inhalations de chlorure d'éthyle et a provoqué l'anesthésie en vingt-cinq secondes à une minute. C'est un corps peu toxique mais donnant une anesthésie plus faible que celle produite par le chloroforme dans les mêmes conditions. Il diminue le nombre des battements cardiaques et abaisse la tension sanguine. Les cellules hépatiques sont assez fortement impressionnées, de même que les cellules du rein, et on peut retrouver dans l'urine des pigments biliaires et de l'albumine. Si l'on utilisait le chlorure d'éthyle aux mêmes doses que le chloroforme on aurait, très vraisemblablement, des accidents plus fréquents.

Chez l'homme, il n'est usité que pour les petites opérations et, pour obtenir l'anesthésie, on est obligé de l'employer à doses massives d'emblée, en utilisant une compresse fortement imbibée de chlorure d'éthyle; le malade est en quelque sorte privé d'air par cette méthode et soumis à l'action des vapeurs presque pures de l'anesthésique. C'est un des gros inconvénients de ce médicament. L'anesthésie est obtenue en trente à quarante secondes, après quelques mouvements de défense; elle ne dure que quelques minutes (quatre minutes, Malherbe), et si l'on veut la prolonger, il faut renouveler les inhalations de chlorure sans attendre le réveil. Si l'opération doit durer plus de quinze à vingt minutes, il vaut mieux employer l'anesthésie chloroformique. Guinard emploie couramment l'anesthésie par le choréthyle et la continue ensuite avec le chloroforme.

La substitution de 2 atômes de chlore dans la molécule de l'éthane donne naissance à 2 isomères, le *chlorure d'éthylidène* $CHCl^2 — CH^3$, dans lequel la substitution des deux atômes de chlore se fait sur une seule des chaines CH^3, le composé est donc dissymétrique, et le *chlorure d'éthylène* $CH^2Cl -- CH^2Cl$ corps symétrique dans lequel la substitution se fait également dans chacune des deux chaines.

CHLORURE D'ÉTHYLIDÈNE. — C'est un liquide volatil, bouillant à 58°, qui possède des propriétés anesthésiques presque égales à celles du chloroforme. Il a été utilisé comme anesthésique par Langenbeck et Rutherford. La dose de chlorure d'éthylidène nécessaire pour provoquer l'anesthésie est plus considérable que celle du chloroforme, mais l'anesthésie est obtenue plus rapidement. C'est en réalité un anesthésique intermédiaire entre l'éther et le chloroforme, moins toxique que ce dernier et possédant, en particulier, une action moindre sur le cœur. Son emploi serait certainement plus répandu, si sa préparation avait permis de l'introduire dans la thérapeutique courante.

CHLORURE D'ÉTHYLÈNE. — Son isomère, le chlorure d'éthylène, ou huile des Hollandais, a été étudié par Rabuteau, R. Dubois et E. Roux. C'est un corps très toxique qui provoque des convulsions, des syncopes cardiaques et respiratoires. Il détermine de l'opacité de la cornée.

L'homologue qui vient immédiatement après $C^2H^3Cl^3$ donne également 2 isomères : $Cl^3 C — CH^3$ le méthylchloroforme, et $CH^2Cl — CHCl^2$ bichlorure d'éthylidène monochloré.

MÉTHYLCHLOROFORME. — Ce corps dissymétrique possède des propriétés anesthésiques et serait capable de remplacer le chloroforme. Son point d'ébullition est un peu plus élevé, il est de 75°. Il a été étudié par R. Dubois et E. Roux; son action est plus lente; il est moins irritant mais ne présente aucun avantage marqué sur le chloroforme.

CHLORURE D'ÉTHYLIDÈNE MONOCHLORÉ. — Ce corps est plus faiblement dissymétrique que le précédent, il possède des propriétés anesthésiques, mais son point d'ébullition est élevé ($114°5$), et son action toxique est encore énergique, quoique moindre que celle du chlorure d'éthylidène.

Les autres dérivés de l'éthane possèdent des propriétés anesthésiques beaucoup plus faibles, en raison de l'élévation de leur point d'ébullition et de la diminution corrélative de leur tension de vapeur.

Deux isomères correspondent au *tétrachloréthane* $C^2H^2Cl^4$, le premier est le *chloréthylène-chloroforme* dissymétrique CCl^3—CH^2Cl, le second est le *tétrachloréthane symétrique* $CHCl^2$—$CHCl^2$. Ces corps ont été peu étudiés. Le premier est très difficile à préparer, on sait qu'il est toxique, mais ses propriétés anesthésiques ne sont pas connues. Le second bout $148°5$, il est très toxique et dépourvu de propriétés anesthésiques.

Le *pentachloréthane* Cl^3C—$CHCl^2$, *éther d'Aran*, *Æther anesthéticus* des Allemands est peu anesthésique et toxique. C'est surtout un analgésique local et un irritant.

Le *perchloréthane* Cl^3C—CCl^3 est un composé solide qui fond à 187° et bout à 188°. Il est très toxique et rappelle le formène tétrachloré. Il est dépourvu de propriétés anesthésiques et détermine rapidement des convulsions et des syncopes mortelles.

ÉTHER

L'éther éthylique $(C^2H^5)^2O$ découvert par VALERIUS CORDUS, se prépare par distillation d'un mélange de 10 parties d'acide sulfurique officinal et de 6 parties d'alcool à 90°. Son mode de formation et ses propriétés ont été définitivement fixés par BOULLAY : il se produit une condensation de deux molécules d'alcool avec élimination d'une molécule d'eau.

L'éther du commerce est toujours impur et on doit le purifier, au moyen de rectifications successives, en présence d'huile d'œillette, puis on lave à l'eau pour enlever l'alcool et enfin on le dessèche sur un mélange de chaux vive et de chlorure de calcium.

C'est un liquide incolore, d'une mobilité extrême, d'une odeur vive et suave, agréable quand on le respire en petite quantité, d'une densité de 0,736 à 0°, qui cristallise à — 129°, fond à — 117°4 et bout à 34°5. Sa vapeur est très dense $D=2,565$; diluée dans l'air, elle forme des mélanges détonants fort dangereux en raison de la facilité avec laquelle elle glisse à la surface des corps solides.

L'éther est un excellent dissolvant des graisses, cires, résines, d'un grand nombre d'alcaloïdes, de glucosides et de substances organiques. Il dissout également certains métalloïdes, le soufre, le brome, l'iode, etc.

L'éther est peu soluble dans l'eau (1 p. 9) et cette solubilité diminue avec l'élévation de la température. Cette eau saturée peut être employée dans les mêmes cas que l'eau chloroformée. Elle ne peut être mélangée avec cette dernière que dans certaines conditions (2 parties d'eau chloroformée pour une d'eau éthérée) autrement il y a précipitation du chloroforme en goutte-lettes.

Il existe dans la *Pharmacopée française* plusieurs espèces d'éther : l'éther qui sert pour les teintures éthérées est un éther à 56° Baumé correspondant à une densité de 0,758 à 15°. Dans le commerce, on trouve un éther à 62° Baumé correspondant à une densité de 0,734 à 15°. L'éther anesthésique, purifié par distillation sur du sodium, est à 65° Baumé, il possède une densité de 0,720 à 15°. Pour reconnaître la pureté d'un éther, on peut y ajouter un cristal de fuchsine qui donne une coloration rose lorsqu'il contient de l'alcool ou de l'eau ; la coloration est d'autant plus prononcée que l'éther est moins pur.

Action physiologique. — L'éther est un agent hypno-anesthésique beaucoup moins intense que le chloroforme ; la dissociation des phénomènes est plus accentuée et l'on peut, en menant lentement une éthérisation, mettre en relief des phénomènes que l'on ne peut observer, en raison de la rapidité d'évolution des différentes périodes, avec les autres anesthésiques.

Avec l'éther, on constate d'abord une simple action ébrieuse ; un peu plus tard, survient le sommeil normal avec production de mouvements instinctifs de défense ; puis, dans une troisième phase, le sommeil presque normal persiste, mais avec disparition de la motilité ; enfin, dans une quatrième phase, on constate la disparition de la sensibilité consciente avec persistance des réflexes. Ces divers phénomènes caractérisent la période cérébrale.

La période médullaire, qui lui fait suite, est alors caractérisée par un sommeil profond, avec disparition des réflexes.

Puis, si l'anesthésie est poussée trop loin, on arrive à la période bulbaire ou toxique, avec paralysie des appareils nerveux de la respiration et du cœur.

Action ébrieuse. — L'inhalation d'éther à doses faibles ou son introduction par voie stomacale détermine un état d'ivresse et d'excitation psychique, de durée et d'intensité variables, suivant le sujet et la dose absorbée. Pour se procurer cette sensation, l'inhalation est infiniment plus agréable que l'ingestion, et les *éthéromanes* l'emploient d'autant plus souvent que, par cette voie, l'élimination de l'éther est fort rapide et que son usage est peu dangereux. Cette action ébrieuse est accompagnée d'acuité remarquable de l'ouïe. Lorsque l'inhalation est suffisante pour amener le sommeil, la venue de ce dernier est annoncée par un bourdonnement d'oreilles particulier, précédant de très près le trouble dans les idées et l'envahissement de l'individu par le sommeil. Chez ces éthéromanes par inhalation, les troubles consécutifs à l'inhalation répétée de l'éther sont peu prononcés : l'intelligence reste à peu près intacte, la mémoire normale, on observe parfois un léger tremblement musculaire mais, par contre, on a remarqué d'une façon constante de l'hypertrophie du foie.

Chez les éthéromanes par ingestion, les troubles nerveux sont plus graves et plus constants. Il faut tenir compte des troubles dyspeptiques par irritation et exagération des sécrétions gastro-intestinales provoquées par l'éther ; on voit survenir chez eux des pituites matinales, de l'incertitude de la marche ; la céphalalgie et les troubles des sens sont assez fréquents.

Dans les deux cas cependant, chez les individus affectés de tares nerveuses, on peut voir apparaître des névroses latentes, de l'hystérie, de l'automatisme ambulatoire et certaines psychoses.

Sommeil. — Le sommeil provoqué par l'éther est à peu près semblable au sommeil normal ; cependant, d'après les expériences d'HITZIG et d'ALBERTONI, il s'en distinguerait par ce fait que l'excitation de la substance grise est plus difficile à réaliser que pendant le sommeil normal, ce qui tendrait à faire admettre la production d'une rétraction plus considérable des prolongements cylindraxiles et des ramifications protoplasmiques des neurones sous l'influence de l'anesthésique.

Ce sommeil est bientôt accompagné de la disparition de la sensibilité instinctive, puis on arrive à la phase de disparition de la sensibilité consciente et, à ce moment, les réflexes sont non seulement conservés, mais encore exagérés.

Période médullaire. — Cette période succède presque sans transition à la précédente. Au moment de son établissement, il se produit toujours de l'excitation médullaire qui peut se traduire assez fréquemment par des éjaculations. Du reste, chez certains éthéromanes, l'usage de l'éther n'a, au commencement, d'autre but que d'exalter les jouissances vénériennes.

A cette excitation fait bientôt suite de la paralysie, qui est caractérisée par l'abolition des réflexes. Cette période est la vraie période chirurgicale.

Période bulbaire. — Lorsque l'anesthésie est poussée plus loin, on entre alors dans la période bulbaire, toxique, caractérisée par la paralysie de la substance grise de la moelle allongée. Cette paralysie frappe d'abord le centre respiratoire, puis les centres vaso-moteurs et cardiaques. A la suite l'emploi de l'éther comme hypno-anesthésique, le réflexe cornéen est affaibli à une période relativement tardive et rarement aboli. C'est là un symptôme qui différencie cette anesthésie de l'anesthésie chloroformique. L'ordre de la disparition des réflexes est le même qu'avec le chloroforme. Le plus souvent, on observe du myosis avec fixité de la pupille ; une mydriase survenant brusquement et persistant peut être un signe d'asphyxie, mais ce signe est moins important que dans l'anesthésie chloroformique, car il peut être également l'indice d'une simple excitation du sympathique abdominal. La respiration est d'abord ralentie ; au début, les mouvements respiratoires sont réguliers, on observe, plus tard, un stertor très accentué, on note des ronchus et l'apparition de mucosités abondantes.

Action sur l'appareil circulatoire. — L'action nocive de l'éther se porte surtout sur l'appareil respiratoire. Le cœur est plutôt tonifié, et cela constitue encore une différence essentielle entre l'éther et le chloroforme. Le chloroforme, en effet, exerce une action toxique sur le myocarde et provoque de la vaso-constriction. L'éther, au contraire, est un modérateur et un tonique du cœur ; sous son influence, il y a augmentation de l'énergie des contractions cardiaques sans accélération, comme si les centres nerveux et les centres des vagues étaient hypersthénisés sous son influence. Il produit également une action vaso-dilatatrice périphérique qui est importante à considérer, parce qu'elle contribue au refroidissement de l'individu par augmentation considérable du rayonnement cutané et du rayonnement pulmonaire. L'éther diffère encore du chloroforme en ce qu'il n'accroît pas comme ce dernier les pertes en azote.

L'élimination de l'éther se fait rapidement par la voie broncho-pulmonaire, mais on a aussi constaté sa présence dans certaines sécrétions : dans l'urine et le lait, par exemple.

Différences entre les accidents dus à l'éther et ceux dus au chloroforme. — Les syncopes primitives n'existent pour ainsi dire pas. Les syncopes secondaires sont beaucoup moins à craindre avec l'éther qu'avec le chloroforme, car, avec l'éther, il existe entre l'arrêt de la respiration et l'arrêt du cœur un intervalle très appréciable et la simple respiration artificielle fait reprendre aux contractions cardiaques leur allure primitive.

La période des syncopes tertiaires est, au contraire, plus dangereuse avec l'éther qu'avec le chloroforme, l'arrêt du cœur est plus brusque, et l'épuisement physiologique est d'un pronostic tout aussi grave que celui déterminé par le chloroforme.

Parallèle entre l'éther et le chloroforme. — L'éther est incontestablement moins dangereux que le chloroforme. Les diverses enquêtes de GURLT, de COLES, de JULLIARD, de CHAPUT, d'OLLIER, malgré les réserves que l'on est obligé de faire sur leur valeur réelle comparative, mettent toutes ce fait en évidence.

La théorie est également en faveur de cette assertion : l'excitation des noyaux bulbaires du pneumogastrique produite par l'éther est moins vive, et sa dose maniable est beaucoup plus étendue que celle du chloroforme. Cette zone maniable est la différence entre la quantité suffisante pour provoquer l'anesthésie et la quantité suffisante pour amener la mort. Elle est de 12 grammes pour le chloroforme, de 40 grammes pour l'éther.

Avec l'éther, on n'observe pas d'alertes aussi fréquentes qu'avec le chloroforme, et l'on est à l'abri des syncopes primitives et même secondaires.

Malgré ces avantages, l'éther n'est pas un anesthésique de tout repos, et il ne faut pas le considérer, ainsi que l'ont fait certains auteurs, comme un anesthésique inoffensif. Le chloroforme possède sur lui certains avantages; son action anesthésique est plus intense et plus rapide; la période d'excitation du début est plus faible et plus courte; il est vaso-constricteur et l'économie de sang est plus facile à la suite de son emploi ; enfin, il n'est pas inflammable. L'éther provoque souvent, surtout chez certains nerveux et chez les alcooliques, une excitation parfois si marquée qu'elle devient irréductible. De plus, ce phénomène peut s'accompagner de congestion de la face qui peut aller jusqu'à la cyanose, et de toux. On voit assez souvent aussi se produire une salivation abondante, très gênante parfois, accompagnée de sécrétion trachéo-bronchique, cause du râle trachéal et des gros ronchus. Une affection quelconque des voies respiratoires est une contre-indication formelle à l'emploi de l'éther en raison de cette augmentation de sécrétions. On peut également voir survenir des hoquets, des vomissements, des tremblements généralisés.

A la période de retour, on observe surtout une phase d'agitation intense, semblable à celle du début, et durant parfois plusieurs heures chez les alcooliques.

L'action irritante sur le rein est moins intense qu'avec le chloroforme, mais elle existe cependant.

Enfin, certains accidents tardifs sont également à redouter à la suite de l'emploi de l'éther. Ce sont les bronchites, les pneumonies et même l'œdème pulmonaire. La congestion du poumon est, en effet, favorisée par plusieurs circonstances : d'abord par l'abaissement de la température, plus considérable avec l'éther qu'avec le chloroforme, qui diminue la résistance des cellules pulmonaires, mais aussi par la vaso-dilatation des capillaires des poumons, provoquant l'exagération des sécrétions qui constituent un excellent milieu de culture pour les diverses bactéries pathogènes.

Emploi de l'éther en dehors de l'anesthésie. — L'éther a été employé comme excito-stimulant en injection sous-cutanée. C'est un moyen puissant et absolument inoffensif de stimuler un organisme en état de collapsus, après une hémorrhagie grave ou un état d'adynamie profonde.

L'injection sous-cutanée agit d'abord par une excitation des centres du myélencéphale, identique à celle qui s'exerce dans l'hypno-anesthésie, d'autre part, en raison d'une action particulière exercée par l'éther sur les extrémités périphériques sensitives, d'où résulte une action dynamogénique, propulsive, analogue à celle obtenue par la stimulation des organes périphériques.

L'injection doit être poussée lentement dans les couches les plus profondes du tissu cellulaire pour éviter la douleur et les effets locaux. Lorsque l'injection est faite près d'un filet nerveux on a pu constater des névrites et même des paralysies persistantes.

L'éther est encore utilisé à l'intérieur comme antispasmodique sous forme de perles d'éther ou encore de *liqueur d'Hoffmann*, mélange à parties égales d'alcool à 90° et d'éther. On prescrit, dans une potion antispasmodique de 150 grammes, 4 à 10 grammes de cette préparation et on l'administre en vingt-quatre heures. On emploie également le sirop d'éther préparé d'après les formules de REGNAULD.

L'éther entre dans la composition du *Remède de Durande*, mélange de deux parties d'éther et d'une partie d'essence de térébenthine, utilisé avec succès dans le cas de lithiase biliaire. Il faut, en raison de son action irri-tante, prescrire cette préparation à l'état d'émulsion avec un jaune d'œuf, dans une potion appropriée.

BROMURE D'ÉTHYLE C^2H^5Br.

Liquide incolore, très mobile, d'une odeur agréable, fortement réfringent, de saveur sucrée, puis désagréable et cuisante. Il est insoluble dans l'eau, soluble en toutes proportions dans l'alcool et l'éther ordinaire. Il bout à 38°5, ses va-peurs ne sont pas inflammables. Sa densité est de 1,473 à 15°. Il s'altère très facilement au contact de l'air, sous l'influence de la lumière, en prenant une coloration jaune brun, indice de la présence du brome à l'état libre et de déri-vés bromés d'hydrocarbures. On a proposé de le purifier en l'agitant avec de la tournure d'argent qui le décolore, mais il y a, en même temps, formation de bromure d'éthylène, corps dénué de propriétés hypno-anesthésiques et très toxique, se comportant d'une façon analogue au chlorure d'éthylène.

Action physiologique. — Son action hypno-anesthésique avait été reconnue par NUNNELEY et LEEDS en 1849. Son action anesthésique est très puissante et elle est surtout remarquable par la rapidité de sa production et la brusquerie de sa cessation; elle disparaît sans laisser de traces. La période d'agitation est à peu près nulle, l'action irritante est réduite absolument au minimum et la syncope laryngo-réflexe est écartée par l'emploi de cet anesthésique. Le bromure d'éthyle produit une atténuation immédiate de la sensibilité périphérique des muqueuses laryngée, nasale, et même de la muqueuse bronchique. D'autre part, la moelle, le bulbe, les hémisphères cérébraux, sont plus sensibles à l'action de ce corps qu'à l'action de l'éther et du chloroforme. Il se produit, d'emblée, une atténuation considérable de l'excitabilité nerveuse centrale, avec diminution marquée de la réflectivité bulbo-médullaire.

La perte de connaissance, de conscience de soi, est très rapide sous l'influence du bromure d'éthyle; elle ne demande, en général, pas plus de une à trois minutes pour se produire, mais l'anesthésie vraie utilisable pour les opérations est beaucoup moins rapide, et il se passe toujours de trois à cinq minutes entre le moment de la perte de conscience et celui de l'anesthésie confirmée.

Il s'écoule donc un certain temps entre l'instant ou le bromure d'éthyle touche le cerveau et celui où il impressionne la moelle. Ce fait est assez avantageux en ce sens qu'il permet d'éviter certains accidents; mais, au point de vue chirurgical, c'est un désavantage, car les réflexes moteurs persistent longtemps, même une fois que l'insensibilité est totale, et la résolution musculaire est toujours tardive, parfois même incomplète.

Action sur la circulation. — L'action exercée sur le cœur et les vaisseaux par le bromure d'éthyle s'éloigne de celle que nous avons constatée avec le chloroforme et se rapproche de celle de l'éther. Le bromure d'éthyle exerce une action directe sur le cœur, aussi bien sur le muscle que sur les ganglions cardiaques, mais c'est cependant un poison du myocarde moins actif que le chloroforme. C'est un vaso-dilatateur, et, par conséquent, il provoque de l'abaissement de la pression sanguine.

Action sur la respiration. — Sous l'influence du bromure d'éthyle, la respiration augmente de fréquence au début, puis elle ne tarde pas à se régulariser et à se ralentir ensuite.

Lorsque l'anesthésie est poussée trop loin, on observe que l'arrêt respiratoire précède l'arrêt du cœur, comme avec l'éther; par conséquent, la respiration artificielle peut, jusqu'à un certain point, parer aux inconvénients de la syncope respiratoire susceptible de se produire.

Action sur les sécrétions. — L'excitation glandulaire est extrêmement vive sous l'influence du bromure d'éthyle. On observe toujours de la sudation, du ptyalisme, du larmoiement, de l'hypersécrétion bronchique; parfois même ces manifestations sont assez exagérées pour constituer une gêne et nécessiter la suspension de l'emploi de l'anesthésique.

Accidents. — C'est surtout la syncope tertiaire, c'est-à-dire l'apnée toxique, qui revêt avec le bromure d'éthyle une extrême gravité. Lorsque l'économie est saturée de vapeurs de bromure d'éthyle, la mort de l'élément anatomique se produit avec rapidité et il est presque impossible d'y remédier. Par contre, il n'existe pas de syncope primitive et la syncope secondaire, surtout la syncope respiratoire, est peu dangereuse.

Si le bromure d'éthyle n'était pas pur, il pourrait cependant déterminer rapidement une syncope primitive par suite de l'action irritante de l'acide bromhydrique ou du brome mis en liberté.

Les alcooliques, les nerveux, les cardiaques, les brightiques, présentent vis-à-vis du bromure d'éthyle la même susceptibilité que pour le chloroforme.

Élimination. — Le bromure d'éthyle s'élimine surtout par les poumons et par les reins. Dans l'urine des individus anesthésiés par cette substance, à doses élevées, on retrouve souvent de l'albumine. On observe également une augmentation de l'acidité urinaire due à l'influence du brome.

Administration. — Le bromure d'éthyle, employé comme hypno-anesthésique, doit être administré à doses un peu fortes pour éviter toute agitation primitive, après quelques inspirations préalables pour déterminer l'accoutumance. Son emploi doit être réservé pour les opérations de faible durée, ou pour commencer une anesthésie qui sera ultérieurement continuée avec l'éther ou le chloroforme.

C'est un bon analgésique local, non irritant, non inflammable.

Il a été prescrit comme antispasmodique, en inhalations, dans le traitement des crises d'hystérie ou d'épilepsie. Il donne de bons résultats dans le traitement de certaines toux convulsives et de la dyspnée.

Il a également été utilisé par voie stomacale, en potion alcoolique, comme analgésique gastrique.

ÉTHERS NON UTILISÉS POUR L'ANESTHÉSIE

IODURE D'ÉTHYLE, C^2H^5I. — Liquide incolore, mobile, d'une odeur douce, éthérée et un peu alliacée, de densité 1,975 à 15°, bouillant à 72°, très peu soluble dans l'eau, très soluble, au contraire, dans l'alcool et l'éther.

Il est très altérable sous l'influence de la lumière, et cette altérabilité rend son emploi impraticable pour l'anesthésie. Il possède des propriétés anesthésiques très marquées; il agit plus lentement que le chloroforme, mais ses effets persistent plus longtemps. Son absorption est très rapide et, d'après RABUTEAU, on retrouve de l'iode dans l'urine au bout de dix minutes. Il se décompose dans l'organisme en donnant naissance à de l'iodure de sodium et de l'alcool. Le véritable intérêt de l'éther iodhydrique consiste dans son emploi comme médicament iodé. GERMAIN SÉE le prescrivait souvent comme tel dans le traitement de la tuberculose, de la scrofulose, de la syphilis et même du rhumatisme. Il doit être surtout recommandé dans le traitement des affections spasmodiques et, en particulier, de l'asthme.

ÉTHER NITREUX, $AzO^2.C^2H^5$ (*Nitrite d'Ethyle*). — Liquide incolore, mobile, se décomposant avec la plus grande facilité en devenant jaunâtre, de saveur âcre et brûlante, possédant une odeur de pomme reinette, d'une densité de 0,94 à 15°, bouillant a 17°5, facilement inflammable, peu soluble dans l'eau, très soluble dans l'alcool et l'éther.

Il est très peu cu même pas anesthésique; son action le rapproche beaucoup plus des nitrites que des hypno-anesthésiques. C'est un vaso-moteur à action vaso-dilatatrice. Il est surtout utilisé en Angleterre et en Amérique, mélangé à l'alcool, comme excitant et diurétique, sous le nom *d'éther nitreux alcoolisé* ou de *liqueur anodyne nitreuse*. Sous le nom d'*esprit de nitre dulcifié*, on désigne un mélange de 300 grammes d'alcool à 90°, de 78 grammes d'acide azotique officinal et de 22 grammes d'eau distillée, que l'on administre à la dose de 2 à 4 grammes en potion, ou à la dose de 20 à 30 grammes dans un litre de solution sucrée pour faire une limonade agréable.

ÉTHER ACÉTIQUE, $C^2H^3O^2.C^2H^5$ (*Acétate d'éthyle*). — Liquide aromatique, mobile, soluble dans 7 parties d'eau, très soluble dans l'alcool et l'éther; il se rencontre en proportion appréciable dans les vins blancs. Il est inaltérable lorsqu'il est anhydre, dans le cas contraire il se décompose facilement.

C'est un anesthésique lorsqu'on l'administre dans certaines conditions, comme l'a montré RABUTEAU; par inhalation, sa décomposition est assez rapide pour qu'il ne se produise aucun effet anesthésique, mais cette action s'obtient si on sature l'organisme en pratiquant, en même temps que l'inhalation, des injections hypodermiques. Cette méthode n'est donc pas utilisable chez l'homme. C'est un bon anesthésique local des voies aériennes; il a été utilisé en frictions et en embrocations contre les douleurs rhumatismales et névralgiques. Le *baume acétique* est une dissolution de savon animal et de camphre dans l'éther acétique.

Pour l'usage interne, il a été employé comme sédatif dans la bronchite chronique, et comme modificateur de la sécrétion dans la bronchorrhée, à la dose de XXX à L gouttes dans une potion de 120 grammes.

NITRITE D'AMYLE

Dans ce cas, la fonction *éther* cède le pas à la fonction *nitrite*, en raison de la facile décomposition de ce corps dans l'économie; comme dans l'éther nitreux, les nitrites, la nitroglycérine, l'action pharmacodynamique de l'acide nitreux est seule à considérer.

Le nitrite d'amyle est un liquide presque complètement incolore, d'une odeur suave, pénétrante, tout à fait caractéristique ; il possède une densité de 0,877 à 0° ; il bout à la température de 95°-96°. Il fut découvert en 1844 par BALARD.

Action physiologique. — La caractéristique du nitrite d'amyle introduit dans l'économie, est sa rapide décomposition ; il met en liberté, à l'état naissant, de l'acide nitreux, surtout lorsqu'il est en contact avec des tissus à milieu acide, comme les centres gris du cerveau, ou avec les muqueuses riches en glandes. Par contact direct, il agit simplement comme une substance irritante.

Il se diffuse très rapidement dans l'organisme. En présence de l'oxygène actif des hématies, l'acide nitreux s'oxyde dans l'économie, mais l'acide azotique formé est ensuite réduit par les substances organiques et on explique très bien par ces transformations la rapidité et le peu de persistance d'action du nitrite d'amyle.

Sous l'influence de l'inhalation d'une quantité un peu considérable de nitrite d'amyle, le sang présente très rapidement tous les phénomènes de l'asphyxie. Sa coloration devient brunâtre et se rapproche de celle du chocolat par suite de la transformation de l'oxyhémoglobine en méthémoglobine, qui s'opère dans les hématies elles-mêmes. Consécutivement à cette transformation, on observe une diminution notable de la capacité respiratoire du sang. Il en résulte, tout naturellement, de l'asphyxie par arrêt des échanges. Il n'y a pas d'altération structurale apparente des hématies. Cette action est parfois assez lente à se produire et RABUTEAU a décrit des accidents tardifs qui n'éclatent que plusieurs heures après l'inhalation, aussi faut-il toujours être prudent lorsqu'on l'emploie.

Action sur la circulation. — Du côté de l'appareil circulatoire, on constate, immédiatement, une accélération du rythme cardiaque, coïncidant avec une baisse de la pression sanguine et une dilatation considérable des vaisseaux périphériques. Cette accélération n'est pas la cause de l'abaissement de la pression sanguine, la quantité de sang envoyée par chaque systole ne change pas.

A forte dose, l'effet excitant du début est remplacé par un effet dépresseur très intense, et, si la dose est suffisante, l'arrêt du cœur se produit bientôt en diastole. Ces phénomènes doivent être attribués à l'action irritante et tétanisante exercée par les vapeurs de nitrite d'amyle sur le myocarde et sur les appareils nerveux intra-cardiaques, comme l'ont montré les expériences de FRANÇOIS-FRANCK et DUGAU. Les palpitations, les irrégularités et les intermittences cardiaques que l'on constate parfois chez l'homme, doivent être mises sur le compte de l'état asphyxique que présente le sang à la suite de l'inhalation prolongée du nitrite d'amyle.

L'*action vaso-dilatatrice* provoquée par le nitrite d'amyle est surtout intense à la face, au cou et dans les parties supérieures du tronc. Elle se traduit par une rougeur intense du visage, dès les premières inhalations, qui s'accompagne de gonflement des artères temporales et souvent même de dilatation des vaisseaux pupillaires.

Il s'agit ici d'une action vaso-dilatatrice active due à l'excitation des vaso-dilatateurs. Les nombreuses expériences de Lauder-Brunton, de Vulpian, de François-Franck ont montré nettement que, ni les centres nerveux, ni la paralysie des vaso-constricteurs, ni la paralysie des muscles n'interviennent dans la production de ce phénomène et qu'elle est presque exclusivement due à l'action exercée sur les éléments vaso-moteurs propres des vaisseaux.

Action sur la respiration. — Au début, et sous l'influence de petites doses de nitrite d'amyle, la respiration est affectée dans une mesure très appréciable : elle est accélérée et augmentée d'amplitude.

Au contraire, sous l'influence de doses fortes, ou si l'on continue l'inhalation à faibles doses, on voit bientôt survenir de l'irrégularité des mouvements respiratoires ; la respiration devient dyspnéique, ralentie, superficielle. Parfois même on observe de violents accès de toux, dus à l'excitation de la muqueuse laryngée ; cela s'observe principalement lorsque l'on fait inhaler des quantités un peu considérables de vapeurs, alors la substance agit surtout comme irritant. La mort, lorsqu'elle se produit, est toujours due à un arrêt respiratoire, et cet arrêt se produit par paralysie des centres respiratoires comme conséquence de l'action exercée par le nitrite d'amyle sur le sang.

On a préconisé l'emploi du nitrite d'amyle pour lutter contre les accidents de la chloroformisation ; comme l'ont bien montré les expériences de Lehman-Lane, cet emploi est toujours très dangereux, car s'il est vrai que l'inhalation d'une petite quantité de nitrite d'amyle dissipe l'anesthésie chloroformique, en provoquant une dilatation des artérioles du cerveau et en réveillant l'action du cœur, l'inhalation d'une dose un peu trop considérable produit un effet inverse et, au lieu de dissiper l'anesthésie, la prolonge et amène fatalement la mort par suite d'une vaso-dilatation exagérée du système veineux.

Action sur le système nerveux. — Le nitrite d'amyle possède sur le système nerveux une action dépressive qui se traduit par une diminution des mouvements volontaires et de l'activité réflexe. Chez les animaux, la sensibilité persiste, alors que les réflexes sont complètement abolis dans le tronc et les membres. Chez l'homme, les accidents nerveux se traduisent par des vertiges qui peuvent aller jusqu'à l'ivresse et sont dus à des troubles de la circulation cérébrale, par de la céphalalgie persistante, de la paresse intellectuelle qui doivent être attribués à l'état du sang. On a même signalé, dans certains cas d'intoxication, des crampes et des secousses convulsives qui doivent être rapportées à l'asphyxie. Par contact direct avec le muscle, le nitrite d'amyle agit comme un irritant, et cette irritation violente se traduit par du tétanos et une mort rapide de la fibre musculaire. Si, au contraire, les vapeurs de nitrite d'amyle sont apportées par la circulation, l'excitabilité musculaire est augmentée et la contractilité exaltée passagèrement, puis, bientôt, le muscle se paralyse, mais, dans ces conditions, il est susceptible de revenir à son état normal au bout de quelque temps, si le contact n'a pas été trop prolongé.

Action sur la température. — Sous l'influence des petites doses, la température s'élève à la périphérie, dans les endroits où s'établit la vaso-dilatation, par suite de l'afflux brusque du sang, mais cette élévation ne tarde pas à faire place à un abaissement qui peut atteindre deux à trois degrés. Cet abaissement est une conséquence du refroidissement dû à la diminution des échanges et au rayonnement exagéré favorisé par la vaso-dilatation périphérique.

Mode d'administration. Doses. — Le nitrite d'amyle doit s'administrer à la dose de V à VI gouttes, au maximum, au début de l'emploi de ce médicament, mais il se produit rapidement de l'accoutumance et, pour obtenir les mêmes effets, il faut, au bout d'un certain temps, employer X, XX et même L gouttes de nitrite d'amyle.

L'action de cette substance est extrêmement rapide ; elle commence quinze secondes à peine après le début des inhalations, mais elle disparaît également avec une grande rapidité et, dans l'espace d'une minute et demie environ, l'action vaso-dilatatrice cesse et le retour à l'état normal se produit.

Comme succédané, on a préconisé l'emploi du *nitrite d'amyle tertiaire*. On a prétendu qu'il possédait une action physiologique plus marquée, plus durable, que celle du nitrite d'amyle normal, mais surtout qu'il présentait l'avantage de ne pas produire les sensations désagréables de chaleur, de tension de la face, de battement des artères temporales qui sont si pénibles à la suite de l'emploi du nitrite d'amyle normal. On a également dit qu'il était moins toxique et plus hypnotique.

* *

Un grand nombre d'éthers sont susceptibles de produire l'hypno-anesthésie chez les animaux à sang froid, tandis qu'ils ne provoquent qu'une action ébrieuse chez les animaux à sang chaud et chez l'homme. De ce nombre sont l'acétate d'éthyle, le benzoate d'éthyle. Cette différence est due à la facilité avec laquelle ils se décomposent dans l'organisme. L'action excitante et ébrieuse de certains vins blancs est due, en grande partie, à leur influence.

A côté d'eux, il en existe un certain nombre qui, comme les acétates d'éthyle et de méthyle, le formiate d'éthyle, le valérianate d'éthyle (commercialement essence de pommes), le butyrate d'éthyle (essence d'ananas), l'œnanthate d'éthyle, les acétates de propyle et d'isopropyle, les acétates de butyle et d'isobutyle, l'acétate d'amyle (essence de poires), le valérianate d'amyle, possèdent, en dehors de leurs propriétés aromatiques, des propriétées excitantes sur le système nerveux cérébral. Leur action est inoffensive à faible dose, mais ils servent industriellement à masquer des alcools mauvais-goût, dénaturés, qui sont, eux, des poisons violents. Un seul d'entre eux est usité au point de vue thérapeutique, c'est le valérianate d'amyle.

ÉTHER AMYLVALÉRIANIQUE (*valérianate d'amyle*). — Liquide incolore, mobile, bouillant à la température de 196°, d'une odeur éthérée rappelant celle de la pomme reinette.

Inhalé, cet éther est incapable de provoquer l'anesthésie ; ingéré, il produit d'abord de l'excitation, avec accélération du pouls, puis une tendance au sommeil.

Il jouit de la propriété de dissoudre facilement la cholestérine dans la proportion de 1 p. 4,50 de valérianate. Lorsque la quantité de cholestérine est trop importante pour être dissoute, elle subit un changement d'état physique qui la rend molle comme de la gélatine. En raison de cette propriété, on l'a préconisé dans la colique hépatique ; il agit comme antispasmodique du cholédoque et comme modificateur de la cholestérine, sinon comme dissolvant.

Le valérianate d'amyle s'administre sous forme de perles glutinisées, à la dose de 20 à 80 centigrammes par jour. On peut également le prescrire en émulsion de la manière suivante :

Valérianate d'amyle.	60 centigrammes.
Huile d'amandes douces.	8 grammes.
Gomme arabique pulvérisée	5 »
Sirop de coings.	30 »
Eau distillée.	60 »

M. S. A. A prendre, en une fois, dans un demi-verre d'eau ou de lait.

PROTOXYDE D'AZOTE

Le protoxyde d'azote Az^2O est un gaz neutre, incolore, inodore, possédant une saveur légèrement sucrée, plus lourd que l'air, peu soluble dans l'eau, plus soluble dans l'alcool, liquéfiable à 0° sous pression de 30 atmosphères ; il entretient la combustion comme l'oxygène.

DAVY attira l'attention sur ses propriétés anesthésiques et WELLS l'utilisa pendant longtemps dans la pratique dentaire, il fut ensuite abandonné puis repris par COTTON ; à l'heure actuelle, il est presque inutilisé.

Action physiologique. — Le protoxyde d'azote est un corps très stable et non irritant. Il constitue un gaz irrespirable, ne se fixe pas sur les globules du sang et n'agit pas sur eux, il se dissout seulement dans le plasma, suivant les lois habituelles de la solubilité des gaz dans les liquides. Respiré à l'exclusion de l'oxygène, il provoque simplement l'asphyxie.

Un mélange d'air et de protoxyde d'azote, au contraire, ne provoque pas l'asphyxie, mais le protoxyde d'azote se dissout dans le plasma, impressionne le système nerveux et produit, dans certaines conditions déterminées par P. BERT, une action hypno-anesthésiante.

Simplement mélangé à l'air, suivant la méthode de DAVY, il procure des bourdonnements d'oreilles, une impression de chaleur, des troubles de la vue, des fourmillements, une sensation d'allègement, de l'incoordination motrice et une analgésie légère avec excitation cérébrale joyeuse. Il n'y a ni perte de connaissance ni anesthésie complète.

Lorsque, comme l'a démontré P. BERT, on fait inhaler du protoxyde d'azote mélangé à l'air sous une pression telle que la tension du protoxyde d'azote dans le sang soit égale à une atmosphère, la quantité d'oxygène étant suffisante, d'autre part, pour entretenir l'hématose, ce corps agit comme un véritable anesthésique.

Lorsque, comme l'a fait WELLS, on emploie du protoxyde d'azote pur, on observe, au bout de dix à quinze secondes d'inhalation, des troubles de l'ouïe, des vertiges et un sommeil en général calme ; trente à quarante secondes après le début de l'inhalation il se produit un commencement d'asphyxie contemporaine de l'anesthésie vraie déterminée par le protoxyde d'azote. Il s'écoule à peine quelques secondes entre le moment où s'établit l'anesthésie vraie et celui où débute l'asphyxie. C'est cette période qu'on utilise pour opérer, sans que le patient éprouve de sensations douloureuses. Lorsque cette anesthésie se produit, il y a en général une sorte d'ivresse avec sensation agréable d'allègement et de déplacement. Le pouls est petit, il est accéléré et atteint 120 à 150 pulsations par minute. Puis, on constate du boursoufflement de la face, l'aspect livide de la face fait bientôt place à la cyanose et à de l'oppression respiratoire s'accompagnant parfois de spasmes toniques. C'est à ce moment qu'il faut cesser les inhalations.

Au réveil, qui est très rapide, les patients accusent une sensation assez désagréable de choc sur la tête et la sensibilité demeure obtuse pendant quelque temps encore. Son usage ne permet donc de faire que de petites opérations.

L'emploi du protoxyde d'azote pour les opérations chirurgicales ne peut être réalisé qu'en utilisant la méthode de P. BERT, la compression.

L'expérimentation a montré qu'il fallait se servir d'un mélange d'air et de protoxyde d'azote renfermant 12 p. 100 d'oxygène et élever la pression de 300 millimètres de mercure en plus de l'atmosphère normale. Dans ces conditions, l'anesthésie est confirmée au bout de deux minutes, avec abolition des réflexes et résolution musculaire complète. Le sujet respire comme dans l'air et s'anesthésie comme dans le protoxyde d'azote pur.

C'est, sans contredit, la meilleure méthode d'anesthésie et celle qui présente le moins d'inconvénients et de dangers. Pendant toute sa durée, la vie végétative persiste, la respiration et le cœur conservent leur rhythme, la température ne varie pas, la couleur du sang n'est pas modifiée. Dans ce cas, le réveil n'est pas immédiat; en raison de l'augmentation de pression, l'élimination du protoxyde d'azote est légèrement retardée; elle est cependant fort rapide par la voie pulmonaire. Au réveil, le malade présente un certain état d'ébriété et ressent des fourmillements pendant quelque temps.

PÉAN et LABBÉ ont pratiqué, avec cette méthode, de grandes opérations chirurgicales, mais il faut toute une installation spéciale qu'il est difficile de trouver; il faut, en effet, opérer dans une chambre métallique étanche dans laquelle l'air atmosphérique est comprimé. Cette méthode est actuellement abandonnée en raison de la difficulté de réaliser ces conditions.

ANESTHÉSIES MIXTES

Les procédés mixtes d'anesthésie consistent dans l'association des anesthésiques, comme le chloroforme et l'éther, à des substances narcotiques ou à des modificateurs du système nerveux, soit pour augmenter l'activité de la substance anesthésique, soit pour en corriger les inconvénients.

Procédé de Claude Bernard et de Nussbaum. — Déjà en 1869 CLAUDE BERNARD utilisait l'association du chloroforme et de la morphine. On injecte d'abord, chez un individu normal, 15 à 20 milligrammes de chlorhydrate de morphine, puis, au bout de quinze à vingt minutes, lorsque le chlorhydrate de morphine a été absorbé, on administre le chloroforme par petites quantités, et, dans ces conditions, de très petites proportions de vapeurs de chloroforme suffisent pour transformer l'action stupéfiante de la morphine en une action hypno-anesthésique complète.

Le côté délicat de l'emploi de cette méthode, c'est d'arriver, du premier coup, chez un individu dont on ne connaît pas la susceptibilité à la morphine, à injecter une dose suffisante pour qu'il n'y ait pas d'excitation et qu'il ne se produise pas d'accidents toxiques. Il faut obtenir une atténuation des centres nerveux qui seront beaucoup moins impressionnés par l'action irritante du chloroforme, et l'on évitera ainsi la syncope laryngo-réflexe, mais il faut conserver l'action tonique et stimulante de la morphine sur les appareils circulatoire et respiratoire.

Il ne faut pas oublier que la morphine facilite la syncope respiratoire ; les mouvements respiratoires se ralentissent progressivement, puis s'arrêtent inopinément sans toutefois que le cœur cesse de battre, ce qui permet d'utiliser les bons effets de la respiration artificielle. Enfin l'adjonction de la morphine provoque un abaissement important de la température qui constitue parfois une contre-indication.

Procédé de Forné. — Forné et Raphael Dubois ayant constaté que l'action hypnotique du chloral se transformait très facilement en une action hypno-anesthésique par l'inhalation de petites doses de chloroforme, ont proposé de remplacer la morphine par le chloral. On administre, suivant les cas, 2 à 5 grammes de chloral en potion, une heure avant la chloroformisation.

Il y a suppression de la période d'excitation, la syncope primitive n'est pas à craindre, mais les dangers de la syncope cardiaque sont accrus par cette association. De plus, le chloral provoque de la vasodilatation et amène un abaissement de température important.

Procédé de Trélat. — Trélat a montré qu'on obtient une analgésie suffisante, sans résolution musculaire, par l'emploi simultané du chloral et de la morphine et que, dans ces conditions, l'inhalation de petites quantités de vapeurs de chloroforme amenait une hypno-anesthésie profonde.

On administre, en deux fois, à un quart d'heure d'intervalle, une potion de 120 grammes contenant, suivant les cas, de 4 à 10 grammes de chloral et 1 à 2 centigrammes de chlorhydrate de morphine. Ce sont des doses *énormes*, et il faut tâter auparavant la susceptibilité du malade. Au bout de quarante à soixante minutes, l'individu est dans un état de somnolence et d'engourdissement complet, la sensibilité générale est fortement diminuée et les sensibilités spéciales disparaissent successivement. De faibles quantités de vapeurs de chloroforme produisent alors une anesthésie complète et rapide.

Les inconvénients de cette méthode sont ceux du chloral et de la morphine, la période de retour est toujours longue et ce procédé n'est plus employé.

Procédé de Obalinski. — Ce procédé consiste dans l'emploi simultané de la cocaïne et du chloroforme. Après une chloroformisation légère, OBALINSKI injecte au malade 2 à 5 centigrammes de chlorhydrate de cocaïne en solution à 3 p. 100. Une dose moindre de chloroforme suffit pour amener l'anesthésie. Cette méthode ne présente pas d'avantages suffisants pour motiver l'emploi d'une solution de chlorhydrate de cocaïne à 3 p. 100 qui peut être dangereuse.

Procédé de Billroth. — BILLROTH emploie un mélange de chloroforme, d'éther et d'alcool composé de 1 partie d'alcool absolu, de 2 parties de chloroforme et de 3 parties d'éther. Ce mélange, désigné sous le nom de mélange A. C. E., est très usité, surtout en Angleterre. Son action tient le milieu entre celle du chloroforme et celle de l'éther.

La période d'excitation dure peu, elle est souvent suivie d'un tétanisme général, qui dure à peine quelques secondes, puis le sommeil chirurgical s'établit très calme. L'action du chloroforme est facilitée. Le réveil est facile, les vomissements sont moins abondants qu'avec le chloroforme seul.

Procédé de Dastre et Morat. — Ce procédé consiste dans l'emploi simultané de la morphine, de l'atropine et du chloroforme. C'est maintenant la méthode d'anesthésie mixte la plus usitée.

Quinze à trente minutes avant l'opération on injecte sous la peau un centimètre cube et demi d'une solution ainsi composée :

Chlorhydrate de morphine.	dix centigrammes.
Sulfate d'atropine.	cinq milligrammes
Eau distillée de laurier-cerise	Q. S. pour 10 cc³

On injecte donc 15 milligrammes de chlorhydrate de morphine et 0 milligramme 75 de sulfate d'atropine.

En raison de l'action de l'atropine sur le pneumogastrique et de celle de la morphine sur le système nerveux central, on évite les syncopes cardiaques, et principalement les syncopes secondaires. On évite également l'agitation du début, et on constate la suppression des mouvements de déglutition et de sputation, des vomissements ainsi que des tremblements parfois gênants. Il faut 20 à 30 fois moins de chloroforme pour obtenir et maintenir l'anesthésie, d'où suppression de l'apnée toxique et de la syncope par sidération, en raison des faibles quantités de chloroforme absorbées.

Cette méthode possède cependant quelques inconvénients. Chez certains individus, il peut exister une susceptibilité exagérée vis-à-vis de l'atropine, avec accidents toxiques consécutifs.

Elle prédispose à la syncope tertiaire, en diminuant la résistance et surtout la réactivité de l'individu. Elle facilite les accidents respiratoires, en raison de la prédominance de l'action de la morphine. Elle laisse persister assez longtemps le sommeil post opératoire.

Procédé de Langlois et Maurange. — Ces auteurs associent la spartéine et la morphine.

Une demi-heure avant l'anesthésie, ils injectent un centimètre cube de la solution suivante :

Chlorhydrate de morphine.	dix centigrammes.
Sulfate de spartéine	cinquante centigrammes.
Eau stérilisée	Q. S. pour 10 cm³

soit 1 centigramme de chlorhydrate de morphine et 5 centigrammes de sulfate de spartéine.

ANALGÉSIQUES

ANALGÉSIE LOCALISÉE. PROCÉDÉS MÉCANIQUES ET PHYSIQUES

Dans nombre de cas, on cherche à réaliser chez l'individu une insensibilité locale telle qu'on puisse l'utiliser pour l'exécution d'une opération chirurgicale de peu de durée. BEAU a défini cet état d'analgésie en disant que c'est un état d'insensibilité à la douleur avec conservation plus ou moins complète des autres sensibilités tactiles.

Cette analgésie peut être obtenue, soit par des procédés physiques ou mécaniques, soit au moyen de substances toxiques ou médicamenteuses.

Parmi les premiers on utilise surtout la compression des tissus et des nerfs ainsi que le froid.

La *compression* a été usitée depuis fort longtemps et, dans les traités de chirurgie des XVᵉ et XVIᶜ siècles, l'usage du garrot a été recommandé pour arriver à déterminer l'insensibilisation du membre à retrancher dans les cas d'amputation.

JACQUES MOORE, cherchant à modifier cette compression généralisée qui pouvait amener du sphacèle exerçait, au moyen d'un tourniquet de Jean-Louis Petit, une compression à peu près exclusive sur le trajet des troncs nerveux. Il obtenait ainsi, au bout d'une période de vingt à trente minutes, une insensibilité plus ou moins complète à la douleur.

Une modification de ce procédé consiste dans l'emploi de la bande d'Esmarch. Des essais ont démontré qu'on obtenait avec elle l'analgésie complète d'un membre au bout de deux à trois minutes, mais cette anesthésie est peu durable et promptement suivie d'hyperesthésie.

Le *froid* donne des résultats beaucoup plus avantageux, on sait qu'il engourdit d'une façon très remarquable et que, sous l'influence de cet engourdissement, les sensations de contact et de douleur sont extrêmement obtuses et peuvent même disparaître complètement. Ces résultats sont dus à la diminution considérable de la conductibilité nerveuse sous l'influence du froid.

D'après Weir Mitchell et Rosenthal, à la suite de la réfrigération d'un tissu nerveux, on observe d'abord une sensation douloureuse assez vive, puis cette douleur cesse et fait place à un engourdissement de toute la zone innervée par le nerf; ensuite, si la réfrigération a été assez prononcée, la motilité disparaît. Lorsque le réchauffement se produit, on voit survenir de nouveau des phénomènes d'excitation et de l'hyperesthésie. Si la réfrigération a été assez considérable, la myéline prend un état granuleux et, à la période de retour, on voit survenir des névrites et périnévrites déterminées par des phénomènes inflammatoires qui sont les manifestations de la période d'excitation.

Au début de la réfrigération, la température baisse, puis, on observe ensuite une élévation thermique qui devient de plus en plus considérable, à mesure que la conductibilité se trouble plus profondément. Cette élévation de température s'accompagne de congestion.

L'irritabilité des vaso-moteurs augmente dans une proportion notable, et, à un certain moment, il suffit de produire une excitation, par exemple par une incision superficielle, pour provoquer une ischémie par constriction vasculaire. C'est ce moment qu'il faut choisir pour opérer.

Les mélanges réfrigérants employés sont très nombreux. On a recommandé surtout le mélange de glace pulvérisée et de sel marin, à parties égales, qui donne un abaissement de température de — 8° à — 10°; ce mélange additionné de un cinquième de son poids de chlorhydrate d'ammoniaque abaisse la température à — 16°.

Howard conseille l'emploi d'alcool ou de glycérine refroidis à — 5° ou — 10° qui déterminent l'analgésie sans provoquer de douleur préalable comme celle occasionnée par le mélange réfrigérant. Une température de — 8° à — 10° est toujours suffisante pour produire l'effet désiré.

Marc Létang injecte dans les tissus un mélange, refroidi à une température de — 10° à — 15°, de 1 partie d'éther, 3 parties d'alcool, 2 parties de glycérine et 4 parties d'eau phéniquée à 1 p. 100 et obtient ainsi une analgésie profonde mais qui n'est pas exempte d'inconvénients.

On a également cherché à provoquer cet abaissement de température en volatilisant rapidement, au moyen d'un pulvérisateur, des liquides volatils.

Pour réaliser cet effet, on a employé des liquides entrant en ébullition à une température basse et possédant une faible chaleur spécifique. On a ainsi utilisé le bromure d'éthyle mais, surtout, le chlorure de méthyle et le chlorure d'éthyle.

Le *chlorure de méthyle* a d'abord été employé pour obtenir une réaction congestive des tissus sur lesquels on le pulvérisait. Grâce à sa prompte volatilisation, il permet de produire une réfrigération très intense pendant un temps fort court, et il lui succède une réaction non moins intense. Les téguments deviennent d'abord pâles et anémiés sous l'influence du froid, puis, presque immédiatement après, ils rougissent, deviennent hyperhémiés, congestionnés par suite de la dilatation vasculaire réactionnelle.

Debove, le premier, a employé ce procédé pour le traitement des névralgies rebelles, et il se servait d'un simple siphon métallique de chlorure de méthyle.

Le réglage du jet est parfois difficile et il s'est produit souvent, par réfrigération trop intense, de la désorganisation des tissus et des eschares.

Bailly a modifié ce procédé; il emploie le *stypage* qui consiste dans l'abaissement à — 20° ou — 25° de tampons de coton, par pulvérisation de chlorure de méthyle à leur surface pendant un certain temps. Ces tampons sont ensuite promenés plus ou moins longtemps sur la peau, suivant le résultat à obtenir.

Si le contact persiste pendant quelques secondes, la sensibilité est émoussée, les tissus sont anémiés, mais cette insensibilité est suivie d'une période de congestion. Si le contact est plus prolongé, l'anesthésie est complète. Lorsqu'il atteint huit à dix secondes, on voit se produire une coloration brune de l'épiderme qui peut persister pendant plusieurs semaines.

Il faut toujours opérer sur un tissu sec, pour éviter la formation de glaçons et d'adhérences.

Le *chlorure d'éthyle* agit de la même manière, mais l'abaissement de température qu'il produit est inférieur à celui du chlorure de méthyle, mais cependant suffisant pour provoquer l'anesthésie locale. Il est plus facile à manier, se trouve dans le commerce en petites ampoules de verre à fermeture métallique et possédant un orifice capillaire à travers lequel se fait facilement la vaporisation; aussi est-il employé pour les petites opérations chirurgicales. L'analgésie qu'il produit est superficielle et le plan sous-jacent y participe à peine; elle dure environ deux minutes.

Les agents toxiques ou médicamenteux susceptibles de produire l'analgésie locale sont nombreux, mais peu sont utilisables.

La boldoglucine, la piscidine, l'atropine et les tropéines, la strophantine, l'ouabaïne, l'érythrophléine possèdent des propriétés analgésiantes; mais elles s'accompagnent toujours d'une action toxique générale plus ou moins accentuée.

Les saponines sont remarquablement analgésiantes, mais elles déterminent cette analgésie par suite d'une modification plus ou moins considérable et toujours fâcheuse des tissus avec lesquels elles se trouvent en contact.

Les bromures, les phénols, la térébenthine, l'eucalyptol, l'huile de camomille injectés au sein des tissus, produisent également une analgésie, grâce à des modifications physico-chimiques qu'ils font subir aux éléments anatomiques au contact desquels ils se trouvent, mais ils provoquent tous de *l'analgésie douloureuse*, c'est-à-dire une analgésie plus ou moins durable, précédée d'une période de douleur souvent très accentuée, aussi ne sont-ils employés que dans des cas tout à fait spéciaux.

La cocaïne et ses succédanés récemment fabriqués de toutes pièces, constituent les seuls analgésiques locaux spécifiques qu'il soit rationnel d'employer maintenant.

COCA-COCAÏNE

La Coca, *Erythroxylon coca*, constitue un arbrisseau et souvent même un arbuste de l'Amérique du Sud, cultivé aujourd'hui surtout dans les Andes, la Bolivie, la Colombie, le Brésil et l'Amérique du Sud. Il a été importé à Java, à Ceylan, à la Jamaïque et dans les Indes Anglaises qui font maintenant concurrence aux pays d'origine.

Il existe un certain nombre de variétés de coca qui sont plus ou moins riches en cocaïne et en alcaloïdes homologues de la cocaïne. Les feuilles de coca les plus riches sont celles de la coca à grandes feuilles, *Erythroxylon coca* du Pérou et de la Bolivie. Une autre variété, cultivée à Ceylan, donne également la coca à larges feuilles, c'est l'*Erythroxylon Bolivianum*, qui possède une composition chimique peu différente de la variété du Pérou.

A Java, on trouve l'*Erythroxylon Spruceanum*, variété de coca à petites feuilles, qui est également cultivée dans les Indes Anglaises et se caractérise par la présence d'une quantité relativement assez élevée d'homologues de la cocaïne. Au nord du Pérou, on cultive également une variété de coca à feuilles étroites, la coca de Truxillo, riche en cocaïne mais renfermant aussi des homologues.

Les feuilles de coca se reconnaissent aux caractères suivants. Elles sont courtement pétiolées, minces, fragiles, ovales, à limbe entier courtement acuminé au sommet ; les grandes feuilles mesurent 4 à 5 centimètres de longueur sur 2 à 3 de largeur ; elles sont faciles à reconnaître en raison de leur teinte et de la nervation particulière qu'elles présentent.

A la face inférieure de la feuille on remarque, en effet, une zone médiane particulière qui, dans sa partie la plus large, atteint à peu près le quart de la largeur totale de la feuille et est séparée du limbe par deux lignes courbes à peu près parallèles aux bords, ressemblant à deux nervures, mais qui ne sont en réalité que les empreintes des bords de la feuille produites par suite de sa disposition avant son complet développement, c'est-à-dire en raison du mode de préfoliation. Toute cette zone possède une teinte plus ou moins brunâtre et terne qui tranche sur le fond du reste du limbe. Cette feuille est légèrement aromatique, à saveur acide et chaude.

Les feuilles de coca renferment une essence, un tannin spécial, l'acide *cocatannique*, un corps gras, la *cocatine*, un produit du groupe de la cholestérine la *palmityl β amyrine* et plusieurs alcaloïdes dont la nature et le nombre varient avec l'espèce et dont le plus important est la *cocaïne*.

La richesse de la coca en cocaïne est très variable suivant l'espèce considérée et le mode de culture ou l'état sauvage.

De plus, certaines espèces, les cocas à larges feuilles, ne renferment presque uniquement que de la *cocaïne*, 8 à 12 p. 1 000, tandis que les autres ont une teneur beaucoup moindre en cocaïne, mais, par contre, renferment une quantité assez notable d'homologues de cet alcaloïde.

Ces homologues sont, ou bien de véritables cocaïnes, c'est-à-dire des éthers méthyliques, soit de la benzoylecgonine comme la cocaïne proprement dite, soit des dérivés des divers acides du groupe de l'acide benzoïque, comme la *cinnamylcocaïne*, l'*isatropylcocaïne*, la *cocamine*, l'*isococamine*, l'*homococaïne*, l'*homoisococaïne*, ou bien des composés comme la *tropacocaïne* qui possède, au contraire, une constitution différente ; c'est une tropéine et, de ce fait, elle se rapproche assez étroitement des alcaloïdes des Solanées vireuses.

La cocaïne s'extrait facilement des feuilles de coca pulvérisées et additionnées de chaux éteinte en poudre, puis épuisées par la benzine, qui enlève les alcaloïdes en bloc. La purification de ce mélange est longue, délicate et onéreuse, aussi s'en sert-on pour fabriquer la cocaïne hémisynthétique.

Les travaux de Liebermann, de Merling, d'Einhorn, de Giesel, ont montré que la cocaïne et ses homologues vrais, traités pendant un certain temps par de l'eau bouillante, en présence d'un acide, se dédoublent en donnant naissance à de l'alcool méthylique, à un acide variable suivant le corps considéré et à une base qui a reçu le nom d'*ecgonine*. Cette ecgonine est en quelque sorte le squelette de la cocaïne et c'est cette base que l'on purifie au lieu de chercher à

faire la séparation des autres alcaloïdes extraits des feuilles de coca. Cette
purification une fois effectuée, on combine l'ecgonine avec le radical benzoyl
pour obtenir la benzoylecgonine, qui est ensuite méthylée et donne la cocaïne
qui est *l'éther méthylique de la benzoylecgonine.*

La cocaïne pure cristallise dans l'alcool en gros prismes clinorhombiques, incolores, non volatils, et dans l'éther de pétrole en aiguilles blanches. Elle est très
peu soluble dans l'eau (1 p. 1300), soluble dans la benzine, le chloroforme,
l'éther, l'alcool, le toluène, les pétroles, l'éther acétique, les corps gras. Elle
dévie à gauche le plan de la lumière polarisée. Elle se combine facilement aux
acides et est déplacée de ses combinaisons par les bases minérales.

Parmi ses sels on utilise presque uniquement le *chlorhydrate de cocaïne*;
tous les autres ont été tour à tour vantés, puis abandonnés.

Ce chlorhydrate est très soluble dans l'eau (1 gramme de ce sel se dissout
dans 75 centigrammes d'eau froide), il est également soluble dans l'alcool, le
chloroforme, l'acétone, insoluble dans l'éther. Il dévie à gauche la plan de la
lumière polarisée ; le pouvoir rotatoire de sa solution aqueuse saturée est de
— 52°5.

Ce sel desséché fond à 201°5, chauffé sur une lame de platine, il doit brûler
sans laisser de résidu. L'acide sulfurique concentré doit donner à froid un
soluté incolore ; il en est de même pour l'acide azotique. La solution aqueuse
acidulée ne doit pas décolorer immédiatement le permanganate de potasse
en solution au centième. Enfin, l'addition de quelques gouttes d'ammoniaque
à la solution aqueuse ne doit pas donner de précipité ni de louche (0^{gr}1 de
chlorhydrate de cocaïne dissous dans 100 centimètres cubes d'eau et III gouttes
d'ammoniaque).

La cocaïne, éther méthylique de la benzoylecgonine, possède la formule suivante $C^{17}H^{21}AzO^4$. C'est l'ecgonine dans laquelle l'hydrogène de l'oxhydryle est
remplacé par le radical benzoyle et l'hydrogène du groupe carboxyle par un
radical méthyle. Les recherches chimiques effectuées dans ces dernières années,
ont permis de réaliser la synthèse de l'ecgonine qui n'est autre chose que l'acide
hydrotropidinecarbonique et la molécule de la cocaïne nous est parfaitement
connue à l'heure actuelle.

La cocaïne est précipitée par les réactifs généraux des alcaloïdes. Le chlorure
d'or et l'acide picrique déterminent dans une solution de chlorhydrate de cocaïne
la formation de précipités cristallisés qui, obtenus dans certaines conditions,
permettent, jusqu'à un certain point, de décéler la présence de la cocaïne.

Mode d'emploi. — En 1857, SAMUEL PERCY observa que, sous l'influence de
la mastication des feuilles de coca, on éprouvait un émoussement extrêmement
remarquable de la sensibilité de la langue, mais c'est seulement en 1884 que
KOLLER, de Vienne, utilisa le premier la cocaïne comme analgésique local. Ses
essais lui démontrèrent qu'une solution diluée de cocaïne provoquait très facilement, par simple application, l'insensibilisation de la cornée et de la conjonctive,
sans causer de trouble persistant dans l'élément anatomique au contact duquel
elle était mise, et sans déterminer les accidents graves que peut produire l'absorption de la cocaïne lorsqu'elle circule dans l'organisme tout entier. Un peu
plus tard, les laryngologistes FAUVEL et COUPARD utilisèrent les solutions de
cocaïne en instillations et en badigeonnages pour analgésier le pharynx et le
larynx ; ils obtinrent d'excellents résultats.

Bientôt, l'emploi de la cocaïne se généralisa, et, à l'heure actuelle, elle est utilisée sous divers modes qui, en réalité, se réduisent à trois grands procédés: celui des instillations, celui des badigeonnages et celui des injections. Dans tous les cas, on cherche à obtenir une action localisée et limitée de la cocaïne et l'on s'efforce, par tous les moyens possibles, d'éviter la diffusion générale de l'alcaloïde dans l'économie.

Instillations. — Ce procédé est surtout applicable à la chirurgie oculaire. Ces instillations se font dans le cul-de-sac conjectival, en utilisant pour cela des solutions diluées de cocaïne. On se sert d'ordinaire d'une solution de chlorhydrate de cocaïne à 1 p. 200. Quelquefois, lorsqu'on veut avoir une action analgésiante plus intense ou lorsqu'une circonstance quelconque imposerait d'employer un volume un peu trop considérable de cette solution, on a recours à des solutions à 4, à 5 et même à 8 p. 100 ; mais ce sont des cas absolument exceptionnels. Souvent, on instille de VII à VIII gouttes de la solution à 1 p. 200 dans l'espace de quelques minutes.

Sous cette influence, et d'ordinaire un temps très court après la première instillation, de cinq à huit minutes en moyenne, on obtient une analgésie qui ne s'observe quelquefois cependant qu'au bout d'un quart d'heure et qui est capable de persister pendant une dizaine de minutes environ. On entretient l'analgésie, si cela est nécessaire, en renouvelant les instillations, mais à des intervalles suffisamment espacés pour éviter la diffusion générale de l'alcaloïde. La solution versée dans le cul-de-sac conjonctival y rencontre une facilité extrême de contact avec les éléments nerveux terminaux qui ne sont pas protégés par une gaine à myéline.

C'est pour cette raison que l'action de la cocaïne est si intense et si rapide. Sous son influence, on obtient une insensibilité absolue de la conjonctive et de la cornée, même et surtout lorsqu'elles sont enflammées. La sensibilité à la chaleur seule est conservée. Cette analgésie s'accompagne de dilatation pupillaire. Elle se produit quelquefois tardivement et est assez persistante.

Comme phénomènes accessoires, on a signalé la pâleur et l'ischémie des membranes de l'œil, l'écartement des paupières, la propulsion en avant et la fixité du globe oculaire. L'iris est complètement analgésié, mais il continue à réagir aux impressions lumineuses. L'acuité visuelle et la réfraction ne sont pas touchées sous l'influence de doses de cocaïne suffisantes pour déterminer une analgésie profonde. On observe une parésie légère de l'accommodation ; la tension des milieux de l'œil est un peu diminuée, mais beaucoup moins que sous l'influence du chloroforme.

L'insensibilisation ainsi obtenue, est peu durable et tout à fait superficielle. Elle est insuffisante dans les cas d'opérations devant intéresser les tissus situés un peu profondément, et il est alors nécessaire ou de renouveler les instillations pendant l'opération, ou bien de faire une injection de la solution cocaïnée dans les muscles, notamment dans le tendon du droit externe. On pratique encore des instillations dans les replis de la conjonctive.

Il est absolument contre-indiqué d'employer ces instillations de cocaïne chez les individus affectés de glaucome. On a même prétendu que les instillations répétées de cocaïne étaient capables de déterminer des accidents glaucomateux, bien que cela soit contradictoire avec le fait signalé de l'abaissement de la pression intra-oculaire.

Parmi les accidents observés à la suite de l'emploi de ces instillations, il faut citer : l'exfoliation de l'épithélium cornéen, les infiltrations cornéennes et les kératites neuroparalytiques.

Badigeonnages. — Les badigeonnages donnent des résultats très satisfaisants pour la pratique d'un certain nombre d'opérations.

Pratiqués sur les muqueuses, ils amènent presque immédiatement la décongestion et l'insensibilisation de la surface touchée avec la solution de cocaïne.

Ces phénomènes sont surtout remarquables, lorsqu'elle est portée sur les muqueuses du nez, de la bouche, du pharynx, du larynx, du rectum ou des voies génito-urinaires.

L'action de la cocaïne sur les muqueuses est d'autant plus énergique qu'elle s'exerce sur un épithélium à éléments plus délicats et plus riche en terminaisons nerveuses superficielles.

Avec des solutions diluées de cocaïne, on observe plutôt une diminution notable de l'élément douleur qu'une anesthésie vraie de la muqueuse.

Avec des solutions de 1 à 5 p. 100, on observe, en outre, une dissociation des diverses sensibilités, c'est ainsi que, sur la muqueuse linguale, la sensibilité à la douleur est abolie, tandis que les perceptions gustatives sont plus ou moins fortement émoussées et que la sensibilité tactile persiste encore.

Si l'on prolonge l'action de la cocaïne, les sensibilités disparaissent dans l'ordre suivant : sensibilité à la douleur, goût des substances amères, goût des substances sucrées, goût des substances salées, goût des substances acides et enfin perceptions tactiles. A ce moment, la sensibilité électrique acide et la sensibilité thermique sont légèrement émoussées, cette dernière est, de toutes, la plus persistante.

En badigeonnages, on emploie assez souvent des solutions concentrées à 5 et même 10 p. 100, pour obtenir l'analgésie du larynx et des voies aériennes. Ces solutions présentent, en effet, un certain avantage, en réduisant dans une notable mesure la quantité de liquide mis en contact avec la muqueuse, mais par contre, à mon avis, elles possèdent un inconvénient beaucoup plus considérable que cet avantage; c'est l'action presque nécrosante qu'elles vont exercer sur les éléments anatomiques. Si, dans la plupart des cas, l'expression est un peu exagérée, il se produit cependant sur la totalité des éléments une action dépressive, tout à fait suffisante pour entraver la guérison.

En général, on emploie des solutions à 2 p. 100 de cocaïne auxquelles on ajoute du phénol et que l'on peut formuler ainsi :

Chlorhydrate de cocaïne.	2 grammes.	
Phénol cristallisé	0,50 à 1	»
Eau distillée.	100	»

Cette addition de phénol est assez avantageuse : elle empêche la diffusion de la cocaïne et, par suite, son action toxique sur l'économie. Il se produit, en effet, à la surface de la muqueuse, une légère eschare mince, formée par coagulation superficielle des albuminoïdes.

On emploie journellement ces solutions pour l'ablation des polypes des cordes vocales ou des fosses nasales, pour la cautérisation des amygdales. Elles sont également utilisées pour déterminer l'analgésie uréthrale, pour pratiquer d'une façon indolore le sondage des malades et éviter ainsi de leur part des réactions de défense, et même pour faciliter des manœuvres de lithotritie.

Sur la muqueuse vaginale, l'analgésie est suffisante pour permettre d'exécuter des cautérisations, l'excision des végétations superficielles, pour pratiquer le curetage de l'utérus et enfin pour diminuer l'excitabilité réflexe dans les cas de vaginisme. Dans les accouchements douloureux, pour obtenir l'anesthésie du col de l'utérus, il faut employer des solutions plus concentrées, au moins à 4 p. 100.

En otologie, on utilise les solutions à 2 p. 100 pour pratiquer le cathétérisme de la trompe d'Eustache, pour calmer les douleurs du conduit auditif externe et faire disparaître les bruits objectifs qui s'observent dans les cas de catarrhe chronique de l'oreille moyenne. Il ne faut pas, dans ce dernier cas, lorsqu'on introduit des solutions de cocaïne dans l'oreille moyenne, instiller des solutions concentrées, car, à la suite de l'emploi de quelques gouttes de solution, à 5 p. 100, on a vu se produire des accidents très nets d'intoxication.

Les badigeonnages et pulvérisations de cocaïne sur la muqueuse nasale ont été également utilisés pour prévenir les accidents cardiaques et respiratoires que peut déterminer l'anesthésie par le chloroforme. Il ne faut pas dépasser la dose de 2 à 5 centigrammes de cocaïne par narine.

L'analgésie des muqueuses œsophagienne et stomacale a rendu de grands services dans les cas de spasmes œsophagiens, chez certains gastralgiques, chez les cancéreux et dans les vomissements incoercibles de la grossesse ou provoqués par le mal de mer. Ces badigeonnages sur les muqueuses nasale et pharyngienne, lorsqu'ils sont répétés, provoquent assez souvent une action anaphrodisiaque, assez intense mais transitoire, dont il est bon d'avertir le malade.

Injections dermiques. — Les injections dermiques ont été remarquablement étudiées en France par Reclus ; c'est lui qui a institué la méthode et qui l'a mise absolument au point ; les modifications apportées par les étrangers ne sont que de petits perfectionnements de la méthode de ce chirurgien.

L'épiderme forme une barrière à peu près infranchissable à une solution aqueuse concentrée de cocaïne. On n'obtient une action à travers la peau qu'avec l'emploi d'une solution alcoolique, de concentration suffisante pour déterminer une irritation superficielle, avec effraction de l'épiderme, qui permette l'introduction de la solution de cocaïne sous le tégument cutané.

Si la peau est dépouillée de son épiderme, au moyen d'un vésicatoire par exemple, l'action de la solution se produit dans une plus ou moins large mesure, mais seulement si la peau est enlevée complètement et si l'inflammation qui a succédé à cette ablation du tégument externe est suffisamment intense.

Lorsqu'on veut utiliser la cocaïne pour faire de l'analgésie à une certaine profondeur, il faut que la solution soit injectée non dans le tissu cellulaire sous-cutané, où elle diffuserait rapidement et serait absorbée, mais dans le derme où elle sera mieux retenue.

La cocaïne est un médicament très actif et toxique, mais, comme l'a montré Reclus, ses solutions sont absolument inoffensives en injections dermiques lorsqu'on sait les manier.

Toutes les fois qu'on pratique une injection de cocaïne, il faut la faire chez le malade à jeun, couché dans la position horizontale, dans un tissu préalablement ischémié, et avec une solution de cocaïne à titre faible.

Le malade doit être couché, car on a observé que la pâleur subite de la face, la tendance à l'évanouissement et la syncope se produisaient beaucoup plus facilement chez les individus opérés assis.

L'aiguille de la seringue de Pravaz doit être introduite en plein derme, et l'injection doit être traçante et continue, une pression légère étant exercée pendant tout le temps de l'injection pour déposer la cocaïne dans les mailles des tissus au fur et à mesure de la progression de l'aiguille.

Si l'on traverse un vaisseau, une petite quantité de cocaïne est introduite dans le torrent circulatoire, mais elle est négligeable dans la plupart des cas.

Si les tissus sont mous, il faut faire l'injection rétrograde, c'est-à-dire enfoncer l'aiguille à fond, puis, presser doucement et régulièrement le piston en retirant lentement la seringue des tissus.

Les solutions de cocaïne qui doivent servir pour ces injections sont des solutions à 1 p. 100 dont on peut employer 4, 6, 10, 15 centimètres cubes. RECLUS recommande de ne jamais atteindre 20 centimètres cubes, c'est-à-dire 20 centigrammes de cocaïne. Des solutions à titre plus élevé ne doivent jamais être employées, car on sait que des solutions concentrées sont aussi toxiques qu'une solution étendue qui introduirait dans le même temps cinq à six fois autant de cocaïne sous l'épiderme. La saturation exagérée d'une petite portion de l'organisme semble avoir, par elle-même, des conséquences graves, et cela d'une façon tout à fait indépendante de la saturation totale qui l'accompagne.

KUMMER a signalé le premier le renforcement et la prolongation d'action locale de la cocaïne, lorsqu'on pratique l'ischémie du membre sur lequel on opère avec une bande d'Esmarch.

Dans ces conditions, après injection de cocaïne, on voit se former une ligne blanchâtre proéminente, qui est précisément la limite de la région analgésiée sous l'influence de la solution de cocaïne. Cette ligne occupe une largeur d'un centimètre au plus et c'est dans cette région que doit porter l'incision.

Cette zone d'anesthésie peut être étendue par un massage léger et, dans ces conditions, la diffusion de la solution peut se faire sur un espace d'un centimètre et demi ou deux centimètres.

La cocaïne anesthésie seulement les cellules avec lesquelles elle se trouve directement en contact, aussi lorsqu'on pratique des opérations en profondeur, faut-il anesthésier successivement les différents plans que l'on doit inciser.

CORNING et OBERST ont modifié la technique employée par RECLUS et pratiquent l'*anesthésie régionale* au moyen de la cocaïne. Leur méthode est basée sur des observations faites d'abord par FEINBERG (1886), puis par CORNING (1887), puis reprises en 1892 par FRANÇOIS-FRANCK :

Le contact direct d'une solution de cocaïne avec un tronc nerveux détermine l'abolition des propriétés fonctionnelles de ce nerf. Au bout d'un temps variant de trois à dix minutes, l'excitabilité du nerf est complètement annulée. La sensibilité, s'il s'agit d'un nerf mixte, disparaît avant la motilité. Cet effet s'étend dans une zone de 1 à 2 centimètres à partir du point de contact de la solution sur le nerf. La durée de l'abolition de la conductibilité du tissu nerveux dure environ vingt minutes ; au bout d'une demi-heure à trois quarts d'heure le retour à l'état normal s'opère d'une façon absolument parfaite. C'est ce que FRANÇOIS-FRANCK appelle *la section physiologique du nerf*.

CORNING et OBERST commencent par réaliser une ischémie aussi complète que possible du membre à opérer et réduisent la circulation au minimum ; puis, avec une solution à 1 p. 100, ils injectent de un quart à une demie seringue, à quatre reprises et en quatre points opposés du membre à anesthésier, de façon à éliminer les anastomoses nerveuses périphériques. On obtient ainsi une analgésie absolue de toute la région innervée par le nerf au voisinage duquel on a pratiqué l'injection et cette anesthésie dure tant que l'afflux du sang est empêché par la ligature.

Cette méthode a donné de bons résultats à Oberst (de Halle), à Krogius (de Heslingsfors), à Manz (de Fribourg) et surtout à Braun (de Leipzig).

Le grand avantage de ce mode d'emploi de la cocaïne consiste, surtout, en ce que l'on n'est pas obligé de pratiquer des injections dans le champ même de l'opération et, qu'en même temps, un nombre moindre de piqûres, une plus petite quantité de cocaïne suffisent pour obtenir l'analgésie.

Ce procédé d'anesthésie régionale est surtout d'un usage courant en Allemagne pour anesthésier les organes faciles à isoler et à ischémier : les doigts, les orteils, la verge, par exemple.

Le *procédé par infiltration* ou méthode de Schleich, qui est préféré à ce procédé d'anesthésie régionale par un certain nombre de chirurgiens allemands, est basé sur l'observation suivante due à Liebreich.

L'introduction dans le derme d'une petite quantité d'eau distillée provoque d'abord une sensation douloureuse assez intense, puis cette sensation s'affaiblit peu à peu et fait bientôt place à une analgésie plus ou moins complète de la région où la goutte d'eau a été introduite.

Schleich répéta cette expérience avec divers liquides, et put constater que la sensibilité était modifiée d'une manière très différente suivant le liquide injecté. Avec l'eau distillée, l'analgésie est précédée d'une période d'hyperesthésie très intense; avec la solution de chlorure de sodium à 6 p. 1 000, il n'y a pas de sensation douloureuse au moment de l'injection ni quelque temps après, mais, en revanche, l'analgésie est nulle.

Schleich rechercha donc une solution de chlorure de sodium à un titre particulier, ne déterminant pas d'hyperesthésie et cependant capable de produire l'analgésie. Il réalisa cette solution en faisant dissoudre du chlorure de sodium dans de l'eau dans la proportion de 2 p. 1 000.

Il observa, en outre, que l'action analgésiante de la cocaïne était variable suivant le titre de la solution employée et, en particulier, qu'une solution saline de cocaïne à 2 centigrammes pour 100 déterminait une analgésie aussi intense que celle produite par une solution aqueuse à 1 gramme p. 100.

Pour Schleich, la solution de chlorure de sodium à 2 p. 1 000 réalise un véritable analgésique local, mais seulement pour les tissus sains ; lorsque les tissus ne sont pas dans leur intégrité parfaite, il faut faire intervenir une substance (cocaïne, morphine) agissant d'une façon physico-chimique sur les terminaisons nerveuses sensitives.

Dans la production de cette analgésie, il faut faire participer d'abord une ischémie assez notable des tissus infiltrés par le liquide qu'on y injecte; ensuite une compression des rameaux nerveux sensitifs qui plongent dans ces tissus infiltrés et, enfin, la température du liquide qui doit être de 15 à 20 degrés.

Schleich a recommandé l'emploi de trois solutions à des titres différents qu'il appelle : solution forte, solution moyenne et solution faible. Voici leur formule :

	Forte.	Moyenne.	Faible.
Chlorhydrate de cocaïne. .	0^{gr},20	0^{gr},10	0^{gr},010
Chlorhydrate de morphine.	0^{gr},02	0^{gr},02	0^{gr},005
Chlorure de sodium. . . .	0^{gr},20	0^{gr},20	0^{gr},200
Eau distillée	100^{gr},00	100^{gr},00	100^{gr},000

Il admet qu'on peut injecter pour une opération, sans aucun inconvénient, jusqu'à 25 centimètres cubes de la solution forte, 50 centimètres cubes de la solution moyenne et 500 centimètres cubes de la solution faible.

Il emploie le plus souvent la solution moyenne; la solution forte est surtout usitée lorsque les tissus à analgésier sont le siège d'une inflammation aiguë, lorsqu'on opère dans un tissu cicatriciel, en présence de névromes, ou lorsqu'il y a hyperesthésie généralisée. La solution faible, s'emploie lorsqu'on arrive à la limite de la dose maxima qu'il n'est pas prudent de dépasser, soit pour la solution forte, soit pour la solution moyenne.

Avant l'emploi de ces solutions, SCHLEICH recommande l'insensibilisation superficielle de la peau ou de la muqueuse, par vaporisation d'éther ou de chlorure d'éthyle, pour ménager la susceptibilité du malade. L'aiguille doit être enfoncée très peu; et, par pression légère du piston, on forme autour d'elle une papule qui doit atteindre la dimension d'une pièce de 50 centimes; on retire alors l'aiguille et on l'enfonce au voisinage de la périphérie de cette papule pour en produire une seconde dont les bords empiètent un peu sur ceux de la première; on produit ainsi une espèce de chapelet de papules qui se succèdent et indiquent le trajet de l'incision. Ensuite, il faut réaliser l'analgésie des couches profondes, après avoir pratiqué des incisions préalables, s'il s'agit des couches musculaires ou aponévrotiques. Dans ces conditions, l'analgésie, persiste pendant une durée de quinze à vingt minutes.

Ce procédé n'est donc qu'une modification de celui de RECLUS et consiste seulement dans une différence du titre de la solution de cocaïne employée.

L'abaissement du titre de la solution peut être intéressant dans certains cas, mais, le plus souvent, comme l'a montré RECLUS, le danger d'intoxication avec une solution à 1 p. 100 est illusoire, et, en définitive, les avantages de la méthode ne compensent pas ses inconvénients. Cette méthode, en effet, demande un temps considérable, en raison du nombre des piqûres qu'il faut pratiquer. L'œdème provoqué dissocie les tissus et voile la région. Elle est, enfin, difficile à employer dans les tissus enflammés et scléreux en raison de leur résistance.

Quelle que soit la méthode employée il est nécessaire, pour réaliser une analgésie complète, que chaque plan ait son injection propre. Il faut pratiquer une première injection pour le plan superficiel, la peau, le tissu cellulaire sous-cutané; une seconde pour le plan aponévrotique et sous-aponévrotique; une troisième est nécessaire pour le plan musculaire; il en faut une quatrième pour les os, et cette dernière doit être poussée dans le périoste, entre l'os et sa membrane d'enveloppe. Accessoirement, au cours de l'opération, il faudra enfin analgésier séparément les troncs nerveux un peu importants.

Il existe un certain nombre de circonstances qui constituent des contre-indications à l'emploi des injections de cocaïne :

Chez les enfants, RECLUS conseille de ne pas faire usage de cocaïne au-dessous de l'âge de dix ans et de n'employer chez eux qu'une quantité de cocaïne atteignant au plus un centigramme. Les enfants, du reste, présentent une tolérance remarquable pour le chloroforme.

L'état névropathique de l'individu, la cocaïnophobie, doivent également en faire rejeter l'emploi, mais ces cas sont plutôt rares.

La cocaïne diminuant sensiblement la valeur biologique des tissus, il est indiqué de ne pas pratiquer des injections de cette substance dans des tissus sans vitalité, en état d'asphyxie ou atteints de troubles trophiques.

Dans les tissus ulcérés, on ne produit souvent qu'une analgésie insuffisante par suite d'un écoulement trop rapide de la solution de cocaïne, ou bien on risque des accidents d'intoxication générale par suite d'une absorption trop intense.

Enfin, il est dangereux d'employer la cocaïne, dans les opérations irrégulières, à foyers mal délimités, capables de déterminer des surprises pour l'opérateur, ou dans celles qui doivent se faire sur un champ opératoire trop étendu, à étages superposés, nécessitant l'emploi d'une trop grande quantité de cocaïne, à moins cependant que l'âge, la faiblesse du malade, l'état de déchéance organique ou des lésions cardiaques ne défendent l'emploi des hypno-anesthésiques.

Absorption. Élimination. — La cocaïne s'absorbe facilement par toutes les voies; elle est rapidement saponifiée dans l'économie et, par conséquent, ne se localise pas. Le sang et la substance nerveuse peuvent cependant en renfermer, mais seulement en petite quantité et à partir de l'absorption d'une certaine dose. L'élimination se fait rapidement par l'urine et par la bile.

Mode d'action. — La cocaïne suspend l'activité de tous les éléments vivants au contact desquels on la met. A dose suffisante, c'est un véritable poison du protoplasma ; toutes les variétés de ce protoplasma sont touchées par la cocaïne, pourvu que le contact soit établi. C'est un paralysant banal, aussi bien des terminaisons nerveuses motrices que des terminaisons nerveuses sensitives, aussi bien des nerfs périphériques de toute catégorie que des centres nerveux, aussi bien des éléments musculaires que des cellules glandulaires, aussi bien des cellules à épithéliums vibratiles que des leucocytes. C'est même un poison du protoplasma végétal, des microbes ; en un mot, c'est un poison de tout ce qu'il y a de vivant.

La cocaïne possède cependant une électivité particulière pour certains tissus, c'est ainsi que le système nerveux sensitif est plus sensible à son action que le système nerveux moteur.

A la suite de l'injection dans la gaine celluleuse d'un nerf quelconque, ou même après enveloppement de ce nerf dans de la ouate hydrophile imbibée d'une solution un peu concentrée de cocaïne (il faut employer des solutions à 4 ou 5 p. 100), on observe la perte de la conductibilité nerveuse, après une très courte période d'excitation. Cette perte d'activité est complète, comme l'a montré François-Franck, et cela dans les deux sens ; elle équivaut véritablement à une section ; elle s'étend environ à 1 ou 2 centimètres au maximum au-dessus et au-dessous de la zone cocaïnisée. Cette section physiologique persiste pendant un temps variable, puis la restitution à l'état primitif s'opère graduellement, après une phase très courte d'augmentation de l'excitabilité, à peu près équivalente à celle constatée au début.

Cette *restitutio ad integrum* est parfaitement complète, absolue ; il ne reste pas la moindre trace de l'action de la cocaïne sur le nerf ; il ne s'agit donc pas là d'une combinaison fixe entre le protoplasma et la cocaïne, ni d'une altération histologique des centres nerveux, c'est une véritable action de contact, une action physico-chimique, peut-être même une simple action mécanique.

On a cherché à reconnaître si l'action propre de la cocaïne ne détermi- nait pas des modifications dans la structure anatomique des nerfs. Arloing a immergé un nerf dans une solution de cocaïne et il a constaté que les tubes nerveux prenaient une coloration brun jaunâtre ; le contenu des fibres est coagulé, dissocié même, tandis que si l'immersion a lieu dans de l'eau pure, il ne se produit qu'une légère coagulation au voisi- nage de la gaine de Schwann.

Il est probable, par conséquent, qu'il se produit dans ces conditions des phénomènes physico-chimiques transitoires, aidés dans une cer- taine mesure par l'anémie concomitante qui se produit, mais, comme on a pu le constater expérimentalement, cette anémie n'est pas indis- pensable pour la production de l'analgésie cocaïnique.

Dans les nerfs mixtes, les fibres sensitives sont atteintes les premières et lorsqu'on met de la cocaïne autour d'un nerf dénudé, ou lorsqu'on introduit une solution diluée dans la gaine celluleuse du nerf, l'analgé- sie locale déterminée par cette opération provoque peu à peu une insen- sibilité qui semble s'établir progressivement de la périphérie au centre, mais c'est un phénomène dû simplement à la diminution graduelle des propriétés physiologiques du tissu nerveux ; la motilité persiste plus longtemps.

Il n'y a pas d'action élective de la cocaïne sur les extrémités nerveuses sensitives et cet alcaloïde n'est pas, comme l'ont prétendu certains au- teurs, un curare sensitif. Ugolino Mosso s'est élevé contre cette théorie et il a montré que, chez un chien, à une période très avancée de l'intoxi- cation cocaïnique, lorsqu'on irritait par un courant faradique un organe assez sensible, il y avait conservation de réflexes vésicaux, indiquant l'existence d'une analgésie d'origine centrale. Cette expérience est sujette à critiques, mais on a réalisé la démonstration expérimentale de cette analgésie centrale.

Si l'on pratique chez une grenouille la section de la moelle vers la quatrième vertèbre dorsale, et qu'ensuite on fasse une injection de 4 à 5 milligrammes d'une solution de cocaïne dans l'abdomen, on voit que lorsque la cocaïne aura pu produire son action, toutes les excitations portées sur le train postérieur seront positives, tandis que celles portées sur le train antérieur ne détermineront plus aucun réflexe ; l'irrigation de la moelle chez cet animal se fait de haut en bas, et par conséquent, le segment inférieur se trouve protégé contre l'afflux de sang chargé de cocaïne, du moins pendant un certain temps. De même, chez une grenouille sur laquelle on a pratiqué la ligature en masse de toutes les parties molles des membres inférieurs, les nerfs exceptés, après une injection de cocaïne dans le train antérieur, on peut voir se produire, quand la dose est suffisante, une anesthésie généralisée malgré que les membres inférieurs soient soustraits à l'action de la cocaïne par arrêt de la circulation.

D'ailleurs, chez l'homme, à la suite de l'emploi de doses toxiques de cocaïne, on a pu constater toute une série de manifestations toxiques de cet alcaloïde sur les hémisphères cérébraux et, dans la majeure partie des cas, on a pu observer de troubles de la sensibilité générale.

Action générale. — Des doses faibles de cocaïne provoquent des phénomènes d'excitation ; des doses fortes amènent au contraire de la paralysie. Ces phénomènes s'observent non seulement chez les mammifères mais aussi chez les animaux inférieurs et même chez les végétaux, comme l'a montré Mosso. Il a constaté que des solutions diluées de cocaïne provoquaient une accélération de la germination de graines mises en contact avec elles, tandis que des solutions fortes retardaient ou même arrêtaient complètement ce phénomène. Danilewsky a confirmé l'action anesthésique de la cocaïne sur les animaux de tous les embranchements, qu'il s'agisse d'animaux avec ou sans système nerveux, à système nerveux localisé ou non. Dans toutes les circonstances, il a pu observer une période d'excitation plus ou moins énergique et plus ou moins longue, à la suite de laquelle il a vu survenir une action paralysante et la diminution progressive, jusqu'à zéro, des propriétés physiologiques fonctionnelles de tous les tissus au contact desquels s'était trouvée la cocaïne. Lorsqu'on étudie l'action de la cocaïne, le mode d'absorption joue toujours un grand rôle : sous l'influence de l'ingestion, l'absorption est peu active ; l'injection hypodermique ou intra-péritonéale provoque une absorption extrêmement rapide et active, aussi les doses toxiques et les phénomènes d'intoxication varient-ils considérablement avec ces divers modes d'introduction.

Les phénomènes toxiques varient également suivant qu'on opère avec des animaux à sang froid ou à sang chaud et même, chez ces derniers, ils varient avec leur température normale.

Les animaux à sang froid possèdent une impressionnabilité beaucoup moindre à l'action de la cocaïne. L'excitabilité est extrêmement faible, pour ainsi dire nulle ; ainsi, une grenouille s'agite pendant quelque temps, elle saute, puis cette excitation légère fait rapidement place à de la paralysie plus ou moins accentuée.

Chez les animaux à sang chaud, chez les cobayes par exemple, une agitation extrême caractérise, au contraire, la première période d'absorption de la cocaïne : les animaux sont en proie à une impulsion motrice irrésistible, ils font des mouvements violents, continuels, et sont comme affolés pendant des heures entières. Si la dose est toxique, on voit survenir des accès convulsifs cloniques ou tonico-cloniques, des spasmes, des décharges tétaniques avec opisthotonos rappelant l'intoxication strychnique. Puis ils présentent une dyspnée intense et meurent brusquement au milieu d'une convulsion ou, au contraire, en résolution musculaire, dans l'intervalle de deux crises convulsives.

De plus, chez les animaux à sang chaud, en même temps que se manifestent ces phénomènes convulsifs, on constate de l'analgésie tégumentaire plus ou moins complète. Cette analgésie tégumentaire généralisée n'apparaît qu'au bout d'un certain temps après l'excitation motrice, elle n'est jamais complète, mais d'autant plus marquée que l'action excitante observée aura été plus faible.

Le degré de toxicité de la cocaïne, chez ces animaux, dépend surtout de deux conditions accessoires : la température centrale du sujet et le développement plus ou moins parfait de son système nerveux central ; l'homme est le plus sensible à l'action de la cocaïne, puis viennent ensuite les primates, les canidés, les oiseaux, les équidés, les cavicornes, les rongeurs et enfin les vertébrés inférieurs.

Système nerveux. — En dehors de son action locale, la cocaïne, introduite dans la circulation générale, agit sur le système nerveux central d'une façon analogue à la morphine. Elle provoque une excitation de l'axe encéphalo-médullaire à laquelle fait suite, plus ou moins rapidement, une dépression accentuée. Les premières manifestations se produisent sur les hémisphères cérébraux et se traduisent par de l'ivresse, du subdélirium, des accès de fureur ou d'attendrissement, de la loquacité, de l'exhilaration, des troubles intellectuels.

Puis, sous l'influence de l'impression des divers centres par la cocaïne, surviennent de l'exaltation motrice, ensuite des troubles cardiaques et respiratoires. A doses toxiques, des convulsions, toniques d'abord, puis rapidement cloniques, apparaissent; elles sont dues à l'excitation de la zone bulbo-protubérantielle et, à cette période, l'excitabilité de l'écorce cérébrale est diminuée. Ces convulsions s'arrêtant immédiatement après section de la moelle, elles ne peuvent donc être attribuées à une excitation médullaire. Finalement, le cerveau se paralyse, et, à fortes doses, la cocaïne se comporte comme un paralysant des centres. Les réflexes sont excités par de faibles doses de cocaïne et, au contraire, diminués par des doses fortes.

De faibles doses de cocaïne provoquent nettement de l'excitation du sympathique et l'on voit se produire de l'exophthalmie, de la mydriase, de l'agrandissement des paupières, comme sous l'influence de la faradisation du bout supérieur du cordon du sympathique.

Cœur et circulation. — Chez les animaux à sang froid, on voit se produire de l'augmentation d'énergie des contractions cardiaques avec accélération; plus tard, on constate du ralentissement, puis de l'arhythmie (rhythme périodique avec groupes de 3 à 5 systoles séparées par de longs repos); finalement, l'arrêt du cœur se produit en systole. Le myocarde est pâle, contracturé, comme à la suite de l'intoxication digitalinique. La cocaïne se conduit, d'abord, comme un tonique du cœur, puis, comme un poison cardiaque proprement dit.

Chez les animaux à sang chaud, la cocaïne provoque d'abord une période passagère de ralentissement, avec abaissement de la tension sanguine; d'après VULPIAN, cette phase serait due à l'action de la cocaïne sur l'endocarde, l'influence du pneumogastrique est alors conservée et même légèrement augmentée.

Ces manifestations disparaissent bientôt, et font place à une phase plus durable, consistant surtout en une élévation de la pression sanguine et en une accélération. Le pouls est accéléré et intermittent et, à cette période, chez l'homme, on peut constater la disparition du dicrotisme et des petites oscillations ondulatoires que l'on observe dans la portion descendante de la courbe sphygmographique du pouls. Il se produit également une excitation des centres vaso-moteurs et des plexus nerveux intra-vasculaires qui est accompagnée d'une diminution de l'élasticité des vaisseaux, diminution d'autant plus considérable que la quantité de cocaïne absorbée est plus forte. La vaso-constriction est la règle, même avec des doses faibles; elle s'accompagne de diminution de volume des membres, et lorsqu'on prend des traces pléthysmographiques, comme l'a fait Mosso, on constate, en même temps, la disparition des oscillations respiratoires et des ondulations de Traube-Hering.

La cocaïne exerce également une action sur le sang : le sang artériel possède une teneur en oxygène plus considérable qu'à l'état normal, tandis que le sang veineux en contient, au contraire, beaucoup moins.

Comme l'a bien montré MAUREL, la cocaïne exerce une action leucocyticide assez intense; et il avait voulu se servir de cette susceptibilité particulière des globules blancs pour expliquer la mort rapide par l'emploi des solutions concentrées de cocaïne : les leucocytes devenant sphériques, augmentant de volume, obstruant les capillaires pulmonaires, et pouvant être le point de départ d'une embolie. Cette hypothèse est inexacte, malgré l'action réelle exercée sur les leucocytes par la cocaïne.

Respiration. — La respiration est affectée à peu près dans les mêmes conditions que la circulation et le cœur. A doses faibles, la cocaïne doit être considérée comme un véritable stimulant respiratoire. Sous son influence, on constate un accroissement de la ventilation pulmonaire. C'est la résultante de l'action exercée par l'alcaloïde sur les centres respiratoires. L'accélération respiratoire coïncide donc avec l'accélération cardiaque, et elle est accompagnée d'une diminution de l'amplitude des mouvements respiratoires.

L'arrêt de la respiration se produit, sous l'influence de la cocaïne, par tétanisation des muscles respiratoires et elle se réalise, avant l'arrêt du cœur, par suite de l'immobilisation tétanique du diaphragme.

Sécrétions. — La cocaïne exerce une action excitante sur les sécrétions : elles sont augmentées pendant la phase d'excitation, puis elles sont ensuite diminuées.

En dehors du ptyalisme, qui est un symptôme constant de l'intoxication cocaïnique, ptyalisme suivi d'une diminution de la sécrétion salivaire et d'une sécheresse accentuée de la bouche, il faut signaler les mictions fréquentes et la polyurie qui peut persister pendant plusieurs jours et même pendant plusieurs semaines.

La cocaïne exerce une action particulièrement énergique sur le foie ; comme toutes les substances étrangères à l'organisme, elle est emmagasinée par cet organe et y subit des transformations importantes, mais elle réagit également sur la cellule hépatique. Comme l'a bien montré EHRLICH, ces cellules subissent une dégénérescence vacuolaire, elles sont fortement augmentées de volume, leur protoplasma est raréfié et refoulé autour du noyau, qui est lui-même atrophié et, en même temps, on constate la disparition plus ou moins complète du glycogène. On voit, également, ment assez souvent, se produire de la dégénérescence graisseuse des cellules hépatiques ainsi que des voies biliaires et sanguines. Dans les cas d'intoxication, le foie est toujours considérablement hypertrophié, de coloration pâle et anémique, avec taches de congestion et foyers de nécrose localisés.

Système musculaire. — L'action de la cocaïne s'exerce sur le système musculaire, aussi bien par action diffusée que par imprégnation

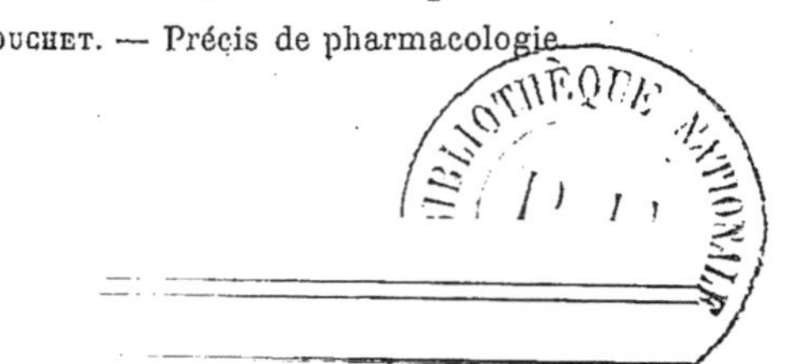

locale. Il se produit toujours une action excitante à doses faibles, paralysante à doses fortes. Chez l'homme, on peut constater qu'une dose de cocaïne de 1 décigramme, administrée par la voie buccale, détermine une augmentation de l'énergie musculaire qui se traduit facilement par l'enregistrement, au moyen de l'ergographe de Mosso, du travail des fléchisseurs des doigts. Ce phénomène de renforcement s'observe plus nettement sur les muscles fatigués ou après une période de jeûne, mais cette augmentation d'énergie n'est que temporaire et la cocaïne, comme la caféine, ne provoque qu'un coup de fouet passager, d'autant plus court que la fatigue musculaire ou l'insuffisance de la nutrition sont plus considérables. Chez certaines personnes sensibles, cette action de la cocaïne se traduit par une augmentation des mouvements péristaltiques de l'estomac et de l'intestin avec production consécutive de diarrhée, sous l'influence de doses faibles ; sous l'influence de doses fortes, au contraire, il y a paralysie de la tunique musculaire intestinale que le courant d'induction ne fait même plus contracter.

Nutrition. — Sous l'influence de la cocaïne, et à un degré beaucoup plus considérable encore que sous l'influence de la caféine, on voit se produire une excitation générale des échanges de l'organisme, une augmentation très notable de tous les matériaux de déchets : augmentation de l'azote total, des chlorures, des sulfates, des phosphates urinaires, enfin une utilisation plus intense des réserves de l'économie.

C'est grâce à l'utilisation possible des réserves de l'économie, que la cocaïne est susceptible, comme la caféine, de donner un coup de fouet et de produire une sensation de défatigue ; mais, cette action est transitoire, et, si l'on veut la faire persister, on est conduit à une usure exagérée de l'organisme qui se traduit bientôt par la déchéance physiologique.

Température. — En raison de l'action excitante de la cocaïne sur la nutrition, sur la circulation et les échanges respiratoires, on voit, sous son influence, la température s'élever et la production de chaleur augmenter. La cocaïne a été qualifiée de substance fébrigène et cette appellation lui convient très bien. La température centrale est, en effet, augmentée dans une proportion énorme lorsque la cocaïne est administrée à dose toxique, et chez les animaux, à la période des convulsions cloniques, on a pu la voir s'élever jusqu'à 43°. Il y a, à la fois, production exagérée de chaleur et économie de cette chaleur sous l'influence de la vaso-constriction périphérique ; mais, en outre, il faut admettre une action excitante sur les centres de thermogenèse, action qui s'explique d'autant mieux, que la cocaïne exerce cette action excitante sur tous les centres encéphaliques.

Cocaïnisme aigu. — La cocaïne est fortement toxique pour tous les animaux ; son pouvoir convulsivant et toxique varie avec chacun d'eux suivant la complexité plus ou moins grande de son système nerveux et avec sa température centrale. Ch. Richet et Langlois ont démontré très nettement que la dose convulsivante de cocaïne est d'autant plus petite que la masse cérébrale est proportionnellement plus grande chez l'animal. La dose mortelle suit de très près cette quantité.

Chez l'homme, la dose convulsivante a pu être fixée, grâce aux accidents étudiés très soigneusement. Deux cents milligrammes administrés en une seule fois, en solution moyennement concentrée. constituent une dose certainement convulsivante. Entre cette dose convulsivante et la dose mortelle, l'écart est souvent extrêmement faible ; dans tous les cas, l'administration d'une dose de 20 centigrammes, injectée en une seule fois, ou dans un temps très court, engage fortement la responsabilité de celui qui ferait cette injection.

Les intoxications légères ou, pour mieux dire, les alertes qui peuvent survenir au cours de l'emploi de la cocaïne sont assez variables.

Dans la plupart de ces cas, la moelle est la première et parfois même la seule intéressée. Cette impression se traduit par de la pâleur de la face et des téguments, dus surtout à l'excitation du sympathique, dont les origines principales sont surtout médullaires, et qui préside aux fonctions vaso-motrices. On voit également se produire des modifications de la circulation cérébrale et de la vaso-constriction des vaisseaux rétiniens. Comme conséquence de cette anémie cérébrale, on peut noter des vertiges, lipothymies, syncopes, dont l'apparition est favorisée par la station assise ou la station debout.

Ces troubles circulatoires peuvent être avantageusement combattus par l'inhalation de II à V gouttes de nitrite d'amyle qui vient lutter par son action vaso-dilatatrice active contre l'action vaso-constrictive de la cocaïne. On réalise ainsi un pseudo-antagonisme qui peut être utilisé, avec avantage, seulement dans les cas légers ; dans les cas graves, au contraire, ce serait une faute de chercher à obtenir cette action excitante qui pourrait avoir plus tard une répercussion sur les vaso-constricteurs, soit directement, soit indirectement.

A cette action excitante sur le sympathique sont également dus : la dilatation pupillaire provoquée par la contraction des fibres lisses de l'iris, les vomissements et la diarrhée qui se montrent assez souvent dans ces cas. C'est elle, également, qui provoque l'accélération des battements cardiaques et rend le pouls petit, filiforme, fuyant sous le doigt.

D'autres fois, la région bulbaire est plus impressionnée, l'excitation directe du pneumogastrique prédomine alors, et l'on voit apparaître des mouvements respiratoires d'abord précipités, petits, superficiels, puis, un peu plus tard, progressivement ralentis par épuisement nerveux.

Dans d'autres cas encore, ces accidents légers sont localisés à l'encéphale et se traduisent par une série de phénomènes psychiques assez fréquents : ce sont l'attendrissement, la fureur, l'exaltation des facultés intellectuelles, la loquacité et l'exubérance qui dominent alors. On peut également voir survenir des hallucinations d'ordre divers (vue et ouïe), du délire et une ivresse particulière. Dans tous les cas, enfin, même les plus légers, on remarque toujours une sorte de maladresse du système musculaire et même de la titubation par obtusion persistante de la sensibilité tactile.

Les phénomènes d'intoxication aiguë, grave, débutent rapidement. Ils consistent surtout en convulsions : ce sont d'abord des mouvements toniques, puis des mouvements cloniques de plus en plus violents. En même temps, apparaît de la cyanose, la respiration est embarrassée, les contractions cardiaques deviennent de moins en moins perceptibles, et enfin, si la dose est suffisante, la mort est l'aboutissant de ces phénomènes.

Les convulsions sont dues à l'excitation des centres nerveux supérieurs et la mort est le résultat de l'action toxique exercée sur ces mêmes centres ainsi que de la tétanisation complète des muscles respiratoires.

On observe des variations très nombreuses dans les manifestations symptomatiques, suivant la susceptibilité nerveuse de l'individu, mais ce facteur joue également un grand rôle au point de vue des doses toxiques. Si l'on indique une dose de 20 centigrammes comme étant une dose convulsivante, mortelle dans certains cas, des quantités bien moins considérables de cocaïne ont donné lieu à des accidents toxiques, même mortels, soit en ingestion, soit en injection, et HOENEL, de Dresde, dit qu'il est prudent de ne pas dépasser 3 centigrammes de cocaïne, en solution diluée, surtout chez les cachectiques, les cardiaques, les vieillards, les nerveux et les gens chez lesquels il y aurait à redouter une élimination rénale imparfaite.

Les accidents développés par la cocaïne se dissipent plus ou moins rapidement suivant leur gravité. Même à la suite d'accidents relativement légers, on observe encore pendant quelques jours la persistance des troubles intellectuels, de l'insomnie, de la cardialgie violente et une anorexie assez durable.

On est à peu près impuissant en face des intoxications aiguës provoquées par la cocaïne. Il ne faut employer, dans ces cas, ni le nitrite d'amyle, ni l'atropine, qui n'ont qu'une action antagonistique partielle avec une action toxique surajoutée. Seul, le chloral est susceptible de lutter, dans une certaine mesure, contre ces accidents, en raison de l'action vaso-dilatatrice qu'il peut exercer.

Cocaïnisme chronique. — L'introduction dans l'économie de doses faibles de chlorhydrate de cocaïne détermine une influence cérébrale plus ou moins intense, se traduisant, chez beaucoup d'individus, par des impressions nouvelles et par une sorte d'ivresse plus ou moins analogue à celle que détermine l'alcool ou, mieux encore, l'opium ou le haschisch. Cette excitation et la production de ces sensations sont les causes conduisant certains sujets à un usage répété de la cocaïne qui les fait rapidement aboutir à l'empoisonnement chronique.

L'accoutumance à la cocaïne est extrêmement rapide, plus rapide encore qu'à la morphine, et, au bout de quelques jours seulement, on voit des individus absorber 50 et même 70 centigrammes de chlorhydrate de cocaïne par voie buccale. L'action toxique exercée par la cocaïne est encore plus redoutable que celle exercée par la morphine, à cause de la précocité et de l'intensité des désordres intellectuels qu'elle détermine. Son action sur le système nerveux cérébral et médullaire provoque des symptômes analogues à ceux provoqués par la morphine. Ce sont principalement des hallucinations, du délire de la persécution, des troubles moteurs et sensitifs, ces derniers surtout remarquables du côté de la peau et caractérisés par des fourmillements et des sensations diverses sous les téguments. Ces troubles sont encore exaltés à la période hypnagogique et le malade souffre surtout de ces accidents lorsque l'heure habituelle du sommeil est arrivée.

On constate chez les cocaïnomanes, une anorexie plus ou moins complète, des insomnies, un état vertigineux, du délire, un état de marasme, des lipothymies, des syncopes, des attaques épileptiformes. D'autres fois, c'est simplement un état de prostration ou, au contraire, d'excitation cérébrale qui se traduit, au début surtout, par de la loquacité, une agitation plus ou moins accusée, et qui, au bout de quelque temps, fait place à un état de dépression extrêmement marqué.

L'état de dégradation physique et moral des cocaïnomanes est identique à celui des morphinomanes et des alcooliques.

Comme effets consécutifs, on voit survenir une démarche spasmodique, l'exagération des réflexes rotuliens, de la maladresse musculaire, des hyper-sécrétions glandulaires, un état de ténesme rectal et vésical très pénible et une polyurie persistant longtemps après la suspension de l'absorption de la cocaïne. L'amaigrissement survient très rapidement; en même temps, se produisent des troubles vaso-moteurs et cardiaques, et, parfois même, la cachexie emporte rapidement les malades.

Il est à remarquer que les morphinomanes devenus cocaïnomanes sont beaucoup plus rapidement touchés par l'action toxique de la cocaïne.

Les hallucinations des cocaïnomanes persistent longtemps après la cessation de l'emploi de la drogue et, au point de vue de leur responsabilité, ils doivent être assimilés aux alcooliques.

DÉRIVÉS DE LA COCAÏNE

La cocaïne est, comme nous l'avons vu, l'éther méthylique de la benzoylec-gonine; un certain nombre d'homologues de ce corps ont été fabriqués et étudiés dans ces dernières années et ils ont fourni des notions intéressantes sur les rapports existant entre la constitution chimique et l'action physiologique de la molécule cocaïnique.

EHRLICH a montré que la propriété anesthésique et, en partie, la toxicité et l'action sur le foie étaient dues à la fonction éther; l'ecgonine, la benzoylec-gonine et les corps analogues sont fort peu anesthésiques, mais surtout convulsivants et paralysants.

L'éthérification du noyau benzoylecgonine par des alcools monovalents a fourni des corps doués de propriétés anesthésiques locales. Ils ont été étudiés par SALT et se rapprochent beaucoup, comme action, de la cocaïne ordinaire.

La substitution du radical benzoyle dans la cocaïne par un autre radical acide aromatique donne également naissance à des anesthésiques locaux faibles, et on peut dire que l'introduction du groupe benzoyle dans les divers dérivés alcooliques de l'ecgonine est celui qui porte au summum le pouvoir analgésique.

Si le pouvoir anesthésique de ces substances est moindre, la toxicité est également variable : la cinnamylcocaïne est très peu toxique, l'isatropylco-caïne l'est, au contraire, fortement.

On a également fabriqué des cocaïnes en partant d'ecgonines isomères ou modifiées; on a ainsi obtenu les homococaïnes provenant de l'homoecgonine, les cocaïnes droites provenant de l'ecgonine déviant à droite le plan de polari-sation, les norcocaïnes obtenues avec des ecgonines dans lesquelles le groupe méthylamide a été remplacé par le radical imide.

Les cocaïnes droites sont plus anesthésiques que les gauches, mais elles possèdent un pouvoir irritant beaucoup plus considérable pour les tissus.

Les norcocaïnes sont également plus actives que la cocaïne ordinaire, mais elles sont aussi beaucoup plus toxiques.

Ces différents corps ne sont donc pas utilisés.

TROPACOCAÏNE. — Il n'en est pas de même de la *tropacocaïne* qui a été préconisée par LIEBREICH comme la meilleure des cocaïnes. C'est un alcaloïde qui existe dans la coca de Java à petites feuilles. Elle possède la formule $C^{13}H^{19}AzO^3$, comme l'a montré LIEBERMANN c'est une benzoylpseudotropéine. Elle se rapproche donc de la cocaïne par un noyau commun : la benzoyltropine. Elle est également voisine des alcaloïdes des Solanées vireuses dont elle possède le noyau tropine.

Cette substance possède une certaine puissance anesthésique, mais plus faible que celle de la cocaïne. Elle offre, par exemple, sur cette dernière, certains avantages, elle n'est pas vaso-constrictive, elle n'est pas mydriatique ; elle est moins toxique que la cocaïne, n'exerce qu'une action passagère sur la circulation et seulement à doses fortes.

Elle a été employée surtout en ophthalmologie aux lieu et place de la cocaïne. On utilise une solution à 3 p. 100 dont on instille I à III gouttes.

L'anesthésie obtenue est identique à celle provoquée par la cocaïne, mais elle ne produit ni dilatation pupillaire, ni trouble de l'accommodation, ni ischémie, ni modification de pression des milieux de l'œil.

Lorsqu'on pratique des injections intra-dermiques, suivant la méthode de Reclus, on emploie des solutions à 5 p. 100 ; on observe dans ces cas une analgésie plus faible et moins persistante, de sorte qu'il n'y a aucun avantage à substituer ce produit à la cocaïne.

L'étude de la constitution chimique de la cocaïne a poussé un certain nombre de chercheurs à examiner si, en utilisant aux lieu et place de l'ecgonine des noyaux voisins de cette dernière et en les copulant avec un radical alcoolique et un acide aromatique, on obtiendrait des corps doués de propriétés anesthésiques qui ne posséderaient pas les propriétés toxiques de la cocaïne.

EUCAÏNE A. — Le premier de ces composés nouveaux introduits en thérapeutique fut l'eucaïne A découverte par MERLING, en 1896.

L'*Eucaïne* A est un éther méthylbenzoïque d'une acétonamine carboxylée.

La triacétonalkamine est un corps voisin de l'atropine ; cet alcaloïde dérive en effet, comme l'eucaïne A, d'une oxypipéridine ; ce premier noyau carboxylé sera voisin de l'atropine carboxylée (ecgonine) et lorsqu'il sera méthylé et benzoylé, son analogie sera complète avec la cocaïne. L'eucaïne A possède une toxicité à peu près égale à celle de la cocaïne, mais son action analgésiante est moins accentuée. Elle possède des propriétés convulsivantes extrêmement intenses que ne présente pas la cocaïne et se rapproche, à ce point de vue, de la strychnine. Elle est vaso-dilatatrice, et cette propriété rend son emploi difficile en chirurgie. Son action sur le cœur est au moins aussi énergique que celle de la cocaïne et, sous son influence, la diastole devient pénible et lente. Elle produit toujours une baisse considérable de la pression sanguine déterminant chez le sujet une tendance à la lipothymie. La sensation de brûlure provoquée immédiatement par l'injection d'eucaïne A est plus intense que celle occasionnée par la cocaïne ; elle ne disparaît que lorsque les nerfs sensitifs sont paralysés. Elle est légèrement irritante pour les tissus. Ses avantages étant largement compensés par ces inconvénients, elle ne fut utilisée que pendant peu de temps et remplacée par l'eucaïne B.

EUCAÏNE B. — L'*eucaïne* B est à la fois voisine de l'eucaïne A et de la tropacocaïne. Elle a pour point de départ l'emploi de la diacétonamine au lieu de la triacétonamine. C'est une *benzoylvinyldiacétonalkamine* de formule $C^{18}H^{21}AzO^2$. Comme l'eucaïne A, l'eucaïne B est stable à l'ébullition et peut se stériliser ; sa solubilité et celle de son chlorydrate dans l'eau sont faibles, mais cependant suffisantes pour permettre de réaliser une solution à 5 p. 100.

Elle est deux à trois fois moins toxique que l'euçaïne A, et quatre fois moins toxique que la cocaïne. Son pouvoir analgésique est légèrement inférieur à celui de la cocaïne ; l'injection est toujours douloureuse et laisse, après l'opération, une sensation pénible persistant pendant quelque temps. Elle possède une action vaso-dilatatrice assez gênante. Elle présente cependant certains avantages qui la font utiliser, surtout, en stomatologie. On emploie des solutions à 2 p. 100 dont on peut, en raison de sa faible toxicité, injecter plusieurs centimètres cubes, chez des malades dans la position debout ou assise. Son action vaso-dilatatrice peut être combattue en l'associant, comme l'a fait LEGRAND, à la cocaïne et au phénol.

HOLOCAÏNE. — L'*holocaïne*, découverte par TAUBER, est une base puissante qui ne possède aucun lien de parenté avec les précédentes. C'est une *amidine* de formule brute $C^{18}H^{22}Az^2O^2$ qui prend naissance par suite de la combinaison de la phénacétine avec la paraphénéthydine avec élimination d'une molécule d'eau. L'holocaïne est plus toxique que la cocaïne ; c'est un poison musculaire local, elle agit sur les organismes inférieurs comme un poison du protoplasma ; elle possède une grande puissance résorptive et, ainsi que la strychnine, elle se conduit comme un poison tétanisant. En raison de sa toxicité, elle n'est recommandée que pour la pratique oculaire.

L'instillation de II à IV gouttes d'une solution aqueuse à 1 p. 100 de chlorhydrate d'holocaïne produit, au bout d'une minute, l'anesthésie complète de la cornée et de la conjonctive oculaire. Elle possède sur la cocaïne les avantages suivants : elle ne produit ni dessèchement, ni altération de l'épithélium cornéen, elle ne provoque pas de dilatation pupillaire et n'agit, en aucune façon, ni sur l'iris, ni sur la pression intra-oculaire. Elle a été également utilisée dans l'art dentaire.

ORTHOFORME. — L'*orthoforme* est un *éther méthylique de l'acide paraamidométaoxybenzoïque*. C'est une poudre blanche, légère, cristalline, insipide, inodore, soluble dans la glycérine, fort peu soluble dans l'eau, assez facilement soluble dans les acides, mais possédant alors des propriétés irritantes. En raison de son insolubilité, l'orthoforme a été presque uniquement employé en applications locales. L'action anesthésique ne se produit que lorsque ce corps se trouve en contact direct avec les terminaisons nerveuses et, par conséquent, lorsqu'il existe une solution de continuité des tissus. Il a été présenté comme une substance inoffensive, dénuée de pouvoir toxique, mais, depuis quelques années, les cas d'intoxication avec cet anesthésique local se multiplient, et à la suite de son absorption par la surface des plaies on a pu voir se produire des phénomènes fâcheux tels que : fièvre, nausées, vomissements, exanthèmes cutanés. Il a été mis en vente, successivement, plusieurs espèces d'orthoforme ne présentant ni les mêmes propriétés physico-chimiques, ni la même constitution. Malgré cela, employé en poudre ou en solution alcoolique, c'est un excellent topique des plaies douloureuses, non seulement du tégument externe mais encore des muqueuses superficielles ou profondes. Il a été surtout utilisé dans le pansement des brûlures et dans le traitement des laryngites ulcéreuses.

Il a été employé avec avantage pour calmer la douleur provoquée dans le traitement de l'épithélioma par l'acide arsénieux ; on utilise la solution suivante :

$$
\left.\begin{array}{l}
\text{Acide arsénieux} \dots \dots \dots \dots \dots \\
\text{Orthoforme} \dots \dots \dots \dots \dots \dots
\end{array}\right\}\ \text{ââ 1 gramme.}
$$
$$
\left.\begin{array}{l}
\text{Alcool à 95} \dots \dots \dots \dots \dots \\
\text{Eau distillée} \dots \dots \dots \dots \dots \dots
\end{array}\right\}\ \text{ââ 40 à 75 grammes.}
$$

Il ne faut jamais employer l'orthoforme en liniments ou en pommades ; c'est surtout dans ces cas qu'il a provoqué des accidents par irritation des tissus. Il ne doit pas être utilisé à l'intérieur, par la voie gastrique ; il provoque des modifications des sécrétions et diminue la digestibilité des aliments. Il possède un pouvoir réducteur intense et ne doit pas être employé en même temps qu'une substance médicamenteuse susceptible de subir une action réductrice. En particulier, il réduit le nitrate d'argent avec mise en liberté d'acide nitrique.

ANESTHÉSINE. — L'*anesthésine* est très voisine de l'orthoforme, c'est l'*éther éthylique de l'acide paraamidobenzoïque*. Elle se présente sous forme d'une poudre blanche, inodore et sans saveur, difficilement soluble dans l'eau, facilement soluble dans l'alcool, l'éther, le chloroforme, les huiles. Son chlorhydrate est plus soluble et peut donner des solutions à 1 p. 100. Elle agit à la manière de l'orthoforme ; son absorption est lente, par suite de sa dissolution difficile dans les divers liquides de l'organisme.

A doses moyennes, elle n'exerce sur l'organisme aucun effet nuisible, mais des doses fortes pourraient, si elles étaient absorbées, provoquer des accidents. L'anesthésine est un poison du sang et du système nerveux central. Chez les animaux, elle provoque de la paralysie bulbo-médullaire, précédée de quelques phénomènes tétaniques. A la suite de son administration par voie intra-veineuse, on voit rapidement apparaître de la méthémoglobine dans le sang. Elle a donné de très bons résultats, employée en poudre, dans le pansement des brûlures, des ulcérations tuberculeuses, de l'ulcère de jambe et dans les diverses sortes de prurit. Elle a été également administrée à l'intérieur, dans les cas d'hyperesthésie de l'estomac, d'ulcère gastrique, de dyspepsie nerveuse et même dans les vomissements de la grossesse. Elle peut se prescrire en cachets à la dose de 0^{gr} 30 à 2 grammes par jour, sans risques d'accidents toxiques. Elle ne possède pas d'action irritante pour les tissus et ne présente pas les incompatibilités de l'orthoforme ; aussi, peut-on l'employer dans le traitement des uréthrites, du ténesme vésical, des affections hémorrhoïdales.

Sous le nom de *Subcutine*, on désigne le paraphénolsulfonate d'anesthésine qui ne diffère de l'anesthésine que par une solubilité plus considérable dans l'eau. Cette propriété ne présente pas d'intérêt, car l'anesthésine doit rester un anesthésique local à employer en poudre et en applications topiques, jamais en injection.

NIRVANINE. — C'est un dérivé direct de l'orthoforme ; c'est l'*éther méthylique de l'acide diethylglycocollamidooxybenzoïque*. Elle constitue une poudre blanche cristalline, de saveur chaude et salée, très soluble dans l'eau. La nirvanine a été utilisée comme anesthésique local, soluble, par conséquent injectable. Elle provoque une anesthésie lente et très localisée, sans vaso-constriction. C'est un corps peu toxique, mais il faut l'employer en solutions concentrées à 2 et même 4 p. 100. Malgré la sécurité qu'elle procure, son emploi ne s'est pas généralisé.

STOVAÏNE

La Stovaïne appartient à une série toute nouvelle, celle des amino-alcools. Elle fut découverte en 1904 par FOURNEAU et son étude pharmacologique a été faite par POUCHET et CHEVALIER. C'est le *chlorhydrate du diméthylaminobenzoylpentanol*. Elle cristallise en petites lamelles brillantes, fusibles à 175°, très solubles dans l'eau ; ses solutions peuvent être stérilisées sans inconvénients à 115°.

La stovaïne agit comme la cocaïne et provoque de l'analgésie locale, son action diffusée est plus étendue que celle de cette dernière en raison de l'absence de vaso-constriction locale.

La durée de son action analgésique est sensiblement comparable à celle de la cocaïne. Comme cette dernière, elle produit la section physiologique du nerf, pendant la durée de son contact avec le tissu nerveux, et le retour à la normale s'opère sans aucun incident. Elle est quatre à cinq fois moins toxique que la cocaïne.

Son action sur le système nerveux se fait sentir, à la fois, sur les hémisphères, cérébraux, le cervelet, la moelle et le bulbe. Les convulsions qui se produisent, à doses toxiques, sont à prédominance tonique et s'accompagnent de trouble des sens, d'hallucinations, d'incoordination motrice. Comme pour la cocaïne, l'analgésie généralisée est le phénomène toxique le plus manifeste que l'on constate sur les animaux inférieurs et les animaux à sang-froid. On note l'abolition des perceptions nerveuses sensitives, par action sur les extrémités terminales, et l'hyperexcitabilité des troncs nerveux avec persistance des réflexes.

Son action sur l'appareil circulatoire est différente de celle exercée par la cocaïne. C'est une action toni-cardiaque, sans action vaso-constrictive ni hypertensive d'origine centrale, comme le montrent les phénomènes qui se passent après la section du pneumogastrique. L'arrêt du cœur se produit en systole, à la suite d'un amoindrissement graduel de l'énergie du myocarde. La respiration est peu intéressée, des modifications marquées se montrent seulement lors de l'apparition des convulsions. La stovaïne possède des propriétés antiseptiques marquées.

Mode d'administration. Doses. — La stovaïne est employée comme anesthésique local en injections sous-cutanées ; en raison de sa toxicité moindre, elle a été également employée en injections rachidiennes pour réaliser l'anesthésie générale, mais c'est là une méthode d'exception qui n'est pas à recommander.

D'une façon générale, sa posologie et ses indications sont celles de la cocaïne à laquelle elle est de plus en plus substituée. On peut injecter par voie sous-cutanée jusqu'à 25 centimètres cubes d'une solution à 1 p. 100.

Elle donne de bons résultats comme analgésique local en pommades et elle a été également employée à l'intérieur à la dose de 0ᵍʳ 02 à 0ᵍʳ 10.

L'*Alypine* est le *chlorhydrate du tétraméthyldiaminobenzoylpentanol*. Ce corps est plus toxique que la stovaïne et très convulsivant. Il ne possède aucune propriété particulière permettant de le préférer à la stovaïne.

HYPNOTIQUES

CHLORAL

Le chloral est une aldéhyde trichlorée découverte par Liebig en 1832 et dont Dumas a fixé la constitution en 1834. Ce corps se produit très facilement par réaction du chlore sur un grand nombre de matières organiques, (alcool, amidon, sucre, etc.). C'est un liquide incolore, très fluide, gras au toucher, d'odeur à la fois éthérée et irritante, qui s'unit très facilement à l'eau en dégageant une forte quantité de chaleur. Son action est énergiquement irritante et même caustique pour la peau et à plus forte raison pour les muqueuses, aussi n'est-il pas utilisé sous cette forme.

En solution dans l'eau et dans l'alcool, il donne naissance à des combinaisons cristallines : l'hydrate de chloral et l'alcoolate de chloral, qui sont beaucoup moins irritantes. L'hydrate de chloral est surtout utilisé en thérapeutique ; il se présente sous forme de masses cristallines saccharoïdes ou sous forme de cristaux prismatiques tabulaires. Il émet des vapeurs à la température ordinaire et se sublime facilement. Son odeur est éthérée, vive, pénétrante, rappelant, dans une certaine mesure, l'odeur du melon. Il est extrêmement soluble dans l'eau ; 1 gramme d'eau dissout près de 4 grammes de chloral (3ᵍʳ 85). Sa saveur est désagréable, très tenace. Il fond à la température de 47° et bout entre 97° et 98°. Il cristallise avec une molécule d'eau et possède par conséquent la formule $C^2HCl^3O.H^2O$. Il s'altère facilement à l'air et sous l'influence de la lumière pour donner naissance à de l'acide chlorhydrique, du formiate d'ammonium et du chloroforme ; il doit donc être conservé dans des flacons pleins, bien bouchés et en verre fortement coloré. Le chloral mal purifié se décompose plus facilement que le chloral pur, aussi est-on obligé de veiller à sa purification complète.

Les réactions suivantes peuvent servir à déterminer sa pureté. Il doit donner des solutions faiblement acides. Il ne doit ni réduire, ni précipiter les solutions d'azotate d'argent. S'il se produit une réduction, il contient des composés aldéhydiques ; s'il se produit une précipitation, il contient de l'acide chlorhydrique. Le contact avec de l'acide sulfurique ne doit pas provoquer la moindre coloration brunâtre. Sous l'influence des alcalis concentrés, il doit se décomposer intégralement en formiate alcalin et chloroforme sans donner de coloration.

Comme réactions d'identité on a signalé les suivantes : un cristal d'hydrate de chloral en présence d'essence de menthe fournit un mélange coloré en rose, qui fonce, passe au rouge, puis au violet.

A chaud, l'hydrate de chloral en contact avec de l'acide azotique et du chromate acide de potassium produit une coloration bleue que l'ammoniaque fait passer au rouge, la soude au vert clair.

Modes d'administration. Doses. — Le chloral doit toujours être administré seul, il ne peut que perdre à une association quelconque. En raison de sa grande solubilité dans l'eau, il s'emploie facilement dans toutes les potions ayant l'eau pour véhicule. Il faut se souvenir qu'en raison de son action énergiquement irritante, les solutions de chloral destinées à l'absorption par voie buccale doivent toujours être suffisamment étendues. On peut utiliser par exemple la formule suivante :

Hydrate de chloral.	2 à 4	grammes.
Mucilage de gomme arabique	50	»
Sirop d'écorces d'oranges	50	»
Essence de menthe	III	gouttes.

F.S.A. — A prendre par cuillerées à soupe, diluées dans un quart de verre d'eau, de demi-heure en demi-heure, jusqu'à effet somnifère.

Le Codex renferme une formule de sirop qui s'altère rapidement et est irritant pour la muqueuse gastrique. Elle peut être remplacée avantageusement par la suivante :

Hydrate de chloral.	2 à 4	grammes.
Solution saturée de bicarbonate de soude.	10	»
Sirop de menthe.	90	»
Chloroforme.	II	gouttes.

F. S. A. — A prendre par cuillerées à soupe, diluées, de demi-heure en demi-heure, jusqu'à effet somnifère.

En raison de sa saveur très désagréable, il est souvent prescrit par voie rectale, en employant une formule analogue à la suivante :

Hydrate de chloral.	4 à 6	grammes.
Lait bouilli	300	»
Jaune d'œuf.	N° 1	

Il est également prescrit quelquefois sous forme de suppositoires, suivant la formule :

Hydrate de chloral.	3	grammes.
Blanc de baleine	3	»
Beurre de cacao	2	»

Dans un certain nombre de cas : dans le tétanos, l'éclampsie, les intoxications par la strychnine, on a utilisé l'hydrate de chloral en injections intraveineuses. On emploie alors des solutions au vingtième, dont on injecte 20 centimètres cubes, trois à quatre fois ou plus par jour. C'est là une méthode d'exception qui donne d'excellents résultats, mais lorsqu'on l'utilise il faut surveiller très étroitement la respiration, le cœur et les urines de son malade.

Lorsqu'on pratique ces injections, il faut avoir soin d'introduire et de retirer sa canule de façon à ne pas laisser de chloral sous l'épiderme. Par suite de son action irritante énergique, il provoque rapidement des décollements de la peau et même des phlegmons gangréneux.

En raison de ses propriétés antiseptiques, l'hydrate de chloral a été utilisé en solution à 2 ou 3 p. 100, dans le pansement des plaies et pour les soins de la bouche.

Le chloral agit comme hypnotique à la dose de 2 à 4 grammes chez des sujets non accoutumés, des doses de 1 à 2 grammes sont même parfois suffisantes. Comme anticonvulsivant, il faut atteindre des doses de 6 à 8 grammes par jour, administrées par fractions.

Chez les alcooliques et les aliénés, l'action du chloral se fait moins rapidement sentir et il faut élever les doses parfois jusqu'à 5 et même 8 grammes pour produire un effet hypnotique; mais, dans ces conditions, la dose hypnotique est très voisine de la dose toxique, et il faut manier le médicament avec prudence.

Au contraire, les individus faibles et anémiques, sont facilement impressionnés par le chloral.

Chez les enfants, COMBY emploie le chloral en lavement, potion ou suppositoire, à la dose de 5 centigrammes par année d'âge.

Absorption. Élimination. — Le chloral s'absorbe rapidement par toutes les voies et les effets pharmacodynamiques obtenus sont presque immédiats.

Dans l'organisme, le chloral subit peu de décomposition, et la presque totalité s'élimine par l'urine à l'état d'acide urochloralique, dont la formation dans l'économie est le résultat d'une synthèse et non d'un dédoublement comme l'ont montré VON MERING et MUSCULUS. Une petite portion s'élimine en nature par le poumon. LIEBREICH avait prétendu que l'hydrate de chloral arrivé dans le sang, milieu alcalin, se dédoublait en chloroforme et formiate alcalin, et que ce dernier était ultérieurement transformé en carbonate de soude, rétablissant ainsi l'alcalinité du sang. Cette théorie a été soutenue par PERSONNE, BYASSON, FOLLET, RABUTEAU, ARLOING; mais à l'heure actuelle, elle n'est plus admise, en raison d'un certain nombre de faits d'ordre chimique et physiologique, mis en lumière par RICHARDSON, DEMARQUAY, VULPIAN, LABBÉE.

A la vérité, sous l'influence de l'alcalinité du sang, mais surtout, sous l'influence de l'activité vitale des cellules, une partie du chloral se décompose dans l'organisme et donne naissance à du chloroforme, qui peut être retrouvé dans le sang, mais cette quantité est toujours faible, par rapport au chloral restant qui agit à l'état de nature. La quantité de soude libre dans le sang est du reste absolument insuffisante pour transformer le chloral absorbé; de plus, lorsque cette réaction se produit, elle ne s'effectue que lentement, et 30 à 40 centigrammes de chloral se dédoublent seulement par heure, comme l'a montré RICHARDSON, mettant en liberté 25 à 30 centigrammes de chloroforme. Enfin cette décomposition se produirait-elle d'une façon suffisante, le chloroforme formé ne peut être mis en cause pour la production de l'effet hypnotique, car les trichloracétates alcalins qui, dans les mêmes conditions, se décomposent et donnent naissance à du chloroforme et à des carbonates alcalins, ne sont pas hypnotiques, même employés à des doses de 5 à 8 grammes.

De plus, les actions pharmacodynamiques du chloral et du chloroforme présentent un certain nombre de divergences ; les injections intra-veineuses de chloral amènent une anesthésie presque instantanée, incompatible avec le dédoublement en chloroforme ; enfin, le sommeil peut être produit avec des doses telles que la quantité de chloroforme provenant du dédoublement serait certainement inactive. L'argument sans contredit le plus sérieux, en faveur de l'action propre du chloral, est fourni par le pouvoir hypnotique des chloralides, en particulier du croton-chloral et du chloralose.

Le croton-chloral est le chloral butylique $C^4H^5Cl^3O$; son action physiologique est très voisine de celle du chloral, mais ses propriétés hypno-anesthésiques sont encore plus énergiques.

Il est moins stable que le chloral ordinaire en présence des alcalis, et il fournit un formiate alcalin et du chloroforme propylique $C^3H^5Cl^3$. Ce dernier corps est très instable et se décompose presque aussitôt en acide chlorhydrique et propylène bichloré $C^3H^4Cl^2$, non hypnotique. L'action hypnotique de ce corps est donc inexplicable avec cette hypothèse.

De même pour le chloralose : il faudrait admetttre la décomposition du chloralose donnant d'abord naissance à du chloral, puis ce chloral donnant à son tour du chloroforme. Il serait nécessaire pour obtenir une quantité de chloroforme suffisante pour impressionner l'organisme, d'administrer des doses mortelles de chloralose, ou alors, il faut refuser d'admettre que ce soit à la molécule du chloral que les chloralides empruntent leur pouvoir hypnotique, ce qui serait absolument contraire aux faits d'observation et d'expérience.

Action locale. — Mis au contact de la peau, le chloral provoque de la douleur, de l'irritation, une vésication plus ou moins intense ; le contact est toujours douloureux et il se produit une escharification légère. Suivant la concentration des solutions, il est irritant ou caustique.

Les muqueuses sont encore plus sensibles à l'action irritante du chloral, et le contact est toujours plus ou moins douloureux, même lorsqu'il s'agit de solutions étendues. En ce qui concerne la bouche, on éprouve une saveur piquante, âpre, désagréable, très persistante dans le pharynx, et qui est accompagnée, en général, d'hypercrinie salivaire réflexe.

La muqueuse stomacale réagit assez énergiquement : on constate une sensation de chaleur, de douleur accompagnant la congestion ou les lésions plus graves qui peuvent être provoquées par des solutions plus ou moins diluées. Certains individus ont une intolérance gastrique manifeste qui se traduit par des nausées, des vomissements et qui oblige parfois à renoncer à l'emploi du chloral par voie gastrique.

Léo TESTUT a attiré l'attention sur l'action nécrosante des solutions fortes de chloral sur la muqueuse gastrique. D'après lui, des solutions à 1 p. 15 sont encore capables de déterminer des congestions, des lésions inflammatoires, des ecchymoses, des eschares, des ulcérations. Il y a donc intérêt à diluer les solutions de chloral pour éviter cette action offensive pour l'estomac; un gramme de chloral doit être introduit, dans l'estomac, dissous dans un volume de liquide d'au moins 50 centimètres cubes. La muqueuse rectale est moins sensible, mais il faut néamoins diluer le chloral dans une large proportion et employer de préférence le lait comme dissolvant.

L'emploi de pommades à l'hydrate de chloral provoque assez souvent des érythèmes papuleux localisés avec sensation de brûlure.

Sur les plaies, l'action du chloral est nettement marquée par la formation d'une pellicule grisâtre, peu adhérente, de tissu mortifié.

Action générale. Toxicité. — Quelle que soit la voie d'introduction du chloral dans l'économie, les effets généraux sont les mêmes à l'intensité et à la rapidité près : ils consistent dans l'action hypnotique ou l'action anesthésique qu'il peut exercer à la limite des doses thérapeutiques.

Cette action est la même chez les animaux à sang froid et à sang chaud. Chez les grenouilles, l'ingestion de 25 à 30 milligrammes d'hydrate de chloral en solution aqueuse au cinquième provoque d'abord un affaiblissement marqué des mouvements volontaires, puis de la résolution musculaire plus ou moins complète avec disparition progressive de la sensibilité. La cornée devient insensible, les réflexes disparaissent successivement, les contractions cardiaques et les mouvements respiratoires diminuent et l'insensibilité arrive à être totale.

Cette période d'insensibilité dure un certain temps, après lequel arrive la période de retour : la restitution à l'état normal se produit rapidement et il ne persiste plus qu'une simple paresse musculaire. Avec des doses plus considérables, 100 milligrammes par exemple, on obtient brutalement l'anesthésie profonde, la résolution musculaire, mais on provoque en même temps l'arrêt de la respiration et du cœur : le cœur meurt en diastole, rempli de sang noir et fluide.

Chez le lapin et le cobaye, les doses doivent être plus élevées. Avec 1 gramme ou 1^{gr} 50, on obtient de la faiblesse musculaire, de l'incoordination motrice puis la résolution ; la sensibilité est amoindrie, la respiration ralentie, la température baisse.

Cette période d'hypno-anesthésie dure plus ou moins longtemps suivant les doses ; au bout de trois ou quatre heures l'animal est revenu à l'état normal.

Chez le chien, le chloral introduit à l'intérieur, à la dose de 4 grammes, amène rapidement de la titubation et de l'incoordination motrice, puis au bout de fort peu de temps, l'animal se couche et s'endort. Sa respiration est régulière, le pouls est ralenti, la sensibilité plus ou moins fortement émoussée. Cette période d'hypno-anesthésie dure trois à quatre heures, puis, la sensibilité réapparaît et un peu plus tard les sens et l'activité cérébrale reprennent leur acuité normale. Les muscles restent pendant un certain temps faibles et mal assurés, surtout avec des doses fortes de chloral.

Si l'on emploie des doses de chloral progressivement croissantes, on voit bientôt l'animal tomber dans un sommeil très profond, toutes les manifestations conscientes ont complètement disparu, les pupilles sont contractées, les globes oculaires convulsés en dedans, et recouverts par la membrane nictitante, les réflexes sensitifs ont complètement disparu, les impressions douloureuses ne sont plus perçues et les muscles ont perdu toute résistance et presque toute leur tonicité.

Cette perte de la sensibilité et cette résolution musculaire sont les caractères essentiels de l'hypno-anesthésie vraie, et elle est en tous points comparable à celle provoquée par le chloroforme ou l'éther ; elle apparaît lentement, dans le plus grand calme, et d'une manière insensible lorsque les doses sont progressivement croissantes. Si, d'emblée, on administre 6 à 8 grammes, c'est-à-dire une dose suffisante pour obtenir l'anesthésie parfaite, elle se produit très rapidement, mais s'accompagne de phénomènes traduisant l'action toxique du chloral et consistant surtout en un frissonnement intense accompagné de. dyspnée : la mort arrive bientôt par arrêt primitif de la respiration, auquel succède bientôt l'arrêt du cœur.

Le chien réagit d'une façon absolument identique à l'homme, et il est vraiment l'animal de choix pour l'expérimentation physiologique.

Chez l'homme, à la suite de l'administration de 1 à 4 grammes de chloral par voie gastrique ou rectale, on voit, au bout de dix à vingt minutes, se produire des bâillements, des clignotements des paupières, un état de lassitude particulier ; les sens sont émoussés et le besoin de sommeil devient bientôt tellement irrésistible que l'individu ne tarde pas à être incapable de se maintenir en équilibre et cède au sommeil qui l'envahit.

Le sommeil, sous l'influence de ces doses, dure environ de quatre à six heures. Pendant ce temps, la respiration et le pouls sont ralentis, les muscles relâchés, les pupilles rétrécies, les yeux convulsés en dedans, comme dans le sommeil chloroformique. On observe un abaissement de température qui peut atteindre plus d'un degré. Le bruit ou une excitation violente sont capables de réveiller le sujet, mais il se rendort bientôt si l'excitation cesse. Comme l'a démontré Oré, la faradisation pratiquée à l'aide d'un courant à intermittences assez nombreuses, les électrodes étant éloignées l'une de l'autre, constitue le meilleur excitant connu pour permettre de lutter contre les phénomènes d'hypnose toxique provoqués par le chloral.

Avec des doses médicamenteuses, l'excitabilité réflexe est conservée et l'état de l'individu est presque normal au réveil.

A doses plus considérables, de 4 à 6 grammes par exemple, le sommeil est plus profond et sa durée plus prolongée ; dans ce cas, la sensibilité est plus ou moins éteinte, les réflexes sont, en général, abolis ou tout au moins fortement diminués.

Avec des doses toxiques, en moyenne avec une dose supérieure à 8 grammes, les phénomènes sont assez différents : on voit d'abord apparaître de l'excitation qui indique le début des phénomènes toxiques, puis, à cette excitation, fait suite, brusquement, un sommeil lourd qui sidère en quelque sorte l'individu. On observe en même temps des tremblements musculaires, la respiration est précipitée, le pouls est intermittent, irrégulier, petit, fuyant sous le doigt. Puis, les battements cardiaques deviennent tumultueux et arythmiques. Le patient est dans un état de stupeur profonde, il est absolument pâle à la périphérie du corps, la face est d'une lividité cadavérique, le tégument cutané est très refroidi ; l'insensibilité est complète et généralisée, aussi bien celle de la cornée que celle de la peau et des muqueuses. On remarque de la mydriase, un ralentissement notable des mouvements respiratoires, de l'affaiblissement et de l'arythmie des contractions cardiaques.

A cette période, la mort peut survenir brusquement ou, au contraire, succéder plus lentement à l'état profondément comateux dans lequel se trouve le malade. Dans ce dernier cas, on observe des sueurs profuses qui sont, en général, l'indice d'une issue fatale. La mort se produit par arrêt respiratoire primitif; très rarement, on voit survenir une syncope cardiaque primitive ; en réalité, dans la majeure partie des cas, l'individu succombe à une syncope cardio-pulmonaire.

A l'autopsie des individus ayant trouvé la mort dans ces circonstances, on n'observe que des lésions peu importantes et non constantes. Le cœur est dilaté d'ordinaire, mais les ventricules peuvent être vides ou gorgés de sang, suivant les cas. L'oreillette droite est toujours remplie de sang fluide. Les poumons sont congestionnés, emphysémateux ou, au contraire, pâles et non congestionnés. Les reins, la rate, les autres viscères splanchniques sont tous hyperhémiés et on peut même trouver à leur surface des points ecchymotiques. Le cerveau et la moelle sont presque toujours hyperhémiés. Ce sont, en réalité, des lésions banales de syncope ou d'asphyxie.

La toxicité du chloral est variable suivant les individus, comme on pourra le voir par le tableau suivant dû à Nothnagel et Rossbach.

SUJETS	DOSE HYPNOTIQUE	DOSE MORTELLE
Grenouilles.	0 gr. 05	0 gr. 10
Lapins.	1 à 2 gr.	2 à 3 gr.
Chiens.	5 à 10 gr.	10 à 16 gr.
Enfants	0 gr. 10 à 1 gr.	2 à 3 gr.
Adultes	2 à 3 gr.	5 à 10 gr.
Buveurs	5 à 8 gr.	10 gr.

On le voit donc, les enfants sont plus sensibles que les adultes ; les nerveux, les aliénés, les alcooliques, résistent davantage à l'action calmante et hypnotique du chloral et, chez eux, lorsqu'on administre une dose insuffisante de chloral, on voit très souvent survenir des phénomènes d'excitation qui rappellent ceux de la période de l'ivresse alcoolique ou chloroformique. L'apparition de ces phénomènes d'excitation n'indique nullement, chez ces individus, la nécessité d'augmenter les doses, car, dans un grand nombre de cas, si la dose hypnotique doit être augmentée, la dose toxique reste la même, et l'on pourrait voir survenir des accidents.

Un certain nombre de circonstances peuvent cependant modifier la susceptibilité des individus vis-à-vis des doses toxiques; les émotions, l'état d'ivresse du sujet, l'intoxication tétanique ou strychnique permettent d'administrer des doses hypertoxiques de chloral sans qu'ils en éprouvent le moindre inconvénient. C'est ainsi que Dufour, de Lausanne, a pu faire absorber à un tétanique de vingt-six ans, en cinq jours, 52 grammes de chloral. Worms a administré pendant toute une semaine la dose quotidienne de 20 grammes dans un cas analogue.

Action hypnotique. — L'action hypnotique du chloral constitue son action médicamenteuse la plus importante et la plus remarquable. Le sommeil produit par cet agent est un sommeil presque naturel, si la dose de chloral employée a été la dose minima suffisante pour provoquer chez l'individu l'état hypnotique ; cette dose est variable avec chaque individu, d'où l'avantage de prescrire le chloral par doses fractionnées. Ce sommeil survient d'ordinaire graduellement, rarement il est accompagné de rêves et d'hallucinations, plus rarement encore on voit survenir une ivresse gaie précédant la somnolence.

Au réveil, on a noté parfois de l'incertitude de la démarche ; on observe quelquefois, à un faible degré, de la sécheresse de la bouche, de la dyspepsie, une pesanteur de tête, de la lassitude ; plus rarement encore, on voit survenir les nausées et les vomissements qui se montrent habituellement à la suite du sommeil provoqué par les alcaloïdes de l'opium. Ces phénomènes accessoires ennuyeux se produisent surtout lorsqu'on a dépassé la dose suffisante pour déterminer l'hypnose chez l'individu en question ; en conséquence, il faut donc administrer graduellement au malade la dose efficace de chloral qui déterminera, chez lui, le bon sommeil. L'action soporeuse du chloral est d'autant plus marquée et durable que le malade auquel on l'administre est plus faible et plus débilité. Son action hypnotique se produit aussi bien chez l'homme sain que chez l'homme malade, il n'y a que lorsque l'insomnie est accompagnée d'un état congestif de l'encéphale que le chloral n'agit pas ; dans ce cas, on voit se produire, au contraire, de l'excitation, quelle que soit la dose employée.

Action anesthésique. — Cette action ne se produit jamais chez l'homme à doses médicamenteuses ; c'est un phénomène toxique, par conséquent inutilisable.

Chez les animaux, cette anesthésie complète est obtenue soit au moyen d'injections intra-veineuses de chloral, soit par l'emploi d'un mélange d'hydrate de chloral et de chlorhydrate de morphine. L'anesthésie ainsi provoquée est aussi complète que l'anesthésie chloroformique, mais l'amyosthénie produite ne s'accompagne pas de la suppression de l'action des nerfs sur les muscles striés, comme cela arrive avec le curare, par exemple, et les animaux peuvent être conservés en état d'insensibilité complète pendant une à deux heures sans qu'il soit nécessaire d'employer la respiration artificielle ; de plus, avec la solution de

chloral, on peut mesurer et graduer à volonté les effets anesthésiques.

Cette abolition de la sensibilité est complète, comme l'a démontré
CARVILLE, la faradisation d'un nerf mixte est incapable de provoquer un
réflexe retentissant sur la circulation, mais elle n'est pas totale et absolue,
car, comme l'ont remarqué GUINARD et TIXIER, l'excitation du péritoine
sensibilisé par traumatisme et exposition à l'air, est encore susceptible
de provoquer une modification accentuée des réflexes cardiaques et respiratoires.

La sensibilité disparaît de la périphérie aux centres, et cela absolument par le même mécanisme qu'avec les autres anesthésiques généraux. L'altération du dynamisme des éléments cellulaires sensitifs est
en relation étroite avec la modification des échanges nutritifs provoquée
par le chloral, mais surtout, comme l'a montré DEMOOR, en relation avec
l'action exercée par ce corps sur le protoplasma des éléments nerveux.
Sous l'influence des doses narcotiques, les prolongements protoplasmiques des cellules pyramidales prennent, chez les animaux, une apparence moniliforme moins accentuée qu'avec le chloroforme, mais cependant très nette ; les arborisations ne sont pas modifiées dans toute leur
étendue, mais seulement au niveau des fines ramifications.

Action sur le système nerveux. — L'action du chloral sur le
système nerveux se porte d'abord sur la substance grise des hémisphères cérébraux, l'activité de la substance blanche n'étant pas notablement modifiée.

A la suite de l'administration progressive du chloral, on s'aperçoit
que la conscience et la connaissance sont d'abord éteintes, mais non
paralysées à dose hypnotique, la cérébration disparaît ensuite peu
à peu au fur et à mesure que la dose anesthésique est atteinte. Il n'y a
pas paralysie des centres psycho-sensitifs, mais imprégnation plus ou
moins profonde et atténuation de leur activité. La suppression complète ne se produit qu'avec des doses toxiques. L'excitation du gyrus
sigmoïde par un courant faradique ne provoque dans le membre du côté
opposé que de faibles mouvements ; l'excitation de la substance grise
corticale qui, à l'état normal, avec un courant faradique, facilite l'excitation de la substance blanche sous-jacente, oppose, comme on l'a vu
avec les autres hypno-anesthésiques, une résistance au passage du courant électrique.

Les nerfs crâniens, et en particulier le trijumeau et ses branches, sont
rapidement intéressés par l'action du chloral ; la conjonctive est l'un
des premiers organes sur lesquels on peut observer l'anesthésie, long-

temps avant qu'elle ne se soit montrée dans d'autres régions, et c'est là une exception des plus remarquables.

Puis, la moelle est intéressée à son tour; successivement, son pouvoir excito-moteur, son pouvoir sensitif, son pouvoir réflexe, sont touchés par l'action médicamenteuse du chloral. Après les premiers effets somnifères, lorsque la dose est suffisante, on peut voir s'atténuer peu à peu et disparaître les différents réflexes. Cette disparition des réflexes est parfois précédée, chez l'homme, d'hyperexcitabilité accompagnée de phénomènes convulsifs.

Les nerfs rachidiens sont atteints de bas en haut, la sensibilité disparaissant de la périphérie au centre, comme avec les anesthésiques généraux. Les appareils centraux de la respiration, le bulbe, les ganglions cardiaques, résistent plus longtemps, comme avec le chloroforme.

En réalité, toutes les parties du système nerveux subissent, quoique à des degrés différents, l'influence dépressive du chloral; toutes les cellules nerveuses sont impressionnées, et leurs propriétés physiologiques sont touchées dès le moment où le chloral vient à les impressionner.

Grand sympathique. — Sous l'influence du chloral, le sympathique se paralyse progressivement, et l'on voit apparaître de la dilatation pupillaire, de l'anémie des artères rétiniennes avec stase veineuse, de la congestion céphalique et des éruptions cutanées qui sont sous la dépendance de cette paralysie des filets vasculaires du sympathique.

Nerfs périphériques. — Les nerfs périphériques n'éprouvent aucune modification appréciable sous l'influence du chloral. La sensibilité et la conductibilité nerveuses restent absolument intactes, quelle que soit la dose employée.

Le centre nerveux cérébro-spinal a seul perdu, d'une façon momentanée, sa sensibilité et sa réflectivité; et cela à un degré d'autant plus marqué que la dose de chloral a été plus considérable. La paralysie des réflexes peut être telle qu'elle rende impossible la production des spasmes du strychnisme et du tétanos. Aussi, cette observation a-t-elle conduit Verneuil (1870) à employer le chloral dans le traitement des affections qui sont caractérisées par l'exagération ou par la perversion de la réflectivité bulbo-médullaire. Cette méthode fut perfectionnée par Oré, de Bordeaux, qui, à la suite de l'emploi du chloral à hautes doses, en injections intra-veineuses, obtint des résultats merveilleux dans le traitement du tétanos et de la rage. Le chloral ne guérit pas toujours, mais, en faisant cesser les accidents convulsifs et en relâchant les muscles, il permet de nourrir, de médicamenter le malade et de soutenir ses forces. De plus, il abolit la douleur, supprime les irritations périphériques activant le travail morbide dont la moelle est le siège et, par conséquent, aide dans une certaine mesure à la réparation du tissu nerveux et à sa restitution à l'état normal. Dans nombre de cas, malgré l'emploi du chloral, on voit survenir la mort sans phénomènes convulsifs, avec abaissement de température, par suite des modifications physico-chimiques du tissu nerveux bulbo-médullaire provoquées soit par la strychnine, soit par la tétanotoxine, et déterminant l'abolition progressive des fonctions de l'axe cérébro-spinal.

Système musculaire. — L'abolition des réactions cérébro-musculaires a lieu au moment précis où disparaissent les mouvements réflexes d'origine sensitive périphérique. Lorsque le cerveau est devenu inexcitable, les muscles et les nerfs moteurs possèdent encore toute leur excitabilité. Le chloral paralyse surtout la substance grise médullaire; et il s'agit, en réalité, de troubles nervo-musculaires, mais les troubles du système moteur sont tellement accentués qu'ils attirent vivement l'attention.

Ces troubles de motilité débutent par de l'incoordination motrice et de la paresse des mouvements aboutissant bientôt à une résolution musculaire qui présente un degré variable suivant les doses, mais qui peut aller jusqu'à la résolution complète, comme dans l'anesthésie.

Chez l'homme, l'anesthésie est toujours partielle et incomplète, cependant on a pu constater la chute de la tête et de la mâchoire inférieure, comme dans les cas d'ivresse profonde. Les muscles de la vie organique peuvent même être atteints quelquefois, ainsi que le prouvent l'incontinence d'urine, l'arrêt de la digestion par paralysie de la tunique musculaire de l'estomac, la paralysie du sphincter anal, de l'utérus. Cette propriété a été utilisée pour arrêter l'avortement en provoquaut la paralysie des fibres utérines au moyen d'un lavement de chloral; la moelle se paralysant en commençant par sa partie inférieure, cet effet est assez facilement obtenu.

La résolution musculaire est la conséquence de la perte du pouvoir excito-moteur de la moelle, l'incoordination est le résultat de l'action du chloral sur la protubérance annulaire et de la perte du pouvoir de coordination de l'encéphale.

La contractilité de la fibre musculaire n'est atteinte que lorsque le chloral est mis en contact direct avec l'élément anatomique. Dans ce cas, le muscle devient rigide, par suite de l'action exercée par le chloral sur les albuminoïdes, et en raison des modifications apportées par ce corps dans les réactions physico-chimiques qui caractérisent la vitalité normale des cellules.

Action sur le cœur et la circulation. — Le chloral agit d'une façon toute particulière et intense sur le cœur et la circulation, et il doit être considéré comme un véritable poison du cœur et du sang.

Si l'on fait agir, *in vitro*, le chloral sur le sang, ce dernier prend une couleur brun grisâtre et se coagule presque instantanément, comme il le fait sous l'influence de l'alcool. Au microscope, on remarque que les hématies sont ratatinées; on voit rapidement se produire la désintégration du stroma sous forme de débris filamenteux et on assiste à la formation de cristaux d'hémoglobine. Une solution au cinquième est encore nocive, et il faut arriver jusqu'à une solution au vingtième si l'on veut ne pas avoir de phénomènes d'action locale; cependant, même avec cette solution, on observe encore le gonflement du stroma.

Ces faits ont été vérifiés expérimentalement, et lorsqu'on injecte aux animaux des solutions trop concentrées, ou en quantité un peu trop considérable, on voit survenir une hémoglobinurie assez intense. Il se produit aussi assez souvent, dans ces cas, une coagulation incomplète et telle que le sang, ainsi altéré, pourra traverser le cœur droit, être lancé dans les poumons et, arrêté dans les capillaires pulmonaires, déterminer tous les accidents des embolies capillaires des poumons, des troubles plus ou moins graves de l'hématose, une perturbation des contractions cardiaques et, ultérieurement, de la congestion, de l'apoplexie et de l'œdème pulmonaires; parfois même on voit se produire une embolie presque subitement mortelle. Sans provoquer ces altérations microscopiques, le chloral peut, par sa présence dans le sang, agir également sur l'endocarde comme un excitant énergique et produire, dans certaines circonstances, un arrêt subit du cœur par action directe sur les ganglions automoteurs, ou par suite d'un réflexe provoqué par l'intermédiaire du bulbe. Cet arrêt subit, dû à l'action irritante, s'effectue en systole tétanique, tandis que lorsque l'arrêt est causé par l'action toxique du chloral ingéré, il se produit en diastole. La pression sanguine descend lentement et régulièrement jusqu'aux environs de zéro, montrant ainsi que le système nerveux intrinsèque du cœur et le myocarde sont touchés simultanément. Le cœur ralenti sous l'influence du chloral, se laisse distendre outre mesure entre les systoles, et l'amyosthénie est bientôt telle qu'il devient impuissant à envoyer dans les artères des ondées sanguines suffisantes pour parcourir la totalité des vaisseaux. Des irrégularités suivent bientôt ce ralentissement, il se produit des systoles avortées, avec chute brusque de pression, et le cœur meurt par affaiblissement, avec allongement démesuré des systoles.

La question des doses prend ici une grande importance. Au début de l'action de doses thérapeutiques de chloral, les pulsations cardiaques sont plus énergiques, les artérioles sont contractées, la pression sanguine augmente, la vitesse du sang diminue. Ces phénomènes sont essentiellement passagers, et pendant toute la période hypnotique, le pouls devient petit, filant, polycrote, l'énergie du myocarde diminue, la pression artérielle baisse, tandis que la pression veineuse augmente, les vaisseaux périphériques sont relâchés et congestionnés, la vitesse du courant sanguin est accrue.

A doses thérapeutiques, il ne se produit pas de stases sanguines dans les capillaires, à cause de la facilité avec laquelle le sang peut circuler, mais elles peuvent se produire avec les doses un peu fortes, subtoxiques de chloral, et c'est alors que l'on peut constater la congestion de la peau, des muqueuses et des parenchymes, la rougeur de la face, les exanthèmes cutanés, les hémorrhagies profuses à la surface des plaies.

Action sur la respiration. — Étant donnée l'action parésiante du chloral sur les centres bulbo-médullaires, les modifications qu'il détermine sur l'appareil respiratoire doivent être forcément profondes.

En effet, la respiration est ralentie dans une proportion extrêmement remarquable ; quelquefois même on observe une respiration irrégulière, saccadée, qui peut, parfois, être précédée d'une légère accélération passagère.

Sous l'influence des doses fortes, la respiration est très superficielle, avec pauses en état d'expiration, et absolument irrégulière. Si les doses sont massives, on observe un arrêt très rapide de la respiration, après troubles profonds du rhythme. Cet arrêt est primitif ; celui du cœur ne le suit qu'à un intervalle de plusieurs minutes.

La paralysie du pouvoir moteur du bulbe et de la moelle joue le principal rôle dans la production de ces modifications et de l'arrêt toxique, mais il faut également tenir compte de la part de l'anesthésie des muscles respiratoires.

Ces modifications du rhythme respiratoire s'accompagnent de modifications physico-chimiques qui se manifestent par des variations tant dans la composition des gaz expirés que dans la composition des gaz du sang.

La proportion de l'acide carbonique diminue et celle de l'oxygène augmente dans l'air expiré ; il y a donc diminution de consommation et, par conséquent, diminution des oxydations. Le quotient respiratoire $\frac{CO_2}{O}$ s'élève, car la diminution de l'acide carbonique exhalé est proportionnellement moins grande que celle de l'oxygène absorbé

(ARLOING). CH. RICHET a démontré que, sous l'influence du chloral, la production de l'acide carbonique tend à devenir proportionnelle au poids de l'animal ; la régulation du système nerveux s'atténue et peut même disparaître ; aux doses élevées, l'organisme ne lutte plus contre le refroidissement et, en fait d'échanges chimiques, il ne subsiste que ceux qui sont indispensables à la vitalité des tissus.

L'acide carbonique diminue dans le sang artériel, tandis que l'oxygène augmente, sous l'influence du chloral (ARLOING), mais le rapport $\dfrac{CO^2}{O}$ est variable avec l'état d'hypnose ou d'hypno-anesthésie. A l'état normal, il est de 2,30, pendant l'hypnose chloralique il monte à 2,50 et, au contraire, diminue jusqu'à 2,03 lorsqu'on provoque l'hypno-anesthésie. Les doses hypnotiques de chloral produisent donc une augmentation relative de l'acide carbonique contenu dans le sang artériel ; les doses fortes, hypno-anesthésiques, produisent, au contraire, une diminution de la quantité d'acide carbonique et une augmentation de la quantité d'oxygène. Il est à remarquer que, dans ce dernier cas, l'augmentation de l'oxygène dans le sang artériel coïncide avec une diminution de l'absorption de ce gaz au niveau de la muqueuse pulmonaire. Cette économie d'oxygène ne peut donc provenir que du fait du ralentissement des oxydations dans l'organisme tout entier et de la diminution de la combustion du carbone.

Action sur la température. — Étant données les modifications circulatoires et respiratoires signalées, il est tout naturel de pressentir l'abaissement de la température sous l'influence du chloral.

Chez l'homme, les doses hypnotiques déterminent un abaissement de température variable de 0,5 à 1 degré. Chez les animaux, l'hypothermie est plus accentuée, et aux doses hypnotiques l'abaissement atteint facilement 2 à 3 degrés. Chez le chien, avec des doses hypno-anesthésiques, on a vu cet abaissement atteindre 10 et même 12 degrés. Cette hypothermie est donc beaucoup plus importante que celle provoquée par le chloroforme ou l'éther.

Cet abaissement de la température est dû, en grande partie, à la diminution de la capacité respiratoire des hématies, à la diminution des échanges intra-organiques et à l'amyosthénie ; mais l'affaiblissement du cœur, la paralysie des petits vaisseaux périphériques, l'affaiblissement des mouvements respiratoires viennent également la favoriser. En outre, le chloral exerce une action intense sur les centres de thermogenèse, il empêche la polypnée réflexe, la polypnée centrale et détermine l'abolition du réflexe thermique à très fortes doses (CH. RICHET).

Enfin, il ne faut pas oublier que, sous l'influence du chloral, tous les éléments anatomiques subissent une diminution de leur valeur biologique.

Chloralisme chronique. — Ces accidents sont relativement peu nombreux, cependant il existe des chloralomanes qui trouvent, dans l'absorption journalière du chloral, soit un état d'hypnose plus ou moins prolongé, soit une sensation particulière de bien-être.

Chez les individus qui absorbent des doses faibles et répétées de chloral, on a signalé de l'affaiblissement de la vue, de l'hébétude, de l'insomnie, des douleurs articulaires, de la bronchite avec hypersécrétion, de la dyspnée avec angoisse précordiale, des phénomènes asphyxiques, de la sécheresse de la peau et, surtout, des troubles intellectuels.

Les vrais chloralomanes présentent de la rougeur persistante de la face, marquée surtout aux joues, aux oreilles, aux conjonctives, dont les vaisseaux sont turgescents. Ils éprouvent une sensation incommode de chaleur à la face, souvent même une céphalalgie intense et persistante, avec vertiges, hébétude ; de l'insomnie avec agitation ou, au contraire, un sommeil invincible avec affaiblissement de l'intelligence et des sens. Cette obnubilation intellectuelle jointe aux tremblements des muscles de la face et des membres supérieurs, peut faire songer à de la paralysie générale (G. BALLET et DELHERM). A ces tremblements s'ajoutent parfois des convulsions épileptiformes et des troubles des fonctions sensitives : douleurs articulaires, anesthésie cutanée, fourmillements ; de la paralysie ou de la paraplégie. Les troubles digestifs sont constants : ils consistent en phénomènes d'irritation avec vomissements, dyspepsie, diarrhée.

Le pouvoir congestif du chloral et son action dépressive sur le cœur et les vaisseaux détermine l'hyperhémie des divers organes, l'augmentation de fréquence du pouls, l'affaiblissement du cœur, l'œdème des membres inférieurs et des éruptions cutanées polymorphes ; tantôt ce sont de simples érythèmes, tantôt au contraire on voit se produire des éruptions ortiées, papuleuses, vésiculeuses ou même pétéchiales.

La paralysie des vaso-moteurs et les spasmes des vaisseaux cutanés permettent d'expliquer les ulcérations des doigts, leur desquamation et la tendance à la gangrène superficielle et aux hémorrhagies que les malades présentent au bout d'un certain temps.

Ces troubles vaso-moteurs sont également la cause des troubles trophiques qui apparaissent rapidement, mais sont également sous la dépendance des modifications du système nerveux sous l'influence du chloral. Les malades tombent dans un état d'affaiblissement considérable, présentent de la dyspnée, de l'anasarque, de l'albuminurie et, finalement, succombent dans le marasme par affaiblissement et arrêt du cœur ou par asphyxie.

DÉRIVÉS DU CHLORAL

MÉTACHLORAL. — C'est un isomère du chloral fort peu soluble, qui est capable de déterminer dans l'organisme la même action hypnotique que le chloral, mais d'une façon atténuée et seulement lorsqu'il est administré à doses plus considérables. Il n'agit qu'à la condition d'être transformé dans l'organisme en chloral ordinaire. Il est inutilisé.

CROTON-CHLORAL. — Le croton-chloral constitue l'aldéhyde butylique trichlorée ou butyle-chloral, il a pour formule $C^4H^5Cl^3O$. C'est un liquide oléagineux, incolore, qui s'obtient en faisant passer un courant de chlore dans de l'aldéhyde maintenue à 0° pendant vingt-quatre heures, puis en recueillant, par distillation, la partie qui distille entre 163°-165°.

Ce liquide fournit un hydrate analogue à l'hydrate de chloral, beaucoup moins soluble dans l'eau que ce dernier, mais soluble dans l'eau additionnée d'alcool ou de glycérine.

Son mode d'administration est le même que celui de l'hydrate de chloral et l'on peut employer les mêmes formules.

Le croton-chloral exerce une action spéciale sur les cellules nerveuses cérébrales; c'est plutôt un anesthésiant céphalique, un hypnotique moins efficace, mais un hypno-anesthésique plus énergique que le chloral.

Il agit d'une façon tout à fait satisfaisante dans les cas de névralgie des nerfs crâniens et, notamment, dans le tic douloureux de la face. Malheureusement, son action sédative est peu durable; et il faut l'administrer à des doses assez élevées, de 5 à 8 grammes, par fractions, à intervalles rapprochés.

Une dose de 4 grammes, en une seule prise, détermine chez l'adulte un sommeil profond, avec anesthésie portant spécialement sur les territoires innervés par le trijumeau. On a prétendu que le croton-chloral était moins irritant que le chloral et que son action sur le cœur et la circulation était moins fâcheuse (BARDET); en réalité, ses inconvénients restent les mêmes que ceux du chlorul parce que, pour avoir une action utile, il faut l'administrer à doses plus élevées.

BROMAL. — Le bromal est l'aldéhyde tribromée C^2HBr^3O. C'est un liquide oléagineux, incolore, doué d'une odeur vive, d'une saveur brûlante, produit par l'action prolongée du brome sur l'alcool. Il forme avec l'eau un hydrate cristallisé, décomposable en présence des alcalis en formiate alcalin et bromoforme, très soluble dans l'eau, inusité.

Le bromal possede une action irritante de beaucoup supérieure à celle du chloral. Ses vapeurs déterminent une congestion intense des muqueuses oculaire et respiratoire avant de déterminer l'assoupissement et l'anesthésie.

Des essais, faits en Angleterre, ont montré que le bromal provoque une anesthésie moins intense que celle due au chloral; le sommeil qu'il détermine est moins comateux; son action sur la circulation et le cœur est également moins énergique.

Pour RABUTEAU ce ne serait pas un hypnotique, mais simplement un irritant et un modificateur des sécrétions bronchiques, en même temps qu'un sédatif et un antispasmodique par son brome.

En réalité, c'est surtout un bromique dont l'étude demanderait à être reprise méthodiquement. Il est inusité à l'heure actuelle.

CHLORALIDES

J'appelle ainsi des composés dans lesquels le chloral est associé, soit à une substance inactive, soit à une substance dont l'activité vient s'ajouter à celle du chloral ou tend à contre-balancer certains de ses effets fâcheux. Dans le premier groupe, le chloral est mis en liberté par la décomposition et agit à l'état naissant. Dans les corps du second groupe, l'action propre de l'autre médicament intervient et l'on obtient, en définitive, une plus grande énergie dans l'activité des composants.

CHLORALAMIDE. — Le chloralamide ou chloralformamide $C^3H^4AzCl^3O^2$ est un produit d'addition, introduit en thérapeutique par von MERING, résultant de l'action directe du chloral anhydre sur la formiamide. Il constitue des cristaux blancs, inodores, de saveur amère, non caustiques, solubles dans neuf parties d'eau froide dans une partie et demie d'alcool à 90 p. 100 : fusibles à 115° en se décomposant en chloral et formiamide. Sa solution aqueuse chauffée à 60° subit le même dédoublement. Les acides ne dédoublent pas ses solutions aqueuses ou hydro-alcooliques, mais les alcalis agissent avec rapidité, et même les carbonates alcalins sont susceptibles de provoquer lentement cette mise en liberté du chloral. Comme ce dernier corps, le chloralamide s'élimine par l'urine, pour la majeure partie à l'état d'acide urochloralique.

D'ordinaire, il s'administre en cachets de 25 centigrammes, ou en potion légèrement acide, pour éviter le dédoublement, à la dose de 1^{gr} 50 à 3 grammes en vingt-quatre heures.

C'est un hypnotique infidèle, qui détermine parfois une période d'excitation plus accentuée que celle provoquée par le chloral. Son pouvoir hypnotique est inférieur à celui du chloral; sur le cœur et la circulation, son action est à peu près identique; l'excitabilité réflexe de la moelle est diminuée, mais il n'exerce aucune influence sur la sensibilité périphérique. Il ne présente donc aucun avantage réel sur le chloral.

Il est irritant pour la muqueuse gastrique, lorsqu'il est employé à fortes doses: dans ces cas, on a noté au réveil un état nauséeux avec céphalalgie et tendance au vertige. Son emploi est contre-indiqué chez les cardiaques et les néphrétiques.

Il agit surtout dans les cas d'insomnie nerveuse et sans douleur chez les neurasthéniques et les vieillards.

CHLORALAMMONIAQUE. — Le chloralammoniaque ou chloralammonium est un produit résultant de la réaction du gaz ammoniac sec sur le chloral anhydre en solution dans le chloroforme refroidi qui a pour formule : $C^2H^4AzCl^3O$. Il constitue des cristaux fins, aiguillés, fondant à 63°, peu solubles dans l'eau, solubles dans l'éther, le chloroforme, décomposables sous la seule influence du temps, ou mieux en présence de l'eau et d'une légère élévation de température, en chloroforme et formiamide. C'est un produit caustique, irritant, qui, lorsqu'on l'emploie à dose un peu élevée, provoque de la céphalalgie, de l'accélération du pouls et de la respiration avec abaissement de la tension sanguine. C'est un mauvais hypnotique.

CHLORALIMIDE. — Produit de déshydratation du chloralammoniaque sous l'influence de la chaleur. Il a pour formule $(C^2HCl^3.AzH)^3$ et se présente en aiguilles longues, incolores, inodores, insipides, fondant à 168°, insolubles dans l'eau, solubles dans l'alcool à 90°, l'éther, le chloroforme, les corps gras, très stables.

Ce corps a été imparfaitement étudié. Il n'offre aucun avantage marqué sur les précédents. Son utilisation découle d'une idée théorique fausse, car il avait été proposé comme hypnotique parce qu'il était capable de fournir, à poids égal, par décomposition, une plus grande quantité de chloroforme que les corps précédents.

CHLORALOSE

Le chloral se combine aux sucres en fournissant, par combinaison directe entre une molécule de glucose et une molécule de chloral, une première combinaison qui constitue le chloralose ordinairement employé. En présence d'acide sulfurique concentré, on peut également obtenir une combinaison qui s'effectue entre deux molécules de chloral et une molécule de glucose.

Ces composés entrevus par HEFTER ont été préparés et étudiés par RICHET et HANRIOT qui ont établi leur constitution et fixé leurs relations avec l'acide uro-chloralique. Cette combinaison avec le chloral est une réaction générale applicable à tous les sucres.

Pour l'obtenir, il suffit de chauffer parties égales de chloral et de glucose anhydre avec quelques gouttes d'acide chlorhydrique on obtient ainsi une masse vitreuse très soluble, qui est un produit intermédiaire, qu'il faut faire bouillir avec de l'eau pour entraîner par la vapeur le chloral en excès. Par concentration de la solution, il se dépose d'abord du parachloralose peu soluble, puis du chloralose vrai.

Ce chloralose purifié se présente sous forme de petites aiguilles fines, blanches, fusibles à 187°, peu solubles dans l'eau froide, beaucoup plus solubles dans l'eau chaude, l'alcool, l'éther. Il a pour formule $C^8H^{11}Cl^3O^6$. Il est inaltérable en présence des acides, mais les alcalis l'altèrent rapidement et avec facilité, surtout sous l'influence d'une élévation de température. Les acides concentrés et les chlorures d'acides le convertissent en éther. Par oxydation avec le permanganate de potasse il fournit un acide chloralique.

Mode d'administration. — En raison de son insolubilité, de sa saveur extrêmement amère et désagréable, laissant un arrière-goût nauséeux, le chloralose se prescrit toujours en cachets. Il est, du reste, totalement dépourvu d'action irritante. Il est absolument indispensable, lorsqu'on l'emploie, de fractionner les doses et on administre des cachets de 10 centigrammes répétés de demi-heure en demi-heure jusqu'à atteindre au maximum 40 à 50 centigrammes. On a eu des accidents à la suite de l'administration, en une seule fois, de 40 et même de 25 centigrammes.

Action générale. Toxicité. — Le pouvoir toxique du chloralose est assez élevé. La dose mortelle varie avec le mode d'introduction de la substance et, surtout, avec l'espèce animale. Chez le chien, elle est de 12 centigrammes par kilo, en injection intra-veineuse ; de 60 centigrammes par voie stomacale. Chez le chat, elle est de 6 à 7 centigrammes par kilo, c'est-à-dire dix fois moindre que pour le chien.

Les effets physiologiques provoqués par le chloralose sont variables suivant que les doses sont fortes ou faibles. Chez le chien, à la suite d'une injection intra-veineuse de 4 centigrammes par kilo, on voit, au bout de quelques minutes, l'animal être comme pris de vertige ; il titube, ne peut se tenir debout, pousse des cris, est en proie à une excitation violente et incoordonnée. Il faut un certain temps pour que l'imprégnation de la cellule nerveuse puisse se produire ; le symptôme le plus caractéristique, à cette période, est la cécité psychique accompagnant la perte de l'équilibre.

Si l'on élève la dose à 5 ou 7 centigrammes par kilogramme, à l'action excitante antérieurement signalée va succéder une action hypnotique accentuée par suite de l'imprégnation plus considérable de la substance grise. Le chien est d'abord pris d'hésitation dans la démarche, ses mouvements sont incertains, les muscles paraissent raides, contracturés ; ils sont le siège de frémissements fibrillaires, les mouvements deviennent lents, paresseux, difficiles. L'animal paraît abruti, comme écérébré, il se couche non parce qu'il a envie de dormir, mais parce qu'il est en proie à une incoordination motrice. A ce moment, l'excitabilité réflexe et psychique est accrue et, sous l'influence d'un bruit un peu intense, il éprouve un tressaillement convulsif. Peu à peu pourtant, le sommeil s'établit, mais il diffère notablement de celui produit par le chloral à cause de l'exagération des réflexes qui est de règle dans ces cas. Le moindre attouchement provoque un soubresaut généralisé, presque une convulsion strychniforme.

Les mouvements respiratoires sont réguliers, mais convulsifs, saccadés, accompagnés d'un frisson ; ils se modifient au moindre bruit et au moindre contact.

La pression sanguine n'est pas abaissée comme avec le chloral. Les propriétés fonctionnelles des nerfs moteurs sont restées intactes, comme le prouvent les mouvements provoqués à la suite d'une excitation mécanique, mais ces mouvements bien observés constituent des manifestations réflexes uniquement médullaires.

Ce sommeil dure cinq, sept, huit heures, quelquefois plus longtemps, et le lendemain l'animal est bien remis et a retrouvé son appétit.

Avec des doses toxiques, les phénomènes du début sont exactement les mêmes, seulement le sommeil devient de plus en plus profond et la mort survient par arrêt de la respiration.

Action hypnotique. — Chez l'homme, comme avec les autres médicaments à action élective sur la cellule nerveuse, l'action du chloralose est beaucoup plus intense et la dose à administrer beaucoup plus faible. Le sommeil, sauf chez les nerveux, est calme, sans rêves, il est parfois précédé d'une période d'ivresse psychique analogue à celle déterminée par la morphine ou l'alcool. Le début du sommeil coïncide avec une dilatation des vaisseaux encéphaliques et avec une congestion de la face. Le réveil est complet, facile, sans lourdeur de tête, sans troubles gastro-intestinaux.

Son principal inconvénient est la facilité avec laquelle les névropathes réagissent sous son influence. C'est un véritable délateur des névropathies latentes ; l'activité médullaire est surexcitée et, en plein sommeil, on voit les malades réaliser des actes automatiques inconscients. Dans d'autres cas, on constate des tremblements, l'apparence convulsive des membres, de la mâchoire qui contre-indiquent son emploi dans toutes les affections spasmodiques ou convulsives.

Action sur le système nerveux. — Le chloralose agit d'une façon élective sur l'écorce grise cérébrale qui n'est plus apte à percevoir les sensations douloureuses, l'impressionnabilité de la substance blanche est conservée. Par contre, la moelle et le bulbe n'étant pas impressionnés à ces doses et n'étant plus modérés par les centres supérieurs, il y a non seulement conservation mais exagération des réflexes sous l'influence des excitations. Il y a, cependant, une dissociation des diverses sensibilités, et les excitations douloureuses sont incapables de provoquer une réaction quelconque ; la conscience des excitations douloureuses a disparu.

Cette anesthésie, avec conservation des réflexes et maintien de la tension sanguine, rend l'emploi du chloralose précieux en physiologie.

Action sur les autres appareils. — Le cœur et la circulation ne sont presque pas influencés par le chloralose, le rhythme demeure intact, l'énergie du myocarde est plutôt légèrement accrue. Les nerfs du cœur restent normaux.

La respiration est plus intéressée, mais seulement à des doses bien supérieures à celles nécessaires pour obtenir un effet hypnotique. Dans ces conditions, les mouvements respiratoires deviennent de plus en plus faibles et irréguliers et l'on voit apparaître la respiration périodique (Ch. Richet). L'emploi de la respiration artificielle permet de faire tolérer des doses énormes de chloralose.

La température ne subit qu'un très léger abaissement.

Le tube digestif n'est pas impressionné par ce médicament. Sous l'influence d'une administration continue, il se produit de l'accoutumance, mais pas d'accumulation.

Accidents. — Le chloralose produit assez souvent, même à doses faibles, des accidents qui consistent en tremblements généralisés, raideur cataleptique, spasmes convulsifs, incontinence d'urine et des matières fécales, amnésie consécutive. Ils disparaissent d'ordinaire assez rapidement après quelques heures, mais ils sont fort émouvants et ont contribué pour beaucoup à faire délaisser l'emploi de ce médicament.

Les homologues du chloralose ne sont pas usités.

Le parachloralose est fort peu actif en raison, probablement, de son insolubilité.

L'arabinochloralose ne détermine pas de strychnisme, bien que les réflexes soient conservés dans l'état d'hypnose.

Le xylochloralose possède des propriétés hypnotiques faibles, avec propriétés convulsivantes très marquées.

Le galactochloralose est peu actif.

Le lévulochloralose est presque identique comme activité à l'arabinochloralose.

CHLORALURÉTHANE. — Le chloraluréthane ou *ural* est le résultat de l'union d'une molécule de chloral et d'une molécule d'uréthane, avec élimination d'une molécule d'eau. Il forme des cristaux incolores, de saveur très amère, fort peu solubles dans l'eau, solubles dans l'alcool, fusibles à 106°, volatils sans décomposition.

Il s'administre à la dose de 2 à 4 grammes, en cachets ou en potion alcoolique, associé à quelques gouttes d'essence aromatique et à du sirop d'écorces d'oranges amères comme correctifs.

L'hypnose déterminée par l'ural est inconstante. Le plus souvent, elle est accompagnée d'accélération du pouls, d'un abaissement de la pression artérielle et de la température. Au réveil, on a noté un état marqué de faiblesse, de la céphalalgie, de l'inappétence, un état nauséeux et parfois même des vomissements.

On a prétendu que les cardiaques supportaient bien ce médicament; ce fait est complètement en désaccord avec ce que nous apprend l'expérimentation physiologique. C'est surtout chez les aliénés, les maniaques, les mélancoliques que de bons effets sédatifs ont été observés. Dans tous les autres cas, même aux fortes doses, il ne présente aucun avantage sur le chloral.

ETHYLCHLORALURÉTHANE. — Ce produit est le résultat de la distillation, sous pression réduite, d'un mélange de chloral, d'uréthane et d'alcool éthylique. Il est désigné sous le nom de *somnal*. Il forme de gros cristaux blancs, déliquescents, fusibles à 42°5, distillant sans décomposition dans le vide à 150°. Dans le commerce, il se présente sous forme de solution alcoolique contenant 3 parties de somnal cristallisé dissous dans 1 partie d'alcool.

Il s'administre en potion à la dose de 2 à 5 grammes au maximum.

Chez l'homme, on observe, avant l'effet hypnotique, une période d'excitation qui doit être attribuée à l'alcool. L'excitation retentit également sur la moelle; le sommeil est souvent agité, accompagné de rêves érotiques et même de pertes séminales. Le somnal accroît la surexcitation des aliénés excités. Il est dépourvu de tout effet hypnotique dans le cas de douleurs intenses, dans la syphilis et le délire alcoolique. A fortes doses, il exerce une action dépressive sur les centres cardiaques et respiratoires; il détermine une diminution de la tension sanguine, par suite de l'action qu'il exerce sur les ganglions cardiaques.

C'est un médicament qui ne présente aucun avantage sur le chloral, d'autant que souvent, dans le commerce, il est remplacé par un simple mélange de chloral, d'uréthane et d'alcool.

CHLORALANTIPYRINE. — Le chloralantipyrine ou *hypnal* s'obtient en mélangeant deux solutions acqueuses concentrées, l'une d'hydrate de chloral, l'autre d'antipyrine. Suivant les proportions employées on peut obtenir le mono ou le bichloralantipyrine. Le monochloralantipyrine est seul employé sous le nom d'hypnal.

Il forme des cristaux incolores, de saveur un peu amère, peu solubles dans l'eau, assez solubles dans le chloroforme et l'éther, très solubles dans l'alcool, fondant à 67°; chauffé à 115-120°, il perd une molécule d'eau et devient inactif au point de vue physiologique. Les acides faibles ne l'attaquent pas, mais les alcalis le décomposent en ses constituants.

L'hypnal est un bon hypnotique, d'effet constant, qui s'administre à la dose de 1 à 2 grammes, en moyenne, par voie stomacale. Il peut s'administer en cachets, car il n'est pas irritant. Le plus souvent, on utilise la formule suivante proposée par BARDET.

<pre>
(Hypnal . . . . 1 gramme.
{ Eau distillée 15   »
(Chartreuse 4   »
</pre>

ou encore la formule suivante qui correspond à 1 gramme d'hypnal par cuillerée à soupe.

Hypnal	5 grammes.
Eau distillée.	30 »
Alcool à 90° . . . . } àâ 15 »	
Alcoolat d'écorces d'oranges amères . . }	
Sirop simple.	40 »

Administré aux animaux par voie veineuse, il provoque l'hypnose à la dose de 20 à 25 centigrammes par kilo d'animal. L'anesthésie est produite avec 30 à 35 centigrammes; la dose toxique est de 1 gramme par kilo. Le sommeil est toujours précédé d'une période d'agitation.

Les contractions cardiaques sont ralenties et irrégulières, la pression sanguine subit une diminution marquée. L'action de l'antipyrine vient se joindre à celle du chloral sur l'appareil nerveux et le myocarde, de sorte qu'en définitive, la dose donnée d'hypnal est plus toxique que la quantité de chloral qu'elle renferme. Le cœur s'arrête après la respiration qui se ralentit progressivement puis s'arrête elle-même en expiration avec des doses mortelles; la respiration artificielle n'empêche pas la paralysie du cœur de se produire.

L'hypnal s'est montré, chez l'homme, un calmant excellent des insomnies d'origine cérébrale et surtout des insomnies douloureuses, de la toux spasmodique. Il ne congestionne pas le cerveau, n'a pas de retentissement sur le tube digestif, il ne crée pas d'assuétude. L'association médicamenteuse des actions analgésique et hypnotique, l'augmentation d'activité des deux composants, en font le meilleur des dérivés du chloral.

Ses inconvénients sont cependant, à peu de chose près, ceux du chloral: abaissement de pression artérielle, diminution de nombre et d'énergie des contractions cardiaques; cependant cette action dépressive est plus atténuée et les troubles cardio-vasculaires paraissent moins accentués à doses fortes.

L'hypnal s'élimine rapidement par l'urine en donnant, à la fois, les réactions de l'antipyrine et celles de l'acide urochloralique. Le maximum de l'élimination se fait sentir au bout de quatre heures environ ; elle est terminée après douze à treize heures.

SULFONALIDES

SULFONAL. — *Diéthylsulfonediméthylméthane. Acétone diéthylsulfone,*

$$\begin{matrix} CH^3 \\ & \diagdown \\ & C \\ & \diagup \\ CH^3 \end{matrix} \begin{matrix} \diagup SO^2 - C^2H^5 \\ \\ \diagdown SO^2 - C^2H^5 \end{matrix}$$

Caractères, Propriétés. — Le sulfonal se présente sous forme de cristaux prismatiques, incolores, craquant sous la dent, inodores et insipides. Il fond à 125° et bout vers 300° en subissant un commencement de décomposition. Il est soluble dans 500 parties d'eau à 15°; cette solubilité augmente progressivement avec la température, et il se dissout dans 20 parties d'eau bouillante. Avec les solutions salines cette solubilité est également augmentée : une partie de sulfonal se dissout dans 250 parties d'une solution de chlorure de sodium

à 2 p. 100. Il est plus soluble dans l'alcool à 90° ; à 15°, il faut 65 parties
d'alcool ; à 80°, il n'en faut plus que 2. Il est soluble dans 133 parties d'éther
et très soluble dans le chloroforme. Les acides augmentent, mais dans une
faible proportion, la solubilité du sulfonal ; les alcalins ne la modifient pas.

Il se prépare par l'action de l'acétone (1 p.) sur l'éthylmercaptan ou
sulfhydrate d'éthyle (2 p.). La réaction est favorisée par un courant d'acide
chlorhydrique gazeux dirigé dans le mélange jusqu'à saturation, puis on fait
agir sur le produit de cette réaction du permanganate de potasse. Il se forme
d'abord du mercaptal qui est ensuite oxydé. Comme la plupart des dérivés sulfonés, le sulfonal est une substance extrêmement stable en présence des acides,
des alcalis, des agents d'oxydation et de réduction.

Une réaction simple peut servir à son identification, elle consiste dans la
régénération du mercaptan. On chauffe un mélange de poids égaux de sulfonal
et de cyanure de potassium, il se dégage une odeur désagréable de mercaptan.
On laisse refroidir, on reprend la masse fondue par de l'eau distillée ; on
ajoute au liquide une goutte de la solution officinale de perchlorure de fer, il
se produit immédiatement une coloration rouge due à la formation du sulfo-
cyanate ferrique.

Mode d'administration. Doses. — En raison de ses propriétés physico-
chimiques, le sulfonal doit toujours être administré sous forme solide, d'ordinaire en cachets.

Pour obtenir un effet hypnotique, il faut administrer le sulfonal au moment
des repas, afin de se trouver en présence du suc gastrique, qui porte sa solubilité
au maximum, et environ trois heures avant le moment où l'on compte
qu'il devra déterminer son action hypnotique. Pour favoriser sa solubilisation, on doit prescrire, après son administration, l'absorption d'une certaine
quantité de boisson chaude non excitante. Enfin, pour que l'action hypnotique
se produise dans toute sa perfection, il faut faire coucher le malade ou tout au
moins le mettre à l'abri des excitations extérieures.

Généralement, une dose de 1 gramme est parfaitement suffisante pour déterminer un sommeil d'une durée de cinq à six heures environ. C'est la dose qu'il
faut administrer en une fois pour produire un effet hypnotique ; c'est également
la dose qu'il ne faut pas dépasser d'ordinaire. Chez les aliénés, pour obtenir un
effet thérapeutique, il faut élever fortement les doses, mais dans ces cas, il faut
également redouter les phénomènes d'intoxication.

Chez les enfants, il ne faut pas prescrire le sulfonal avant l'âge de trois ans,
au-dessus de cet âge, on peut le prescrire à la dose de 10 à 25 centigrammes
en une fois.

Absorption et élimination. — En raison de sa faible solubilité,
l'absorption du sulfonal n'est possible que par la voie gastro-intestinale.
Elle est lente, et quelquefois même irrégulière. L'expérience a appris
qu'il faut environ une ou deux heures pour dissoudre 50 centigrammes
de sulfonal dans 100 centimètres cubes de suc gastrique à la température de 38 à 40° : aussi le sulfonal n'agit-il qu'une heure et même deux
ou trois heures après son administration.

Administré à doses thérapeutiques chez l'homme et chez les animaux, le sulfonal est totalement détruit dans l'économie. Les produits de sa transformation sont encore mal connus; ils s'éliminent par l'urine qui devient plus acide. On a induit de ce fait qu'une partie du sulfonal se transformait en acide éthylsulfonique; le reste serait éliminé à l'état de dérivés organiques, probablement albuminoïdes, du soufre; en effet, le soufre des sulfates et des sulfo-conjugués de l'urine n'éprouve aucun changement à la suite de l'absorption du sulfonal, seul, le soufre organique des urines augmente.

Si l'on administre des doses plus considérables de sulfonal, une partie passe inaltérée dans l'urine, d'où on peut l'extraire par agitation avec l'éther.

L'élimination du sulfonal est lente. Ces faits expliquent pourquoi après la première prise, les effets sont parfois tardifs. Ils sont plus rapides après les prises suivantes, et ils peuvent se continuer encore quelques jours après la suspension de l'absorption du médicament.

Action physiologique. — A la suite de l'administration du sulfonal à des animaux à sang froid, on observe un ralentissement de la respiration, quelquefois précédé d'une phase passagère d'accélération. Plus tard, on voit survenir l'affaiblissement de la sensibilité, une difficulté plus ou moins grande dans l'accomplissement des mouvements volontaires et une diminution très notable de l'énergie cardiaque. La mort arrive par paralysie du cœur.

Chez les animaux à sang chaud, les phénomènes sont encore plus nets. Sous l'influence d'une dose de 20 à 50 centigrammes par kilo d'animal, administrée par voie gastrique, on observe de la dépression des centres nerveux qui se caractérise surtout par de l'incoordination motrice. Avec des doses plus élevées, 60 à 80 centigrammes par kilo, on voit survenir une prostration complète, accompagnée d'un sommeil profond. Une dose de 90 centigrammes par kilo amène fatalement la mort de l'animal. Il y a très peu d'écart entre la dose mortelle et celle capable d'amener un sommeil très profond.

Chez le chien, une dose de 20 centigrammes par kilo détermine, en trente à quarante-cinq minutes, un état d'ivresse avec titubation, incoordination motrice et faiblesse musculaire générale. L'animal présente un état nauséeux, il perd l'équilibre, est obligé de se coucher et, bientôt, apparaît une parésie très nette du train postérieur. La sensibilité au contact est conservée. Les troubles moteurs deviennent de plus en plus accentués et la résolution musculaire est bientôt absolue.

Chez les cobayes, les phénomènes sont identiques, mais on voit se produire en plus de l'hyperexcitabilité réflexe, des trépidations musculaires très accentuées, de l'hyperthermie passagère, tous phénomènes attribuables à une action exercée par le sulfonal sur le bulbe et la protubérance annulaire.

Avec des doses subtoxiques, on voit se produire une période de sommeil avec hypothermie qui peut durer vingt et même vingt-quatre heures. Puis survient le réveil, la température se relève peu à peu, au fur et à mesure que l'animal qui a maigri d'une façon extraordinaire recommence à-s'alimenter.

Dans les cas mortels, la mort se produit toujours dans le coma avec algidité marquée. A l'autopsie des animaux qui ont succombé, on observe une congestion rénale très accentuée, souvent même des hémorrhagies glomérulaires; une congestion active et passive des méninges cérébrales, avec suffusions sanguines au niveau du plancher du quatrième ventricule; enfin, une congestion souvent très accentuée des vaisseaux le long du canal de l'épendyme. Le sang veineux est rutilant, comme dans l'intoxication oxycarbonée, les hématies paraissent être inhibées et incapables de céder leur oxygène.

Sous l'influence d'une dose de 1 gramme de sulfonal, administrée en une seule fois et dans les conditions précisées plus haut, afin d'obtenir l'action médicamenteuse maximum, l'homme éprouve une sensation de fatigue très sensible, avec diminution des réactions aux excitations extérieures; il ressent une lourdeur de tête qui va bientôt jusqu'à la somnolence; il est sujet à des bâillements et éprouve une sensation intense de paresse physique et surtout intellectuelle qui se manifeste par la difficulté de s'exprimer, de soutenir une conversation, de suivre une idée; puis on observe une légère parésie musculaire, quelquefois, chez certains individus, des hallucinations; enfin, le sommeil arrive, un sommeil en général profond, calme, sans rêves, durant au moins cinq à six heures, surtout si le sujet est soustrait au bruit et aux excitations extérieures. Les effets produits ne dépassent pas une durée de vingt-quatre heures, on observe quelquefois une sensation de fatigue le lendemain.

Lorsque l'action hypnotique a été ainsi provoquée trois ou quatre fois à l'aide du sulfonal, on peut entretenir cette action au moyen de doses inférieures à 1 gramme, et, dans ces conditions, le sulfonal constitue un agent propre à augmenter et à entretenir le besoin de sommeil naturel plutôt qu'un hypnotique vrai.

Sous l'influence de l'administration en une seule fois, ou à court intervalle, d'une forte dose de sulfonal, 3 à 5 grammes par exemple, on a observé de la lourdeur de tête, un abattement profond, une fatigue marquée, des troubles de la motilité caractérisés par de la titubation, un état parétique généralisé, l'embarras de la parole, la perte de la conscience, enfin, des phénomènes plus ou moins graves relevant de l'action toxique du sulfonal.

L'homme est, comme on le voit, beaucoup plus sensible que les animaux à l'action des substances hypnotiques et, en particulier, du sulfonal.

Système nerveux. — L'action du sulfonal sur le système nerveux est caractérisée par des troubles de la motilité, puis de la sensibilité, enfin par le sommeil. Chez les animaux, ce sont les phénomènes d'excitation, les tremblements, l'hyperesthésie cutanée qui dominent; chez l'homme, ce sont surtout les manifestations cérébrales.

Parmi les troubles de la motilité, il faut signaler plus particulièrement : la titubation, l'incoordination motrice, la résolution musculaire, l'état parétique des membres qui, chez certains individus, même avec des doses modérées de sulfonal, empêchent la station debout.

Les troubles de la sensibilité consistent surtout en hyperesthésie, c'est-à-dire en une modification de la sensibilité avec exagération de la réflectivité cutanée.

Quant au sommeil, sa nature, ou plutôt son degré, varie depuis la somnolence jusqu'à un sommeil profond, comateux, qui peut persister pendant une période de cinq à dix-huit heures. Ce sommeil est accompagné de myosis et, en général, d'un faible abaissement thermique. Ce sommeil se rapproche autant que possible du sommeil physiologique.

Le sulfonal porte son action élective sur la substance grise corticale dont il diminue l'excitabilité; il exerce également une action analogue, parfois assez intense, sur le cervelet et la protubérance annulaire, à laquelle il faut rapporter les troubles moteurs constatés dans certains cas.

L'action hypnotique du sulfonal est supérieure à celle de la paraldéhyde et de l'hydrate d'amylène, elle est égale à celle du chloral sans lui être supérieure, mais son action se fait sentir plus longtemps.

Cœur et circulation. — On a longtemps prétendu que le sulfonal n'exerçait aucune action sur le cœur et la circulation, que l'on n'observait aucune perturbation de rhythme, de fréquence ou d'énergie; que la pression artérielle n'éprouvait aucun changement.

L'observation attentive montre, au contraire, que, chez l'homme, le sulfonal administré même à dose médicamenteuse, détermine, pour les faibles doses, une augmentation de la pression sanguine qui est due à

une excitation des centres vaso-moteurs et à la dépression des pneumogastriques.

De fortes doses abaissent, au contraire, cette pression par suite de l'action dépressive, parétique, qu'elles exercent sur le myocarde et l'appareil ganglionnaire intra-cardiaque. On constate, en même temps, de
l'accélération des pulsations cardiaques par suite de l'excitation des
accélérateurs, mais surtout en raison de la paralysie des pneumogastriques.

Le sulfonal exerce également une action importante sur le sang. Il se
produit une sorte d'inhibition des hématies ; le sang veineux est rutilant, rappelant ce que l'on constate dans l'intoxication oxycarbonée.
Le sulfonal, introduit dans l'organisme à dose suffisante, apporte
donc une entrave assez importante aux échanges et à l'exhalation
gazeuse pulmonaire. Cette entrave se manifeste surtout dans les intoxications par ce médicament, principalement lorsqu'elles sont provoquées par l'ingestion de doses répétées.

Respiration. — La respiration n'éprouve aucune modification de la
part du sulfonal, lorsqu'il est administré aux doses médicamenteuses.
Ce n'est absolument que sous l'influence des doses toxiques que la respiration se trouve intéressée. Il n'y a pas de dyspnée, mais de la cyanose
avec respiration lente et superficielle, la paroi thoracique se soulevant
difficilement.

On a prétendu que le sulfonal diminuait la toux, ce fait n'a pas été
confirmé par des observations suffisamment précises et multipliées.

Nutrition. — Chez les sujets sains et normaux, les doses médicamenteuses de sulfonal n'influencent sensiblement ni le cœur et la circulation, ni la respiration, ni la chaleur animale. A ces doses modérées
également, il ne possède aucune action sur les glandes annexes du tube
digestif : pancréas, glandes stomacales et intestinales, c'est-à-dire que
l'on n'observe aucun trouble digestif. Au contraire, à la suite de l'administration de fortes doses, ce sont toujours des troubles digestifs qui
ouvrent la série des accidents toxiques.

Les sécrétions ne sont pas modifiées, sauf la sécrétion urinaire qui est
augmentée, surtout chez les individus réagissant bien sous l'influence
du sulfonal.

Le métabolisme des tissus azotés n'est pas entravé, la quantité d'urée
n'augmente pas dans l'urine, l'azote total n'est pas influencé non plus ;
ce n'est qu'avec des doses fortes que l'on voit se produire, en même
temps que des modifications de la température, des troubles impor-

tants dans la nutrition et, spécialement, dans la désassimilation. Dans ces cas, la quantité d'urine excrétée est beaucoup moins considérable, elle est fortement acide et présente une coloration variant du grenat au rouge-cerise. Cette coloration est due à la présence de l'hémato-porphyrine et des pigments biliaires. L'acide sulfurique, le chlore, l'acide phosphorique diminuent notablement ; l'azote total augmente, au contraire, dans des proportions quelquefois énormes qui rendent bien compte de l'affaiblissement rapide de l'individu. En même temps, on observe également la présence de l'albumine, de leucocytes, d'hématies, de cylindres épithéliaux, témoins d'une irritation rénale, d'une néphrite plus ou moins intense provoquée par l'élimination du sulfonal.

Toxicité. — Les intoxications provoquées par le sulfonal sont assez nombreuses et bien étudiées. Les intoxications chroniques sont en majorité ; il ne se produit pas d'accoutumance avec ce médicament, au contraire, il s'élimine mal et s'accumule plus ou moins dans l'organisme. Les doses toxiques sont assez variables suivant les individus. On a signalé des intoxications très graves à la suite de l'absorption, en une seule fois, de 6, 5 et même 3 grammes de sulfonal. La mort est survenue d'une manière brusque à la suite de l'absorption de 5 grammes. Une dose de 2 grammes, en une seule fois, doit donc être considérée comme une dose très forte.

Exceptionnellement, on trouve quelques sujets présentant une tolérance remarquable vis-à-vis du sulfonal, tel le banquier de STEINER qui prit sans inconvénient du sulfonal pendant six mois de suite, dans un cas d'insomnie alcoolique. Le plus souvent, à la suite de l'emploi continu de ce médicament, les phénomènes toxiques se montrent rapidement.

Il est à remarquer que les femmes, et surtout les femmes âgées, sont plus sensibles à l'action du sulfonal ; l'enfant et le vieillard sont également plus susceptibles que l'adulte vis-à-vis de ce médicament.

Intoxication aiguë. — A la suite d'un sommeil profond, quelquefois d'une durée de deux à trois jours, le malade commence à donner quelques signes de vie. On voit alors se produire de la diarrhée, des douleurs stomacales, des vomissements, la langue est fortement chargée, l'anorexie est complète ; on constate une dépression très nette du cœur, la respiration est ralentie, irrégulière, superficielle. Le malade présente, en outre, de la paralysie des extrémités, de la diminution de la sensibilité, surtout à la douleur, et un affaiblissement marqué des réflexes.

L'urine est très fortement diminuée, acide, souvent rouge cerise. Son étude montre l'existence d'une néphrite toxique aiguë. Le plus souvent, elle renferme de la méthémoglobine ou de l'hématoporphyrine, l'existence de ces pigments est toujours l'indice d'une intoxication grave.

La mort peut survenir brusquement par arrêt de la respiration. Le plus souvent, l'évolution est assez lente et le malade meurt dans le collapsus après avoir présenté un état léthargique interrompu, par instants, par des tremblements.

Lorsque la guérison se produit à la suite d'intoxications graves, les malades se ressentent pendant longtemps de troubles gastro-entériques. La néphrite est également fort longue à guérir et certains malades ont présenté pendant des mois de l'hématoporphyrinurie.

Intoxication chronique. — Ce sont toujours les troubles gastro-intestinaux, constitués par des vomissements, une diarrhée initiale, bientôt suivie d'une constipation opiniâtre, qui ouvrent la marche et doivent mettre en garde contre l'action toxique du sulfonal. Parfois également, se produisent en même temps, des troubles nerveux : ataxie locomotrice, affaiblissement des réflexes : rarement, un exanthème.

Ce sont là les phénomènes prodromiques. Surviennent ensuite les troubles intellectuels et les troubles moteurs. Ils consistent principalement en céphalée, bourdonnements d'oreilles, sensation de vertige, faiblesse physique et intellectuelle, pouvant aller jusqu'à l'impotence complète, somnolence, difficulté de la parole, ptosis, mydriase avec inégalité pupillaire. On note également du tremblement et de l'ataxie des extrémités supérieures et inférieures, de la paralysie, de l'anesthésie et de l'affaiblissement des réflexes tendineux. L'urine présente les mêmes caractères que ceux décrits dans l'intoxication aiguë. Les échanges nutritifs sont profondément atteints, les malades s'affaiblissent rapidement et tombent dans le marasme en raison de la déperdition énorme de leurs matériaux albuminoïdiques.

Autopsie. — On a rencontré assez souvent de l'infiltration du poumon avec thromboses dans quelques vaisseaux pulmonaires, des ecchymoses sous-pleurales. Ces lésions n'ont rien de caractéristique. Presque constamment, on note de la stéatose du foie, et, toujours, d'importantes lésions rénales; le plus souvent accompagnées d'hémorrhagies. Ces lésions portent surtout sur l'épithélium sécrétoire des canalicules contournés et des branches ascendantes de Henlé. On constate de la nécrose nucléaire, mais surtout de la fragmentation du protoplasma et sa dissolution partielle.

TRIONAL. — $(C^2H^5)(CH^3)C(SO^2C^2H^5)^2$. Le trional est le *diéthylsulfoneméthyléthylméthane*. Il se présente sous forme de petites lamelles, ressemblant beaucoup par leur aspect à celles du sulfonal, minces, brillantes, fragiles. Il fond à 76°, est fort peu soluble dans l'eau (1 p. 320), plus soluble dans l'acool à 95° (1 p. 83). Il fut découvert par BAUMANN et KAST.

Absorption. Élimination. — Le trional est promptement absorbé et ses effets sont rapides ; ils se produisent dix minutes à un quart d'heure après son administration. Il est totalement détruit dans l'organisme, et on ne le retrouve pas dans l'urine, pas plus que ses produits de transformation, contrairement à ce qui se passe avec le sulfonal. Il ne s'accumule pas dans l'économie comme ce dernier.

Action physiologique. — Les effets physiologiques du trional sont absolument les mêmes que ceux du sulfonal. Une dose de 3 à 5 centigrammes amène rapidement chez la grenouille un état paralytique, avec ralentissement des battements cardiaques, mais sans abolition de l'excitabilité réflexe. Chez le chien, avec 30 centigrammes par kilogramme d'animal, on obtient, au bout de vingt minutes, de la fatigue et une tendance au sommeil ; après une heure, le sommeil est profond, presque comateux, et l'animal ne répond plus aux excitations violentes ; ce sommeil dure environ quatre heures, puis l'animal revient progressivement à l'état normal.

Chez l'homme, son action a été bien étudiée par Horvath et par Stieglitz. A la suite de l'administration de 1 gramme de trional en une seule fois, Horvath observa qu'au bout de dix minutes il avait une grande tendance au sommeil et un sentiment d'abattement profond auquel il dut bientôt céder. Stieglitz après avoir pris, trois heures après son repas, une dose de 2 grammes de trional resta éveillé pendant une heure, puis fut pris d'un sommeil brusque, profond, qui dura pendant huit heures.

Ce sommeil paisible se produit par action du trional sur les centres nerveux ; il y a, comme avec le sulfonal, dépression de l'excitabilité nerveuse et élimination des facteurs psychiques qui maintiennent à l'état de veille. L'énergie du myocarde et les ganglions intrinsèques du cœur ne sont pas touchés, à doses thérapeutiques ; on constate simplement de l'abaissement de la tension sanguine provoquée par la dépression des centres vaso-moteurs.

On n'observe pas d'action marquée sur la respiration, ni sur la température ; les échanges nutritifs ne sont pas modifiés. Il n'y a pas d'action sur le tube digestif et sur les sécrétions à la suite de l'emploi de doses thérapeutiques.

Mode d'administration et doses. — Pour obtenir à peu près sûrement un effet hypnotique avec le trional, il faut en administrer un gramme en une fois dans 250 à 300 grammes de liquide chaud, tel qu'une tisane inerte ou du lait. D'ordinaire, l'action hypnotique se produit au bout de dix à vingt minutes, souvent brusquement ; le sommeil est calme, sa durée varie entre cinq et dix heures. Le réveil est naturel, exceptionnellement troublé par un peu de malaise, de céphalalgie, de lourdeur de tête et de vertiges.

Si au bout d'une heure à une heure et demie le sommeil ne s'est pas produit, on peut administrer une nouvelle dose de 25 centigrammes, dissoute dans une centaine de grammes de liquide. Le trional agit surtout d'une façon remarquable dans l'insomnie nerveuse chez les neurasthéniques et les aliénés. On ne doit pas compter sur lui dans l'insomnie douloureuse ; il est peu efficace chez les alcooliques.

Il réussit bien chez les enfants pour combattre les terreurs nocturnes et l'insomnie due à l'excitation cérébrale ; chez eux, il faut administrer le trional à doses faibles et employer : de 1 mois à 1 an, 10 à 25 centigrammes, administrés à doses réfractées ; de 1 an à 2 ans, 20 à 50 centigrammes ; de 2 ans à 6 ans, 40 à 80 centigrammes ; enfin de 6 à 12 ans, 80 centigrammes à 1 gramme.

Dans quelques cas, avec des doses un peu fortes, on a pu voir, au lieu du sommeil, se produire de la surexcitation et, chez les déments, des accès de manie aiguë; dans ces cas, il suffit parfois de diminuer les doses pour retrouver les effets sédatifs.

Le trional ne provoque pas l'accoutumance, mais il paraît accumuler ses effets, c'est-à-dire que les mêmes doses produisent de jour en jour un sommeil plus long et plus profond. Son emploi quotidien est absolument dangereux, plus dangereux encore que celui du sulfonal. Lorsque cette substance médicamenteuse devra être administrée pendant un temps assez long, il faudra toujours faire suivre une période d'administration continue de six à sept jours d'une période de repos de quatre ou cinq jours au moins. Dans ces cas, il est fort utile d'administrer en même temps des boissons alcalines ou une limonade citrique ou tartrique, afin d'empêcher la diminution de l'alcalinité du sang qui se produit sous l'influence des sulfonalides et qui prédispose à la méthémoglobinurie et à l'hématoporphyrinurie.

Accidents. — Lorsque la dose de trional a été trop élevée, le réveil est accompagné de sensations pénibles, de vertiges, de lourdeur de tête, d'une démarche défaillante, d'incertitude dans les mouvements, d'une certaine paresse intellectuelle qui peuvent persister pendant vingt-quatre heures.

Intoxication aiguë. — A la suite de l'administration de doses de 3 et 4 grammes de trional, on a vu survenir des vomissements, de la diarrhée, de l'abaissement considérable de la température, de la titubation, des vertiges, un sentiment de défaillance et même le signe de Romberg. Dans un cas, le malade fut trouvé en état de collapsus complet, les pupilles fortement dilatées, et pendant 24 heures il fut absolument impossible de le réveiller. Sous l'influence de révulsifs intenses, le collapsus se dissipa peu à peu le lendemain et on nota quelques mouvements convulsifs cloniques dans les membres supérieurs. Un état d'abattement profond persista pendant les jours suivants et le malade se rétablit peu à peu. Les cas mortels sont rares.

Intoxication chronique. — Ces cas rappellent beaucoup ceux que l'on constate avec le sulfonal. Ils sont caractérisés par des troubles gastriques prononcés : de l'anorexie, des vomissements, de la diarrhée; des troubles nerveux : céphalalgie, vertiges, prostration, perte de mémoire, confusion mentale, incertitude de la parole; des symptômes de néphrite aiguë : l'urine renferme de l'albumine, des cylindres hyalins et granuleux, des leucocytes, des hématies, il y a de la méthémoglobinurie et de l'hématoporphyrinurie. Les troubles de nutrition sont moins intenses qu'avec le sulfonal, mais on constate toujours de l'amaigrissement rapide et de la parésie des membres inférieurs.

TETRONAL. *Diéthylsulfonediéthylméthane.* $(C^2H^5)^2$ C $(SO^2. C^2H^5)^2$. — Ce corps se présente en lamelles brillantes, de saveur amère et camphrée, peu solubles dans l'eau (1 p. 450), très solubles dans l'alcool et l'éther. Ce corps est inusité actuellement. Il est plus toxique que le trional et ne possède aucun avantage marqué sur lui. Son action sédative paraît cependant être supérieure à celle du trional. Il doit se prescrire de la même manière et aux mêmes doses que lui.

* *

PARALDÉHYDE. — Cette substance est un polymère de l'aldéhyde; la *métaldé-*

hyde est le résultat de la condensation de deux molécules d'aldéhyde en une, la *paraldéhyde* est le résultat de la condensation de trois de ces molécules. La métaldéhyde ne possède pas de propriétés hypnotiques, elle ne jouit que de légères propriétés diurétiques et est inutilisée.

La paraldéhyde se présente sous forme d'un liquide très limpide, très fluide, dont l'odeur rappelle celle de la pomme reinette ; sa saveur est chaude et piquante. Elle se solidifie à la température de 10° en une masse cristalline qui fond à 10°5. Elle est soluble dans l'eau (1 p. 9), plus soluble dans l'alcool. Elle est inflammable. Elle est instable et doit se conserver à l'abri de l'air et de la lumière.

Absorption. Élimination. — L'absorption et l'élimination de la paraldéhyde s'opèrent avec une grande rapidité. Cette rapidité varie avec le mode d'administration ; elle est deux fois plus rapide par la voie rectale et sept ou huit fois plus encore par la voie sous-cutanée. L'action hypnotique se manifeste toujours dans un temps très court, en moyenne au bout de dix à quinze minutes.

L'élimination se fait presque exclusivement par le poumon ; l'haleine des malades exhale l'odeur répugnante de l'haleine des ivrognes, et cette odeur persiste pendant plus de onze heures. La paraldéhyde s'élimine cependant, en petite quantité, par l'urine, la peau, les glandes salivaires.

Action physiologique. — La paraldéhyde est un hypnotique qui possède une action élective sur l'axe gris encéphalo-médullaire. L'écorce grise corticale est atteinte la première, d'où la disparition des mouvements volontaires, alors que les réflexes persistent dans la première phase de l'action thérapeutique. Le sommeil est rapidement produit, précédé parfois d'une période d'agitation faible ou violente. Avec des doses modérées, il ne s'accompagne ni d'analgésie, ni d'anesthésie. A doses un peu fortes, on constate rapidement une abolition de l'excitabilité réflexe de la moelle comme avec le chloral, mais la paralysie médullaire complète ne s'observe qu'à doses toxiques. Le sympathique est toujours fortement déprimé, d'où la production du myosis. Les centres bulbo-médullaires sont également atteints à une certaine période, et l'on voit apparaître alors de l'abaissement de la pression sanguine et de la vaso-dilatation paralytique. Cette action vaso-dilatatrice est surtout d'origine périphérique et s'accompagne d'anémie cérébrale. Dans les cas d'intoxication, l'arrêt de la respiration est d'origine centrale, il se produit toujours avant l'arrêt du cœur, et la mort peut être évitée par la respiration artificielle. L'action dépressive sur le système musculaire suit presque immédiatement l'assoupissement intellectuel et coïncide même parfois avec lui. Elle est caractérisée par la chute des paupières, la parésie musculaire, l'incertitude de la marche, l'affaiblissement des forces, puis l'impotence fonctionnelle devient complète.

Le cœur et la circulation sont peu intéressés par des doses thérapeutiques de paraldéhyde, le ralentissement des contractions cardiaques est d'autant plus marqué que les doses sont plus élevées. Aux doses qui amènent l'hypnose sans accidents comateux chez l'homme, l'amplitude des contractions cardiaques, le rhythme et l'énergie du cœur sont peu touchés, on peut même dire qu'ils ne le sont pas du tout ; il en est de même de la tension sanguine. C'est seulement dans les intoxications que l'on voit se produire des troubles cardiaques ; la diminution du nombre des contractions cardiaques est une conséquence de la parésie des centres intra-cardiaques, et l'abaissement de la tension sanguine une conséquence de la parésie du bulbe; ils sont du reste favorisés par l'affaiblissement ou même la disparition des réflexes.

Sur le sang, la paraldéhyde agit comme un peroxyde et provoque quelquefois l'apparition de la méthémoglobine ; en tous cas, elle diminue certainement la valeur respiratoire des hématies. Son action sur la respiration est insignifiante et même négligeable à doses faibles; à doses plus fortes, elle provoque une diminution progressive, plus ou moins considérable, du nombre des mouvements respiratoires qui diminuent en même temps d'amplitude. La respiration peut même arriver à revêtir le type de Cheyne-Stokes. Il se produit une diminution de l'excitabilité du pneumogastrique, à la fois, dans son origine centrale et dans ses extrémités périphériques.

On observe toujours une diminution plus ou moins considérable des échanges nutritifs et un abaissement de la température qui sont sous l'influence du ralentissement circulatoire et respiratoire.

Les sécrétions sont diversement influencées suivant les individus; chez certains, il y a augmentation de la diurèse, chez d'autres c'est la diaphorèse qui est accrue. Dans tous les cas, il se produit une salivation abondante, provoquée par irritation de la muqueuse buccale, en raison de l'élimination de la paraldéhyde par la voie pulmonaire. Cette substance exerce toujours une action irritante plus ou moins nette sur la muqueuse gastrique, ce qui oblige à l'administrer toujours en solution diluée.

Mode d'administration. Doses. — A la suite de l'administration, en une seule fois, de 4 grammes de paraldéhyde, l'hypnose se produit d'ordinaire entre cinq et trente minutes. Une dose de 5 grammes provoque toujours très rapidement un état de somnolence profond auquel il est impossible de se soustraire. Pour les adultes, on peut l'employer aux doses de 3 à 10 grammes; pour les femmes, il est bon de ne pas administrer en une fois plus de 2 grammes, car on a reconnu que l'emploi des doses faibles permettait d'éviter la période d'excitation intense que l'on observe parfois à la suite de l'administration de doses considérables. On la prescrit surtout sous forme d'élixir, en potion ou en lavement.

Paraldéhyde cristallisable	20	grammes.
Alcool à 90°	100	»
Sirop simple	75	»
Teinture de vanille	5	»

Une cuillerée = $1^{gr}50$ (diluer dans un liquide approprié).

Paraldéhyde cristallisable	10	grammes.
Sirop de groseilles	40	»
Eau distillée de tilleul	120	»
Teinture de vanille	1	»

Par cuillerées à soupe, soit 1 gramme.

Paraldéhyde cristallisable	4	grammes.
Bromure de potassium	3	»
Potion gommeuse	60	»
Sirop d'écorces d'oranges amères	30	»
Eau distillée	60	»

A prendre en 2 ou 3 fois, à une demi-heure d'intervalle.

> Paraldéhyde cristallisable . . . .   2 à 4 grammes.
> Jaune d'œuf. . . . .   N° 1
> Eau de guimauve . . . .   120 grammes
>   Pour un lavement.

On peut également la prescrire en injections hypodermiques, mais seulement dans certains cas, car ces injections sont douloureuses.

> Paraldéhyde cristallisable. . . . .   5 grammes.
> Eau distillée de laurier-cerise . . . . . . ⎫ àâ 10   »
> Eau distillée . . . . ⎭

C'est un hypnotique de choix chez les alcooliques, et surtout dans les cas de *delirium tremens*, dans les cas de névroses convulsives : le tétanos, la rage, la chorée. Elle agit également bien dans l'aliénation mentale, les psychopathies, l'épilepsie, en un mot, lorsqu'il faut lutter contre une excitation du système nerveux. C'est également un bon hypnotique dans les cardiopathies (HUCHARD), en raison de son action faible sur le cœur. Il ne faut pas l'employer chez les fébricitants. Elle est contre-indiquée dans la bronchite et l'emphysème. Ses propriétés sédatives et hypnotiques se trouvent exaltées par son association soit avec la morphine, soit avec le bromure de potassium. Associée avec le trional, elle donne également des résultats excellents. BRISSEMORET a proposé les formules suivantes :

Solution   ⎧ Trional.   1 gramme.
huileuse   ⎨ Paraldéhyde   2   »
normale.   ⎩ Huile d'amandes douces.   15   »

> Solution huileuse normale. . . . .   45 grammes.
> Mucilage de carragaheen   90   »
> Kirsch.   15   »
>   Emulsionner par simple mélange. (De 2 à 3 cuillerées à soupe au moment du coucher.)

	Adulte.		Enfant.	
Trional	20 centigrammes.		5 centigrammes.	
Paraldéhyde . . .	40	»	15	»
Beurre de cacao .	4 grammes.		2 grammes.	

>   Pour 1 suppositoire.

La paraldéhyde est incompatible avec les iodures qu'elle décompose avec mise en liberté d'iode.

HYDRATE D'AMYLÈNE. *Diméthyléthylcarbinol. Alcool amylique tertiaire,* $C^5H^{12}O$. — L'hydrate d'amylène est un isomère de l'alcool amylique ordinaire et, d'après VON MERING, ses propriétés hypnotiques proviendraient de ce fait que c'est un alcool tertiaire. C'est un liquide très mobile, absolument incolore, possédant une odeur aromatique spéciale rappelant, à la fois celle de l'acide acétique et celle de l'éther, et une saveur fraîche et piquante voisine, dans une certaine mesure, de celle de la menthe. Il est peu soluble dans l'eau (1 p. 8), très soluble dans l'alcool, l'éther. Sa densité est de 0,83. Il se solidifie à — 12° et bout à 102°.5.

Comme substance hypnotique, c'est un intermédiaire entre le chloral et la paraldéhyde, et très voisin de cette dernière. Il produit d'abord l'affaiblissement de l'excitabilité cérébrale et médullaire, puis une diminution de la sensibilité et de l'excitabilité réflexe, d'où résulte bientôt un sommeil plus ou moins profond et plus ou moins prolongé. Si les doses sont trop fortes et deviennent toxiques, on observe alors de la paralysie du cerveau, de la moelle, des nerfs, des muscles, la disparition plus ou moins accentuée de l'excitabilité réflexe, la paralysie des vaso-moteurs, du bulbe, et la mort se produit par arrêt primitif de la respiration. A doses thérapeutiques, au contraire, l'hydrate d'amylène est à peu près sans influence sur les centres cardiaques et respiratoires.

Il possède une action particulière sur les muscles striés et, chez les animaux, de petites doses d'hydrate d'amylène amènent une augmentation de l'énergie myocardique.

Comme la paraldéhyde et les alcools en général, il retarde, dans une très notable mesure, le dédoublement des composés azotés, et la quantité d'urée éliminée par l'urine est moindre qu'à l'état normal. Ce ralentissement des phénomènes d'oxydation l'a fait utiliser soit seul, soit associé à la santonine comme antipyrétique et, dans ce dernier cas, son action hypothermisante est réellement remarquable.

L'absorption de l'hydrate d'amylène est rapide, son élimination se fait en grande partie par l'urine après conjugaison avec l'acide glycuronique. Cette combinaison réduit la liqueur de Fehling.

Mode d'administration et doses. — L'hydrate d'amylène doit s'administrer à la dose de 2 à 3 grammes en une seule fois, et à celle de 8 à 10 grammes au maximum pour une durée de douze heures. Le sommeil se produit en une demi-heure, et il dure de six à dix heures. Il est calme et s'accompagne d'accélération légère du pouls et de la tension sanguine. Au réveil, l'esprit est libre et il ne se produit aucun phénomène désagréable.

Le mode d'administration le plus simple consiste à dissoudre l'hydrate d'amylène dans du vin rouge; la dissolution se fait très bien, grâce à l'alcool contenu dans le vin, et l'absorption en est facile car sa saveur désagréable est assez bien masquée. Il peut également se prescrire en potions ou en lavements, mais jamais en injections sous-cutanées; administré par cette voie, même en solution diluée, il provoque des accidents très graves.

On l'associe avec avantage au bromure de potassium, ou mieux, au chlorhydrate de morphine. Cette dernière association est particulièrement à recommander en raison de l'action analgésiante de la morphine. Comme avec la paraldéhyde, l'accoutumance se produit rapidement, et il faut bientôt élever les doses d'une façon considérable pour obtenir un effet utile.

GROUPE DES ACÉTALS. — Tous les acétals (même l'acétal proprement dit, diéthylate d'éthylidène) possèdent des propriétés hypnotiques, inhérentes à leur structure moléculaire particulière; un certain nombre d'entre eux ont été utilisés comme substances médicamenteuses, mais seul, le méthylal, est resté dans la pratique courante; les propriétés pharmacodynamiques des autres acétals sont, du reste, très voisines de celles de ce composé.

MÉTHYLAL (*Diméthylate de méthylène*) $C^3H^8O^2$. — C'est un liquide inco-

lore, limpide et très mobile, doué d'une odeur rappelant celle du chloroforme
et de l'éther acétique, rougissant légèrement le tournesol, peu soluble dans
l'eau (1 p. 33), plus soluble dans l'alcool, l'éther, les huiles. Il bout à 42°.

Action physiologique. — Inhalé en vapeurs, il se comporte comme une
substance hypno-anesthésique.

Par la voie gastrique, il agit seulement comme hypnagogue ; son absorption
est rapide, comme du reste son élimination, qui se fait en partie par la voie
pulmonaire, en partie par l'urine. Il a été surtout étudié par PERSONALI, MAIRET
et COMBEMALE et par KRAFT-EBING, qui ont reconnu qu'il se conduisait comme
un hypnotique actif et peu toxique. A doses thérapeutiques, c'est un dépresseur
de l'excitabilité de l'encéphale ; à doses plus fortes, c'est un dépresseur de l'activité réflexe, qu'il exalte, au contraire, à doses moindres. Il augmente le nombre
des contractions cardiaques et abaisse, après l'avoir élevée passagèrement, la
tension sanguine par suite de son action sur les centres bulbo-médullaires ; il
ralentit la respiration qui devient profonde, et même stertoreuse à doses élevées ;
il abaisse la température dans ces mêmes conditions de doses ; l'énergie myocardique diminue alors dans ces cas.

Mode d'administration. Doses. — La dose hypnotique varie de 1 à 4
grammes ; on l'administre en potion. Chez les aliénés, comme sédatif et hypnotique, on ordonne des doses de 4 à 5 grammes. Il n'est pas irritant pour l'appareil digestif. L'accoutumance est rapide, et elle se produit au bout de quatre à
cinq jours, mais un repos de quelques jours suffit à rendre aux cellules nerveuses leur sensibilité primitive. KRAFT-EBING, le recommande tout particulièrement dans le délirium tremens, et PERSONALI le considère comme un bon
moyen de lutter contre l'intoxication morphinique chronique.

HYPNONE (*Acéto-phénone*) C^6H^5—$CO.CH^3$. — Ce corps est une acétone mixte
introduite dans la thérapeutique par DUJARDIN-BAUMETZ et BARDET qui avaient
espéré produire, par la substitution du radical phényle à un atome d'hydrogène, une augmentation des propriétés hypnotiques de la substance médicamenteuse. C'est un liquide volatil, réfringeant, mobile, d'une odeur particulière,
rappelant celle des amandes amères et de la fleur d'oranger, insoluble dans
l'eau, soluble dans l'alcool, l'éther, les huiles.

Action physiologique. — C'est un hypnotique inconstant, infidèle, mauvais, qui doit être rejeté de la thérapeutique. Il exerce une action irritante
locale énergique. LABORDE a reconnu qu'il atténuait notablement l'excitabilité
cérébrale, mais aussi qu'il possédait une action énergique et fâcheuse sur le
système nerveux intrinsèque du cœur. Il produit de la parésie du myocarde et
l'abaissement de la tension sanguine, indépendamment de troubles respiratoires
graves.

Ce n'est pas, à proprement parler, un poison hématique vrai, mais on voit
se produire des phénomènes d'asphyxie ; le sang noircit, il y a une augmentation de sa teneur en acide carbonique et une diminution de la quantité
d'oxygène, la capacité respiratoire ne changeant pas. En outre, l'hypnone
provoque souvent de l'hypothermie, d'ordinaire réalisée par tous les autres
hypnotiques.

Il a été administré à la dose de 0gr15 à 0gr30 en capsules de 0gr05.

URÉTHANE (*Carbamate d'éthyle*) $C^3H^7AzO^2$ ou $CO.AzH^2.OC^2H^5$. — C'est une substance solide, cristallisée sous forme de petites lamelles blanches, d'aspect brillant, d'odeur assez faible, rappelant celle de la paraffine, de saveur fraîche, analogue à celle du nitrate de potasse, très soluble dans l'eau, dans l'alcool et l'éther. Elle fond à 98° et bout à 180°.

Action physiologique. — L'uréthane possède une action irritante analogue à celle du chloral, et pour cette raison il faut proscrire son emploi en injection sous-cutanée. Sa toxicité est faible, pour les doses fortes employées en une une seule fois ; elle est, au contraire, beaucoup plus considérable pour des doses répétées et prolongées. Sous l'influence des doses modérées d'uréthane, on observe d'abord une période d'excitation, caractérisée par de l'accélération des battements cardiaques, par une augmentation de la vitesse du sang, par une élévation de la tension sanguine et une exagération des mouvements respiratoires. Puis, cette période d'excitation fait bientôt place à une période de dépression, et alors s'établit le sommeil accompagné de résolution musculaire et d'analgésie plus ou moins prononcée, avec abaissement de la température. Les accidents sont rares avec l'uréthane, et il faut employer de très fortes doses pour les voir apparaître ; il faut cependant se souvenir que, sous l'influence de l'emploi prolongé de cette substance, on observe toujours une dépression très sensible et durable du système nerveux central. Les sécrétions sont d'ordinaire toutes augmentées, spécialement la salive, les larmes, l'urine ; il peut y avoir de la diarrhée. Les troubles digestifs ne se montrent qu'à la suite de l'emploi prolongé. On remarque toujours un ralentissement des phénomènes de dénutrition et une diminution de la destruction des albuminoïdes dans l'économie.

Mode d'administration et doses. — L'uréthane possède une action hypnotique indéniable, mais inconstante d'après certains auteurs ; cependant, il peut rendre de grands services en raison de sa faible toxicité et de la possibilité de son emploi chez les cardiaques (HUCHARD).

Il réussit surtout dans l'insomnie nerveuse non douloureuse. On l'emploie à la dose de 2 à 4 grammes, en potion, à prendre en une seule fois.

Uréthane.	2 à 4 grammes.	
Sirop de fleurs d'orangers	20	»
Eau distillée de tilleul. . . . . · .	40	»

A prendre en une seule fois, le soir,

Uréthane	$0^{gr}20$	
Sirop de fleurs d'oranger. . . . . . . · }	ăă 30 grammes.	
Eau distillée de tilleul . . . . }		

Pour les jeunes enfants ; une cuillerée à dessert, toutes les deux heures, pour calmer l'excitation dans les affections fébriles.

HÉDONAL (*méthylpropylcarbinolouréthane*) $CO\begin{cases} AzH^2 \\ O(CH^3CH.C^3H^7). \end{cases}$ Cristaux incolores, peu solubles dans l'eau froide (1 p. 102), d'odeur légèrement aromatique, à saveur désagréable de menthol.

Action physiologique. — L'hédonal est un hypnotique qui se détruit complètement dans l'économie en donnant de l'eau, de l'acide carbonique et de l'urée. Son action hypnotique est environ deux fois plus énergique que celle de l'hydrate de chloral; l'apparition du sommeil est rapide, elle se produit entre un quart d'heure et une demi-heure après l'ingestion. La durée moyenne du sommeil est de cinq à sept heures. A doses thérapeutiques, il ne possède aucune action particulière sur la circulation et la respiration. Pendant le sommeil, on observe un abaissement de la température et une légère diurèse.

Mode d'administration et doses. — C'est un hypnotique utile surtout dans les insomnies nerveuses légères; dans les insomnies graves, il est souvent infidèle. Il s'administre rarement en potion, le plus souvent en cachets, à la dose de 1 à 3 grammes. Une dose de 1 gramme est d'ordinaire suffisante. On l'associe avec avantage au trional. (Voir aux *Addenda*.)

B. — MODIFICATEURS INTELLECTUELS

ALCOOLS

Les alcools sont obtenus par la substitution d'un oxhydrile à un atome d'hydrogène dans un hydrocarbure. Ils se divisent en alcools primaires, secondaires et tertiaires. Les alcools primaires résultent de la substitution d'un radical alcoolique à un atome d'hydrogène de l'alcool méthylique et sont caractérisés par le groupement fonctionnel ($CH_2.OH$). Les alcools secondaires résultent de la substitution de deux radicaux alcooliques à deux atomes d'hydrogène de l'alcool méthylique et sont caractérisés par le groupement ($CH.OH$). Les alcools tertiaires résultent de la substitution de trois radicaux d'alcool à trois atomes d'hydrogène de l'alcool méthylique; ils sont caractérisés par le groupement ($C.OH$).

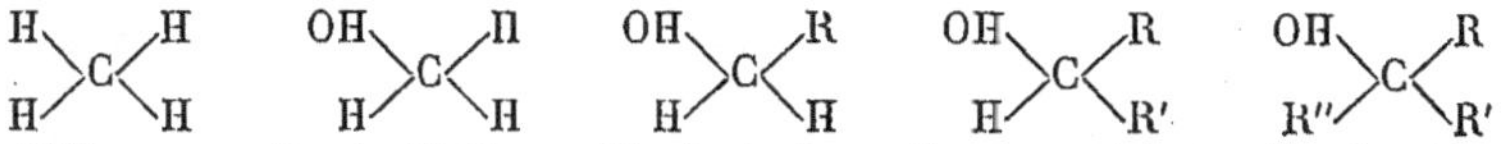

Méthane.	Alcool méthylique.	Alcool primaire.	Alcool secondaire.	Alcool tertiaire.

Ces différentes séries d'alcools possèdent des propriétés pharmacodynamiques différentes; les recherches de SCHNÉEGANS, de VON MERING ont montré, en effet, que les alcools secondaires sont plus hypnotiques que les alcools primaires et que les alcools tertiaires le sont encore plus que les alcools secondaires. Ce fait est surtout nettement mis en évidence lorsqu'on considère l'alcool butylique qui présente ces trois isomères.

Les hydrates des hydrocarbures ne jouissent de propriétés hypnotiques que dans la série grasse; dans la série aromatique (hydrocarbures cycliques) on obtient non pas un alcool, mais un phénol doué de propriétés totalement différentes.

Suivant le nombre de fonctions alcooliques qu'ils renferment, les alcools sont appelés mono, bi, triatomiques. Les alcools monoatomiques constituent la classe des *carbinols* : type alcool ordinaire ; les alcools biatomiques constituent la classe des *glycols* : type cholestérine ; les alcools triatomiques constituent la classe des *érythrols* : type l'érythrite ; les alcools pentatomiques sont représentés par la pinite, la quercite, la xylite ; les termes les plus élevés constituent les *mannitols* : type la mannite, dont les produits de condensation, les aldéhydes du second degré sont constitués par les glucoses, les amidons, les sucres, toutes substances qui, sous l'influence de la fermentation, donnent naissance à de l'alcool éthylique. A côté de cet alcool, ils donnent également naissance à des homologues supérieurs désignés sous le nom d'*alcools supérieurs*. Les alcools commerciaux provenant de la fermentation de ces matières, fournissent en outre, des alcools secondaires et tertiaires, des aldéhydes, des acétones et même des bases volatiles toxiques.

ALCOOL ÉTHYLIQUE $C^2H^5.OH$. — L'alcool fut découvert en 1400 par BASILE VALENTIN, BOËRHAAVE lui donna son nom, LAVOISIER et surtout THÉODORE DE SAUSSURE ont fixé sa composition chimique. SCHWANN et CAGNARD DE LA TOUR, en 1836, ont étudié les conditions dans lesquelles les matières amylacées étaient susceptibles de se dédoubler en alcool. PASTEUR, dans ses études, faisait du pouvoir de dédoubler ces substances en alcool et acide carbonique, un attribut de la cellule vivante ; les recherches récentes de BUCHNER et de RAPP ont montré que ce dédoublement s'opérait sous l'influence d'une zymase, qui agissait absolument comme un agent chimique. On sait, à l'heure actuelle, que les organismes végétaux sont capables, dans certaines circonstances, d'utiliser leurs matériaux de réserve amylacés en les transformant en glucose puis en alcool. DUCLAUX est même arrivé, sous l'influence de la lumière et en l'absence d'air, à dédoubler une solution de glucose en milieu alcalin en alcool et acide carbonique.

L'alcool absolu, c'est-à-dire anhydre, se présente sous forme d'un liquide incolore, très mobile, d'odeur agréable, qui bout à la température de 78°5, plus léger que l'eau (D = 0,8026) et cristallisable à — 130°. Il est miscible en toutes proportions à l'eau, à l'éther, à la glycérine.

Il est très soluble dans les huiles et les dissolvants hydrocarbonés. C'est un excellent dissolvant d'un grand nombre de corps minéraux ou organiques, insolubles dans l'eau (iode, soufre, phosphore, alcaloïdes, cires, etc.). L'alcool possède une grande affinité pour l'eau, et lorsqu'on le mélange avec ce liquide, il se produit toujours une élévation de la température avec contraction du volume du mélange. C'est grâce à cette affinité pour l'eau que l'alcool agit comme déshydratant, modifie l'état physique des substances organisées et précipite, après coagulation, les albuminoïdes de leurs dissolutions. L'alcool est une substance dysosmotique. Il agit sur le protoplasma à la manière des anesthésiques généraux en provoquant des phénomènes de déshydration, et RAPHAEL DUBOIS estime que c'est en agissant comme déshydratant que l'alcool se conduit comme un hypno-anesthésique.

Absorption. Élimination. — L'alcool s'absorbe très rapidement, à la condition que sa dilution soit suffisante pour ne pas coaguler les albuminoïdes avec lesquelles il va se trouver en contact.

L'alcool à 15 ou 20 p. 100 réalise ces conditions, il peut circuler dans l'organisme et exciter les différents éléments anatomiques. L'alcool peut être absorbé par la voie pulmonaire, mais ce mode d'absorption est, d'ordinaire, accidentel ; il peut se réaliser cependant dans certaines professions et causer des accidents plus ou moins graves suivant les cas.

La grande voie de pénétration de l'alcool est la voie stomacale et, dans ce cas, les dommages sont toujours moindres ; l'alcool absorbé est obligé de passer d'abord par les veines de l'estomac et de la première portion de l'intestin grêle, il arrive de là à la veine porte, traverse le foie, puis se trouve ensuite versé, en partie seulement, dans la circulation générale, l'autre partie se trouvant arrêtée par le foie. Dans le sang, il s'opère, grâce à sa dilution, une exosmose à travers les capillaires, puis une imbibition et une localisation dans les différents tissus.

L'alcool se fixe et s'accumule surtout dans le foie et le cerveau ; le foie en contient quatre fois plus que le sang, et le cerveau seulement deux fois plus. La fixation de l'alcool dans le foie est proportionnelle à la dose d'alcool qui traverse cet organe avec le sang, et cette fixation s'accompagne d'une excitation plus ou moins accentuée des fonctions de cette glande. Les expériences de Gréhant ont montré que l'alcool se trouve à son maximum dans le sang au bout de deux heures et demie à trois heures après son absorption, et qu'il renferme toujours proportionnellement plus d'alcool que les autres organes, on peut en trouver jusqu'à 0,6 p. 100.

La majeure partie de l'alcool est décomposée dans l'économie, et la quantité d'alcool éliminée par les poumons, les reins, la peau est insignifiante par rapport à la quantité totale d'alcool absorbé ; elle est d'autant plus faible que la quantité d'alcool ingéré est plus minime ; il n'en passe abondamment par les divers émonctoires que lorsque les hématies ont réalisé toute l'oxydation, dont elles étaient capables. Comme l'ont montré Dujardin-Beaumetz et Jaillet le sang, lorsque les hématies ont été surmenées, est devenu incapable de permettre des oxydations ultérieures : c'est, par conséquent, seulement l'excès de l'alcool ainsi détruit dans l'organisme qui va se localiser dans les divers tissus. Les recherches de ces expérimentateurs ont également prouvé que, dans l'intérieur même des hématies, l'alcool est d'abord oxydé, transformé en acétate alcalin, puis ce sel est lui-même brûlé dans l'intérieur de la cellule et transformé en carbonate alcalin. Ce n'est que dans certains cas pathologiques, dans l'intoxication alcoolique, par exemple, que l'on peut déceler la présence soit d'acétone, soit d'acide acétique, soit enfin d'éthers composés qui sont des produits de métamorphose de l'alcool.

Les recherches de Béchamp, d'Hoppe-Seyler, de Lépine ont montré

que, même en dehors de toute ingestion d'alcool et de boissons fermen-
tées, il existait normalement dans l'organisme de très petites quantités
d'alcool qui proviennent de la destruction des matières amylacées et
hydrocarbonées et dont il constitue un terme de dédoublement.
Béchamp et Estor ont montré qu'il existait une fermentation alcoolique
et acétique dans le foie et Lépine admet que le glucose que l'on rencontre
dans le sang se transforme en alcool sous l'influence de la fermentation
glycolytique.

Action physiologique. Action locale. — Cette action est
variable suivant les circonstances dans lesquelles elle se produit. Si
l'alcool est mis au contact du tégument sain, il y a simplement sensation de
refroidissement par volatilisation ; si les téguments sont dépouillés de
leur épiderme, ou si une muqueuse se trouve à son contact, il se produit
une action plus ou moins irritante qui varie avec le degré de concentration de l'alcool, l'individu, l'état de vacuité ou de réplétion de l'estomac, et qui se traduit soit par une stimulation utile, soit par des phénomènes inflammatoires plus ou moins intenses pouvant aller jusqu'à
la nécrose.

Cette action irritante est produite par l'influence déshydratante de l'alcool et par suite de son action coagulante sur les albuminoïdes ; en
même temps que l'action inflammatoire, on constate une vaso-dilatation
plus ou moins marquée. Dans l'estomac, il peut y avoir, si la concentration est suffisante, non seulement coagulation des albumines mais aussi du
mucus, des peptones, de la gélatine, ainsi que dissolution des graisses
qui deviennent plus facilement assimilables. L'alcool à 25 p. 100 détermine déjà une sensation intense d'irritation ; à 50 p. 100 il provoque
l'inflammation ; à 80 p. 100 il devient caustique, il cautérise et ratatine
le tissu en coagulant l'albumine et en absorbant de l'eau.

Les eaux-de-vie du commerce représentent de l'alcool à 40-45 p. 100
et provoquent par ingestion une sensation de chaleur ; il se produit
une irritation buccale et linguale se traduisant par de la salivation ; on
constate en même temps, d'abord une vaso-constriction nette, suivie de
vaso-dilatation paralytique et d'hypersécrétion glandulaire.

Dans un estomac vide, 30 grammes d'alcool à 45 p. 100 produisent
d'abord une excitation notable des mouvements péristaltiques de la
tunique musculaire une augmentation du suc gastrique à laquelle
succède bientôt de la paralysie ou tout au moins de la parésie de la
sécrétion. En même temps, la peptonisation des albuminoïdes est très
ralentie, parfois même totalement supprimée si la concentration reste
suffisante, et la sécrétion pancréatique elle-même peut être arrêtée.

Le contact d'une solution concentrée d'alcool avec la muqueuse stomacale provoque toujours l'exsudation d'un liquide albumineux neutre ou légèrement alcalin, mais ne renfermant aucun agent de transformation des albuminoïdes. Il y a dans les tubes sécréteurs une grande quantité de cellules à mucus, mais pas de cellules à pepsine.

L'introduction répétée d'alcool dans l'estomac détermine de la congestion, de l'inflammation, et une sécrétion abondante de mucus qui se coagule ; au bout d'un certain temps, il se fait une induration et un épaississement de la muqueuse qui perd sa contractilité musculaire, s'anémie et est même susceptible de s'ulcérer. La pituite des buveurs est causée par l'accumulation du liquide aqueux et muqueux dans l'estomac, sous l'influence de cette irritation chronique.

L'absorption rapide de l'alcool par la muqueuse gastro-intestinale, lorsque la quantité ingérée est faible, est ralentie par la présence des acides, des substances tanniques, des sucres, par les matières alimentaires contenues dans l'estomac et, surtout, par les matières grasses.

D'après les expériences de Bouchardat et de Sandras, la dilution de l'alcool dans l'économie est très rapide et 50 grammes d'alcool à 45 p. 100 ingérés par un adulte sont presque immédiatement dilués au millième ; c'est une quantité qui peut être appelée hygiénique, et qui est absolument incapable de déterminer, par elle-même, des accidents.

Action sur le sang et la circulation. — Lorsque le sang est mis en contact avec de l'alcool, à dose toxique d'emblée, on y remarque la présence de gouttelettes graisseuses en nombre assez considérable. Il y a altération des hématies avec fonte partielle du stroma, dissociation entre le stroma et l'hémoglobine qui l'imprègne et que l'on retrouve précipitée sous forme de gouttelettes réfringentes et colorées. Il s'est passé là des modifications importantes dans la constitution physico-chimique de la cellule, par dissolution des graisses et de la lécithine, d'où modification de l'état statique et séparation de la matière colorante. Les vaisseaux présentent une congestion de leur tunique interne en même temps que l'on constate l'hypergenèse des leucocytes et l'apparition d'une quantité considérable d'hématoblastes, tous phénomènes identiques à ceux que l'on observe lorsque le sang se trouve en contact avec une quantité un peu considérable de substances énergiquement hypno-anesthésiques.

Sous l'influence de doses minimes mais répétées d'alcool, les hématies subissent peu à peu la dégénérescence graisseuse. La graisse émulsionnée pénétrant dans le sang avec le chyle n'est pas brûlée, comme du reste le sucre, pendant tout le temps que ce sang renferme de l'alcool. Comme les hypnotiques, l'alcool donne naissance à ce phénomène particulier, que l'on a qualifié du nom d'*arrêt des échanges*, et dans lequel le sang restant rutilant, comme à l'état normal, n'est cependant plus capable de déterminer les combustions que le sang normal accomplit dans l'organisme. L'hémoglobine est transformée, et l'hématie a plus ou moins perdu sa propriété de dynamiser l'oxygène et de le rendre apte à déterminer les combustions auxquelles il est employé dans l'organisme.

En même temps, il y a diminution de l'alcalinité du sang et, à ces phénomènes, se joint un amoindrissement notable de la capacité respiratoire des hématies.

Cette diminution de la capacité respiratoire des hématies, l'impossibilité pour l'hémoglobine de dynamiser l'oxygène, sont des preuves indirectes de la combustion de l'alcool dans le globule rouge. DUJARDIN-BAUMETZ et JAILLET ont montré que ces phénomènes étaient, jusqu'à une certaine limite, proportionnels à la quantité d'alcool absorbé et que la quantité d'acide carbonique exhalé était en raison inverse de celle de l'oxygène absorbé.

Sous l'influence de l'alcoolisation répétée, le sang devient plus facilement coagulable qu'à l'état normal et les hématoblastes se montrent plus nombreux.

Une véritable déshydratation du sang s'opère également sous l'influence de l'alcool, et en vertu de cette déshydratation qui se traduit par la diurèse et une élimination d'eau plus considérable qu'à l'état normal par les différentes sécrétions, le nombre des hématies augmente dans le sang ainsi que la proportion de l'hémoglobine, par le seul fait de la concentration du sérum.

L'action de l'alcool sur la circulation s'exerce par l'intermédiaire du système nerveux et, spécialement, du bulbe. L'activité du cœur n'est pas influencée par des doses modérées d'alcool. Avec des doses un peu fortes, on voit se produire une augmentation de nombre et d'énergie des contractions cardiaques avec élévation de la pression sanguine, puis, au bout d'un certain temps, on constate, au contraire, un ralentissement et des irrégularités plus ou moins marquées des contractions cardiaques, une diminution de la vitesse du courant sanguin et un abaissement de la pression artérielle. Cet abaissement de la tension sanguine est dû, surtout, à l'excitation des noyaux d'origine du pneumogastrique et la pression peut être ramenée presque à l'état normal par la section de ces nerfs, mais il faut également tenir compte de l'action de l'alcool sur les ganglions intracardiaques et le tissu musculaire.

Action sur la respiration. — La respiration est affectée de la même façon que le cœur et la circulation. Tout d'abord, on note l'augmentation de fréquence des mouvements respiratoires dont la régularité est conservée ; puis, au bout d'un temps variable, suivant l'impressionnabilité du sujet et surtout suivant la quantité d'alcool introduit dans l'organisme, la respiration devient superficielle, embarrassée, difficile, absolument stertoreuse ; puis la diminution du nombre des mouvements s'accentue et, enfin, la respiration ne s'effectue plus qu'avec une extrême lenteur.

Suivant les conditions expérimentales, les échanges respiratoires varient considérablement. Lorsque les doses sont faibles, il faut surtout tenir compte de l'action propulsive de l'alcool et, au moment où le sujet éprouve une sensation de chaleur et où se produit l'augmentation de fréquence et d'amplitude des mouvements respiratoires, il y a absorption plus considérable d'oxygène et élimination plus importante de l'acide carbonique, mais c'est là un phénomène de début et, aux phases ultérieures de l'action de l'alcool, il se produit, au contraire, une diminution de l'absorption de l'oxygène et un ralentissement des échanges.

Action sur les sécrétions. — Toutes les sécrétions sont suractivées sous l'influence de l'alcool. Cette action excitante doit être attribuée à l'action irritante et déshydratante exercée sur les différents protoplasmas. Il se produit toujours de la diurèse sous l'influence de l'ingestion d'une dose même faible d'alcool, et l'on observe des hypersécrétions de toute nature (salivaire, stomacale, intestinale, cutanée). La déshydratation se traduit par la sensation de soif succédant à l'ingestion d'alcool à doses un peu considérable.

Les hypersécrétions s'accompagnent d'altérations histologiques des différentes glandes ; on constate d'abord des phénomènes de congestion, puis des lésions plus ou moins considérables de dégénérescence soit du côté des glandes de l'estomac, soit du côté du pancréas, du foie et, surtout, du rein qui subissent la dégénérescence graisseuse, conséquence de l'action toxique de l'alcool par un processus identique à celui des intoxications phosphorée, arsenicale, saturnine, etc.

Action sur le tissu musculaire. — Sous l'influence de petites quantités d'alcool, on éprouve une alacrité corporelle extrêmement marquée, mais qui est bientôt remplacée, si la dose d'alcool est un peu forte, par une impotence fonctionnelle plus ou moins complète. L'excitation ainsi déterminée est absolument comparable à celle que provoque l'excitation électrique ; c'est une excitation par l'intermédiaire du nerf moteur, car l'alcool n'exerce sur la cellule musculaire aucune action autre que l'action déshydratante indiquée plus haut.

Par contact direct avec le muscle, soit lisse, soit strié, l'alcool exerce une action coagulante comparable à celle produite soit par l'élévation de la température, soit par la caféine.

On a dit que l'alcool exerçait une action antidéperditrice sur le muscle et que, sous son influence, il y avait diminution de l'élimination de l'azote, que les phénomènes de dissociation des albuminoïdes étaient ralentis par suite de la stabilité plus grande et plus durable des éléments azotés des muscles. Cette manière de voir, appuyée sur les travaux de PERRIN, LALLEMAND et DUROY, a été reconnue complètement inexacte et, loin d'être un *aliment d'épargne*, l'alcool exagère, au contraire, les pertes en matières albuminoïdes stables, en albuminoïdes fixes des tissus ou, s'il ne les exagère pas, tout au moins, il ne ralentit jamais la dénutrition des éléments azotés.

Action sur la nutrition, la température, les échanges organiques. — L'action exercée par l'alcool sur la nutrition est essentiellement dépressive, surtout lorsque la dose d'alcool est supérieure à celle qui peut être considérée comme dose hygiénique ; l'action excitante du début est essentiellement passagère et d'origine propulsive. Nous savons, en effet, que l'alcool, non seulement ralentit les mouvements respiratoires, mais détermine également un amoindrissement plus ou moins considérable des propriétés fonctionnelles des hématies, et même une inhibition, après une période d'excitation tout à fait passagère.

De plus, l'alcool est une substance très facilement combustible, mais très peu thermogène et jamais, même à la suite d'ingestion de quantités faibles d'alcool, on n'a pu voir se produire une élévation de température supérieure à celle que l'on peut observer chez un individu soumis à un régime normal. Au contraire, à doses élevées, l'alcool provoque un abaissement rapide et considérable de température et il se conduit, dans certaines circonstances, comme un antithermique. Avec des doses fortes, il se produit toujours de la vaso-dilatation périphérique qui, jointe à l'action dépressive exercée par l'alcool sur les centres cérébro-spinaux, constitue le principal mécanisme de cet abaissement de température.

Les expériences de ROSEMANN ont définitivement confirmé que l'alcool, absorbé à doses moyennes, en surplus, dans les cas où la ration alimentaire de l'individu était normale comme teneur en albuminoïdes, en graisses et en hydrates de carbone, était susceptible d'épargner les

graisses et les hydrates de carbone et favorisait dans ces cas l'engraissement, mais sans restreindre pour cela le moins du monde la consommation des matières azotées. Si les doses d'hydrates de carbone ou de
graisses sont insuffisantes, il peut prendre leur place et, par conséquent,
épargner les substances de ce groupe qui sont en réserve dans l'économie, mais il ne peut en aucune façon se substituer aux matières azotées
lorsque celles-ci font défaut dans la ration alimentaire. Au contraire, il
semble que, sous l'influence de l'alcool, il y ait une dénutrition plus considérable et une consommation plus grande des albumines de réserve.

En d'autres termes, l'alcool est un aliment de travail quand la reconstitution azotée est absolument assurée pour l'organisme; à faible dose,
il permet, comme la caféine, une utilisation efficace des réserves, stimule le système nerveux, mais il produit beaucoup plus rapidement que
cette dernière la paralysie, l'inhibition du système nerveux.

Comme conséquence de cette action secondaire, les actes de la désassimilation se trouvent excités et cette excitation l'emporte de beaucoup
sur la période d'épargne du début.

Le ralentissement des phénomènes de nutrition n'est pas compensé
par les oxydations subies par l'alcool dans l'organisme et par le dégagement de chaleur qui en résulte.

Dans la plupart des expériences faites avec l'alcool, le quotient respiratoire $\dfrac{CO^2}{O}$ reste constant, mais sa valeur diminue dans une assez

notable proportion avec des doses fortes, et surtout avec des doses
toxiques. Il y a toujours une diminution notable de la quantité d'oxygène absorbé et une diminution corrélative de l'acide carbonique éliminé. La courbe des variations de l'acide carbonique est parallèle à
celle de la pression sanguine, et le minimum se présente environ trois
heures après l'ingestion d'alcool, au moment ou la tension sanguine est
également à son minimum. L'acide carbonique s'accumule dans le plasma
sanguin et s'élimine sous forme de carbonates alcalins ; on peut constater que l'acidité urinaire diminue dans une assez notable proportion.

Le chiffre de l'urée subit une diminution plus ou moins accentuée, les
chiffres des expérimentateurs sont variables en raison de la variabilité
de leurs conditions expérimentales. Dans une première phase de l'action
de l'alcool, il y a à la fois stimulation de la fonction hépatique et diurèse,
et pendant les vingt-quatre premières heures après ingestion de l'alcool
il y a diminution de l'urée, de l'acide urique, de l'acide sulfurique, de
l'acide phosphorique ; au contraire, dans une période ultérieure, si la
ration azotée n'est pas largement suffisante, on les voit, augmenter
dans une notable proportion, différente pour chacun d'eux.

En effet, l'alcool n'est susceptible de réaliser une épargne azotée, une épargne de l'albumine circulante, que si l'individu reçoit de l'albumine en excès et, dans ces conditions, il y a diminution de l'urée, de l'acide urique, de l'acide sulfurique, de l'acide phosphorique.

Si au contraire, la ration d'albumine alimentaire est strictement suffisante, l'ingestion de l'alcool n'empêche pas du tout l'usure de l'albumine plastique; au contraire, si l'on continue l'analyse de l'urine pendant un temps assez long, on constate que la désassimilation des matériaux plastiques azotés est en quelque sorte fouettée sous l'influence de l'alcool et qu'il y a, au contraire, accroissement de l'élimination de l'urée, de l'acide urique, des sulfates et des phosphates.

En ce qui concerne le phosphore, on observe avec l'alcool ce que nous avons constaté avec les hypno-anesthésiques. La désassimilation de la substance nerveuse, évaluée en phosphore éliminé, est moindre pendant la période d'excitation ; au contraire, elle est beaucoup plus active pendant l'état comateux qui suit cette période d'excitation, et beaucoup plus considérable à ce moment que ne l'est la désassimilation de la substance musculaire : aussi l'acide phosphorique augmente-t-il dans l'urine lorsque l'urée diminue et réciproquement. En présence de l'alcool condensé et localisé par la substance nerveuse, la lécithine et les graisses du cerveau seraient plus facilement désassimilées qu'à l'état normal, et l'augmentation de l'excrétion de l'acide phosphorique serait le résultat de la désassimilation plus considérable de la lécithine.

Action sur le système nerveux. — Lorsque l'alcool est administré à doses suffisantes pour déterminer un ensemble symptomatologique bien net, les phénomènes peuvent se diviser en trois périodes distinctes : la première est la période d'*excitation* caractérisée par l'incertitude des mouvements, l'accélération du pouls et de la respiration, la contraction de la pupille ; la deuxième période est celle de la *perversion*, caractérisée par la résolution musculaire, les irrégularités du pouls et de la respiration, la dilatation pupillaire; enfin, la troisième période, est celle du *collapsus*, caractérisée par de la paralysie complète avec anesthésie, affaiblissement notable de la circulation et de la respiration, et finalement par l'arrêt du cœur.

Chez l'homme, l'action de l'alcool est plus remarquable en raison de son affinité élective et de son accumulation dans la substance nerveuse cérébrale; les manifestations sont sensiblement différentes de celles observées chez les animaux. Les phénomènes d'excitation auxquels donnent lieu l'alcool, résultent surtout d'un trouble de l'équilibre des facultés cérébrales de l'individu, et la stimulation des fonctions cérébro-spinales semble découler nécessairement de la dépression des fonctions végétatives.

Suivant les doses employées, doses hygiéniques ou doses toxiques, on peut attribuer à l'alcool des effets utiles et en faire un aliment respiratoire, un médicament antipyrétique, un stimulant diffusible si les doses sont petites ou simplement moyennes et peu souvent répétées; soit, au contraire, en faire un agent perturbateur des fonctions de nutrition, un poison stupéfiant du système nerveux, un caustique pour les muqueuses, enfin un poison hématique et globulaire, si les doses sont toxiques d'emblée ou trop souvent répétées.

Lorsqu'une quantité modérée d'alcool a été introduite, à l'état dilué, dans l'estomac rempli d'aliments, il exerce une série d'effets utiles sur l'organisme. Tout d'abord il favorise la digestion, en activant et en augmentant les sécrétions gastriques, et provoque une amélioration des échanges nutritifs. Le système nerveux est peu influencé; cependant, on ressent une sensation de bien-être, de réfection, d'exhilaration. Il se produit un état d'exaltation des forces physiques et intellectuelles, l'individu est en proie à un besoin d'activité et se trouve dans un état d'alacrité musculaire particulier. L'ingestion de l'alcool détermine une *sensation de défatigue* analogue à celle que procure la caféine et, comme elle, il produit une amélioration de l'absorption et une meilleure utilisation des substances alimentaires absorbées. Ces divers phénomènes se produisent à la condition que la quantité d'alcool ne dépasse pas, en vingt-quatre heures, 60 à 100 centimètres cubes d'alcool absolu, absorbés à doses réfractées, pendant les repas et à l'état dilué.

D'autre part, la somnolence, la diminution de l'appétit, l'accélération cardiaque sont autant de signes d'un début d'action nuisible de l'alcool.

La stimulation, quelles que soient les doses employées, ne doit jamais être suivie de dépression, et la dose qui provoque cette dépression est essentiellement variable suivant la tolérance des individus.

A partir du moment où se montrent la dépression et l'engourdissement, il doit se produire une altération physico-chimique de la cellule nerveuse, une déshydratation partielle, une solubilisation de matières grasses, en même temps que des modifications de la circulation cérébrale. L'imprégnation se fait tout d'abord aux dépens des ganglions de la substance grise du cerveau, d'où l'excitation psychique; le cervelet est ensuite intéressé, d'où l'incoordination motrice; enfin, la moelle entre en jeu, d'où la paralysie sensitive et motrice; le bulbe lui-même est touché plus tardivement, et alors se produisent les troubles circulatoires et respiratoires.

Les effets nuisibles de l'alcool constituent un syndrome que l'on a dénommé *ivresse*. On lui reconnaît trois degrés parfaitement caractérisés et revêtant une symptomatologie spéciale. Le premier degré de l'ivresse se traduit par un état de bien-être particulier, une sensation de chaleur douce et agréable s'irradiant de l'estomac et qui est provoquée par l'excitation des filets terminaux du pneumogastrique ; la température est légèrement augmentée, les capillaires sont dilatés, notamment à la face. La puissance imaginative est accrue, toutes les facultés intellectuelles sont excitées, la parole est abondante, le regard vif et animé. L'individu est heureux et manifeste des tendances érotiques. La circulation cérébrale est, à ce moment, assez fortement modifiée et l'excitation du trijumeau, dans sa portion périphérique, joue un rôle important à ce point de vue. On observe également des modifications du caractère et l'individu se dévoile avec ses qualités et ses vices cachés. Les diverses parties du cerveau sont paralysées, comme l'a montré LAUDER-BRUNTON, dans un ordre inverse à celui de leur développement. La puissance de se contraindre et de se dominer disparaît la première, puis, successivement, la prévoyance est abolie, l'association des idées fait place à la période des erreurs de jugement, aux illusions et à la privation plus ou moins complète de la conscience et de la mémoire. Toutes ces facultés mentales sont fort obscurcies au moment où l'imagination est encore très animée. A cette première période, les centres moteurs sont affectés, tantôt avant, tantôt après les centres perceptifs, suivant la dose et l'idiosyncrasie du sujet. L'irritabilité réflexe des vaso-moteurs est détruite de bonne heure, mais la moelle conserve tout son pouvoir fonctionnel.

Le deuxième degré, l'ivresse confirmée, succède au premier lorsque l'ingestion d'alcool est continuée. C'est la période de *perversion fonctionnelle* ; l'individu éprouve une sensation de chaleur généralisée, âcre et pénible, les artères des tempes et du cou battent avec force, le pouls est plein, vibrant, le visage est congestionné, la respiration irrégulière, fréquente. Il y a un véritable état de fièvre et de malaise. La puissance musculaire s'affaiblit surtout dans les membres inférieurs, la station debout devient difficile, la démarche est titubante et incertaine. Les mouvements perdent de leur force et de leur précision ; la pensée et la volonté sont de moins en moins sous la dépendance du sujet. A cette période, on note de l'empâtement de la parole, de l'incohérence de la pensée. La volonté est abolie, les idées érotiques surviennent en foule mais l'impuissance est absolue. Les sens sont émoussés et l'on voit apparaître des illusions, une tendance à la fureur, fréquemment cause de crimes. On observe également de l'angoisse précordiale, de la pâleur de la face, avec tendance à la syncope, des nausées et des vomissements qui débarrassent l'organisme d'une partie de la substance toxique. Cette période se clôture par un sommeil plus ou moins profond, durable, avec sueurs profuses auquel succède un réveil peu agréable, avec obnubilation intellectuelle et état nauséeux persistant.

Le troisième degré de l'ivresse est caractérisé par l'abolition plus ou moins complète de la motilité, de la sensibilité, de la volonté. L'individu est dans un état de résolution musculaire complète, les sphincters sont relâchés, les sécrétions et excrétions non retenues, tous les membres et organes sont abandonnés à l'action de la pesanteur, la respiration prend un type particulier, le sujet *fume la pipe*. La sensibilité est abolie et on a pu pratiquer sans douleur, à cette période, des opérations sanglantes; la face est pâle, les traits sont altérés. L'œil est terne, vitreux, la pupille est dilatée; il y a disparition du réflexe rétinien. La respiration devient ralentie, profonde, stertoreuse, irrégulière, diaphragmatique, l'individu est sous la menace de l'asphyxie qui peut se réaliser par simple obstacle mécanique. Le pouls est petit, lent, la tension sanguine est basse; la température est également très au-dessous de la normale. La mort peut survenir entre une demi-heure et quinze ou vingt heures.

A côté de cette forme classique, il existe des formes anormales qui offrent une symptomatologie particulière. On a signalé la forme maniaque, la forme convulsive qui se manifestent surtout chez les individus affectés de tares psychiques ou névropathiques.

Les paralytiques généraux ou les candidats à la paralysie générale ressentent vivement l'action de l'alcool et la période d'excitation prend très facilement chez eux la forme maniaque. De même les imbéciles, les aliénés, les épileptiques deviennent impulsifs au suprême degré et il se produit chez eux des hallucinations terrifiantes qui les conduisent parfois à l'accomplissement d'actes délictueux.

Empoisonnement aigu. — Les débuts sont les mêmes que dans l'ivresse simple. Les symptômes d'excitation sont de très courte durée et il se produit un coma immédiat ou un état de collapsus qui ne cessera qu'à la mort de l'individu.

Presque immédiatement, on observe des signes d'engouement, d'apoplexie pulmonaire et de méningo-encéphalite. La paralysie du système nerveux est graduelle et précoce, les filets nerveux sensitifs sont paralysés avant les filets nerveux moteurs; l'anesthésie va en progressant de la périphérie au centre, comme avec les substances anesthésiques.

A cette période, les centres bulbo-médullaires sont tous intéressés, on voit se produire des vomissements, des mouvements de déglutition, du mâchonnement, de la déviation conjuguée des globes oculaires, des cris aigus, de la contracture des membres, des troubles cardiaques et respiratoires, une anesthésie cutanée complète. La mort survient par paralysie complète de la moelle allongée et du bulbe, qui provoque d'abord la paralysie respiratoire, puis l'arrêt du cœur en diastole.

Ce n'est pas à proprement parler une paralysie complète qui se produit, mais une stupéfaction profonde des cellules nerveuses, et la respiration artificielle prolongée peut quelquefois empêcher l'arrêt définitif du cœur. L'ordre d'envahissement de l'axe cérébro-spinal est absolument le même qu'avec les anesthésiques généraux.

Lésions anatomiques. — Dans l'intoxication aiguë par l'alcool, il y a toujours de la congestion cérébrale plus ou moins intense, et l'on trouve fort souvent des hémorrhagies dans la cavité arachnoïdienne et même dans les ventricules latéraux; très fréquemment, il existe de l'apoplexie méningée, des suffusions sanguines à la base du cervelet, de la réplétion des sinus de la dure-mère et de la congestion de la pie-mère, alors que la substance cérébrale est à peu près normale.

L'appareil pulmonaire est également fortement congestionné, le tissu du poumon est rouge-foncé; à la coupe, on voit sourdre un liquide sanguinolent et spumeux. Les muqueuses des bronches, du larynx, de la trachée sont congestionnées.

L'appareil gastro-intestinal peut également être hyperhémie, mais ces modifications ne sont pas caractéristiques, et il faut faire la part de la période de digestion dans laquelle il peut se trouver. Les lésions des viscères abdominaux ressortissent bien plus à l'intoxication chronique qu'à l'intoxication aiguë; dans ce dernier cas, ils sont toujours congestionnés.

Dose mortelle de l'alcool. — Lussana et Albertoni admettent qu'une quantité de 6 grammes par kilogramme d'animal est suffisante, ingérée en une seule fois, pour provoquer la mort.

Chez l'homme, des quantités moindres qu'un demi-litre d'eau-de-vie, à 45 p. 100 d'alcool, ont provoqué la mort. Taylor cite un cas de mort chez un enfant de sept ans, après absorption de 95 à 125 grammes d'alcool. Il est très difficile de déterminer exactement cette dose toxique, car il existe, vis-à-vis de l'alcool, des susceptibilités individuelles très étendues et très variables; les conditions de l'absorption, l'état de santé de l'individu, ses habitudes, le climat, la température, sont autant de causes qui peuvent influer sur cette toxicité.

Alcoolisme chronique. — Cet alcoolisme chronique, résulte soit de l'introduction longtemps continuée dans l'organisme de doses excessives, soit, au contraire, de l'ingestion répétée, surtout chez des individus prédisposés, d'une certaine dose d'alcool impossible à déterminer, même d'une façon approximative, en raison des susceptibilités individuelles. Selon le mode de réaction de l'individu, ce sont tantôt les fonctions organiques, tantôt le système nerveux qui sont plus ou moins frappés, mais, tôt ou tard, l'individu présente toujours des symptômes de déchéance profonde.

Anatomiquement, l'alcoolisme chronique est caractérisé par des inflammations spéciales non suppuratives ou par de la dégénérescence graisseuse des organes; symptomatiquement, par des troubles fonctionnels divers. L'estomac est rapidement atteint de catarrhe, aboutissant à la gastrite chronique ou ulcéreuse. L'intestin est peu affecté, mais il y a toujours des alternatives de diarrhée et de constipation. Le foie est toujours fortement touché en raison de l'affinité élective de ses cellules pour l'alcool, et l'on voit se produire de l'hépatite et de la cirrhose, d'ordinaire, atrophique. La rate est tantôt hypertrophiée, tantôt atrophiée ; le pancréas subit fréquemment la dégénérescence graisseuse ou une atrophie ressemblant à celle du foie cirrhotique. Le rein subit également la dégénérescence graisseuse, puis granuleuse. avec atrophie. Le cœur peut également être atteint, et il peut se produire de la dégénérescence partielle du myocarde. Les poumons et les voies respiratoires sont d'ordinaire congestionnés et les individus présentent de la laryngo-bronchite. L'ensemble de ces lésions, plus ou moins accentuées suivant les cas, provoque chez l'alcoolique les différents types cliniques de cette maladie tellement répandue qu'elle fait partie du domaine de la pathologie. Je n'insisterai donc pas et envisagerai simplement d'une façon rapide les troubles des fonctions nerveuses.

Sous l'influence de l'alcoolisme chronique, on peut voir se produire, du côté des centres, soit de la pachyméningite hémorrhagique, soit de la périencéphalite diffuse, atrophique, ou des formes intermédiaires, qui provoquent des perversions de l'intelligence, des hallucinations, de l'amnésie, des troubles de la sensibilité, de l'hypéresthésie, des anesthésies, des hallucinations de la sensibilité générale et spéciale, des troubles de la motilité : tremblements, crampes, contractures, convulsions et même des paralysies accompagnées d'atrophie musculaire, de troubles trophiques et vaso-moteurs. Dans ces cas, il existe presque toujours des lésions dégénératives des nerfs périphériques, respectant la moelle et les racines médullaires, en un mot, des névrites parenchymateuses. L'action de l'alcool est variable sur chaque individu, et elle se localise plus spécialement sur le *locus minoris resistentiæ*, qu'il soit héréditaire ou acquis par une maladie antérieure ou par un régime de vie défectueux.

Delirium tremens. — Le *delirium tremens* est un épisode aigu et accidentel de l'alcoolisme chronique, réveillé par une cause occasionnelle (orgie, traumatisme, travail intellectuel). Ces manifestations sont presque exclusives aux individus saturés d'alcool et revêtent deux formes principales désignées sous le nom de *folie alcoolique lypémaniaque*, avec prédominance de conceptions délirantes, tristes et dépressives, accompagnées souvent de délire de la persécution bien spécifié, et de *folie alcoolique à forme maniaque*, caractérisée par de l'agitation extrême, de l'exagération du tremblement, des hallucinations, du délire bruyant, incohérent. Le *delirium tremens* se produit surtout chez les individus consommant des boissons alcooliques à essences qui exercent une action tout à fait particulière sur le système nerveux et réalisent les meilleures conditions pour la détermination de cet accident.

Les manifestations de *delirium tremens* durent, d'ordinaire, de trois à huit jours ; exceptionnellement, quinze et vingt jours. Lorsque la mort se produit, elle est due à la maladie (pneumonie, fièvre éruptive) au cours de laquelle l'attaque s'est montrée ; on la rencontre cependant avec la forme convulsive suraiguë, de DELASIAUVE, qui se traduit par des phénomènes convulsifs se succédant sans interruption. D'ordinaire, un sommeil profond et prolongé constitue la crise terminale. Il ne faut pas oublier que la diminution ou la cessation brusque de l'ingestion d'alcool constituent des circonstances qui peuvent aider à l'explosion des attaques de *delirium tremens*.

Alcools commerciaux. — L'alcool éthylique pur est une substance toxique, mais, à côté de cette substance, il existe, dans les diverses boissons alcooliques, d'autres alcools, des éthers et des essences dont l'action est encore plus nocive sur l'organisme que celle de l'alcool pur et auxquels on doit attribuer les manifestations particulières de l'alcoolisme.

Les différents alcools ont été étudiés au point de vue toxique par RABUTEAU, DUJARDIN-BEAUMETZ et AUDIGÉ, par JOFFROY et SERVEAUX; on admet que leur toxicité croît avec leur point d'ébullition ou encore avec le nombre d'atomes de carbone contenus dans leurs molécules. D'après FÉRÉ, les alcools propylique, butylique, amylique, sont progressivement plus nuisibles que l'alcool éthylique; les iso-alcools sont beaucoup plus nocifs que les alcools; l'alcool méthylique doit être mis en dehors de cette série, il exerce une action toxique bien supérieure à celle que lui assignerait son poids moléculaire. En ce qui concerne la toxicité des alcools, la voie intra-veineuse est tout à fait insuffisante pour la juger et il faut, pour cette étude, utiliser la voie gastrique et réaliser des intoxications chroniques.

L'étude de la toxicité des cognacs, eaux-de-vie du commerce, a montré à POUCHET, à DAREMBERG, à MAGNAN et LABORDE, qu'au point de vue toxique, par injection, les eaux-de-vie de qualité inférieure étaient moins toxiques que les bons cognacs de vin, mais que, par contre, si on réalisait une intoxication chronique avec ces liquides, on s'apercevait bien vite que les alcools de qualité inférieure étaient beaucoup plus rapidement nocifs que les autres, et que les eaux-de-vie et cognacs de bonne qualité provoquaient des lésions de dégénérescence dans des proportions beaucoup moindres. Par ordre de toxicité croissante, on doit donc avec DUJARDIN-BEAUMETZ et AUDIGÉ, considérer les eaux-de-vie de vin, les eaux-de-vie de poiré, de marc, de cidre, puis celles de grains, de betteraves et de mélasses, et enfin les eaux-de-vie de topinambour, de pommes de terre, de sorgho, etc.. qui renferment une plus grande quantité d'alcools iso-butylique et amylique. Toutes ces eaux-de-vie renferment, en outre, en proportion variable, des aldéhydes, des acétones, du furfurol, des éthers, des ammoniaques composées et même des bases pyridiques isolées par LEBEL, MORIN et CLAUDON.

Les alcools commerciaux de qualité inférieure sont surtout dangereux parce qu'ils sont préparés avec des alcools impurs, auxquels on a mélangé des produits de tête et de queue de distillation, et dont on masque le goût et l'odeur désagréables au moyen de bouquets artificiels et d'essences. FÉRÉ a attiré l'attention sur l'introduction, dans ces liqueurs, d'alcools dénaturés avec de l'alcool méthylique qui vient jouer un rôle considérable dans la production des symptômes toxiques.

Liqueurs à essences. — A côté des alcools proprements dits (cognacs, eaux-de-vie diverses, rhum), on consomme une grande quantité de liquides alcooliques (apéritifs, bitter, vermouth, absinthe) qui sont constitués par des solutions d'essences aromatiques, végétales ou synthétiques, dans de l'alcool plus ou moins bien rectifié, et qui doivent leurs propriétés toxiques surtout à la présence de ces essences qui, absorbées à petites doses journalières, provoquent des phénomènes d'intoxication chronique différents de ceux de l'alcoolisme vrai.

Les recherches les plus importantes sur l'action physiologique des essences qui peuvent accompagner les différents alcools, sont celles de CADÉAC et ALBIN MEUNIER et celles de LABORDE. Elles ont porté sur les essences d'un grand nombre de plantes des familles des composées, des labiées, des ombellifères qui entrent, en plus ou moins grande quantité, dans la liqueur d'absinthe, l'anisette, le vulnéraire, le curaçao, le bitter, le vermouth, etc.

Ces diverses essences peuvent être divisées en deux groupes, au point de vue de leur action pathologique : *le groupe épileptisant* (absinthe, hysope, fenouil) qui détermine de l'hyperesthésie généralisée, des tremblements, des fourmillements, des hallucinations, des convulsions avec crises épileptiformes, puis, au bout d'un certain temps, ces phénomènes sont suivis d'une longue période de prostration et de somnolence; *le groupe stupéfiant* (anis, badiane, angélique, origan, mélisse, menthe) qui provoque surtout de la somnolence, de la torpeur, de la perte de mémoire, de la paresse intellectuelle, de l'hébétude, de l'affaiblissement de la volonté, de l'engourdissement allant jusqu'à l'abrutissement.

Ces liqueurs diverses possèdent un goût et une odeur agréables, elles déterminent, au moment de leur ingestion, un sentiment de bien-être et une excitation factice, passagère, mais la répétition de ces phénomènes, par suite de leur ingestion plus ou moins fréquente, prédispose les cellules nerveuses à la perversion de leurs fonctions et amène des troubles plus ou moins profonds de la nutrition.

Absinthisme. — Sous ce nom, on a réuni les accidents particuliers produits par l'abus des liqueurs alcooliques chargées d'essences qui impriment à l'intoxication éthylique une modalité réactionnelle tout à fait particulière. Les signes différentiels que l'on observe entre l'absinthisme et l'alcoolisme relèvent tous plus ou moins des déterminations que ces différentes substances peuvent produire sur le système nerveux. La perte de mémoire, l'impressionnabilité extrême de l'individu sont beaucoup plus intenses dans ces cas que dans l'alcoolisme vrai. Les rêves, les cauchemars, les hallucinations présentent à peu près la même intensité, mais les troubles de la vue (brouillards, mouches volantes, scotomes scintillants) sont beaucoup plus fréquents et intenses chez les absinthiques.

La caractéristique de cette intoxication consiste surtout dans l'apparition de convulsions hystériformes et épileptoïdes; l'hyperesthésie excessive remplace l'anesthésie des alcooliques et s'accompagne souvent de points névralgiques. Les troubles vaso-moteurs peuvent s'accentuer jusqu'à la production de gangrène, les troubles trophiques cutanés sont également plus fréquents. Les paralysies, avec troubles trophiques, vaso-moteurs, sensitifs, se montrent souvent aux extrémités et, comme chez les alcooliques, on voit survenir de la névrite parenchymateuse respectant la moelle et les racines médullaires.

Au point de vue mental, l'absinthique présente des impulsions soudaines, irrésistibles, inconscientes, automatiques, absolument semblables à l'impulsion du vertige épileptique, le conduisant fréquemment à l'homicide. Chez lui, également, on observe un déséquilibre moral, provenant de la persistance des hallucinations terrifiantes, qui ne se rencontre pas chez les alcooliques simples.

L'absinthisme, encore plus que l'alcoolisme, influe sur les organes de la génération et la diminution de la natalité, la faiblesse congénitale des enfants, l'épilepsie congénitale ou acquise, l'idiotie, les divers états névropathiques sont les conséquences les plus habituelles de cette intoxication. De plus, l'absinthisme paraît être héréditaire, et les enfants d'un tel père ont une prédisposition à se livrer à la passion de boire, et surtout des boissons à essences, en même temps qu'ils présentent des troubles fonctionnels plus ou moins accentués de l'intelligence, parfois même avec des désordres matériels du côté du crâne et de l'encéphale, de la microcéphalie, de l'asymétrie faciale.

Usage alimentaire de l'alcool. — Comme nous l'avons vu, l'alcool peut, dans certaines conditions, déterminer dans l'organisme l'économie des matières grasses et des substances hydrocarbonées, mais il ne permet jamais, même absorbé à petites doses, l'économie des matières albuminoïdes. Au contraire, ces matières albuminoïdes sont désassimilées avec une activité plus considérable qu'à l'état normal, que la quantité ingérée soit considérable, ou que des doses faibles soient ingérées d'une façon continue.

Il peut donc, dans certains cas, être considéré comme un aliment qui permet d'économiser les graisses et les hydrates de carbone, mais, en raison de l'impossibilité de l'employer à doses élevées, la force vive utilisable qu'il produit par sa décomposition est toujours faible.

A l'état de santé, l'alcool agit surtout comme stimulant du système nerveux ; il ralentit la désassimilation et en même temps il détermine l'abaissement de température de l'organisme ; il retarde la métamorphose des tissus anciens, favorise la formation des tissus nouveaux et limite la destruction des matières grasses. Chez un organisme malade, l'alcool constitue un aliment important pouvant être absorbé et assimilé facilement, à condition d'être dilué, par l'appareil digestif qui se trouve momentanément incapable d'utiliser ses matériaux habituels. Il peut donc compléter la ration alimentaire insuffisante et restreindre ainsi la dénutrition ; c'est un aliment d'attente et un préservateur d'une dénutrition trop accentuée, mais non un aliment d'épargne.

De plus, c'est un antipyrétique par suite des modifications qu'il produit sur le système vasculaire et par suite de l'excitation qu'il détermine sur le système nerveux. Dans les pyrexies, c'est donc, à la fois, un antipyrétique et un aliment qui s'utilise d'autant plus facilement que la température est plus élevée.

Enfin, l'alcool agit comme agent condimentaire dont l'action propulsive et excitante est utile pour la digestion et l'assimilation des aliments.

Mode d'administration. Doses. — Pour l'usage externe, l'alcool a été employé comme stimulant et révulsif en frictions, soit à l'état d'alcool pur, soit à l'état de composés : alcoolats, alcoolatures, alcoolat de Fioravanti, dans les cas de syncope ou d'asphyxie déterminés par le froid ou par des émotions morales, ou encore dans les cas de débilité, d'épuisement et dans la convalescence des maladies.

Il est encore utilisé comme réfrigérant ; on l'emploie, plus ou moins dilué, en lotions ou ablutions. Il détermine un abaissement de la température et un resserrement des capillaires.

C'est un bon antiseptique et, en même temps, un analgésique local. Il est hémostatique et détermine, par contact, la coagulation du sang. Au moment des opérations chirurgicales, on l'emploie à 60 p. 100 en lavages ; pour les pansements, il est dilué à 20 p. 100. Il ne doit être associé à aucun antiseptique, il en diminue toujours la valeur. C'est à sa présence, surtout, que le vin aromatique doit ses propriétés antiseptiques.

Pour l'usage interne, l'alcool est surtout usité comme excitant du système nerveux et comme antipyrétique. Il s'emploie, soit sous forme de préparations alcooliques vraies, soit sous forme de vins généreux. Parmi les premières, il faut citer la fameuse *potion de Todd* et la potion cordiale composée du Codex.

Il est également utilisé sous forme d'alcoolats : alcoolat de Garus, alcoolat de mélisse composé, alcoolat vulnéraire, alcoolat aromatique ammoniacal, ou sous forme de teinture : teinture nervine de Bestucheff, élixir de longue vie.

Les vins médicinaux se préparent avec des vins titrant au minimum 10 p. 100 d'alcool ; on utilise surtout les vins de Grenache, de Lunel, de Malaga, qui renferment en moyenne 15 p. 100 d'alcool.

ESSENCES AROMATIQUES

A faibles doses, les essences aromatiques jouent le rôle de stimulants diffusibles et excitent le système nerveux central ; à fortes doses, elles exercent une action tantôt épileptisante, tantôt, au contraire, stupéfiante ; dans tous les cas, le summum de leur action physiologique se traduit par une paralysie du système nerveux central. Elles sont utilisées en médecine comme des substances stimulantes, apéritives, digestives, antispasmodiques, carminatives et, en raison de la manière dont on les emploie, agissent plutôt par action propulsive, que par action réelle sur le système nerveux.

Au point de vue physiologique, on les divise en trois groupes distincts, le groupe épileptisant, le groupe excito-stupéfiant et le groupe stupéfiant.

Dans le premier groupe, des épileptisants, on range, par ordre de toxicité décroissante, les essences de sauge, d'absinthe, d'hysope, de romarin, de fenouil. Expérimentalement, CADÉAC et MEUNIER, opérant avec des essences *commerciales*, ont montré qu'elles produisaient des accès épileptiques types, avec hallucinations psycho-sensorielles, secousses convulsives, tremblements, fourmillements, contractions, de telle sorte que les animaux semblent atteints de paralysie agitante. Ils ont noté, en même temps, de l'hyperesthésie, des perversions sensorielles et, surtout, des perturbations psychiques. A doses faibles, ces essences épileptisantes ralentissent les contractions cardiaques qui augmentent d'énergie ; pendant la période de convulsions toniques, le pouls devient petit et le cœur semble tétanisé comme les autres organes. Pendant la phase des convulsions cloniques, il y a, au contraire, augmentation de l'énergie cardiaque et élévation de la tension sanguine.

Le groupe *excito-stupéfiant*, comprend, par ordre de toxicité décroissante, les essences de sarriette, de marjolaine, d'origan, de calament, de basilic, d'angélique, de menthe. Les essences de ce groupe déterminent, primitivement, une excitation psycho-motrice plus ou moins énergique, sans crise d'épilepsie, et, secondairement, une dépression plus ou moins grande, mais constante. Dans une première phase, toutes ces essences stimulent le système nerveux, dans sa triple modalité : intelligence, sensibilité et mouvement ; dans une deuxième phase, elles narcotisent, dépriment et produisent la somnolence ou le sommeil, c'est-à-dire l'ensemble des manifestations qui sont la contre-partie des premières. Leur action aboutit toujours à ce double processus : excitation, puis dépression. Les troubles les plus saillants déterminés par les essences de ce groupe sont : le tremblement, la raideur, les crampes, les secousses musculaires, l'ivresse, les fourmillements, l'hyperesthésie ou l'anesthésie ; suivant les moments et les doses, on voit survenir des modifications du caractère, des hallucinations et de la somnolence. Il est à remarquer que, chez l'homme, les effets déprimants sont plus fortement ressentis que les effets stimulants qui sont toujours passagers. La mémoire et la volonté sont toujours très fortement touchées par ces essences.

Le groupe *stupéfiant* est surtout constitué par la rue, la lavande, le thym, le serpolet, la mélisse. Les phénomènes de stimulation générale qu'elles déterminent : excitation physique, hyperesthésie sensorielle, exaltation cérébrale, exhilaration, tiennent fort peu de place dans la symptomatologie de leur action et sont excessivement passagers; au contraire, sous leur influence, même à des doses faibles, on voit s'éteindre l'éréthisme nerveux, la sensibilité est émoussée et la douleur amoindrie, les contractions musculaires deviennent moins énergiques et il se produit de la somnolence ou même le sommeil.

Ces essences provoquent d'abord de la raideur des membres, des contractures, des vertiges, des tremblements, des fourmillements, puis de l'engourdissement généralisé, avec diminution de la sensibilité générale et perversion de cette sensibité. Le fonctionnement sensoriel est affaibli et troublé, puis la somnolence et le sommeil se manifestent et apparaissent subitement.

La mémoire et la volonté sont engourdies ou enchaînées ; de petites doses provoquent même de la paresse cérébrale et enlèvent toute aptitude au travail.

Composition. — Au point de vue chimique, la composition de ces différentes essences est très complexe et, pour certaines d'entre elles, encore peu connue ; l'étude physiologique de leurs principaux constituants n'a pas encore été faite d'une façon raisonnée, il est, par conséquent, impossible de les classer, soit au point de vue chimique, soit au point de vue physiologique ; du reste, l'emploi thérapeutique des plantes à essences ne correspond d'ordinaire que de très loin à l'action physiologique toxique de leur essence. Il faut donc les étudier par familles, en commençant par les plus importantes.

Quoi qu'il en soit, les essences sont constituées par des hydrocarbures (terpènes, sesquiterpènes, polyterpènes et par leurs produits d'oxydation : alcools terpéniques (bornéol, linalol, géraniol, citronellal), sesquiterpéniques (santalols) et leurs éthers, aldéhydes (benzoïque, cinnamique, citral), cétones (méthylnonylcétone, irone, carvone, fenchone, camphres), on y rencontre également des phénols et des dérivés des phénols (thymol, carvacrol, eugénol, anéthol, safrol, apiol) et des aldéhydes de ces phénols (aldéhyde salicylique, aldéhyde protocatéchique) [1].

FAMILLE DES LABIÉES

MENTHE. — Il existe plusieurs variétés de menthe ; une seule est usitée en thérapeutique, c'est la *menthe poivrée* (*Mentha piperita*). Ses feuilles donnent, par distillation, une essence incolore, d'odeur aromatique, de saveur âcre et brûlante, peu soluble dans l'eau.

L'essence anglaise dite de *Mitcham*, est supérieure à toutes les autres. Elle renferme du *menthol* en proportions variables, suivant la provenance (37 à 72 p. 100), des *éthers menthyliques*, une cétone, la *menthone* et plusieurs ter-

[1] Voir aussi : *Antispasmodiques*, et *Excitateurs réflexes*.

pènes. Parmi les éthers du menthol, l'un des plus importants est le *valérianate de menthol*, ou *validol*, qui est usité comme stomachique, stimulant et carminatif.

L'essence de menthe appartient au groupe excito-stupéfiant. L'excitation provoquée est toujours faible et passagère; elle est surtout antispasmodique et calmante. A haute dose, elle agit comme l'alcool et provoque d'abord la même excitation, la même ivresse, puis le même état comateux. Elle est relativement peu toxique.

Par application locale, le menthol, le principal principe actif de l'essence, excite d'abord les nerfs sensoriels et provoque une sensation de froid, puis, à la suite de cette excitation, on voit se produire de l'analgésie localisée, persistant pendant un temps plus ou moins long. Il exerce également une action excitante sur les nerfs sécrétoires.

Sur les muqueuses ou la peau excoriée, le menthol agit comme irritant et détermine une douleur plus ou moins vive. Il exerce également une action antiseptique énergique, surtout à l'état de vapeurs.

Introduit par voie gastrique, il agit, à la fois, comme antispasmodique et comme carminatif; après son ingestion, la digestion se relève, les éructations et l'expulsion des flatuosités sont facilitées. Absorbé au niveau de la muqueuse gastrique, il agit surtout sur les centres de la moelle allongée comme dépresseur (PELLACANI), il accélère légèrement les battements cardiaques qui deviennent plus énergiques et augmente la pression sanguine.

Mode d'administration. Doses. — On utilise les feuilles de menthe en infusion à 10 p. 1 000, comme stomachique. Il existe au Codex un hydrolat et un alcoolat de menthe, qui sont surtout utilisés comme correctifs dans les potions.

Le menthol est employé pour l'usage externe comme irritant et comme analgésique local, en crayons (menthol et paraffine). Comme antiseptique, il a été employé en pommade (1 à 5 p. 100) dans le coryza et sous forme de poudres composées usitées en rhinologie et en laryngologie. On a également pratiqué des injections intra-trachéales de menthol en solution huileuse (huile de vaseline à 12 p. 100 de menthol).

A l'intérieur, il a été employé à la dose de 0gr 10 à 0gr 60, en émulsion ou en potion alcoolique, surtout contre les vomissements.

MÉLISSE. — La mélisse citronnelle (*Melissa officinalis*) possède une odeur agréable, rappelant celle du citron, une saveur chaude et un peu amère. Elle contient une résine amère et une huile essentielle renfermant surtout du *citral* et du *citronellal*. C'est une essence peu toxique, franchement stupéfiante et qui provoque, chez l'homme, de l'engourdissement, de la somnolence et le sommeil. Elle ralentit la respiration, diminue la fréquence du pouls, abaisse la tension artérielle à la façon des hypnotiques.

Les feuilles de mélisse sont employées en infusion (10 p. 1.000) comme stomachiques et antispasmodiques. Elles entrent dans la composition de l'alcoolat de mélisse composé et de l'alcoolat vulnéraire. L'eau de mélisse des Carmes est un alcoolat composé, qui agit comme stomachique et antispasmodique-stimulant à faibles doses, comme hypnotique et stupéfiant à hautes doses.

SAUGE. — La sauge (*Salvia officinalis*) contient une essence très toxique, douée de propriétés épileptisantes très énergiques. Les feuilles de sauge renferment un principe amer, de l'acide gallique et une huile essentielle qui est constituée par du *pinène*, une petite quantité de *cinéol*, du *bornéol* et une forte proportion de *thuyone* (50 p. 100). L'action épileptisante de cette essence est d'origine bulbaire (Cadéac et Meunier).

Les feuilles de sauge, jadis très employées, sont douées de propriétés stimulantes et toniques, elles sont utilisées sous forme d'infusion à 10 p. 1 000, ou mieux, de suc frais, 2 à 4 grammes. Elles agissent très efficacement contre les sueurs des tuberculeux et dans les cas d'entérite (Al. Robin).

HYSOPE. — L'hysope (*Hyssopus officinalis*) est très peu employée; elle contient une essence également épileptisante par action bulbaire; les convulsions qu'elle produit sont presque exclusivement cloniques. La constitution de son essence est mal connue. Ses feuilles sont utilisées en infusion comme stimulant et sudorifique.

ROMARIN. — Les sommités fleuries de romarin (*Rosmarinus officinalis*) renferment un principe amer, du tannin et une huile essentielle constituée par du *pinène gauche*, du *camphre*, du *bornéol* et une petite quantité de *cinéol*. Cette essence est épileptisante. Les feuilles de romarin possèdent les propriétés stimulantes des labiées, on les emploie en infusion; elles entrent dans la préparation de l'alcoolat vulnéraire. Pour l'usage externe, elles sont employées comme vulnéraire et résolutif et entrent dans la préparation du vin aromatique, du baume tranquille, du baume Opodeldoch, de l'eau de Cologne.

LAVANDE. — Les fleurs de lavande (*Lavandula officinalis*) ont des propriétés stimulantes et antispasmodiques que l'on utilise rarement. Elles contiennent une essence constituée par du *pinène*, du *linalol*, du *cinéol* et une petite quantité d'éthers linalyliques. Cette essence est nettement stupéfiante.

Elle est surtout utilisée en parfumerie et pour l'usage externe. La lavande entre dans la composition du vinaigre aromatique, du baume tranquille, du baume nerval.

THYM. — Le thym (*Thymus vulgaris*) possède les propriétés des autres labiées, mais il est surtout utilisé comme aromate. Son essence renferme du *cymène*, du *thymol* et du *carvacrol*, son isomère, une petite quantité de *linalol* et de *bornéol*.

L'essence de thym est une essence stupéfiante et elle a été employée quelquefois comme antispasmodique. Elle possède des propriétés antiseptiques remarquables qu'elle doit surtout au thymol. Elle est irritante et sert parfois comme caustique dans la carie dentaire.

FAMILLE DES OMBELLIFÈRES

ANIS. — Les fruits d'anis vert (*Pimpinella Anisum*) renferment une huile essentielle qui est constituée, surtout, par de l'*anéthol;* ils contiennent, en outre, de l'*aldéhyde anisique* et de l'*acide anisique*, isomère de l'acide méthylsalicylique, antiseptique énergique.

Suivant Cadéac et Meunier, l'essence d'anis est une essence stupéfiante qui détermine de la parésie musculaire, de l'analgésie, puis une ivresse lourde suivie d'un sommeil profond. Les battements cardiaques sont ralentis, la pression sanguine baisse. Sous son influence, l'appétit est amélioré et la digestion est facilitée, toutes les sécrétions sont augmentées, et en particulier, la sécrétion biliaire. On lui attribue des propriétés galactogènes. Les semences d'anis sont surtout employées comme stomachiques et carminatives : en poudre (1 à 2 grammes), infusion (10 p. 1 000), ou même sous forme d'essence dans une potion (V à X gouttes).

ANETH. — Les semences d'aneth (*Anethum graveolens*) sont également employées comme les précédentes, à titre de stimulant, stomachique et carminatif. L'essence contient surtout du *limonène droit* et du *carvone droit*.

CARVI. — Les fruits de carvi (*Carum carvi*) contiennent une essence très voisine de la précédente, qui renferme également du *limonène droit* et du *carvone droit*. Ces fruits font partie des *quatre espèces carminatives* du Codex.

CUMIN. — Les fruits de cumin (*Cuminum cyminum*) renferment une essence qui est surtout constituée par du *cymène* et de l'*aldéhyde cuminique*. C'est un stimulant aromatique, à propriétés carminatives et emménagogues. Il fait partie des *quatre semences chaudes* du Codex. Ces fruits sont usités comme condiment et servent en Russie à préparer le *kummel*.

FENOUIL. — Les fruits du fenouil (*Fœniculum vulgare*) renferment une essence qui est constituée en grande partie par de l'*estragol* et de l'*anéthol* et par de la *fenolène droite*. C'est une essence épileptisante à doses élevées; à doses faibles, elle provoque une excitation rapide suivie bientôt d'une période de dépression. L'attaque d'épilepsie qu'elle produit est d'origine bulbaire. Elle diminue le nombre des contractions cardiaques et augmente leur énergie. Elle excite les sécrétions. Elle augmente l'énergie des contractions intestinales. On emploie également le fenouil, comme carminatif et comme stimulant. Il fait partie des *quatre semences carminatives*.

CORIANDRE. — Les semences de coriandre (*Coriandrum sativum*) contiennent une essence constituée surtout par du *linalol droit* et des *éthers linalyliques*. Cette essence agit, à faible dose, comme un excitant d'une façon analogue à l'alcool, puis elle provoque de la dépression; à doses fortes, elle produit une ivresse folle, puis une ivresse lourde avec anéantissement des forces et sommeil profond. Les doses toxiques sont paralysantes d'emblée. Elle ne provoque aucune modification des sécrétions.

Les semences de coriandre sont utilisées comme stomachiques et carminatives. Elles font partie des *quatre semences carminatives* et elles entrent dans la composition de l'alcoolat de mélisse composé.

ANGÉLIQUE. — Les racines et les semences d'angélique (*Angelica archangelica*) contiennent du *tannin*, des acides *angélique* et *valérique*, une *gomme résine* et une essence constituée en grande partie par un terpène, le *térébangélène*. Son essence est excito-stupéfiante. Au début, c'est un excitant psychique et physique, puis elle agit comme dépresseur. L'angélique est employée comme tonique et stimulant; sa racine entre dans la préparation de l'alcoolat de mélisse composé, du baume du Commandeur. Les semences sont inusitées en thérapeutique.

BADIANE. — La badiane ou anis étoilé (*Illicium anisatum*) appartient à la famille des *Magnoliacées*. Elle renferme une essence qui se rapproche de celle de l'anis par sa composition chimique et ses propriétée physiologiques. Elle renferme surtout de l'*anéthol*, du *pinène*, du *safrol*. On l'emploie, de la même façon que l'anis vert, comme stomachique et carminatif. Elle fait la base de l'anisette de Bordeaux et de la liqueur dite d'absinthe.

La badiane du Japon (*Illicium religiosum*) renferme une substance convulsivante, la *sikkimine* ; elle a causé des accidents d'intoxication par son mélange à la badiane de Chine qui doit seule être utilisée.

FAMILLE DES COMPOSÉES.

ABSINTHE. — L'absinthe (*Absinthivm officinale* ou *Artemisia absinthium*) possède une odeur pénétrante, aromatique, et une saveur amère très prononcée. Elle renferme une matière amère cristallisable, l'*absinthine* (SENGER et BOURCET), $C^{18}H^{24}O^{4}$, et une essence qui est constituée par une proportion notable de *thuyone*, du *thuyol* et des *éthers du thuyol*. Cette essence est douée de propriétés convulsivantes et les recherches de MARCÉ, MAGNAN, LABORDE, CADÉAC et MEUNIER ont montré toute la part qu'il fallait attribuer à cette essence dans la production des accidents d'absinthisme.

Cette essence d'absinthe provoque, chez les animaux, une excitation plus ou moins violente et, si la dose est suffisante, une crise semblable à celle de l'épilepsie, avec une phase de convulsions toniques, puis des convulsions cloniques, un coma stertoreux et une période de retour. L'action est à la fois cérébrale, bulbaire et médullaire, mais avec prédominance bulbaire. L'absinthe est considérée comme stomachique, emménagogue et vermifuge. Elle est de plus en plus inutilisée en thérapeutique. Elle a été employée, dans un but criminel, comme abortif ; elle n'agit qu'à dose toxique pour la mère. Il est à remarquer que les liqueurs, dites d'absinthe, ne renferment souvent pas trace de feuilles d'absinthe, mais un certain nombre d'autres plantes à essences convulsivantes.

ARMOISE. — Les feuilles d'armoise (*Artemisia vulgaris*) possèdent des propriétés emménagogues qu'elles doivent à l'essence qu'elles contiennent et dont la constitution n'est pas connue. C'est surtout un médicament populaire, employé en infusion (10 p. 1 000) ou sous forme d'extrait qui s'administre dans une potion à la dose de 2 à 4 grammes.

TANAISIE. — Les sommités fleuries de tanaisie (*Tanacetum vulgare*) contiennent un principe amer, la *tanacétine*, et une essence voisine de celle de l'absinthe, qui est constituée surtout par de la *thuyone* et par une petite quantité de *camphre* et de *bornéol*. PEYRAUD, de Libourne, a constaté que cette essence était douée de propriétés convulsivantes très énergiques. Elle provoque surtout des convulsions cloniques accompagnées d'hallucinations, de spasmes respiratoires, de salivation, de tendance à mordre et de paralysie momentanée.

Les fleurs ont été utilisées comme vermifuge. On administre leur infusion en lavement (5 à 15 grammes).

ARNICA. — Les fleurs d'arnica (*Arnica montana*) contiennent un principe cristallin, l'*arnicine*, une essence mal connue, des résines et du tannin. L'essence d'arnica est douée de propriétés convulsivantes et irritantes ; elle provoque facilement des vomissements et du collapsus. C'est surtout un médicament populaire employé à l'extérieur comme résolutif, à l'intérieur comme vulnéraire et stimulant du système nerveux. On utilise surtout l'infusion (5 p. 1 000) et la teinture, 1 à 2 grammes, dans une potion.

CAMOMILLE. — Les fleurs de camomille (*Anthemis nobilis*) renferment un principe amer, une résine et une essence qui contient des *éthers de l'acide angélique* et un alcool, l'*anthemol*. Elles sont employées comme stomachiques, stimulantes, en infusion (5 p. 1 000) ; l'infusé très concentré est doué de propriétés émétiques. A l'extérieur, on l'emploie sous forme de fomentations chaudes ou en frictions (macération de fleurs dans l'huile), dans laquelle on fait quelquefois dissoudre du camphre (huile de camomille camphrée).

AROMATIQUES

CANNELLE. — L'écorce de cannelle de Ceylan (*Cinnamomum zeylanicum*) (Lauracées) est importée en faisceaux cylindriques formés d'écorces minces, roulées, cassantes, de couleur fauve-pâle, d'odeur franche, suave, de saveur sucrée, chaude et aromatique.

L'essence contenue dans cette écorce est constituée par 60 à 70 p. 100 d'*aldéhyde cinnamique* et par une petite quantité d'*eugénol*, de *phellandrène* et de *safrol*.

La cannelle de Chine est fournie par le *Cinnamomum aromaticum* et se présente en tubes moins longs que ceux de la cannelle de Ceylan, mais les écorces sont plus épaisses, de couleur fauve-foncé, la face externe est grisâtre, l'odeur est forte et peu agréable ; la composition chimique de l'essence est très voisine de la précédente, mais elle est moins abondante dans ces écorces et l'odeur en est moins fine.

L'essence de cannelle est très irritante, mais peu toxique. Elle fait partie du groupe des essences excito-stupéfiantes ; son action est d'abord stimulante et marquée par de l'agitation, de l'exagération de la puissance musculaire, de l'accélération des battements cardiaques et des mouvements respiratoires. Il se produit, en même temps, une exagération des sécrétions et une accélération des mouvements péristaltiques intestinaux. L'action secondaire se traduit, au contraire, par de la dépression et de la somnolence. De fortes doses d'emblée peuvent provoquer des accidents convulsifs. On utilise la cannelle comme stimulant du système nerveux central, dans les cas de collapsus et de tendance à la syncope et comme excitant des fonctions digestives.

On l'emploie en poudre, 0 gr. 50 à 2 grammes ; sous forme d'eau distillée, 10 à 60 grammes en potion ; de teinture, 10 grammes en potion. Elle entre dans la préparation d'un certain nombre de médicaments composés : la potion de Todd, l'élixir de Garus, l'alcoolat de mélisse composé, le baume de Fioravanti, le laudanum de Sydenham, le diascordium.

L'essence de cannelle possède des propriétés antiseptiques remarquables et elle a été préconisée pour la désinfection des mains des chirurgiens. Son emploi comme antiseptique est limité, surtout en raison de son action irritante.

GIROFLE. — Les clous de girofle sont les fleurs en bouton du *Caryophyllus aromaticus* (Myrtacées); ils contiennent une essence d'odeur très forte, de saveur âcre et brûlante, qui est constituée en grande partie par de l'*eugénol* et un sesquiterpène, le *caryophyllène*. Cet eugénol a été préconisé comme antithermique et antiseptique, en capsules, à la dose de 0 gr. 80 par jour. L'essence de girofle est une essence stupéfiante qui provoque une ivresse lourde, avec diminution de la sensibilité et résolution musculaire. Les clous de girofle sont surtout utilisés comme épices. Ils sont également employés dans la préparation de quelques médicaments : laudanum de Sydenham. On a prescrit la teinture à la dose de 10 grammes en potion.

L'essence de girofle est un antiseptique énergique; on l'utilise comme celle de cannelle.

MUSCADE ET MACIS. — La noix muscade est le fruit du *Myristica moschata* (Myristicées) dont l'arille, rouge à l'état frais, jaune à l'état sec, porte le nom de *macis*. Elle renferme un beurre de couleur jaune-brun, onctueux, d'odeur agréable, qui est constitué par de la *myristine*, de l'*oléine* et par un peu de *butyrine*, une résine et une essence constituée principalement par du *pinène*. Cette essence est un stupéfiant de l'intelligence et un dépresseur de la circulation. On a signalé des accidents de stupeur et de convulsions après l'emploi de doses un peu fortes de noix muscade (une noix, DARNLEY).

Le beurre sert surtout à faire des pommades; la noix entre dans la préparation de l'élixir de Garus, de l'eau de mélisse des Carmes, du liniment de Rosen, du baume nerval.

GINGEMBRE. — La racine de gingembre (*Zingiber officinalis*, Amomacée) est surtout utilisée comme condiment; elle renferme plusieurs résines, du *gingérol* substance âcre, et une huile essentielle constituée par un mélange de *cymène*, de *camphène* et de *phellandrène*. C'est un excitant assez puissant, un carminatif, elle passe pour aphrodisiaque.

OPIUM

L'opium est constitué par le suc concrété de certaines espèces de pavots. Le pavot est une plante annuelle, indigène dans le midi de l'Europe et en Orient, en Perse et dans les Indes. Les variétés de pavots qui fournissent l'opium sont assez différentes, et la richesse en principes actifs des opiums ainsi obtenus varie avec les diverses sortes de pavots. On peut les ramener à trois, le *Papaver somniferum setigerum*, le *Papaver somniferum glabrum* et le *Papaver somniferum album*. La variété *glabrum* est surtout cultivée en Asie mineure et en Egypte, la variété *album* en Perse. Ces diverses variétés ont pu être acclimatées et cultivées en France par AUBERGIER et ont donné de bons résultats.

Le *Papaver somniferum nigrum* est indigène; il est connu sous le nom de pavot à œillette, il est cultivé pour ses graines qui fournissent l'huile d'œillette, comestible. Le coquelicot de nos pays, *Papaver rhœas*, peut également fournir un suc laiteux qui possède, à haute dose, des propriétés narcotiques se rapprochant de celles de l'opium.

Les pavots à opium sont des plantes à tige dressée, lisse, droite, ramifiée à leur partie supérieure. Les feuilles sont oblongues, ovales, amplexicaules, cordées, très ondulées, divisées en lobes dentés, crénelés ou sinués. Les fleurs se font remarquer par une corolle large, de couleur blanche, rouge ou violette, qui porte en général une tache pourpre-sombre à la base ; les filets staminaux sont épaissis à leur extrémité supérieure.

Le fruit du pavot est formé par la réunion de huit à vingt carpelles à bords indupliqués, formant à l'intérieur des cloisons incomplètes ; avant la maturité, les sutures des carpelles sont indiquées par des sillons longitudinaux peu profonds. Il est surmonté d'un disque circulaire portant des surfaces stigmatiques en nombre égal à celui des carpelles, disposées en rayon et terminées par des lobes courts et obtus. Les surfaces stigmatiques présentent une forme plus ou moins différente qui sert à reconnaître les variétés. La capsule est globuleuse, ovoïde ou aplatie en dessous ; elle est rétrécie à sa partie inférieure et présente une sorte d'étranglement au-dessus d'un anneau renflé formant une sorte de plateau par l'intermédiaire duquel il s'attache au pédoncule. Ces capsules ont un diamètre de trois à quatre centimètres, leur couleur varie pendant la maturation du vert-glauque pâle au brun-jaunâtre et au jaune lorsqu'elles sont parfaitement mûres, elles sont fréquemment mouchetées de brun. La surface interne est rugueuse, striée transversalement, les placentas sont minces et cassants, et sur eux sont insérées un grand nombre de petites graines réniformes, de couleur variant du blanc au gris-bleu, au violet-foncé et au noir. Les fruits verts exhalent une forte odeur narcotique qui disparaît par la dessiccation ; leur saveur est amère et persistante.

L'opium résulte des incisions que l'on fait à la capsule du pavot alors qu'elle est encore un peu verte ; il faut que cette incision intéresse seulement la surface externe. Il s'en écoule un suc laiteux épais, amer, qui, au contact de l'air, acquiert bientôt une consistance de miel et une couleur variant du jaune au brun-rougeâtre au bout de cinq à six heures. On le recueille, on le malaxe, puis on le réunit en masses de volume variable à l'aide desquelles on fait des pains qu'on laisse sécher à l'ombre.

Suivant sa provenance, l'opium se présente sous des formes différentes. L'opium *officinal* ou *opium de Smyrne* se vend en pains de 100 à 150 grammes, enveloppés de débris de feuilles de pavots et de fruits de Rumex, aplatis, déformés, à surface irrégulière granuleuse, fissurée. Ces pains ont été formés de larmes agglutinées, qui sont parfois visibles. Leur saveur est âcre et amère, leur odeur est nauséeuse. Cet opium est le meilleur, c'est-à-dire le plus riche en morphine ; les bonnes sortes titrent 11 ou 12 p. 100 de morphine, les sortes inférieures titrent toujours au moins 7,5 à 8 p. 100.

L'*opium d'Egypte* se présente sous forme de gâteaux un peu aplatis, durs, recouverts de débris de feuilles de pavots, mais non de semences de Rumex. Sa cassure est conchoïdale, cireuse et montre des fragments translucides. Sa couleur est rouge-marron foncé. Il se ramollit à l'air.

Lorsque la culture du pavot est soignée, l'opium d'Egypte vaut celui de Smyrne et titre 12 p. 100 en morphine ; mais il existe beaucoup de sortes inférieures qui ne titrent que 3 à 4 p. 100.

L'*opium de Perse* se présente sous forme de petits cylindres allongés ou de cones qui sont enveloppés de papier satiné, ou sous forme de gâteaux plats, de consistance ferme, de coloration brun brillant. Il est surtout exporté pour la Chine. Il présente une richesse en narcotine presque égale à celle qu'il possède en morphine. Sa qualité est toujours inférieure aux précédentes sauf quelques sortes superieures très recherchées et peu abondantes.

L'*opium de l'Inde* provient surtout du Bengale. C'est un opium de qualité médiocre, titrant 4 à 5 p. 100 de morphine, riche en narcotine et qui est surtout utilisé pour la fabrication de l'opium à fumer. Il est très souvent falsifié. Il n'en arrive point en Europe et il est presque entièrement consommé en Chine qui ne récolte pas, à beaucoup près, la quantité qu'elle consomme.

En France, AUBERGIER a préparé, sous le nom d'*Affium*, un opium résultant de la culture du pavot à œillette. Il a démontré que la culture soignée du *Papaver somniferum nigrum* fournissait normalement un opium titrant 15 à 18 p. 100 de morphine. Par sélection, il avait obtenu des opiums titrant de 25 à 30 p. 100 de morphine. Cette culture n'a pas été poursuivie malgré ces résultats favorables.

Les capsules fraîches de pavot, épuisées à l'alcool acidulé, se montrent pauvres en morphine, tandis qu'il est possible d'en retirer une quantité plus considérable par trituration et malaxage. Au cours de la dessiccation ou du malaxage du suc, il se produit un certain nombre de réactions secondaires d'hydratation et de dédoublement, et la morphine se forme dans l'opium. Le contact de l'air est indispensable pour cette formation, et le suc qui s'écoule, dans les cas d'incisions trop profondes, à l'intérieur de la capsule, ne renferme après dessiccation qu'une quantité très faible de cet alcaloïde.

Caractères. — L'opium officinal, possède une odeur forte, agréable, sa saveur est amère et un peu âcre. Sa couleur est brun-rougeâtre, sa texture plus ou moins compacte et homogène, suivant le procédé de malaxage; sa densité moyenne est de 1,33.

Il ne doit pas s'écraser, mais laisser une trace brun-clair lorsqu'il est pressé sur une feuille de papier; lorsqu'il est ancien, il subit une dessiccation graduelle et se transforme en une masse fragile, à cassure brillante. L'opium est soluble dans l'eau, dans les alcools et les acides dilués, il est insoluble dans l'éther. Il s'enflamme facilement et brûle à la flamme d'une bougie en laissant très peu de cendres: 3 à 8 p. 100 au maximum.

Composition. — Le suc de pavot frais contient, sous forme d'émulsion, de la cire, de la pectine, du caoutchouc, de l'albumine, des sels calcaires insolubles et un mucilage particulier.

Il ne contient ni amidon ni tannin. Le composé aromatique auquel il doit son odeur, nous est encore inconnu. Il renferme, à côté de ces substances amorphes, un grand nombre de substances cristallisables et en particulier 18 alcaloïdes dont les principaux sont les suivants: morphine, narcotine, narcéine, papavérine, codéine, thébaïne, laudanine, etc., en combinaison avec l'acide méconique et deux corps neutres, la méconine et la méconiasine.

La teneur en alcaloïdes des divers opiums est très variable. Un opium officinal doit contenir 10 p. 100 de morphine, il renferme d'ordinaire 0,7 p. 100 de codéine, 3 p. 100 de narcéine, 6 à 7 p. 100 de narcotine, 1 p. 100 de papavérine et 0,15 p. 100 de thébaïne. Sa teneur en eau est de 10 à 13 p. 100. Il fournit la moitié de son poids d'extrait aqueux.

Morphine. — La morphine est un alcaloïde de formule $C^{17}H^{19}AzO^{3}$ découvert par SERTUERNER (1816) après les travaux de DEROSNE et de SEGUIN. Les recherches récentes de KNORR n'ont pas encore élucidé complètement sa constitution et sa synthèse n'a pas été réalisée. Le produit préparé par

KNORR sous le nom de *napthalane-morpholine*, se rapproche beaucoup de la molécule de la morphine et son activité physiologique est un peu différente de celle de cet alcaloïde. C'est une base énergique cristallisée en prismes rhomboïdaux droits, incolores, de saveur amère, peu solubles dans l'eau froide (1 p. 1 000) plus solubles dans l'eau bouillante (1 p. 500), dans l'alcool à 90° (1 p. 40), presque insolubles dans l'éther et le chloroforme. Les sels de la morphine sont bien cristallisés et facilement solubles dans l'eau.

Le *Chlorhydrate de morphine* est le sel le plus employé. Il se présente sous forme d'aiguilles longues, soyeuses, flexibles, inodores, amères, solubles dans l'eau froide (1 p. 20), dans l'eau chaude (1 p. 1), dans l'alcool (1 p. 63). Dans le commerce, on agglomère ces aiguilles en petits cubes.

La morphine est un corps assez stable ; cependant, dans certaines conditions, elle se déshydrate et donne naissance à de l'apomorphine. Elle jouit de propriétés réductrices accentuées et décompose l'acide iodique en mettant l'iode en liberté. L'acide azotique colore le chlorhydrate de morphine en rouge-orangé, le perchlorure de fer en bleu, l'acide sulfomolybdique donne une belle coloration lilas, puis violet, passant au vert. La solution sulfurique de sélénite d'ammonium (réactif de Lafon) donne une coloration verte intense.

Codéine. — La codéine, $C^{18}H^{21}AzO^3$ découverte par ROBIQUET (1832) n'est autre chose que la *méthylmorphine*, comme l'a montré GRIMAUX. Elle cristallise en beaux cristaux octaédriques ou en prismes orthorhombiques fusibles à 150°, inodores, de saveur amère, solubles dans l'eau froide (1 p. 60), plus solubles dans l'eau chaude (1 p. 17) très solubles dans l'alcool, le chloroforme. Elle se différencie facilement de la morphine dont elle ne possède plus les propriétés réductrices ; elle ne fournit plus les réactions signalées avec l'acide iodique, le perchlorure de fer, l'acide nitrique, mais donne une coloration vert-émeraude avec le réactif de Lafon.

Narcéine. — La narcéine $C^{23}H^{27}AzO^8$ cristallise en petits prismes allongés, soyeux, de saveur amère, très peu solubles dans l'eau froide (1 p. 1 150) et dans l'alcool froid (1 p. 945), plus solubles dans l'eau bouillante et dans les solutions alcalines étendues, très solubles dans l'alcool amylique et le chloroforme. Ses sels sont facilement dissociés par l'eau. Les recherches de ROSEN, de FREUND, de FRANKFURTER, ont montré que cet alcaloïde possédait un noyau isoquinoléique, différent de celui de la morphine. La narcéine se colore en bleu-foncé par l'eau iodée ; c'est sa réaction la plus sensible et la plus nette.

Narcotine. — La narcotine $C^{22}H^{23}AzO^7$ est fort abondante dans un certain nombre d'opiums qui en renferment jusqu'à 10 p. 100. Elle cristallise en prismes brillants, incolores, fusibles à 170°, insipides, à peu près insolubles dans l'eau, solubles dans le chloroforme, l'éther et l'alcool à 96°. Sa constitution est voisine de celle de la narcéine.

Par oxydation, elle donne de l'acide opianique et une base tertiaire, la *cotarnine* voisine de l'hydrastinine, dont le chlorhydrate a été utilisé comme hémostatique sous le nom de *stypticine*. C'est une poudre amorphe, jaunâtre, soluble dans l'eau.

Papavérine. — La papavérine $C^{20}H^{21}AzO^4$ est également voisine, comme constitution, des deux précédents alcaloïdes. GOLDSCHMIDT en fait une *tétramé-*

thoxylbenzylisoquinoléine. Elle forme des prismes orthorhombiques, incolores, insolubles dans l'eau et les solutions alcalines, peu solubles à froid dans les dissolvants ordinaires, plus solubles à chaud.

Thébaïne. — La thébaïne $C^{19}H^{21}AzO^8$ est celui des alcaloïdes de l'opium qui a reçu le moins d'application. Il se présente sous forme de cristaux lamelleux, ou d'écailles brillantes, insipides, presque insolubles dans l'eau et les liqueurs alcalines diluées. Elle est, par contre, soluble dans les acides étendus.

Médicaments à base d'opium. — L'opium en nature est la base d'un certain nombre de préparations galéniques dont les principales sont énumérées dans le tableau suivant :

Proportions en poids ou en volume des médicaments correspondant à

Opium brut 10 centigrammes = extrait thébaïque 5
centigrammes = morphine 1 centigramme.

	Grammes.	Gouttes.
Gouttes noires anglaises	0,20	VII à VIII
Laudanum de Rousseau	0,40	XIV
Teinture d'opium	0,60	XXXIII
Laudanum de Sydenham	0,80	XXVI
Élixir parégorique	10,00	DL
Masse de cynoglosse	0,50	
Poudre de Dower avec l'extrait	0,50	
» » avec l'opium	1,00	
Sirop d'opium (sirop thébaïque)	25,00	
» de karabé	25,00	
» de pavots blancs	50,00	
» diacode	100.00	
» de latucarium opiacé	200,00	
Pâte pectorale du Codex	250,00	
» de Lichen	250,00	
» de réglisse brune	250,00	
Diascordium	8 à 10	
Thériaque	8 à 10	

Médicaments à base d'opium en nature. — Les *Gouttes noires anglaises* sont le produit de la macération de l'opium brut additionné de safran et de muscade avec de l'eau acidulée par de l'acide acétique. C'est la préparation la plus riche en morphine de notre Pharmacopée.

Le *Laudanum de Sydenham* est un vin d'opium composé (opium 200 grammes, safran 100 grammes, cannelle de Ceylan 15 grammes, vin de Grenache 1 600 grammes), préparé par macération. C'est un liquide fortement coloré et très aromatique, grâce à la proportion considérable de safran qu'il contient, et qui laisse déposer, au bout d'un certain temps, la majeure partie de la narcotine et une portion de la matière colorante du safran.

Le *Laudanum de Rousseau* est constitué par une macération d'opium dans de l'eau additionnée de miel, que l'on soumet à la fermentation alcoolique au moyen de levure de bière. Cette préparation a une richesse en morphine double de celle du laudanum de Sydenham ; de plus, elle renferme la totalité des alcaloïdes convulsivants de l'opium qui sont, en grande partie, absents dans ce dernier ; aussi s'emploie-t-elle presque uniquement pour l'usage externe.

La *Poudre de Dower* possède la formule suivante :

Opium officinal sec et pulvérisé	10	grammes.
Poudre d'ipéca	10	»
Sulfate de potasse	40	»
Nitrate de potasse	40	»

C'est une préparation à la fois calmante de la toux et expectorante, très usitée dans la médecine infantile, et souvent associée au benjoin et à la gomme ammoniaque.

La *Thériaque* est un électuaire complexe, aromatique, astringent, antispasmodique, narcotique, complètement inusité à l'heure actuelle, qui se prescrivait à l'intérieur à la dose de 1 à 4 grammes et était également utilisé comme analgésique, pour l'usage externe, en emplâtres.

Médicaments à base d'extrait thébaïque. — L'*Extrait thébaïque* est un extrait aqueux d'opium préparé avec de l'eau froide. Cet extrait diffère de l'opium brut surtout en raison de l'élimination de la narcotine et de la majeure partie des substances gommo-résineuses qu'il renfermait.

Un bon opium donne 50 p. 100 de son poids d'extrait. Cet extrait renferme environ 26 p. 100 de son poids d'alcaloïdes dans lesquels la morphine est représentée par plus des deux tiers. Une dose de 5 centigrammes d'extrait renferme sensiblement : 10 milligrammes de morphine, 4 dixièmes de milligramme de codéine, 3 dixièmes de milligramme de narcéine, 2 dixièmes de milligramme de thébaïne, 1 dixième de milligramme de narcotine et seulement des traces de papavérine.

Il sert à préparer :

La *Teinture d'opium* faite dans la proportion de une partie en poids d'extrait d'opium pour 12 parties d'alcool à 60°. Sa richesse est telle que 60 centigrammes ou XXXIII gouttes correspondent à 5 centigrammes d'extrait, soit à 1 centigramme de morphine.

L'*Elixir parégorique de Dublin* ou teinture d'opium camphrée, qui possède la composition suivante :

Extrait d'opium	3	grammes.
Acide benzoïque	3	»
Huile volatile d'anis	3	»
Camphre	2	»
Alcool à 60 p. 100	650	»

Il se prescrit par grammes chez l'adulte, et par gouttes seulement dans la médication infantile.

La *Masse de cynoglosse* est une masse complexe contenant de l'extrait d'opium, de la poudre de semences de jusquiame, d'écorce de racines de cynoglosse et des substances résineuses aromatiques. On fait avec cette masse des pilules, dites de cynoglosse, qui correspondent à 2 centigrammes de poudre de jusquiame et à 2 centigrammes d'extrait thébaïque. Elles peuvent rendre des services au praticien qui veut masquer une médication opiacée.

L'*Electuaire diascordium* est une préparation complexe renfermant surtout des plantes riches en tannin, pulvérisées et ajoutées à un mélange de miel rosat et de vin de Grenache contenant de l'extrait d'opium. Il se prescrit à la dose de 2 à 8 grammes.

L'extrait d'opium sert également à la préparation d'un certain nombre de sirops assez employés et qui diffèrent par leur teneur en opium.

C'est d'abord le *sirop Thébaïque* dont une cuillerée à soupe, c'est-à-dire 20 grammes, correspond à 4 centigrammes d'extrait thébaïque. Le *sirop de Karabé* présente cette même teneur en extrait, mais il renferme en plus 10 centigrammes de teinture de succin par cuillerée à soupe. Le *sirop Diacode* est beaucoup moins riche et il ne renferme que 1 centigramme d'extrait thébaïque par cuillerée à soupe.

Il existe également au Codex un *sirop de pavots blancs* qui est fabriqué avec l'extrait de pavots blanc, préparé avec des têtes de pavots cueillies à une certaine époque de leur maturité, de façon à ce que 5 centigrammes d'extrait renferme 1 milligramme de morphine. Il est donc dix fois moins actif que l'extrait thébaïque. Ce sirop correspond par cuillerée à soupe à 20 centigrammes d'extrait, c'est-à-dire à 4 milligrammes de morphine. Il est surtout employé dans la médecine infantile.

Le *sirop de Lactucarium* est également assez usité dans la médecine infantile il renferme par cuillère à soupe 1 centigramme d'extrait de lactucarium et 5 milligrammes d'extrait thébaïque. Le lactucarium est le suc de la laitue vireuse (*lactuca virosa*), obtenu par incisions sur la tige de la plante ; il possède une activité thérapeutique indiscutable quoique sa composition chimique et son action physiologique soient encore mal élucidées.

Il ne faut pas confondre le *lactucarium* avec l'extrait appelé *thridace*, ce dernier est beaucoup moins actif et s'obtient en contusant des laitues jeunes, puis en évaporant le suc à consistance d'extrait.

Action physiologique de l'opium en nature. — Comme l'a fort bien fait remarquer Sydenham, l'opium est si nécessaire à la médecine, qu'elle ne saurait absolument s'en passer; mais il est extrêmement difficile de se faire une idée des avantages qu'il peut présenter au point de vue thérapeutique autrement que par une observation continue. L'action séparée des divers alcoloïdes de l'opium ne peut nous renseigner sur l'action physiologique du mélange, en proportion variée, de ces alcaloïdes. Il s'agit à la fois d'actions synergiques et contrastées, et c'est l'étude seule, soit sur l'homme, soit sur les animaux, qui peut nous renseigner sur son activité vraie.

Effets locaux. — L'opium a une saveur amère, nauséeuse et vireuse ; appliqué sur la conjonctive, sur une muqueuse, ou sur la peau dépourvue de son épiderme, il provoque d'abord des phénomènes d'irritation auxquels succèdent une diminution considérable ou même l'abolition de la sensibilité et de la motricité dans la zone de contact.

Action sur la circulation. — Introduit par voie gastrique, l'opium manifeste rapidement son action sur l'appareil circulatoire. Sous l'influence de petites doses, on voit, chez l'homme sain, survenir une accélération notable des contractions cardiaques, le pouls est plus fréquent, plus fort, et le nombre des pulsations peut augmenter dans la proportion du sixième au quart. Chez un malade à circulation déprimée, on voit l'amplitude des contractions cardiaques subir une augmentation, mais au lieu de l'accélération qui se produit chez l'homme sain, on note, au contraire, une diminution de fréquence du pouls correspondant à l'exagération de l'amplitude. Cette action excitante de l'opium est un phénomène immédiat et constant. On observe, en même temps, au premier abord, une augmentation de la tension artérielle qui fait bientôt place à une diminution, par suite de la dilatation paralytique des vaso-moteurs amenant, de la stase veineuse.

Avec une dose forte d'emblée d'opium, on observe, au contraire, un ralentissement du pouls et des irrégularités, de l'abaissement de la tension sanguine par paralysie des vaso-moteurs; cependant, presque toujours, le pouls reste plein et fort jusqu'à la fin. Ces phénomènes doivent être considérés comme le résultat d'une action toxique.

Action sur la respiration. — La respiration est modifiée dans le même sens que la circulation. Les faibles doses déterminent une augmentation assez notable des mouvements respiratoires, surtout de leur amplitude; les doses toxiques provoquent, au contraire, un ralentissement considérable et, en même temps, une respiration entrecoupée, irrégulière, arythmique; le malade oublie de respirer par défaut de stimulation centrale; on voit s'établir, consécutivement, de la congestion pulmonaire passive.

Les variations des échanges gazeux respiratoires, sous l'influence de l'opium, sont sensiblement les mêmes que ceux qu'on observe sous l'influence de la morphine. La fixation de l'oxygène et la consommation de ce gaz diminuent au fur et à mesure qu'augmentent les doses. La diminution de l'acide carbonique exhalé est assez nette avec les doses modérées d'opium, elle devient, au contraire, à peu près nulle sous l'influence des doses élevées; elle peut dépasser la normale pendant la période d'excitation.

Action sur les sécrétions. — Comme tous les toniques cardiaco-vasculaires l'opium est diaphorétique; il diminue, au contraire, toutes les autres sécrétions.

Cette action excitante de la sécrétion sudorale se produit avec des doses thérapeutiques, elle s'atténue avec les fortes doses, elle s'accompagne de sensations désagréables, de prurit, d'éruptions polymorphes

dus à l'exagération de l'activité des glandes diapnogènes et à l'élimination des principes actifs de l'opium par les glandes sudoripares.
Quoique provoquant l'apparition de la sueur, l'opium arrête plus ou
moins les sueurs pathologiques.

La sécrétion qui subit la diminution la plus considérable est la sécrétion mucipare; cette diminution se traduit par de la sécheresse du pharynx et aussi par de l'oligurie. Cette oligurie est également due à l'obtusion de la sensibilité des nerfs cérébro-rachidiens du col de la vessie
et la sensation du besoin d'uriner ne se fait plus sentir que vaguement.
Il existe toujours, en même temps, une diminution de la quantité de
l'urine excrétée. Sous l'influence de l'opium, on note toujours une
diminution de l'activité fonctionnelle du foie et une diminution de la
sécrétion biliaire; cependant, comme l'a montré CLAUDE BERNARD, l'activité glycogénique est excitée. La sécrétion salivaire subit également
une notable diminution.

La constipation, sous l'influence de l'opium, est provoquée par un
mécanisme complexe. Il y a une inertie partielle de la tunique musculaire de l'intestin, mais surtout, une diminution dans la stimulation
exercée sur elle, à laquelle il faut joindre la diminution de la sécrétion
biliaire, des glandes intestinales, des glandes à mucus.

Action sur la température. — L'opium est un médicament
fébrigène, et les doses médicamenteuses un peu élevées déterminent
une sensation de chaleur irradiante et de sécheresse brûlante de la
paume des mains; c'est là un phénomène très constant. Il n'a pas été
fait à ce sujet de recherches thermométriques suivies; cependant,
l'action thermogénétique de l'opium peut constituer, dans certains cas
de fièvres hyperthermiques, une contre-indication plus ou moins absolue
à son emploi.

Action sur le système nerveux. — L'action de l'opium sur le
système nerveux est très variable suivant les doses et suivant les individus. Une dose de 2 centigrammes et demi à 5 centigrammes constitue, d'ordinaire, pour un individu normal, une dose faible et ne
provoque pas le sommeil; on remarque, au contraire, une suractivité
cérébrale, un état agissant du cerveau qui est recherché par les consommateurs d'opium. Une dose de 5 à 10 centigrammes détermine, dans
la grande majorité des cas, un effet hypnotique. Avec 10 à 20 centigrammes, l'activité médicamenteuse est poussée à son summum et on
verra se produire une excitation cérébrale plus ou moins intense précédant le sommeil. L'intoxication, caractérisée par l'enchaînement de

toutes les fonctions nerveuses, sera réalisée avec des doses supérieures à 20 centigrammes.

La phase d'excitation de l'opium se produit toujours, mais elle est plus ou moins marquée, suivant les doses et les individus. Le sommeil déterminé par l'opium est un sommeil plus agissant, plus entremêlé de rêves que le sommeil normal ou celui déterminé par d'autres hypnotiques. Quelle que soit la dose d'opium administrée, le sommeil obtenu est suivi, le lendemain, d'affaissement cérébral, de céphalalgie et d'un état gastrique plus ou moins accentué, qui constituent un des écueils de l'administration de l'opium comme hypnotique.

Le mécanisme de son action sur le système nerveux a été élucidé complètement par les expériences de Demoor sur la morphine. Cette action est purement d'origine centrale, par suite de l'établissement d'une rétraction passagère des prolongements protoplasmiques et cylindraxiles des neurones.

L'action analgésiante de l'opium, qui peut être obtenue avec des doses inférieures à celles provoquant l'hypnose, est également d'origine cérébrale.

Action sur le système musculaire. — L'action de l'opium sur les muscles lisses et striés se traduit, dès le début, par un orgasme musculaire plus ou moins intense, mais constant, lorsque l'opium est administré à des doses suffisamment faibles. C'est un véritable excitomoteur, à dose modérée, et il détermine cette sensation d'alacrité musculaire que recherchent les morphinomanes.

L'inertie du système musculaire ne tarde pas à succéder à l'emploi de doses un peu élevées d'opium, et l'éréthisme est alors remplacé par une langueur musculaire; ce phénomène dénote une manifestation intermédiaire entre les doses thérapeutiques et toxiques. Sous l'influence de ces dernières, on voit se produire très rapidement l'abolition des propriétés de la moelle comme foyer d'innervation motrice, d'où l'impotence fonctionnelle plus ou moins considérable qui se manifeste en même temps que s'établit l'asphyxie.

L'action dépressive exercée par l'opium sur les divers muscles à fibres lisses est faible et se produit par l'intermédiaire du système nerveux central. C'est ainsi que l'action de l'opium sur la pupille se traduit par du myosis, en raison de la prédominance d'action des fibres circulaires de l'iris par suite de la paralysie du sympathique qui se produit toujours rapidement sous l'influence de ce médicament.

L'action sur l'intestin paraît *a priori* paradoxale, car la paralysie du splanchnique devrait produire du péristaltisme, mais ici le mécanisme est complexe, en raison de l'action stupéfiante exercée par l'opium sur les éléments anatomiques et spécialement sur la sensibilité de la muqueuse intestinale, de la diminution des sécrétions, de la moindre irritation de la muqueuse, enfin, de l'excitation motrice éprouvée par le tissu musculaire au début de l'action de l'opium ; il en résulte un état de spasme qui entrave plus ou moins complètement le péristaltisme.

Action sur les appétits organiques. — Avec l'opium, la motilité est toujours plus ou moins nettement exaltée ; la sensibilité, au contraire, est déprimée dans une plus ou moins large mesure.

Sous l'influence de doses modérées, on éprouve une sensation d'énergie physique, de jeunesse, de puissance que l'on ne ressentait pas auparavant, et ces effets sont plus ou moins durables suivant les doses employées et la susceptibilité individuelle. A ces effets d'excitation, succède toujours une période de dépression, proportionnelle à l'excitation qui l'a précédée et qui force les individus s'adonnant à la consommation de l'opium à recourir à des doses de plus en plus fortes et les conduit à l'opiomanie.

La sensibilité à la douleur est déprimée et amoindrie ; au contraire, les sensations psychiques sont exaltées dans une large mesure. La sensation de faim et même de soif sont diminuées.

L'opium, à faible dose, est un aphrodisiaque et il stimule, au début de son action, l'activité génésique par excitation médullaire, mais bien plus encore par excitation psychique. Si l'individu cherche surtout dans l'accomplissement de l'acte sexuel le côté matériel, il ne tarde pas à éprouver l'effet déprimant de l'opium, il est alors obligé d'augmenter les doses et arrive rapidement à l'anaphrodisie et à l'impuissance génitale plus ou moins complète. Si, au contraire, il recherche dans cet acte sexuel la satisfaction d'un désir psychique, il se produit sous l'influence de l'opium des hallucinations accompagnant l'état d'exaltation cérébrale, et cette action aphrodisiaque psychique pourra être réalisée, chez ces individus, avec des doses faibles. Dans tous les cas, l'usage suffisamment prolongé de l'opium aboutit à l'anaphrodisie.

Action noosthénique et exhilarante. — D'après FONSSAGRIVES, les agents noosthéniques sont des stimulants de l'intelligence portant soit sur l'intelligence en général, soit, d'une façon élective, sur quelques facultés psychiques particulières.

L'action noosthénique de l'opium se traduit par un état de bien-être, de bonne humeur, de force physique et intellectuelle. Les idées sont nettes, précises, la mémoire est fidèle, la conception plus rapide et plus ferme, l'expression, la traduction des idées sont tout à fait faciles et abondantes, mais cet état de stimulation et de veille amène après lui un état de dépression, causé par la fatigue, qui se traduit par une phase hypnotique et un état migraineux secondaire.

Les effets stimulants de la morphine sont loin d'être aussi éminemment psychiques que ceux de l'opium, ceux-ci sont électivement intellectuels et plus durables, ceux-là sont plus rapides, mais plus grossiers. Un côté absolument particulier de l'excitation intellectuelle déterminée par l'opium est ce que FONSSAGRIVES a appelé l'affranchissement de l'esprit, c'est-à-dire une sorte de bien-être corporel et de calme qui permet à l'intelligence de se dégager complètement des préoccupations matérielles.

De plus, l'opium est capable de provoquer un effet exhilarant particulier, recherché par ceux qui veulent trouver dans son emploi une simple excitation sensuelle. La morphine possède également, mais à un degré moindre, cette action exhilarante, analogue à celle que DAVY attribuait au protoxyde d'azote.

Action sur la nutrition. — Sous l'influence de l'opium, les échanges organiques subissent une diminution considérable : cette diminution porte surtout sur la désassimilation, le besoin de réparation est excessivement réduit. Il y a, en même temps, diminution de l'acide carbonique exhalé, mais aussi diminution de l'urée, de l'acide phosphorique et du chlore urinaires. L'amaigrissement et la perte des forces, sous l'influence de l'ingestion de l'opium, résultent bien plus de l'insuffisance de la nutrition, par suite de l'anorexie, que des phénomènes de dénutrition exagérée.

Conditions capables de faire varier l'action physiologique de l'opium. — *Age.* — Les enfants manifestent, vis-à-vis de l'opium, une impressionnabilité extrême ; chez eux, la période d'excitation est à peu près nulle et, d'emblée, on voit apparaître la période soporeuse et le coma, manifestations toxiques de l'action de l'opium. PARROT proscrivait absolument l'opium de la médication infantile ; c'est une exagération, mais il faut toujours être extrêmement prudent. Cette susceptibilité particulière est surtout due à la présence de la morphine qui exerce son action élective sur les cellules cérébrales. Il ne faut pas oublier que le cerveau de l'enfant est très impressionnable et que le poids proportionnel de cet organe est près de cinq fois plus fort chez lui que chez l'adulte.

Chez les vieillards, les maladies prenant facilement la forme soporeuse, l'opium est quelquefois contre-indiqué ; en tous cas il doit être employé avec ménagement et prudence.

Sexe. — Les femmes montrent également une grande impressionnabilité à l'opium et, chez elles, on voit se produire facilement, avec des doses non exagérées, la saturation toxique.

Idiosyncrasies. — Assez souvent, les individus réagissent d'une façon anormale vis-à-vis de l'opium, tantôt on voit se manifester des phénomèmes d'apathie, tantôt d'hyperesthésie, tantôt enfin de paresthésie.

A. *Apathie*. — C'est presque exclusivement chez les malades qu'on observe des phénomènes d'apathie, principalement, chez ceux atteints d'affections du système nerveux. Les individus atteints d'affections qui se caractérisent par de l'excitation, avec tendance aux manifestations convulsives (choréiques, rabiques, tétaniques), supportent des doses considérables d'opium sans éprouver d'effets thérapeutiques et toxiques marqués. Au contraire, les individus affaiblis, les grands blessés, les convalescents sont beaucoup plus susceptibles à l'action de l'opium.

B. *Hyperesthésie*. — Les phénomènes d'hyperesthésie sont, de beaucoup, les plus fréquents parmi les anomalies que l'on peut observer sous l'influence de l'opium, et l'on cite un certain nombre de cas où l'absorption de doses très minimes a entraîné des accidents graves. Il faut toujours étudier la susceptibilité, l'impressionnabilité de son malade avant de lui administrer une dose même modérée d'opium. On ne doit commencer l'administration que par de faibles doses, et l'on n'est autorisé à les répéter ou à les augmenter que lorsque l'observation attentive du sujet a fourni la certitude qu'il ne possède pas une susceptibilité exagérée pour ce médicament.

C. *Paresthésie*. — Chez certains individus, l'opium donne naissance à des phénomènes qui n'ont aucun rapport avec son action physiologique normale; il se conduit alors comme un véritable poison et on a vu se produire dans ces cas des lipothymies, de la salivation, de la diarrhée, de l'insomnie.

MORPHINE

Action physiologique de la morphine chez l'homme et les différentes espèces animales. — Claude Bernard, le premier, étudia les divers alcaloïdes de l'opium au point de vue de leur action physiologique et remarqua les effets variables de la morphine sur les différents animaux.

Les recherches de Guinard (de Lyon) ont confirmé ces faits, et il a montré que la morphine agit d'une façon très différente suivant l'espèce d'animal considéré et, dans une même espèce, suivant l'individu, aussi bien au point de vue des manifestations physiologiques que des manifestations toxiques. Il résulte de ses expériences que la morphine n'est pas, toujours et avant tout, un poison du cerveau; elle exerce sur les cellules de tout le névraxe une action élective particulièrement intense, permettant d'expliquer la plupart des actions physiologiques qui en résultent; mais il s'en faut de beaucoup que toutes les espèces animales réagissent vis-à-vis de la morphine suivant une succession de symptômes comparables. Certaines espèces éprouvent de la part de la morphine une action sédative et la plupart une action narcotique plus ou moins nettement déterminée; d'autres, au contraire, éprouvent sous son influence une action exclusivement excitante, sans qu'il se montre la moindre action narcotique, le moindre symptôme d'hypnose. Le chien est l'animal le plus sensible à la morphine et elle provoque chez lui des phénomènes de narcose et des convulsions, mais cette action convulsivante, comme cela se produit chez l'homme, est une action secondaire, surajoutée en quelque sorte à l'action narcotique de la morphine. Par ordre de susceptibilité décroissante, viennent ensuite le lapin, le cobaye, le rat blanc, la souris et le moineau. Chez d'autres espèces animales, on n'observe presque jamais de narcose, mais toujours une action convulsivante plus ou moins nettement exprimée. En premier lieu se place le cheval, puis l'âne, le bœuf et le chat.

Le mouton, le porc, la chèvre constituent un groupe spécial; chez eux, la morphine ne modifie pas ou modifie peu les fonctions du cerveau, tandis que chez tous les animaux précédents, les fonctions cérébrales sont toujours nettement influencées par des doses suffisantes de morphine. Le chien est l'animal qui se rapproche le plus de l'homme au point de vue de la réactivité vis-à-vis de la morphine, sauf au point de vue de la tolérance qui est supérieure chez lui.

Chez cet animal, sous l'influence d'une dose de 5 milligrammes par kilogramme, en injection hypodermique, on observe après quelques minutes : du mâchonnement, de la salivation, des nausées, des vomissements. Puis, au bout de dix à quinze minutes, l'animal éprouve de l'inquiétude, du malaise généralisé et des symptômes de dépression nerveuse qui se traduisent par de l'affaiblissement du train postérieur; il se couche et s'endort. Ce n'est pas un sommeil vrai, c'est un engourdissement; il réagit aux excitations un peu vives et à la voix. Il présente de l'hyperexcitabilité réflexe, avec obtusion des sensations douloureuses. A son réveil, au bout de cinq à six heures, on constate encore chez lui de l'hébétude et de la faiblesse du train postérieur. Avec des doses plus fortes, le sommeil est plus profond et l'animal ne répond que faiblement aux excitations. Si les doses atteignent 5 à 7 centigrammes par kilo et sont, par conséquent, mortelles, on voit apparaître, après quelques heures, dans certains groupes musculaires, des mouvements cloniques d'abord espacés, puis plus rapprochés et se généralisant, finissant par se transformer complètement en crises tétaniques véritables plus ou moins violentes. A la fin de l'intoxication, les crises tétaniques sont franchement strychniformes; la sensibilité est alors abolie, la résolution musculaire est complète dans l'intervalle des crises et la mort se produit par arrêt primitif de la respiration. La morphine se comporte, dans tous les cas, comme un poison cérébral mais qui peut devenir médullaire et bulbaire. Il n'y a pas d'anesthésie vraie, mais seulement une obtusion de la sensibilité.

Chez les animaux non narcotisés, la symptomatologie se traduit par du mâchonnement, de l'inquiétude, de l'agitation, un besoin de mouvement auquel l'animal ne peut résister, et ces phénomènes sont d'autant plus marqués que la dose de morphine est plus forte. Cette excitation persistante est accompagnée d'hypersécrétions salivaire et sudorale. Si la dose est considérable, on voit s'ajouter à ce tableau des raideurs et des contractures musculaires produisant des troubles locomoteurs graves. Chez certains animaux, chez le chat, on constate des hallucinations, des manifestations agressives contre des objets imaginaires, qui sont d'origine cérébrale; chez le cheval, ces troubles cérébraux sont caractérisés par du vertige. Les manifestations médullaires sont les mêmes que chez les individus narcotisés, et elles se traduisent par des convulsions tétaniques pures.

Il n'y a pas, dans l'action toxique de la morphine chez les différents animaux, de proportionnalité entre le développement des centres encéphalo-médullaires et la masse du corps, on peut dire seulement que l'impressionnabilité du cerveau est d'autant plus éloignée de la résistance de la moelle que le sujet en expérience réagit plus nettement par des manifestations hypnotiques ou cérébrales; le reste est surtout une question de susceptibilité, d'espèce.

Comparativement aux animaux, l'homme est extrêmement sensible à la morphine, mais cette sensibilité est très variable; cependant, on peut fixer comme dose toxique mortelle minima, celle de 5 à 6 centigrammes. Chez lui, la symptomatologie des intoxications n'est guère différente de celle du chien.

Action sur la respiration. — L'action de la morphine sur la respiration est extrêmement marquée; on observe deux phases : la première est caractérisée par une accélération telle, que la fréquence des mouvements respiratoires peut être deux à trois fois plus considérable qu'à l'état normal. On constate même, sous l'influence de doses relativement faibles de morphine, une polypnée analogue à la polypnée thermique. Cette accélération se montre dans les dix minutes qui suivent l'injection, elle coïncide avec la période d'excitation.

La deuxième période est caractérisée par un ralentissement considérable du nombre des mouvements respiratoires, il coïncide avec la période hypnotique. Le cerveau dort, mais la moelle veille et son pouvoir réflexe est exagéré, aussi, se produit-il une accélération respiratoire lors d'une excitation. A cette période, on voit souvent s'établir un frisson de défense. Il y a, en même temps, diminution du nombre et diminution de l'amplitude des mouvements respiratoires et le volume d'air introduit est également moindre. Chez les animaux, on peut voir se produire, à cette phase, de la respiration périodique qui disparaît à la suite d'une excitation quelconque; les centres bulbaires sont donc encore excitables.

Ces phénomènes sont la conséquence de l'action de la morphine sur les centres nerveux et non d'une action exercée sur le pneumogastrique. Il n'y a pas diminution de l'excitabilité des centres respiratoires, mais, comme l'ont montré Ch. Richet et Pachon, une diminution de leur impressionnabilité. L'affaiblissement de la perception des phénomènes de sensibilité extérieure et la diminution de l'activité psychique, qui économise à la respiration la part assez considérable afférente au cerveau, doivent jouer le principal rôle.

Les animaux chez lesquels la morphine n'exerce pas d'action hypnotique présentent seulement des irrégularités de rhythme et d'amplitude de la respiration. Souvent, l'accélération domine, surtout chez les animaux excités. Dans d'autres cas, le nombre des mouvements diminue, la respiration est plus laborieuse, les mouvements des côtes sont difficiles ; à une respiration profonde, rapide, vive, saccadée, succède une respiration lente, plaintive, s'effectuant en deux temps.

Pendant la durée du sommeil morphinique, la quantité d'acide carbonique diminue et la quantité d'oxygène augmente dans les gaz de l'expiration. Cette diminution d'acide carbonique peut s'élever au tiers et même à plus de la moitié de la quantité d'acide carbonique normalement éliminée. Il se produit, en même temps, une diminution des échanges gazeux et un ralentissement très marqué de la ventilation pulmonaire.

Il n'y a pas proportionnalité entre les modifications subies par les échanges gazeux, les doses de morphine injectées, la durée du sommeil et l'abaissement de la température.

Ces divers phénomènes varient beaucoup plus avec la susceptibilité des animaux qu'avec la dose de morphine injectée. Le rapport $\dfrac{CO_2}{O}$ est plus grand que pendant l'état de veille, c'est-à-dire, la diminution de l'acide carbonique exhalé est proportionnellement moins considérable que celle de l'oxygène absorbé. Dans le sang, la proportion d'acide carbonique est plus forte qu'à l'état normal, et cela, aussi bien dans le sang veineux que dans le sang artériel; le plus souvent, mais non toujours cependant, on observe que l'oxygène existe dans le sang en moins grande quantité qu'à l'état normal, il en résulte une accumulation de l'acide carbonique et un ralentissement des combustions qui peut rendre compte des qualités moindres de l'excitation produite par le sang sur la cellule cérébrale, et d'autre part, l'élimination plus faible de l'acide carbonique est en rapport avec la lenteur et la faiblesse des mouvements respiratoires.

Action sur la température. — L'action exercée par la morphine sur la température est en relation très étroite avec les modifications qu'elle provoque sur la respiration et sur la circulation.

Injectée à dose suffisante chez les animaux, la morphine détermine toujours un abaissement de température assez considérable. Cet abaissement de température s'explique très facilement par le ralentissement des combustions, par l'hypotension artérielle, par l'inertie du système vaso-moteur paralysé, par l'accumulation du sang à la périphérie, déterminant la production d'une stase sanguine et le refroidissement d'une quantité plus considérable de sang.

Le réchauffement artificiel peut atténuer, dans une très large mesure, l'abaissement thermique déterminé par la morphine, tandis qu'il n'atténue en aucune façon l'abaissement thermique provoqué par d'autres substances médicamenteuses capables d'agir directement sur les centres de thermogenèse. Le refroidissement artificiel, au contraire, provoque beaucoup plus rapidement les phénomènes comateux qui signalent la fin de l'action toxique de la morphine. De plus, le sommeil morphinique s'accompagne d'immobilité et de relâchement musculaire qui contribuent, dans une large mesure, à empêcher le relèvement de la température.

Le maximum d'abaissement de la température se constate trois heures et demie à quatre heures après l'administration de la substance toxique. Le retour à la normale s'effectue lentement et avec une série d'oscillations. Cette influence hypothermisante, durable, est en rapport très étroit avec la persistance de l'augmentation de l'acide carbonique dans le sang.

Action sur le cœur et la circulation. — L'action de la morphine sur la circulation est variable avec les doses et avec les animaux. Chez les animaux narcotisés, on observe une accélération passagère des contractions cardiaques, suivie de ralentissement et de régularisation des contractions; la tension sanguine baisse légèrement, après une ascension passagère; la vitesse du sang diminue, surtout dans le système veineux, quoique l'impulsion cardiaque soit toujours plus énergique ; c'est là le résultat de la stase sanguine à la périphérie et en même temps de l'inertie du système vaso-moteur. A doses plus considérables, l'action toxique de la morphine se traduit sur le cœur par une accélération excessive du rhythme et un affaiblissement très notable des contractions cardiaques, avec abaissement de la tension sanguine.

Chez les animaux excités, on observe d'abord du ralentissement des contractions cardiaques, puis de l'accélération; la tension s'élève d'une manière appréciable et le ralentissement du courant sanguin se produit par un mécanisme précisément inverse du précédent; il y a donc constriction et gêne circulatoire consécutive à la périphérie. On constate d'abord une diminution de la vitesse diastolique et de la vitesse systolique, puis, plus tard, en pleine période d'excitation, la vitesse systolique augmente par suite de l'impulsion plus énergique du cœur, mais la vitesse diastolique reste toujours inférieure à la normale.

Les effets toniques et de renforcement sur le cœur se produisent même après section des pneumogastriques; par conséquent, si ces effets sont partiellement dus à une action centrale, ils dépendent, en très grande partie, d'actions périphériques s'exerçant soit sur les ganglions auto-moteurs du cœur, soit sur le myocarde lui-même. La morphine agit sur les ganglions intra-cardiaques en les excitant d'abord, puis elle les paralyse ensuite, si la dose est suffisante, au point d'annuler toute influence s'exerçant par la voie des pneumogastriques. Après la section des pneumogastriques, la morphine produit encore un léger ralentissement, mais les intermittences vraies disparaissent, alors que le pouls bigéminé persiste. Le pouls bigéminé est d'origine périphérique, mais les intermittences vraies sont d'origine bulbaire et il faut donc faire la part des influences d'origine centrale sur les modifications circulatoires.

Action sur les sécrétions. — Certaines sécrétions sont excitées par la morphine, tandis qu'au contraire d'autres sont plus ou moins nettement déprimées. La sécrétion sudorale est toujours augmentée; la sécrétion salivaire subit une augmentation passagère avec de faibles doses; à fortes doses, au contraire, elle est diminuée comme toutes les autres sécrétions. Cette action de la morphine est presque exclusivement regardée comme centrale, et CLAUDE BERNARD admettait l'influence de la morphine sur la cellule nerveuse centrale d'où émanait le nerf sécrétoire de la glande. La glande elle-même n'est pas touchée et, lorsque la sécrétion est arrêtée, elle peut être rétablie par l'action d'un médicament à influence exclusivement périphérique. On a pu, chez les animaux, réaliser pour la glande salivaire un véritable automatisme de la sécrétion en la provoquant, par des injections journalières, à une heure déterminée de la journée.

Action sur le péristaltisme intestinal. — Chez l'homme, on observe une action excitante primitive passagère sur le péristaltisme intestinal, suivie, bientôt, d'une action déprimante secondaire. Cette abolition des mouvements de la tunique musculaire de l'intestin, jointe à la diminution des sécrétions, explique les bons effets de la morphine pour calmer les coliques. L'explication de l'action exercée par la morphine sur le péristaltisme intestinal doit être recherchée dans un ensemble de phénomènes. D'une part, il faut faire intervenir, comme pour l'opium, l'action paralysante exercée sur le splanchnique, d'autre part, la diminution de l'excitabilité des nerfs sensitifs intestinaux, l'arrêt des sécrétions, enfin l'action locale exercée sur les éléments musculaires, en état de moindre résistance et de moindre vitalité, par suite des modifications de l'innervation et de la circulation qu'ils subissent.

Action sur le chimisme stomacal. — On observe toujours, sous l'influence de la morphine, un ralentissement énorme des phénomènes de la digestion stomacale et une diminution de la sécrétion de l'acide chlorhydrique. Ce dernier phénomène s'obtient surtout après l'emploi de doses répétées. Cette diminution de l'acide chlorhydrique est certainement due à l'influence exercée par la morphine sur les nerfs de l'estomac. Ces phénomènes se réalisent d'autant mieux que la morphine s'élimine, dans une très notable proportion, par la muqueuse gastro-intestinale et surtout par la muqueuse gastrique. C'est en raison de ces faits que, chez les morphinomanes, on observe, d'une façon constante, la dépression des phénomènes digestifs, le séjour prolongé des aliments dans l'estomac et les fermentations putrides entraînant des actions irritantes secondaires sur la muqueuse gastro-intestinale.

Action sur les centres nerveux. — La morphine est le type des agents cérébraux, c'est le poison par excellence de l'activité psychique. Sous son influence on observe d'abord, aux doses faibles, une excitation, puis une suspension de l'activité et, enfin, la paralysie de la cellule cérébrale, si la dose est suffisante. Dans les premiers moments de son administration, la morphine exagère énormément l'aptitude du cerveau à répondre aux incitations, puis elle exerce une action consécutive sur les éléments bulbaires et médullaires. La réflectivité médullaire est toujours exagérée et, de plus, elle n'est plus modérée par le cerveau, comme à l'état normal. Les convulsions peuvent donc être interprétées soit par exagération de la réflectivité médullaire, soit par le manque de modération des hémisphères.

La morphine n'est pas un anesthésique, elle exalte l'irritabilité sensitive, mais elle empêche la perception de la douleur. La différence d'action exercée par la morphine, chez les diverses espèces animales, doit être surtout attribuée à des modifications différentes exercées sur les propriétés fonctionnelles des cellules cérébrales ; les influences bulbo-médullaires sont, sinon identiques, du moins fort comparables chez toutes les espèces. Il semble que, relativement à l'action exercée sur les cellules des hémisphères cérébraux, il y ait une sorte d'orientation pharmacodynamique particulière imprimée par les qualités et l'usage habituel des cellules cérébrales. La morphine est beaucoup moins narcotisante pour les animaux que pour l'homme.

Chez les animaux excités, l'action bulbo-médullaire prédomine ; chez les animaux narcotisés, ce sont les actions cérébrales, et la mort par paralysie du cerveau peut survenir, chez eux, avant que l'augmentation de l'excitabilité réflexe soit suffisante pour déterminer des crises convulsives. Dans tous les cas, la parésie du train postérieur amenant l'altitude hyénoïde est une preuve indiscutable des influences médullaires exercée par la morphine. On observe également ces phénomènes de paralysie cérébrale chez l'homme. Les convulsions, lorsqu'elles se produisent, doivent être attribuées à l'action directe exercée par la morphine sur la substance grise du bulbe. Parmi les centres bulbaires, les centres nauséeux sont impressionnés en premier lieu et de la façon la plus active. A hautes doses, l'excitation de la moelle est remplacée par la paralysie, qui coïncide avec la paralysie bulbaire.

L'excitabilité des nerfs moteurs, d'abord augmentée, est ensuite diminuée, c'est la conséquence de l'action centrale exercée par la morphine. Les nerfs sensitifs sont paralysés par le contact direct de la morphine ; mais par ingestion, ils conservent leur pouvoir conducteur et leur excitabilité, le siège des perceptions douloureuses dans le cerveau étant seul touché.

Comme nous l'avons vu à propos de l'opium, l'action centrale de la morphine sur les cellules nerveuses du cerveau a été prouvée nettement par les belles expériences de DEMOOR et de STEFANOWSKA qui ont constaté des modifications cellulaires analogues à celles provoquées par le chloroforme et les autres hypno-anesthésiques, et se traduisant par une rétraction des prolongements protoplasmiques et cylindraxiles des neurones, qui deviennent globuleux et ne se trouvent plus en contiguïté immédiate les uns avec les autres.

Absorption. Élimination. Localisation. — La morphine s'absorbe rapidement par la peau dénudée, plus lentement par la voie gastrique, entre quinze et soixante minutes suivant l'état de l'estomac. Par voie sous-cutanée, l'action se fait sentir au bout de cinq à dix minutes. LAMAL a montré que, dans le sang, la morphine se transforme en partie en *morphéline*, MARMÉ a fait voir que la morphine s'oxydait et se transformait en *oxydimorphine*, produit dérivant de la condensation de deux molécules de morphine en une, avec élimination de deux molécules d'hydrogène et addition de trois molécules d'eau.

Elle s'élimine, principalement par l'urine et les matières fécales, dans l'espace de douze à quarante-huit heures, toutes réserves faites pour les cas d'intoxication chronique. Lorsque la morphine est absorbée en injections sous-cutanées, elle s'élimine en partie par l'estomac. Cette élimination commence deux à trois minutes après la piqûre ; elle continue, très nettement, pendant environ une demi-heure et cesse, presque complètement, au bout de cinquante à soixante minutes. Les nausées et les vomissements se montrent au moment de cette élimination et peuvent être empêchés par le lavage de l'estomac. L'élimination de la morphine par l'estomac atteint la moitié de la quantité injectée.

La morphine se localise surtout dans le foie, les centres nerveux, la rate et les reins. Chez les morphinomanes, elle est prépondérante dans le foie et le cerveau.

Mode d'administration. Doses. — La morphine s'administre ordinairement à l'état de chlorhydrate. Par ingestion, ce sel se prescrit à la dose de 5 milligrammes à 3 centigrammes en potion, sirop, granules, etc. La formule de sirop du Codex est telle que chaque cuillerée à soupe renferme un centigramme de chlorhydrate de morphine. Il s'altère facilement, et toutes les solutions de morphine, quelles qu'elles soient, doivent être effectuées au moment même de leur emploi pour donner les résultats que l'on est en droit d'en attendre. Le chlorhydrate de morphine possède une saveur très désagréable, on peut la dissimuler au moyen d'une petite quantité de saccharine sodique.

La morphine entre également dans la composition des *gouttes roses de Magendie*, qui s'administrent à la dose de V à XXX gouttes par vingt-quatre heures.

En injection sous-cutanée, on se sert de solutions au 1/50 ou au 1/100 dans un mélange d'eau et d'eau distillée de laurier-cerise pour en faciliter la conservation.

> Chlorhydrate de morphine . . . .   Dix centigrammes.
> Eau distillée . . . . }
> Eau distillée de laurier-cerise. . . } ââ 5 grammes.
> Injecter 1/2 à une seringue en une fois.

Malgré cette précaution, les vieilles solutions peuvent se décomposer partiellement et contenir une petite quantité d'apomorphine. Il faut toujours commencer par injecter des doses faibles de morphine, en raison de la susceptibilité variable des malades.

Pour l'usage externe, on a utilisé l'action analgésique de la morphine en l'employant en pommade ou sous forme d'huile morphinée.

(Morphine . . . .   Vingt centigrammes.
{ Chloroforme. . . . .   8 grammes.
(Vaseline.   30   »
      F. S. A. Pour usage externe.

(Morphine . . . .   Dix centigrammes.
{ Acide oléique   90   »
(Huile d'amandes douces. . . . . . .   9 grammes.
      Pour usage externe.

APOMORPHINE

Quoique n'appartenant pas au groupe des hypnotiques ou des modificateurs intellectuels, l'apomorphine est étudiée ici en raison des ressemblances étroites de quelques-unes de ses propriétés pharmacodynamiques avec la morphine, dont elle est très voisine, du reste, par sa structure moléculaire.

L'apomorphine ne diffère de la morphine que par perte d'une molécule d'eau ; cette déshydratation peut se faire assez facilement et elle se réalise dans les vieilles solutions de morphine. Il existe deux chlorhydrates d'apomorphine, isomères ; le chlorhydrate d'apomorphine commercial est, d'ordinaire, constitué par un mélange de chlorhydrate d'apomorphine cristallisé et de chlorhydrate d'apomorphine amorphe. Le chlorhydrate d'apomorphine amorphe est inconstant dans ses résultats, mais il est toxique, aussi doit-on spécifier toujours l'emploi du chlorhydrate cristallisé. Ce corps se présente sous forme de petits cristaux incolores ou bleu-grisâtre, verdissant sous l'influence de l'air et de la lumière, inodores, de saveur amère. Les solutions aqueuses sont d'abord claires et incolores, lorsque le sel est parfaitement pur, mais elles prennent rapidement, au contact de l'air, une teinte verdâtre, qui passe plus tard au vert-émeraude, puis au vert-brun et enfin au brun.

Action physiologique. — Chez les animaux, le chlorhydrate d'apomorphine cristallisé provoque, à doses moyennes, de l'hyperexcitabilité et de l'agitation ; à doses fortes, on voit se produire d'emblée de fortes crises épileptiformes auxquelles succède bientôt une dépression nerveuse considérable, qui se traduit par de l'affaiblissement du train postérieur et de l'impotence motrice plus ou moins complète. Avec de petites doses, les vomissements sont primitifs et se produisent cinq à vingt minutes après l'injection ; avec de fortes doses, au contraire, les vomissements ne se produisent qu'après la période d'excitation, pendant la période de dépression et au moment où l'animal a tendance à revenir à l'état normal.

Le chlorhydrate d'apomorphine amorphe, au contraire, ne donne jamais naissance à des phénomènes d'excitation, mais il provoque d'emblée une dépression nerveuse considérable, avec somnolence, narcose, résolution musculaire. Avec lui, on n'observe pas de vomissements mais de l'hypersécrétion salivaire et de l'exagération du péristaltisme intestinal. A la fin de l'intoxication, on note, parfois, une période d'agitation de retour. Ce chlorhydrate d'apomorphine amorphe est bien plus toxique que le cristallisé et, sous son influence, la mort peut se produire avec des doses relativement faibles, par arrêt respiratoire.

Sur la circulation et la respiration, ces deux chlorhydrates paraissent agir comme des antagonistes. Le chlorhydrate d'apomorphine cristallisé augmente le nombre des mouvements respiratoires, régularise les contractions cardiaques et élève la tension sanguine; au contraire, le chlorhydrate amorphe provoque presque immédiatement des irrégularités des mouvements respiratoires ainsi que des contractions cardiaques et abaisse la tension sanguine.

Le chlorhydrate d'apomorphine cristallisé agit sur les sécrétions d'une façon analogue à la morphine : les sécrétions gastriques sont toujours plus ou moins profondément déprimées et le péristaltisme intestinal est, pour ainsi dire, inhibé; au contraire, avec le chlorhydrate amorphe, il y a exagération des sécrétions et, en outre, exaltation du péristaltisme intestinal.

Le mélange des deux chlorhydrates donne naissance à des phénomènes variables, mais où l'on retrouve presque toujours prédominants les symptômes de dépression, dus à l'apomorphine amorphe.

Les centres moteurs bulbaires et médullaires sont plus excités par l'apomorphine que par la morphine, les centres cérébraux, au contraire, ne sont pas influencés par l'apomorphine, de sorte que la part prépondérante dans cette excitation revient à l'action bulbaire, ce qui explique à la fois le vomissement et l'excitation primitive et les phénomènes de dépression qui lui succèdent; la section de la moelle empêche, en effet, les convulsions de se produire chez les animaux au-dessous de cette section.

Par action locale, le chlorhydrate d'apomorphine provoque de la paralysie des extrémités nerveuses périphériques, sensitives et motrices. Par action générale, il y a d'abord une paralysie des terminaisons nerveuses sensitives, avec conservation de la conductibilité centripète, puis, en raison des progrès de l'imprégnation, on observe de la paralysie motrice avec perte de la conductibilité centrifuge. Ces effets dépressifs sont la conséquence de l'action exercée sur les centres bulbo-médulliares.

L'action émétique du chlorhydrate d'apomorphine cristallisé est d'origine purement bulbaire. Le vomissement se produit plus lentement lorsque la substance a été administrée par voie gastrique que lorsqu'elle a été introduite dans l'économie par voie d'injection sous-cutanée. Il se produit lorsque les pneumogastriques sont sectionnés et même après l'ablation de l'estomac et anastomose du pylore avec le cardia. Le vomissement est provoqué moins facilement lorsque les centres nerveux sont en état de dépression, et il ne se montre plus lorsque les doses injectées sont suffisantes pour amener de la paralysie bulbaire.

Modes d'administration. Doses. — Le chlorhydrate d'apomorphine cristallisé se prescrit en potion, en lavement, ou mieux, en injection hypodermique, dissous au moment même de son administration, à la dose de 3 à 5 milligrammes. On obtient avec lui des effets aussi purs et aussi simples que possible, mais, comme avec tous les vomitifs, il faut s'attendre à constater les modifications respiratoires et circulatoires provoquées par le vomissement et une action hyposthénisante secondaire. Le mélange d'apomorphine amorphe et cristallisée est plus toxique que l'apomorphine cristallisée pure et l'on voit assez souvent, à la suite de l'emploi des apomorphines impures du commerce, se produire une lassitude généralisée, de la narcose, des syncopes, du collapsus, et cela même avec des doses très faibles.

CODÉINE

L'action physiologique de la codéine est mal connue, en raison de la difficulté de l'obtenir pure et exempte de morphine ou de narcéine. Pour l'homme, elle est beaucoup moins toxique que la morphine et Bardet a pu en prendre jusqu'à 40 centigrammes sans voir se produire d'accidents toxiques; mais il ne faudrait pas se baser sur ce fait pour donner des doses fortes de cet alcaloïde, car on a, d'autre part, signalé des accidents, et en particulier un cas de mort avec coma et asphyxie, à la suite de l'emploi de 15 centigrammes seulement.

La codéine détermine un engourdissement remarquable des fonctions cérébrales. On observe toujours en même temps une exaltation de l'excitabilité réflexe de la moelle, beaucoup plus considérable encore que sous l'influence de la morphine. Sous l'influence de doses un peu élevées de codéine, on observe des tremblements et des convulsions tétaniques, puis finalement la perte de la sensibilité et du mouvement. Le sommeil provoqué par la codéine est peu profond, les stimulations externes sont facilement perçues, et le réveil ne s'accompagne pas de phénomènes désagréables : pesanteur de tête, engourdissement, état nauséeux. Il est précédé par une période d'excitation et d'exhilaration particulière assez intense. C'est un bon calmant de la toux, mais une substance peu soporifique, peu narcotisante, analgésique, plutôt exosmotique qu'anexosmotique.

Mode d'administration. Doses. — La codéine s'emploie en solution aqueuse ou en sirop, aux doses de 5 à 15 centigrammes par jour. Il existe au Codex un sirop qui renferme 4 centigrammes de codéine par cuillerée à soupe. Ce sirop se conserve assez bien, mais il vaut encore mieux formuler la codéine en potion. On l'a également employée en pilules.

Potion.

Codéine . . . . 50 centigrammes.
Eau distillée. . . . . 100 grammes.
Sirop de framboises 60   »
Une cuillerée à soupe = 5 centigrammes de codéine.

Pilules.

Codéine pulvérisée . . . . 60 centigrammes.
Terpine. . . . . 3 grammes.
Extrait de polygala . . . . Q. S.
Pour 20 pilules. Une pilule = 3 centigrammes de codéine. (1 à 3 par jour.)

On a également utilisé le phosphate de codéine en injection hypodermique. C'est le sel le plus soluble. On emploie la formule suivante :

Phosphate de codéine. . . . .   1 gramme.
Phénol neige . . . . ⎱
Menthol. . . . . ⎰ àà 25 milligrammes.
Eau distillée de laurier-cerise. . . .   10 grammes.
Injecter une demi-seringue = 5 centigrammes, à une seringue.

Ces injections sont fort douloureuses.

APOCODÉINE. — Comme la morphine, la codéine est susceptible de perdre une molécule d'eau et de donner naissance à un anhydride analogue à l'apomorphine : l'apocodéine.

Ce corps présente une grande analogie avec la codéine, au point de vue de ses effets physiologiques, l'apocodéine est cependant moins exhilarante et détermine une moindre hyperexcitabilité réflexe ; elle est moins sédative et peut même provoquer des spasmes. Elle est cependant capable de provoquer un sommeil léger et de peu de durée.

On a essayé de l'employer chez des maniaques, mais on y a bientôt renoncé.

Elle n'est nullement émétique, mais elle provoque l'exagération de la sécrétion salivaire et l'accélération des mouvements péristaltiques intestinaux.

NARCÉINE. — D'après la classification de CLAUDE BERNARD, la narcéine serait le plus hypnotique des alcaloïdes de l'opium. Ce fait est vrai surtout pour les animaux; chez eux, on obtient un sommeil calme; la sensibilité est émoussée, mais non paralysée complètement. Chez l'homme, le sommeil narcéinique se distingue du sommeil morphinique par un calme profond, l'absence de rêvasseries et d'excitabilité sous l'influence du bruit. Le réveil est facile et il ne laisse après lui ni pesanteur de tête, ni état nauséeux, ni embarras gastrique. On observe cependant, d'une façon inconstante, une faible courbature et de la constipation, mais sans hébétude sensorielle ou intellectuelle. Elle est beaucoup moins analgésique que la morphine.

Elle détermine une sédation circulatoire et respiratoire et calme la toux.

Elle est anexosmotique et provoque de la dysurie, par inertie musculaire de la vessie.

Modes d'administration. Doses. — La narcéine n'est que fort peu soluble dans l'eau et REGNAULD avait proposé de la dissoudre dans des solutions alcalines.

On l'emploie surtout en solution avec du benzoate de soude ou en injection hypodermique.

Potion.

Narcéine	25	centigrammes.
Benzoate de soude	50	»
Sirop de framboises	500	grammes.

Une cuillerée à soupe = 1 centigramme.

Injection.

Chlorhydrate de narcéine. . . .	50	centigrammes.
Alcool à 90°	2	grammes.
Eau distillée.		
Eau dist. de laurier-cerise.. . . .	ââ 9	»

1 centimètre cube = 25 milligrammes. (Injecter 1 à 4 seringues.)

Sous le nom d'*Antispasmine* on désigne une combinaison cristallisée d'une molécule de narcéine sodique avec 3 molécules de salicylate de soude, renfermant 50 p. 100 de son poids de narcéine, facilement soluble dans l'eau, mais altérable à l'air.

Ce corps est presque uniquement employé dans la médecine infantile, pour le traitement de la toux et en particulier dans la coqueluche, car sa valeur hypnotique est faible. On utilise une solution de 1 gramme d'antispasmine dans 20 centimètres cubes d'eau distillée de laurier-cerise dont on administre d'après DENNE et RABOW

Au-dessous de 6 mois.	III à VI gouttes.
De 6 mois à 1 an	V à X »
De 1 an à 2 ans.	VII à XII »
Au-dessus de 2 ans	XV à XX »

3 à 4 fois par jour. Pour l'adulte, on administre de 20 à 30 centigrammes d'antispasmine en vingt-quatre heures.

NARCOTINE. — La narcotine est le moins toxique des alcaloïdes de l'opium. Elle n'est douée ni de propriétés soporifiques, ni de propriétés analgésiques,

mais elle possède des propriétés fébrifuges et antipériodiques qui l'ont fait utiliser comme succédané de la quinine. Elle réussit, parfois, là où cette dernière
a échoué.

Elle s'administre à la dose de 10 centigrammes par prise, sans dépasser
1 gr 50 à 2 grammes par jour. On emploie la formule suivante :

$$\left\{\begin{array}{l}\text{Narcotine.} \dots \qquad \text{2 grammes.}\\ \text{Eau de Rabel.} \dots \qquad 4 \quad \text{»}\\ \text{Eau distillée} \dots \qquad 300 \quad \text{»}\end{array}\right.$$

Chaque cuillerée à soupe renferme 10 centigrammes de narcotine. On
administre cette solution en la diluant dans un verre d'eau sucrée et
aromatisée.

Le chlorhydrate de cotarnine ou *Stypticine*, qui provient de l'oxydation de
cette narcotine, a été utilisé surtout comme hémostatique. Il provoque la rétraction des parois des vaisseaux et est employé spécialement dans les cas de
dysménorrhée et de métrorrhagies.

Il exerce, parallèlement, une action sédative, calmante, légèrement hypnotique et analgésique. Il provoque indirectement des contractions utérines et ne
doit pas être employé lorsqu'on craint un avortement.

C'est un corps peu toxique qui s'emploie à la dose de 10 à 30 centigrammes
par jour, en potion ou en injection hypodermique.

Potion.

$$\left\{\begin{array}{l}\text{Stypticine} \dots \qquad 50 \text{ centigrammes.}\\ \text{Eau distillée.} \dots \qquad 200 \text{ grammes.}\\ \text{Sirop de framboises} \dots \qquad 150 \quad \text{»}\end{array}\right.$$

Une cuillerée = 25 milligrammes (4 à 5 en vingt-quatre heures).

Injection.

$$\left\{\begin{array}{l}\text{Stypticine.} \dots \qquad 1 \text{ gramme.}\\ \text{Eau distillée} \dots \\ \text{Eau distillée de laurier-cerise.} \dots\end{array}\right\} \text{ââ 5} \quad \text{»}$$

1 centimètre cube = 10 centigrammes. (Injecter 1 à 2 seringues).

PAPAVÉRINE. — La papavérine est un alcaloïde dont l'action se montre assez
peu énergique ; chez l'homme, cependant, c'est manifestement un convulsivant.
Il ne possède ni propriétés soporifiques ni propriétés anexosmotique, et il serait
fort peu analgésique. On a essayé de l'utiliser contre les formes excitées de
l'aliénation mentale sans en obtenir de bien bons résultats ; mais, en raison
de son action calmante tout à fait remarquable sur le péristaltisme intestinal,
et cela à doses faibles, le chlorhydrate de papavérine a donné d'excellents
résultats et a été recommandé par LEUBUSCHER dans le traitement des diarrhées
infantiles. La dose de début est de 5 milligrammes par prise, et il se prescrit
à la dose de 5 à 50 milligrammes par vingt-quatre heures, en solution telle
qu'une cuillerée à café représente 5 milligrammes.

THÉBAÏNE. — La thébaïne est le plus convulsivant des alcaloïdes de l'opium.
Elle provoque des convulsions analogues à celles de la strychnine et, en même
temps, l'abolition de la motricité et de la sensibilité. L'action est d'origine
centrale, les nerfs moteurs et les muscles ne sont pas influencés ; les nerfs sensitifs restent intacts et l'anesthésie est surtout d'origine centrale. La thébaïne

ne possède ni propriétés soporifiques ni propriétés anexosmotiques. Elle produirait un myosis un peu moins intense que celui provoqué par l'ésérine, mais sans caractère spasmodique.

Pour résumer l'action des différents alcaloïdes de l'opium, la classification de CLAUDE BERNARD est encore tout à fait satisfaisante ; la voici :

SOPORIFIQUE	ANALGÉSIQUE hommes.	CONVULSI-VANT animaux.	ANEXOSMOTI-QUES hommes et animaux.	ORDRE TOXIQUE	
				hommes.	animaux.
hommes. Morphine. Narcéine. Codéine.	Morphine. Narcéine. Thébaïne. Papavérine. Codéine.	Thébaïne. Papavérine. Narcotine. Codéine. Morphine. Narcéine.	Morphine. Narcéine.	Morphine. Codéine. Thébaïne. Papavérine. Narcéine. Narcotine.	Thébaïne. Codéine. Papavérine. Narcéine. Morphine. Narcotine.
animaux. Narcéine. Morphine. Codéine.					

ÉTHERS DE LA MORPHINE

C'est à VON MERING, que l'on doit l'étude systématique des dérivés que l'on peut obtenir en substituant divers radicaux acides, à l'oxhydrile phénolique, à l'oxhydrile alcoolique, ou aux deux dans la morphine. Parmi les dérivés dans lesquels la substitution s'est faite dans l'oxhydrile alcoolique, aucun de ceux qui ont été obtenus, ne présente de propriétés physiologiques permettant de retenir l'attention. Parmi ceux dans lesquels la substitution porte sur l'hydrogène de l'oxhydrile phénolique, on trouve deux dérivés importants, la dionine et la péronine. Enfin, sous le nom d'héroïne, on désigne un corps provenant de la substitution de deux radicaux acides à chacun des atomes d'hydrogène de l'oxhydrile phénolique et de l'oxhydrile alcoolique.

DIONINE. — La dionine est le *chlorhydrate d'éthylmorphine* $C^{19}H^{23}AzO^3HCl.H^2O$ c'est-à-dire une codéine, dont le groupement méthyle a été remplacé par le groupement éthyle. C'est une poudre blanche, cristallisée, inodore, de saveur amère, assez désagréable, très facilement soluble dans l'eau (1 p. 7), fusible à 123-125°.

L'absorption et l'élimination de la dionine se font normalement. Elle n'est irritante localement que lorsqu'elle est utilisée en poudre. Les injections sous-cutanées sont bien supportées.

Son action hypnotique, sédative et analgésique, est plus intense et plus durable que celle de la codéine, elle est en même temps plus constante, tout en possédant une toxicité à peu près analogue.

C'est surtout contre la toux qu'elle a été utilisée. HOFF a trouvé que, sous l'influence de ce médicament, il y avait un ralentissement des mouvements respiratoires avec prolongation de la durée des inspirations et des expirations. Il se produit, en même temps, une diminution de l'excitabilité du centre respiratoire, du pneumogastrique et du laryngé supérieur. Elle provoque parfois une congestion encéphalique assez accentuée pour commander la cessation de son emploi.

Elle ne crée pas l'accoutumance et peut rendre des services dans la cure de la morphinomanie.

La dionine s'administre à la dose de 2 à 10 centigrammes, en vingt-quatre heures, par la voie buccale, et de 15 à 30 milligrammes par la voie sous-cutanée. On l'emploie en potion, avec un sirop quelconque pour masquer son goût, ou en injections hypodermiques.

Van Heufel l'administre en cachets pour remplacer la poudre de Dower.

(Dionine . . . .   Vingt centigrammes.
{ Poudre d'ipéca . . . .   Cinquante centigrammes.
(Acétate de potasse . . . .   3 grammes.
  Pour 10 cachets (6 à 10 par jour).

(Dionine . . . .   Trente centigrammes.
{ Eau distillée . . . . }
(Eau distillée de laurier-cerise. . } ââ 5 grammes.
  1 centimètre cube = 0ᵍʳ 030. (Injecter une demi-seringue à 1 seringue.)

PÉRONINE. — La péronine est le *chlorhydrate de benzoylmorphine*, poudre blanche cristalline, de saveur désagréable, fort peu soluble dans l'eau.

Les propriétés de cette substance sont principalement narcotiques, mais elles sont cependant moins intenses que celles de la morphine et de la codéine. Elle est moins convulsivante et se placerait entre la morphine et la codéine. Elle exerce une action moindre que la codéine sur l'excitabilité réflexe; tous les réflexes sont cependant augmentés, sauf la toux.

Son action analgésique est assez intense; Buffalini et Gaïta ont même voulu l'employer comme anesthésique local, mais elle est inutilisable en raison de sa faible solubilité dans l'eau.

Elle s'administre surtout comme hypnotique, en pilules ou en potion, aux doses de 2 à 6 centigrammes par prise, de 10 à 30 centigrammes par vingt-quatre heures.

(Péronine . . . .   Trente centigrammes.
{ Poudre de réglisse . . . .   2 grammes.
(Extrait de gentiane . . . .   Q. S.
  Masse pilulaire à diviser en 30 pilules.

(Péronine . . . .   Vingt centigrammes.
{ Alcool à 95° . . . .   10 grammes.
{ Eau distillée   90   »
(Saccharine sodique . . . .   5 centigrammes.
  Potion à prendre par cuillerées à café diluées dans un peu d'eau.
  1 cuillerée à café = 0ᵍʳ 01.

HÉROÏNE. — L'héroïne est la *diacétylmorphine*. C'est une poudre blanche cristalline, très peu soluble dans l'eau. Ses sels sont plus solubles et on utilise surtout, pour cette raison, le chlorhydrate d'héroïne.

L'absorption de l'héroïne est rapide et les premiers effets médicamenteux apparaissent une minute et demie à deux minutes après l'injection, vingt à trente minutes après l'ingestion.

L'action générale de ce corps est assez semblable à celle de la morphine, elle narcotise le chien, le lapin, le cobaye; elle excite et provoque des convulsions chez le cheval, l'âne, le chat et la chèvre. Sa toxicité est variable suivant les diverses espèces animales; elle est toujours plus toxique que la morphine. Les expériences de GUINARD ont montré que l'héroïne agit à dose plus faible que la morphine, mais elle est moins hypnotique et plus convulsivante. A dose faible, l'héroïne est calmante et légèrement hypnotique, déterminant plutôt un état d'assoupissement et d'engourdissement qu'un état d'hypnose véritable, mais on n'observe pas d'inconvénients ni de suites désagréables, lors du réveil. A des doses plus élevées, la dépression cérébrale et le calme sont troublés par une tendance à l'agitation, qui apparaît franchement aux doses toxiques. Sous leur influence, on voit survenir des manifestations convulsives, d'abord sous forme de mouvements cloniques localisés, d'aspect choréiformes, puis sous forme de violentes crises tétaniques prolongées. Comme on le voit, en se transformant en héroïne, la morphine change ses électivités nerveuses centrales, elle atténue beaucoup son influence sur la sphère cérébrale et exagère ses divers effets excitants, convulsivants ou parésiants sur les centres bulbomédullaires.

L'action analgésiante de l'héroïne est des plus marquées, les modifications imprimées à la sensibilité périphérique sont plus prononcées et plus rapides qu'avec la morphine, mais son emploi prolongé aboutit aux mêmes inconvénients que ceux provoqués par la morphine.

Le cœur et la circulation sont sensiblement affectés par l'héroïne, de la même façon que par la morphine: les contractions cardiaques sont renforcées et ralenties, la tension artérielle est abaissée.

Les modifications respiratoires constituent le phénomène le plus important, relativement à l'utilisation thérapeutique de l'héroïne. La sensibilité des centres nerveux aux excitants normaux, à l'acide carbonique et à l'oxygène, est à peine touchée; au contraire, cette sensibilité vis-à-vis des excitants mécaniques serait diminuée dans une notable mesure. L'atténuation de la sensibilité qu'on observe sous son influence est surtout une diminution subjective comme celle qui se produit avec la morphine. Il se produit en même temps une diminution très marquée du nombre des respirations, un accroissement de durée de l'inspiration et une augmentation de l'amplitude des mouvements; la ventilation pulmonaire est ainsi fortement augmentée.

L'héroïne ne produit ni nausées, ni vomissements, mais elle exagère le péristaltisme intestinal, tout en respectant les fonctions digestives, ce qui constitue un grand avantage sur la morphine.

Si les doses sont trop élevées, on observe, sous leur influence, des vertiges, de la céphalée, une sensation de lassitude, des nausées, parfois même des vomissements. BOUGRIER a signalé une sorte d'ivresse et un sommeil comateux.

L'héroïne est avant tout un antidyspnéique, un analgésique et un sédatif de la toux; dans ce dernier cas, elle est moins employée que la dionine, en raison de sa toxicité plus grande et des phénomènes d'accoutumance qui se produisent plus facilement. Elle s'administre à la dose de 5 à 10 milligrammes par prise, de 25 à 40 milligrammes par vingt-quatre heures, soit en cachets, soit en pilules, soit en potion.

$\left\{\begin{array}{l}\text{Héroïne} \dots \\ \text{Alcool à 90°} \dots \\ \text{Sirop de fleurs d'oranger} \dots \\ \text{Sirop de tolu} \dots \\ \text{Glycérine pure} \dots\end{array}\right.$

Héroïne . . . .   Cinq centigrammes.
Alcool à 90° . . . .   Q. S. pour dissoudre.
Sirop de fleurs d'oranger . . . .)
Sirop de tolu. . . . . } ãã 50 grammes.
Glycérine pure. . . . .)

Une cuillerée à soupe = 0gr 006 à 0gr 007 d'héroïne, (4 à 7 cuillerées en vingt-quatre heures).

Héroïne. . . . .   Quinze centigrammes.
Poudre de réglisse. . . . .   2 grammes.
Extrait de polygala . . . .   Q. S.

Masse pilulaire pour 30 pilules qui renferment chacune 5 milligrammes d'heroïne. (5 à 8 par vingt-quatre heures.)

On a associé l'héroïne au trional, pour en faire en même temps un hypnotique.

Lorsqu'on veut l'employer en injection hypodermique, il faut prescrire le chlorhydrate d'héroïne qui est beaucoup plus soluble.

INTOXICATION PAR L'OPIUM. — L'empoisonnement par l'opium constitue le type de ce que l'on a appelé les empoisonnements par les narcotiques. Les caractères généraux de ces empoisonnements sont les suivants : pesanteur de tête, exaltation des sens, vertiges, augmentation de chaleur, augmentation de force des pulsations cardiaques, sécheresse de la gorge et de la peau, nausées, vomissements, suspension des sécrétions, enfin prurit très intense, souvent accompagné d'éruptions papuleuses ou vésiculeuses. Un peu plus tard, on voit survenir de l'assoupissement (que l'on observe quelquefois dès le début, ou du moins d'une façon très précoce), de la résolution musculaire, un état presque comateux, avec injection de la face, fixité du regard, resserrement plus ou moins accentué de la pupille. La respiration devient facilement et rapidement stertoreuse, par suite de la contracture des muscles du diaphragme et du thorax. La mort survient, par arrêt de la respiration et du cœur, dans le coma et avec hypothermie. Des sueurs abondantes signalent généralement la période de retour et la guérison s'accompagne du réveil progressif de la sensibilité, des sécrétions et de l'intelligence.

Doses toxiques. — L'empoisonnement par les préparations d'opium est en réalité très fréquent, surtout chez les enfants, et à la suite de l'emploi du laudanum dans un but de suicide.

Voici quelques faits pour fixer la toxicité des préparations d'opium. Tardieu cite un cas de mort, vingt-deux heures après l'emploi d'un cataplasme arrosé avec 30 grammes de laudanum de Sydenham. On a également signalé un cas de mort à la suite de l'emploi de 10 grammes de laudanum de Sydenham en lavement. Par la voie buccale, des accidents mortels se sont produits à la suite de l'emploi de 1 et 2 grammes d'opium, de 30 à 40 grammes de laudanum de Sydenham. Après l'absorption de grandes quantités de laudanum, on peut voir se produire la survie en raison de la diminution et de l'inhibition, pour ainsi dire, de l'absorption, sous l'influence de la morphine.

En ce qui concerne la morphine, une injection hypodermique de 3 centigrammes peut provoquer des accidents très graves; *la dose de 6 centigrammes en ingestion ou en injection peut être considérée comme la dose mortelle moyenne.*

Les enfants présentent, à l'égard des préparations opiacées, une sensibilité tout à fait extraordinaire. On a noté la mort d'un enfant de neuf mois, après l'absorption d'une potion contenant IV gouttes de laudanum de Rousseau. Un enfant de quatre mois est mort à la suite de l'absorption de 5 centigrammes de poudre de Dower; un enfant de cinq ans et demi a succombé également après avoir absorbé 20 centigrammes de poudre de Dower. Un enfant de huit ans est mort à la suite de V gouttes de la *solution sédative de Battley* (II gouttes de cette solution renferment 1 centigramme d'extrait d'opium).

Formes cliniques. — Les formes que peut revêtir l'empoisonnement par l'opium, peuvent être réparties en trois grandes divisions : la forme foudroyante, la forme aiguë et la forme subaiguë.

Dans la *forme foudroyante*, on observe, presque d'emblée, un sommeil comateux dont rien ne peut triompher, un état de narcose toxique avec respiration stertoreuse; la mort est, dans ces cas, assez rarement précédée de convulsions. La pupille est dilatée pendant presque toute l'intoxication et le myosis ne s'observe que passagèrement au début. La mort survient alors en un temps variable, entre trois quarts d'heure à une ou deux heures. Cette forme foudroyante ne se présente que sous l'influence de l'administration de doses énormes de préparations opiacées.

La *forme aiguë* est la plus communément observée. Le début des accidents apparaît au bout d'une demi-heure à une heure après l'administration de la substance toxique.

Chez les enfants et les individus susceptibles, ce début peut s'observer au bout de quelques minutes seulement. Les symptômes qui caractérisent cette forme consistent en pesanteur de tête, vertiges, exaltation des sens; le bruit et la lumière déterminent une hyperexcitabilité réflexe très remarquable et très douloureuse ; les malades éprouvent en même temps une sensation de chaleur vive, mordicante, le pouls est fort, la peau sèche, la langue et la gorge arides, il survient des nausées et, quelquefois seulement, des vomissements, accompagnés de vertiges et de céphalalgie plus ou moins intense. On observe, à cette période, du prurit généralisé, souvent avec des éruptions papuleuses et vésiculeuses siégeant spécialement sur le tronc et sur les membres supérieurs ; les sécrétions, et en particulier la sécrétion urinaire, sont plus ou moins diminuées, parfois même complètement supprimées. Bientôt, les sujets tombent dans un état d'assoupissement profond, la respiration est ralentie, suspirieuse et le nombre des mouvements respiratoires peut tomber à 6 et même à 4 par minute. On observe de la résolution musculaire et une perte complète de sentiment; la face est injectée, le regard fixe, l'œil absolument insensible à la lumière, la pupille contractée au maximum; la respiration stertoreuse devient de plus en plus embarrassée, les extrémités se refroidissent, le pouls s'accélère et devient très petit, misérable; puis la mort survient dans un état de coma, en un espace de temps qui varie de cinq à quinze heures.

Dans certains cas, à l'assoupissement, fait place une période d'excitation pendant laquelle les individus peuvent reprendre connaissance, mais les sens restent engourdis, demi-voilés : le sujet est dans un état de subdélirium, puis il retombe bientôt dans le coma. On observe parfois toute une série de phases de dépression, interrompues par des phases d'excitation, puis la mort survient après un espace de temps variant de deux à cinq jours. C'est la forme rémittente de l'intoxication par l'opium.

Lorsque la mort ne doit pas terminer la scène, la respiration se ranime graduellement, elle devient moins rare, moins irrégulière et l'individu est inondé de sueurs profuses ; on assiste au réveil progressif de la sensibilité et de l'intelligence ; les sécrétions se rétablissent peu à peu : c'est là un indice absolument certain d'une guérison prochaine.

Dans la période qui succède à l'intoxication, on observe toujours un grand état de faiblesse, des vomissements, un état nauséeux continuel et, souvent, des lipothymies. Les contractions cardiaques restent longtemps faibles et irrégulières.

L'intoxication se montre donc d'abord cérébrale et psychique, puis bulbaire et enfin médullaire.

Lorsqu'il s'agit d'intoxication par la morphine, les faits sont à peu près les mêmes. Sous l'influence d'une injection de 10 à 15 milligrammes de chlorhydrate de morphine, les premiers symptômes se traduisent par une sensation de bien-être et une excitation générale psychique et sensorielle, mais bientôt on voit apparaître des vertiges et des éblouissements, des hallucinations avec impotence fonctionnelle motrice.

Chez certains individus, on voit apparaître des phénomènes d'excitation au lieu de phénomènes de dépression ; mais d'ordinaire, ce sont ces derniers qui prédominent et l'individu tombe dans un état de sommeil et d'immobilité.

Si la dose atteint 2 à 3 centigrammes, les phénomènes bulbaires commencent à se montrer ; si elle s'élève à 4 ou 6 centigrammes, on observe de l'abaissement de la température, les pupilles sont contractées au maximum, la respiration est rare, lente, superficielle, le pouls est irrégulier, arythmique, rare ; les bruits du cœur sont mal frappés, l'individu est cyanosé, ses réflexes sont abolis, il présente une immobilité cadavérique, ses bronches sont remplies de mucus et l'on entend des râles bruyants, puis on assiste à l'arrêt de la respiration qui précède d'une façon notable l'arrêt du cœur. Les convulsions terminales manquent, les centres moteurs étant paralysés.

Lésions anatomiques. — Il n'y a pas de lésions spécifiques, mais un certain nombre d'entres elles sont constantes. Ce sont une congestion intense du cerveau et du poumon, la congestion cérébrale est surtout marquée à la périphérie de l'encéphale. On observe de petits foyers d'apoplexie capillaire et souvent une infiltration plus ou moins abondante de sérosité dans l'arachnoïde ainsi qu'un épanchement dans les ventricules. Les poumons sont f rtement engoués. Le sang est noir, fluide, coagulé en caillots fibrineux, denses, décolorés, lorsque l'agonie a été prolongée. Le corps du sujet est absolument pâle. Il y a persistance de la chaleur, même après la rigidité cadavérique.

Dans le cas d'intoxication par le laudanum de Sydenham la première portion du tube digestif est uniformément colorée en jaune.

Traitement de l'intoxication aiguë. — Il doit reposer essentiellement sur l'emploi des stimulants, la respiration artificielle et le lavage de l'estomac. Le lavage de l'estomac doit toujours être effectué, en raison de l'élimination de la morphine par cette voie, soit avec de l'eau pure, soit avec une solution de permanganate de potasse à 2 p. 1 000. L'action antidotique du permanganate affirmée par Moor, est fortement contestée. La stimulation du malade doit être produite par tous les moyens possibles : révulsion brutale, fustigation ortiée, marteau de Mayor.

Le prétendu antagonisme de la morphine avec l'atropine ou avec la cocaïne est illusoire, et les faibles avantages que l'on pourrait en tirer sont essentiellement passagers ; il ne faut rien leur demander et avoir présent à l'esprit la possibilité d'une addition des phénomènes toxiques. Les stimulants généraux, le café, les affusions froides, les provocations douloureuses donnent des résultats beaucoup plus certains et beaucoup plus efficaces. L'infusion de café noir administré à haute dose, suivant la méthode de Laboussardière et de Martin-Solon est le meilleur moyen de réveiller l'activité cérébrale et de combattre la somnolence et le coma. Les affusions froides, la faradisation cutanée, sont également de bons agents pour lutter contre la paralysie cérébro-bulbaire. La respiration artificielle et les tractions rhythmées de la langue seront substituées à ces pratiques lorsque le sujet commencera à sortir de son immobilité cadavérique.

INTOXICATION CHRONIQUE PAR L'OPIUM ET LA MORPHINE. — L'intoxication chronique est obtenue de trois façons différentes : par injection de morphine, par ingestion d'opium ou de préparations opiacées et enfin par absorption de la fumée d'opium. Dans ces divers cas, on recherche surtout l'action noosthénique, exhilarante de l'opium, qui exalte d'une façon remarquable les satisfactions du domaine de la sensualité. Malheureusement, l'accoutumance, l'atténuation de l'impressionnabilité et la dépression obligent bientôt à augmenter progressivement les doses et conduisent inévitablement à l'intoxication chronique, d'autant plus qu'au bout d'un certain temps, l'individu s'est créé un véritable besoin physiologique d'opium.

L'ingestion d'opium est surtout pratiquée en Perse et en Egypte. On utilise l'opium en nature, ou sous forme de liqueurs et de vins. Les thériakis absorbent des doses croissantes d'opium variant de 15 centigrammes à 4 grammes. Les phénomènes d'excitation et les symptômes de l'intoxication sont, à peu de chose près, les mêmes que ceux décrits plus loin.

L'absorption de la fumée d'opium est d'un usage courant dans les Indes et dans tout l'Extrême-Orient. C'est le vice le plus répandu dans ces contrées. L'opium à fumer est un opium ayant subi une série de préparations assez complexes qui l'ont débarrassé des principes vireux et empyreumatiques. Il est moins riche en morphine que l'opium officinal (6 à 8 p. 100), et il a également perdu une partie des autres alcaloïdes.

Cet opium à fumer est volatilisé à la chaleur d'une lampe à huile et les vapeurs qui s'en dégagent sont absorbées dans le poumon par le fumeur qui ne rejette que de très petites quantités de fumée. Cette fumée d'opium renferme peu de morphine, mais des substances peu connues à odeur aromatique. Les bases pyridiques et hydropyridiques ne se forment qu'à une température plus élevée, lorsque le fumeur novice laisse brûler sa pipe.

Une pipe contient de 5 à 20 centigrammes d'opium, et on absorbe par séance de 5 à 40 pipes. On observe alors, comme première manifestation, un sentiment de langueur et de faiblesse musculaire généralisée, agréable, avec impotence fonctionnelle. Puis surviennent de l'agitation, de la trémulation musculaire avec incertitude des mouvements ; le pouls se ralentit, le cœur est plus énergique, la respiration est légèrement haletante. En même temps, se produit la période d'exaltation intellectuelle avec sensation de bien-être physique et moral, rêves agréables, disparition de tous soucis.

Au bout d'un certain temps, survient la période de réaction, avec affaiblissement physique et intellectuel, que suit, à bref délai, un sommeil lourd. Au réveil, on éprouve un malaise général, de l'anorexie, et les perceptions conservent un certain degré de vague.

L'intoxication chronique est surtout caractérisée par des troubles psychiques, des étourdissements, de la céphalalgie, de l'abrutissement. L'anorexie est complète, la digestion fortement troublée, il y a de l'intolérance gastrique, avec diarrhée. L'amaigrissement est prononcé, les muscles s'émacient et sont le siège de douleurs intenses. On note de la dyspnée et des palpitations. La déchéance organique se traduit, rapidement, par une diminution de la résistance à l'infec-tion microbienne et par l'invasion de la furonculose. Le regard est hagard et stupide, les traits se creusent et prennent l'expression d'une vieillesse prématurée. Le moral est toujours fortement atteint et le fumeur tombe rapidement dans un état d'indolence et d'apathie. Les Malais, les Javanais, présentent, sous l'influence de l'opium, des phénomènes d'excitation particuliers qui les rendent comme fous furieux et leur fait commettre des assassinats, par impulsion.

L'emploi de la morphine en injection hypodermique réalise le summum d'intensité et d'activité de cette intoxication chronique; et, au point de vue de la gravité des phénomènes d'intoxication chronique, l'observation établit la gradation suivante: fumer l'opium, ingérer l'opium, pratiquer des injections hypodermiques de chlorhydrate de morphine.

Morphinisme. — Le morphinisme, d'après BALL, est l'ensemble des accidents provoqués par l'abus de la morphine; la morphinomanie est caractérisée par le besoin irrésistible de la morphine.

Le début des troubles dus à l'usage habituel de la morphine, varie avec la dose ingérée et le degré de réceptivité de l'individu. La durée de la phase d'augmentation de l'excitabilité réflexe est très variable, il faut surtout tenir compte des susceptibilités particulières. On a vu les accidents débuter au bout de six à sept mois avec des doses quotidiennes de 3 à 6 centigrammes de morphine, mais ce n'est pas tant la dose, que le besoin impérieux et l'habitude de l'emploi qui constituent la morphinomanie.

Dans 40 p. 100 des cas, les malades emploient des doses variant de 50 centigrammes à 1 gramme, 25 p. 100 prennent des doses de 10 à 50 centigrammes. Exceptionnellement on a vu employer 3, 4 et même 9 à 10 grammes par vingt-quatre heures. En général, les malades viennent se soumettre au traitement au bout de deux à quatre ans après le début de l'usage de la morphine.

Les manifestations symptomatiques du morphinisme sont disséminées et complexes, aussi faut-il les classer par groupes ressortissant à chacun des grands appareils intéressés.

Troubles du système nerveux. — Au début de l'usage de la morphine, c'est le stade *d'euphorie*, mais cette période est courte, et c'est pour la prolonger que l'on augmente les doses. A la période d'ivresse morphinique succèdent bientôt des troubles des facultés intellectuelles: d'abord la perte de la mémoire, spécialement, de la mémoire des noms, puis, la perte complète de la volonté; la perception et l'interprétation s'effectuent comme à l'état normal, mais la volition est devenue impossible. Le sens moral disparaît également, les individus sont dans un état d'hyposthénie psychique, le caractère change, ils deviennent irascibles, misanthropes, hypochondriaques. Ils présentent tantôt de l'insomnie rebelle, tantôt, au contraire, un sommeil invincible. Puis, viennent des troubles de la sensibilité générale : picottements, fourmillements, douleurs ostéocopes, des phénomènes d'anesthésie ou d'hyperesthésie. La sensibilité tactile est abolie. Les troubles sensoriels portent spécialement sur la vue, le goût, et l'ouïe ; il y a très souvent de l'asthénopie accommodative, par contraction spasmodique des muscles accommodateurs, des hallucinations nocturnes de la vue et de l'ouïe et des illusions de ces sens. Les troubles du mouvement consistent en une modification variable des réflexes, tantôt exagérés, tantôt diminués ; on a noté des mouvements choréiformes et de la paraplégie.

Au point de vue médico-légal, il est intéressant de remarquer, qu'à cette période de la maladie, les individus présentent de la tendance aux impulsions.

Troubles de l'appareil digestif. — Au début, il y a des nausées, des vomissements, de l'inappétence par diminution de l'acidité du suc gastrique ; l'accoutumance est rapide et l'appétit revient dans les périodes d'euphorie. La soif est exagérée, l'haleine est fétide, d'odeur spéciale. On observe souvent une carie dentaire, indolore, sans périostite, à marche rapide. La nutrition est troublée, il s'établit une constipation opiniâtre avec débâcles diarrhéiques.

Troubles de l'appareil circulatoire. — Ils consistent en ralentissement du pouls, abaissement de la tension sanguine, congestion passive des reins amenant d'abord de l'albuminurie passagère, puis une néphrite parenchymateuse avec production du gros rein blanc et albuminurie permanente.

Troubles de l'appareil respiratoire. — La respiration est moins affectée, elle est simplement plus courte, incomplète et très légèrement diminuée, nécessitant de temps en temps une large inspiration. L'essoufflement est facile, on note un certain état de dyspnée par inertie des muscles inspirateurs.

Troubles de la peau. — La peau présente de nombreux stigmates de piqûres, elle prend un aspect lardacé. Les éruptions sont rares, elles sont plutôt du domaine de l'intoxication subaiguë, leur apparition est brusque et leur disparition rapide ; elles se produisent presque exclusivement lorsque, par mégarde, l'injection a été poussée dans une veine.

Troubles de l'appareil urinaire. — On note, souvent, de la dysurie non douloureuse survenant après l'injection, quelquefois des mictions douloureuses avec spasmes du muscle vésical et du sphincter uréthral. La diminution de la sécrétion mucipare joue un rôle dans la production de ces phénomènes.

On remarque assez souvent de l'albuminurie, soit d'origine bulbaire, soit provenant des troubles de la tension sanguine. La glycosurie s'observe quelquefois. La quantité des urines émises augmente au début, pour diminuer par la suite.

Troubles du système génital. — Si la morphine est aphrodisiaque au début, elle détermine en peu de temps une impuissance complète. Cette impuissance est d'abord psychique et les désirs vénériens s'atténuent d'abord, puis la sécrétion spermatique diminue et les spermatozoïdes finissent par disparaître. Chez la femme, l'excitation du début est plutôt psychique, l'aménorrhée apparaît bientôt et persiste pendant toute la durée de l'intoxication ; il se produit une atrophie de l'ovaire, les vésicules de Graaf n'arrivent plus à maturité. On observe parfois l'avortement ou l'accouchement prématuré.

Des accidents morphiniques ont été constatés également chez les enfants nouveau-nés, par suite de la suppression brusque de la morphine chez la mère. L'allaitement maternel est le seul traitement. Chez les enfants qui survivent, il y a toujours un retard notable de l'évolution et, très souvent, ils présentent des désordres mentaux.

Troubles de la nutrition. — Les troubles graves de la nutrition apparaissent tardivement, au bout de quelques mois ou même de quelques années. Les malades présentent un amaigrissement prononcé, la peau montre des plaques violacées, par suite des stases sanguines dans les capillaires, le teint est plombé, le regard hébété, ahuri, atone ; la physionomie est sans expression, le masque immobile. Les membres sont décharnés, la vitalité des tissus est amoindrie par suite de la diminution des échanges, la résistance du terrain est fortement diminuée et il y a une prédisposition aux infections.

La phthisie présente une évolution rapide, la syphilis est en quelque sorte fouettée et les accidents tertiaires peuvent apparaître en quelques mois ; le diabète est aggravé, l'ataxie locomotrice fait de rapides progrès. Le morphinisme constitue un terrain dangereux pour l'administration du chloroforme.

Accidents causés par la piqûre. — Le plus souvent, ils consistent en abcès, d'ordinaire à streptocoques, à aspect identique à celui d'une gomme et pouvant donner naissance à un phlegmon diffus. La cicatrisation est lente et difficile, il subsiste parfois des ulcères atoniques. La piqûre d'un nerf peut déterminer un retentissement cérébral ou médullaire. La piqûre des vaisseaux provoque de la congestion encéphalique, des vertiges, quelquefois du collapsus ; assez souvent, la mort subite peut être produite par injection brusque d'une solution de morphine dans une veine.

Marche des accidents. — Après la période d'euphorie, qui est passagère, les malades éprouvent un malaise bizarre, une inquiétude, une angoisse que la piqûre fait disparaître, aussi multiplient-ils les injections. La période d'intoxication commence avec la perte du sens génésique, les troubles digestifs, la perte du sommeil, l'impressionnabilité, la mauvaise humeur. Le malade est engourdi, il est dans un état d'inertie morale absolue et sa volonté est annihilée. Il augmente progressivement les doses, et alors on observe la constipation, la tendance aux abcès, les cauchemars et les hallucinations, la carie dentaire, la chute des cheveux. Survient ensuite la période de cachexie, accompagnée par les troubles profonds de la nutrition, l'amaigrissement, les œdèmes, l'affaiblissement cardiaque, l'albuminurie. A cette période, tout traitement est impossible par suite de l'état du cœur et des reins.

Les morphinomanes finissent dans un état de démence, en proie à un délire continu, avec déchéance complète des facultés intellectuelles. La mort survient également, souvent, à la suite d'infection purulente ; d'autres finissent phthisiques ou dans le marasme.

Lésions. — Les lésions anatamo-pathologiques ne présentent rien de bien caractéristique. On a constaté de la dégénérescence graisseuse des organes, de l'œdème cérébral, de la congestion du bulbe et de la pie-mère. Les cellules nerveuses sont atteintes soit de tuméfaction trouble (intoxication aiguë), soit de vacuolisation, soit de dégénérescence granuleuse avec raréfaction du protoplasma. Le cœur présente de la surcharge graisseuse, le foie est stéatosé. Il existe une stase veineuse généralisée, avec plaques ecchymotiques sur les poumons et la muqueuse intestinale.

Troubles d'abstinence. — Ce qui caractérise la morphinomanie, c'est l'état de besoin et l'état mental dont ce besoin est l'indice. Quelle que soit la dose, le malade privé de son poison est en proie à des sensations physiques et psychiques caractéristiques. L'état de besoin fait naître chez le morphinomane l'obsession de la pensée par l'idée fixe. Cet état mental fait défaut chez les animaux et, chez eux, la suppression brusque ne détermine pas d'accidents.

Dans cet état de besoin, les malades éprouvent des phénomènes d'impulsion irrésistible, aussi leur responsabilité est-elle atténuée, voire nulle, pour les actes délictueux commis à cette période. Les cellules nerveuses sont habituées à n'entrer en activité que sous l'influence d'un excitant étranger et, à cette privation, s'ajoute une sensation analogue à celle de la faim.

Les symptômes qui caractérisent l'état de besoin peuvent consister en phénomènes d'excitation ou, au contraire, en phénomènes de dépression. Les malades sont pris de bâillements irrésistibles, d'éternuements, de larmoiement oculo-nasal. Ils présentent une hyperesthésie morale; la face est pâle, triste, inquiète, les yeux éteints, la vision est indistincte ; des bourdonnements d'oreilles, du tremblement des mains, de l'incoordination motrice leur donnent un aspect d'hébétude particulier. Le travail intellectuel est impossible, le sommeil est lourd et accompagné d'une lassitude extrême au réveil.

Un symptôme caractéristique est le besoin de mouvement incessant. Si une injection ne calme pas ces troubles, on voit se produire des vomissements bilieux et muqueux et une diarrhée profuse, la température s'abaisse, le nombre des pulsations cardiaques diminue; le malade est pris de sueurs profuses et il présente du collapsus. Parfois ce collapsus se montre d'emblée. Il se produit à ce moment une rupture d'équilibre entre l'impulsion cardiaque et la résistance vasculaire, tous les tissus se trouvent en état d'anémie et il y a de la stase veineuse par paralysie vaso-motrice. Les centres nerveux souffrent les premiers de cet état d'anémie et l'on voit se produire des troubles divers, des accès hystériques, épileptiques, tétaniques, maniaques, une sorte de delirium tremens, comparable à celui déterminé par l'alcool, mais cependant différent, car la morphine l'arrête net.

Traitement de la morphinomanie. — Le traitement ne peut être que la suppression de la morphine. La *suppression brusque* est une méthode mauvaise, dangereuse, qui peut entraîner la mort, ou tout au moins des accidents graves.

La *suppression rapide*, qui peut être complète en huit ou dix jours, est également défectueuse, elle ne met pas à l'abri des accidents.

La *suppression graduelle* en espaçant les piqûres et en diminuant progressivement les doses est de beaucoup préférable. Il est impossible de fixer des règles, pour la pratique, et il faut faire la part de la susceptibilité des malades. Les accidents de la période d'abstinence peuvent être enrayés, en partie du moins, par l'emploi d'une médication substitutive, alcool, éther, cocaïne, chloral, mais il faut prendre garde de ne pas provoquer la substitution d'une autre intoxication chronique; les morphinomanes deviennent facilement éthéromanes, cocaïnomanes, alcooliques. Pour stimuler la circulation, on peut utiliser la spartéine, la digitaline, mais il faut éviter autant que possible les injections hypodermiques. On utilise comme hypnotiques : les bromures, le sulfonal, le trional, le chloral. On a employé avantageusement la valériane. Les alcalins seront employés dans une large mesure ; ils saturent les produits acides d'une combustion incomplète, ils combattent l'acidité du muscle qui accompagne la sensation de fatigue, ils neutralisent l'acidité exagérée du suc gastrique succédant à l'anacidité que produit la morphine. Pour provoquer la stimulation du système nerveux, que ne produit plus la morphine, il faut employer l'hydrothérapie, la faradisation, le massage, les frictions sèches, etc.

Pour réaliser efficacement la démorphinisation proprement dite, il faut que le malade soit interné, dans l'impossibilité absolue de se procurer de la morphine, et qu'il abdique sa liberté entre les mains du médecin traitant.

Au début, on supprime la *dose de luxe*, on conserve la *dose d'entretien* en réglementant les piqûres et en faisant suivre aux malades un régime reconstituant. La suppression de cette dernière dose ne doit être tentée que lorsque le malade a recouvré l'appétit, que son état général s'est amélioré et que son poids a augmenté.

Cette suppression sera plus ou moins rapide suivant le cas, et la quantité de morphine sera diminuée par dilution de la solution et par espacement des piqûres. La suppression de la morphine obtenue, le sujet doit être considéré comme un convalescent, pendant un temps triple ou quadruple de la durée du traitement, et l'on devra surveiller avec soin son état psychique.

CHANVRE INDIEN

Le chanvre indien, *Cannabis indica*, appartient à la famille des Ulmacées-cannabinées. Il ne diffère pas, au point de vue botanique, du chanvre de nos contrées, le *Cannabis sativa* ; on ne reconnaît plus qu'une seule espèce, présentant des variétés. La variété officinale est surtout cultivée dans les districts du nord de Calcutta, sous la surveillance du gouvernement du Bengale. Les sommités fleuries se récoltent un peu après la floraison, lorsque les feuilles commencent à jaunir et que les graines sont déjà formées.

C'est à ce moment qu'apparaît l'oléorésine, qui constitue le véritable principe actif de la plante. Dans le commerce, ces sommités fleuries se présentent sous plusieurs formes. Le *Bhang, Siddhi* ou *Sabzi* des Hindous, *Haschich, Kif* ou *Quinnab* des Arabes, se compose principalement, d'après HÉRAIL, des inflorescences femelles, détachées de la tige et formant une masse aplatie, glutineuse au milieu de laquelle on distingue des feuilles, des bractées et çà et là quelques fruits plus ou moins mûrs. Le Bhang est peu sapide et possède une odeur vireuse particulière, non désagréable.

Le *Gunja* ou *Gunjah* des Hindous, que les Arabes désignent par les mêmes noms que le précédent, est uniquement constitué par les sommités fleuries ou peu fructifiées de la plante. Il est formé de tiges de 1 mètre de long disposées par paquets de 24 et portant à leur extrémité les inflorescences femelles dont toutes les parties sont engluées et attachées les unes aux autres par une exsudation résineuse très abondante. Cette substance peu sapide possède une odeur narcotique peu prononcée qui la fait préférer au Bhang.

Les graines du chanvre sont oléagineuses et alimentaires ; elles renferment 20 à 30 p. 100 d'une huile qui est utilisée dans l'alimentation de l'homme sous le nom d'huile de chènevis ; elle est siccative et peut servir aux usages médicinaux.

Les émanations des chènevières, pendant les fortes chaleurs, sont extrêmement remarquables, au point de vue de la stimulation cérébrale et de l'exhilaration qu'elles produisent ; à mesure qu'on s'élève dans le nord de l'Europe, le chanvre perd ses propriétés actives qui le rapprochent si étroitement du chanvre indien.

Le chanvre indien doit ses propriétés thérapeutiques à une oléorésine appelée *Charas* qui se présente sous forme de masses irrégulières, compactes, friables, de couleur brunâtre, de saveur faible, d'odeur rappelant celle de la plante.

Composition chimique. — Les principes actifs du chanvre indien sont encore mal déterminés. On a isolé : un *terpène* $C^{10}H^{16}$, un *sesquiterpène*, le *cannabène* de PERSONNE $C^{15}H^{24}$, un *carbure saturé, hydrure de cannabène* de PERSONNE $C^{29}H^{60}$ appartenant à la série des paraffines, puis des dérivés d'oxydation et d'hydratation de ces hydrocarbures, étudiés par WOOD, SPIVEY et EASTERFIELD, appartenant au groupe des camphres et dont le principal est le *cannabinol* $C^{21}H^{26}O^2$. La *cannabindone* est un produit non défini, provenant de l'altération et de l'oxydation des résines ; il est actif au point de vue physiologique et, aux doses de 2 à 8 centigrammes, provoquerait des phénomènes d'ivresse, avec hallucinations.

A côté de ces produits, on a prétendu avoir isolé des alcaloïdes, la *cannabinine* de SIEBOLD et BRADBURY, alcaloïde liquide, volatil, peu abondant et la *tetanocannabine*, alcaloïde solide, isolé par HAY, doué de propriétés tétanisantes. Sous le nom de *cannabine tannique*, MERCK prépare un composé, obtenu par précipitation de la macération aqueuse du chanvre indien par le tannin, qui agit comme hypnotique ; enfin BOMBELON désigne sous le nom de *cannabinone*, le produit extrait de cette cannabine tannique après décomposition par l'hydrate de zinc du composé tannique en solution alcoolique.

Action physiologique. — MARSHALL a constaté que le mélange des terpènes, contenus dans le chanvre indien, possédait des propriétés hypno-anesthésiques. Le cannabinol, qu'il a également étudié, possède, à peu près, les propriétés de la résine entière ou Charas. Sous son influence, on observe de la fatigue, une sensation de pesanteur oculaire, de la somnolence, de la parésie motrice, du ralentissement du pouls et de la respiration, de l'abaissement de la température, avec conservation des réflexes. Si les doses sont plus fortes, on voit survenir de la dépression, de l'ataxie locomotrice, des vomissements, du sommeil comateux.

Chez l'homme, sous l'influence de faibles doses de chanvre indien, on observe une tendance au mouvement, une action noosthénique et exhilarante tout à fait remarquable, bien plus accentuée que celle provoquée par de petites doses d'opium. Si les doses sont plus fortes, on voit survenir du ralentissement de la respiration, de l'accélération du pouls, des battements des tempes, de la sécheresse de la gorge et de la bouche, une sudation très accentuée, de la diurèse, provoquée exclusivement par l'ingestion de boissons abondantes : cet état s'accompagne de

nausées et même de vomissements, de frémissements musculaires, de
fourmillements des membres inférieurs qui deviennent glacés, engourdis et affaiblis. Les doses élevées déterminent de la céphalalgie tem-
poro-frontale très intense, des bourdonnements d'oreilles, des palpitations avec une légère arhythmie, et de l'augmentation de la tension
artérielle, se traduisant par de la rubéfaction de la peau, de la coloration
de la face, des bouffées de chaleur. En même temps, les muscles, notamment les fléchisseurs et les muscles de la mâchoire, sont agités par des
contractions spasmodiques. On observe de la constriction du pharynx,
du larynx et même de l'œsophage, pouvant provoquer une difficulté
plus ou moins complète de la déglutition, de l'aphonie et même de l'arrêt
momentané des mouvements respiratoires. Il se produit toujours de la
dilatation pupillaire d'origine centrale. Les vomissements qui accompagnent toujours l'ingestion de ces fortes doses sont suivis d'un besoin
violent de restitution alimentaire qui se traduit par une faim intense.
Lorsque la dose est mortelle, la mort survient par arrêt primitif de la
respiration qui se ralentit peu à peu, après une période d'accélération
et de gêne.

Le chanvre indien est un poison essentiellement intellectuel, et son
action se porte principalement sur le cerveau ; la moelle n'est intéressée
que d'une façon secondaire et consécutive. Chez les sujets qui font un
usage constant du haschich, on voit se produire, au début, une exagération des réflexes, à laquelle succède bientôt une diminution intense due
seulement au défaut d'excitabilité des nerfs sensitifs et des racines sensitives médullaires. On observe de la diminution de la sensibilité des
muqueuses. Par contact direct, la résine de chanvre indien provoque de
l'anesthésie locale, par paralysie des troncs nerveux.

Sous l'influence du haschich, on voit se produire une série de manifestations psychiques qui peuvent se diviser en quatre périodes :
d'abord d'une période d'excitation, puis une période d'incoordination
intellectuelle, en troisième lieu une période d'extase et enfin la période
de sommeil.

La période d'excitation est une période d'euphorie, de noosthénie et
d'exhilaration ; elle est bientôt suivie de lassitude et d'apathie profonde
à laquelle succède une phase d'excitation intellectuelle caractérisée par
de la dissociation des idées, des rêves, du délire. L'ivresse du haschich
est beaucoup plus hallucinée, plus objective, plus bruyante que celle de
l'opium. Toutes les impressions sont perçues dans des proportions
gigantesques et la réaction cérébrale est en rapport avec l'illusion. La
mémoire, l'imagination, les facultés affectives sont exaltées, les notions
d'espace et de temps prennent des proportions considérables, et les idées

favorites de chacun sont, spécialement, celles qui se trouvent le plus exagérées. Le haschich flatte les goûts de l'individu et lui donne l'illusion de la mise à exécution de ses projets. La forme voluptueuse de l'ivresse est surtout spéciale aux Orientaux. Le sommeil qui fait suite est tantôt agréable, tantôt, au contraire, interrompu par des cauchemars. Le réveil s'effectue sans fatigue et sans la moindre altération de l'intelligence, le moindre malaise physique.

Intoxication chronique. — L'usage continu du chanvre indien détermine une impuissance plus ou moins intense de la volonté, l'attention est impossible à fixer ou même totalement supprimée, il se produit une véritable désintégration de la conscience. L'individu se présente avec un aspect d'hébétude et de stupeur, il présente une attitude mélancolique et indifférente. La face est pâle, amaigrie; le regard fixe, atone; les mouvements sont raides, lents, la démarche est traînante, la sensibilité est émoussée. Le sujet est atteint de tremblement musculaire, il a perdu l'appétit, et cet état s'accompagne de dénutrition intense et d'impuissance génitale. Il arrive bientôt à l'aliénation mentale avec monomanie, hallucinations et tremblements généralisés.

Chez certains sujets, surtout chez les Orientaux, sous l'influence de l'ivresse, on voit se produire des hallucinations terrifiantes et des impulsions irrésistibles qui provoquent un état de délire furieux et obligent à les garrotter pour les mettre dans l'impossibilité de nuire. Ils poussent des cris perçants, renversent, brisent tout ce qui se trouve à leur portée; les yeux sont fixes, la face injectée, l'anesthésie complète. Les conditions de terrain et de race jouent ici, comme avec l'opium, un rôle prépondérant.

Mode d'administration. Doses. — En Egypte, en Turquie et dans l'Inde, on utilise le chanvre indien sous forme de préparations complexes : pâtes, confitures, etc.

Au point de vue thérapeutique, on utilise l'*extrait alcoolique* et la *teinture* qui sont inscrits au Codex et doivent être préparés avec le chanvre indigène. Ils sont moins actifs que les préparations de chanvre indien. L'extrait se donne aux doses de 20 à 80 centigrammes, la teinture aux doses de 2 à 3 grammes, fractionnées en vingt-quatre heures.

L'*extrait gras* de chanvre indien, préparé dans les pays d'origine, se donne aux doses de 5 à 6 centigrammes par jour, en trois prises, comme hypnotique dans la migraine, et comme sédatif analgésique de l'estomac. Le *Baume de chanvre indien de Denzel* est encore plus actif; il a causé des accidents toxiques et ne doit pas être utilisé.

ANTITHERMIQUES-ANALGÉSIQUES

Les antithermiques analgésiques se divisent en six groupes distincts.

Le premier est celui de la *Quinoléine* dont les représentants sont caractérisés par le noyau de constitution chimique quinoléique; en d'autres termes, les composés résultant de la substitution, aux atomes d'hydrogène du noyau quinoléine, de radicaux plus ou moins nombreux ou complexes, ces radicaux pouvant être eux-mêmes constitués par des groupements cycliques, comme c'est le cas pour la quinine qui résulte de la soudure d'un noyau quinoléique et d'un noyau pyridique. Dans ce premier groupe, il n'y a guère que la quinine qui ait une importance réelle.

Le deuxième groupe est celui du *Pyrrol*, dans lequel l'antipyrine et ses dérivés sont seuls à considérer au point de vue thérapeutique.

Le troisième groupe est constitué par les *Hydrazines*, qui sont surtout des corps toxiques, et dont les propriétés antithermiques ne peuvent être utilisées.

Le quatrième groupe est plus important, c'est celui des *Anilides*. Nous y trouvons, d'abord, les dérivés de la *Phénylamine* dont le principal est l'acétanilide puis les dérivés du *Para-amidophénol* dont le plus employé est la phénacétine.

Le cinquième groupe renferme les acides aromatiques, parmi lesquels l'acide silicylique tient la première place. L'acide benzoïque forme, en quelque sorte, le terme de transition entre ce groupe et le sixième qui renferme des alcools et des phénols doués de propriétés antiseptiques bien plus accentuées que leurs propriétés antithermiques et analgésiques.

QUINQUINAS ET QUININE

Origine. — La quinine est l'un des principaux alcaloïdes retirés de l'écorce des quinquinas. Les quinquinas forment un genre particulier, le genre *Cinchona*, de la tribu des Cinchonées qui est très nettement distincte dans la famille des Rubiacées.

Ce sont des arbres toujours verts, qui se caractérisent, suivant les différentes espèces, par la forme des feuilles et des pétioles ainsi que par les inflorescences. Les espèces sont extrêmement nombreuses, mais très semblables les unes aux autres. Un certain nombre de croisements ont été réalisés naturellement ou artificiellement; de plus, un assez grand nombre d'hybrides ont été constitués par la fécondation d'espèces différentes au moyen des insectes. Toutes les espèces sont originaires de l'Amérique du Sud; on les rencontre surtout sur la côte ouest de ce continent, depuis le 10e degré de latitude nord jusqu'au 22e degré de latitude sud, c'est-à-dire dans tout cet espace qui comprend en partie : le Vénézuéla, la Nouvelle-Grenade, l'Equateur, le Pérou, la Bolivie. La Cordillière des Andes, de Caracas à Potosi, est leur habitat de prédilection. La totalité du quinquina consommé dans le monde entier provenait des forêts de la Cordillière des Andes, jusque vers 1867, époque à laquelle les premières écorces tirées de cultures régulières firent leur apparition sur le marché de Londres. A partir de 1850, l'élévation constante du prix du quinquina et la disparition progressive des peuplements naturels inspirèrent de vives inquiétudes en Europe et fit mettre la culture du quinquina à l'ordre du jour.

Ce furent surtout les Hollandais et les Anglais qui étudièrent sérieusement ce problème. Après bien des tâtonnements et bien des échecs, leurs efforts se virent enfin couronnés et, à l'heure actuelle, grâce à leurs plantations régulières à Java, à Ceylan et aux Indes anglaises, ils tiennent le marché du monde.

Les quinquinas sont des plantes exigeantes sous le rapport de la température et de l'humidité. Ils ne peuvent vivre dans un climat franchement tropical, très chaud et très humide, comme celui de Batavia ou de Singapoore, ni dans des régions tempérées comme celles de l'Europe. Sous le rapport de la chaleur, le climat tropical atténué par l'altitude paraît être le seul qui puisse leur convenir.

Le quinquina redoute aussi bien les températures élevées que celles voisines de 0°, il se plaît surtout dans les régions jouissant d'un climat égal et plutôt frais, ne présentant pas d'écarts considérables de température entre le jour et la nuit, ou entre la saison froide et la saison chaude. Il lui faut également une humidité atmosphérique presque constante. Les régions trop pluvieuses lui sont cependant défavorables.: la hauteur totale des pluies ne doit pas dépasser, d'après King, 1ᵐ 20 par an, mais il est surtout important que les périodes de sécheresse ne soient pas trop prolongées. Les quinquinas poussent vigoureusement, surtout quand des pluies fréquentes et de courte durée alternent avec des périodes bien ensoleillées.

Le sol ne doit pas être humide, il doit être humifère, de bonne qualité, friable et ne contenant pas une trop grande quantité de cailloux.

La composition chimique des écorces de ces quinquinas est excessivement variable. Certaines espèces et variétés ne renferment que des proportions insignifiantes de principes utiles, d'autres en contiennent parfois plus de 15 p. 100. Cette teneur en principes actifs ne dépend pas que de la variété, mais, également, du mode de culture et du lieu de la plantation ; aussi, l'établissement d'une plantation doit-il être l'objet de mûres réflexions à ces divers points de vue.

Il n'existe pas moins de trente à quarante espèces de cinchonas, sans compter une très grande quantité d'hybrides et de variétés. Anciennement, la quinologie était une véritable science, maintenant, avec la culture du quinquina pratiquée telle qu'elle existe aujourd'hui, quelques espèces seulement sont intéressantes au point de vue agricole et commercial ce sont : le *Cinchona succirubra*, le *Cinchona calisaya*, le *Cinchona ledgeriana* et le *Cinchona officinalis* ainsi que leurs hybrides et variétés ; les autres espèces ne se rencontrent plus guère que comme des raretés.

Le *Cinchona succirubra*, quinquina rouge (*Red-Bark*) est le plus rustique des quatre. C'est un arbre d'assez grande taille, à cime arrondie et de forme régulière, dont le tronc dépasse souvent, à Java, 1ᵐ 30 de circonférence à un mètre du sol. Ses feuilles sont très larges et d'un vert magnifique, elles prennent au moment de leur chute une superbe teinte jaune ou rouge vif. Il est surtout cultivé à Ceylan et rend de grands services comme porte-greffes de variétés plus riches, mais plus délicates ; on le cultive pour la production d'écorces servant à la préparation des vins de quinquina et autres produits pharmaceutiques analogues, mais il est peu exploité comme producteur de quinine.

Le *Cinchona calisaya* et le *Cinchona ledgeriana* sont connus dans le commerce sous le nom de quinquina jaune (*Yellow-Bark*). Le second est considéré comme une variété du premier, produite par la culture. Ils possèdent tous deux une forte teneur en alcaloïdes utiles et leur culture prend de jour en jour plus d'extension en Extrême-Orient. Le *Cinchona ledgeriana* dépasse rarement la taille d'un arbuste dans les plantations de Java, il fournit, avec ses variétés améliorées et ses hybrides, la presque totalité des écorces destinées aux fabriques de quinine de cette île.

Le *Cinchona officinalis*, quinquina de Loxa (*Crown Bark, Pale Bark*) est originaire du Pérou et de l'Equateur. Il est peu cultivé à Java, mais est assez florissant aux Indes anglaises. Il possède l'avantage de pouvoir être cultivé jusqu'à 3 000 mètres, au voisinage de l'Equateur, tandis que le *succirubra* ne monte qu'à 2 400 et que le *ledgeriana* ne peut que rarement être planté au-dessus de 2 000 mètres.

La mise en culture des quinquinas sauvages de l'Amérique du Sud a amené de profondes modifications dans la teneur en principes actifs des écorces.

Les résultats les plus remarquables ont été obtenus par le Gouvernement Hollandais, en ne reproduisant par semis, bouturage ou greffage, que des sujets dont les écorces révélaient à l'analyse une dose élevée d'alcalis organiques. Les cinchonas naturels fournissaient, au maximum, 10 à 15 grammes de sulfate de quinine par kilogramme d'écorce ; le quinquina calisaya naturel fournissait ordinairement 25 grammes de sulfate au kilo.

D'après Lotsy, il existerait dans les Indes Britanniques des variétés de *Cinchona officinalis* titrant jusqu'à 15 p. 100 d'alcaloïdes. Van Leersum, de Java, a publié des analyses de *Cinchona ledgeriana* greffés, donnant 13,80 p. 100 d'alcaloïdes totaux, dont 13 p. 100 de quinine.

La teneur en quinine des écorces augmente jusqu'à quatre ans, puis diminue ensuite lentement, le décroissement n'indique cependant pas une diminution de la récolte totale, car les arbres continuent à pousser avec rapidité, fournissant d'année en année une quantité d'écorce de plus en plus considérable. L'écorçage sur pied et le moussage sont maintenant complètement abandonnés et n'ont plus qu'un intérêt historique. On pratique partout, actuellement, la culture en pépinière serrée, puis on élague progressivement pour permettre l'accroissement normal des plants ; enfin on jardine, au fur et à mesure du besoin, en se réglant sur les variations du prix de la quinine.

Si la quinologie n'a plus sa raison d'être et si, pour l'usage pharmaceutique et médical, les quinquinas doivent être dosés, on continue cependant, en matière médicale, à rapporter les écorces à quatre types différents :

Le *Quinquina gris*, dont l'écorce se présente plus généralement sous forme de tubes de 5, 10 et même 20 millimètres de diamètre, d'ordinaire très minces, tordus et contournés. La coloration de la couche extérieure est brun-noirâtre ou noir-grisâtre, parsemée de tâches grises, comme argentées, et souvent de grandes plaques de lichens. La surface est rugueuse, rude au toucher, ridée longitudinalement et sillonnée de crevasses transversales. La face interne est colorée en brun-jaunâtre clair et présente une fine striation longitudinale. Cette écorce est fragile et sa cassure montre, du côté de la face interne, des fibres très courtes. Sa saveur est amère et astringente. Elle possède une odeur aromatique spéciale et assez agréable. Le type de cette variété d'écorces est fourni par le *Cinchona officinalis*. Elle est pauvre en alcaloïdes et renferme surtout de la quinidine et de la cinchonine. Quelques espèces fournies par le *C. huanuco* et le *C. loxa* présentent des fentes nombreuses, fines, régulièrement espacées du périderme. Ces écorces renferment en moyenne 13 p. 1 000 d'alcaloïdes, dont 8 à 10 de quinine.

Le *Quinquina rouge* se présente sous forme de morceaux aplatis ou recourbés en forme de gouttière, d'une épaisseur dépassant souvent un centimètre, et revêtus d'une enveloppe subéreuse, rugueuse et verruqueuse. La couche extérieure revêt une teinte argentée dans les écorces jeunes. La face interne montre un tissu serré et fibreux; elle est colorée en rouge-brique foncé. La cassure transversale est courte et fibreuse. Le type de cette variété d'écorce est fourni par le *Cinchona succirubra*. Elle est assez riche en alcaloïdes et renferme sensiblement autant de quinine que de cinchonine. L'écorce du *C. succirubra* renferme, en moyenne, 25 p. 1000 d'alcaloïdes, dont environ 15 de quinine.

Le *Quinquina jaune* est le type de l'écorce la plus riche et la plus estimée. Elle se présente soit en morceaux plats, soit en tubes. Ces morceaux aplatis sont irréguliers, de dimensions variables, d'épaisseur inférieure à un centimètre, dépourvus de suber et formés presque uniquement de liber. Leur texture est uniforme, compacte, leur densité est assez considérable. Leur coloration varie du jaune feuille morte au brun-orangé rouillé. On observe quelques taches plus foncées sur la face externe, remarquable par des dépressions longitudinales souvent dénommées sillons digitaux. La face externe présente une texture fibreuse serrée; la cassure transversale est fibreuse. L'écorce en tube est toujours revêtue d'une couche subéreuse, épaisse, rugueuse, sillonnée de crevasses longitudinales et transversales profondes; cette couche subéreuse est colorée en blanc argenté ou grisâtre; elle se détache facilement de la couche moyenne, colorée en brun-cannelle. La face interne est colorée en brun foncé et finement fibreuse. La cassure transversale est fibreuse et très courte. Cette écorce en tubes, lorsque les morceaux sont petits et proviennent de branches d'arbres jeunes, peut quelquefois être confondue avec les écorces grises.

Le type de cette variété d'écorces est fourni par le *Cinchona calisaya*. Elle est riche en alcaloïdes et en renferme en moyenne 35 p. 1000, sur lesquels il y a au moins 20 p. 1000 de quinine. Ces écorces sont principalement utilisées pour la confection des préparations officinales.

Le quatrième et dernier type est celui des *écorces blanches*. Elles se reconnaissent facilement à leur épiderme uni, non fendillé, de couleur argentée, adhérent à la couche corticale. Elles renferment des alcaloïdes différents de la quinine. L'écorce de *Remijia* serait le type de cette variété.

Localisation. — Weddel avait admis que la quinine siégeait, de préférence, dans le tissu cellulaire interposé entre les fibres du liber, tandis que la cinchonine se localiserait, plus spécialement, dans le tissu constituant la tunique ou l'enveloppe cellulaire proprement dite. Les recherches de Howard ont, au contraire, abouti à des conclusions opposées et, par des analyses très précises, il arriva à démontrer que la quinine se localise plus particulièrement dans la portion extérieure de l'écorce.

Ces résultats furent confirmés par M. Muller et Fluckiger, puis par Carles qui effectua des dosages de quinine très précis, non seulement dans les couches intérieures et extérieures, mais encore dans la couche médiane. Il arriva à prouver ainsi que la quinine diminue régulièrement de la couche externe à la couche interne de l'écorce.

Ces résultats furent étendus par les recherches micro-chimiques de Lotsy; c'est, d'après lui, la couche cellulaire sous-épidermique de l'écorce primaire qui se montre la plus riche en alcaloïdes.

La formation des alcaloïdes du quinquina, comme l'ont montré les recherches de DE VRIJ et DE LOTSY, a lieu dans les feuilles de la plante. Ce fait est complètement d'accord avec ce qu'apprend la culture des quinquinas : plus les feuilles sont développées, plus grande est la richesse en alcaloïdes.

D'après DE VRIJ, il se formerait dans la feuille un ou deux alcaloïdes cristallins. Les alcaloïdes amorphes, contenus dans les feuilles, existent en dissolution dans le liquide cellulaire et, portés vers l'écorce, ils s'y déposent sous forme de grains amorphes devenant peu à peu cristallins. Les tiges des feuilles et les jeunes branches constituent les parties les plus riches en alcaloïdes. Les écorces de la base du tronc contiennent toujours une quantité d'alcaloïdes plus grande que celle des parties supérieures, ces dernières ne faisant, en définitive, que fixer les alcaloïdes qui s'accumulent dans les parties basses.

Composition immédiate des écorces. — La composition chimique des écorces de quinquina est très complexe ; et c'est seulement dans ces dernières années que cette vaste question a été résolue, grâce aux travaux de WINKLER, HESSE, ARNAUD, PAUL et CONWLEY, DE VRIJ. On a isolé dix-huit alcaloïdes dont les principaux sont : la *quinine* et son isomère la *quinidine* $C^{20}H^{24}Az^2O^2$, la *cinchonine* et son isomère la *cinchonidine* $C^{19}H^{22}Az^2O$, la *cinchonamine* $C^{19}H^{24}Az^2O$, la *quinamine* $C^{12}H^{24}Az^2O^2$, la *paricine* $C^{16}H^{18}Az^2O^2$, la *cupréine* $C^{19}H^{22}Az^2O^2.H^2O$.

On y a trouvé également un certain nombre d'acides : acide *quinique*, acide *quinotannique*, acide *quinovique* ; un glucoside, la *quinovine* ; des alcools : *cinchol, québrachol, cupréol* ; des matières colorantes, du rouge de quinquina, de la gomme, de l'amidon.

Absorption et élimination. — L'absorption des sels de quinine

est, en général, d'autant plus rapide que le sel est plus soluble et que la dose administrée en une fois est plus considérable.

La présence de la quinine dans le sang a été démontrée pour la première fois par LANNAUX et FOLLIN ; elle conserve sa solubilité dans le sang, grâce à la constitution acide du milieu sanguin et à la présence de l'acide carbonique dans ce milieu. La solubilité des divers sels de quinine est assez différente, *in vitro* et dans l'organisme ; c'est ainsi que le lactate de quinine se précipite à l'état gélatineux *in vitro*, dans le sérum artificiel, au contraire, ou injecté dans les tissus, il reste parfaitement soluble et est rapidement résorbé. Il y a lieu de tenir compte, en plus de l'acide carbonique, de la présence de l'albumine, qui favorise notablement la dissolution et l'absorption de la quinine. En définitive, comme le pensaient BRIQUET et QUEVENNE, les sels de quinine circulent dans le sang à l'état d'albuminate ou de bicarbonate, solubilisés par l'acide carbonique en excès.

Lorsqu'il s'agit d'ingestion, la quinine est solubilisée par l'acidité du suc gastrique. Dans l'intestin, en milieu alcalin, elle se précipite en quantité plus ou moins considérable, mais arrive à s'absorber avec une assez grande rapidité à l'état de bicarbonate de quinine, car on n'en retrouve jamais dans les fèces. Du reste, le milieu intestinal, quoique de réaction alcaline, possède une constitution acide et se trouve capable de tenir en dissolution des sels, minéraux ou autres, qu'une simple liqueur alcaline précipiterait.

Lorsqu'on s'adresse à la voie hypodermique, un certain nombre de sels facilement solubles et diffusibles : le chlorhydrate, le bromhydrate, seront plus heureusement utilisés. Lorsque l'on emploie la voie gastrique, l'usage de tel ou tel sel revêt une importance beaucoup moins considérable ; en présence des phosphates, et en particulier des phosphates sodiques, les sels de quinine précipitent, en fournissant de l'hydrate de quinine, facilement soluble dans les solutions d'acide carbonique et d'albumine et, mieux encore, dans les deux réunies.

L'élimination des sels de quinine a lieu à peu près par toutes les humeurs de l'économie, mais avec une intensité bien différente. On a retrouvé la quinine dans les larmes, le lait, la salive, la sérosité hydropique, le mucus bronchique, la bile et l'urine.

De tous ces liquides, c'est l'urine dans laquelle la quinine se rencontre le plus abondamment, c'est également celui qui permet le mieux de juger l'absorption et l'élimination de cette substance.

D'après les recherches de PIORRY, de BRIQUET et QUEVENNE, on sait que la quinine apparaît dans l'urine, dix minutes après l'ingestion ; le maximum d'élimination, par cette voie, se fait au bout de six heures, et dans l'espace de douze heures, plus de la moitié de la quinine qui doit s'éliminer par l'urine a été expulsée. Il ne s'en élimine plus que des traces à peine au bout de quarante-huit à soixante heures. Ces résultats ont été obtenus à la suite de l'absorption, en une fois, de doses moyennes ou fortes, c'est-à-dire de doses de 0^{gr}30 à 1^{gr}50.

S'il s'agit de doses répétées quotidiennement pendant un certain temps, on constate que plus de 50 p. 100 de la quinine est éliminée par l'urine; et que le tiers seulement est éliminé par cette voie, si la dose est réfractée, de manière que l'absorption ne soit renouvelée que tous les trois jours.

On observe des variations considérables dans la vitesse de diffusion de la quinine dans l'économie, suivant le mode d'administration et suivant les doses employées. De ses nombreuses expériences BRIQUET tire les conclusions suivantes : La quantité de quinine éliminée pendant un temps déterminé après son absorption, est sensiblement proportionnelle à la quantité ingérée. Le fractionnement des doses provoque un ralentissement dans l'élimination de la quinine. L'administration de la quinine à doses moyennes et à intervalles de trois à quatre jours, diminue également la rapidité de l'élimination de cette substance.

L'élimination de la quinine est plus rapide chez la femme que chez l'homme. La saignée augmente sensiblement l'élimination de la quinine.

KERNER a plus spécialement étudié l'élimination des divers sels de quinine, ses expériences peuvent être résumées dans le tableau suivant :

SELS DE QUININE	COMMENCE APRÈS	FINIT APRÈS
Chlorhydrate	15 minutes	48 heures
Carbonate.	15 »	48 »
Sulfate neutre.	30 »	48 »
» basique	45 »	60 »
Acétate.	30 »	48 »
Citrate	30 »	60 »
Tannate.	3 heures	72 »

DOSES DU SEL DE QUININE	QUANTITÉ ÉLIMINÉE EN 24 HEURES
20 centigrammes	4 centigrammes soit 1/5
30 »	10 » soit 1/3
1 gramme	50 » soit 1/2

Au point de vue pratique, il résulte donc de ces différentes expériences la nécessité de fractionner les doses pour amener au maximum l'effet produit par la quinine, réduire au minimum les pertes par élimination et laisser le plus longtemps possible l'économie sous l'influence de l'action médicamenteuse.

La bile est également un organe d'élimination pour la quinine, mais seulement lorsque cet alcaloïde est introduit par voie gastrique. Il se produit toujours, en même temps, une exagération de la sécrétion biliaire.

La quinine se localise en partie dans l'économie, spécialement dans le foie et la rate et y demeure pendant un certain temps.

La question de savoir ce qu'elle devient dans l'organisme, et sous quel état elle s'élimine finalement, n'est pas tranchée actuellement. Certains auteurs, ayant vu augmenter, chez des animaux auxquels on faisait ingérer de la quinine, la quinoïdine animale de Dupré et Bence-Jones, ont prétendu que cet alcaloïde se transformerait en une substance indifférente plus ou moins analogue à cette quinoïdine animale. Pour d'autres, la quinine serait éliminée à l'état amorphe et serait devenue inactive au point de vue physiologique.

Pour Guyochin, la quinine est éliminée à l'état de quinidine, isomère de la quinine. Kerner a isolé de l'urine d'individus éliminant leur quinine, un composé oxydé de cette quinine, la dihydroxylquinine $C^{20}H^{26}Az^2O^4$, substance pouvant être reproduite artificiellement par oxydation et hydratation de la quinine.

La formation de ce corps dans l'économie, à la suite de l'emploi de la quinine, n'est pas niable et permet d'interpréter un certain nombre de phénomènes, en particulier, l'absence de rémission de la température dans certains cas, à la suite de l'emploi de fortes doses de quinine; mais, en réalité, la question est beaucoup plus complexe, et la dihydroxylquinine n'est que l'un des produits d'élimination de la quinine.

Action topique. — Le contact de sels, même parfaitement neutres, de quinine avec une muqueuse, pour peu que celle-ci soit sensible, détermine très rapidement des phénomènes douloureux et même de la mortification des tissus. La muqueuse gastrique est beaucoup moins sensible que la plupart des autres muqueuses, elle est surtout moins sensible à l'action des sels acides qui sont rapidement absorbés; pour les sels peu solubles, la tolérance est même vraiment remarquable.

Par contre, la muqueuse rectale présente une sensibilité tout à fait particulière à l'égard des sels de quinine, et il est dangereux de les mettre en proportion un peu considérable au contact de cette muqueuse.

Lorsqu'on emploie la quinine par voie hypodermique, on provoque toujours une sensation très douloureuse et, si les solutions sont un peu concentrées, on peut voir survenir des phénomènes de nécrose aseptique plus ou moins étendue.

Ces faits ont été utilisés par Jaboulay dans le traitement de certaines tumeurs. Cette action irritante topique, s'exerce même sur la peau saine et amène des dermatoses qui sont surtout fréquentes chez les ouvriers manipulant les quinquinas, la quinine, ou même des dérivés de la quinine employés industriellement, comme par exemple la *thalléïochine* ou vert de Kœchlin. Chez ces individus, le début de ces affections est très brusque et il faut admettre, chez eux, une sorte de saturation générale de l'organisme au moment où les phénomènes se produisent.

Les accidents se manifestent surtout sur les parties découvertes, et spécialement sur les régions immédiatement en contact avec soit la poudre de quinquina, soit les sels de quinine. Les éléments éruptifs se montrent surtout aux mains, aux bras, à la face interne des cuisses et aux parties génitales. Ils consistent en de nombreuses vésicules, très confluentes, exulcérées en certains points et qui, par leur réunion, forment de grosses bulles, simulant des bulles de pemphigus. A la face et à la partie antérieure du corps, où le contact est moins immédiat et moins répété, la peau est rouge, tuméfiée et couverte de plaques eczémateuses, les paupières sont souvent œdématiées, les yeux larmoyants et injectés.

La susceptibilité à ces dermatoses est exagérée par une première atteinte et, au lieu de voir se produire de l'accoutumance, les accidents deviennent plus graves. Les femmes y sont très sujettes et paraissent plus susceptibles que les hommes ; elles présentent, en outre, des métrorrhagies assez fréquentes.

Les éruptions médicamenteuses d'origine interne sont très différentes et essentiellement polymorphes ; elles sont constituées, chez les individus sensibles à la quinine, par de l'érythème scarlatiniforme capable de revêtir parfois une forme assez grave et dégénérant assez facilement en purpura ; on rencontre, le plus souvent, une éruption rubéolique avec taches roses, petites, sans relief, d'ordinaire généralisée à toute la surface cutanée, assez douloureuse et suivie de desquamation comme dans la scarlatine, éruption qui apparaît brusquement après plusieurs jours d'absorption de quinine.

Action dynamique. Toxicité. — Les animaux à sang froid réagissent mal vis-à-vis des sels de quinine. Chez les grenouilles, après la ponte, une dose de 15 milligrammes suffit pour déterminer une action physiologique évidente ; en hiver, il faut, au contraire, employer des doses beaucoup plus considérables et atteindre 1 milligramme par gramme pour voir se produire une excitation passagère, suivie bientôt d'un ralentissement des mouvements respiratoires, d'une diminution de force et de fréquence des contractions cardiaques, enfin d'affaiblissement de la sensibilité. Avec des doses plus considérables, on observe d'abord l'arrêt des cœurs lymphatiques, puis l'arrêt des mouvements respiratoires et enfin l'arrêt du cœur sanguin.

Chez le cobaye, une dose de 60 à 90 centigrammes par kilo est suffisante pour déterminer la mort dans l'espace de une à deux heures. Chez le lapin, une dose de 0^{gr}60 par kilo amène également la mort dans le même espace de temps. Chez le chien, on obtient très rarement la mort par ingestion de quinine ; au contraire, par voie hypodermique, une dose de 2 grammes est suffisante pour tuer en deux ou trois heures un chien du poids de 15 kilogrammes (0^{gr}13 par kilo).

A la suite de l'emploi de doses faibles, on constate simplement une excitation de la circulation, de la respiration et une augmentation de la température ; le pouls est accéléré et on note une augmentation de la tension sanguine.

Avec des doses plus fortes, on voit succéder à cette période d'excitation une période de dépression : la température tend à s'abaisser, la circulation présente des alternatives d'excitation et de dépression, le nombre des mouvements respiratoires subit aussi une certaine diminution et, en même temps, on voit apparaître certains symptômes généraux, d'ordre nerveux, révélés par un balancement latéral de la tête, du tremblement épileptiforme et, souvent, des vomissements.

Si la dose est toxique, mortelle, les symptômes nerveux se montrent dans toute leur intensité, et l'on voit se produire rapidement un affaiblissement général accompagné d'incoordination motrice, de vomissements, de titubation, de chutes, de convulsions épileptiformes et tétaniformes; la sensibilité générale est affaiblie ou disparaît même complètement, puis l'animal présente de l'abolition des mouvements volontaires, enfin de l'abolition des mouvements réflexes, et meurt.

Chez l'homme, avec des doses relativement faibles, 0ᵍʳ30 à 0ᵍʳ50 en moyenne, on peut observer du ralentissement du pouls, de la rétraction des capillaires et un abaissement plus ou moins marqué de la température, suivant les circonstances. Ces phénomènes de sédation sont surtout accusés si l'individu est en état fébrile; chez l'individu sain, la sédation est nulle et, parfois même, remplacée par une légère excitation.

Avec des doses plus considérables, 0ᵍʳ60 à 1 gramme, on peut déjà voir se produire des bourdonnements d'oreilles. A la suite de l'absorption de 2 à 3 grammes en vingt-quatre heures, on constate souvent de la céphalée gravative, accompagnée d'étourdissements, de tintements d'oreilles, de vertiges, de surdité, d'obnubilation de la vue. L'individu titube et présente un ensemble de phénomènes nerveux que l'on a désigné sous le nom d'ivresse quinique.

A la suite de l'emploi de doses subtoxiques et toxiques, c'est-à-dire avec des doses de 3 à 5 grammes en vingt-quatre heures, on voit survenir des phénomènes nerveux encore plus intenses, caractérisés par de l'agitation, des troubles des sens, du tremblement épileptoïde, de la parésie musculaire avec perte des forces, du délire et même des convulsions. Enfin, si l'imprégnation de l'organisme est suffisante, on voit se produire un affaiblissement considérable des contractions cardiaques, prélude d'une syncope mortelle, la mort arrivant dans la stupeur et le coma.

Bouchard a fixé l'équivalent toxique de la quinine à 0ᵍʳ08 par kilogramme d'animal et l'équivalent thérapeutique à 0ᵍʳ05. D'après ces expériences, la dose thérapeutique maxima pour un homme moyen de 0 kilogrammes serait d'environ 3 grammes. C'est une dose excessive, mais cependant, on a pu administrer à un adulte des doses supérieures de sels de quinine sans qu'il en résultât aucun dommage. D'autre part, on a constaté des cas d'intoxication à la suite de l'ingestion de doses relativement minimes.

MONNERET assure avoir donné, à plusieurs reprises, en vingt-quatre heures, 8 grammes de sulfate de quinine sans avoir observé d'inconvénients. GIACOMINI a rapporté le cas d'un individu qui prit par mégarde 12 grammes de sulfate de quinine en une fois. Cette ingestion fut suivie d'un état syncopal très grave, avec pouls imperceptible, ralentissement respiratoire, refroidissement cutané; le malade se rétablit cependant. HAYLER cite le cas d'un soldat anglais qui absorba, par erreur, 30 grammes de sulfate de quinine en une seule fois et qui fut pendant trente-six heures dans un état de stupeur profonde avec surdité complète; il guérit au bout de huit jours.

Mais, à côté de ces faits, on a publié des cas de mort survenus avec des doses beaucoup moindres. RÉCAMIER a cité le cas d'un rhumatisant qui mourut au bout de dix heures, après l'absorption de 5 grammes de sulfate de quinine, administrés à doses réfractées. Enfin, des doses beaucoup plus faibles donnent souvent lieu à des accidents, érythèmes scarlatiniformes, hémorrhagies, hématuries.

Appareil digestif. — Chez les individus apyrétiques, l'ingestion d'une petite quantité d'un sel de quinine produit, en général, les effets déterminés par tous les amers, c'est-à-dire un peu de soif, une augmentation de la sécrétion salivaire, des tiraillements d'estomac qui cèdent facilement. L'appétit est plutôt augmenté, les digestions sont plus rapides; il en résulte une suractivité de la nutrition et de l'hématose en même temps qu'une utilisation plus efficace et une reconstitution plus facile des réserves de l'organisme.

Chez les fébricitants, au contraire, l'ingestion de la quinine provoque facilement de l'intolérance gastrique, des nausées, des vomissements; on a même signalé la production d'ulcérations gastriques avec gastrorrhagies.

A la suite de l'emploi de doses un peu considérables de quinine, la digestion est, au contraire, ralentie, surtout en ce qui concerne les albuminoïdes.

Des doses faibles et espacées de quinine déterminent sur l'intestin un effet sédatif et amènent de la constipation. Si les doses sont plus fortes, il se produit, au contraire, une stimulation de la tunique musculaire intestinale. Si ces doses sont répétées, on a pu voir survenir une véritable phlegmasie de la muqueuse, une entérite plus ou moins intense, accompagnée de diarrhée. Le quinquina, au contraire, en raison des principes astringents qu'il renferme, provoque toujours de la constipation.

Chez les animaux intoxiqués avec des doses massives, on a constaté des lésions intestinales siégeant dans la dernière portion du duodénum et causées par la précipitation de la quinine en milieu alcalin.

Le foie et la rate sont les annexes du tube digestif le plus touchés par la quinine. PAGE, puis NOTHNAGEL et ROSSBACH ont montré que l'absorption de la quinine provoquait une diminution toujours sensible du volume de la rate et que cette diminution se produisait même après section des nerfs spléniques. Il semblerait donc que cet alcaloïde exerce, vis-à-vis des éléments anatomiques de cet organe, une action particulière et spéciale. La quinine ne se localise pourtant que faiblement dans la rate, comme l'ont montré les expériences de LANNAUX et FOLLIN et les recherches de D'ORFILA.

Par contre, la quinine se localise très fortement dans le foie, elle paraît même s'y détruire en partie et se transformerait en quinoïdine animale de Dupré et Bence-Jones. Quoi qu'il en soit, on constate une augmentation très notable de la sécrétion biliaire et une modification des états congestifs du foie. La quinine peut être considérée comme l'un des cholagogues les plus énergiques.

Appareil génito-urinaire. — La quinine peut provoquer, dans un certain nombre de cas, une irritation assez intense des muqueuses vésicale et uréthrale. Cette irritation peut amener de la cystite et même de l'hématurie, lorsque la quinine est administrée à doses suffisamment fortes. Il peut aussi se produire, en même temps, de l'albuminurie.

Pendant un certain temps, on a également considéré la quinine comme pouvant provoquer l'avortement, et son emploi était proscrit chez les femmes enceintes (PETITJEAN). La quinine possède bien, en effet, chez certains sujets prédisposés, des propriétés hémorrhagipares; elle agit, localement, comme un contracturant des fibres musculaires lisses et striées, mais on ne peut faire entrer en ligne de compte cette action locale lorsque la quinine circule dans l'économie. Du reste, les expériences cliniques de TARNIER ont montré que même de fortes doses de quinine (4 grammes pendant deux jours) n'exercent aucune influence sur la marche de la grossesse, pas plus que sur la vie du fœtus. CAMPBELL, BALKER, CHIARA ont confirmé ces recherches et l'action abortive de la quinine semble actuellement démontrée inexacte.

Système musculaire. — L'action de la quinine sur le système musculaire est totalement différente, suivant que cette substance vient l'impressionner directement ou, au contraire, par la voie de la circulation.

Chez les animaux à sang froid, à la suite d'une injection hypodermique d'un sel de quinine à doses faibles, on constate que l'énergie de la contraction musculaire est considérablement diminuée. Chez les animaux à sang chaud, au contraire, cette énergie est plutôt augmentée.

A doses élevées et subtoxiques, on observe toujours une diminution d'énergie et un ralentissement de la contractilité musculaire ; dans ce cas, cette diminution ne tient pas à une action directe de la quinine sur l'élément musculaire, mais provient, au contraire, d'un commencement de paralysie du système nerveux, l'incitation ne se transmettant plus normalement à l'élément musculaire. A cette période, en effet, si l'on fait porter directement l'excitation sur le muscle, on voit qu'il est encore capable de réagir avec une intensité égale à celle qu'il manifestait avant l'administration de la quinine.

La quinine agit de même sur les muscles lisses, mais avec cette différence qu'il faut, pour cela, employer des doses assez élevées ; aux doses faibles, on voit, au contraire, se manifester une action plutôt excitante.

Appliquée directement sur un muscle, une solution neutre d'un sel de quinine provoque, très rapidement, un gonflement avec rétraction et contraction permanente du muscle dont l'aspect extérieur devient blanchâtre et légèrement granuleux. Peu à peu, il devient inexcitable, aussi bien directement que par l'intermédiaire de son nerf. Si, lorsqu'il est dans cet état de contraction, on l'excite directement, au lieu de se contracter comme à l'état normal, il se détend et s'allonge.

Cette action désorganisante de la quinine sur les muscles vivants est des plus nettes et permet d'interpréter l'action de la quinine sur le myocarde.

Cœur et circulation. — La quinine a été considérée tour à tour comme un excitant, puis comme un dépresseur du cœur.

GIACOMINI (1826), opérant sur lui-même, avait constaté le premier que la quinine ralentissait les pulsations cardiaques et que ce ralentissement était d'autant plus marqué que la dose ingérée était plus considérable. Pour DUVAL et BERAUDI (1829), la quinine était, au contraire, un excitant qui augmentait la fréquence du pouls et provoquait de l'excitation nerveuse. PIORRY (1845) remarque que la quinine ne diminue pas directement le nombre des contractions cardiaques, mais bien en remédiant à l'état maladif qui cause la fréquence du pouls. BRIQUET (1847), dans un important travail, montre que lorsque la quinine est brusquement portée dans la circulation et doit à l'instant même traverser le cœur, elle produit ses effets au degré le plus élevé et provoque immédiatement un ralentissement des battements cardiaques, de la baisse de la pression sanguine, par suite de la diminution de l'énergie myocardique. Si, au contraire, la quinine arrive au cœur, secondairement et lentement, après s'être diluée dans le sang circulant dans l'économie, son action débilitante se manifeste avec une intensité beaucoup plus faible, mais, en revanche, plus persistante. Il montra également que, contrairement à ce que l'on croyait à cette époque, la quinine ne provoquait la coagulation du sang qu'à la suite de son emploi à très hautes doses. Il remarqua également l'augmentation considérable de la fibrine dans le sang, la diminution légère du nombre des globules sanguins, des sels et de l'albumine.

EULENBOURG (1867) conclut que la diminution de force et de fréquence des contractions cardiaques s'exerce par suite des actions que la quinine produit sur la substance musculaire et les ganglions excito-moteurs intra-cardiaques. LEWITZKY, de Kazan, (1869) remarque que l'affaiblissement cardiaque provoqué par la quinine correspond toujours aux amoindrissements de la tension sanguine. Pour lui, le ralentissement cardiaque n'est pas dû à l'action exercée par la quinine sur les vagues; il n'est pas dû non plus à la paralysie des centres accélérateurs, car la section de la moelle ou des sympathiques n'empêche pas ce ralentissement de se produire, mais il doit être attribué à une action sur les centres nerveux intra-cardiaques. La mort consécutive à l'introduction de la quinine dans le sang est toujours la conséquence de la paralysie du cœur.

Dans ces dernières années, BOCHEFONTAINE et LABORDE ont repris l'étude de la quinine sur l'appareil circulatoire et ont poussé cette recherche au point le plus exact où elle puisse être menée actuellement. BOCHEFONTAINE a d'abord montré que, par ingestion, la quinine provoque assez souvent des élévations passagères de la pression sanguine qui sont dues à une excitation des extrémités sensitives du pneumogastrique stomacal. Ses expériences montrent que, immédiatement après une injection veineuse, on constate une augmentation passagère de la fréquence du pouls et de la pression sanguine qui doivent être le résultat d'une action excitante de la quinine sur l'endocarde; le cœur conserve absolument son énergie contractile et se comporte, malgré des variations de rythme, comme l'*ultimum moriens* à la suite de l'emploi de la quinine à dose toxique.

LABORDE a signalé, le premier, l'augmentation d'amplitude des contractions cardiaques qui se produit sous l'influence de doses moyennes de quinine et qui s'accompagne d'une diminution à peu près proportionnelle de la fréquence ainsi que d'une tendance à la régularisation. Cette phase est passagère et, un peu plus tard, on voit diminuer l'accroissement du travail fonctionnel du myocarde. Si l'on veut maintenir cette première période, il faut injecter des doses toxiques et, après une nouvelle phase d'excitation passagère, on voit survenir de l'accélération, des irrégularités, des intermittences, de l'incoordination, de l'ataxie cardiaque et même une tendance à la tétanisation du myocarde.

Des doses non toxiques de quinine provoquent donc une augmentation de la force propulsive du myocarde avec élévation de la tension sanguine et exagération de la vitesse du courant sanguin.

Des doses fortes et toxiques amènent, au contraire, un abaissement de la pression sanguine avec ralentissement du pouls et diminution de l'énergie des contractions cardiaques, d'autant plus rapides et d'autant plus intenses que la quinine pénètre plus rapidement et en plus grande quantité à la fois dans les vaisseux propres du cœur. L'axe cérébrospinal ne semble pas servir d'intermédiaire dans toutes ces manifestations : la section de la moelle à la première dorsale, la section des sympathiques, la section du pneumogastrique, l'application locale d'atropine ou de muscarine sur un cœur de grenouille ralenti par la quinine ne déterminent sur lui aucune modification appréciable. L'action de la quinine s'exerce donc directement sur les ganglions intracardiaques et sur la fibre myocardique elle-même.

Le ralentissement du pouls est surtout provoqué par l'affaiblissement du muscle cardiaque, mais également par une diminution d'excitabilité des nerfs moteurs du cœur. Il n'est pas déterminé par une action excitante sur les appareils modérateurs, mais, au contraire, au moment où se manifeste ce ralentissement, l'excitabilité du pneumogastrique peut être tellement diminuée que son excitation ne se traduit plus par aucune manifestation sur le myocarde.

L'abaissement de la tension sanguine peut être interprété en partie par l'affaiblissement des contractions cardiaques, en partie par la vasodilatation consécutive à la vaso-constriction primitive des artères périphériques, dilatation à laquelle vient contribuer, surtout lorsqu'il s'agit de doses massives, la paralysie du centre vaso-moteur et des nerfs vasculaires.

Lorsque les doses de quinine sont suffisamment élevées, à la limite des actions thérapeutiques et de l'action toxique, on observe de la paralysie des vagues, un ralentissement continu des contractions cardiaques, enfin l'affaiblissement et l'arrêt du cœur en diastole. Le myocarde est alors insensible aux excitations directes. Quelle que soit la dose employée, le cœur est toujours l'*ultimum moriens* et sa paralysie est toujours précédée de la paralysie de l'appareil respiratoire.

Au point de vue thérapeutique, des circonstances fort différentes peuvent faire varier l'action de ce médicament sur le cœur et la circulation : la dose, la forme médicamenteuse, la durée d'application, l'opportunité de la médication modifient, dans des limites assez étendues, l'impression et l'imprégnation de cet organe.

Sous l'influence de doses faibles de quinine, on peut constater un accroissement momentané de l'impulsion cardiaque, accroissement qui sera d'autant plus prolongé, que les doses administrées sont moins proches des doses toxiques : de telle sorte que si l'on veut schématiser son action, on peut dire qu'à doses faibles la quinine se conduit comme un tonique du cœur, tandis qu'à fortes doses, c'est un paralysant.

Température. — L'action de la quinine sur la température est liée d'une façon très étroite à son action sur la circulation. Chez les individus sains, sous l'influence de la quinine, la température ne baisse pas sensiblement, même lorsqu'on observe un ralentissement considérable du pouls ; l'abaissement de la température ne se produit que lorsque la quinine est administrée à doses élevées, et l'on voit alors se manifester en même temps des phénomènes toxiques.

Dans certains cas physiologiques particuliers, la quinine peut cependant modifier la température. Ainsi, comme l'a montré KERNER, la quinine, même à doses modérées, apporte un obstacle à l'élévation de température qui se produit après un exercice musculaire violent. Elle peut également s'opposer à l'élévation de la température chez les individus plongés dans un milieu à une température supérieure à la température normale du corps (chauffeurs). Dans ces cas, la sécrétion sudorale est également amoindrie.

L'action antipyrétique de la quinine se manifeste, au contraire, chez certains fébricitants et surtout chez les paludiques. Elle agit, dans un grand nombre de cas, chez les typhiques, dans l'infection puerpérale, quelquefois également dans les accès de goutte aiguë et dans le rhumatisme aigu. Son action, par contre, est toujours nulle chez les fébricitants atteints d'érysipèle, dans la septicémie, dans la fièvre récurrente. On voit donc, d'après ces faits, que l'action antiseptique exercée par la quinine, si elle joue un rôle dans certains cas, est absolument insuffisante pour pouvoir expliquer son action thérapeutique.

Le mécanisme de cet abaissement de température est complexe. La quinine exerce une action importante sur le système nerveux, mais cette action, en ce qui concerne la température, est faible, et son abaissement paraît être indépendant de tout rapport avec les centres cérébraux de régulation thermique. L'action exercée par elle sur la circulation joue un rôle beaucoup plus considérable, en raison de la sédation vasculaire produite par ce médicament, surtout par suite de l'action exercée sur les vaso-moteurs par excitation du sympathique. La respiration joue également dans ce cas un rôle important comme régulateur thermique; il faut encore admettre une action spécifique de la quinine sur les toxines thermogènes et les produits de désintégration de l'économie; mais le rôle principal dans la régulation thermique appartient, sans aucun doute possible, aux modifications apportées aux échanges nutritifs et aux combustions organiques.

Action sur la nutrition. — Comme l'ont bien montré les expériences de KERNER, la quinine s'oppose aux oxydations organiques, modère les réactions de dédoublement et d'hydratation, empêche les fermentations. En particulier, elle diminue les déchets de l'assimilation des albuminoïdes dans les sécrétions et les excrétions.

L'influence de la quinine sur la combustion des principes azotés de l'organisme, étudiée par KERNER, lui a montré que, sous l'influence de doses thérapeutiques, il se produisait une augmentation de la diurèse aqueuse, mais une diminution des matériaux solides éliminés, l'urée et l'acide urique diminuent progressivement, au fur et à mesure de l'absorption de la quinine : sous l'influence de 2 grammes. L'urée peut diminuer de 39 p. 100. L'azote total éprouve des variations du même ordre, il diminue de 24 p. 100. Les sulfates et les chlorures subissent également une diminution parallèle. Le soufre urinaire total diminue également de 20 à 30 p. 100 et cela chez les fébricitants, dont les processus de dédoublement et de destruction sont toujours fortement exaltés. De plus, HERMANN ARNTZ, après KERNER, a constaté, chez des animaux sains ou fébricitants, une diminution sensible de l'oxygène consommé et de l'acide carbonique éliminé, fait parfaitement concordant avec l'observation de BINZ sur la diminution du pouvoir oxydant du sang dans ces circonstances.

Action sur la respiration. — Le rhythme respiratoire n'est pas modifié sous l'influence des faibles doses, il faut arriver jusqu'aux doses de 80 centigrammes à 1 gramme pour voir la quinine influencer l'appareil respiratoire, et alors on voit survenir de l'accélération.

Si les doses sont toxiques, on constate de l'irrégularité et du ralentissement, de sorte qu'en réalité, la respiration se conduit de la même façon que la circulation. L'arrêt se produit par paralysie du pneumo-gastrique et il précède toujours l'arrêt cardiaque.

Action sur le système nerveux. — La quinine agit sur le système cérébro-spinal de la même façon que sur le cœur. A petites doses, ce sont les phénomènes d'excitation qui prédominent; à doses fortes ou continues, ce sont les phénomènes de sédation et de paralysie.

La période d'excitation déterminée par la quinine est d'autant plus courte et moins prononcée que sa pénétration dans l'organisme a été plus lente et s'est faite à doses plus réfractées. La période de sédation, caractérisant les doses moyennes, constitue par sa durée et son importance, la véritable et la plus importante action médicamenteuse de la quinine, et c'est pour cette raison que BRIQUET en avait fait un sédatif du système nerveux.

Chez l'homme, très souvent, des doses faibles de quinine, variant de 20 à 60 centigrammes, ne produisent aucune action sur le système nerveux; mais, si l'on augmente les doses tant soit peu, tout en restant au-dessous de 1 gramme, on peut voir se produire, chez les individus susceptibles, des bourdonnements d'oreilles, des tintements, un affaiblissement de l'acuité auditive. En même temps, on peut observer des vertiges, des éblouissements, des illusions visuelles. La sensibilité tactile est assez souvent émoussée à cette période, et il peut y avoir de la titubation par affaiblissement de la coordination musculaire.

Si les doses sont plus considérables et atteignent 2, 3, 4 grammes, tous ces phénomènes augmentent d'intensité et l'on voit se produire une céphalalgie intense due à la congestion et caractérisée par des manifestations névralgiques.

On peut constater également des troubles de la vision : ils consistent d'abord dans une excitation du nerf optique; la sensibilité à la lumière est exaltée, puis la vision se trouble, faiblit, et cet affaiblissement peut aboutir à la cécité complète.

En réunissant tous ces phénomènes : vertiges, titubation, appesantissement cérébral, hallucinations auditives et visuelles, tintements, bourdonnements d'oreilles, diplopie, obnubilation générale, hététude, sentiment de défaillance, nausées, on obtient le syndrome dénommé *ivresse quinique*, qui s'observe à la suite de l'ingestion de doses trop fortes de quinine en une fois, ou par suite de la saturation de l'organisme sous l'influence d'un traitement prolongé.

Lorsque les doses sont encore plus considérables, on voit apparaître les phénomènes témoins de l'action toxique de la quinine. On observe alors des troubles de l'intelligence, du délire bruyant, ou, au contraire, tranquille, accompagné de cécité ou de surdité temporaires. Dans tous les cas où l'intoxication quinique est intense et prolongée, on voit des phénomènes de stupeur, de prostration, de refroidissement, succéder aux phénomènes d'excitation de l'ivresse quinique. Lorsque la dose est suffisante d'emblée, on peut voir s'établir un collapsus général et subit, sans période d'excitation préalable. Les convulsions épileptiformes sont rares chez l'homme; elles ne se montrent, d'ordinaire, que lorsque la quinine est mélangée de cinchonine.

Les faibles doses de quinine exercent, sur le système nerveux, une action excitante qui se traduit surtout par des actions vaso-motrices, réalisées par l'intermédiaire du sympathique. A doses fortes, au contraire, on observe une influence dépressive, un affaiblissement du système musculaire, une diminution des fonctions sensorielles, de la prostration et du collapsus général.

Ces diverses manifestations toxiques de la quinine sur le système nerveux peuvent servir à l'interprétation de son action sur les différents territoires. Nous allons les passer en revue.

A. *Céphalalgie*. — Elle se montre parfois à la suite de l'emploi de doses faibles de quinine (0 gr. 40), elle dure deux à trois heures et se transforme ensuite en pesanteur provoquant le sommeil; elle est souvent accompagnée d'épistaxis. Elle est due à la congestion des méninges et, en particulier, de la pie-mère. Elle cède à l'emploi de pédiluves sinapisés ou de sangsues appliquées sur les mastoïdes.

B. *Troubles de l'audition*. — Les bourdonnements d'oreilles sont constants après l'emploi de doses un peu fortes de quinine. Avec 1 ou 2 grammes, il s'y joint un affaiblissement de l'ouïe, la surdité n'est complète qu'avec des doses toxiques, 4 à 5 grammes en une fois. Ces accidents persistent pendant quinze à trente-six heures après la dernière prise du médicament. Ils sont liés à des troubles circulatoires; on n'a pas trouvé d'altération de l'oreille externe ou moyenne. Ils cèdent à l'emploi des composés bromés et surtout d'acide bromhydrique. On administre XV à XX gouttes de la solution officinale d'acide bromhydrique à 10 p. 100.

C. *Troubles de la vision*. — Les troubles de la vision sont beaucoup plus rares, ils consistent en photophobie légère par excitation du nerf optique; à un degré plus avancé, la vue est trouble et l'on commence à voir apparaître de la dilatation pupillaire.

L'amaurose peut survenir, incomplète ou complète. Dans ce dernier cas, les pupilles sont très dilatées et insensibles à la lumière. Ces phénomènes sont dus à une dégénérescence vacuolaire et chromatolytique des cellules multipolaires de la couche ganglionnaire de la rétine et à de la dégénérescence wallérienne des fibres du nerf optique. Les cellules ganglionnaires sont touchées dès les premières heures de l'intoxication, la dégénérescence des fibres du nerf optique ne se produit qu'au bout de plusieurs jours seulement. On a noté, à ce moment, un rétrécissement appréciable des vaisseaux rétiniens, par action de la quinine sur les éléments musculaires. En définitive, ces troubles seraient provoqués par l'insuffisance de la nutrition de l'œil et, en partie aussi, comme l'a montré De Bono, par action directe de la quinine sur l'épithélium pigmentaire de la rétine et sur la couche des cônes et des bâtonnets. Il a constaté la présence de la quinine dans l'humeur aqueuse et le corps vitré.

D. *Vertiges. Titubation*. — Les vertiges constituent un des effets les plus constants des doses un peu fortes de quinine. Ils apparaissent après les bourdonnements d'oreilles et se manifestent surtout aux changements de position. Ils cessent lorsque l'individu se trouve dans la position horizontale.

La titubation est moins fréquente et ne se montre qu'à la suite des fortes doses (à partir de 1^{gr}50 à 2 grammes). Elle s'accompagne de troubles auditifs et visuels, d'un état de stupeur, de tremblement des membres, de lenteur dans les mouvements que Monneret avait qualifié *d'état thyphique*. Briquet attribue ces phénomènes à une congestion de l'encéphale.

E. *Délire. Ivresse quinique*. — Le délire représente le summum de l'action de la quinine et ne s'observe que chez les sujets susceptibles, ou sous l'influence de l'emploi brusque de très fortes doses de quinine. On peut également l'observer avec le vin de quinquina à fortes doses. Il se produit brusquement, environ trente-six heures après l'emploi de la quinine, il s'accompagne de tous les phénomènes ci-dessus notés, persiste rarement plus de quelques heures, puis décroît et fait place à un déraisonnement tranquille avec stupeur et prostration. Briquet considère ces manifestations comme dues à une névrose passagère, déterminée par une congestion cérébrale accompagnée d'excitation.

F. *Convulsions.* — Les convulsions vraies sont rares et, dans la plupart des cas, elles sont dues à l'action de la cinchonine mélangée à la quinine. Cependant, on peut dire que la quinine est un convulsivant occasionnel et, chez l'homme, une irritabilité spéciale peut déterminer la production de convulsions. D'après Torti, c'est surtout avec le quinquina que l'on a observé ces accidents.

G. *Collapsus général*. — Le collapsus général est l'aboutissant des doses toxiques de quinine. Il est caractérisé par une prostration extrême, une immobilité absolue, un coma profond, la perte presque complète de connaissance, l'insensibilité cutanée; la face prend une coloration livide ou violacée, la respiration devient profonde et stertoreuse, le pouls s'affaiblit, en même temps que la température baisse graduellement. Ces divers symptômes se montrent pendant un temps plus ou moins considérable suivant la durée du collapsus.

Il se produit donc sous l'influence de la quinine : d'abord une excitation faible et passagère, puis un état de sédation graduellement croissant qui peut aller jusqu'à l'hyposthénie et à la destruction complète de la puissance nerveuse.

Action analgésiante. — L'action analgésiante accompagne toujours l'action antipyrétique et l'action trophique de la quinine. Elle peut s'exercer aussi bien dans les affections apyrétiques que dans les affections fébriles. Cette action élective de la quinine sur les centres cérébraux de réception et de perception sensitive a été bien démontrée par Laborde; la conductibilité des filets nerveux est absolument conservée sous l'influence de doses de quinine presque toxiques, tandis que les propriétés fonctionnelles du centre perceptif encéphalique sont suffisamment atteintes et modifiées pour que l'individu soit incapable de traduire d'une façon normale les impressions qu'il reçoit et de réagir par les phénomènes réflexes qui devraient se produire normalement.

L'analgésie est d'autant plus accentuée que le système nerveux se trouve en état d'éréthisme et que la température est plus élevée.

Le plus souvent, lorsqu'on emploie la quinine comme analgésique, elle n'agit pas par ce mécanisme (il faudrait administrer la quinine à dose toxique), mais d'une façon indirecte, en dégageant la sensibilité opprimée par des congestions vasculaires. Sous l'influence, légèrement excitante, de petites doses de quinine, la circulation se fait mieux qu'auparavant et l'organe devient moins susceptible, moins sensible, parce que le nerf sensitif est décongestionné et replacé dans son état normal.

Action antipériodique. — La quinine est spécifique en ce qui regarde les phénomènes de *périodisme* et cette action antipériodique est un véritable pouvoir essentiel autonome qui s'exerce, très probablement, par l'intermédiaire du système nerveux mais dont le mécanisme est complètement hypothétique. D'après Barthez et Pidoux, elle agirait comme hypersthénisant et comme tonique du système nerveux, auquel elle donnerait le pouvoir de résister à l'action agressive capable de déterminer des phénomènes, soit de fièvre, soit d'hyposthénie.

Action sur le sang. — Sous l'influence de la quinine, la fibrine augmente notablement dans le sang (ce phénomène se retrouve avec les autres substances antipyrétiques), l'eau subit aussi une légère augmentation, les hématies diminuent dans une notable proportion, les sels et l'albumine ne subissent que peu ou pas de changements. Chez l'individu vivant, la quinine, même administrée à haute dose, est incapable de déterminer une destruction globulaire, ce n'est qu'*in vitro* que la quinine peut provoquer la destruction des hématies et de la méthémoglobinurie. L'action la plus importante, exercée par la quinine sur le sang, est l'action anti-oxydante qu'elle exerce sur les hématies en entravant l'ozonisation de l'oxygène. Tous les sels de quinine solubles empêchent le transport de l'ozone par l'hémoglobine sur les substances oxydables et l'oxygène paraît fixé d'une façon plus énergique sur l'hémoglobine. Il s'ensuit que les hématies sont moins aptes à remplir leurs fonctions de combustion, de là l'explication naturelle de la diminution des oxydations intimes de l'organisme, d'où l'abaissement de température et le ralentissement de la désassimilation et de l'élimination. La quinine constitue donc, par ce mécanisme, un très énergique agent antidéperditeur.

La quinine agit également sur les globules blancs; comme l'a montré Binz, elle diminue leur affinité pour l'oxygène; ils subissent une diminution de nombre et de volume; leurs mouvements amœboïdes sont ralentis ou même supprimés à dose élevée. A petites doses, au contraire, la quinine agit en augmentant l'activité des leucocytes et, en particulier, des phagocytes.

La quinine agit sur les bactéries comme toxique, en raison de son pouvoir antiseptique, mais aussi, en diminuant et en fixant la quantité d'oxygène des tissus, et également par action physico-chimique. Elle montre son activité toxique surtout vis-à-vis des levures et protozoaires dont le protoplasma est profondément modifié, en même temps qu'elle se transforme en *quinidine* et *dihydroxylquinine*.

Interprétation de l'action exercée par la quinine sur l'organisme. — Des doses modérées de quinine provoquent, en dehors de l'action spécifique sur l'hématozoaire du paludisme, la sédation du rhythme des contractions cardiaques, une modération de la production de la chaleur animale, une diminution des oxydations cellulaires et des phénomènes de dénutrition.

Sous l'influence de la quinine, il y a une résistance particulière du protoplasma cellulaire à l'action de l'oxygène et une diminution de son activité vitale. La quinine se localise sur les centres nerveux qui, excités à doses faibles, sont bientôt déprimés par des doses fortes. Elle provoquerait, par sa présence à dose suffisante, une rétraction des prolongements protoplasmiques et cylindraxiles des neurones entraînant une contiguïté et une conductibilité moins parfaites.

Il se produit une action modératrice indirecte sur les centres thermogènes du bulbe; par suite de l'excitation du sympathique, on observe une excitation des vaso-moteurs. Enfin, la quinine agit, comme l'a montré Binz, en provoquant une *véritable neutralisation* de la cause de la fièvre, tant par son action sur les bactéries elles-mêmes. que sur leurs produits de sécrétion.

En résumé, chez l'homme sain, la quinine ne fait que troubler la digestion, diminuer l'appétit, ralentir les échanges nutritifs; chez le fébricitant, elle tend à provoquer la chute de la fièvre, elle régularise la circulation, stimule l'appétit, diminue les combustions et les pertes organiques, retarde l'épuisement.

ACTION PHYSIOLOGIQUE DU QUINQUINA EN NATURE

Le quinquina en nature est une substance assez complexe dont l'action totale est due aux différents éléments qui le constituent. On peut ranger ces éléments en trois groupes distincts, doués chacun d'une action physiologique particulière.

A. C'est d'abord le groupe des alcaloïdes : quinine, quinidine, cinchonine, cinchonidine. Ce groupe se caractérise par des propriétés névrosthéniques, antipyrétiques, par le ralentissement qu'il imprime à l'activité de la circulation, enfin par l'abaissement des échanges.

B. Le second groupe est celui des substances tanniques : rouge cinchonique, acide quinotannique, principes amers, que l'on peut rapprocher des principes tanniques. L'action astringente est antagoniste, sur certains points, de l'action des alcaloïdes, mais elle lui vient en aide au point de vue de la tonicité exercée sur le tissu musculaire. Les substances amères agissent surtout par action organoleptique, par action propulsive et par action excito-sécrétoire sur les glandes du tube digestif.

C. Le troisième groupe renferme les substances neutres et indifférentes, il comprend les gommes, le kinate de chaux, etc. Il est inactif au point de vue médicamenteux.

Le mode d'action des diverses préparations galéniques de quinquina varie suivant qu'il y aura prédominance, dans la préparation, des éléments de tel ou tel groupe.

Si c'est le groupe des alcaloïdes qui prédomine, ce sera une préparation douée de propriétés antithermiques, névrosthéniques, antimalariques; si c'est le groupe des tannins, on verra se manifester les propriétés astringentes; si c'est le groupe des substances amères, la préparation aura surtout des propriétés organoleptiques et une action propulsive.

Dans la grande majorité des cas, ces préparations peuvent être considérées comme des toniques médicamenteux et, jusqu'à un certain point, comme des analeptiques.

Le quinquina gris, dans lequel prédominent les tannins, fournira surtout des préparations astringentes, amères, propulsives. Le quinquina jaune, dans lequel prédomine la quinine, fournira des préparations surtout névrosthéniques, amères, peu astringentes. Le quinquina rouge, qui renferme à peu près autant de quinine que de cinchonine, fournira des préparations moins énergiquement névrosthéniques, mais tout à la fois amères et astringentes.

Action topique. — Cette action topique est surtout une action tonique et astringente, l'action tonique dépassant de beaucoup l'action astringente, car les principes tanniques du quinquina coagulent imparfaitement les albuminoïdes, ne précipitent pas en noir les sels ferriques et exercent seulement sur les tissus une excitation légère. Cette action excitante ne se traduit jamais par de l'irritation et provoque simplement une vaso-constriction à laquelle vient se joindre une action antiseptique assez énergique, due à la fois aux alcaloïdes et aux substances tanniques.

Action dynamique. — Cette action du quinquina en nature, comparativement à celle de la quinine, se traduit par certaines différences appréciables sur certains appareils. La poudre de quinquina possède une saveur amère moins intense que celle des sels de quinine, mais elle est plus nauséeuse et cette dernière propriété est due, surtout, à la cinchonine et aux alcaloïdes amorphes. La poudre de quinquina rouge provoque assez souvent des vomissements. Les extraits, potions et vins de quinquina sont, au contraire, mieux tolérés, en raison de la présence de l'alcool ou du vin.

L'intestin se trouve tonifié par des doses faibles de quinquina en nature, à condition que la muqueuse soit intacte, sinon il se produit une action locale irritante. Dans les cas d'entérite, GUERSANT a montré que les préparations de quinquina déterminaient facilement des coliques et de la diarrhée. L'action exercée sur le foie et la rate est, à l'intensité près, la même que celle de la quinine. On observe, avec de petites doses de préparations de quinquina, une suractivité des fonctions nutritives, due surtout à l'action des tanniques et des amers.

L'action sur le cœur et la circulation est identique à celle exercée par la quinine; cependant, on peut constater que l'action excitante du quinquina en nature est plus marquée que celle de la quinine, à dose égale d'alcaloïde. Cette action excitante peut même être nuisible lorsqu'on administre le quinquina en nature au milieu d'un accès fébrile. Encore plus que la quinine, comme l'avait montré BARTHEZ, le quinquina est un tonique du cœur et des vaisseaux. Son action sur le sang est assez différente de celle de la quinine : il augmente le nombre des hématies, surtout par suite de l'action exercée par les tanniques et les amers. Le quinquina agit également d'une façon plus énergique sur les toxines qui peuvent être contenues dans le sang, et l'action sthénique et antiseptique de la quinine est encore augmentée dans les diverses préparations de quinquina.

L'action du quinquina, et en particulier de l'extrait hydroalcoolique de quinquina calisaya sur le système nerveux, est beaucoup plus énergique, au point de vue thérapeutique, que ne peut le faire supposer la quantité de quinine qu'il contient. C'est un cordial et un nervin supérieur à la quinine. Cette dernière est un agent sûr et prompt pour conjurer les accidents du paludisme, mais le quinquina est un tonique et un névrosthénique possédant une action antipériodique et antipyrétique à beaucoup plus longue portée.

ACTION PHYSIOLOGIQUE DES AUTRES ALCALOÏDES DU QUINQUINA

QUINIDINE. — La quinidine est un isomère de la quinine que l'on rencontre en proportions variables dans les diverses écorces de quinquina. Ses sels sont plus solubles que les sels de quinine; leur action sur l'organisme est à peu près la même que celle des sels de quinine. Elle est un peu moins intense, sauf en ce qui concerne l'action convulsivante. Il faut environ $1^{gr}50$ de quinidine pour équivaloir, au point de vue physiologique, à 1 gramme de quinine. Sur la circulation, en particulier, ses effets sont moins accusés. Elle possède une action épileptogène et une action sur les centres psychomoteurs plus énergiques que celles de la quinine. Son principal désavantage consiste dans la production de diarrhée et de vomissements.

CINCHONINE. — La cinchonine se différencie surtout de la quinine par son action excitante sur les régions myélitique et bulbaire de l'axe cérébro-spinal. Alors que cette dernière agit surtout sur l'encéphale, comme l'a montré LABORDE, la cinchonine est nettement un épileptisant et son action convulsivante est la règle. Elle provoque facilement des troubles de la vue, des vertiges, de la titubation, des attaques épileptiformes. Son mélange avec la quinine exalte les propriétés toxiques de cette dernière. Elle provoque encore plus facilement que la quinine des irrégularités cardiaques et respiratoires; et ces phénomènes se produisent d'emblée, alors qu'ils sont tardifs avec la quinine. Elle exerce une action beaucoup moins intense sur les accidents du paludisme que la quinine et les autres alcaloïdes du quinquina (HOWARD).

CINCHONIDINE. — L'action de la cinchonidine ne diffère de celle de la cinchonine qu'en ce que la période prodromique des accidents est plus longue, l'accès épileptiforme moins fréquent, et en ce que l'on constate une tendance moindre au renouvellement des accès.

Son action est surtout caractérisée par de l'ivresse, de la paraplégie, des spasmes, des convulsions, de l'accélération du pouls, de l'élévation de la température, des tremblements. L'ataxie respiratoire, la salivation, les nausées, les vomissements sont plus fréquents qu'avec les autres alcaloïdes du quinquina.

CINCHONAMINE. — C'est un alcaloïde peu abondant dans les écorces, mais doué de propriétés très toxiques. Il possède des propriétés antithermiques et antipyrétiques supérieures à toutes celles des autres alcaloïdes; par contre, son pouvoir antiseptique est presque nul.

BOCHEFONTAINE a vu se produire, sous son influence, un affaiblissement progressif des propriétés physiologiques du système nerveux central, des convulsions tétaniformes, des phénomènes hallucinatoires, de la salivation abondante.

EMPLOI DE LA QUININE DANS LE PALUDISME

On a observé, depuis longtemps, que la quinine ou le quinquina donnés pendant un accès ou immédiatement avant, n'enrayaient presque jamais la fièvre, tandis que cet accès était prévenu lorsqu'ils étaient administrés plusieurs heures avant l'apparition du frisson. On avait également constaté que les doses à employer étaient variables suivant le type et la gravité de la fièvre. Les connaissances que nous possédons au sujet de l'absorption et de l'élimination de la quinine ont montré qu'il fallait administrer l'alcaloïde six heures avant le début présumé de l'accès fébrile, de façon à ce qu'au moment du frisson, il y ait le maximum de quinine en circulation dans le sang. JACCOUD, étudiant l'évolution de l'accès fébrile, avait fait remarquer que l'élévation de température commençait un certain temps avant l'apparition du frisson ; l'exagération des combustions organiques et l'augmentation de l'élimination de l'urée commence déjà douze heures avant l'accès, lorsque le frisson éclate, l'individu est déjà depuis un certain temps en puissance de fièvre et c'est depuis ce temps que les hématozoaires circulent dans son organisme. En tenant compte de l'avance des accès et des diverses formes de la maladie, il faudrait administrer la quinine, en deux ou trois fois, dans un espace de huit à dix heures avant l'apparition présumée du frisson.

Les recherches de LAVERAN l'ont conduit à instituer sa méthode des traitements successifs. Il donne les premier, deuxième et troisième jours, en une ou deux fois, 80 centigrammes à 1 gramme de chlorhydrate de quinine par jour ; les quatrième, cinquième, sixième et septième jours, pas de quinine ; les huitième, neuvième et dixième jours, de 60 à 80 centigrammes de chlorhydrate de quinine par jour ; les onzième, douzième, treizième, quatorzième jours, pas de quinine ; les quinzième et seizième jours, 60 à 80 centigrammes de chlorhydrate de quinine par jour; du dix-septième au vingtième jour, pas de quinine ; le vingt et unième et le vingt-deuxième, 60 à 80 centigrammes de chlorhydrate de quinine.

Ce mode d'administration est basé sur ce fait, observé par LAVERAN, que l'on ne voit plus aucun élément parasitaire dans le sang d'un individu après absorption, pendant huit jours, d'une dose journalière de 60 à 80 centigrammes de quinine. Quelquefois, on voit persister des corps en croissant, mais ils sont tués par l'administration des doses suivantes. Si l'administration est suspendue après trois ou quatre doses, les parasites réapparaissent.

Pour exercer son action spécifique, la quinine doit donc se trouver dans le sang avant le début de l'accès, pour pouvoir agir sur les formes jeunes au fur et à mesure de leur production et avant qu'elles n'aient pu pénétrer dans les hématies ou avant qu'elles ne se soient localisées dans les organes profonds : rate, moelle des os, foie, etc. La quinine absorbée dans ces conditions, supprime l'accès de fièvre, empêche la reproduction des hématozoaires, entrave l'évolution des formes jeunes, mais elle ne détruit pas les formes avancées qui ne sont qu'endormies, et il faut continuer l'usage de la quinine pendant trois ou quatre semaines pour empêcher leur évolution ultérieure qui s'opère d'ordinaire en six à quinze jours.

Le meilleur mode d'administration de la quinine consiste donc dans l'emploi de doses pas trop faibles, sous forme de sel peu soluble (sulfate de quinine), à intervalles réguliers. Ces conditions sont réalisées au mieux par l'administration, matin et soir, de 30 à 50 centigrammes de sulfate de quinine.

Action prophylactique de la quinine. — Lorsque la quinine ou le quinquina sont convenablement administrés et pendant un temps assez long, ils exercent une action prophylactique remarquable, puisque les formes jeunes de l'hématozoaire ne peuvent accomplir leur cycle normal d'évolution dans le sang renfermant de la quinine.

Au point de vue préventif, le vin de quinquina est supérieur à la quinine.

Dans le cas où la quinine n'a pas agi comme agent prophylactique, c'est qu'elle a été administrée à dose trop faible ou que l'administration n'a pas été prolongée assez longtemps après l'infection. Dans les pays chauds et sous l'influence de la quinine, l'évolution de l'hématozoaire est beaucoup plus lente à s'effectuer.

Emploi des sels de quinine. — La quinine est une base biacide qui, pour se neutraliser complètement, exige deux molécules d'un acide monobasique ou une molécule d'un acide bibasique. Tous les sels dans lesquels la quinine est unie à une molécule d'un acide bibasique ou à deux molécules d'un acide monobasique constituent des sels neutres. Les sels neutres sont particulièrement irritants, mais ils ont l'avantage d'être beaucoup plus solubles que les sels basiques correspondants.

Les sels basiques sont improprement appelés sels neutres et les sels neutres sels acides. Leurs solutions sont très amères et celles des sels de quinine à acides oxygénés, possèdent une fluorescence bleue très nette.

Suivant que l'on voudra mettre la quinine en circulation dans l'organisme dans un temps plus ou moins court, il faudra prescrire des sels à solubilité plus ou moins grande.

Voici à ce propos, les principaux sels de quinine employés avec leur solubilité et leur teneur en quinine :

SEL	QUANTITÉ de quinine p. 100.	SOLUBILITÉ de 1 partie dans l'eau à 15°.
Bromhydrate neutre	60	7
» basique	76	60
Chlorhydrate neutre	81, 61	9
» basique	81, 71	25
Chlorhydro-sulfate	59, 01	1
Sulfate neutre	59, 12	11
» basique	74, 31	700
Lactate neutre	64, 28	3
» basique	78, 26	12
Tannate neutre	20, 60	très peu soluble.

Les sels de quinine se donnent à l'intérieur, par voie gastrique, en cachets, perles, pilules, plus rarement en potions ou solutions, en raison de leur excessive amertume. Comme correctifs, on a utilisé la poudre de fenouil, les sirops acides, l'infusion de café torréfié, le sirop de quinquina.

<table>
<tr><td>Sulfate de quinine . . . .</td><td></td><td>1 gramme.</td></tr>
<tr><td>Sirop de quinquina. . . . .</td><td rowspan="2">àà 20</td><td>»</td></tr>
<tr><td>Sirop diacode. . . . .</td><td>»</td></tr>
<tr><td>Eau de fleurs d'oranger . . . .</td><td>100</td><td>»</td></tr>
</table>

A prendre en deux fois, à une heure d'intervalle.

Si l'on prescrit des cachets ou des pilules, il faut associer une poudre corrective, pour éviter l'action irritante :

Sulfate de quinine . . . .   1 gramme.
Poudre de fleurs de camomille   5   »
Poudre de belladone . . . . vingt centigrammes.

Pour 10 cachets.

Sulfate de quinine. . . .   60 centigrammes à 1 gramme.
Extrait d'opium. . . . .   5 centigrammes.
Extrait de gentiane . . .   Q. S.

Pour 10 pilules : de 5 à 10 par jour.

Si l'on veut exalter l'action antinévralgique et antipériodique de la quinine, on l'associe à la caféine :

Sulfate de quinine . . . . } àà 1 gramme.
Caféine . . . . }
Acide arsénieux . . . .   deux centigrammes.
Extrait mou de quinquina . . . . . .   Q. S.

Pour 20 pilules : de 4 à 10 par jour.

L'acide arsénieux est un excellent synergique de la quinine, mais il ne faut jamais prescrire l'arséniate de quinine, qui est toujours mal préparé et qui contient une trop grande quantité d'acide arsénieux. En Italie, pour réaliser cette association, on utilise beaucoup la *mixture antimalarique de Baccelli*.

Sulfate de quinine. . . . .   4 grammes.
Acide arsénieux. . . . .   six centigrammes.
Tartrate ferrico-potassique. . . . . .   10 grammes.
Eau distillée. 300   »

Prendre une cuillerée à café toutes les heures le premier jour qui succède à l'accès de fièvre, toutes les deux heures le second jour, toutes les trois heures le troisième jour, et arriver jusqu'à une cuillerée à café matin et soir.

La quinine ne doit presque jamais être administrée par la voie rectale, en lavement ou en suppositoire, car elle exerce sur cette muqueuse une action irritante, surtout chez les enfants.

Pour l'adulte, par voie gastrique, on administre les sels de quinine à la dose de 20 centigrammes à 2 grammes par jour. Chez les enfants, très sensibles à l'action de la quinine, on prescrit :

Au-dessous de 1 an . . .   2 centigrammes à 6 centigrammes par jour.
De 1 à 2 ans 8   »   15   »
Au-dessus de 2 ans. . . . 15   »   40   »

La voie hypodermique ou la voie intra-veineuse ne doivent être utilisées qu'en cas d'urgence.

Toutes les solutions de sels de quinine sont irritantes et douloureuses, elles diminuent toujours la vitalité des tissus avec lesquels elles sont en contact et provoquent de la nécrose locale. On a toujours tendance à employer des solutions trop concentrées. Il y a souvent formation d'abcès de fixation. JABOULAY a utilisé ces injections dans le cas de tumeurs cancéreuses, et il arrive à modifier favorablement le néoplasme en provoquant ces phénomènes de nécrose.

On peut employer les solutions suivantes :

> Chlorhydrate neutre de quinine   1 gramme.
> Eau distillée bouillie. . . . . .   Q. S. pour 10 centimètres cubes.
> 1 centimètre cube = 0gr 10.

> Chlorhydrate basique de quinine.   3 grammes.
> Antipyrine.   2   »
> Eau distillée stérilisée . . . . .   Q. S. pour 10 centimètres cubes.
> 1 centimètre cube = 0gr 30.

BACCELLI emploie la solution suivante en injection intra-veineuse :

> Chlorhydrate neutre de quinine. . .   1 gramme.
> Sel marin. . . . .   75 milligrammes.
> Eau distillée bouillie . . . .   10 grammes.

Il est mauvais d'employer des formules où l'on a pu solubiliser le sulfate au moyen de l'eau de Rabel ou de l'acide tartrique, elles sont très irritantes et douloureuses. Pour la même raison, l'emploi du chlorydro-sulfate doit être rejeté. L'injection hypodermique doit être une méthode d'exception et ne doit être utilisée qu'en cas d'urgence, en raison de l'action irritante et nécrosante locale de tous les sels de quinine.

Préparations de quinquina. — Comme nous l'avons vu, ces préparations se divisent en préparations toniques et préparations fébrifuges. A l'extérieur, la poudre est employée en pansements dans les plaies atoniques ou fétides. Le quinquina entre dans la composition de la poudre de LUCAS-CHAMPIONNIÈRE. On l'emploie également comme poudre dentifrice.

Pour l'usage interne, les meilleures préparations de quinquina sont les extraits aqueux, utilisés surtout comme toniques, et les extraits alcooliques, utilisés comme fébrifuges.

Les extraits mous sont surtout employés à la dose de 1 à 5 grammes, ils constituent d'excellents excipients. Le sirop de quinquina récemment préparé est également une très bonne préparation qui se donne à la dose de 20 à 100 grammes par jour.

Voici une formule d'*électuaire excitant* et de *potion stimulante* qui peuvent servir de type pour l'emploi de l'extrait de quinquina.

> Extrait de quinquina Calisaya. . . .   12 grammes.
> Camphre pulvérisé. . . . .   30 centigrammes.
> Gomme arabique. . . . .   2 grammes.
> Eau distillée de sauge   250   »

> Extrait de quinquina Calisaya. . .   1gr 50.
> Eau distillée de menthe poivrée . . .)
> Eau distillée de cannelle. . . . . . .) àà 50 grammes.
> Sirop d'écorces d'oranges.   30   »

Vins de quinquina. — Les vins de quinquina ont été, de tous temps, des préparations fort accréditées ; les acides et l'alcool que le vin contient jouent, en effet, un rôle important et permettent la solubilisation des combinaisons que l'eau seule serait incapable de déterminer. Les vins blancs ou peu colorés et acides sont ceux qui conviennent le mieux pour la préparation du vin de quinquina; les vins de quinquina préparés avec du vin rouge sont amers, toniques, astringents, mais peu fébrifuges, les alcaloïdes étant facilement précipités par leurs tannins. Ces vins s'administrent à la dose de 100 à 200 grammes par jour. On obtient, en employant la formule suivante, un vin très actif:

Quinquina Calisaya pulvérisé	25 grammes.	
Colombo pulvérisé. . . . . }		
Cannelle pulvérisée. . . . . }	ââ 8	»
Ecorces d'oranges amères . . . . . . }		
Acide citrique cristallisé. . . . . . }	ââ 5	»

faire digérer dans 130 grammes d'alcool à 60°, pendant quatre jours, puis ajouter 1 000 grammes de vin blanc, laisser digérer huit jours et filtrer.

On peut ajouter à cette formule 20 grammes de noix de kola fraîches.

Il faut se rappeler que la saveur des vins de quinquina est d'autant plus agréable qu'ils sont moins riches en principes actifs.

Seguin a associé dans son vin le quinquina et l'opium. Voici sa formule:

Teinture de quinquina Calisaya . .	250 grammes.	
Teinture d'opium.	9	»
Angusture vraie.	16	»
Quassia amara	9	»
Vin de Malaga. . . . . }		
Vin de Pouilly blanc . . . . }	ââ 1 500	»

QUINOLÉINE C^9H^7Az. — Liquide incolore, d'odeur rappelant celle des amandes amères, très stable, de densité 1,108, bouillant à 238°, peu soluble dans l'eau froide, un peu plus soluble à chaud et miscible à tous les dissolvants hydrocarburés, alcool, éther, etc. Elle forme des sels cristallisables bien définis. Elle est, jusqu'à un certain point, comparable aux ammoniaques composés. Entrevue par Runge en 1835, la quinoléine ne fut découverte par Gerhardt qu'en 1845.

Elle se trouve surtout dans le produit industriel qu'on appelle *huile animale de Dippel*, obtenu par distillation sèche des détritus d'abattoirs. C'est une préparation extrêmement toxique, même par ses seules vapeurs : elle renferme à la fois de l'aniline, de la pyridine et de la quinoléine.

Ses propriétés physiologiques sont très voisines de celles de la quinine, mais elle est douée d'un pouvoir toxique de beaucoup supérieur.

Elle possède des propriétés antiseptiques beaucoup plus énergiques et beaucoup plus intéressantes que ses propriétés antithermiques. Ses sels, et en particulier le tartrate, ont été utilisés en thérapeutique, mais bientôt abandonnés à cause de leur toxicité trop considérable.

ANALGÈNE. — L'analgène est un dérivé assez complexe qui résulte de la substitution, dans la quinoléine, d'un radical acide au groupe amide et ensuite de l'introduction d'un groupe éthoxyle en position para. C'est l'*orthoéthoxylana-monobenzoylamidoquinoléine*. C'est une poudre cristalline, fort peu soluble dans l'eau, peu soluble dans l'alcool, soluble dans les acides dilués en donnant une solution jaune, fondant à 208°.

L'analgène est assez peu utilisé en thérapeutique, cependant il peut rendre des services dans le traitement du rhumatisme articulaire aigu et comme anti-névralgique. Chez l'homme, on a pu l'administrer à la dose journalière de 5 à 6 grammes, à condition de ne pas trop prolonger cette administration. Pour provoquer l'effet antithermique, il faut employer, d'emblée, une dose de 1 à 2 grammes. L'abaissement de température commence environ une demi-heure après l'ingestion, il peut être de 2° à 3°, se maintient pendant trois à quatre heures, puis, au bout de ce temps, la température remonte accompagnée de sueurs profuses et de frissons.

L'analgène est facilement absorbé et décomposé dans l'économie en acide benzoïque et en orthoéthoxylanaamidoquinoléine éliminée par l'urine, la colorant en rouge, et douée de propriétés antiseptiques.

Cette action antiseptique n'est pas à négliger, elle peut être utilisée dans les affections vésicales, elle joue un rôle important dans la cure du rhuma-tisme. Ce composé possède une action analgésique locale très nette.

L'analgène est fort peu toxique, et, chez les animaux, il faut, pour provo-quer des accidents mortels, leur administrer des doses de 3 à 4 gr. par kilo.

A doses fortes ou toxiques, l'analgène provoque, comme tous les autres anti-thermiques-analgésiques, une diminution considérable des phénomènes de nutrition intime, accompagnée d'abaissement de la tension sanguine et d'affai-blissement généralisé.

KAIRINE. — La kairine est le chlorhydrate de l'*α oxyhydrométhylquinoléine*. Elle se présente sous forme de prismes cristallins, solubles dans l'eau. La kairine, aujourd'hui totalement abandonnée, a été prescrite aux doses de 0^{gr}50 à 1^{gr}50 comme antipyrétique et, en raison de la fugacité de son action, on s'efforçait de la maintenir par l'administration ultérieure de doses de 0^{gr}30 à 0^{gr}50.

Cette substance est rapidement absorbée et facilement éliminée par l'urine qui prend une coloration vert-sombre, due à la présence de dérivés sulfo-conju-gués complexes de la quinoléine.

L'abaissement de la température sous l'influence d'une dose de kairine est très brusque, mais dure fort peu et la réascension suit de très près.

Cet abaissement de la température s'accompagne toujours de parésie motrice avec diminution plus ou moins intense de la sensibilité. On constate du ralen-tissement du pouls, mais sans affaiblissement de l'énergie cardiaque. L'abaisse-ment de la pression sanguine est uniquement sous la dépendance de la vaso-dilatation périphérique qui s'établit.

L'administration d'une dose supérieure à 1 gramme s'accompagne d'ordi-naire de cyanose et parfois même de collapsus. La kairine produit une dimi-nution considérable de la capacité respiratoire du globule sanguin, l'oxygène diminue et l'acide carbonique augmente notablement dans le sang; il y a même destruction de l'hémoglobine et formation de méthémoglobine dans l'intérieur du globule, sans altération de l'hématie.

La *thalline*, très voisine de la kairine est la *tétrahydroparaméthoxyquino-léine*; elle est beaucoup plus toxique que cette dernière, en raison du groupe-ment ($=C=C-AzH-$) qu'elle contient. On a surtout utilisé ses sels, et en par-ticulier, le sulfate, qui se présente sous forme d'une poudre microcristalline, possédant une odeur se rapprochant de celle de l'anisol et une saveur amère désagréable, à la fois piquante et salée, mais qui devient aromatique en solution diluée. La thalline prescrite à la dose de $0^{gr}50$ à 1 gramme provoque un abaissement rapide de la température, qui atteint 2 à 3 degrés, et dure cinq à sept heures.

A doses fortes, cet abaissement peut aller jusqu'à 7 ou 8 degrés. Des frissons signalent la période de réascension. Cet abaissement de la température est toujours accompagné d'un affaiblissement circulatoire et respiratoire plus considérable qu'avec la kairine. Avec elle, on constate une imprégnation de tous les tissus et une diminution notable dans les échanges. Les phénomènes d'engourdissement, de torpeur, de résolution musculaire, avec retard des réflexes sont très accentués, à la suite de son emploi, en raison de son action énergique sur la cellule nerveuse. Ils s'accompagnent souvent de cyanose, de collapsus, de dépression cardiaque avec méthémoglobinurie et lésions rénales, dues à l'action de cet agent sur le globule sanguin. Les sels de thalline, en effet, paralysent les globules rouges et transforment rapidement l'hémoglobine en méthémoglobine, avec liquéfaction du stroma globulaire. En raison de ces propriétés énergiquement antiseptiques et toxiques, on a été obligé de renoncer à son emploi.

ANTIPYRINE

L'antipyrine, dénommée dans le Codex *analgésine*, fut découverte par KNORR. C'est un dérivé du pyrrazol, le *diméthyloxyphénylpyrrazolone*, qui possède la formule suivante :

$$CH^3 - Az \overset{\displaystyle Az\,(C^6H^5)}{\underset{\displaystyle CH^3 - C = CH}{\diagup \diagdown}} C = O$$

Il existe deux isomères doués de propriétés assez actives, mais inusités.

Elle se présente sous forme d'une poudre cristalline blanche ou de paillettes d'aspect micacé, inodores, de saveur amère assez particulière, fondant à la température de 113°. Elle est très soluble dans l'eau (1 p. 0,6), dans l'alcool (1 p. 1,5), le chloroforme (1 p. 1), l'éther (1 p. 50), elle se dissout dans la benzine et les acides, mais est insoluble dans le sulfure de carbone et le pétrole léger.

Elle est susceptible de contracter, avec un grand nombre de substances, des combinaisons dont quelques-unes ont été utilisées en médecine : avec l'iode (iodopyrine), le phénol (phénopyrine), les naphtols, la résorcine, le pyrogallol, le chloral (monochloral antipyrine), le chlorure de fer (ferropyrine). [Voir : p. 251].

L'antipyrine est un alcaloïde et, comme tel, les réactifs généraux des alcaloïdes permettent de déceler sa présence. Avec le perchlorure de fer, elle donne une coloration violet-rouge intense. Avec l'acide azotique nitreux, elle donne une coloration verte très intense. Ces réactions sont applicables à sa recherche dans l'urine, après défécation par le sous-acétate de plomb.

Modes d'administration. Doses. — On a souvent administré l'antipyrine en cachets ; c'est un déplorable mode d'administration, en raison de son action irritante locale, assez énergique pour provoquer des nausées, des vomissements, de l'irritation des filets terminaux du sympathique gastrique.

Il faut l'administrer en solution dans un liquide alcalin ou dans une solution d'un acide organique; Brissemoret l'associe à la solution alcaline de la potion de Rivière.

Antipyrine . . . .   4 grammes.
Bicarbonate de potasse.   2   »
Sirop de sucre 15   »
Eau distillée 45   »

Cette formule constitue la potion nº 1. La potion nº 2 n'est pas modifiée.

Acide citrique . . . .   2 grammes.
Eau distillée. 50   »
Sirop de limons 15   »

On administre, successivement et immédiatement l'une après l'autre, une cuillerée à soupe de la potion nº 1, correspondant à 1 gramme d'antipyrine, puis une cuillerée de la potion nº 2.

Il se produit, dans l'estomac, du citrate de potasse avec dégagement d'acide carbonique. Ce dernier facilite la tolérance de la muqueuse gastrique pour l'antipyrine; le citrate de potasse est ultérieurement transformé en carbonate qui stimule les phénomènes de nutrition intime des tissus et exerce une action antidotique vis-à-vis des substances susceptibles de provoquer la formation de la méthémoglobine ou d'altérer les globules sanguins. L'antipyrine possède une action presque négligeable sur le sang, mais l'addition d'un alcalin ne peut que favoriser son action thérapeutique.

L'antipyrine doit être administrée, *pro dosi*, par fractions de $0^{gr}50$ à 1 gramme et, lorsqu'on a besoin d'en administrer une certaine quantité, il vaut mieux répéter cette dose de deux en deux heures. On n'a jamais avantage à administrer 4 à 5 grammes en une fois; au contraire, l'administration fractionnée permet de maintenir l'organisme sous l'influence du médicament et réduit au minimum les susceptibilités individuelles.

L'antipyrine est incompatible avec un grand nombre de médicaments, et il est toujours avantageux de la prescrire seule. En particulier, elle ne doit jamais être associée aux phénols et aux préparations salicylées, qui donnent par leur mélange des produits visqueux.

A un certain moment, on a beaucoup recommandé comme analgésique l'antipyrine en injections intra-musculaires pratiquées *loco dolenti* avec une solution renfermant $0^{gr}50$ d'antipyrine par centimètre cube. L'action analgésique est très nette, mais en raison de l'action dépressive exercée sur la vitalité cellulaire par l'antipyrine, on a pu voir se produire assez souvent, au point injecté, des noyaux d'induration et même des abcès aseptiques. Il vaut donc mieux y renoncer.

Pour l'usage externe, on utilise avec succès les propriétés antiseptiques et surtout hémostatiques de l'antipyrine. Ces propriétés hémostatiques sont dues à l'action vaso-constrictive locale exercée par ce médicament. On utilise des solutions de 10 à 40 p. 100, suivant l'intensité de l'hémorrhagie, dans les cas d'épistaxis et les métrorrhagies. Cette action hémostatique peut même s'exercer sur certaines muqueuses, à la suite de l'absorption de l'antipyrine par voie gastrique, en raison de son élimination par leur surface (hémorrhagies intestinales).

On a également utilisé comme hémostatique une combinaison moléculaire de perchlorure de fer et d'antipyrine, la *Ferropyrine*, qui réunit les propriétés hémostatiques des sels de fer et de l'antipyrine tout en atténuant les propriétés irritantes et caustiques du perchlorure.

Des solutions d'antipyrine à 2 ou 5 p. 100 ont été également utilisées comme analgésiques de la muqueuse vésicale dont elles diminuent l'irritabilité.

Absorption. Élimination. — Son absorption est extrêmement rapide, en raison de sa grande solubilité et de sa facile diffusion dans l'économie.

Elle s'élimine en majeure partie par l'urine ; on peut la retrouver dans cette sécrétion au bout d'une période variant de cinq à vingt-cinq minutes après l'ingestion. Cette élimination est à peu près complète au bout de trente-six à quarante heures. On a signalé également le passage de l'antipyrine dans la salive, la sueur, le lait.

Toxicité. — L'antipyrine est un corps relativement peu toxique. La dose mortelle pour le lapin est de $1^{gr}80$ à 2 grammes par kilogramme par voie gastrique, de $1^{gr}45$ à $1^{gr}50$ par voie sous-cutanée, de $0^{gr}64$ à $0^{gr}68$ par voie intra-veineuse ; elle est donc fortement variable suivant son mode d'introduction. Elle varie également suivant les diverses espèces d'animaux. Les accidents toxiques sont surtout importants lorsque l'antipyrine a le temps d'impressionner les divers tissus sur lesquels elle exerce plus particulièrement son action. Elle se localise d'une façon très marquée dans le foie, qui manifeste vis-à-vis d'elle, une action antitoxique analogue à celle que nous lui connaissons pour les alcaloïdes ; à doses toxiques, les cellules hépatiques subissent des modifications profondes dans leur constitution.

Chez l'homme, la dose toxique est également assez variable : on a pu administrer, par doses fractionnées, jusqu'à 12 et 15 grammes d'antipyrine par vingt-quatre heures, sans inconvénients marqués ; mais, d'autre part, on a vu des accidents graves survenir à la suite de l'emploi de 4 grammes répartis en quelques heures. Il existe, vis-à-vis de ce médicament, des susceptibilités individuelles tout à fait remarquables, dont il faut toujours tenir grand compte.

Action locale. — L'antipyrine n'exerce aucune action sur le tégument cutané, mais provoque une irritation locale lorsqu'elle est mise en contact avec les muqueuses, à l'état de nature ou en solution concentrée. La muqueuse digestive jouit, vis-à-vis de cette substance, d'une intolérance relative, exaltée par l'action que ce corps exerce sur les diastases et ferments digestifs.

Introduite par voie hypodermique, elle provoque facilement la formation d'abcès et de gangrène en raison de la vaso-constriction et de la diminution de l'activité vitale des cellules en contact avec elle. En effet, elle produit une vaso-constriction locale, non seulement par action sur les éléments contractiles des vaisseaux, mais encore sur tous les tissus susceptibles d'éprouver une rétraction plus ou moins considérable.

L'action antiseptique de l'antipyrine est faible, c'est seulement à la dose de 10 grammes par litre qu'elle est susceptible d'entraver le développement de certaines bactéries; par contre, elle exerce une action très intense sur les phénomènes de germination et de putréfaction. Elle exerce, en outre, une action retardante sur les diastases et sur quelques toxines.

Action sur le système nerveux. — L'antipyrine est, en toutes circonstances, un modificateur puissant du système nerveux. Les faibles doses exercent sur lui une action particulière, caractérisée par une diminution de l'excitabilité réflexe accompagnée d'une diminution de la sensibilité à la douleur; elles provoquent, au contraire, une exagération des sensibilités spéciales comme la sensibilité au tact, au bruit, à la lumière. De fortes doses déterminent de l'hyperexcitabilité réflexe, avec production de phénomènes convulsifs, strychniformes, auxquels font suite une phase paralytique pendant laquelle l'excitabilité réflexe d'abord exagérée est plus ou moins complètement abolie.

Cette première période de dépression nerveuse est précédée d'une période d'excitation passagère qui se traduit, chez l'homme, par de la suractivité cérébrale, un certain état d'euphorie, une sensation de défatigue, parfois par un état d'excitation particulier, accompagné de rêvasseries et même d'ébriété, que l'on a caractérisé par l'appellation d'ivresse antipyrinique.

Sous l'influence de l'antipyrine, le système nerveux tout entier est touché : la moelle, même avec de faibles doses, subit une notable atténuation de ses propriétés réflecto-motrices, pour ne plus conserver que son pouvoir de conduction. La preuve de ce fait est facilement fournie par l'étude de la contraction névro-réflexe qui tend à s'identifier à celle de la contraction névro-directe dont elle est différente à l'état normal.

L'antipyrine exerce cependant toujours une action prépondérante sur les cellules cérébro-bulbaires; et l'action analgésiante s'exerce, de préférence, sur les nerfs bulbo-protubérantiels, en même temps que se montre son action dépressive sur les centres cérébro-rachidiens, les centres vaso-moteurs, les centres de thermogenèse. Enfin, il ne faut pas oublier que l'antipyrine exerce une action analgésique locale qui est quelquefois susceptible d'être utilisée en thérapeutique.

Action sur le cœur et la circulation. — Chez les animaux à sang froid, à la suite d'une période d'accélération cardiaque de courte durée et d'intensité variable, suivant la dose et la susceptibilité de l'animal, on voit toujours se produire, sous l'influence de l'antipyrine, une diminution de l'activité cardiaque et du ralentissement des contractions. A doses fortes, ce ralentissement augmente peu à peu et aboutit à l'arrêt en systole ; le cœur est exsangue, pâle et contracturé. Pendant cette période de ralentissement, la diastole devient de plus en plus allongée, la systole diminue d'amplitude au fur et à mesure que s'établit le ralentissement. Chez les mammifères, il faut employer de très fortes doses pour arriver à ce résultat ; mais, par contre, avec des doses médicamenteuses, on voit se produire un certain nombre de modifications vasculaires.

Au début, par excitation vaso-motrice, on constate de la vaso-dilatation périphérique, avec vaso-constriction des vaisseaux profonds innervés par les splanchniques amenant, en définitive, une augmentation plus ou moins accusée de la tension sanguine. Ce phénomène a été nettement mis en évidence par GLEY et CARAVIAS. Cette augmentation de la tension sanguine est peu durable et bientôt suivie d'une baisse de pression ; puis, peu à peu, la pression revient à la normale.

La vaso-dilatation périphérique tend à s'accentuer avec des doses plus considérables ; mais on constate, en même temps, une augmentation de la vaso-constriction centrale, avec ralentissement des battements cardiaques et diminution de leur énergie. En définitive, la pression générale varie peu.

A doses toxiques, on voit se produire de la paralysie des vaso-moteurs, d'où baisse de la pression ; en même temps, l'énergie cardiaque diminue fortement et, finalement, la paralysie du cœur se produit.

Ces divers phénomènes sont dus à une action directe exercée par l'antipyrine sur les centres vaso-moteurs inégalement répartis sur la hauteur de l'axe cérébro-spinal et à une action sédative modératrice bulbaire.

L'antipyrine possède une action très faible sur le sang, et, contrairement aux autres antithermiques, elle ne provoque pas la formation de méthémoglobine et elle ne modifie que très faiblement les propriétés oxydantes du sang.

Action sur la nutrition. — Si les propriétés oxydantes du sang ne sont pas influencées par l'antipyrine, il n'en est pas moins vrai que les échanges nutritifs sont profondément modifiés par cette substance, et qu'elle peut, jusqu'à un certain point, être considérée comme un poison du protoplasma vivant. L'antipyrine ralentit notablement la désintégration organique et l'on constate, à la suite de son emploi, une diminution très sensible de l'élimination des matériaux de désassimilation et un abaissement du taux des oxydations.

Aussi bien chez l'homme que chez les animaux, l'antipyrine provoque une diminution sensible de la quantité d'urine éliminée et, dans cette urine, une diminution de la quantité des matériaux solides éliminés : urée, azote total, chlorures, acide phosphorique, acide sulfurique.

Le rapport de l'azote de l'urée à l'azote total est également notablement diminué ; l'acide urique, le soufre et le phosphore à l'état de produits incomplètement oxydés, augmentent dans une forte proportion ; il y a donc, à la fois, abaissement des oxydations et augmentation dans la production des composés incomplètement oxydés.

Comme l'ont démontré les recherches d'ALBERT ROBIN, l'antipyrine diminue la désintégration des albuminoïdes et modifie cette désintégration qui ne s'effectue plus en totalité, les produits éliminés étant incomplètement métamorphosés et s'éliminant à cet état.

Les métamorphoses et les oxydations qui s'opèrent aux dépens des cellules du système nerveux sont également fortement ralenties, comme le prouvent l'augmentation du phosphore incomplètement oxydé, le rapport de l'acide phosphorique total à l'azote de l'urée et l'augmentation de la potasse éliminés. Ces faits concordent avec l'action de l'antipyrine sur le système nerveux et, en particulier, avec celle qu'elle exerce sur les centres trophiques, en même temps que sur les centres sensitifs et thermiques ; le système nerveux réagit secondairement sur la désintégration et les oxydations générales.

LÉPINE a également attiré l'attention sur l'inhibition de la consommation du sucre dans les capillaires et sur la transformation du glycogène au sein de l'organisme, sous l'influence de ce médicament.

Cet ensemble de phénomènes est en concordance absolue avec les manifestations de l'action exercée sur l'organisme par tous les dépresseurs de l'activité nerveuse. Même à la suite de l'emploi de doses faibles, on constate toujours une diminution de l'oxygène contenu dans le sang et de l'absorption de cet oxygène par les tissus.

Le taux de l'hémoglobine diminue également, surtout dans l'expérimentation physiologique, et il doit s'en suivre nécessairement une diminution corrélative des phénomènes de nutrition intime. D'autre part, on sait que l'anoxhémie élève le chiffre de l'urée éliminé par l'urine, et cela par suite de la désintégration plus facile de substances azotées capables de subir des métamorphoses régressives ; mais ces substances ne trouvant plus, dans l'intimité des tissus, la quantité normale d'oxygène qu'elles doivent y rencontrer, subissent une décomposition qui ne va cependant pas jusqu'à une transformation en ces produits ultimes de la métamorphose des albuminoïdes.

Si certains expérimentateurs ont trouvé une augmentation des échanges nutritifs, une élimination plus considérable d'urée chez les animaux en expérience, c'est qu'ils ont utilisé de fortes doses d'antipyrine, c'est-à-dire des doses excitantes ou tétanisantes.

Action sur la température. — Les observations physiologiques, les faits expérimentaux chez les animaux, les observations cliniques chez l'homme montrent nettement que l'antipyrine est une substance antipyrétique et même antithermique.

Son action sur la température de l'homme et des animaux sains est une action extrêmement faible, voire complètement nulle, à la condition que la dose ne soit pas d'emblée une dose toxique. L'antipyrine exerce simplement une influence régulatrice lorsque la température s'élève au-dessus de son état normal, et c'est bien plutôt un antipyrétique qu'un antithermique. Chez les animaux, l'abaissement de température ne se produit qu'au moment où l'on observe l'analgésie, après une période de légère élévation thermique au début.

Chez l'homme et chez les animaux fébricitants, au contraire, on peut observer, sous l'influence de l'antipyrine, des abaissements de température considérables, et cet abaissement de la température est d'autant plus net et d'autant plus accentué que la différence entre la température de l'individu ou de l'animal et sa température normale est, elle-même, plus considérable. Mais, comme avec les autres substances du même groupe provoquant un abaissement rapide de la température, on voit, au bout d'un temps plus ou moins long, une réascension succéder à cet abaissement thermique ; la température dépasse le niveau auquel elle était arrivée précédemment et l'on voit en même temps se produire des frissons plus ou moins intenses, des sueurs plus ou moins abondantes, qui sont parfois assez importants pour faire renoncer complètement au bénéfice de l'antipyrine. Chez les enfants, en raison de l'impressionnabilité particulière de leur système nerveux, on obtient cependant avec ce médicament des résultats satisfaisants et durables.

De nombreux travaux ont été exécutés pour savoir si l'antipyrine exerçait cette action par suite d'une déperdition exagérée de calorique ou si, au contraire, elle était la conséquence de l'amoindrissement de la thermogenèse. Les résultats ont été contradictoires, comme toujours. Il y a, en effet, à la fois, déperdition exagérée de chaleur par vaso-dilatation périphérique et ralentissement des processus d'oxydation. WERNER ROSEN-

THAL a constaté que l'abaissement de la température, chez des animaux hyperthermiques, était intimement lié aux phènomènes de vaso-dilatation périphérique, mais que ces phénomènes n'étaient pas assez importants pour expliquer totalement l'abaissement de température constaté.

Il faut donc faire intervenir pour l'interpréter, non seulement la diminution des processus d'oxydation, mais aussi l'action exercée par l'antipyrine sur les centres nerveux thermiques, trophiques et sensitifs. En effet, avec les antithermiques-analgésiques, l'action sédative exercée sur l'un de ces centres s'exerce également, et au même titre, sur les autres, car ils sont pour ainsi dire confondus; et c'est ainsi que l'action essentielle de l'antipyrine ne consiste pas plus dans ses propriétés hypothermisantes que dans l'ensemble de ses effets sur le système nerveux tout entier et dont les plus apparents sont les phénomènes d'analgésie qui se produisent simultanément.

Les expériences de SAWADOWSKY et de GÉRARD (de Genève), ont montré que l'antipyrine empêchait, dans une certaine mesure, l'augmentation de la température provoquée par la lésion des corps striés et qu'elle provoquait, en même temps, l'inhibition des centres trophiques. GOTTLIEB a, en outre, montré que cette substance exerçait son action antipyrétique, pour la majeure partie, par l'intermédiaire des centres supérieurs et que c'était surtout la production anormale de chaleur qui était entravée.

Cette action de l'antipyrine sur les centres cérébraux explique très bien, en même temps, l'influence passagère, la fugacité même de l'action qu'elle exerce sur les phénomènes d'hypothermie.

Action sur les sécrétions. — L'antipyrine diminue les oxydations intimes de l'organisme, mais elle ralentit également toutes les sécrétions et elle entrave incontestablement la dépuration organique par les voies normales. L'antipyrine, comme l'a dit HUCHARD, ferme ou barre le rein, en raison de son action vaso-constrictive; et, en même temps qu'elle diminue la quantité de l'urine excrétée, elle provoque des difficultés de la miction. Il s'établit cependant une certaine compensation par la sécrétion sudorale que l'on observe parfois avec abondance, souvent accompagnée d'un rash scarlatiniforme, et dont la production est toujours favorisée par la vaso-dilatation périphérique.

L'antipyrine entrave très fortement la galactopoèse et diminue la sécrétion lactée par une sorte d'inhibition de la sécrétion, mais non pas grâce à une atrophie de la glande.

Accidents d'intolérance. — Les accidents déterminés par l'antipyrine sont extrêmement nombreux et leur fréquence a notablement augmenté depuis que l'attention a été attirée sur eux.

Ce sont les éruptions qui constituent la modalité la plus fréquente des manifestations d'intolérance. Ces éruptions peuvent être érythémateuses ou bulleuses et on a signalé souvent de l'œdème de la peau, des muqueuses, des parties génitales, de la glotte. Elles sont, le plus souvent, sous la dépendance de l'excitation des filets vasculaires du sympathique et de l'action vaso-dilatatrice. C'est cette action vaso-dilatatrice qu'il faut faire intervenir, pour une large part, dans la production des eschares qui se montrent à la suite de l'emploi de l'antipyrine chez des malades qui sont restés longtemps couchés. Ces éruptions sont le plus souvent bénignes, mais elles peuvent parfois aussi devenir graves, soit par leur caractère et leur persistance, soit, surtout, par leurs suites. On a, par exemple, constaté du pemphigus tenace, des stomatites ulcéro-membraneuses. Ces éruptions ont pour siège de prédilection : les orifices naturels, les doigts, les orteils et la face palmaire des mains. Souvent, dans les formes récidivantes, on voit se produire ultérieurement des taches pigmentaires persistantes.

On a également constaté, à la suite de l'administration de doses faibles mais prolongées d'antipyrine, une albuminurie plus ou moins intense dont le mécanisme peut s'interpréter par la vaso-constriction profonde et l'irritation de l'épithélium rénal provoqués par l'antipyrine.

Assez souvent, les individus susceptibles vis-à-vis de l'antipyrine le deviennent de plus en plus, et les accidents qu'ils éprouvent augmentent graduellement d'importance.

Dans certaines circonstances, on a pu voir se produire des accidents graves à la suite de l'administration de l'antipyrine ; et FALK a décrit un *antipyrinisme* caractérisé surtout par des accidents gastro-intestinaux, nerveux et circulatoires. Du côté du tube digestif, ils consistent en vomissements plus ou moins violents avec douleurs gastriques et anorexie, et accompagnés soit de constipation, soit de diarrhée. Les accidents nerveux consistent surtout en sueurs profuses, abondantes, tenaces, accompagnées de frissons. On a également noté un abaissement de température considérable, brusque et prolongé, avec collapsus et état comateux. Ce phénomène est précédé, d'ordinaire, d'un malaise généralisé avec vertiges, étourdissements, dyspnée, tendance à la syncope. Les troubles cardiaques et vasculaires sont surtout caractérisés par une cyanose plus ou moins accentuée.

Ces accidents sont surtout fréquents chez les fébricitants auxquels on administre d'assez fortes doses d'antipyrine ; et il faut prendre garde, dans ces cas, à l'action fâcheuse exercée par cette substance sur le myocarde.

DÉRIVÉS DE L'ANTIPYRINE

Parmi les dérivés de l'antipyrine encore usités, il faut citer :

L'AMYGDALATE D'ANTIPYRINE (*Phenylglycolate d'antipyrine. Tussol*). — Cette substance exerce une action spéciale sur la toux et a été fortement recommandée contre la coqueluche. Elle s'administre chez les enfants à la dose de une à deux cuillerées à café de la solution suivante :

$$\left\{ \begin{array}{l} \text{Tussol} \dots \dots \dots \dots \dots \dots \quad 2^{gr}50 \\ \text{Sirop d'écorces d'oranges} \dots \dots \dots \quad 20 \text{ grammes.} \\ \text{Eau distillée} \dots \dots \dots \dots \dots \quad 80 \quad \text{»} \end{array} \right.$$

L'Acétosalicylate d'antipyrine (*Acétopyrine. Pyrosal*) résulte de la combinaison de l'acide acétosalicylique et de l'antipyrine. Il a été très vanté comme possédant une activité particulière dans les cas de rhumatisme aigu. Il possède l'inconvénient de provoquer des sueurs profuses encore plus abondantes que celles produites par l'antipyrine. On l'a également recommandé comme anodyn dans les cas de céphalalgie, de migraine, de sciatique, de polynévrites.

La Tolypyrine est une *tolyldiméthylpyrrazolone*, c'est-à-dire une antipyrine dont le radical phényle a été remplacé par le radical tolyle.

Cette substance, administrée à la dose de 4 grammes, provoquerait un abaissement de température analogue à celui obtenu avec 5 ou 6 grammes d'antipyrine, sans provoquer de réascension thermique ultérieure avec frissons et sueurs.

Elle pourrait s'employer sans inconvénients à doses plus considérables que l'antipyrine et, même à doses fortes, elle ne provoquerait ni faiblesse cardiaque ni collapsus. Elle serait également plus analgésique que l'antipyrine.

Malgré ces qualités, elle est peu usitée, en raison de la difficulté de sa préparation.

Le tolysal est le *salicylate de tolypyrine*, qui, employé à la dose de 50 centigrammes à 1^{gr}50, agirait d'une façon remarquable dans le rhumatisme musculaire et le rhumatisme articulaire subaigus ainsi que chez les tabétiques. Il aurait les avantages de la tolypyrine et de l'acide salicylique, sans en avoir les inconvénients ; il a donné de bien meilleurs résultats que la salipyrine au point de vue analgésique.

Le Salicylate d'antipyrine (*Salipyrine, salazolone, salapyrazoline*) est une poudre cristalline, inodore, de saveur âpre et douceâtre à la fois, très peu soluble dans l'eau froide, soluble dans l'alcool, l'éther, la benzine, le chloroforme, fondant à 91°. Elle contient 42,30 °/₀ d'acide salicylique et 57,70 °/₀ d'antipyrine.

On l'administre en cachets de 0^{gr}50 à 1 gramme espacés de deux heures en deux heures, aux doses de 4 à 5 grammes par jour. Elle s'accumule dans l'économie et il ne faut pas trop prolonger son administration. Elle se dissocie lentement en ses constituants dans l'organisme. Son action analgésique est peu intense et elle a été surtout proposée à titre de substance vaso-constrictive dans la métrorrhagie de la ménopause et l'aménorrhée.

L'Anilipyrine résulte de la fusion d'une molécule d'acétanilide et de deux molécules d'antipyrine. Comme avantage, cette substance préconisée par Gilbert et Yvon, présenterait une grande solubilité et une efficacité antipyrétique supérieure à celle ne l'antipyrine, mais inférieure à celle de l'acétanilide. Sa supériorité sur cette dernière, consiste surtout en une toxicité moindre et dans l'absence des accidents consécutifs à son emploi.

La Quinopyrine, préconisée par Laveran, est fournie par l'union de trois parties de chlorhydrate basique de quinine avec deux parties d'antipyrine. Ce mélange est soluble dans deux parties d'eau et permet, par conséquent, l'emploi d'injections hypodermiques à concentration plus élevée que celle que l'on peut obtenir avec les sels de quinine purs. De plus, le dédoublement, qui s'opère rapidement dans l'estomac, s'effectue lentement dans les tissus et permet de maintenir plus longtemps l'organisme sous l'influence du médicament.

La FERROPYRINE est une combinaison moléculaire de perchlorure de fer et d'antipyrine, douée de propriétés hémostatiques remarquables. C'est une poudre rouge foncé, cristalline, facilement soluble dans l'eau (1 p. 5). Elle est indécomposable à l'air sec, facilement décomposée en solution et renferme : fer 12 p. 100, chlore 24 p. 100, antipyrine 64 p. 100. Ses solutions sont astringentes, mais non irritantes et non caustiques. C'est, à la fois, un hémostatique et un analgésique ; on a même voulu l'employer comme ferrugineux, mais les résultats obtenus ont été peu satisfaisants.

PYRAMIDON. — Le pyramidon est certainement le dérivé le plus important de l'antipyrine. C'est son dérivé diméthylamidé ou *diméthylamidophényldiméthylpyrrazolone*. Il possède la formule de constitution suivante :

$$CH^3 - Az \overbrace{}^{Az\,(C^6H^5)} CO$$
$$CH^3 - C = C - Az {\overset{CH^3}{\underset{CH^3}{<}}}$$

qui rend bien compte des modifications de propriétés subies par l'antipyrine ; l'introduction des deux groupements méthyle augmente les propriétés analgésiques, la substitution du groupe amide exagère les propriétés antipyrétiques.

Il se présente sous forme d'une poudre cristalline, jaunâtre, à peu près insipide, de saveur faiblement amère, assez facilement soluble dans l'eau (1 p. 10).

La constitution chimique de l'antipyrine a été assez fortement modifiée et le pyramidon se différencie notablement de ce dernier corps par ses propriétés chimiques. C'est d'abord un réducteur énergique qui réduit le permanganate de potasse et la solution de nitrate d'argent. Le réactif de Bouchardat donne avec lui un précipité comme avec l'antipyrine ; mais, de plus, la liqueur surnageante se colore en violet plus ou moins intense. Le perchlorure de fer donne une coloration bleu-violet intense. L'acide nitrique nitreux fournit une coloration bleu-violacé, rappelant l'améthyste.

Action physiologique. — En raison surtout de ses propriétés réductrices, le pyramidon introduit dans l'organisme est plus ou moins détruit et il est très difficile à déceler dans l'urine et les différentes humeurs de l'organisme.

On peut à peine en retrouver 1 centième dans l'urine, après son introduction par voie gastrique ; il colore l'urine en rouge par suite de sa transformation en un pigment acide, précipitable par le sous-acétate de plomb, et qui ne paraît pas résulter d'une métamorphose de la matière colorante du sang.

Il a pu être retrouvé dans l'extrait alcoolique de sang, de foie, de rein, de l'intestin grêle et des muscles, mais seulement chez les animaux intoxiqués par des doses considérables de cette substance médicamenteuse.

L'action toxique exercée par le pyramidon ne s'observe qu'à des doses relativement considérables, elle est assez différente de celle de l'antipyrine.

Chez le cobaye, par exemple, avec des doses faibles, $0^{gr}10$ à $0^{gr}15$ par kilogramme d'animal, on n'observe guère que de légères oscillations de la température ; avec des doses moyennes, de $0^{gr}15$ à $0^{gr}20$ par kilogramme, on observe une surexcitation passagère, bientôt suivie d'une période d'abattement coïncidant avec l'abaissement de la température. Avec des doses élevées, $0^{gr}25$ à $0^{gr}30$ par kilogramme, on observe d'abord une phase d'hyperexcitabilité très notable, suivie de convulsions, avec un abaissement énorme de la température.

La phase d'hyperexcitabilité est tout à fait particulière et se caractérise par une exaltation intense, accompagnée de mouvements rapides et absolument incoordonnés, puis l'animal tombe, comme projeté sur le flanc, en proie à des convulsions toniques et cloniques, avec mouvements ambulatoires, opistho-tonos et trémulation fibrillaire. Il y a augmentation de l'hyperexcitabilité réflexe. A doses mortelles, ces crises sont subintrantes, puis la paralysie s'éta-blit et l'animal meurt brusquement ; le cœur s'arrête en systole.

Les lésions observées sont celles de l'asphyxie et elles montrent que l'animal a succombé à une syncope cardio-pulmonaire, due à une excitation intense du système nerveux bulbaire. La moelle est intacte. L'intestin est congestionné.

Le pyramidon exerce sur le système nerveux une action tout à fait analogue à celle de l'antipyrine, seulement l'abaissement de la température est plus con-sidérable, et l'on ne voit pas se produire avec lui les variations de pression et la vaso-dilatation périphérique de l'antipyrine. De plus, il est environ trois fois plus actif que l'antipyrine ; en même temps, son action est plus douce, plus lente, plus régulière ; on n'observe pas de réascension thermique brusque et accom-pagnée de sueurs profuses et de frissons. Enfin son action analgésique est plus intense.

La grande différence qui existe entre l'antipyrine et le pyramidon consiste dans l'action que ce dernier exerce, à doses thérapeutiques, sur la nutrition. Loin de provoquer comme l'antipyrine un ralentissement notable des échanges organiques, le pyramidon suractive au contraire la nutrition : il y a, dans ce cas, une dissociation de l'action sur le système nerveux central, action sédative sur les centres thermiques et les centres sensitifs, action excitante sur les centres trophiques. ALBERT ROBIN a montré qu'à la suite de son emploi, il y avait, à la fois, augmentation des combustions organiques et amélioration des oxydations, le rapport de l'urée à l'azote total étant augmenté dans ces conditions. Aussi, l'emploi de ce médicament est-il contre-indiqué chez les tuberculeux et les diabétiques. Il n'exerce aucune action cardio-vasculaire et provoque plutôt une augmentation de la diurèse.

Mode d'administration. Doses. — La dose active de pyramidon est de 30 centigrammes et on n'est presque jamais obligé de dépasser 75 centigram-mes à 1 gramme, pour une période de vingt-quatre heures.

Le mode d'administration le plus simple consiste dans l'emploi de la solution suivante :

> Pyramidon. . . . . 1 gramme.
> Sirop d'écorces d'oranges. 25   »
> Eau distillée 75   »
> Qui se prescrit par cuillerées à soupe dans une période de vingt-quatre heures.

On l'a également associé au bromhydrate de quinine ; dans ce cas, on prescrit des cachets :

> Bromhydrate neutre de quinine. . . . 10 centigrammes.
> Pyramidon 5   »
> Pour 1 cachet. (5 à 10 par jour).

Dans ces conditions, le pyramidon est un remarquable analgésique, et il est fort souvent utilisé dans le cas de névrites toxiques, dans la péritonite tuberculeuse, la céphalalgie des anémiques, les douleurs fulgurantes des tabétiques. Dans la migraine, il donne de très bons résultats lorsqu'il est administré au début de l'accès, mais son action est presque nulle lorsque l'accès s'est installé. L'action antipyrétique qu'il produit est absolument constante, à la condition que ce médicament soit absorbé par des individus en état d'hyperthermie. Cet abaissement s'obtient d'une façon lente et progressive, on observe une sédation du pouls et cette action se prolonge beaucoup plus que celle déterminée par l'antipyrine dans les mêmes circonstances.

Employé à des doses de moins de 1 gramme, par doses réfractées en vingt-quatre heures, le pyramidon n'exerce aucune action sur le cœur et la circulation, et on peut l'administrer pendant plusieurs jours consécutifs. Chez les néphritiques il n'est pas contre-indiqué et n'augmente pas l'albuminurie. Par contre, chez les tuberculeux, il provoque rapidement l'apparition de sueurs profuses et, malgré l'emploi du camphorate acide de pyramidon, qui' atténue cet inconvénient, il vaut mieux renoncer à son emploi chez ces individus, en raison de l'action excitante qu'il exerce sur les combustions organiques.

Le seul inconvénient de ce médicament consiste dans l'action irritante qu'il exerce, chez certains malades, sur le système digestif et qui nécessite la suspension ou même la suppression complète de son emploi.

HYDRAZINES

Les antithermiques-analgésiques du troisième groupe sont constitués par les hydrazines. Ce sont des corps surtout très toxiques et dont l'emploi thérapeutique est inutile et même dangereux. Ces hydrazines dérivent de la substitution dans le composé diamidé AzH^2 — AzH^2 d'un ou plusieurs noyaux aromatiques ou gras : acides, alcooliques, phénoliques, etc., aux atomes d'hydrogène.

Les hydrazines déterminent toutes, lorsqu'on les administre, même à doses très faibles, à un mammifère, des accès convulsifs épileptoïdes avec dilatation pupillaire et vomissements; on observe toujours une violente excitation cérébro-bulbaire, qui se traduit par des vomissements intenses suivant presque immédiatement les injections sous-cutanées.

La *phénylhydrazine* a été un instant proposée comme antithermique-analgésique. On a constaté que la méthylhydrazine était fortement convulsivante et on avait espéré atténuer ces propriétés par la substitution de radicaux phénoliques dans cette molécule. On obtient effectivement une diminution du pouvoir convulsivant, mais il est encore de beaucoup supérieur à celui de l'antipyrine; de plus, la phénylhydrazine possède des propriétés paralysantes accentuées, qui se traduisent par de l'asphyxie et l'abolition des réflexes, lorsque la dose employée est suffisante. De plus, toutes les hydrazines, quelles qu'elles soient, provoquent de la diffluence des hématies et la transformation de l'hémoglobine en méthémoglobine et en produits dérivés. En d'autres termes, ce sont des poisons hématiques extrêmement énergiques et elles doivent être, en raison de ce fait, rejetées de la thérapeutique.

L'*acétylphénylhydrazine* ou *pyrodine* est un composé du même groupe, dans lequel on espérait que l'introduction des groupements phényle et acétyle atténuerait les propriétés fâcheuses des hydrazines plus simples. Les résultats sont effectivement meilleurs que ceux obtenus avec la phénylhydrazine, mais on observe avec des doses un peu fortes : de l'ictère, de l'abaissement de la température, des sueurs profuses, l'accélération puis le ralentissement et la disparition du pouls, enfin l'animal tombe dans le collapsus et meurt par arrêt respiratoire.

Avec des doses faibles, l'abaissement de température obtenu n'est pas en rapport avec les inconvénients que ce médicament peut amener. Ce corps exerce surtout, lorsque les doses sont faibles et répétées, une action particulièrement nocive sur les hématies, se traduisant par une diminution rapide de leur nombre et de leur teneur en hémoglobine, avec anémie progressive et ictère consécutif.

On a également voulu utiliser le *salicyl α phénylméthylhydrazone* ou *agathine*, mais il possède les mêmes inconvénients que le précédent et est complètement délaissé.

Tous ces produits agissent comme des réducteurs extrêmement intenses; et, s'ils pouvaient être utilisés en thérapeutique, ce devrait être comme succédanés de l'acide chrysophanique, et du pyrogallol, dans le traitement de certaines dermatoses et en particulier du psoriasis.

ANILIDES

Les anilides forment le quatrième groupe des antithermiques-analgésiques. Les premiers termes de cette série ne sont pas utilisés en thérapeutique; mais, en raison de leur importance industrielle et de la diffusion de leur emploi, ils ont souvent l'occasion d'intéresser l'hygiéniste ou le médecin légiste.

L'*aniline* est le point de départ de la presque totalité des matières colorantes organiques usitées à l'heure actuelle. Elle se prépare industriellement par réduction de la nitro-benzine ou essence de Mirbane. C'est une ammoniaque composée, une phénylamine, qui constitue un liquide huileux, incolore, d'odeur particulière, assez volatil, se colorant rapidement en jaune au contact de l'air.

Elle est surtout toxique lorsqu'on inhale ses vapeurs; les sels sont beaucoup moins toxiques que la base elle-même. Cette toxicité des dérivés de l'aniline est très variable; elle varie, en effet, avec la place, la situation relative ou se fait la substitution, la nature des radicaux substitués, la fonction nouvelle de la molécule substituée. Les vapeurs d'aniline sont moins toxiques que celles de nitro-benzine, mais elles n'en exercent pas moins une action nocive caractérisée par un abaissement de la vitalité de l'organisme qui favorise l'invasion et l'évolution des maladies microbiennes.

Les accidents observés sous l'influence de cette base sont surtout de trois ordres : 1° les dermatoses, 2° les troubles digestifs, 3° les troubles du système nerveux.

Les dermatoses consistent en éruptions cutanées telles que : herpès, prurigo, pemphigus, ecthyma et, surtout, eczéma. C'est le contact de l'aniline qui joue le plus grand rôle dans la production de ces accidents, cette substance jouissant de propriétés basiques très accentuées.

Les troubles digestifs sont assez variés. Ils consistent en troubles dyspeptiques assez intenses avec éructations nidoreuses fréquentes, inappétence, quelquefois même nausées, vomissements, constipation.

Les troubles du système nerveux consistent principalement en parésie et même paralysie des membres inférieurs. Les muscles volontaires sont affectés de préférence ; même dans les cas de paraplégie accentuée, la contractilité électrique est conservée. La sensibilité est fortement impressionnée par les vapeurs d'aniline ; on voit se produire soit de l'anesthésie, soit de l'hyperesthésie, soit enfin, le plus souvent, de la paresthésie.

Ces manifestations sont évidemment justiciables de l'abaissement de vitalité de l'organisme, avec action élective plus marquée sur les centres trophiques.

On constate également des troubles circulatoires et une destruction des hématies, avec modifications de la matière colorante du sang, amenant rapidement de l'ictère et de l'hémoglobinurie. Les muqueuses et la peau prennent une coloration particulière qui peut varier du rouge plus ou moins foncé au noir ; cette sorte de cyanose, plus ou moins accentuée, est le témoin des oxydations subies dans l'organisme par l'aniline.

L'intoxication chronique par les vapeurs d'aniline a été fort bien étudiée par CHARVET. Au début, les individus présentent une céphalalgie sus-orbitaire très particulière, des vertiges, des nausées, des défaillances, parfois même des nausées et des vomissements. Un peu plus tard, on voit survenir un état de torpeur plus ou moins marquée, de la congestion céphalique, de la titubation, quelquefois même le malade tombe sans connaissance, en proie à des mouvements épileptoïdes. A cette période de l'intoxication, les mouvements respiratoires sont irréguliers et convulsifs, la peau est froide, presque insensible, la température est fortement abaissée, le visage blême, toutes les muqueuses, la langue et les lèvres, ainsi que les extrémités, sont plus ou moins complètement décolorées, les pupilles sont dilatées, les battements cardiaques deviennent fréquents et assez violents, puis, au bout d'un certain temps, faibles, lents et irréguliers. Cette crise dure, en général, au moins une heure, souvent plusieurs, puis l'individu tombe dans un état d'accablement, de stupeur, de fatigue intense, accompagné de violentes douleurs de tête et il reste plongé dans un état de somnolence, voire de sommeil complet, qui peut se prolonger de douze à vingt heures.

On a essayé d'utiliser cette aniline comme substance antiseptique et antipyrétique, mais, en présence des phénomènes toxiques, on a dû renoncer à son emploi.

Cette action toxique se retrouve dans un certain nombre d'anilides qui se décomposent dans l'organisme et sont, de ce fait, d'un emploi restreint.

Les accidents dus à l'absorption des vapeurs de nitro-benzine qui sert à la fabrication de l'aniline sont assez différents de ceux qui viennent d'être passés en revue : ces vapeurs sont beaucoup plus toxiques. Elles exercent une action irritante locale et possèdent une action coagulante sur les albuminoïdes.

Comme les hydrazines, elles provoquent la diffluence des hématies et amènent l'hémoglobine d'abord à l'état de méthémoglobine, puis d'hématoporphyrine et d'hématine.

Leur action sur le système nerveux est particulièrement intense ; à doses fortes, elles provoquent de violentes convulsions cloniques et même toniques, persistant sans interruption jusqu'à la mort ; à doses moins considérables, on voit prédominer des phénomènes de narcotisme. On constate également, d'une façon constante, chez tous les individus qui manipulent la nitro-benzine, une diminution de la sensibilité, surtout de la sensibilité phériphérique et, en particulier, cutanée, qui peut, suivant les doses, affecter une marche progressive, gagner peu à peu le système nerveux central et provoquer une hypno-anesthésie quelquefois mortelle.

L'ortho et la paratoluidine, homologues supérieurs des anilines, sont également fort souvent employées dans l'industrie des matières colorantes; elles possèdent des propriétés toxiques analogues à celles de l'aniline, se traduisant surtout par une action dépressive intense sur le système nerveux central, accompagnée de convulsions cloniques et toniques alternant avec du coma, par de la cyanose et une dépression cardiaque considérable. L'action toxique sur les hématies est moins intense qu'avec l'aniline.

Les couleurs d'aniline employées comme matières colorantes présentent, d'ordinaire, une complexité extrême au point de vue de leur constitution chimique; toutes celles dans lesquelles on a introduit une molécule nitrée possèdent des propriétés toxiques plus énergiques que les autres, mais il faut toujours arriver à des doses relativement élevées pour déterminer des accidents plus ou moins graves d'intoxication.

La constitution de la *fuchsine* est relativement simple, c'est le chlorhydrate d'un alcool tertiaire $C^{10}H^{21}Az^3O$, homologue supérieur de la pararosaniline, obtenu en oxydant un mélange d'aniline et de toluidine.

A l'heure actuelle, cette oxydation est réalisée par un grand nombre de méthodes qui conduisent à l'obtention d'un produit inoffensif. Autrefois, cette oxydation était effectuée au moyen d'acide arsénique, aussi, à cette époque, la fuchsine était très souvent fortement arsenicale et les accidents d'intoxication étaient uniquement dus à la présence de ces composés arsenicaux complexes. Ces accidents furent parfois fort graves et l'évacuation des eaux résiduaires a provoqué, dans certains cas, comme par exemple à Pierre-Bénite, la contamination des eaux souterraines de toute une région. A cette époque, Feltz et Ritter, avaient conclu à la toxicité de la fuchsine; Bergeron et Clouet, qui reprirent ultérieurement ces expériences, montrèrent qu'il faut, au contraire, des doses considérables de fuchsine pour produire des accidents se rapprochant de ceux constatés par l'emploi de l'aniline en nature.

PHÉNYLÈNEDIAMINES

Parmi les matières colorantes les plus toxiques du groupe des dérivés de l'aniline, il faut citer, en première ligne, la paraphénylènediamine utilisée pour la teinture des cheveux et de la barbe.

Dans ces dernières années, son emploi a donné lieu à de tels accidents que la question a été soulevée d'en interdire la vente et de la classer parmi les substances toxiques dont la vente est régie par l'ordonnance de 1846.

Raphael Dubois a étudié cette substance au point de vue physiologique et a constaté que les deux isomères, la méta et la paraphénylènediamine, étaient doués de propriétés toxiques particulièrement énergiques. Chez les animaux, de petites quantités provoquent rapidement une salivation abondante, des vomissements, de la diarrhée et une diurèse copieuse. Cette substance est une de celles augmentant le plus la tension de dissociation entre l'eau et les tissus.

On note également une coloration brune du sang et des muscles due à la dissémination et à l'oxydation de la phénylènediamine dans tous les tissus en provoquant des modifications telles qu'on est tenté de croire, à première

Pouchet. — Précis de pharmacologie.   17

vue, à l'évolution rapide d'une maladie infectieuse plutôt qu'à une intoxication.

La *paraphénylènediamine* est plus toxique que la métaphénylènediamine et provoque des phénomènes nerveux plus marqués. Avec elle également, outre l'inflammation généralisée des muqueuses, on remarque une hyperesthésie conjonctivale particulière, accompagnée d'exorbitisme, par œdème conjonctival et sous-conjonctival qui forme un énorme chémosis. La glande lacrymale est envahie par un pigment noir qui se localise surtout dans les cellules limitant la cavité des acini et provoquant une véritable obstruction des canaux sécréteurs.

Cette substance s'élimine par la salive et peut facilement être reconnue en provoquant la formation de bleu de toluidine, par addition à cette salive de quelques gouttes de métaphénylènediamine puis de chromate acide de potassium.

Chez l'homme, à la suite de son emploi en teinture sur les cheveux, on a vu survenir des accidents, d'une part en raison de la formation de quinone, par oxydation, d'autre part, en raison de l'action toxique de la substance non transformée et absorbée.

C'est à l'action irritante de la quinone que l'on doit attribuer les éruptions qui se manifestent surtout sur la limite des cheveux, sur les lèvres, le front, les oreilles. On observe toutes les modalités éruptives, possibles : érythèmes, papules, vésicules, et elles sont toujours accompagnées de démangeaisons insupportables et de longue durée. La peau revient lentement à l'état normal après être restée longtemps rugueuse et œdématiée.

L'action toxique de la paraphénylènediamine elle-même se manifeste par une irritation intense des muqueuses des fosses nasales, du pharynx et de la glotte, déterminant des éternuements bruyants et répétés, une toux rauque, un coryza violent, avec écoulement muqueux profus.

Si l'intoxication est grave, on observe d'abord de l'hyperthermie périphérique, puis des frissons brusques, du tremblement, de l'abaissement de la température. Le malade tombe dans un état de torpeur profonde, de collapsus même, et la mort pourrait se produire dans le coma.

PYOKTANINES

Sous le nom de *pyoktanine* on a essayé, il y a quelques années, d'introduire dans la thérapeutique un certain nombre de matières colorantes : le violet de méthyle, le bleu de méthylène, et l'auramine.

Ehrlich avait observé que les matières colorantes, et notamment le violet de méthyle, se fixaient électivement sur certains tissus, qu'en particulier elles se fixent facilement sur les bactéries et peuvent soit les détruire, soit empêcher, dans une certaine mesure, leurs propriétés vitales.

Stilling tenta d'appliquer ces faits expérimentaux à la thérapeutique et employa sous le nom de pyoktanines bleues le violet de méthyle et le bleu de méthylène, de pyoktanine jaune l'auramine. Cette dernière était surtout utilisée en oculistique.

VIOLET DE MÉTHYLE. — En solution à 1 p. 1 000, le violet de méthyle constitue un antiseptique des plus énergiques; et même en solution à 1 p. 30 000, il ralentit dans une notable mesure les phénomènes de putréfaction spontanée des albuminoïdes. A dose même moitié moindre, il colore encore les bactéries pyogènes, les immobilise et les empêche de donner naissance à la suppuration.

Les autres matières colorantes proposées, la fuchsine, le bleu de méthylène, le vert malachite, possèdent des propriétés antiseptiques bien inférieures à celles de ce corps.

Son action toxique n'est pas nulle, mais inférieure à celle de la fuchsine ; il exerce une action offensive pour certains épithéliums et en particulier pour la cornée. Des observations très précises ont montré que le violet de méthyle prévenait plutôt qu'il ne supprimait la suppuration, à moins d'employer des doses très fortes et, alors, offensives pour les épithéliums délicats ; l'arrêt de développement ne s'obtient, en effet, que par une imprégnation intense du protoplasma par la matière colorante.

On a également essayé d'utiliser le violet de méthyle pour le traitement des tumeurs malignes inopérables. On espérait ainsi diminuer la vitalité des noyaux néoplasiques sans toucher aux tissus sains ; malheureusement, les observations de BILLROTH et de QUÉNU montrent que l'action utile est nulle.

BLEU DE MÉTYLÈNE. — Le bleu de méthylène possède une action antiseptique moins énergique que le violet de méthyle ; cependant, d'après les travaux de CELLI, il possède une affinité particulière pour l'hématozoaire du paludisme, est susceptible d'exercer sur lui une action nécrobiotique analogue à celle qu'il exerce sur certaines bactéries, et le met dans l'impossibilité de continuer son évolution. De plus, son emploi, à faible dose, paraît mettre l'organisme en état de réceptivité et de tolérance pour la quinine et favoriser son action. Dans certains cas, le bleu de méthylène seul peut provoquer la guérison, avec disparition définitive de l'hypertrophie du foie et de la rate ; dans d'autres cas, il espace seulement les accès palustres qui cèdent complètement ensuite à de petites doses de quinine.

Il est également susceptible de diminuer la virulence de certaines bactéries, du gonocoque en particulier, et cette diminution de virulence est en rapport avec l'intensité de leur coloration.

Il a donné, dans quelques cas de rhumatisme articulaire aigu, des effets comparables à ceux du salicylate de soude. En effet, à côté de ses propriétés antiseptiques, le bleu de méthylène possède également des propriétés analgésiques importantes qui ont été avantageusement utilisées dans un certain nombre d'affections nerveuses, en raison de son action élective sur le tissu nerveux.

Il a surtout remarquablement réussi chez les tabétiques et dans des cas de polynévrites, quelquefois même après l'échec de tous les analgésiques. Ces effets sont, d'ordinaire, durables. Chez les neurasthéniques, les individus atteints de psychopathies à forme éréthique ou d'insomnie nerveuse, l'effet est toujours nul.

Il a également été utilisé dans le traitement du diabète. Dans ce cas, il agit, à la fois, sur le système nerveux central en modérant ses fonctions trophiques, et sur le sang en diminuant la nutrition intime des hématies. Il suffit souvent, pour obtenir la disparition des divers symptômes subjectifs du diabète, d'employer une dose de 50 centigrammes par jour pendant cinq à six semaines.

Dans les néphrites, et surtout dans celles qui accompagnent l'artério-sclérose, il a pu faire diminuer et même disparaître l'albumine ; mais, dans ces cas, son action est inconstante, et on a vu, au contraire, se produire des aggravations désastreuses à la suite de son emploi. C'est, en définitive, un médicament fort actif, exerçant une action indiscutable, mais encore indéterminée, sur le sang, les divers éléments cellulaires de l'organisme, le système nerveux, et influençant fortement les phénomènes de nutrition.

Dans l'organisme, il se transforme en se réduisant et est éliminé, à l'état de leucodérivés, par la bile et surtout par l'urine. Cette transformation est incomplète; une partie s'élimine à l'état de bleu de méthylène, une autre à l'état de leucodérivé, réoxydable à l'air, une dernière enfin, plus fortement modifiée, à l'état de leucodérivé réoxydable seulement après ébullition avec de l'acide acétique.

Cette formation de leucodérivés est surtout en rapport avec l'intensité de l'action réductrice exercée par les diverses cellules de l'économie, et en particulier, par les cellules du foie.

L'élimination du bleu de méthylène a servi à Achard et Castaigne à vérifier la perméabilité rénale, en se basant sur le retard plus ou moins considérable apporté à l'élimination. Chauffard, Cavasse et Castaigne ont également tiré de cette étude des données sur le fonctionnement des cellules hépatiques.

Intolérance. — On a constaté de nombreux phénomènes d'intolérance à la suite de l'emploi du bleu de méthylène, chez certains malades particulièrement susceptibles vis-à-vis de cette substance.

Assez souvent, se montrèrent des phénomènes d'irritation gastro-intestinale caractérisés par des nausées, des vomissements, une sensation de brûlure stomacale, de la diarrhée avec selles fréquentes.

Les phénomènes nerveux observés ont consisté, surtout, en une sensation particulière de brisement des membres, en paresthésie des membres inférieurs, en pesanteur de tête, vertiges et nausées, dus à l'action bulbaire exercée par le bleu de méthylène. Les manifestations les plus gênantes se sont montrées du côté de l'appareil urinaire. On a noté, surtout, de l'irritation vésicale plus ou moins accentuée, allant parfois jusqu'au ténesme. Le bleu de méthylène paraît être, à petites doses, un diurétique agissant par irritation de l'épithélium rénal.

Mode d'administration et doses. — Tous les accidents sérieux sont survenus à la suite de l'emploi de doses de bleu de méthylène supérieures à 1 gramme. Il n'y a du reste que dans les cas de paludisme qu'il y ait intérêt à l'employer à doses plus considérables.

On le prescrit d'ordinaire en cachets. Par exemple :

Bleu de méthylène.	5 centigrammes.
Poudre de noix muscade	10 »
Lactose pulvérisé	20 »

Pour 1 cachet (En prendre 5 à 7 par jour).

Avec cette formule, l'action irritante sur la muqueuse vésicale est très atténuée.

Dans certain cas, il est avantageux d'administrer, d'emblée, 15 ou 20 centigrammes, puis de maintenir le malade sous l'influence du médicament, en administrant ultérieurement des doses plus faibles, de 5 centigrammes.

On le prescrit aussi associé à l'essence de santal, en capsules gélatineuses.

Bleu de méthylène.	5 centigrammes.
Essence de santal	25 »

Pour une capsule.

On a aussi formulé des suppositoires ;

$\left\{\begin{array}{l}\text{Bleu de méthylène} \dots \dots \dots \dots \dots \text{ 6 centigrammes.}\\ \text{Extrait de belladone} \dots \dots \dots \dots \text{ 2 } \quad \text{»}\\ \text{Beurre de cacao} \dots \dots \dots \dots \dots \text{ 3 grammes.}\end{array}\right.$

Pour 1 suppositoire.

ACÉTANILIDE. — L'acétanilide ou *antifébrine* est le type des anilides proprement dites. Elle constitue des lamelles blanches, brillantes, micacées, inodores, possédant une saveur un peu acide, puis ensuite un peu brûlante. Elle est assez peu soluble dans l'eau (1 p. 190), beaucoup plus soluble dans l'eau bouillante (1 p. 18), plus soluble encore dans l'alcool (1 p. 3,5), l'éther (1 p. 6), le chloroforme (1 p. 7). Sous l'influence des alcalis, elle se décompose à une température élevée, en donnant de l'aniline.

L'acétanilide n'est pas irritante et peut s'administrer en cachets, sans aucun inconvénient. Elle possède des propriétés antiseptiques faibles ; elle retarde l'évolution des bactéries, mais n'est pas microbicide. Elle a été utilisée, surtout, dans la pratique gynécologique par les médecins américains, en lavages et pansements ; elle favorise la cicatrisation et on l'a également prescrite dans le traitement de certaines granulations ulcéreuses.

Dans l'organisme, elle est transformée en paraamidophénol et est éliminée, par l'urine, à l'état de dérivé sulfo-conjugué de ce corps.

Action générale. — Chez l'homme sain, une dose de 40 à 50 centigrammes ne provoque aucun phénomène appréciable. Si l'on atteint, dans la journée, une dose de 3 à 4 grammes, on constate une diminution assez considérable de la quantité d'urine éliminée, une sensation de malaise indéterminé, un état de somnolence assez marqué, quelquefois de la céphalalgie et des vomissements.

Si la dose de 3 grammes est ingérée dans un court espace de temps, on voit se produire une cyanose assez accentuée, durant plus ou moins longtemps, mais qui disparaît peu à peu et n'est suivie d'aucun inconvénient.

On ne connaît pas jusqu'ici d'accidents mortels ; il faudrait, pour les obtenir, employer au moins des doses de 10 à 12 grammes par vingt-quatre heures.

Chez les animaux, avec des doses de 25 centigrammes par kilo, on observe une salivation abondante, de l'augmentation d'énergie des contractions cardiaques et de la tension sanguine, puis, au bout d'un certain temps, du collapsus avec abaissement de température.

Avec une dose de 50 centigrammes par kilo, en injection intra-veineuse, la mort survient lentement au bout de quinze à trente-six heures ; mais, presque immédiatement après l'injection, on constate de l'affaiblissement général, de la stupeur, de l'hésitation des mouvements, une chute de la pression artérielle avec augmentation de la pression veineuse ; la respiration est haletante et irrégulière, on voit se produire un abaissement progressif et rapide de la température, puis, l'animal tombe dans un état de collapsus, accompagné d'anesthésie, qui se généralise peu à peu.

La sensibilité, d'abord diminuée, finit par disparaître complètement et, à cette période, l'animal est complètement anesthésié. On voit apparaître quelques convulsions cloniques et la mort arrive fatalement, à moins que l'on ne réchauffe l'animal.

Action sur le système nerveux. — L'acétanilide ne touche pas les fonctions de la sphère cérébrale proprement dite : l'intelligence, la spontanéité, les mouvements volontaires sont parfaitement conservés, même sous l'influence de doses considérables ; ce n'est qu'à la période algide de l'intoxication que l'on constate une abolition complète de toutes les fonctions du système nerveux.

L'acétanilide agit surtout en diminuant l'excitabilité bulbo-médullaire, d'où le collapsus, l'analgésie, l'amoindrissement des réflexes, la diminution de l'excitabilité du pneumogastrique.

Le bulbe et la partie supérieure de la moelle sont surtout les régions sur lesquelles l'acétanilide exerce son action élective. Le système nerveux périphérique est également touché, comme le prouvent l'atténuation de la sensibilité et les modifications vaso-motrices qui se produisent. En définitive, l'acétanilide exerce une action sédative considérable et peut atténuer, et même supprimer, les phénomènes d'hyperexcitabilité réflexe de la moelle provoqués par les agents convulsivants, comme la strychnine ou la nicotine.

Action sur la respiration. — Sous l'influence de doses médicamenteuses d'acétanilide, on voit se produire de l'accélération cardiaque et une augmentation de l'énergie des battements avec élévation de la pression sanguine, mais ces phénomènes disparaissent bientôt pour faire place, à doses un peu fortes, à un abaissement de pression et à du ralentissement.

Lorsqu'on pratique des circulations artificielles, chez les animaux à sang froid, avec de petites doses d'acétanilide, on observe une augmentation d'énergie et une diminution de fréquence des contractions cardiaques; une dose forte provoque, au contraire, une diminution d'énergie, puis l'arrêt du cœur. Toutes les anilides produisent ces mêmes phénomènes. On constate toujours, avec l'acétanilide, une vaso-constriction d'origine à la fois centrale et périphérique.

Action sur la respiration. — Si l'acétanilide a été administrée à dose assez considérable, on voit se produire des irrégularités du côté de l'appareil respiratoire. Le rhythme respiratoire est alors caractérisé par des inspirations affaiblies et saccadées, entrecoupées par quelques rares inspirations profondes, puis on observe du ralentissement avec tendance aux phénomènes asphyxiques.

Action sur le sang. — Les modifications respiratoires doivent être attribuées, pour la majeure partie, à l'action exercée par l'acétanilide sur le sang. Quelques heures après l'absorption d'une dose médicamenteuse d'acétanilide, on peut observer que le sang prend une coloration brun-sale ou brun-violacé, indice d'une modification éprouvée par la matière colorante.

Le nombre des hématies reste absolument invariable, leur forme est inaltérée, même lors de phénomènes toxiques graves. On constate seulement une diminution de la fibrine.

A doses médicamenteuses, les gaz varient peu et l'on constate seulement une tendance à la diminution de l'oxygène ; ce n'est qu'avec des doses toxiques, qu'il se produit une diminution considérable de ce gaz. Ces phénomènes ne se produisent qu'en présence d'hématies vivantes et *in vitro*.

Avec des doses élevées, l'hémoglobine du sang diminue dans une forte proportion et est transformée, sans altération globulaire, en méthémoglobine, sans diffusion de la matière colorante dans le sérum.

Comme le fait remarquer Lépine, il se produit une annihilation fonctionnelle temporaire d'une partie de l'hémoglobine dans l'hématie ; et cette hémoglobine se trouve, pour un temps plus ou moins long, dans l'impossibilité de se transformer en oxyhémoglobine.

Action sur la nutrition. — A doses médicamenteuses et thérapeutiques, la nutrition est fort peu influencée et le rapport de l'azote de l'urée à l'azote total n'est pas modifié ; ce n'est qu'avec des doses toxiques, que, par suite de la diminution de l'oxygène contenu dans le sang, on voit se produire, par viciation des phénomènes nutritifs, une augmentation de l'azote de l'urée et de l'azote total. On constate cependant un trouble des mutations qui s'effectuent dans l'intimité des tissus et une diminution de leur intensité, car on observe très nettement une augmentation du glycogène musculaire.

Action sur la température. — Chez l'homme normal et l'animal sain, on n'observe pas d'abaissement sensible de la température, lorsqu'on administre l'acétanilide à doses fractionnées et lorsqu'on atteint ainsi une dose totale de 2 grammes par vingt-quatre heures.

Chez les animaux, il faut, pour produire un abaissement de température, employer de fortes doses d'acétanilide et cet abaissement de température est surtout dû à une diminution de chaleur produite par suite du ralentissement des oxydations et de l'action dépressive exercée sur les centres thermiques cérébraux. Cette hypothermie est, en effet, lente et progressive ; elle commence par intéresser la température périphérique, puis, seulement ensuite, la température centrale. L'acétanilide détermine de la vaso-constriction d'origine centrale ; la vaso-dilatation périphérique est, au contraire, inconstante et ne peut jouer qu'un rôle très effacé dans la production de l'abaissement de température chez les fébricitants.

Action sur les sécrétions. — A doses élevées, on a vu se produire, chez les animaux, du larmoiement et de la salivation ; ces phénomènes ne se montrent jamais chez l'homme. L'acétanilide n'est pas diurétique, elle diminue, au contraire, la quantité d'urine excrétée et peut même produire une anurie plus ou moins complète. Quelquefois, mais rarement, on a vu survenir des sueurs profuses.

Modes d'administration. Doses. — L'acétanilide exerce une action antipyrétique inégale ; et il faut parfois l'utiliser à doses assez fortes, pouvant faire craindre une action secondaire sur la capacité respiratoire du sang.

C'est un précieux sédatif nerveux, et spécialement un sédatif de la douleur, utilisé dans les névralgies, les névrites, les douleurs du tabès et de la sclérose en plaques. Elle a donné de bons résultats dans le traitement de certaines formes de l'épilepsie et dans la cure de la morphinomanie ; elle est en effet à la fois analgésique et hypnagogue.

On n'observe pas avec elle, comme avec l'antipyrine, de l'ébriété et des bourdonnements d'oreille ; elle n'est irritante, ni pour l'appareil gastro-intestinal, ni pour le rein.

Elle doit être administrée à doses fractionnées, et il ne faut jamais dépasser 50 centigrammes en une seule dose. Il doit toujours s'écouler deux ou trois heures, au moins, entre chaque prise. Dans ces conditions, on peut l'administrer à la dose quotidienne de 2, 3 et même 4 grammes.

Dujardin-Beaumetz la prescrivait de la façon suivante :

> (Acétanilide. . . . .   5 grammes.
> (Elixir de Garus.   150   »

On administre ce mélange par cuillerées à soupe, représentant chacune 50 centigrammes d'acétanilide.

On a également recommandé son association avec la poudre de Dower :

> (Acétanilide. . . . .   3 grammes.
> (Poudre de Dower. . . . .   1gr80.
>   Diviser en 12 cachets.

Chaque cachet renferme 25 centigrammes d'acétanilide et 15 centigrammes
de poudre de Dower ; on en administre trois à quatre par jour.

EXALGINE $C^6H^5 — Az \begin{cases} CH^3 \\ C^2H^3O \end{cases}$. — L'exalgine ou *méthylacétanilide*, se présente
sous forme d'aiguilles blanches ou de tablettes prismatiques, insipides, inodo-
res, assez peu solubles dans l'eau (1, 4 p. 100), très solubles dans l'eau bouillante,
l'alcool et même l'eau alcoolisée. Elle ne possède aucune action irritante, elle
provoque très nettement de l'anesthésie locale des muqueuses, et constitue un
analgésique local efficace.

Action physiologique. — L'exalgine est de l'acétanilide dans laquelle on
a remplacé un atome d'hydrogène par un radical méthyle. Cette substitution
modifie d'une façon considérable ses propriétés médicamenteuses et toxiques,
et en particulier, les propriétés tétanisantes sont exagérées.

Chez les animaux à sang-froid, l'exalgine provoque une inertie motrice considérable, due, à la fois, à une paralysie des nerfs périphériques, à la torpeur
des centres nerveux et enfin à une action locale, aboutissant à l'abolition de
l'excitabilité de tous les éléments anatomiques en contact avec la solution
d'exalgine.

Chez les animaux à sang chaud, on observe très rapidement des crises de
convulsions cloniques, épileptiformes, avec cris, mâchonnement et salivation.
Dans l'intervalle des accès, l'animal est haletant, cyanosé et très agité.

A doses plus faibles, on observe seulement de l'agitation, de l'inquiétude, de
l'anhélation et une accélération très notable de la respiration. Il se produit
toujours de l'exagération de l'excitabilité réflexe.

Les doses mortelles sont de moins en moins considérables, au fur et à mesure
que l'on s'élève dans la série animale. La dose mortelle est de 20 centigrammes par kilo pour le cobaye, de 50 à 60 centigrammes pour le lapin, mais
seulement de 20 centigrammes pour le chat, en raison de la susceptibilité de
son système nerveux.

Chez l'homme, sous l'influence d'une dose élevée, — et 50 centigrammes
constitue une dose élevée, — l'exalgine provoque, au bout de quinze à vingt
minutes, une sensation d'ivresse, une légère obnubilation et des bourdonnements d'oreilles qui peuvent durer environ une demi-heure.

Elle agit principalement sur la substance grise de l'axe cérébro-spinal et son
influence est prédominante sur la sensibilité ; elle augmente l'excitabilité de
l'écorce cérébrale et de la moelle. Même à faible dose, elle provoque des phé-

nomènes convulsifs et, en même temps, elle diminue, puis abolit, l'excitabilité et la sensibilité des tissus avec lesquels elle se trouve en contact.

La température est toujours élevée pendant la crise convulsive, en raison du travail mécanique produit; mais on observe ensuite un abaissement de température qui augmente au fur et à mesure que l'asphyxie comateuse se manifeste.

Aux doses qui ne produisent pas de phénomènes généraux, on observe rarement une modification de la température chez l'individu normal ou l'animal sain.

Sous l'influence de l'exalgine, on constate une légère augmentation de la tension sanguine, mais les pneumogastriques, contrairement à ce qui se passe avec l'acétanilide, conservent leur excitabilité.

Le sang réagit avec l'exalgine comme avec l'acétanilide, il devient rapidement asphyxique sous l'action d'une dose élevée; il se forme de la méthémoglobine à l'intérieur du globule rouge et elle ne diffuse pas dans le sérum. Les échanges gazeux sont modifiés de la même façon; et la mort, lorsqu'elle arrive, se produit par asphyxie.

Comme l'acétanilide, elle est transformée dans l'économie et est éliminée par l'urine à l'état de dérivé sulfoconjugué du paraamidophénol. En même temps, on constate, fait qui ne se produit pas avec l'acétanilide, que l'urine réduit la liqueur de Fehling, par suite de la présence de produits dextrinoïdes. L'urine prend également, parfois, une coloration rouge-brun, qui ne doit pas être confondue avec celle de la méthémoglobinurie, mais qui est due à la présence de ce dérivé sulfoconjugué du paraamidophénol.

Mode d'administration. Doses. — L'exalgine peut s'administrer en cachets, mais il vaut mieux l'employer en potion, en utilisant sa solubilité dans l'eau alcoolisée. On peut employer une formule analogue à celle-ci :

$$
\left\{
\begin{array}{ll}
\text{Exalgine} \dots \dots \dots \dots \dots \dots \dots & 1^{gr}50. \\
\text{Alcoolat de menthe} \dots \dots \dots \dots \dots & 15 \text{ grammes.} \\
\text{Eau distillée} \dots \dots \dots \dots \dots \dots & 100 \quad \text{»} \\
\text{Sirop de framboises} \dots \dots \dots \dots \dots & 50 \quad \text{»}
\end{array}
\right.
$$

Une cuillerée à soupe renferme 15 centigrammes, dose maxima à administrer en une fois, pour éviter les inconvénients signalés plus haut.

Dans le traitement de l'ulcère de l'estomac, pour combattre les phénomènes douloureux, Dujardin-Baumetz prescrivait :

$$
\left\{
\begin{array}{ll}
\text{Exalgine} \dots \dots \dots \dots \dots \dots & 3 \text{ grammes.} \\
\text{Extrait de belladone} \dots \dots \dots \dots \left. \right\} & \bar{a}\bar{a}\ 30 \text{ centigrammes.} \\
\text{Phosphate de codéine} \dots \dots \dots \dots & \\
\text{Sucre de lait} \dots \dots \dots \dots \dots \dots & 5 \text{ grammes.}
\end{array}
\right.
$$

F. S. A. pour 20 pilules : trois à cinq par jour.

On connaît un isomère de l'exalgine, c'est l'*acéto-orthotoluidine* qui possède des propriétés physiologiques différentes; l'exalgine provoque, en effet, des phénomènes épileptiformes et pseudotétaniques, l'acéto-orthotoluidine est un antipyrétique de beaucoup supérieur à l'exalgine et son action se porte surtout sur la moelle. La substitution du groupe méthyle, opérée dans la chaîne benzénique, imprime à cette substance des propriétés convulsivantes beaucoup moins énergiques et lui communique, au contraire, des propriétés paralysantes ainsi qu'une influence particulière sur la température.

BENZANILIDE. — La benzanilide est une acétanilide dans laquelle le groupement acétyle a été remplacé par le radical benzoyle. La substitution de ce noyau aromatique ne paraît pas avoir entraîné de modifications marquées des propriétés fâcheuses de l'acétanilide mais n'augmente pas ses propriétés thérapeutiques. Les effets thérapeutiques de cette substance sont aussi inconstants que ceux de l'acétanilide, elle serait cependant mieux tolérée et elle a été surtout utilisée comme antipyrétique chez les enfants.

On prescrit : de un à trois ans, 10 à 20 centigrammes ; de quatre à huit ans, 20 à 40 centigrammes ; au-dessus de huit ans, 60 à 100 centigrammes. On pourrait administrer, au maximum, à un adulte, 3gr50 en vingt-quatre heures.

PHÉNYLURÉTHANES

L'uréthane, employé comme hypnotique, détermine, en raison de son électivité sur le système nerveux, une dépression assez considérable de ses fonctions ; on a songé à utiliser ce produit en modifiant et en atténuant ses propriétés fâcheuses par l'introduction de sa molécule dans le paraamidophénol ou ses dérivés tels que les phénéthydines.

De là, proviennent : l'*euphorine* ou phényluréthane, qui constitue plutôt une substance hypnotique qu'analgésique, et les dérivés éthérés de ce phényluréthane, les *oxyphényluréthanes*, dont deux surtout l'*acétylparaoxyphényluréthane*, plus connu sous le nom de *neurodine* et l'*acétylparaoxyphényluréthane* ou *thermodine*, qui ont été proposés comme antithermiques. Ces médicaments sont très peu employés et ils ne jouissent pas de propriétés bien remarquables. Il est cependant intéressant de remarquer que la thermodine possède surtout des propriétés antithermiques, alors que la neurodine possède des propriétés analgésiques prédominantes.

PHÉNACÉTINES

La *phénacétine* est un dérivé direct du paraamidophénol obtenu par éthérisation et acétylisation de cette substance. On a cherché, dans sa préparation, à obtenir un corps manifestant, tout à la fois, les propriétés de l'aniline, celles du phénol, celles de l'acétanilide et celles des éthers des phénols.

L'introduction d'une fonction OH dans la phénylamine $C^6H^5.AzH^2$, fournit les trois amido-phénols isomères $C^6H^4.OH.AzH^2$, dont le dérivé para est seul utilisé.

La substitution dans ce corps d'un radical alcoolique éthyle à l'hydrogène phénolique conduit à l'obtention des phénéthydines : on aura le dérivé $C^6H^4.OC^2H^5.AzH^2$ sous ses trois formes isomériques, ortho, méta, para.

Si cette phénéthydine est acétylée dans son groupement AzH^2, on aura ainsi l'*acétylphénéthydine* ou *phénacétine*, de formule $C^6H^4.OC^2H^5.AzH(C^2H^3O)$, qui existe également sous ses trois formes isomériques.

Si le groupement méthyle remplace le groupement éthyle dans cette formule, on obtient le composé $C^6H^4.OCH^3.AzH(C^2H^3O)$ qui a été dénommé *méthacétine* ou *acétoparaanisidine*.

Les phénacétines possèdent, à la fois, des propriétés analgésiques, antithermiques et antiseptiques ; elles empruntent, en effet, à chacune des fractions de leur molécule une partie de leurs propriétés ; et les substitutions opérées dans la molécule de la phénylamine primitive ont modifié, dans une certaine mesure, ses propriétés toxiques et fâcheuses, tout en conservant une partie plus ou moins considérable de ses avantages.

Des trois phénacétines ortho, méta, para, deux surtout ont été étudiées; la métaphénacétine semble à peu près dépourvue de propriétés médicamenteuses utiles. Le dérivé ortho manifeste des propriétés antithermiques. Le dérivé para, au contraire, est surtout analgésique, tout en conservant également des propriétés antithermiques.

Cette phénacétine se présente sous forme de petites paillettes blanches, inodores, insipides, fort peu solubles dans l'eau froide, beaucoup plus solubles dans l'eau chaude; elle fond à la température de 134°5, les autres isomères ont un point de fusion beaucoup plus bas (ortho 79°, méta 96°). Elle est rarement pure et, en raison de son mode d'obtention, elle renferme presque toujours une certaine proportion d'acétanilide.

Action physiologique. — La phénacétine s'absorbe facilement, elle subit une transformation dans l'organisme et s'élimine, en majeure partie, par l'urine, sous forme d'un mélange de phénéthydine et de paraamidophénol qui peuvent y être décelés. L'urine des individus auxquels on administre de la phénacétine possède la propriété de réduire la liqueur de Fehling.

Si l'on administre 1 gramme de phénacétine à un lapin, on remarque simplement un affaiblissement musculaire passager ; à dose plus considérable, 3 grammes par exemple, on observe une courte période d'excitation, puis, bientôt, une abolition plus ou moins complète de l'excitabilité musculaire et même quelques phénomènes toxiques: paralysie de la sensibilité, atténuation des réflexes, paralysie de la motilité ; et, si la dose a été assez considérable, la mort arrive par paralysie de la respiration et, secondairement, par paralysie du cœur. A doses médicamenteuses, il n'y a pas d'action sur l'hémoglobine du sang, ce n'est qu'à doses élevées, que l'on peut observer de la cyanose, mais toujours beaucoup moins intense qu'avec l'acétanilide.

Chez l'homme, à la suite de l'administration, en une seule fois, d'une dose un peu considérable, 50 centigrammes, on peut voir survenir, environ trente minutes après l'absorption, un abaissement de la température et, après une heure, on observe des sueurs assez discrètes. Le maximum d'abaissement thermique s'observe entre une demi-heure et quatre heures après l'absorption de cette dose; il est d'autant plus considérable que la température était plus élevée au-dessus de la normale au moment de son administration. En général, deux heures après cet abaissement maximum, on voit survenir la réascension thermique, sans frissons et sans phénomènes désagréables, et le retour à l'état initial s'observe après une période de cinq à huit heures. Lorsque le cœur est accéléré, on constate un ralentissement et le pouls devient uniforme ; on voit survenir également une légère élévation de la tension sanguine pendant la première période qui suit l'administration; en même temps, on constate une vaso-dilatation périphérique qui dure trente à soixante minutes et à laquelle fait suite une vaso-constriction coïncidant avec l'apparition des premières gouttes de sueur.

L'action de la phénacétine sur le système nerveux prime toutes les autres manifestations.

C'est un médicament très utile contre l'insomnie déterminée par l'excès de travail ou l'hyperexcitabilité nerveuse; son action sur la motilité volontaire, sur la sensibilité générale, sur les réflexes est au moins aussi intense que celle provoquée par les substances étudiées précédemment. La phénacétine possède, sur les phénomènes intimes de la nutrition, une action dépressive se traduisant par une diminution considérable de l'urée dans l'urine et qui n'est que la conséquence d'une diminution de l'excitabilité des centres trophiques.

Mode d'administration. Doses. — La phénacétine est un analgésique et un antithermique qui doit être administré à la dose maxima de 2 à 3 grammes par vingt-quatre heures, en plusieurs fois dans la journée, en ayant soin de ne pas dépasser pour une seule dose la quantité de 50 centigrammes. Elle s'administre en cachets en raison de son insolubilité.

On l'a associée au salol, au salicylate de quinine, à la caféine pour augmenter ses propriétés nervines et réaliser une sédation, sans provoquer, cependant, une dépression trop considérable du système nerveux. On a alors employé les formules suivantes.

> { Phénacétine . . . .   2 à 4 grammes.
> { Caféine . . . .   vingt à quarante centigrammes.
> Diviser en 10 cachets.

ou :

> { Phénacétine. . . . . }
> { Salol ou salicylate de quinine . . . } ââ 2 à 4 grammes.
> Diviser en 10 cachets.

Chez les individus particulièrement susceptibles, on a signalé à la suite de son emploi : de la lourdeur de tête, des vertiges, de la somnolence, une sensation de refroidissement, de la cyanose, une angoisse précordiale très pénible, des sueurs froides et abondantes, des convulsions, un pouls petit et lent. Ces accidents sont rares, et on a prétendu qu'ils étaient surtout survenus à la suite de l'ingestion de produits impurs renfermant, soit un mélange des isomères ortho et méta, soit de l'acétanilide.

La *méthacétine* possède des propriétés antipyrétiques et analgésiques analogues à celles de la phénacétine. Son action est peut-être plus intense sur le système nerveux, en raison de la présence de son groupement méthyle, mais elle se traduit plutôt par des phénomènes désavantageux : production de sueurs profuses, secousses épileptoïdes, collapsus, et il n'y a aucun intérêt à l'employer.

LACTOPHÉNINE. — La lactophénine est une phénacétine dans laquelle le radical lactyle de l'acide lactique est substitué au radical acétyle de l'acide acétique. Cette substitution fut essayée, à la suite des recherches de SCHNEEGANS et VON MERING, qui ont montré que la toxicité des phénéthydines diminuait au fur et à mesure de la complexité moléculaire du radical acide substitué et en même temps que croissait l'atomicité de ce radical. On a d'abord utilisé la *trophénine*, dans laquelle l'acétyle était remplacé par le radical propionyle, mais ses propriétés furent peu intéressantes et elle ne fut que peu utilisée.

La lactophénine possède donc la formule $C^6H^4.OC^2H^5.AzH (CO\,CH\,OH\,CH^3)$; c'est une poudre blanche, inodore, insipide, qui est huit fois plus soluble dans l'eau que la phénacétine (1 p. 500 dans l'eau froide, 1 p. 55 dans l'eau bouillante). Sous l'influence des acides et des alcalis, elle se dédouble en phénacétine et acide lactique. Ce dédoublement s'effectue facilement dans l'estomac, et l'acide lactique, mis en liberté, agit comme antiseptique du tube digestif.

La lactophénine possède une action hypnagogue plus accentuée que la phénacétine, elle a également une influence plus marquée sur les phénomènes de sensibilité et sur les mouvements volontaires qui peuvent même être complètement abolis sous l'influence d'une dose un peu considérable, en même temps que l'excitabilité réflexe est diminuée, sans avoir passé au préalable par une période d'excitation. La pression sanguine, les rhythmes cardiaque et respiratoire ne sont que très légèrement influencés.

En résumé, la lactophénine est plus active, son action hypnagogue est plus marquée, son action antithermique est énergique mais moins brutale, moins rapide et plus prolongée que celle des médicaments précédents.

Cette substance doit s'administrer par fractions de 50 centigrammes, en cachets, et il ne faut pas dépasser, dans une période de vingt-quatre heures, une dose de 3 à 4 grammes, en raison de son activité plus considérable que celle de la phénacétine.

CITROPHÈNE ET APOLYSINE. — Ce sont des produits obtenus par combinaison de la paraphénéthydine avec l'acide citrique. Ils furent fabriqués sous l'influence des mêmes idées théoriques que celles signalées plus haut. L'acide citrique étant tribasique, il peut exister trois produits différents de cette combinaison.

Le *citrophène* est le sel neutre et résulte de la combinaison de trois molécules de paraphénéthydine avec une molécule d'acide citrique ; l'*apolysine* résulte de la combinaison d'une seule molécule de paraphénéthydine avec une molécule d'acide citrique et, dans ce corps, il existe encore deux oxhydriles à fonction acide qui, par leur présence, atténuent l'activité physiologique et toxique de la molécule entière.

Ces corps possèdent l'avantage d'être beaucoup plus solubles que la phénacétine, surtout l'apolysine. On les dissout facilement dans l'eau, l'eau alcoolisée et les solutions faiblement acides.

Ils se prescrivent par fractions de 1 gramme, *pro dosi*, pour les adultes, et à la dose maxima de 5 à 6 grammes, par vingt-quatre heures, en cachets ou en solution.

> (Citrophène . . . .   10 grammes.
> { Eau chloroformée.   120   »
> (Sirop de menthe.   30   »
>
> De trois à six cuillerées à soupe par vingt-quatre heures.

On a surtout utilisé le citrophène dans les rhumatismes à forme subaiguë ou chronique. Son action analgésique est remarquable, son action antipyrétique est inférieure à celles des substances précédentes ; il possède des propriétés diaphorétiques assez énergiques.

COSAPRINE ET PHÉSINE. — La cosaprine est un sulfo-dérivé de l'acétanilide, la phésine dérive de l'acéto-paraphénéthydine.

Ils ont été fabriqués à la suite des recherches de Von Mering qui a démontré que ces phénéthydines subissent une forte diminution de toxicité par l'introduction d'un groupe sulfoné dans leur molécule.

Ces corps possèdent des propriétés médicamenteuses qui les rapprochent de celles de la phénacétine, en même temps que certains inconvénients de cette substance sont atténués. Ils ne sont plus usités.

MALAKINE. — Cette substance est le résultat de l'action de la phénéthydine sur l'aldéhyde salicylique $C^6H^4.OC^2H^5.Az=CHC^6H^4OH$. Dans l'organisme, le dédoublement se produit, l'aldéhyde salicylique se transforme en acide salicylique et agit comme tel, en même temps que la phénéthydine.

PHÉNOCOLLE. — Ce corps résulte de la combinaison de la phénéthydine avec le glycocolle ; on utilise surtout le chlorhydrate, facilement soluble.

ACIDE SALICYLIQUE

En 1830, LEROUX retira de l'écorce de saule blanc la salicine qui, pendant un certain temps, eut la réputation de remplacer la quinine. En 1838, PIRIA retira de l'essence de reine des prés, *Spiræa ulmaria*, l'aldéhyde salicylique ; et un peu plus tard GERHARDT, en 1841, transforma l'aldéhyde salicylique en acide salicylique. CAHOURS vint ensuite, qui retira de l'essence de Wintergreen le salicylate de méthyle et un isomère de l'essence de thérébenthine, le gaulthérylène ; mais, ce n'est qu'en 1868, que KOLBE et LAUTEMANN firent le synthèse de l'acide salicylique et donnèrent un procédé qui permet de le préparer en grande quantité et à l'état pur. Ils fixaient les éléments de l'acide carbonique sur le phénol sodé et obtenaient ainsi le salicylate de soude, qui était ultérieurement décomposé par un acide fort pour mettre en liberté l'acide salicylique ou acide oxybenzoïque.

Cet acide, comme tous les dérivés bisubstitués du phénol, existe sous trois formes isomériques, ortho, para et méta. Seul, le dérivé ortho est utilisé et possède des propriétés thérapeutiques accentuées, le dérivé para, fourni par le phénol potassé, est presque dénué de propriétés médicamenteuses.

Cet acide salicylique se présente sous forme de longues aiguilles aplaties, ou de prismes clinorhombiques volumineux, assez peu solubles dans l'eau froide (1 p. 500) plus solubles dans l'eau bouillante (1 p. 13), très solubles dans l'alcool à 90° (1 p. 2,5) dans l'éther, la benzine, le chloroforme ; insolubles dans le sulfure de carbone. Il est également soluble, en pratique, à 1 p. 100 dans la glycérine.

Par agitation avec l'éther, une solution aqueuse ou hydroalcoolique d'acide salicylique cède complètement cette substance à ce dissolvant.

Il fond à 158° en se sublimant partiellement ; chauffé à 200° à l'air libre, il donne naissance à du phénol et à de l'acide carbonique. En présence des réducteurs, il se transforme d'abord en aldéhyde salicylique, puis en l'alcool correspondant, la *saligénine*, qui se trouve dans la salicine, glucoside de formule $C^{13}H^{18}O^7$, se dédoublant facilement en présence des alcalis et des acides pour donner cet

alcool salicylique $C^6H^4\!\!\begin{smallmatrix}\diagup OH\\[2pt]\diagdown CH^2.OH\end{smallmatrix}$ et du glucose $C^6H^{12}O^6$. Il donne facilement

naissance à des sels neutres et basiques ; le sel neutre est constitué par la saturation de l'hydroxyle acide $C^6H^4\!\!\begin{smallmatrix}\diagup OH\\[2pt]\diagdown CO.ONa\end{smallmatrix}$; le sel basique par la saturation des

deux hydroxyles, acide et phénolique, $C^6H^4\!\!\begin{smallmatrix}\diagup ONa\\[2pt]\diagdown CO.ONa\end{smallmatrix}$

L'acide salicylique de synthèse est souvent impur; il peut, en effet, en raison de son mode de préparation, renfermer de l'acide crésotique, de l'acide para-oxybenzoïque, de l'acide paraoxyisophtalique et divers produits d'oxydation des phénols. Ces impuretés augmentent dans une très forte mesure, comme l'a montré CHARTERIS, la toxicité de l'acide salicylique.

Heureusement, il se purifie facilement par le passage à l'état de salicylate de calcium, ou encore, par dissolution dans la glycérine à chaud et précipitation par l'eau froide.

Un certain nombre de réactions simples et très nettes permettent de reconnaître l'acide salicylique. Lorsqu'il est libre, il donne avec le perchlorure de fer une coloration violette intense, qui disparaît par dessiccation et reparaît par addition d'eau. Cette coloration n'est pas caractéristique; elle se produit, en particulier, avec le maltol que l'on rencontre dans les bières, en même temps que l'acide salicylique employé quelquefois pour leur conservation, mais il possède aussi une réaction différentielle que ne donne pas le maltol. Lorsqu'on chauffe l'acide salicylique avec du réactif de Millon (azotate mercuroso-mercurique), il se produit d'abord une coloration jaune clair passant ensuite au rouge pourpre intense. Une solution faible de sulfate de cuivre donne également avec l'acide salicylique, même en présence du phénol, une coloration vert émeraude, mais cette réaction est empêchée par les acides forts et l'ammoniaque.

On reconnaît facilement sa pureté en le mettant en contact avec dix fois son poids d'acide sulfurique qu'il ne doit pas colorer.

Salicylate de soude. — Le salicylate de soude est le sel le plus employé. Il constitue de fines aiguilles prismatiques ou des lamelles nacrées, d'aspect gras, blanches, inodores, de saveur d'abord sucrée, puis amère, tout à fait particulière et assez caractéristique. Il est fort soluble dans l'eau (il se dissout dans son poids d'eau froide); il est insoluble dans l'alcool absolu et dans l'éther pur. Il est neutre au tournesol, très facilement altérable par les agents physiques, l'air, la lumière et se colore sous leur influence; il est facilement envahi par les moisissures.

Le mélange de salicylate de soude et d'antipyrine donne rapidement naissance à une masse visqueuse, de consistance de miel.

Il est également incompatible avec l'iodure de potassium qui est décomposé avec mise en liberté de l'iode. Ses solutions sont encore incompatibles avec les sels métalliques et, en particulier, avec les sels de fer, dans les mêmes conditions et pour les mêmes raisons que l'antipyrine.

Salicylate de Lithine. — Ce sel, utilisé dans le traitement des accidents subaigus ou chroniques du rhumatisme, se présente sous forme de prismes aciculaires réunis en masses soyeuses, blanches, inodores, de saveur piquante et sucrée, solubles dans l'eau et l'alcool. Il renferme 1 gramme de lithine pour 6 grammes de salicylate. Il est très altérable à l'air, surtout à l'humidité.

Salicylate de mercure. — Parmi les quatre salicylates de mercure, seul

le salicylate mercurique basique $C^6H^4\underset{CO.O}{\overset{O}{\big\langle}}\big\rangle Hg$ est utilisé.

Il renferme 59,5 p. 100 de mercure. Il constitue une poudre blanche, amorphe, neutre, inodore, insipide, insoluble dans l'eau et l'alcool, soluble, surtout à chaud, dans la soude diluée, le chlorure de sodium, l'iodure de potassium. Il est décomposé, à la fois, par les alcalis et les acides.

Salicylate de Bismuth. — Les divers salicylates de bismuth du commerce ne sont pas identiques et contiennent presque toujours de l'acide salicylique libre. Ils se dissocient très facilement au contact de l'eau; ce sont surtout des antiseptiques qui agissent, d'une part, par leur acide, d'autre part, par l'oxyde de bismuth qui est mis en liberté, au contact des humeurs et des sécrétions de l'économie, principalement dans l'intestin.

Les salicylates d'alcaloïdes ne présentent aucun intérêt particulier et agissent surtout en raison de la base à laquelle ils sont combinés.

Les éthers proprement dits de l'acide salicylique sont surtout représentés par le salicylate de méthyle.

Parmi les éthers de l'acide salicylique on utilise surtout les suivants :

Salicylate de méthyle. — C'est un liquide incolore à odeur aromatique persistante, désagréable, très peu soluble dans l'eau, soluble dans l'alcool et l'éther. L'*essence de Wintergreen* est constituée en presque totalité par ce corps.

Ulmarène. — Liquide jaune-rosé, formé par un mélange d'éthers salicyliques, d'odeur agréable, insoluble dans l'eau, soluble dans l'alcool. Il contient 75 p. 100 d'acide salicylique.

Aspirine. — C'est l'acide acétylsalicylique. Il forme des aiguilles blanches, cristallines, solubles dans l'eau, l'alcool, l'éther, d'une saveur âcre et légèrement acide. Il se dédouble en acide acétique et en acide salicylique, en présence des alcalis et des acides étendus.

Modes d'administration et doses. — L'acide salicylique est peu employé, en raison de son action irritante locale assez énergique et de sa faible solubilité. Il n'est guère utilisé que comme antiseptique. On doit toujours l'administrer en solution ou en potion.

   (Acide salicylique . . . . 1 gramme.
   { Glycérine pure 20   »
   (Eau distillée 80   »
         Solution.

   (Acide salicylique . . . . 2 à 5 grammes.
   { Rhum . . . . }
   (Sirop de quinquina . . . . } àâ 60   »
         Potion.

Son emploi pour l'usage interne est, du reste, de plus en plus abandonné.

Pour l'usage externe, ses applications sont fort nombreuses; on l'emploie surtout comme topique dans le traitement du chancre mou et pour la préparation de gazes et ouates aseptiques pour pansements. Elles sont au titre de 10 p. 100.

Comme poudre antiseptique on utilise la formule suivante à 3 p. 100.

   (Acide salicylique . . . . 3 grammes.
   { Poudre d'amidon 10   »
   (Poudre de talc 87   »

Les pommades se formulent soit avec de la lanoline, soit avec un mélange d'alcool absolu et d'huile de ricin, dans lequel l'acide salicylique est soluble.

> Acide salicylique. . . . .   3 grammes.
> Alcool à 90°   6   »
> Lanoline.   30   »

> Acide salicylique . . . .   20 grammes.
> Alcool absolu.   100   »
> Huile de ricin.   200   »

La première formule est préférable; le médicament s'absorbe mieux par la peau.

Pour faciliter cette absorption et réaliser en même temps une action irritante et congestive, on a associé l'acide salicylique et l'essence de térébenthine.

> Acide salicylique. . . . .
> Essence de térébenthine . . . . ââ 10 grammes.
> Lanoline. . . . .
> Axonge benzoïnée   70   »

Comme traitement abortif du furoncle, on emploie l'emplâtre suivant :

> Acide salicylique pulvérisé . . . .
> Emplâtre de savon . . . . ââ 2 parties.
> Emplâtre diachylon.   4   »

Le salicylate de soude est le produit le plus souvent utilisé pour réaliser la médication salicylée. On l'administre aux doses de 4 à 12 grammes par jour, par fractions de 2 grammes, au maximum, par prise, à cause de son élimination rapide.

En raison de l'action irritante de ce médicament, il ne faut jamais l'administrer en cachets, mais en solution diluée, au moment du repas.

Pour dissimuler sa saveur désagréable et persistante, on emploiera avantageusement la formule suivante :

> Salicylate de soude . . . .   15 grammes.
> Rhum vieux.   60   »
> Sirop d'écorces d'oranges amères. . .
> Eau distillée. . . . . ââ 100   »

Une cuillerée à soupe, toutes les heures, dans une tisane appropriée.

On peut faciliter la tolérance du salicylate de soude en ajoutant à cette potion 6 à 10 grammes de bicarbonate de soude.

On peut également prescrire :

> Salicylate de soude . . . .   5 à 10 grammes.
> Suc de réglisse dépuré . . . .   5 à 10   »
> Eau distillée.   130   »

L'action irritante du salicylate de soude sur la muqueuse stomacale est parfois telle que les correctifs sont impuissants à prévenir la sensation de brûlure stomacale, il faut alors diluer 1 gramme de salicylate de soude dans un verre d'eau de Vichy.

POUCHET. — Précis de pharmacologie.   18

Dans ces cas d'intolérance, Bochefontaine avait utilisé l'application de compresses de salicylate de soude en solution à 1 p. 20, l'absorption se faisant assez facilement après quelques heures de contact. Maintenant, on emploie des badigeonnages de salicylate de méthyle, ou mieux d'*ulmarène*, à la dose de 15 à 20 grammes par jour, par fractions de 5 grammes.

Les *succédanés* du salicylate de soude, l'*aspirine*, le *salacétol*, le *salophène*, s'administrent, d'ordinaire, en cachets, aux doses de 50 centigrammes à 1 gramme *pro dosi*, jusqu'à concurrence de 6, 8, 10 et même 15 grammes par vingt-quatre heures, et cela, sans qu'il se produise de phénomènes d'intolérance.

Le *salicylate de lithine* s'administre en solution, à la dose de 2 à 4 grammes par jour, avec une eau alcaline telle que celle de Vichy ou de Carlsbad.

Le *salicylate de mercure* peut s'employer, comme médicament mercuriel, en pilules de 2 centigrammes, aux doses de 5 à 13 centigrammes par jour; mais, le plus souvent, il a été utilisé en injections intramusculaires. On pratique de six à vingt injections, espacées de deux en deux ou de trois en trois jours, avec le mélange suivant :

> Salicylate de mercure . . . . vingt centigrammes.
> Mucilage de gomme arabique . . 30 »
> Eau distillée. . . . . 60 grammes.

Il possède sur les autres sels de mercure l'avantage de ne pas être douloureux, de ne pas donner naissance à des indurations et de provoquer rarement des accidents toxiques.

Le *salicylate de bismuth* s'emploie aux doses de 1 à 10 grammes, *pro die*, en cachets ou en potion. Le plus souvent, on l'associe, pour exalter ses propriétés antiseptiques et antidiarrhéiques à du naphtol, du salol, des préparations opiacées.

Dans les diarrhées dysentériformes, on emploie avec avantage la potion suivante :

> Salicylate de bismuth. . . . . 12 grammes.
> Elixir parégorique . . . . 15 »
> Glycérine pure . . . . 60 »
> Eau distillée de menthe. . . . . 120 »

A prendre par cuillerées à soupe, d'heure en heure.

Le *salol*, le *crésalol*, le *bétol* sont surtout utilisés comme antiseptiques, soit pour l'usage externe, soit comme antiseptiques intestinaux. Ils se prescrivent en cachets de 50 centigrammes, plus ou moins souvent répétés, suivant les cas.

Propriétés antiseptiques. — Ce furent ses propriétés antiseptiques qui firent d'abord utiliser l'acide salicylique en thérapeutique; elles avaient été reconnues, dès le début, par Kolbe et Lautmann.

Ces propriétés antiseptiques sont inhérentes à l'acide lui-même et ne se retrouvent en aucune façon dans ses sels, elles sont liées à la présence de l'oxhydrile de la fonction acide.

Les conditions dans lesquelles cet acide pourra exercer ses propriétés antiseptiques sont donc assez restreintes puisque toutes les fois qu'il sera saturé par un alcali quelconque il perdra ses propriétés antiseptiques. Cette saturation s'effectue avec une grande facilité et les carbonates ainsi que les phosphates suffisent à la réaliser.

Dans une solution légèrement acide, ces propriétés antiseptiques sont très intenses, mais elles vont en diminuant au fur et à mesure qu'on s'adresse à des organismes de plus en plus compliqués.

Les ferments solubles sont inhibés par des doses relativement faibles 1 p. 10000; les diastases sécrétées par les organismes inférieurs sont plus sensibles que celles élaborées dans l'organisme animal. Les cellules de levures sont inhibées et non tuées complètement par l'acide salicylique, les moisissures sont encore bien moins touchées.

Pour empêcher la contamination d'un liquide organique ou sucré par les bactéries, il ne faut pas moins d'après Bucholtz de 1ᵍʳ50 d'acide salicylique par litre. Pour tuer les bactéries dans un tel milieu, il faut atteindre des doses de 4 grammes par litre, et encore les spores ne sont-elles pas détruites. Pour empêcher la viande de se décomposer à l'air, sous l'influence de bactéries banales, il faut employer, si cette conservation doit durer une dizaine de jours, une proportion de 10 p. 1 000 d'acide salicylique; si elle doit durer plus longtemps, cinq à six semaines, il faut atteindre des doses de 25 à 30 grammes p. 1 000.

Le mélange de l'acide salicylique avec l'acide borique donne de bons résultats, car il permet d'augmenter jusqu'à 8,75 p. 1 000 la solubilité de l'acide salicylique dans l'eau, il présente l'avantage d'être acide et, de plus, comme tout mélange d'antiseptiques, le pouvoir antiseptique total est supérieur à la somme des pouvoirs antiseptiques des deux composants.

Comme l'a montré Binz, les sels de l'acide salicylique ne sont nullement antiseptiques, mais sous l'influence de certaines conditions, notamment en présence de l'acide carbonique sous pression, ils sont susceptibles de se décomposer et de mettre en liberté de l'acide salicylique.

Pendant quelques années, on a utilisé les propriétés antiseptiques de l'acide salicylique pour la conservation des aliments et spécialement des vins, des bières et du lait. Il n'était pas rare d'en trouver 1 et même 2 grammes par litre dans ces liquides. On prétendait, à cette époque, que ces quantités minimes d'acide salicylique n'entraînaient absolument aucun inconvénient pour la santé des consommateurs. De nombreuses expériences ont montré que l'acide salicylique diminuait la valeur alibile des aliments et que son administration, à petites doses répétées, était susceptible de provoquer des troubles et, notamment, d'irriter l'épithélium rénal. Le *Comité consultatif d'hygiène publique* fit proscrire absolument son emploi et, en raison de la facilité avec laquelle on peut le déceler ainsi que des doses considérables qu'il fallait employer, ce procédé de conservation tend à être abandonné.

Jusqu'en 1876 cet acide avait été seulement utilisé comme antiseptique; à cette époque, son action et celle des salicylates fut étudiée de plus près, on reconnut ses propriétés antipyrétiques et analgésiques et GERMAIN SÉE, DUJARDIN-BAUMETZ, JACCOUD et LÉPINE, fixèrent définitivement son emploi et ses indications.

Absorption et élimination.—KOLBE avait déjà vu que, par suite de son action topique, l'acide salicylique était susceptible d'être absorbé par la peau saine, surtout lorsqu'il était en solution ou en suspension dans les graisses. Toutes les muqueuses l'absorbent avec une grande facilité en raison de son action irritante.

Le salicylate de soude ne possède pas cette propriété au même degré, mais il détermine cependant la formation d'une pellicule blanchâtre, analogue à celle provoquée par le nitrate d'argent.

Introduit dans l'organisme par voie gastrique, le salicylate de soude va mettre plus ou moins rapidement l'acide salicylique en liberté. Dans l'estomac, l'acidité chlorhydrique détermine cette décomposition, et l'acide mis en liberté peut exercer son action irritante sur la muqueuse de l'estomac : l'acide repasse ultérieurement à l'état de sel alcalin dans le sang. Dans l'économie, il est ensuite décomposé, sous diverses influences, et s'élimine en presque totalité à l'état d'acide salicylurique, combinaison du glycocolle avec l'acide salicylique.

Cette élimination se fait en grande partie par l'urine et très rapidement, à condition que le rein soit sain. Elle est plus rapide chez les herbivores que chez les carnivores.

Chez l'homme sain, l'apparition dans l'urine peut s'observer quelques minutes seulement après l'absorption, l'élimination s'effectue, en moyenne, dans une période de quarante-huit heures au maximum, lorsqu'il s'agit de doses de 4 à 6 grammes administrées par voie buccale. Avec des doses de 6, 8 et 10 grammes, répétées pendant plusieurs jours, cette élimination se prolonge et on peut encore retrouver une petite quantité d'acide salicylique quatre jours après l'administration de la dernière dose.

Chez l'homme, 60 à 65 p. 100 du salicylate de soude absorbé s'éliminent par l'urine; chez les animaux, cette élimination s'effectue également par d'autres voies : par la salive, la bile, le suc pancréatique et les autres sécrétions. L'acide salicylique a, du reste, été retrouvé en petite quantité dans la plupart des sécrétions et excrétions de l'organisme, et on a noté sa présence dans tous les exsudats séreux et purulents ainsi que dans les liquides des cavités articulaires ou séreuses.

L'acide salicylique s'élimine en petite quantité par la bile, chez l'homme; cette quantité augmente dans les cas d'insuffisance rénale, mais elle n'est jamais assez importante, comme l'a signalé LINOSSIER, pour pouvoir réaliser l'antisepsie des voies biliaires; l'acide se fixe cependant d'une façon élective sur le tissu hépatique.

Lorsque les reins ne sont pas parfaitement sains, l'acide salicylique séjourne plus longtemps dans l'économie, on peut constater sa présence pendant sept, douze et même quinze jours; et, dans ces conditions, il exerce son action toxique probablement en formant une combinaison albuminoïde mal connue contenant 15 p. 100 d'acide salicylique.

Certaines affections, la fièvre typhoïde, le rhumatisme articulaire, retardent l'élimination de l'acide salicylique, mais sans provoquer de troubles quelconques.

Toxicité. — La toxicité de l'acide salicylique est d'autant plus faible qu'on s'élève davantage dans la série animale; les animaux de petite taille sont toujours plus impressionnés que les grands animaux de la même espèce.

Une grenouille est tuée par 4 ou 5 centigrammes d'acide salicylique; pour provoquer la mort d'un lapin, il ne faut pas moins de 1^{gr}50 à 2 grammes. Chez le chien, il faut injecter, par voie intra-veineuse, de 50 à 60 centigrammes par kilog.

Chez les animaux, avec des doses un peu considérables, par injection sous-cutanée, on voit survenir très rapidement la paralysie du train postérieur, puis des troubles vasculaires et respiratoires. La mort semble toujours survenir par paralysie de la respiration chez les animaux à sang chaud; chez les animaux à sang froid, au contraire, le cœur meurt le premier.

Par ingestion, les doses doivent être beaucoup plus considérables; la mort arrive toujours tardivement, avec des accidents gastro-intestinaux, de la dyspnée, de la paralysie des extrémités et des troubles du système nerveux central.

Chez l'homme, la toxicité est assez variable; il n'existe que peu de cas d'intoxication mortelle. On a cité des cas où l'absorption, en une seule fois, de 22 et de 30 grammes de salicylate de soude n'ont pas amené la mort.

D'autre part, des doses de 8 à 10 grammes, administrées en plusieurs fois en vingt-quatre heures, ont pu amener des accidents assez graves, et cela, sans qu'il y eut de contre-indications à l'emploi de ce médicament. Il ne faut pas oublier, en effet, que l'albuminurie quelle qu'en soit la provenance est toujours une contre-indication absolue et que, dans ces conditions, la toxicité de l'acide salicylique augmente beaucoup en raison de sa non élimination.

L'intoxication aiguë débute par des troubles gastriques : douleurs, nausées, vomissements répétés, accompagnés de dépression nerveuse et de faiblesse musculaire, d'hypothermie avec tendance au collapsus et sueurs profuses ; on voit survenir des troubles nerveux variés : délire et excitation cérébrale, bourdonnements d'oreilles, surdité, affaiblissement de la vue, myosis. Le pouls est accéléré, parfois irrégulier, toujours déprimé. On constate toujours des troubles respiratoires de la dyspnée ; toutes les sécrétions sont ralenties et parfois même arrêtées complètement.

L'intoxication médicamenteuse débute quelquefois brusquement par des phénomènes délirants, revêtant une allure particulière et qui surviennent lorsque le médicament a produit son effet et que toute douleur a disparu. Quelquefois, ces phénomènes sont peu accusés et on constate seulement une céphalée gravative intense ; dans d'autres cas, elle est accompagnée d'hébétude, de trouble des idées, de délire ; parfois enfin, ce délire est actif, ressemblant à un accès de manie aiguë et se rapprochant de celui que l'on peut observer sous l'influence des Solanées toxiques. Il s'accompagne toujours d'un abaissement marqué de la température et peut conduire au collapsus cardiaque.

Dans tous les cas où l'on a pu observer des intoxications mortelles, on a constaté des lésions du système nerveux, portant de préférence sur la région rolandique ; chez les animaux, dans toutes les intoxications légères, il y a gonflement de la cellule nerveuse et, dans les cas graves, chromatolyse intense.

Action générale. — L'action générale de l'acide salicylique peut se résumer en disant qu'il abaisse l'activité du protoplasma vivant, en diminuant son avidité pour l'oxygène, et qu'il ralentit les processus de formation et de régression.

L'action diffusée du salicylate de soude est inappréciable lorsque le sel est introduit à faible dose dans l'organisme de l'homme ou des animaux ; mais, si ces doses sont longtemps continuées, on peut voir se produire de la dégénérescence granulo-graisseuse du foie et l'apparition d'une cirrhose biliaire ; le rein est atteint d'une phlegmasie chronique, exsudative, avec dégénérescence graisseuse de l'épithélium canaliculaire, se transformant bientôt en une néphrite parenchymateuse chronique ; enfin, l'estomac peut être le siège de lésions de gastrite chronique.

L'ingestion, en une fois, de 2 à 3 grammes d'acide salicylique ou de 4 à 5 grammes de salicylate de soude est fort bien supportée par un individu sain. Au début, cette ingestion détermine une saveur douceâtre, ensuite astringente et laissant un arrière-goût particulier et désagréable; puis, au bout d'un temps variable, on voit se manifester une sensation de chaleur à la tête, la peau se recouvre d'une légère sueur, le pouls augmente sensiblement de fréquence, la vue est un peu nébuleuse, il se produit des papillotages et une diminution de l'acuité auditive. Cette période de congestion dure dix à quinze minutes, puis tout disparaît. Environ trois heures après, le sujet est pris de bourdonnements d'oreilles persistant quelques heures. La scène se termine par une crise de sueur qui est un phénomène constant à la suite de l'emploi de doses un peu fortes de salicylate. On ne constate aucune modification sensible du côté du cerveau ou des nerfs périphériques et jamais on n'observe de collapsus.

Avec des doses un peu plus fortes, ou chez des individus plus susceptibles, on voit se produire de la congestion encéphalique avec céphalalgie, obnubilation de la vue, bourdonnements d'oreilles, surdité, état vertigineux dû à une congestion plus ou moins intense de l'oreille moyenne et de l'oreille interne.

Sous l'influence de doses élevées, c'est-à-dire de 10 à 12 grammes de salicylate de soude, doses qu'il est toujours imprudent d'administrer en une fois, mais qui ont été données il y a quelques années, on observe tous ces phénomènes, mais en plus : des hallucinations, du délire, des sueurs profuses, des vomissements. On a également constaté des hémorrhagies diverses, de l'hématurie, de l'albuminurie et enfin une dyspnée particulière, caractérisée par des inspirations anormales comme profondeur, avec participation de tous les muscles auxiliaires. La respiration n'est presque pas accélérée, elle est un peu haletante et ronflante. Tous ces phénomènes, très impressionnants, disparaissent avec la plus grande facilité si l'on vient à cesser le médicament.

A doses médicamenteuses, chez l'homme sain et les animaux normaux, on n'observe aucune modification du pouls et de la température. Lorsqu'on veut obtenir l'hypothermie, on est toujours obligé d'administrer des doses successivement croissantes de salicylate, doses toxiques, amenant constamment des accidents graves et parfois mortels. Dans ce cas, il se produit une dépression nerveuse profonde et une diminution considérable de tous les phénomènes d'activité vitale.

Action locale. — L'acide salicylique est un topique irritant pour toutes les muqueuses. Cette action irritante peut se traduire par des ulcérations et même des hémorrhagies de la muqueuse digestive, lorsqu'il est ingéré en nature.

Une solution concentrée d'acide salicylique ou de salicylate de soude introduite sous l'épiderme, provoque de la douleur, une inflammation profonde et lente laissant après elle une plaie très longue à se cicatriser en raison de l'abaissement de vitalité des tissus.

Le contact d'une solution à 20 p. 100 abolit les propriétés physiologiques des muscles et des nerfs; la coagulation de la myosine s'effectue rapidement et amène la rigidité cadavérique. Des solutions à titre plus faible provoquent la diminution, puis la perte de la contractilité musculaire; la neurilité est moins affectée et sa disparition se produit plus lentement.

Sur la peau, l'action de l'acide salicylique se localise sur la couche cornée de l'épiderme, celle du corps muqueux reste toujours intacte et la couche des cellules crénelées n'est jamais atteinte. Il ne se produit jamais ni vésicules, ni bulles. Après deux à trois jours de contact, on constate une tuméfaction de la couche cornée qui s'exfolie en lamelles dont les plus superficielles sont les moins résistantes. L'épaisseur de cette couche augmente en raison de la durée de l'action de l'acide salicylique sur la peau. Du côté des parties plus profondes, apparaît un œdème intercellulaire des couches épineuse et granuleuse; après huit à dix jours, la couche épineuse est transformée en tissu homogène mortifié. En même temps, on voit survenir une prolifération plus ou moins accentuée des cellules épidermiques profondes encore non touchées. Il se produit ainsi un épiderme de nouvelle formation qui soulève toute la masse mortifiée. Il n'y a pas de leucocytose, mais une légère inflammation avec dilatation vasculaire et prolifération de cellules conjonctives intra-vasculaires.

L'acide salicylique agit véritablement comme un poison de la chromatine des noyaux conjonctifs qui prend des formes anormales et se dissocie plus au moins complètement. Cette action a été utilisée dans la cure de certaines néoplasies inopérables et on a injecté, au sein de ces tumeurs, des quantités variables de XX à L gouttes d'une solution alcoolique d'acide salicylique à 6 p. 100.

Action sur l'appareil digestif. — L'acide salicylique en nature provoque toujours une vive irritation des muqueuses, avec nausées et vomissements; aussi, est-on obligé de réfracter les doses et de le diluer dans un corps inerte, de préférence du sucre de lait. On a même signalé, à la suite de l'emploi de doses faibles et réfractées, des coliques très vives et de la diarrhée. Ces accidents se sont surtout montrés lorsqu'on a administré l'acide salicylique en solution par voie rectale. Ce mode d'emploi a dû être abandonné, l'expérimentation chez les animaux ayant montré la production de suffusions sanguines et même d'ulcérations du tube digestif.

L'action irritante du salicylate de soude ne se révèle que lorsque ce sel est introduit en nature dans l'estomac. Lorsqu'il a produit des accidents, c'est toujours parce que le mode d'administration avait été défectueux, ou que le sel était impur et contenait de l'acide crésotinique et de l'acide oxyisophtalique.

Pourtant, dans certains cas, chez des individus prédisposés, on a vu se produire des vomissements rebelles qui forcent à renoncer à cette médication. Ces accidents sont alors d'origine centrale; on les voit se manifester presque immédiatement à la suite d'injections intra-veineuses, et, dans ce cas, il est impossible de retrouver l'acide salicylique dans les matières vomies.

Des doses faibles de salicylate de soude provoquent une excitation de la sécrétion gastrique, des doses répétées ou fortes amènent, au contraire, une inhibition sécrétoire après excitation passagère.

Action sur la respiration. — La respiration n'est jamais influencée par des doses faibles de salicylate de soude; aux doses élevées, seulement, on peut observer une augmentation de fréquence et des irrégularités qui sont la caractéristique des doses toxiques et le prélude d'accidents graves.

Chez les animaux en expérimentation et même chez quelques individus spécialement prédisposés, les doses un peu fortes de salicylate de soude provoquent des troubles respiratoires qui sont caractérisés par une accélération très notable des mouvements, avec augmentation de leur amplitude; ils sont irréguliers et coupés par des retours à la normale; l'oxygénation du sang est normale et il n'y a pas d'asphyxie. Ces phénomènes sont dus à une action irritante exercée sur le bulbe; et l'accélération respiratoire cesse immédiatement par section des pneumogastriques dont les noyaux d'origine sont spécialement influencés par ce médicament.

Chez les animaux, la mort, n'est pas due à l'asphyxie ni même à ces troubles respiratoires; dans un certain nombre d'expériences, on peut voir l'arrêt du cœur se produire avant l'arrêt de la respiration, et à l'autopsie les poumons présentent une intégrité parfaite.

Action sur le cœur et la circulation. — Les doses thérapeutiques sont, en général, absolument inoffensives sur l'appareil circulatoire; chez les animaux, on est obligé d'arriver jusqu'aux doses subtoxiques pour pouvoir noter les modifications subies, sous l'influence du médicament, par le cœur et la circulation. Cependant, chez certains individus sensibles, on a pu voir se produire un ralentissement notable des contractions cardiaques.

Chez les animaux à sang froid, avec des doses fortes, l'action du salicylate de soude est très lente à se produire et se traduit par du ralentissement cardiaque qui devient de plus en plus considérable jusqu'à l'arrêt total du cœur.

Chez les mammifères, le premier effet de l'action du salicylate de soude consiste dans une élévation de la pression qui apparaît dès le début et ne s'accroît plus à la suite de nouvelles injections. Les oscillations de la pression présentent des variations d'autant plus marquées que les doses sont plus élevées. Avec les doses toxiques, on voit survenir des irrégularités et un abaissement rapide et progressif de la tension jusqu'à zéro.

En ce qui concerne le cœur, on constate, au début, une légère accélération cardiaque, puis un ralentissement avec augmentation d'énergie très nette et très sensible. C'est à cette augmentation d'énergie qu'est due l'augmentation de la tension sanguine; il y a, en même temps, augmentation de l'énergie systolique et augmentation de l'amplitude diastolique, ce qui provoque des oscillations considérables de la pression sanguine. Le pneumogastrique n'est pas touché; l'excitation des nerfs mixtes provoque toujours les mêmes réactions sur la pression.

Il faut donc admettre, pour interpréter ces faits, que le salicylate de soude exerce son action, à la fois, sur le bulbe, sur les ganglions automoteurs du cœur et sur le myocarde.

L'influence bulbaire exercée sur les centres vaso-moteurs peut seule expliquer l'augmentation de pression que l'accroissement de l'énergie cardiaque ne suffit pas à expliquer.

L'accélération du début doit être, au contraire, attribuée à l'excitation exercée par le salicylate de soude sur les nerfs accélérateurs, les ganglions intra-cardiaques et le myocarde lui-même, toutes ces influences combinées l'emportant sur l'action modératrice du pneumogastrique.

Le ralentissement ultérieur est la conséquence de l'excitation bulbaire sur les noyaux d'origine du pneumogastrique, et les irrégularités qui se montrent ensuite proviennent de cette même excitation.

Comme toujours, ces diverses excitations amènent forcément, au bout d'un certain temps, la paralysie des systèmes nerveux central et ganglionnaire, et c'est ainsi qu'il faut interpréter le ralentissement ultime du pouls, la chute de la pression et l'arrêt du cœur.

L'action exercée par le salicylate de soude sur le myocarde est très importante à considérer, mais il ne faut y voir, comme l'ont montré les expériences de Livon et de Richet, qu'une action nerveuse venant impressionner le muscle et non une influence topique due à l'action du salicylate de soude sur la fibre elle-même.

Le salicylate de soude exerce sur le sang une action assez peu intense; il modère et même il arrête les mouvements amœboïdes des leucocytes, restreint et suspend leur diapédèse, mais c'est à peu près sa seule action sur le sang dont la teneur en gaz n'est pas même modifiée. Pour pouvoir constater des altérations évidentes des hématies, il faudrait qu'il s'y trouvât en quantité de beaucoup supérieure à celles qui existent même dans les cas mortels.

Cependant, le salicylate de soude provoque ou facilite, d'une manière indéniable, les hémorrhagies ; et même, à la suite de l'emploi de doses assez faibles de ce sel, on a observé des épistaxis, des hémorrhagies gastriques, des hémorrhagies intestinales. On a même prétendu qu'il pouvait être abortif, parce que l'on avait constaté l'avance des périodes menstruelles et la prolongation de leur durée; il peut y avoir une exagération de l'action fluidifiante et hémorrhagipare du salicylate de soude chez les femmes dont l'utérus est gravide, mais cette action n'est pas nette et, tout au plus, doit-on restreindre son administration et surveiller les malades dans ces cas.

Action sur la température. — En raison des modifications minimes provoquées par le salicylate de soude, à doses thérapeutiques, sur la respiration et la circulation, il était facile de prévoir que son action sur la température serait nulle ou presque nulle. C'est en effet ce qui arrive chez l'homme et les animaux sains, avec les doses médicamenteuses. Il ne se produit aucune modification de la température.

Ce n'est que dans les cas de rhumatisme articulaire aigu et de goutte aiguë, que l'acide salicylique exerce une action antipyrétique très remarquable et amène un abaissement de la température que l'on a également vu se produire dans des cas de fièvre due à des suppurations.

Dans tous les autres cas, l'acide salicylique est un antipyrétique des plus incertains; l'abaissement de température ne peut s'observer qu'au prix de manifestations toxiques, toujours dangereuses, et il faut le rayer de la liste des antiseptiques capables de déterminer l'hypothermie dans les affections fébriles.

Action sur les sécrétions. — L'acide salicylique, en s'éliminant par un rein normal parfaitement sain, exerce sur l'épithélium rénal une action irritante à peu près du même genre que celle exercée par le nitrate de potasse et, par suite, augmente la sécrétion urinaire. Si cette action irritante est poussée trop loin, ou trop prolongée, on voit la sécrétion urinaire diminuer au fur et à mesure que l'irritation se transforme en inflammation avec albuminurie. Dans toutes les affections inflammatoires du rein et dans les affections générales graves où l'épithélium s'acquitte mal de ses fonctions sécrétoires, des doses même faibles de salicylate de soude entravent la sécrétion urinaire au lieu de la favoriser.

Sous l'influence des petites doses, l'urine augmente d'abord de densité et de coloration, sans augmenter sensiblement de quantité, puis, un peu plus tard, on voit se manifester une polyurie plus ou moins abondante et prolongée, avec abaissement rapide de la densité et diminution de la coloration.

L'acidité de l'urine, qui était augmentée au début de cette phase de polyurie, diminue ensuite; et, si l'administration est prolongée, la réaction devient neutre, puis parfois même alcaline. On observe, dès le premier jour, une augmentation de l'urée et, surtout, de l'acide urique; cette augmentation dure trois ou quatre jours, puis l'urée et l'acide urique, mais surtout l'urée, diminuent ensuite et tombent au-dessous de la normale. L'acide phosphorique, le chlore, l'acide sulfurique, l'acide carbonique, les acides sulfo-conjugués augmentent également, et, en outre de l'acide salicylurique, on voit apparaître en même temps des produits de métamorphose de l'acide salicylique, entre autres, la pyrocatéchine.

Les petites doses n'influencent pas sensiblement la quantité d'azote total, de fortes doses, au contraire, l'augmentent, mais il y a diminution ultérieurement. L'urée est diminuée avec les doses faibles et moyennes; seules, les doses fortes exagèrent passagèrement son élimination.

Sous l'influence des faibles doses, l'augmentation de l'acide urique est due, en grande partie, à l'action exercée par l'acide salicylique sur la leucocytose. Il se produit, en outre, une augmentation considérable des matières extractives de l'urine.

L'élimination de l'azote se fait donc peu à l'état complètement oxydé, sous forme d'urée, mais beaucoup plus à l'état incomplètement oxydé, sous forme d'acide urique, de glycocolle (combiné dans l'acide salicylurique) et de matières extractives.

Le salicylate de soude est un des meilleurs dissolvants des résidus de l'organisme qui, parfois, l'encombrent et contribuent à maintenir, sinon à réaliser, l'élévation de la température. Ce fait nous explique pourquoi, dans certains cas, le salicylate de soude peut jouer le rôle, non d'antipyrétique, mais de défervescent.

Le salicylate de lithine possède ces propriétés à un degré encore supérieur, et, chez lui, l'action lithontriptique de la lithine vient aussi s'ajouter à celle de l'acide salicylique pour favoriser l'élimination de l'acide urique.

Malheureusement, cette action irritante des salicylates sur l'épithélium rénal provoque parfois des accidents consistant principalement en desquamation des tubes urinifères et albuminurie passagère. Cette albuminurie peut même se compliquer de néphrite aiguë ou d'hématurie, d'où la nécessité de surveiller toujours les malades de fort près.

On peut dire que toutes les sécrétions sont excitées par le salicylate de soude; mais, chez l'homme, ce sont surtout la sécrétion biliaire et la sécrétion sudorale, tandis que chez le chien la sécrétion salivaire et la sécrétion pancréatique le sont également. Cette action stimulante sur les sécrétions n'est pas due à une excitation des éléments glandulaires par le médicament, mais à une action excitante, d'origine centrale, sur les nerfs sécrétoires, puisque l'injection de pilocarpine est encore capable de faire sécréter les cellules glandulaires après arrêt des sécrétions sous l'influence de fortes doses d'acide salicylique.

L'hypersécrétion biliaire s'observe surtout avec de faibles doses de 1 à 2 grammes de salicylate de soude; l'augmentation porte sur les parties solides, mais principalement sur l'eau, il y a donc en même temps fluidification de la bile. Si l'administration du médicament est trop prolongée, même à faibles doses, il se produit de la congestion du foie.

Action sur le système nerveux. — A doses thérapeutiques, l'action exercée sur le système nerveux est à peu près nulle; à doses fortes, le salicylate de soude agit principalement sur la substance grise de l'axe cérébro-spinal en provoquant, dans une première période, une excitation de tous les modes d'activité fonctionnelle relevant de cet axe gris bulbo-médullaire, se traduisant par l'hypersécrétion glandulaire, les vomissements, l'accélération respiratoire, l'inquiétude et l'agitation qui se manifestent chez les animaux; puis, plus tardivement, on voit se produire la paralysie des diverses propriétés fonctionnelles de la substance grise, mais elles ne sont pas détruites d'emblée. Il se produit d'abord une sorte d'engourdissement des cellules qui réagissent encore mais avec moins d'énergie qu'à l'état normal et auquel succède une paralysie plus ou moins complète de ces mêmes cellules.

Il n'y a pas d'action s'exerçant plus spécialement sur les propriétés sensitives que sur les propriétés motrices de la substance grise centrale, pas plus qu'il n'y a d'action spéciale exercée soit sur les fibres nerveuses dans leur continuité, soit sur les extrémités terminales sensitives ou motrices. Il en résulte que l'acide salicylique ne doit être, en aucune façon, considéré comme un analgésique, pas plus, du reste, que comme un antithermique.

Les accidents bénins déterminés d'une façon constante du côté du système nerveux avec 8 à 10 grammes de salicylate de soude : bourdonnements d'oreilles, congestion céphalique, troubles de la vue, troubles intellectuels, vertiges, sont surtout sous la dépendance de phénomènes de congestion ou d'anémie localisées.

Interprétation de l'action exercée par l'acide salicylique. — L'action médicamenteuse de l'acide salicylique, dans le cas de rhumatisme articulaire aigu, peut s'expliquer de la façon suivante :

Le salicylate de soude amené par le torrent circulatoire à la surface des tendons, des ligaments articulaires, des synoviales et en général dans les tissus enflammés, est décomposé par l'acide carbonique qui s'y trouve sous pression, comme l'ont montré les expériences d'EWALD ; l'acide salicylique mis en liberté réagit sur le protoplasma, détermine une diminution de la suractivité vitale des cellules et de leur irritabilité, exaltées par l'inflammation, d'où, consécutivement, diminution et tarissement de leurs sécrétions, retour des éléments anatomiques des tissus à leur état d'activité normale par suite de la disparition du processus inflammatoire et morbide et, du même coup, sédation de la douleur et modération de la température. Le liquide synovial se résorbe, la rougeur et le gonflement articulaires disparaissent, et la sensibilité normale de ces tissus se rétablit, en même temps que se dissipe la douleur.

On a pu déceler la présence de l'acide salicylique libre sur les surfaces articulaires et les synoviales enflammées chez les animaux.

Dans toutes les affections accompagnées localement de poussées inflammatoires aiguës, dans les méningites rachidiennes et spinales, dans l'ataxie locomotrice au moment des poussées inflammatoires aiguës, dans toutes les circonstances où le salicylate de soude se trouve en présence de sang chargé d'acide carbonique et, par conséquent, capable de mettre en liberté de l'acide salicylique, l'administration de ce médicament s'accompagne d'une détente des phénomènes douloureux et d'abaissement de la température, provoqués par une déchéance de l'activité vitale des cellules des éléments anatomiques. De plus, il faut également faire la part de l'action du salicylate de soude comme solubilisant des déchets et les éliminant à l'état de substances incomplètement oxydées.

L'action de l'acide salicylique dans le rhumatisme articulaire aigu et la goutte aiguë n'est donc pas due à une action spécifique ou à une action antiseptique sur un organisme encore inconnu, c'est simplement le résultat de l'action locale de l'acide, provoquant une diminution de l'activité vitale du protoplasma. Et en effet, l'acide salicylique n'exerce pas d'action préventive chez les rhumatisants comme la quinine chez les paludiques.

Action des dérivés de l'acide salicylique. — L'histoire médicamenteuse des dérivés de l'acide salicylique est celle de cet acide lui-même. Cependant, parmi eux, il en est trois qui sont à signaler, en raison de ce fait qu'ils ne subissent aucune décomposition en milieu acide, qu'ils se dédoublent, au contraire, en milieu alcalin, et que leur action offensive pour l'estomac est nulle : ce sont le salicylate de méthyle et les éthers vrais de l'acide salicylique, le salophène ou salicylate d'acétylparaamidophénol et l'aspirine ou acide acétylsalicylique. Ce dernier est celui qui donne les meilleurs résultats au point de vue de son innocuité, en tant que phénomènes se développant du côté de l'appareil gastrique ou gastro-intestinal. Il est remarquable par la mise en liberté progressive de l'acide salicylique et son élimination prolongée.

ACIDE BENZOIQUE

L'acide benzoïque fut d'abord retiré du benjoin par sublimation et LÉMERY en reconnut le premier l'existence dans ce corps ; ROUELLE signala son existence dans l'urine des herbivores et SCHEELE dans l'urine de l'homme. Il existe, en effet, dans un grand nombre de corps naturels, dans le styrax, les baumes, les résines, dans certains fruits, et prend naissance dans la désintégration des albuminoïdes par oxydation et hydratation : il se forme, à la fois, du glycocolle et de l'acide benzoïque qui donnent ultérieurement naissance à l'acide hippurique.

On peut l'obtenir par synthèse, mais, le plus souvent, il est retiré de l'urine des herbivores ; celui qui est utilisé en médecine doit toujours provenir de la sublimation du benjoin parce qu'il est plus pur et entraîne avec lui des produits odorants qui exercent également une action médicamenteuse.

Cet acide se présente sous forme de lamelles ou d'aiguilles nacrées, transparentes, rappellant celles de l'acide borique cristallisé, incolores et inodores lorsqu'il provient de l'acide hippurique, possédant une odeur de benjoin lorsqu'il est retiré de cette résine.

Il est peu soluble, mais laisse cependant dans la bouche une saveur chaude et acide, avec un léger arrière-goût d'amertume ; il est surtout soluble dans l'alcool, l'éther, les huiles, les graisses, le chloroforme ; il est peu soluble dans l'eau froide (1 p. 400), beaucoup plus soluble à chaud (1 p. 12), ce qui permet de le purifier par cristallisation. Il résiste facilement aux agents d'oxydation et il est fort stable. Il donne des sels bien cristallisés.

Mode d'administration. Doses. — L'acide benzoïque, pas plus que l'acide salicylique, ne doit être administré sous forme de cachets, en raison de l'action irritante et même caustique qu'il peut manifester sur la muqueuse gastro-intestinale. Il faut, lorsqu'on l'administre en pilules, qu'il soit dilué dans un excipient inerte ajouté en quantité suffisante.

L'acide benzoïque forme la base de la *mixture benzoïque* de Bouchardat.

Acide benzoïque	1 à 5	grammes.
Phosphate de soude	10	»
Sirop simple	30	»
Eau distillée	100	»

Albert Robin a donné une formule de limonade benzoïque qui est recommandée chez les typhiques.

Acide benzoïque (du benjoin)	1 à 3	grammes.
Eau distillée de cannelle	50	»
Sirop de tolu	100	»
Rhum vieux	100	»
Eau distillée	750	»

Il entre dans la composition d'un certain nombre de préparations galéniques, en particulier, dans l'Elixir parégorique et les pilules de Morton.

Parmi les benzoates, le *benzoate de soude* est le plus souvent employé. Ce sel se présente sous forme de poudre cristalline, blanche, soluble dans l'eau, l'alcool et la glycérine, d'une saveur âcre et salée. Il est très soluble dans l'eau (1 p. 1,5) ce qui offre un avantage considérable dans son emploi sur celui de l'acide benzoïque. C'est un antiseptique très faible, mais un éliminateur beaucoup plus énergique que le salicylate de soude.

On l'a recommandé dans la goutte, le rhumatisme, la fièvre typhoïde, la diphthérie, la tuberculose, aux doses de 5 à 15 et même 20 grammes par vingt-quatre heures. Ce benzoate de soude doit être administré presque toujours à fortes doses et en solution ; on peut employer la formule suivante :

Benzoate de soude	25	grammes.
Sirop d'écorces d'oranges amères	60	»
Eau distillée	375	»

Chaque cuillerée à soupe renferme, sensiblement, 1 gramme de benzoate de soude et doit être administrée dans une eau alcaline gazeuse ou une eau minérale comme Vittel ou Contrexéville, suivant le cas.

Le benzoate de soude a été également utilisé comme dissolvant de certains composés amidés et de certains alcaloïdes notamment : la caféine, la théobromine, la narcéine.

Le *benzoate d'ammoniaque* a été proposé comme succédané du benzoate de soude. On peut l'employer à partir de 50 centigrammes, jusqu'aux doses de 2 à 3 grammes pour une seule prise.

Le *benzoate de lithine* a été également recommandé ; on l'administre aux doses maxima de 1 à 2 grammes. Il jouit de propriétés particulières dans la goutte et la gravelle en raison de la présence de la lithine.

Parmi les dérivés organiques de cet acide il faut surtout citer la benzanilide et le benzeugenol.

La *benzanilide* $C^6H^5.CO—AzH.C^6H^5$ est une poudre cristalline, incolore, insoluble dans l'eau, peu soluble dans l'éther, soluble dans l'alcool. On l'a vantée comme un antipyrétique excellent, dans la médication infantile, aux doses de 10 à 60 centigrammes. Elle ne provoquerait pas de cyanose comme l'acétanilide. Ses effets ne sont pas constants, aussi ce médicament est-il peu employé.

Le *benzeugénol* $C^6H^5.CO — C^{10}H^{11}O^2$ forme des cristaux incolores, inodores, amers, peu solubles dans l'eau, très solubles dans l'alcool, le chloroforme, l'éther, l'acétone. On l'a surtout préconisé comme antiseptique, pour remplacer l'essence de girofle. Il se prescrit en cachets ou en pilules, aux doses de 5 à 10 milligrammes par prises, ou en injections huileuses à 10 p. 100, dans le traitement de la tuberculose. Les résultats obtenus sont satisfaisants, mais insuffisants encore pour le juger définitivement.

Absorption. Élimination. — L'absorption de l'acide benzoïque s'effectue facilement dans l'organisme ; le benzoate de soude se dédouble dans les mêmes conditions et sous les mêmes influences que l'acide salicylique. L'élimination se fait en grande partie par le rein, en petite quantité par la sueur et la salive ; 75 p. 100 de cet acide est éliminé sous forme d'acide hippurique, par combinaison avec le glycocolle. L'acide hippurique n'existe pas dans le sang, mais il se forme dans le rein.

Bunge et Schoenberg ont montré qu'il fallait, pour cette synthèse de l'acide hippurique, que le rein fut intact, et que les hématies jouent également un rôle indispensable dans cette formation ; le foie et les sécrétions du canal intestinal exercent, en outre, une action favorisante.

Dans certains cas, on retrouve dans l'urine des produits d'oxydation de l'acide benzoïque, en particulier des acides succinique et phtalique.

Action antiseptique. — La valeur antiseptique de l'acide benzoïque est supérieure à celle de l'acide salicylique et même à celle du phénol, lorsqu'il est à l'état de liberté ou en solution. Une solution à 1 p. 1000 suffit pour entraver très fortement la pullulation des bactéries de l'atmosphère ; une solution à 2 p. 1000, c'est-à-dire à peu près saturée, suffit pour stériliser un milieu de culture, mais il faut employer une solution à 20 p. 1000 pour arriver à arrêter des cultures en voie de développement.

Le benzoate de soude ne possède que des propriétés antiseptiques presque nulles ; lorsqu'il en manifeste, c'est que, par suite d'une réaction secondaire, il y a eu mise en liberté, plus ou moins considérable, d'acide benzoïque.

L'action exercée par cet acide sur les ferments solubles et les *toxines* est moins énergique que celle exercée par l'acide salicylique.

Action physiologique. — Lorsque l'acide benzoïque est mis en contact avec la muqueuse buccale, il détermine une saveur âcre, aromatique; il excite fortement toutes les muqueuses : la poudre ou la poussière d'acide benzoïque irritent les muqueuses nasale, buccale, lacrymale, et déterminent à leur surface une hypersécrétion. Lorsqu'il est ingéré à forte dose, c'est-à-dire à des doses de 3 ou 4 grammes, il détermine des vomissements, de la céphalalgie, des bourdonnements d'oreilles ayant une grande ressemblance avec ceux provoqués par l'acide salicylique, une sensation de chaleur dans l'abdomen, l'accélération du pouls, de la diaphorèse et une augmentation très notable des sécrétions bronchiques. Administré aux animaux à doses un peu considérables, il peut arriver à déterminer la mort d'une façon analogue à l'acide salicylique, par paralysie bulbo-médullaire avec arrêt de la respiration. Sa toxicité est mal définie : on admet qu'il faut une dose de 2 grammes, par kilo d'animal, pour provoquer la mort rapide chez les animaux à sang chaud. L'homme est encore plus susceptible que les animaux à sang chaud.

Chez les animaux à sang froid, les phénomènes toxiques se manifestent par des mouvements convulsifs, non tétaniques, de quelques groupes musculaires, de l'accélération respiratoire, de la diminution de l'excitabilité réflexe.

Chez les animaux à sang chaud, on constate des tremblements, des convulsions, des mouvements ataxiques des membres antérieurs, puis, peu à peu, la paralysie s'établit. L'action sur la muqueuse gastro-intestinale est toujours assez intense et se traduit par des vomissements accompagnés parfois d'hémorrhagies gastriques ; d'ordinaire, il n'y a pas de diarrhée, et l'irritation est localisée sur l'estomac et le duodénum. L'action exercée sur le cœur et l'appareil respiratoire est presque absolument identique à celle de l'acide salicylique : c'est d'abord de l'accélération, puis du ralentissement. On peut constater un abaissement considérable de la température, mais seulement à doses toxiques.

Chez l'homme, une dose de 5 grammes de benzoate de soude, en une fois, a provoqué des nausées et des vomissements qui peuvent être évités par un exercice musculaire violent permettant l'oxydation de l'acide benzoïque. On a également pu noter, à la suite d'administration de doses trop considérables de benzoate de soude, des sueurs profuses, de la salivation, une expectoration abondante de mucus, quelquefois des hémorrhagies gastro-intestinales.

L'acide benzoïque n'est nullement analgésique, il n'est pas non plus antipyrétique. Chez l'homme sain, il peut, tout au plus, déterminer la soustraction de matériaux capables de provoquer une très légère élévation de température; aussi, quelle que soit la dose à laquelle on administre à l'homme ou aux animaux sains soit l'acide benzoïque, soit le benzoate de soude, et dans quelque circonstance qu'on se place, on ne constate pas d'action marquée, on ne voit pas d'abaissement sensible de la température. Cela ne pourrait être que par enlèvement d'une substance susceptible d'être comburée dans l'organisme, et qui constituerait un combustible efficace, que cet abaissement de température serait obtenu, mais les substances en voie de désagrégation normale sont peu capables d'élever la température; et c'est seulement chez les fébricitants qui trouvent le moyen, en raison des circonstances particulières, d'utiliser ces combustibles de très médiocre qualité, que de pareilles substances peuvent être comburées par un organisme anormal et contribuer, dans une certaine mesure, à l'élévation de la température.

Le benzoate de soude possède, surtout dans les cas de maladies infectieuses, la propriété de solubiliser les matériaux de déchet qui s'attardent dans l'organisme et qui doivent en être éliminés. Ce fait est prouvé par l'augmentation des matériaux solides s'éliminant par l'urine après administration du benzoate de soude, par l'augmentation de l'urée et des matières extractives, par l'augmentation de l'azote total, en un mot.

L'acide benzoïque, comme l'acide salicylique, mais à un degré moindre, détermine une augmentation notable de la sécrétion biliaire. On pourrait même dire qu'il détermine une augmentation assez générale de toutes les sécrétions. Son action fluidifiante sur les sécrétions bronchiques, qui sont toujours augmentées à la suite de son emploi, est une propriété inhérente à sa molécule et non la conséquence de la présence des principes balsamiques volatils qui l'accompagnent lorsqu'il est retiré du benjoin, quoique ces derniers augmentent, bien certainement, ces propriétés.

ASAPROL. — L'*asaprol* ou *abrastol* est le sel de calcium de l'acide β naphtol sulfonique ; il se présente sous forme d'une poudre blanche, inodore, amère, soluble dans l'eau et l'alcool, insoluble dans l'éther. Il se décompose en présence des acides, des sulfates solubles, et des bicarbonates.

Son action thérapeutique est très voisine de celle du salicylate de soude, mais il est beaucoup moins toxique et bien supporté, en solution diluée, par des individus ne tolérant ni le salicylate de soude, ni les sels de quinine, ni l'antipyrine ; il s'est même montré supérieur à ces derniers dans le traitement du rhumatisme articulaire aigu. On peut l'administrer à haute dose, jusqu'à 10 et même 12 grammes par vingt-quatre heures, sans provoquer de phénomènes d'intolérance.

Il s'élimine rapidement par le rein, même chez les sujets atteints de néphrite et dont l'urine contient de fortes quantités d'albumine. Son pouvoir antiseptique, comme l'a vu CHARRIN, est presque identique à celui de l'acide salicylique ; il exerce, comme ce dernier, une action modératrice de l'activité vitale et n'est pas seulement un antiseptique banal. Son action analgésique s'exerce d'une façon très nette chez les individus affectés de rhumatismes, et il peut être véritablement envisagé comme un succédané du salicylate de soude.

*
* *

Le groupe des antithermiques-analgésiques et des antipyrétiques renferme donc un certain nombre de corps doués d'une action extrêmement variable suivant les conditions dans lesquelles on les emploie et aussi suivant l'état et la réceptivité des individus.

Quelques-uns d'entre eux sont doués d'une véritable spécificité qui tient, surtout, aux conditions particulières dans lesquelles ils peuvent agir. La quinine, en effet, est un véritable spécifique du paludisme, parce qu'elle tue l'hématozoaire; l'acide salicylique est, en quelque sorte, spécifique du rhumatisme articulaire aigu, non parce qu'il tue la bactérie présumée du rhumatisme articulaire aigu, mais bien parce qu'il empêche l'évolution des phénomènes inflammatoires et la détermination des phénomènes douloureux qui en sont la conséquence.

La plupart de ces substances possèdent une action antiseptique banale; mais, à côté de cette action antiseptique, elles exercent une action *antitoxinique* en vertu de laquelle les matériaux de désintégration des albuminoïdes incomplètement oxydés, doués de propriétés plus ou moins toxiques, sont transformés et leur action toxique se trouve neutralisée. La quinine et l'acide salicylique possèdent surtout ces propriétés. Le benzoate de soude et l'acide salicylique jouent, en plus, un rôle important pour l'élimination de ces produits, malgré une diminution concomitante des processus de la nutrition.

L'hyperthermie est, à la fois, la conséquence de l'augmentation des oxydations cellulaires et de l'excitation des centres régulateurs de thermogenèse. Il y a donc lieu de faire, parmi ces corps, deux groupes distincts : ceux qui, comme l'antipyrine et la quinine, agissent spécialement sur les centres de thermogenèse, et ceux qui exercent, comme les acides salicylique et benzoïque, une action éliminatrice particulière.

En raison des circonstances dans lesquelles se produit l'hyperthermie, il y a lieu de différencier nettement les antithermiques et les antipyrétiques : par *antithermique* on doit entendre une substance provoquant une influence perturbatrice sur l'organisme et déterminant un abaissement de température chez un sujet normal; par *antipyrétique*, au contraire, une substance qui, par une influence régulatrice, produit un abaissement de la température lorsque celle-ci est supérieure à la normale.

Toutes ces substances exercent une action élective sur le système nerveux central et, en particulier, sur l'ensemble des centres trophiques, sensitifs et thermiques. Elles agissent sur les centres vaso-moteurs ainsi que sur les centres de la circulation et de la respiration. Elles portent plus ou moins atteinte à l'activité vitale des cellules et l'emploi méthodique de quelques-unes d'entre elles permet, en quelque sorte, de graduer cette action.

Certaines d'entre elles exercent également une action offensive, soit sur les hématies, soit sur les matières colorantes du sang.

Ici, nous pouvons faire une division très nette entre les anilides et les bases quinoléiques. Les bases quinoléiques et leurs dérivés exercent leur action offensive, à la fois, sur l'hématie elle-même et sur la matière colorante : les globules sont frappés de mort et il faut que l'organisme s'en débarrasse. Les anilides, au contraire, ne s'attaquent qu'à la matière colorante du sang, l'hémoglobine seule est réduite et le stroma globulaire reste intact.

Enfin, toutes ces substances exercent sur l'épithélium rénal, soit une action inhibitrice, soit, au contraire, une action irritante qu'il faut avoir présente à l'esprit pour administrer de préférence, suivant le cas, tel ou tel médicament.

L'action antipyrétique de ces médicaments est toujours d'autant plus prononcée que la température est plus élevée au-dessus de la normale ; et l'état pathologique semble créer des conditions favorables à l'action pharmacodynamique des médicaments.

Chacun des antithermiques-analgésiques possède une électivité parti-culière qu'il est intéressant de mettre en jeu dans une circonstance déterminée, et il n'y a pas lieu d'essayer d'établir entre les diverses substances des équivalences de doses pour l'obtention d'un même effet thérapeutique.

L'eau froide, quelque soit le procédé usité, qu'il s'agisse de bains froids, de bains tièdes graduellement refroidis, de l'application du drap mouillé, etc., provoque également un abaissement de température, mais par un tout autre mécanisme. Elle augmente la déperdition du calorique, elle stimule et excite les oxydations dans l'intimité des tissus et active la nutrition cellulaire, elle stimule également les fonctions sécrétoires et dépuratives et, dans une foule de circonstances, donne des résultats infiniment supérieurs à ceux de l'antipyrèse médicamenteuse. L'action propulsive, en vertu de laquelle se produisent ces phénomènes, n'entraîne pas, en effet, l'intervention d'un contact entre les éléments cellulaires et la substance médicamenteuse, conflit toujours susceptible de provoquer des conséquences parfois gênantes ou des répercussions fâcheuses.

Enfin, il ne faut pas oublier, comme l'ont bien montré Renaut et Jaccoud, que l'abaissement de température provoqué sous l'influence des antipyrétiques n'est souvent qu'un trompe-l'œil et peut donner lieu à des phénomènes fâcheux, notamment en mettant les cellules de l'organisme en état de déchéance vitale. Le seul avantage de l'emploi des antithermiques consiste surtout dans l'action éliminatrice sur les déchets et la neutralisation des toxines. Dans beaucoup de cas, cependant, l'analgésie, souvent prédominante sur l'antipyrèse, motive leur emploi; il faut, par conséquent, faire un choix parmi ces diverses substances, car elles exercent chacune une action élective spéciale pour la réalisation de cette analgésie.

ACONIT

Les Aconits sont des *Renonculacées* herbacées qui croissent dans les régions montagneuses de l'Europe et de l'Asie. La matière médicale utilise les feuilles, les fleurs et les racines d'un certain nombre d'entre elles. Toutes les espèces de ce genre sont nettement caractérisées par la forme de leurs fleurs hermaphrodites disposées en grappes terminales. Leur calice est composé de cinq sépales pétaloïdes dissemblables, dont le supérieur présente la forme d'un casque recouvrant les deux sépales latéraux réguliers et plus larges que les deux sépales inférieurs qui sont inégaux. Les nectaires sont au nombre de huit, les deux supérieurs sont plus développés que les autres et logés dans la cavité du sépale supérieur. Ils ont la forme d'un bonnet phrygien dont le bord interne s'avance en forme de lèvre et dont le bord externe est porté par un long onglet. Les six autres sont constitués par de petites languettes courtes, inégales et peu colorées. Les étamines sont assez nombreuses, l'ovaire est constitué par trois carpelles surmontés de trois filets. Le fruit est formé de trois à cinq follicules glabres, oblongs, à bec aigu. L'Aconit Napel possède une souche épaisse, munie de racines charnues, napiformes. Sa tige élevée, ferme, dressée, rameuse au sommet, porte des feuilles pétiolées, palmatiséquées, à segments divisés en deux ou trois lobes linéaires, lancéolés. Les fleurs sont assez grandes, bleues, disposées en grappes oblongues, serrées. Les feuilles de l'Aconit Napel sont longues de dix à quinze centimètres, le pétiole représentant à peu près la moitié de la longueur totale. Ce pétiole est étroit, sans stipules, creusé sur sa face supérieure d'une gouttière longitudinale. Le limbe est aussi long que large, glabre, palmatiséqué, formé de cinq a sept segments, étroits à leur base, divisés chacun vers le haut en trois lobes secondaires bifides ou même trifides.

L'espèce utilisée dans la Pharmacopée française est l'Aconit Napel (*Aconitum Napellus*. L. *Delphinium Napellus* H. Bn.) L'Aconit Napel est une plante vivace de toute l'Europe qui se rencontre surtout dans les lieux ombragés. En France, on la trouve dans le Dauphiné, la Provence, le Languedoc, l'Auvergne, les Pyrénées, le Jura, les Alpes. On la rencontre, mais plus rarement, dans les environs de Paris. Elle est assez cultivée comme plante d'ornement.

La racine d'aconit est une souche indéterminée, charnue, napiforme, terminée brusquement en pointe, longue de sept à huit centimètres. Elle porte un grand nombre de ramifications hérissées à leur extrémité d'une chevelure grêle et le plus souvent disposées en séries verticales assez régulières. La cassure de la racine fraîche est nette, amylacée, d'un blanc pur; exposée à l'air, elle se colore rapidement en rouge; elle possède une odeur de radis, une saveur douce, puis âcre, accompagnée de picottements.

Pendant la dessiccation, on voit se dessiner sur la racine de longs sillons longitudinaux, souvent contournés en forme de pas de vis et de petites rides très fines. Les radicelles prennent une striation longitudinale, deviennent fragiles, cassantes et abandonnent le rhizome sur lequel on ne voit plus que des cicatrices arrondies marquant leur place. Sèches, ces racines sont dures et très résistantes, on les brise difficilement. Leur cassure est compacte, d'aspect à la fois corné et farineux, de couleur blanc-grisâtre; sur une section transversale on remarque une ligne cambiale foncée, dessinant une étoile à cinq ou sept rayons bien marqués. La zone médullaire est plus blanche dans les racines de bonne qualité; le tissu est, au contraire, plus ou moins racorni dans les vieux rhizomes. Des faisceaux fibro-vasculaires se distinguent à l'extrémité de chacun des rayons de l'étoile ainsi que les faisceaux libériens disséminés dans le parenchyme situé en dehors de cette zone d'accroissement. Une ligne de démarcation, dite zone protectrice des faisceaux et de couleur plus sombre, sépare également ce parenchyme moyen du parenchyme cortical qui est lui-même limité, en dehors, par une couche brune jouant le rôle d'épiderme. Dans sa partie inférieure, le rhizome présente la structure d'une véritable racine, avec faisceaux placés au centre.

On trouve dans le commerce un très grand nombre de variétés de racines d'aconit qui, en général, se caractérisent par des richesses fort différentes en principes actifs, notamment en aconitine et, malgré de très nombreux travaux dus à différents botanistes ou pharmacologues, il règne encore au sujet de la différenciation des diverses espèces une incertitude assez grande. D'après l'étude anatomique de la racine, Goris les rapporte à cinq types principaux; et à chacun de ces types paraît correspondre un alcaloïde spécial :

1) Le type *Napellus*, comprenant les variétés *Stœrkeanum* et *Pyrenaicum*, contient de l'aconitine.

2) Le type *Lycoctonum*, comprenant la variété *Septentrionale*, contient de la lycoctonine.

3) Le type *Anthora*, comprenant les variétés *Heterophyllum*, *Palmatum*, *Atees*, *Cordatum*, contient de l'atisine, non toxique.

4) Le type *Uncinatum*, comprenant la variété *Japonicum*, contient de la japaconitine.

5) Le type *Atrox*, comprenant la variété *Ferox*, contient de la pseudoaconitine ou vératroylaconitine.

Composition chimique. — Nos connaissances sur les divers alcaloïdes des aconits sont des plus rudimentaires et mériteraient d'être précisées. A côté de l'aconitine, on a décrit sous les noms de lappaconitine, septentrionaline, cynoctonine, acolyctine, picroaconitine, isoaconitine, etc., des composés qui sont loin d'être nettement définis et doivent être considérés comme des mélanges. Les aconitines elles-mêmes varient avec l'espèce botanique considérée, et cette variabilité est telle que l'on a pu décrire une sorte d'aconitine particulière pour chaque variété d'aconit, soigneusement recueillie dans des conditions déterminées. D'après le travail de Duquesnel, l'aconitine possède une toxicité variable suivant les régions, et la même espèce d'aconitum napellus n'a pas la même toxicité suivant qu'elle provient des Vosges, des Pyrénées, du Dauphiné, du Jura ou de Suisse. On constate, à la fois, la variabilité de l'activité physiologique et celle des propriétés physiques. Le pouvoir rotatoire, la solubilité, la manière de cristalliser varient avec les diverses aconitines. De plus, les aconitines retirées de ces divers Aconits Napel sont constitués par des mélanges, en proportion variable, d'aconitine cristallisée et d'aconitines amorphes douées cependant de propriétés toxiques. Telle aconitine, d'après KELLER, renferme 80 à 85 p. 100 d'aconitine cristallisée pure, alors que d'autres n'en renferment que 40 à 50 p. 100, au maximum. Pour diminuer autant que possible les différences d'activité entre les aconitines et surtout entre les préparations galéniques d'aconit, la pharmacopée française prescrit de n'employer, pour l'extraction de l'aconitine cristallisée et pour l'obtention des préparations galéniques, que l'Aconit Napel recueilli exclusivement dans les Vosges. Cet Aconit Napel renferme de l'aconitine cristallisée, de l'aconitine amorphe et de la napelline. Les racines de cet aconit renferment de 0,50 à 4 grammes d'aconitine cristallisée, de 2 à 5 grammes d'aconitine amorphe, et de 10 à 15 grammes de napelline, par kilogramme. Après les racines, ce sont les fleurs qui constituent la partie de la plante la plus riche en principes actifs, puis viennent les graines, les fruits et enfin les feuilles. Les feuilles contiennent environ six fois moins d'alcaloïdes totaux que les racines.

L'aconitine cristallisée est presque insoluble dans l'eau, la glycérine et les pétroles ; soluble, au contraire, dans l'alcool, l'éther, la benzine et le chloroforme, dans les alcools méthylique et amylique, et cela dans des proportions extrêmement différentes. Ces proportions sont les suivantes, elles sont importantes à connaître au point de vue de la recherche toxicologique de l'aconitine. Une partie d'aconitine se dissout dans : 63 parties 9 d'éther, 36 parties d'alcool absolu, 23 parties 78 d'alcool à 90°, 2006 parties d'éther de pétrole, 726 parties 4 d'eau distillée et 5 parties 5 de benzine. La benzine constitue donc son dissolvant de choix et cette propriété n'est dépassée que par le chloroforme qui dissout un peu plus du tiers de son poids de cet alcaloïde. Sous l'influence de la chaleur, l'aconitine commence à se colorer à 140°, fond à 179° et se décompose rapidement en dégageant des vapeurs acides. Ses solutions dévient à gauche le plan de la lumière polarisée. Elles présentent une faible réaction alcaline. Ses sels sont cristallisables, mais elle se décompose rapidement en présence d'un léger excès d'acide et d'une élévation de température. Elle fournit d'abord de l'*apoaconitine* $C^{32}H^{43}AzO^{11}$ puis de la *benzoylaconine* $C^{31}H^{43}AzO^{11}$. Sa formule est $C^{33}H^{45}AzO^{12}$. Sa formule de constitution est encore mal connue ; on sait seulement que, par hydrolyse, elle se dédouble en donnant naissance à de l'*aconine* $C^{24}H^{39}AzO^{10}$, à de l'acide benzoïque et à de l'acide acétique. C'est donc une *benzoylacétylaconine*. La molécule de l'aconine elle-même n'est pas connue, on sait seulement qu'elle renferme trois groupements hydroxyles, en dehors de ceux étherifiés par l'acide benzoïque et l'acide acétique, et quatre groupements méthoxyles, (SCHULZE).

Les sels d'aconitine précipitent par les réactifs généraux des alcaloïdes : tannin, acide picrique, chlorures d'or et de platine, etc., *mais il n'existe aucune réaction chimique caractéristique de cet alcaloïde*. Les réactions colorées, données comme caractéristiques, ne le sont nullement et ne s'obtiennent qu'avec des produits impurs.

L'aconitine amorphe est une poudre blanche, insoluble dans l'eau, soluble dans l'alcool, le chloroforme et l'éther. Sa saveur est celle de l'aconitine cristallisée, son activité physiologique est moindre que celle de cette dernière, mais en tous points comparable. Il semble que, sous des influences encore indéterminées, ces deux variétés puissent se transformer l'une dans l'autre.

La napelline est également amorphe, elle se présente sous forme d'écailles vitreuses ou sous forme de poudre blanche : elle est soluble dans l'eau, l'alcool, l'éther et le chloroforme. Sa saveur est amère et brûlante.

Modes d'administration. Doses. — Les parties utilisées de la plante sont les feuilles et les racines. On fait avec les feuilles : une teinture, une alcoolature et un extrait aqueux ; avec les racines : une teinture, une alcoolature, un extrait alcoolique et un sirop.

I. Feuilles. — *Extrait aqueux.* 100 parties de feuilles donnent 43,30 d'extrait : 1 gramme d'extrait correspond sensiblement à 2,2 parties de feuilles et renferme, en moyenne, $0^{gr}0049$ d'alcaloïdes. Doses : 1 à 5 centigrammes.

Teinture. — 1 gramme de teinture, soit LIII gouttes, correspond à $0^{gr}00017$ d'alcaloïdes. Doses : 1 à 3 grammes.

Alcoolature. — 1 gramme d'alcoolature, soit LIII gouttes, correspond à $0^{gr}00018$ d'alcaloïdes. Doses : 1 à 3 grammes.

II. Racines. — *Extrait alcoolique.* — 100 parties de racines fournissent, environ, 19 parties d'extrait ; 1 gramme de cet extrait correspond sensiblement à 5 parties 30 de racines et renferme environ 25 milligrammes d'alcaloïdes. *Il ne faut jamais le prescrire à des doses supérieures à 1 centigramme.*

Teinture. — 1 gramme de teinture, soit LIII gouttes, renferme, en moyenne, $0^{gr}0005$ d'alcaloïde. Doses : X à XXX gouttes.

Alcoolature. — 1 gramme d'alcoolature, soit LIII gouttes, renferme, en moyenne, $0^{gr}00075$ d'alcaloïdes. Doses : de V à XX gouttes.

Sirop. — Le sirop du Codex s'obtient en mélangeant 25 grammes d'alcoolature de racines d'aconit avec 975 grammes du sirop de sucre. Il renferme 50 centigrammes d'alcoolature par cuillerée à soupe.

L'activité thérapeutique de ces préparations galéniques est extrêmement variable pour les raisons énoncées plus haut. Elles ne devraient jamais être prescrites. Seule, l'alcoolature de racines d'aconit possède une teneur assez constante en aconitine et mériterait d'être conservée. Les préparations d'aconit n'étant actives que par leur seule aconitine, il est beaucoup plus simple et plus rationnel de n'employer que l'aconitine elle-même. L'aconitine doit toujours se prescrire sous la dénomination de *nitrate d'aconitine cristallisée* :

> Azotate d'aconitine cristallisée . . . . Dix milligrammes.
> Alcool à 90° . . . . } ââ 75 grammes.
> Eau distillée . . . . }

Cette solution fait un volume de 160 centimètres cubes, ce qui représente 1 milligramme d'aconitine par cuillerée à soupe ou un tiers de milligramme, environ, par cuillerée à café. Il ne faudra pas administrer dès le début une cuillerée à café entière parce qu'il peut survenir des accidents avec un quart de milligramme de nitrate d'aconitine absorbé en une seule fois ; on doit préférer la formule suivante qui permet d'administrer la solution par gouttes :

> Nitrate d'aconitine cristallisée . . . . Dix milligrammes.
> Glycérine (D = 1250 ou 28° B) . . . . 3 cc. 5.
> Eau distillée. . . . . 1 cc. 5.
> Alcool à 95 p. 100 . . . . Q. S. p. 10 cc.

Cette solution, au millième, donne LIII gouttes au centimètre cube et possède une densité de 1. Doses : X à L gouttes, en plusieurs fois dans la journée.

Action toxique de l'aconit. — La toxicité des différents aconits, suivant leur provenance et l'époque de leur récolte, est uniquement fonction de leur teneur en aconitine cristallisée. La toxicité des différentes aconitines du commerce est également en rapport avec leur degré de pureté plus ou moins parfaite. L'aconitine cristallisée pure est toujours identique à elle-même et c'est, par conséquent, la seule qui doive être retenue pour les usages thérapeutiques.

Les phénomènes toxiques déterminés par l'aconitine sont variables suivant l'espèce animale considérée, suivant la dose et le mode d'administration. Voici, d'après PAUL WAGNER, la dose mortelle d'aconitine cristallisée, en milligrammes par kilo d'animal.

Homme	0,02 à 0,05
Cheval	0,06
Chien	0,10
Cobaye	0,11
Pigeon	0,12
Chat	0,25
Lapin	0.35
Grenouille	0,33 à 0,40
Tortue	2,00

L'homme est, de beaucoup, le plus sensible à l'action de l'aconitine et une dose de 3 milligrammes est, incontestablement, une dose mortelle pour lui. Les animaux inférieurs, et en particulier les animaux unicellulaires, sont peu touchés par l'action de l'aconitine. Du reste, le protoplasma cellulaire ne parait pas sensiblement affecté par l'aconitine et il semblerait qu'elle n'est pas un poison pour lui.

Chez le chien, à la suite de l'injection d'une dose forte, 1 milligramme d'aconitine cristallisée, on voit d'abord se produire au lieu de l'injection une douleur assez vive. Puis, dix à vingt minutes après, l'animal manifeste une inquiétude particulière, il est agité, se meut incessamment et recherche l'obscurité. Bientôt, la station et la marche sont chancelantes et incoordonnées, l'animal commence par présenter de la rigidité musculaire, puis de la paraplégie, puis de la parésie des membres antérieurs eux-mêmes avec titubation, chutes, tremblements dans les pattes; il a complètement perdu son équilibre. On voit, en même temps, se produire des vomissements brusques, avec salivation abondante et défécations diarrhéiques. A partir de ce moment, ces vomissements sont presque incessants; ils se répètent avec des efforts violents et douloureux, le liquide rendu est blanchâtre, filant, spumeux.

Ces efforts sont constitués par une contraction subite, énergique, tonique de tous les muscles abdominaux; le diaphragme, violemment contracté, dilate la portion inférieure de la cage thoracique. La respiration est plus ou moins complètement suspendue, la gueule béante, les yeux largement ouverts, les pupilles dilatées. Cette crise spasmodique cède pendant un certain temps, la respiration redevient anhélante, anxieuse, irrégulière, accompagnée de hurlements plaintifs, puis la crise recommence et les accès se rapprochent de plus en plus. L'ataxie et l'incoordination motrice deviennent absolument complètes.

L'animal est couché sur le flanc et fait de vains efforts pour se débarrasser de son oppression respiratoire, la gueule est largement ouverte, la langue pendante, bleuâtre, recouverte de mucosités filantes. Puis, tout d'un coup, dans un effort suprême, il se redresse, ses pattes se raidissent, la tête se renverse en opisthotonos, les yeux se révulsent en arrière, un jet d'urine s'écoule, la respiration s'arrête, le cœur cesse de battre. L'animal meurt en une heure ou une heure et demie. Pendant toute l'intoxication, l'intégrité des fonctions cérébrales persiste ; dès que la parésie motrice se montre, la sensibilité douloureuse périphérique est émoussée, puis disparaît ; la température s'abaisse progressivement, le cœur se contracte énergiquement jusqu'à la mort.

Le cobaye est très sensible à l'action de l'aconitine, il réagit très bien avec un vingtième de milligramme et l'étude de son intoxication est très importante au point de vue médico-légal. Immédiatement après l'injection, par suite de la douleur, il se frotte et se lèche, puis il se pelotonne sur lui-même, le poil hérissé, le museau relevé et il est pris de mâchonnements ; cinq à dix minutes à peine après l'injection, il présente des tremblements fibrillaires non visibles à l'œil, mais perceptibles au toucher et qui sont tout à fait caractéristiques ; en même temps, il y a de la raideur des pattes, de l'incoordination motrice. Puis survient, symptôme également caractéristique, un hoquet simulant le vomissement. L'animal est projeté en avant, la tête s'abaisse vers le sol en faisant le simulacre d'un salut en même temps que se produisent de violentes contractions des muscles du ventre et du thorax, et le hoquet coïncide avec le rejet d'un liquide filant, visqueux, teinté en vert. Ce hoquet persiste jusqu'à la mort et est accompagné d'un cri étouffé. A partir de cet instant, la respiration s'accélère, les battements du cœur sont rapides et désordonnés, la paralysie complète s'établit avec perte de la sensibilité, tout le corps est secoué de tremblements fibrillaires, les mouvements du hoquet augmentent et la salivation est à son maximum. L'asphyxie s'accroît, puis l'animal exécute un bâillement terminal et la mort se produit en moins d'une heure.

De même, chez la grenouille, avec une dose d'un vingtième de milligramme d'aconitine, on observe des mouvements de propulsion de la tête en avant, analogue à ceux notés chez le cobaye, avec émission de liquide visqueux, puis, au bout d'un certain temps, un mouvement convulsif de la tête qui se renverse sur le thorax en formant un angle plus ou moins aigu. On voit, comme chez les autres animaux, se produire d'abord une période d'excitation motrice, puis de l'incoordination et, enfin, de la paralysie. Chez cet animal, les troubles cardiaques sont surtout caractéristiques ; j'y reviendrai, car ils sont d'une importance capitale au point de vue de la recherche toxicologique de cet alcaloïde qui ne possède aucune réaction chimique caractéristique.

Chez l'homme, quelle que soit la voie d'introduction de la substance toxique, il se produit autour de la langue une sensation de chaleur âcre qui s'accompagne de fourmillements particuliers dans les lèvres gagnant peu à peu les joues, le cou, les membres supérieurs et pouvant même, si la dose est suffisante, s'étendre de proche en proche. Puis, à cette sensation de chaleur et de fourmillement, fait bientôt place de l'engourdissement et une sensation de gonflement extraordinaire et remarquable des lèvres, de la face et de la tête. Les membres semblent plus volumineux et très lourds, la langue se trouve comme paralysée et fixée au voile du palais, les sensations gustatives sont émoussées, surtout à la partie antérieure de la langue. Il y a également perversion des sensations gustatives. Ces phénomènes sont dus à l'action élective exercée par l'aconitine sur les noyaux d'origine, et secondairement sur les extrémités terminales, des nerfs de la Ve paire ainsi que des IXe, X^e, XIe et XIIe paires. Du reste, les divers genres de sensibilité sont d'abord excités, puis atténués et émoussés progressivement jusqu'à la paralysie. En même temps, l'individu éprouve une céphalalgie gravative intense, avec constriction des tempes, troubles de la vue, scintillements, diplopie avec mydriase, et on note également des bourdonnements d'oreilles et de la surdité. À cette période, on remarque une sécheresse particulière de la gorge, une soif vive, de l'angoisse respiratoire, un refroidissement très marqué et pénible, une instabilité de la démarche par suite de la parésie et de la paralysie qui s'établissent progressivement. Le sujet éprouve une sensation de secousses électriques dans les mollets et il est dans un état d'engourdissement qui lui enlève toute notion de la sensation de mouvement et l'empêche d'effectuer des mouvements volontaires. Une sensation de chaleur à l'épigastre, des nausées, un état lipothymique incessant, avec hoquets et vomissements, quelquefois même de la diarrhée, sont des symptômes appartenant à cette période de transition entre la phase physiologique et la phase toxique.

Les phénomènes évoluent alors avec rapidité, soit qu'ils s'amendent et que la guérison survienne, soit, au contraire, qu'ils s'aggravent et que la mort s'ensuive. Dans ce dernier cas, le faciès du malade devient de plus en plus anxieux, d'une pâleur livide, on note une faiblesse musculaire considérable, la voix est éteinte et le sujet éprouve un sentiment de mort prochaine. Le pouls est encore régulier, mais petit et faible, il peut tomber à 40 pulsations; plus fréquemment, il est accéléré et présente des irrégularités. La respiration est courte, irrégulière, précipitée ou profonde et suspirieuse ; la peau est froide, moite, couverte de sueur visqueuse. Un peu plus tard, le sujet est dans un état de prostration considérable, semblable à celui qui résulte d'une perte de sang excessive. La connaissance persiste presque jusqu'à la fin de l'intoxication. L'aphonie est plus ou moins complète. Le pouls se déprime de plus en plus, devient petit, faible, irrégulier; la respiration s'embarrasse progressivement; la vue, l'ouïe, la parole sont absolument abolies; les pupilles sont dilatées au maximum ; on observe des tremblements musculaires ou de légères convulsions; le pouls est devenu absolument imperceptible, ainsi que le choc du cœur; la peau est complètement froide et la mort arrive par syncope asphyxique, après quelques efforts précipités de respiration.

En résumé, après une période d'irritation locale, l'aconitine exerce son action dépressive sur le système nerveux cérébro-spinal tout entier et sur le système circulatoire ; la respiration est également profondément modifiée et la diminution des phénomènes de nutrition se traduit par un abaissement considérable de la température et par l'exagération de certaines sécrétions. C'est donc un poison bulbo-spinal, amenant la mort par asphyxie, après avoir produit des troubles de la circulation et de la respiration par action directe sur les centres d'abord, mais aussi par action sur les terminaisons nerveuses périphériques, et en particulier sur celles des pneumogastriques.

Les intoxications par l'aconit et l'aconitine sont relativement peu nombreuses; elles sont dues, soit à des erreurs accidentelles, soit à l'emploi de doses exagérées de préparations médicamenteuses, soit, enfin, à l'absorption volontaire de doses toxiques dans un but de suicide. Les phénomènes toxiques commencent quelques minutes après l'absorption et l'évolution de l'intoxication se réalise dans l'espace de quelques heures. On a rapporté des cas d'intoxication mortelle à la suite de l'absorption, en une fois, de 1 milligramme de nitrate d'aconitine cristallisée (LÉPINE), de 5 grammes de teinture d'aconit, de 8 grammes de teinture de Fleming.

Il existe un grand nombre de spécialités, désignées par des noms divers, dont il faut se méfier, et que le médecin ne doit pas mettre inconsidérément entre les mains des malades. Elles sont toutes à rejeter et, comme il a été dit plus haut, seul, le nitrate d'aconitine devrait être employé, en commençant par une dose d'un dixième de milligramme. Dans tous les cas, la surveillance étroitement rigoureuse du malade s'impose, et l'administration du médicament doit être immédiatement suspendue dès que se montrent les phénomènes de fourmillement et d'engourdissement de la face, du cou et des lèvres.

Lésions anatomiques. — Dans tous les cas d'intoxication mortelle, l'autopsie révèle toujours de la congestion généralisée à des degrés divers, depuis la simple hyperhémie jusqu'aux infiltrations sanguines se présentant sous forme d'ecchymoses, de plaques, de noyaux hémorrhagiques. Les altérations du tube digestif prédominent, et les effets irritants sont toujours très marqués à la suite de l'ingestion de la substance toxique. Ces lésions présentent leur maximum d'intensité lorsque les doses ingérées ont été faibles et répétées, en raison de l'élimination de l'aconitine par les glandes de la muqueuse gastro-intestinale. L'hyperhémie de la muqueuse est variable ; dans l'estomac, on trouve toujours en même temps une certaine quantité de liquide filant, muqueux, coloré en vert par la bile. Des lésions catarrhales s'observent à tous les degrés d'intensité dans le duodénum et la première portion de l'intestin grêle ; quelquefois, sur les plaques glandulaires, se trouvent de petites ulcérations à bords taillés à pic, produites par la dénudation de l'épithélium, avec leucocytose abondante à ce niveau. Le foie est l'organe le plus touché et ses altérations sont constantes. Il y a toujours de l'hypersécrétion biliaire avec réplétion de la vésicule, des canaux biliaires et même épanchement de bile dans l'intestin. La glande hépatique présente une coloration acajou très foncée et elle est gorgée de sang, on constate, par place, des noyaux d'apparence presque noire ; les cellules hépatiques ont un aspect trouble, granuleux et sont colorées par de l'hématine. Les hématies sont presque toujours altérées.

La rate est fortement congestionnée, son tissu est friable. Les reins présentent une congestion intense, surtout dans la partie corticale. Les poumons sont asphyxiques, avec lésions plus ou moins développées, suivant la durée de l'intoxication. On constate presque toujours de l'emphysème et de l'œdème sous-glottique. Les muqueuses bronchique, trachéale, laryngée, sont hyperhémiées et recouvertes de mucus. Le cœur est en diastole, distendu, gorgé de sang, de coloration foncée. Le sang a subi des modifications physiques importantes, il est poisseux, mais il n'y a pas de déformation des hématies pendant la vie. L'aconitine ne séjourne qu'un temps très court dans le sang et se localise très rapidement dans les divers tissus. Le système nerveux ne présente rien de particulier. En définitive, il n'y a pas de lésions caractéristiques, mais seulement un ensemble présentant une valeur relative assez grande au point de vue de la recherche médico-légale.

Procédés de recherche. — Au point de vue médico-légal, l'intoxication, par l'aconitine est très difficile à prouver. Les phénomènes de l'intoxication et les lésions anatomiques sont insuffisants. La recherche toxicologique de l'alcaloïde dans les viscères est fort délicate en raison des petites quantités de substance ingérée. De plus, l'aconitine ne possède aucune caractéristique chimique nette et aucune réaction particulière. Cependant, cet alcaloïde possède une *réaction de sapidité* basée sur la production de la sensation particulière déterminée par sa présence sur la muqueuse linguale.

Les essais physiologiques consisteront en expériences pratiquées sur le cobaye et la grenouille. Sur le cobaye, l'essai se bornera à la reproduction du tableau de la symptomatologie générale qui a été décrit. Un dixième de milligramme permet de constater chez cet animal la salivation profuse et le simulacre de vomissement qui est caractéristique. Chez la grenouille, en dehors de la symptomatologie générale, les modifications cardiaques permettront d'apporter une preuve écrite palpable. Dans une *première période*, on voit se produire des pulsations rapides et arhythmiques ; elle est très courte et dure à peine quelques secondes, puis le ventricule reste énergiquement contracté et vide, tandis que les oreillettes battent avec une précipitation telle que le nombre de leurs contractions est impossible à compter ; de temps à autre, on observe une diastole partielle du ventricule. La *deuxième période* est caractérisée par ce fait que le ventricule de la grenouille tend toujours à s'arrêter en systole, les battements deviennent irréguliers, les diastoles ventriculaires se montrent très rapides et se présentent alternativement à la pointe et à la base ; rarement on obtient une diastole totale. A la *troisième période* on observe des contractions péristaltiques de la paroi, le myocarde est comme segmenté et animé de mouvements vermiculaires auxquels succède l'arrêt diastolique. Le ventricule présente une coloration foncée, et il se produit des contractions superficielles de la fibre myocardique qui sont incapables de vider le ventricule. L'instillation d'une goutte de sulfate d'atropine ne modifie pas ces phénomènes. Par cet ensemble de phénomènes désignatif et constant, ALBANESE a pu caractériser 5 millièmes de milligramme d'aconitine dans 100 grammes de foie.

Absorption, Élimination. — L'aconitine s'absorbe très rapidement par toutes les voies ; elle passe inaltérée dans l'économie et s'élimine par toutes les sécrétions qui sont toujours exagérées sous son influence. La sécrétion biliaire est la principale voie d'élimination ; viennent ensuite la sécrétion salivaire, puis, par ordre d'importance, la muqueuse gastro-intestinale, la muqueuse bronchique et enfin la sécrétion urinaire. L'aconitine s'élimine rapidement ; elle ne paraît se localiser que peu de temps dans l'organisme. Elle ne s'accumule pas et, au contraire, il semble qu'il s'établit de l'accoutumance chez les animaux.

Action locale. — Quel que soit le mode d'application de l'aconitine, son action locale consiste d'abord dans un phénomène d'irritation se traduisant par une rougeur circonscrite au début, qui se diffuse ensuite et persiste pendant une durée assez considérable ; c'est une sensation locale de brûlure plus ou moins vive et prolongée, de chaleur, de fourmillements, d'élancements, d'engourdissement. 5 centièmes de milligramme appliqués sur la langue déterminent une sensation d'amertume passagère, puis, cette sensation se transforme en une vive brûlure accompagnée d'engourdissement douloureux capable de gagner le voisinage et qui peut durer de deux à trois heures. Si les doses sont supérieures, cette perversion de la sensibilité peut envahir la totalité de la bouche et du pharynx et s'accompagner de sensation de gonflement des lèvres et de la face.

En injection hypodermique, l'aconitine provoque, aux mêmes doses, d'abord une très forte cuisson dans un territoire d'environ deux centimètres autour du point piqué ; cette sensation va en croissant pendant environ dix minutes, puis on note un engourdissement très net de la sensibilité : la sensibilité au contact, puis à la douleur sont diminuées, bientôt abolies, et cette anesthésie locale qui s'étend à toute la région persiste pendant plusieurs heures. Peu à peu, l'anesthésie disparaît, la sensation douloureuse réapparaît et dure pendant un temps assez long, parfois un jour entier.

En définitive, l'action locale de l'aconitine soit lors de son absorption, soit lors de son élimination, se traduit toujours par une irritation portant, principalement, sur les extrémités nerveuses.

Action sur le système nerveux. — L'action exercée sur l'organisme par l'aconitine peut se diviser en deux stades distincts. Le premier est un stade prodromique caractérisé par des symptômes localisés sur certains tissus et dans certaines régions. Le deuxième stade doit être divisé en trois périodes distinctes : La première période est celle de l'excitation fonctionnelle et de l'agitation générale. La deuxième est caractérisée par la perturbation et la perversion des actes fonctionnels de la première période, suivies par l'atténuation progressive aboutissant à la perte temporaire ou définitive des propriétés fonctionnelles. La troisième période est la période d'épuisement et de collapsus, aboutissant à la suspension plus ou moins rapide des grandes fonctions vitales. L'action exercée par l'aconitine sur le système nerveux est extrêmement prédominante, et ses diverses parties sont influencées d'une façon très différente par ce médicament.

Cerveau. — Sous l'influence de doses toxiques d'aconitine, il y a une conservation à peu près complète et intégrale des attributs fonctionnels de la portion cérébrale des centres nerveux. L'intelligence et la conscience du monde extérieur, la spontanéité motrice persistent jusqu'à la mort.

Motricité. — Le système nerveux moteur n'est, en aucune façon, intéressé à dose physiologique et la motricité du nerf n'est éteinte, en même temps que la contractilité musculaire, qu'avec une dose toxique très élevée, sidérante. Par action locale, l'aconitine abolit l'excitabilité motrice des nerfs. La contractilité de la fibre musculaire lisse ou striée se maintient jusqu'à la fin et elle est même plus persistante que l'excito-motricité. Sous l'influence de doses physiologiques moyennes, à la période d'excitation fonctionnelle, on voit se produire une augmentation d'énergie des contractions musculaires et, en même temps, des irrégularités et des intermittences que l'on retrouvera plus nettement sur le myocarde.

Sensibilité. — L'aconitine abolit d'abord la sensibilité consciente ou douloureuse, puis, finalement, la sensibilité inconsciente ou réflexe. Il s'agit là d'une action exclusivement centrale et si, par un artifice expérimental, on arrive à protéger la moelle contre l'influence toxique, l'effet ne se manifeste plus. Les réflexes éprouvent des modifications sensiblement parallèles à celles éprouvées par la sensibilité, mais les phénomènes sont plus tardifs et la disparition totale et complète des réflexes ne survient que pendant la phase asphyxique de l'intoxication. D'après LABORDE, sous l'influence de l'aconitine, il se produirait une diminution progressive et graduelle de la conductibilité bulbo-médullaire, l'impression sensitive deviendrait incapable de franchir l'isthme de l'encéphale et ne parviendrait plus jusqu'au siège fonctionnel de la perception capable de la transformer en sensation douloureuse. Cette diminution graduelle de la conductibilité explique la conservation primitive des réflexes, les centres excito-moteurs médullaires pouvant encore être atteints par les excitations périphériques alors que les centres encéphaliques ne reçoivent plus ces excitations. Comme la sensibilité générale, les sensibilités spéciales subissent d'abord une période d'excitation, puis elles sont perverties et enfin s'affaiblissent peu à peu jusqu'à l'abolition totale. Ces modifications des sensibilités spéciales se font surtout sentir dans les régions innervées par les cinquième, neuvième, dixième, onzième, et douzième paires de nerfs craniens.

Action sur l'appareil circulatoire. — Pour se rendre compte de l'action de l'aconitine sur l'appareil circulatoire, il faut passer successivement en revue les modifications qu'elle provoque sur les contractions cardiaques et le pouls, sur la tension sanguine et sur les vaso-moteurs.

Action sur le cœur. — L'aconitine n'arrête pas d'emblée le fonctionnement du cœur ; au contraire, cet organe continue à battre jusqu'à la période ultime de l'intoxication et n'est touché que d'une façon secondaire par suite d'une influence nerveuse. Chez les animaux à sang froid, chez la grenouille, on voit se produire une augmentation passagère de l'amplitude, puis une précipitation presque subite des contractions cardiaques avec chute de l'amplitude et irrégularités, de l'*ataxie* avec tremblements, pouvant même aller jusqu'à la tétanisation du myocarde. Cette première phase dure de trois à dix minutes, puis, peu à peu, l'accélération cesse, les contractions se régularisent, le rhythme redevient à peu près normal ; seule, l'augmentation d'amplitude des contractions persiste et leur nombre est légèrement plus élevé qu'à l'état normal. Dans une deuxième phase, l'énergie et l'amplitude des contractions cardiaques normales peuvent être parfois plus que doublées, mais les pulsations sont fortement ralenties. Cette phase dure assez longtemps, et d'autant plus que la dose d'aconitine a été plus faible ; puis, il se produit un affaiblissement lent et progressif avec intermittences de plus en plus espacées jusqu'à l'arrêt complet du ventricule d'abord, puis de l'oreillette droite et enfin de l'oreillette gauche. Cet arrêt n'est pas dû à l'abolition des propriétés fonctionnelles de la fibre musculaire myocardique, car la contractilité myocardique est conservée même après la mort et la reprise des contractions cardiaques peut s'obtenir par faradisation du muscle. Ces diverses modifications ne se produisent pas sur le cœur isolé de l'animal ; elles sont donc, en grande partie, sous l'influence des modifications du système nerveux central.

Chez les animaux à sang chaud, les modifications sont plus difficiles à saisir ; cependant, au début de l'action de l'aconitine, on voit se produire une accélération coïncidant avec la période d'excitation, puis des alternatives de ralentissement avec intermittences. Ces modifications de rhythme et d'énergie se traduisent surtout par les modifications de la pression sanguine. On observe souvent, au début de l'action excercé par l'aconitine sur les fonctions gastro-intestinales, un arrêt syncopal très court, suivi bientôt d'une reprise des contractions cardiaques qui sont fortement accélérées. Chez ces animaux, les alternatives d'accélération et de ralentissement sont liées à des modifications parallèles de la fonction respiratoire et fortement influencées par les troubles profonds exercés par l'aconitine sur le diaphragme et l'appareil gastro-intestinal. Malgré ces modifications rhythmiques le cœur persiste à battre jusqu'à la mort et, à ce moment encore, le cœur est excitable mécaniquement.

Chez l'homme, l'aconitine, administrée à doses thérapeutiques provoque d'abord une légère augmentation du nombre des pulsations cardiaques suivie, bientôt, d'une diminution et d'un abaissement de la pression sanguine qui se maintient sous l'influence de doses faibles et répétées d'aconitine. La diminution du nombre des contractions cardiaques constitue l'un des bons signes sur lesquels on peut se

baser pour régler l'administration de l'aconitine, relativement au fractionnement des doses. Lorsque la dose administrée est toxique, même
non mortelle, le pouls prend le caractère fuyant, filiforme et se fait
remarquer par ses intermittences. C'est le signe que la dose médicamenteuse a été dépassée et que l'on a affaire à une dose toxique.

Action sur la tension sanguine. — Au début, sous l'influence
d'une dose très faible d'aconitine, on peut constater une augmentation
plus ou moins passagère de la tension sanguine ; la rapidité avec laquelle
cette augmentation de tension se produit dépend du degré de concentration de la solution d'aconitine, mais aussi de la dose injectée. A cette
augmentation primitive, succède une dépression plus ou moins rapide
présentant un certain nombre d'oscillations. Cette phase de dépression
coïncide avec la diminution d'amplitude, les irrégularités, l'accélération
accompagnée de tendance à l'arrêt et à la tétanisation. En même temps,
les pulsations cardiaques se modifient, deviennent irrégulières, désordonnées, et ces modifications aboutissent à une chute d'énergie progressive et complète, comme celle de la pression sanguine. A cette
période, les contractions cardiaques sont remarquables par la diminution de leur amplitude et de leur énergie. Cette chute des contractions
cardiaques est toujours précédée par une accélération très nette.

Action sur la respiration. — En raison de la solidarité étroite
des fonctions circulatoire et respiratoire et de leur communauté d'impression sous l'influence nerveuse, il est nécessaire d'indiquer les modifications respiratoires que détermine l'aconitine, avant d'étudier le
mécanisme de l'action du système nerveux sur ces appareils. Chez les
animaux à sang chaud, on observe surtout une irrégularité remarquable
dans le nombre et le rhythme des mouvements respiratoires, provoquée
non seulement par des modifications de l'hématose, mais surtout par
un état spasmodique des muscles de la cage thoracique et du diaphragme,
de la glotte vocale et de la glotte respiratoire. A la période d'excitation,
on observe une accélération notable des mouvements respiratoires,
puis de grandes respirations suspirieuses. Le sujet éprouve une sensation d'étouffement. On observe ensuite des intermittences, du ralentissement, des phénomènes apnéiques, de l'angoisse respiratoire, des
alternatives d'anhélation avec accélération respiratoire, puis une dépression remarquable, surtout après les vomissements provoqués par l'aconitine. Lorsque l'intoxication est confirmée, la respiration s'opère comme
après la section du pneumogastrique : la mécanique respiratoire est
caractérisée par des irrégularités, une lenteur remarquable, des efforts

considérables ; après une expiration longue et forcée on voit survenir une inspiration pénible, saccadée, convulsive, la respiration se produit sans l'intervention de la partie cérébrale du système nerveux. Le diaphragme est alors contracturé et il se produit une forte dilatation de la partie inférieure du thorax. Du côté de l'appareil hyoïdien, il existe un état spasmodique, d'abord intermittent, des muscles de la glotte vocale et respiratoire, provoquant l'aphonie et les modifications du timbre de la voix ainsi que les symptômes de suffocation qui se traduisent par une sensation de gêne et de corps étranger dans la gorge. Il se produit une véritable suffocation, due à une brusque impuissance du fonctionnement de l'appareil respiratoire, amenant comme conséquence un état cyanotique de la langue et de la muqueuse buccale, la formation et l'accumulation du mucus bronchique. Les gros troncs veineux sont fortement distendus par l'accumulation du liquide sanguin, d'où les congestions et les ecchymoses punctiformes de l'appareil respiratoire. La mort arrive, exclusivement, par la respiration ; et on peut facilement obtenir la survie des animaux à sang chaud en pratiquant chez eux la respiration artificielle pendant un temps suffisant pour assurer l'élimination du la substance toxique.

Mécanismes de l'action de l'aconitine. — Au début, tout se passe comme si une excitation directe et faible était exercée sur le centre respiratoire bulbaire ou sur les pneumogastriques. A la période d'état, il semblerait qu'il y ait eu section des pneumogastriques ; à cette période, à l'influence initiale directe exercée au début sur les centres fonctionnels vient s'ajouter une influence secondaire, d'ordre réflexe, exercée par l'intermédiaire des extrémités périphériques avec lesquelles l'aconitine entre en conflit. L'excitation des phréniques est prouvée par la contraction du diaphragme ; il y a excitation des extrémités périphériques du laryngé supérieur qui provoque les troubles de phonation, et si les modifications de la sensibilité sont nettement d'origine centrale, les modifications fonctionnelles de la circulation et de la respiration sont, surtout, d'origine périphérique, réflexe. L'action bulbo-médullaire de l'aconitine entre en jeu dès le début de l'intoxication et l'influence périphérique ne s'exerce qu'à la phase toxique de l'aconitine, au moment où l'influence centrale est plus ou moins inhibée. Cette influence centrale se transmet par la voie des pneumogastriques qui, d'abord émissaires de l'action centrale primitive, agissent ensuite comme porteurs centripètes des excitations périphériques. Ces excitations réflexes sont dues à l'élimination de l'aconitine par les différents émonctoires, en particulier par le poumon et la muqueuse bronchique, qui provoque une irritation des terminaisons nerveuses phériphériques dans ces tissus. Il se produit donc, à cette période, une excitation intense du pneumogastrique et du splanchnique qui finissent par se paralyser ultérieurement à cause de la continuité même de cette excitation. L'endocarde lui-même est irrité par la présence de l'aconitine dans le sang et cette irritation se traduit par une perturbation fonctionnelle du myocarde et, objectivement, par la présence de petites ecchymoses. Les centres ganglionnaires intracardiaques ne sont touchés que secondairement chez les mammifères et seulement à la période ultime de l'intoxication ; mais, chez les animaux à sang froid, les modifications provoquées par l'action locale de l'aconitine sur le cœur montrent que ces ganglions jouent un rôle dans la production des modifications du rhythme cardiaque. L'aconitine provoque nettement de la vaso-constriction par action sur le centre bulbo-spinal et non par action directe sur les muscles à fibres lisses.

En résumé, l'action de l'aconitine sur l'appareil circulatoire et respiratoire s'exerce par un double mécanisme : d'abord, d'une façon primitive, directe, par excitation des centres bulbo-médullaires ; ensuite, d'une façon secondaire, réflexe, par impression excito-motrice qui se traduit, surtout en ce qui concerne le cœur, par l'action exercée directement sur l'endocarde.

Action sur l'appareil digestif. — L'élimination de l'aconitine, quel que soit son mode d'introduction dans l'économie, se fait principalement par la muqueuse gastrique et y exerce une action irritante qui se traduit par les vomissements violents caractérisant l'intoxication. L'intestin est moins énergiquement intéressé que la muqueuse gastrique ; cependant, on voit souvent se produire des selles diarrhéiques par suite de l'exagération de la sécrétion du mucus et des mouvements péristaltiques de l'intestin provoqués par l'excitation des terminaisons nerveuses périphériques des pneumogastriques et des splanchniques. La bile est l'un des principaux émonctoires de l'aconitine et son arrivée en abondance dans l'intestin est précisément la source d'une action irritante constante.

Action sur les sécrétions. — Toutes les sécrétions qui servent à l'élimination de l'aconitine sont exagérées. La sécrétion salivaire vient en première ligne et, si son exagération n'est pas aussi importante chez l'homme que chez les animaux, elle n'en est pas moins très nette, malgré la sensation particulière de sécheresse de la gorge que fait éprouver l'aconitine. La bile constitue la voie essentielle d'élimination de cet alcaloïde ; dans tous les cas d'intoxication, la vésicule biliaire et les canaux biliaires sont distendus, les matières fécales et les vomissements sont colorés par de la bile. La localisation et l'accumulation de l'aconitine dans le foie expliquent la congestion et l'augmentation de l'activité fonctionnelle de cet organe. L'urine est, de toutes les sécrétions, celle qui est le moins touchée par l'aconitine. La sécrétion urinaire n'est augmentée qu'avec l'emploi de doses non mortelles d'aconitine. L'élimination de l'alcaloïde par cette voie est faible, mais cependant très nettement prouvée.

En définitive, les sécrétions sont exagérées par suite de l'action excitante locale exercée par la présence de la substance toxique dans l'élément glandulaire, lors de son élimination.

Action sur la température. — L'action de l'aconitine sur la température se traduit par un abaissement assez notable, parallèle et proportionnel à l'abaissement que subit la tension sanguine.

Action sur la pupille. — Au début, on voit se produire des alternatives de mydriase et de myosis, suivant la prédominance des excitations centrales ou périphériques ; puis, au bout d'un certain temps, la dilatation prédomine, sous l'influence des manifestations gastriques et respiratoires. Par instillation directe dans l'œil, on observe d'abord du myosis, puis une dilatation faible et passagère.

NAPELLINE. — La napelline est un produit amorphe qui se trouve en assez grande quantité dans les divers aconits. Elle possède, sensiblement, les propriétés physiologiques de l'aconitine cristallisée, mais elle est beaucoup moins active et toxique. Avec elle, on n'observe pas les vomissements caractéristiques de l'aconitine ; on voit se produire une sédation nerveuse et un état de somnolence pouvant aller jusqu'à la paraplégie et même la paralysie.
En raison de ces propriétés, on l'a utilisée dans la cure de la morphinomanie pour calmer les accidents de l'état de besoin. On l'emploie alors en injection sous-cutanée, à la dose de 1 à 3 centigrammes. Il faut s'en servir avec grande prudence, elle contient toujours de l'aconitine.

A côté des Aconits, il existe dans la famille des *Renonculacées*, un certain nombre de plantes qui ont été plus ou moins utilisées en thérapeutique ou qui contiennent des produits toxiques, susceptibles de provoquer parfois des accidents graves.
Parmi les plantes du genre *Delphinium*, le *Delphinium Stavhisagria* (Staphisaigre, herbe aux poux) tient la place la plus importante. Sous le nom de *graines de capucin*, ses semences ont été utilisées comme parasiticide et comme irritant. Ces graines renferment quatre alcaloïdes : la *Delphinine* dont l'action physiologique présente une grande analogie avec celle de l'aconitine mais dont la toxicité est moins considérable, la *Staphisagrine* que son action

physiologique rapproche du groupe des paralyso-moteurs et du curare en particulier, la *Delphinoïdine* et la *Delphisine* dont l'action physiologique est mal connue encore et dont l'identité chimique est même contestée. En raison de l'action irritante locale de la delphinine, le contact des graines de staphisaigre en nature se traduit par une violente cuisson dans la bouche et dans la gorge. Lorsqu'elles sont ingérées, elles provoquent une constriction intense de l'estomac, bientôt accompagnée de vomissements et de diarrhée. Les troubles nerveux qui se produisent se rapprochent, à la fois, de ceux déterminés par l'aconitine d'une part, par la vératrine d'autre part ; la mort se produit par asphyxie. La delphinine se rapproche également de la vératrine, en raison de son action sur la fibre musculaire striée dont la décontraction s'opère très lentement, comme avec cette dernière.

Toutes les plantes de la tribu des *Aquilégiées* : les *Hellébores*, les *Ancolies*, les *Populages*, renferment des principes actifs toxiques sur le cœur, la respiration, le tube digestif. Ces divers principes sont surtout actifs dans les plantes fraîches et avant la floraison.

Les plantes de la tribu des *Renonculées* : *Renoncules, Anémones, Hydrastis, Adonis*, renferment toutes des produits à action énergique, à la fois, sur le cœur et sur l'appareil gastro-intestinal. Les Renoncules surtout, constituent, lorsque leur végétation commence, un toxique très violent et très dangereux.

Dans la tribu des *Clématidées*, les *Clématites* renferment surtout des produits violemment irritants, presque caustiques, qui, lorsque les feuilles sont appliquées sur la peau, amènent rapidement la formation de plaques ulcérées superficiellement et de mauvaise apparence (*Herbe aux gueux*). Après dessiccation, la plante perd la presque totalité de son action.

La tribu des *Pæoniées* renferme un certain nombre de représentants qui, à l'état frais, contiennent, dans leurs feuilles ou dans leurs racines, des principes irritants pour la muqueuse gastro-intestinale ; comme dans les cas précédents, ils perdent leur activité physiologique par la dessiccation. Les *Hellébores* sont les seules plantes de ce groupe dont l'activité soit encore énergique à l'état sec : l'*helléboréine*, en raison de ses propriétés toni-cardiaques, doit être étudiée avec les modificateurs de la circulation, elle est du reste peu utilisée.

HYDRASTIS CANADENSIS

Toutes les plantes du genre *Hydrastis* sont exotiques ; l'*Hydrastis Canadensis* se rencontre surtout dans l'Amérique du Nord (Canada, Géorgie, Caroline). Les hydrastis ont le port et la fleur des Actées. La fleur est bleu-verdâtre pâle, le fruit rappelle une framboise rouge. On utilise le rhizome qui se présente sous forme de tubercules épais, charnus, de couleur jaune foncé en dedans, recouvert d'une pellicule brune, produisant une grande quantité de radicules. Ce rhizome est fortement odorant et de saveur amère. Il renferme comme principes actifs : de l'*hydrastine*, de l'*hydrastinine*, de la *berbérine* et de la *canadine* ou méthylberbérine. L'hydrastine a pour formule $C^{24}H^{21}AzO^6$; elle se rapproche étroitement de la narcotine par sa constitution chimique.

La racine de l'Hydrastis présente une saveur très amère et détermine, comme celle de l'Aconit, une salivation plus ou moins intense ; elle

augmente les sécrétions intestinales et la sécrétion biliaire en particulier.
L'hydrastine est un puissant modificateur cardio-vasculaire qui a été
utilisé spécialement en gynécologie pour diminuer les congestions
passives des organes abdominaux. On voit se produire à la suite de son
emploi des oscillations rapides et accentuées de la pression sanguine,
presque sans changement appréciable de l'activité cardiaque dont le
rhythme reste constant. A doses thérapeutiques, on note une diminution, puis une augmentation du nombre des battements cardiaques,
avec élévation de la pression sanguine. En même temps, il se produit
une anémie relative des organes intestinaux et de l'utérus et on voit
apparaître la diurèse. A doses toxiques, après une augmentation passagère de la pression sanguine, on voit, au contraire, survenir une baisse
progressive en même temps que se produisent des irrégularités des
contractions cardiaques, de l'arhythmie et, finalement, l'arrêt du cœur.
L'action exercée par l'hydrastine est due, pour la majeure partie, au
sympathique et spécialement au splanchnique qui, excité aux faibles
doses est, au contraire, paralysé aux doses toxiques. Cette action excitante de l'hydrastine sur les centres vaso-moteurs se traduit parfois par
des spasmes tétaniformes.

L'*hydrastinine* paralyse d'emblée le pouvoir excito-moteur médull-
laire. Elle détermine une augmentation de l'énergie des systoles cardiaques, de la vaso-constriction, de l'augmentation de la pression sanguine; et tous ces phénomènes sont plus intenses et plus durables que
ceux provoqués par l'hydrastine. L'hydrastinine n'exerce aucune action
locale sur les muscles, tandis que l'hydrastine les irrite. La mort par
l'hydrastinine se produit, comme avec l'aconitine et la delphinine, par
arrêt respiratoire, et la survie peut être obtenue par l'emploi de la respiration artificielle. Avec l'hydrastine au contraire, la mort est due à
la paralysie des centres vaso-moteurs et des glanglions intra-cardiaques;
le myocarde a totalement perdu son excitabilité. Ces alcaloïdes sont
très facilement décomposables et, dans un certain nombre de cas,
les résultats physiologiques n'ont pas été concordants parce que l'on
avait opéré avec des mélanges d'hydrastine, d'hydrastinine, d'hydro-
hydrastinine, de méthylhydrastimide, d'hydrastimide, etc.

On a prescrit l'hydrastine à la dose de 5 à 30 centigrammes par vingt-quatre
heures, en plusieurs prises. La racine d'Hydrastis Canadensis s'emploie sous forme
de décoction, de teinture et d'extrait fluide. La décoction se fait avec 60 grammes de plante p. 1000 d'eau bouillante. On l'a vantée comme tonique, antipériodique, diurétique et, surtout, dans le traitement des métrorrhagies. La teinture se prescrit aux doses de 50 centigrammes à 1 gramme, soit XXV à LV
gouttes, renouvelées cinq à six fois en vingt-quatre heures. L'extrait fluide

(américain) se prescrit à la dose de 4 à 10 grammes par vingt-quatre heures, à prendre en quatre ou cinq prises dans une potion appropriée, *non alcoolique*.

Extrait fluide d'Hydrastis	
Eau de fleurs d'oranger.	ââ 10 grammes.
Sirop de cannelle.	

Administrer une cuillerée à café toutes les deux heures.

Extrait fluide d'Hydrastis.	6	grammes.
Extrait aqueux de seigle ergoté	3	»
Fer réduit par l'hydrogène.	3	»

F. S. A. p. 120 pilules (deux à cinq toutes les quatre heures).

GROUPE II. — MODIFICATEURS DU SYSTÈME NERVEUX PÉRIPHÉRIQUE

A. HYPOCINÉTIQUES GÉNÉRAUX

CHAMPIGNONS

En raison des propriétés pharmacodynamiques du principal des principes actifs des champignons, la *muscarine*, l'étude de ces végétaux devrait se placer ici. Je ne ferai que les signaler, car ce ne sont pas des agents médicamenteux et ils n'intéressent la médecine qu'au point de vue de l'hygiène et de la médecine légale. Leur étude a été faite, tant au point de vue de leur valeur alimentaire qu'au point de vue de leur pouvoir toxique et des considérations médico-légales qui en découlent, dans la cinquième série de mes *Leçons de pharmacodynamie et de matière médicale*, auxquelles je renverrai ici [1].

La thérapeutique utilise cependant le *Claviceps purpurea*, ergot de seigle, qui sera étudié plus loin, et le *Polyporus officinalis*, agaric blanc, qui est utilisé comme anhydrotique, surtout dans le traitement des sueurs des tuberculeux, aux doses de 20 centigrammes à 2 grammes. Il renferme un acide particulier, l'*acide agaricinique*, homologue de l'acide malique, qui a même été employé en nature, sous forme pilulaire, aux doses de 5 milligrammes à 1 gramme par vingt-quatre heures. Ce corps agit comme un excitant du bulbe et de la moelle allongée, puis il détermine ensuite de la paralysie respiratoire et cardiaque.

FÈVE DE CALABAR. ÉSÉRINE

La fève de Calabar est produite par une Légumineuse-Papilionacée de la tribu des Phaséolées, le *Physostigma Venenosum*, plante grimpante croissant, sur les côtes occidentales d'Afrique.

---

[1] Voir : G. POUCHET. *Leçons de pharmacodynamie et de matière médicale*, IVᵉ et Vᵉ séries, p. 519 (O. Doin, 1904).

Les gousses, longues de 15 à 20 centimètres, renferment deux ou trois fèves brunes, réniformes, longues de 20 à 25 millimètres, larges de 10 à 15 et présentant une rainure profonde, claire. Ces semences renferment : la *Physostigmine* ou *Ésérine*, l'*Isophysostigmine*, la *Calabarine* et un produit appelé l'*Eséridine* qui paraît être une simple modification de l'ésérine.

L'*Ésérine* $C^{15}H^{21}Az^3O^2$ est cristallisée en lamelles incolores, devenant rosées ou jaunes à l'air, peu solubles dans l'eau, solubles dans l'alcool, l'éther et le chloroforme, donnant des sels solubles.

On utilise surtout le *salicylate d'ésérine*, sel neutre, incolore, soluble dans 130 parties d'eau froide et 22 parties d'alcool à 95°.

Modes d'administration. Doses. — L'ésérine a été surtout utilisée en oculistique, soit pour combattre une mydriase prolongée, soit pour rompre des adhérences de l'iris avec la face postérieure de la cornée, ou avec la face antérieure du cristallin. Les collyres à l'ésérine se prescrivent à 1 p. 500 ou pour 1000. Maintenant, on utilise de préférence les collyres huileux de Scrini qui empêchent la décomposition de l'ésérine et sont mieux tolérés.

A l'intérieur, on n'emploie pour ainsi dire plus la fève de Calabar ; autrefois, on prescrivait la poudre comme purgatif, aux doses de 10, 15, 20 centigrammes. L'ésérine en nature et ses sels se prescrivaient également aux doses de 1 à 5 milligrammes par vingt-quatre heures, fractionnées par demi-milligrammes.

Action physiologique. — Quelle que soit la voie d'introduction de l'ésérine dans l'organisme, les symptômes que l'on voit se manifester consistent principalement en spasmes musculaires, tremblements fibrillaires particuliers, contraction spasmodique très douloureuse du diaphragme, toute la masse intestinale étant refoulée par suite de cette contraction dans le bas-ventre. En même temps, on voit survenir de l'agitation, de la faiblesse musculaire, de la titubation, des nausées, des vomissements, quelquefois de la diarrhée, des douleurs épigastriques, très rarement du myosis, mais la vision est toujours troublée et il se produit surtout de la diplopie. On a signalé également le collapsus, la perte de connaissance, des sueurs profuses, un faciès livide, une diminution très notable de l'énergie cardiaque, de la dyspnée et enfin, quelquefois, des convulsions.

Action sur les systèmes nerveux et musculaire. — Qu'il s'agisse de l'ésérine, de la muscarine, ou de la pilocarpine, le mécanisme est toujours le même ; il consiste dans une paralysie survenant après une augmentation passagère de l'irritabilité ou de l'excitabilité musculaire, d'abord, et ensuite du pouvoir excito-moteur des centres nerveux. Par action locale, au contraire, il y a abolition de la contractilité musculaire. Avec ces médicaments, le début de l'action toxique coïncide avec une augmentation notable de la conductibilité de la substance unissante des terminaisons nerveuses aboutissant au même résultat qu'une excitation d'origine centrale. L'ésérine n'exerce pas d'action sur le cerveau ; et l'intelligence, dans les cas d'intoxication, est conservée jusqu'à la fin : la paralysie motrice ne résulte donc pas de l'action exercée sur les muscles ou sur les nerfs moteurs, mais bien de troubles médullaires déterminés par l'influence directe de l'alcaloïde sur la moelle. Si la moelle vient, en effet, à être préservée de l'action de l'ésérine par ligature des vaisseaux afférents, la paralysie ne se produit pas. L'ésérine intéresse violemment, même à doses faibles, le système nerveux propre de l'intestin, et cette excitation des extrémités nerveuses du splanchnique amène, comme conséquence, de la dilatation pupillaire.

La calabarine agit d'une façon analogue à la strychnine ; c'est un excitant médullaire et elle produit des convulsions tétaniques.

Action sur l'œil. — Lorsqu'on instille entre les paupières une solution d'ésérine représentant 1 à 2 milligrammes d'alcaloïde, on observe, au bout de deux à quinze minutes, un rétrécissement de la pupille qui finit par devenir punctiforme. Cette contraction atteint son maximum après trente à quarante minutes et elle peut durer de trente à quarante jours. En même temps, on remarque une contraction du muscle ciliaire et un changement dans la courbure du cristallin. Ces phénomènes s'accompagnent d'une sensation particulière de fourmillements, de tension, de gêne dans le globe oculaire et cette sensation augmente fortement sous l'influence des efforts d'accommodation. On observe un défaut de vision distincte aux distances moyennes et même une véritable myopie passagère, par suite de l'augmentation de la convexité cornéenne. La pression intra-oculaire est d'abord augmentée, puis, ultérieurement, elle descend au-dessous de la normale. Si la dose est élevée, on voit, en outre, se produire un tremblement presque convulsif des paupières, de la douleur sus-orbitaire et un véritable spasme de l'accommodation. L'instillation d'atropine produit rapidement les phénomènes inverses. D'après NOTHNAGEL et ROSSBACH le rétrécissement pupillaire dépend d'une contraction spasmodique du sphincter pupillaire et du muscle ciliaire, déterminée par l'excitation du moteur oculaire commun et par paralysie du sympathique ; la paralysie de ce dernier est incomplète.

Action sur la circulation. — L'ésérine ralentit les contractions cardiaques et la pression sanguine s'élève par suite de l'excitation des pneumogastriques. Si la dose est toxique, le cœur s'arrête en diastole un peu après l'arrêt de la respiration.

Action sur la respiration. — En raison de l'action excitante produite sur les extrémités périphériques du pneumogastrique, au début des doses toxiques, on voit survenir de l'accélération des mouvements respiratoires. Comme l'ont montré Bezold et Götz cette accélération fait défaut si l'on sectionne le pneumogastrique. Finalement, la respiration se ralentit, puis s'arrête, par paralysie des muscles et des centres respiratoires.

Action sur les sécrétions. — Sous l'influence de l'ésérine, on constate une augmentation de la sécrétion de la sueur et des larmes. La sécrétion urinaire est également augmentée et l'on voit, très souvent, survenir de la glycosurie.

Action sur l'appareil digestif. — L'ésérine détermine une exagération de la sécrétion salivaire par suite de l'excitation de l'origine centrale des fibres de la corde du tympan (Heidenhain), mais elle peut être tarie par l'emploi de fortes doses ; dans ce cas, il y a production de douleurs gastriques avec des nausées et des vomissements. L'ésérine provoque également des évacuations alvines fréquentes, aqueuses, muco-sanguinolentes, par suite de l'hypersécrétion intestinale déterminée par la paralysie du sympathique (Rabuteau). D'après Schmiedeberg et Harnack, l'ésérine agirait en même temps comme excitant sur les muscles de la tunique intestinale.

Température. — La température baisse progressivement, en même temps que l'on voit se produire le ralentissement de la respiration et de la circulation.

Intoxication. — La fève de Calabar est employée dans l'Inde et en Afrique comme poison d'épreuve. Avec la fève en nature, l'intoxication est rarement mortelle, en raison des vomissements spontanés qui surviennent rapidement et évacuent le poison. Une dose de 2 à 3 milligrammes d'ésérine, en une seule fois, peut provoquer des accidents toxiques graves caractérisés par du ptyalisme, de la gastralgie, de la diarrhée, un affaiblissement notable des contractions cardiaques, de la dyspnée, de la rigidité musculaire spasmodique, de l'anurie, (Fraser). Lorsque la dose absorbée est toxique, mortelle, il se produit en outre des secousses convulsives du rachis et la mort survient avec conservation de l'intelligence, dans l'espace de trente à quarante minutes, par asphyxie avec paralysie centrale et médullaire.

JABORANDI. PILOCARPINE

Au Brésil on donne le nom de *Jaborandis* à un certain nombre de végétaux appartenant à des familles différentes : Pipéracées, Rutacées, Scrofulariacées, doués de propriétés sialagogues, sudorifiques, excitantes, que l'on aurait qualifiées autrefois du nom d'*alexipharmaques*. Aujourd'hui, la dénomination de jaborandi s'attache plus spécialement à une espèce de la famille des Rutacées-Zanthoxylées, le *Pilocarpus pinnatifolius*. C'est un arbuste de 8 à 10 pieds de hauteur, offrant un feuillage assez remarquable. Les feuilles sont composées, imparipennées, à folioles sensiblement opposées, coriaces, rigides, oblongues-acuminées, souvent un peu déprimées et échancrées au sommet, inégales à la base. Les bords du limbe sont entiers, légèrement incurvés en dessous. La face supérieure est glabre et luisante, colorée en vert clair ou en jaune, la face inférieure est terne.

Par transparence, on aperçoit dans le limbe un grand nombre de ponctuations jaunes pellucides. De la nervure médiane se détachent des nervures secondaires très saillantes qui se dirigent vers les bords de la feuille.

Composition chimique. — Les feuilles de Jaborandi sont remarquables par les nombreuses glandes à essence qu'elles renferment. Cette huile essentielle est analogue à celle que l'on retire du citron, elle est constituée par le mélange d'un térébenthène, le *pilocarpène*, d'un hydrocarbure liquide et d'un hydrocarbure solide. Elle contient, en outre, un certain nombre d'alcaloïdes : la *pilocarpine*, la *pilocarpidine*, la *jaborine*, la *jaboridine* et un acide, l'*acide jaborique*. La plupart de ces substances sont mal déterminées.

La pilocarpine $C^{11}H^{16}Az^2O^2$ est un alcaloïde liquide, sirupeux, incolore, amer, soluble dans l'eau, plus soluble dans l'alcool, la benzine, le chloroforme, donnant avec les acides des sels cristallisés. On emploie surtout le *nitrate de pilocarpine*. Par hydratation, en présence des acides, la pilocarpine donne naissance à la pilocarpidine $C^{10}H^{14}Az^2O^2$, avec séparation d'une molécule d'alcool méthylique. Cet alcaloïde possède à peu près les mêmes propriétés physiologiques que celles de la pilocarpine. La jaborine et la jaboridine sont également des produits de dédoublement encore peu connus ; au point de vue physiologique, elles se rapprocheraient de l'atropine.

Action physiologique. — Chez l'homme, l'infusion de 3 à 4 grammes de feuilles de jaborandi dans 130 grammes d'eau, après vingt-quatre heures de macération, détermine un ensemble de phénomènes fort nets qui se manifestent également avec 1 ou 2 centigrammes de nitrate de pilocarpine. Au bout de quelques minutes, on observe une rubéfaction très notable de la peau de la face, une sensation particulière de tension dans la tête, quelquefois même des battements dans les artères cérébrales. Rarement, on constate des vertiges et des bourdonnements d'oreilles ; très exceptionnellement, des troubles passagers de la vue. Le tégument cutané est congestionné sur toute son étendue et, après dix à vingt minutes environ, apparaît une sécrétion sudorale profuse ; la sueur perle en gouttelettes qui se réunissent bientôt et forment une nappe liquide à la surface du corps. Puis, peu de temps après, s'établit une salivation intense et l'on observe concurremment l'hypercrinie d'un certain nombre de glandes, notamment des glandes lacrymales et des glandes muqueuses des fosses nasales, du

pharynx, de la trachée, des bronches. La quantité de sueur éliminée
varie suivant les individus entre 300 et 1500 grammes ; elle est de
600 centimètres cubes, en moyenne. Elle est rendue opaline par la présence d'une certaine quantité de matière sébacée entraînée. La quantité
d'urée qu'elle renferme, qui est de 0,5 p. 1000 dans la sueur normale,
peut augmenter jusqu'à 2 gr. 50 ; de même, sous l'influence de la pilocarpine, le chlorure de sodium s'élève jusqu'à 3 gr. 50 et 4 grammes
par litre, alors qu'à l'état normal il n'y en a guère que 2 gr. 50. La
quantité de salive éliminée varie de 100 à 1200 centimètres cubes ; elle
est d'un demi-litre, en moyenne. La durée de cette hypersécrétion est
d'environ deux heures. La sueur et la salive sécrétées dans ces conditions possèdent tous leurs caractères physiologiques normaux. Dans
certains cas, on observe une sorte de difficulté dans l'évacuation de la
salive qui se traduit par un gonflement des glandes. Les vieillards et
les enfants sont moins influencés par la pilocarpine que les adultes.
Quelquefois, comme l'a fait remarquer AL. ROBIN, au début de l'action
de la pilocarpine, il se produit un besoin impérieux de défécation et de
miction avec strangurie et uréthrorrhée. Pendant la durée des effets
sudoraux, on observe de la soif, de l'inappétence, quelquefois des nausées et des vomissements ; bientôt après, surviennent une sensation de
fatigue, de sécheresse de la peau et de la gorge, et un abaissement plus
ou moins marqué de température. Au début, on constate une légère
diminution de la pression artérielle avec accélération cardiaque, bientôt
suivie d'un ralentissement assez notable, vers la fin de l'action hypercrinique.

Action sur les sécrétions. — Comme on le voit, l'action élective de la pilocarpine se porte surtout sur les appareils glandulaires. La
sécrétion salivaire, qui est spécialement influencée, présente une composition chimique normale. On voit d'abord apparaître la salive sous-
maxillaire, la salive parotidienne et enfin la salive sublinguale. On observe
également une hypercrinie de la sécrétion pancréatique qui possède
exactement les mêmes caractères que le suc pancréatique normal. La
sécrétion biliaire est également exagérée et la pilocarpine, comme l'a
montré AL. ROBIN, est un excellent cholagogue. La sécrétion lactée est
augmentée chez les nourrices et CORNEVIN a trouvé la proportion
de lactose augmentée chez la vache. L'action exercée sur les sécrétions gastrique et intestinale est incertaine. L'influence de la pilocarpine sur la sécrétion urinaire est nulle, la dysurie serait assez fréquente. D'après BALL et HARDY, l'élimination de l'urée par cette voie
serait diminuée.

Action sur la circulation. — Chez l'homme, les battements cardiaques s'accélèrent au début de l'action du médicament pour se ralentir vers la fin de l'hypercrinie et revenir peu à peu à la normale; la tension sanguine s'abaisse, mais légèrement ; chez les cardiaques, on peut voir survenir de l'arhythmie.

Avec des doses un peu élevées, le pouls est affaibli, filiforme, difficilement perceptible. La section des pneumogastriques ne modifie en rien l'action de la pilocarpine sur le cœur. Le cœur, arrêté en diastole sous l'influence de la pilocarpine, reprend immédiatement ses battements normaux, qui deviennent même plus rapides et plus réguliers, sous l'influence de l'atropine. L'infusion de feuilles de jaborandi agit sur le cœur d'une façon plus énergique que la pilocarpine, mais souvent aussi d'une façon fâcheuse; aussi vaut-il toujours mieux employer l'alcaloïde.

Action sur la température. — La température s'élève au début de l'action du médicament, puis s'abaisse peu à peu au-dessous du degré initial, aussi bien chez les sujets sains que chez les fébricitants, surtout au déclin de la période des sueurs.

Action sur l'œil. — On constate assez souvent des troubles oculaires à la suite de l'emploi de la pilocarpine à l'intérieur : affaiblissement passager de la vision, mouches volantes, affaiblissement de l'accommodation. L'action générale se traduit presque toujours par de la dilatation pupillaire due à l'excitation des extrémités terminales du sympathique. Par action locale, la pilocarpine, en instillation dans le cul-de-sac conjonctival, provoque rapidement du myosis, avec spasme de l'accommodation si la dose est suffisante, et avec diminution de la tension intra-oculaire. Le mécanisme de cette action locale est identique à celui de l'ésérine.

Mécanisme de l'action du jaborandi. — La pilocarpine ne peut agir que sur les cellules propres de la glande, c'est la théorie de GUBLER qui est abandonnée actuellement, ou sur le travail sécrétoire de la glande elle-même par l'intermédiaire du système nerveux, c'est la théorie de la *substance unissante* de VULPIAN. Cette seconde théorie repose sur un certain nombre de données anatomiques et physiologiques qui peuvent se résumer ainsi, mais dont on trouvera le détail dans la Ve série de mes *Leçons de Pharmacodynamie et de Matière Médicale* (tome IV, p. 603-609). La glande sous-maxillaire reçoit deux sortes de filets nerveux : 1° les uns viennent de la corde du tympan, issus du bulbe et de la protubérance ; 2° les autres proviennent du sympathique et sont fournis par le ganglion cervical supérieur. L'excitation de la corde du tympan augmente la sécrétion salivaire et la circulation de la glande ; la faradisation du sympathique augmente d'abord, passagèrement, puis arrête la sécrétion provoquée par l'excitation de la corde du tympan. Il faut se rappeler, en outre, que, chez un animal soumis à l'influence de l'atropine, l'excitation de la corde du tympan produit bien l'augmentation de la circulation, mais non la salivation, l'atropine paralysant le pouvoir excito-sécrétoire de la glande et respectant le pouvoir vaso-dilatateur. Chez ce même animal atropinisé, en excitant les fibres du sympathique qui se rendent à la glande, on peut rétablir la sécrétion salivaire ; le pouvoir sécréteur des glandes n'est donc pas modifié par l'atropine, mais cet agent médicamenteux a simplement modifié les extrémités nerveuses glandulaires. L'injection de pilocarpine chez un chien atropinisé ne provoque pas la salivation ; or, les cellules glandulaires sont intactes, par conséquent, la pilocarpine n'agit donc pas sur elles, mais sur la substance unissante qui met en relation les fibres nerveuses et les cellules glandulaires. VULPIAN a, par ses expériences sur le curare et sur la pilocarpine, prouvé qu'il était nécessaire d'admettre l'intervention d'un intermédiaire établissant la connexion entre les fibres nerveuses et les éléments anatomiques sur lesquels elles réagissent, puisque ni les éléments anatomiques, ni les centres nerveux, ni les troncs nerveux ne sont impressionnés par la substance toxique.

On admet que cette substance unissante est différente à des degrés divers dans sa structure histo-chimique et, par conséquent, dans ses modes de réaction, suivant les éléments innervés par les fibres nerveuses ou suivant la structure même de ces fibres. C'est seulement ainsi qu'on peut s'expliquer comment le curare peut impressionner la substance unissante qui met en communication les fibres nerveuses motrices de la vie animale et les faisceaux musculaires, tandis qu'il respecte, à faible dose du moins, la substance unissante qui existe entre les fibres nerveuses sympathiques et les éléments musculaires de la vie organique, et comment l'atropine peut influencer la substance unissante qui met en relation les fibres nerveuses glandulaires de la corde du tympan avec les cellules sécrétantes de la glande sous-maxillaire, tandis qu'elle ne modifie pas sensiblement la substance unissante entre ces mêmes cellules et les fibres sympathiques.

Antagonisme avec l'atropine. — L'antagonisme entre l'atropine et la pilocarpine porte, à la fois, sur la sudation, la salivation, les modifications pupillaires et les modifications du rhythme cardiaque ainsi que de la tension sanguine. Il s'agit ici d'une action exercée sur la substance unissante reliant les extrémités nerveuses terminales aux éléments anatomiques propres de certains organes, qui produit une modification de l'aptitude de cette substance à transmettre l'excitation nerveuse aux éléments anatomiques, modification qui est précisément inverse et qui se fait remarquer par ce fait que l'atropine exerce une action beaucoup plus énergique et intense que la pilocarpine. Il faut, pour annuler les effets de l'atropine, injecter des doses très considérables de pilocarpine ; et, si les doses d'atropine sont suffisantes, l'injection subséquente de pilocarpine devient incapable de provoquer la salivation et la sueur. LANGLEY a démontré la nécessité de mettre en présence l'une de l'autre, pour annuler leurs effets, et dans les points mêmes où s'exerce l'antagonisme, une faible proportion d'atropine et une forte proportion de pilocarpine. Ainsi injectée dans le tissu même ou dans l'artère de la glande, la pilocarpine arrive à triompher de l'action de l'atropine.

L'antagonisme existe donc bien sur certains points, mais il est pratiquement inutilisable, en raison : 1° des doses qu'il faut employer pour vaincre la prise de possession du système nerveux et 2° des actions toxiques qui s'ajoutent.

Modes d'administration. Doses. — On emploie l'infusion théiforme de 2 à 4 grammes de feuilles de jaborandi. Il existe au Codex un sirop dont une cuillerée à soupe renferme les principes actifs de 50 centigrammes de feuille.

La teinture se donne à la dose de 1 à 6 grammes dans une potion.

Le *nitrate de pilocarpine* s'emploie, en fractionnant les doses, depuis 5 milligrammes jusqu'à 2 centigrammes, en potion ou en injection hypodermique. Pour l'usage externe on l'emploie en collyre à 0^{gr} 50 pour 100, ou en pommade à 0,10 ou 0,30 p. 100.

Intoxication. — On a observé des accidents à la suite de l'emploi de 3 centigrammes de pilocarpine en injection hypodermique. Pour PITROIS, la dose maximum serait de 5 centigrammes; mais, dans la pratique, il ne faut jamais dépasser 1 centigramme en une fois.

Les accidents toxiques consistent en un état de malaise extrêmement accentué : sensation de distension cérébrale toute particulière, état nauséeux accompagné de vomissements ; la faiblesse est considérable, la respiration parfois suspirieuse et entrecoupée ; le pouls devient très fréquent et presque imperceptible, après avoir passé par une phase initiale d'augmentation de force et d'amplitude ; la vue se trouve obscurcie; le sujet est en proie à des frissonnements continuels, puis tombe dans un état d'hébétude auquel vient bientôt succéder un sommeil lourd, suivi de paresse physique et intellectuelle, qui peut durer pendant plusieurs jours.

CIGUËS

'Les Ciguës font exception, par leurs propriétés vénéneuses, dans la grande famille des Ombellifères, dont la plupart des espèces sont, au contraire, chargées d'essences, de résines, de gommes-résines et sont utilisées en thérapeutique comme toniques, stomachiques, antispasmodiques, sans manifester de toxicité.

Au point de vue de la matière médicale, les Ciguës doivent se diviser en deux groupes distincts : les genres *Cicuta* et *Conium*, qui appartiennent aux *Ombellifères-Carées*, et les genres *Æthusa* et *OEnanthe*, qui appartiennent aux *Ombellifères-Peucédanées*.

La *Grande Ciguë*, *Conium maculatum*, *Ciguë de Socrate*, est la *Ciguë officinale* et la plus importante à considérer. C'est une plante commune, que l'on rencontre, surtout, dans les décombres, aux environs des habitations. Elle est bisannuelle, haute de 1 à 2 mètres, à tige dressée, glabre, lisse, luisante, glauque, fistuleuse, ramifiée supérieurement, parsemée, surtout dans sa portion inférieure, de taches irrégulières, souvent arrondies, d'une couleur pourpre vineux. Les feuilles de grande Ciguë ont une consistance molle ; elles sont alternes, glabres, luisantes, pétiolées, à limbe de forme générale triangulaire, décomposé en segments ovales, oblongs, aigus, inégalement incisés, dentés. Les fleurs sont blanches et disposées en grandes ombelles composées, terminales. Les fruits ont la forme d'un ovoïde comprimé ; ils sont dicarpellés, à côtes primaires peu comprimées, saillantes.

Toute la plante possède une odeur désagréable que l'on a qualifiée de vireuse.

Composition chimique. — Les feuilles et, surtout, les fruits du *Conium maculatum* renferment une petite quantité d'une huile essentielle, un hydrocarbure, le *conylène*, des alcaloïdes : la *conicine*, la *méthylconicine*, la *conhydrine*, la *γ-conicéine* et la *pseudo-conhydrine*.

La *Conicine* ou *Cicutine*, $C^8H^{17}Az$, est un alcaloïde liquide, oléagineux, volatil, non oxygéné. Elle possède une odeur vireuse et étourdissante, une saveur amère, elle est peu soluble dans l'eau (1 p. 90), soluble en toutes proportions dans l'alcool et dans l'éther. Elle se résinifie facilement et perd son activité par oxydation au contact de l'air. Elle donne avec les acides des sels difficilement cristallisables ; le *bromhydrate de conicine* est seul employé. Il est stable, bien cristallisé, non déliquescent ; il est soluble dans deux parties d'eau et d'alcool et contient 61,06 p. 100 de conicine.

La *Méthylconicine* et l'*Éthylconicine* sont douées de propriétés convulsivantes au lieu de posséder, comme la conicine, des propriétés paralysantes. La *Conhydrine*, $C^8H^{17}AzO$, est un alcaloïde solide, bien moins toxique que les précédents, il se transforme par perte d'eau en *Paraconicine*. La γ *Conicéine* découverte par WOLFENSTEIN est plus toxique que la conicine ordinaire ; elle peut être mélangée en proportions variables dans la conicine et modifier sa toxicité dans des limites assez étendues.

La *Cicuta Virosa*, *Persil des Marais*, *Ciguë d'Eau*, *Ciguë vireuse*, se distingue d'une façon générale de la précédente par son port et par ce fait qu'elle possède une odeur désagréable encore plus prononcée que celle de la grande ciguë. Lorsqu'on froisse ses tiges, elle laisse échapper un suc jaunâtre, doué d'une

POUCHET. — Précis de pharmacologie.   21

fort grande âcreté et qui possède des propriétés toxiques extrêmement intenses, à condition qu'il soit frais. La partie la plus toxique de la plante est la racine qui est constituée par de petits tubercules napiformes laissant exsuder, lorsqu'on les rompt, des gouttelettes brillantes, jaunes, renfermées dans la couche corticale et contenant une substance particulière, la *Cicutoxine*, qui possède des propriétés toxiques énergiques. C'est un convulsivant et un hémolytique.

La *Cicuta maculata* de l'Amérique du Nord est très voisine de cette dernière. Elle est encore plus vénéneuse et produit des effets presque foudroyants qui ont été comparés à ceux de l'acide cyanhydrique.

L'*Æthusa Cynapium*, *petite Ciguë*, *faux Persil*, est une variété de ciguë que l'on confond souvent avec le persil ou même avec le cerfeuil. La tige est presque lisse, glabre, rougeâtre ou violette à la base ; elle possède des feuilles trois à quatre fois divisées en folioles très nombreuses, étroites, aiguës, de coloration vert foncé. Son odeur est vireuse, ses fleurs sont blanches, les involucelles garnissant les ombelles sont unilatérales et pendantes. Le persil s'en distingue par son odeur aromatique agréable, par sa tige verte et cannelée, par ses feuilles deux fois divisées et à plus grandes folioles. L'*Æthusa Cynapium* peut être consommée à l'état frais par les herbivores, et en particulier par les chèvres, sans inconvénient, mais leur lait peut alors devenir toxique pour l'homme. La toxicité de cette plante est très variable ; dans certains cas, après son absorption, on a noté l'absence d'accidents, et dans d'autres cas, au contraire, des accidents mortels.

Les diverses espèces d'*Œnanthes* sont caractérisées par des racines pivotantes, des tiges creuses et rameuses à leur partie supérieure. Les principales espèces indigènes sont fortement toxiques et doivent être connues, ce sont : 1° la *Phellandrie* (*Œnanthe Phellandrium*) *Ciguë d'eau*, herbe vivace, à rhizome fistuleux, poussant en terrain vaseux, pourvue d'une couronne de racines adventives à chacun de ses nœuds, à fruit oblong, comprimé, atténué au sommet, non aromatique. Cette plante est très toxique et elle a provoqué souvent des accidents mortels chez des bestiaux qui la consommaient à l'état frais. 2° L'*Œnanthe safranée*, *Œnanthe crocata*, *Persil laiteux*, est une variété que l'on rencontre fréquemment dans les marais, les fossés pleins d'eau. Elle doit son nom à la couleur de son suc qui constitue un poison violent, déterminant des phlegmasies intenses du tube digestif, du délire et des convulsions. Ses grosses racines fasciculées, fusiformes, blanches, appelées *Navettes*, possèdent, au premier abord, une saveur douceâtre et aromatique et peuvent paraître comestibles, aussi ont-elles causé chez l'homme des accidents assez souvent mortels. La confusion est d'autant plus facile que, sous le nom de *Jouannettes*, de *Méchous*, on utilise, dans l'Ouest de la France, les tubercules des *Œnanthe Peucedanifolia* et *Pimpinelloïdes*, qui sont assez difficiles à différencier des racines de l'*Œnanthe Fistulosa*. 3° L'*Œnanthe fistuleuse* (*Œnanthe fistulosa*), est également très vénéneuse, surtout par le suc frais de ses tiges et de ses racines. Ce suc, de couleur jaune d'or ou safran, renferme une substance du groupe des *Résinoïdes*, appelée *Œnanthotoxine*, qui détermine chez les animaux des accidents convulsifs analogues à ceux provoqués par la *Cicutoxine*.

La *Conicine* est le principal principe actif de ces différentes ciguës, mais on ne retrouve pas cet alcaloïde dans toutes les espèces, du moins d'une façon constante. Ce fait explique les différences observées dans la symptomatologie des intoxications qu'elles provoquent, et souvent les phénomènes toxiques observés sont dus, surtout, à l'action des substances résinoïdes qu'elles contiennent.

Modes d'administration. Doses. — La ciguë était beaucoup plus utilisée anciennement en thérapeutique qu'à l'heure actuelle, et on a eu tort de l'abandonner. On se servait des feuilles fraîches, ainsi que des feuilles sèches recueillies avant l'époque de la floraison et conservées à l'abri de l'air et de la lumière. La poudre de ces feuilles était prescrite aux doses de 10 centigrammes à 2 grammes, en élevant progressivement les doses.

Les fruits verts constituent la partie de la plante la plus riche en principes actifs et sont quelquefois utilisés après dessiccation. On préparait un extrait aqueux avec le suc des feuilles et un extrait alcoolique avec les fruits. La teinture et l'alcoolature s'obtenaient également avec ces derniers,

Ces préparations de ciguë sont surtout utilisées pour l'usage externe et servent à la confection d'emplâtres et de pommades qui donnent de très bons résultats pour soulager les douleurs intenses du cancer. L'emplâtre de ciguë du Codex est composé de : 9 parties d'extrait de fruits, 2 parties d'emplâtre diachylon et 1 partie de résine élémi. Les pommades s'obtiennent par la trituration de 10 parties d'extrait de fruits et de 40 parties d'un excipient quelconque.

Le *bromhydrate de Conicine* est employé à l'intérieur à la dose de un demi à 2 centigrammes, soit en potion, soit en injection hypodermique. On formule :

> Bromhydrate de conicine . . . . Cinquante centigrammes.
> Alcool à 90°. . . . . 1 gr. 50.
> Eau distillée de laurier-cerise . . . . . . 23 grammes.

Cette solution correspond à 2 centigrammes par centimètre cube. On l'a beaucoup employée, pendant un certain temps, contre les manifestations convulsives et spasmodiques.

Il vaut mieux réserver l'emploi de la ciguë pour les préparations externes dont l'action analgésiante et calmante est indéniable et très active.

Absorption. Élimination. — L'absorption de la conicine se fait rapidement, elle se détruit partiellement dans l'économie et s'élimine au bout de peu de temps par un certain nombre de sécrétions, entre autres, par la sueúr, les larmes, la salive et, en forte proportion, par l'urine.

Action locale. — La conicine pure est une substance violemment irritante, déterminant de la douleur, des spasmes, de la fluxion sanguine, de l'inflammation, et même de la nécrose des régions avec lesquelles elle est mise en contact. Sous son influence, on observe la fragmentation et même la liquéfaction des éléments cellulaires ; en même temps, on voit se produire du gonflement des capillaires, de la stase sanguine et une dissolution des hématies résultant de l'action de l'alcaloïde sur le stroma globulaire. Toutes les fois que la conicine pure vient au contact du derme, elle détermine une douleur intense et, au bout d'un certain temps, on voit survenir des ulcérations gangréneuses. Avec le bromhydrate de conicine, l'action irritante ne se produit plus et l'on constate, au contraire, de l'analgésie locale, puis généralisée.

Action diffusée. — Cette action est variable suivant les doses employées. Aux faibles doses, on observe, au bout de trente à quarante minutes, une sensation de langueur et d'amollissement, d'alourdissement, avec affaiblissement considérable du pouvoir musculaire. L'individu sous l'influence de la conicine éprouve une sorte de répulsion pour tout exercice musculaire, il arrive difficilement et avec de grands efforts à exécuter un mouvement, puis il se trouve bientôt dans l'impossibilité de réaliser le moindre déplacement ; la démarche est incertaine, vacillante, les genoux fléchissent, les jambes se dérobent. En même temps, il éprouve une lourdeur du côté des yeux, la vision est voilée, nuageuse, on observe des scintillements, des mouches volantes et les mouvements d'accommodation provoquent de l'étourdissement. Il existe du myosis et les yeux se ferment. A cette première période, on constate une accélération instantanée et fugace du pouls, attribuée par HARLEY à l'émotion produite chez l'individu lors de ces premiers accidents.

Puis bientôt, lorsque les doses sont plus considérables ou lorsque l'évolution des accidents continue et fait place à la seconde période de l'intoxication, on voit survenir des vertiges, de l'anxiété précordiale, des palpitations, de la dyspnée, de la pâleur, un léger accroissement de la pression vasculaire. A cette période, au myosis succède de la dilatation pupillaire. La sensibilité paraît exaltée, les réflexes sont plus vifs et plus rapides qu'à l'état normal, mais bientôt la réaction musculaire devient moindre. Pendant cette phase, on voit souvent se produire une diurèse abondante.

La troisième période de l'intoxication est caractérisée par l'ataxie médullaire. On observe l'accroissement exagéré des réflexes, des tremblements, des contractions toniques et cloniques ; puis, bientôt, le sujet tombe dans un état de collapsus plus ou moins profond ; on note alors de l'abaissement de la température, accompagné, pour le patient, d'une sensation de froid glacial. Ce refroidissement détermine, progressivement, un état d'algidité complète qui est l'une des sensations les plus pénibles de cette intoxication. Pendant toute la durée de ces phénomènes, on n'observe aucun trouble cérébral ou psychique et si, dans l'évolution d'un empoisonnement, on constate des accidents cérébraux, on peut, sans hésiter, les mettre sur le compte de substances autres que la conicine, et en particulier, sur celui de la *Méthylconicine* qui possède la propriété de provoquer des manifestations psychiques. A cette période, réapparaît la mydriase du début ; c'est un signe fâcheux de l'intoxication, car, en même temps qu'elle, surviennent les accidents mortels : la cyanose et l'asphyxie, provoquées par la paralysie des muscles respiratoires.

Action sur le système nerveux. — La conicine produit, chez les mammifères, une diminution graduelle, et même, si la dose est suffisante, une abolition complète de l'excitabilité nerveuse. La paralysie déterminée par la conicine est précédée d'une légère excitation du système nerveux avec tremblements spasmodiques.

Cet alcaloïde se comporte, à la rapidité près, de la même façon que le curare ; il agit par contact sur la substance unissante des extrémités nerveuses motrices pour en provoquer la paralysie. La contractilité musculaire et les propriétés fonctionnelles des nerfs sensitifs ne sont pas affectées par des doses faibles de conicine en circulation dans l'organisme. Il n'y a pas d'antagonisme vrai entre la strychnine et la conicine, ces deux corps n'agissant nullement sur les mêmes éléments anatomiques ; il y a seulement empêchement des convulsions strychniques d'origine médullaire, par suite de la paralysie des extrémités nerveuses motrices par la conicine.

Lorsqu'une proportion un peu considérable de conicine vient à exercer une action locale, l'action principale se porte sur les terminaisons nerveuses sensitives et la sensibilité locale est toujours très fortement diminuée, sinon totalement abolie. La sensibilité générale est fort peu atteinte par la conicine, elle ne s'affaiblit que d'une façon secondaire et longtemps après le début de l'intoxication. La paralysie des nerfs moteurs ganglionnaires est un phénomène tout à fait tardif de l'intoxication et, chez les animaux, les muscles viscéraux et vasculaires ne se relâchent que plus ou moins longtemps après ceux de la vie animale. Pour que la conicine exerce son action sur le système musculaire et amène une abolition de la contractilité, il faut qu'il y ait contact immédiat entre cet alcaloïde et l'élément musculaire.

La conicine se différencie surtout du curare par l'action particulière qu'elle exerce sur le pneumogastrique. La neurilité de ce nerf est affectée dès le début de l'action de cette substance toxique et avant même qu'elle n'ait agi sur le fonctionnement des nerfs moteurs de la vie animale, ou même à des doses incapables d'influencer ces nerfs moteurs. On sait, au contraire, que le nerf pneumogastrique résiste bien à l'action du curare. L'action paralysante exercée par la conicine sur le sympathique cervical est également plus tardive que celle exercée sur le pneumogastrique et même plus tardive encore que celle exercée sur les nerfs moteurs.

Ce qui imprime à la conicine un caractère particulier, c'est la coïncidence du maintien, et même une légère exagération, du pouvoir excitomoteur de la moelle avec l'abolition des propriétés fonctionnelles des nerfs moteurs. La mort se produit uniquement par asphyxie et, comme l'a démontré Prévost, après l'administration d'une dose sûrement mortelle, on peut sauver les animaux en pratiquant chez eux la respiration artificielle pendant un temps suffisant pour permettre d'éliminer l'alcaloïde.

La pupille subit une série de modifications différentes : dilatée au début, elle se contracte dans la phase moyenne, puis se dilate à nouveau à une phase plus avancée de l'intoxication. A ce moment, on constate de la fixité du regard, des troubles de l'accommodation. Cette variation des phénomènes s'explique par les expériences de Prévost qui a montré qu'au début de son action, la conicine exerçait une excitation de la moelle et du cerveau. Sous l'influence de cette excitation primitive, on observe de la contraction de la pupille, en raison de l'excitation du moteur oculaire commun ; puis, à cette excitation succède de la paralysie, les fibres rayonnées de l'iris l'emportent alors sur les fibres circulaires innervées par le moteur oculaire commun, et c'est la mydriase que l'on observe à cette période de l'intoxication ; secondairement, l'action excitante se produit alors à son tour sur le sympathique.

Action sur la circulation. — La conicine exerce surtout une action dépressive sur l'appareil circulatoire. Au début, on observe une accélération des battements cardiaques, avec augmentation de l'amplitude et de la tension, qui ne tarde pas à être suivie d'un abaissement régulier et continu jusqu'au moment de la mort. La diminution porte plus spécialement, au début, sur le nombre que sur l'énergie des contractions cardiaques. La régularité du rhythme est conservée avec la conicine, au contraire, avec les ciguës, on constate souvent des irrégularités et des intermittences. Le cœur est toujours l'*ultimum moriens* et, dans toutes les expériences, on a pu constater la persistance de la contractilité du myocarde ; bien mieux, ce myocarde, soumis à l'influence de doses toxiques de conicine, paraît offrir une résistance particulière aux causes habituelles de mort. La paralysie du pneumogastrique, que nous avons vu se produire rapidement, doit être mise en ligne de compte pour l'interprétation de ces phénomènes. A la période de retour, l'excitabilité des pneumogastriques est celle qui réapparaît la première. *In vitro*, la cicutine provoque une altération des hématies, mais ces modifications ne s'observent pas lorsqu'elle a été ingérée (Vulpian). Cet alcaloïde détermine cependant une diminution du pouvoir oxydant des hématies.

Action sur la respiration. — La respiration est fortement influencée par la conicine qui s'élimine en quantité par cette voie, grâce à sa volatilité. En raison de ce fait, on observe une diminution de la sensibilité des muqueuses, un effet hypocinétique marqué sur les fibres musculaires des bronches, une exagération du mucus bronchique qui devient également plus fluide. Ces faits avaient conduit à utiliser les préparations de ciguë dans le traitement de la tuberculose pulmonaire. A doses fortes, on constate une accélération des mouvements respiratoires, bientôt suivie d'un ralentissement, puis d'un arrêt total au moment de l'asphyxie.

Action sur la nutrition. — Cette action n'a été encore que fort peu étudiée. On a seulement observé que, sous l'influence de la médication cicutée, les urines deviennent mordicantes, d'odeur nauséabonde, et présentent un dépôt épais et glaireux. Il n'a pas été fait d'études suivies relativement aux modifications des éléments normaux de l'urine sous l'influence de la conicine. La température baisse considérablement sous l'influence de l'administration de doses un peu élevées de cet alcaloïde, en raison de l'action qu'il exerce sur le système nerveux central, la circulation et la respiration.

Action sur les sécrétions. — L'augmentation des sécrétions est très remarquable, sous l'influence de la conicine, et elle s'observe non seulement pour la salive, mais également pour les sécrétions lacrymale, sudorale et urinaire. Comme le curare, la conicine en paralysant les nerfs moteurs n'atteint pas les filets nerveux sécrétoires et laisse intactes les propriétés fonctionnelles de la substance unissante des extrémités nerveuses périphériques des glandes, l'excitation faradique du sciatique étant parfaitement capable de provoquer chez le chat la sécrétion sudorale sur les pulpes digitales de la patte alors que les réactions musculaires motrices sont complètement abolies.

Action sur les organes génitaux. — La conicine provoque de l'anaphrodisie et, dans un certain nombre de cas, on peut observer de l'atrophie des testicules et des mamelles après l'emploi prolongé de préparations de ciguë. Elle arrêterait également les menstruations.

Intoxication. — Suivant la période à laquelle la ciguë est récoltée, suivant la saison, le climat, la nature du sol, elle peut renfermer ou non des substances capables de donner à l'intoxication des caractères particuliers et de faire varier notablement sa toxicité. Ses propriétés nocives s'exaltent pendant les chaleurs de l'été ; elle devient moins âcre et plus narcotique. Tandis que l'action caractéristique de la conicine pure est une action curarisante, sédative, presque narcotique, le sujet succombant à l'intoxication sans présenter autre chose qu'un état de dépression progressive, de calme absolu très particulier, au contraire, l'empoisonnement réalisé par les diverses variétés de ciguës, soit au moyen de suc frais, soit par ingestion de tiges, de feuilles ou mieux de racines présente des caractères essentiellement différents, consistant en crises convulsives tétaniformes qui sembleraient devoir, de prime abord, faire éloigner l'idée de l'intervention de la conicine.

En ce qui concerne la Ciguë officinale, ces phénomènes sont dus à la présence de la méthylconicine et de la γconicéine. Avec la Ciguë vireuse, les convulsions, qui sont encore beaucoup plus intenses, sont provoquées par la cicutoxine. Avec les OEnanthes, c'est à l'œnanthotoxine qu'il faut surtout attribuer les phénomènes toxiques.

Une heure, au plus, après l'ingestion de différentes variétés de ciguë, on observe des éblouissements, des vertiges, de l'obnubilation des sens, accompagnés de céphalalgie très aiguë. L'individu titube, ses jambes se dérobent sous lui ; quelquefois il est en proie à de l'anxiété précordiale, à une cardialgie violente. La gorge est sèche, le sujet éprouve une soif vive, la déglutition est difficile, souvent même impossible. Les vomissements ne s'observent guère qu'avec la Ciguë vireuse ou les racines d'OEnanthe et, par conséquent, sont attribuables à la cicutoxine et à l'œnanthotoxine. La face est pâle, la physionomie profondément altérée, mais l'intelligence reste parfaitement nette. On observe, le plus souvent, une aphasie plus ou moins marquée ; le regard est fixe, les pupilles dilatées la vue trouble, parfois même presque complètement abolie.

A cette époque de l'intoxication, apparaissent alors des mouvements spasmodiques et des contractions tétaniformes alternant avec des accès de lipothymie. L'individu présente un état de stupeur plus ou moins profonde, la respiration est stertoreuse, il se refroidit, tombe même en état d'algidité. Très souvent, surtout lorsqu'il s'agit des racines de Cicuta virosa ou d'OEnanthe crocata, on observe de l'enflure de la face et quelquefois de tout le corps. Les yeux sont saillants, la peau livide et parsemée de taches ecchymotiques. Dans un grand nombre de circonstances, surtout chez les enfants, on a signalé du délire, quelquefois même du délire furieux et des convulsions épileptiformes qu'on doit surtout rapporter à la cicutoxine et à l'œnanthotoxine. Si la quantité de plante ingérée a été suffisante pour amener la mort, celle-ci se produit d'une façon très rapide, en trois, quatre ou six heures ; il est rare que l'intoxication se prolonge au delà de dix-huit ou vingt-quatre heures.

Chaque espèce de ciguë possède des propriétés spéciales ; avec la grande ciguë, on observe surtout des accidents comateux accompagnés d'hallucinations calmes; avec les OEnanthes, les accidents convulsifs sont souvent intenses; avec la Cicuta virosa, c'est surtout l'action corrosive, irritante locale, qui vient compliquer la scène toxique en provoquant des actions réflexes violentes qui dénaturent la symptomatologie des autres substances toxiques.

PYRIDINE

La pyridine, C^5H^5Az, est une base liquide, incolore, très volatile, à odeur forte et pénétrante, miscible à l'eau en toutes proportions, donnant avec les acides minéraux des sels solubles mais instables. Elle se produit dans une foule de circonstances lorsque les matières organiques sont soumises à l'action de la chaleur. Elle prend naissance dans la combustion du tabac, des cigarettes de belladone, de datura, du papier nitré, etc.

Elle s'absorbe facilement à l'état de vapeurs; son action est extrêmement rapide et son élimination est également très facile, elle s'effectue par l'urine, les poumons, et les diverses sécrétions, notamment par les sécrétions gastro-intestinales. La pyridine, absorbée par inhalation, détermine la diminution du pouvoir excito-réflexe de la moelle et du centre respiratoire bulbaire; au bout d'un certain temps, elle peut même amener de l'engourdissement cérébral avec tendance à la somnolence. Son action caractéristique consiste dans l'excitation centrale du pneumogastrique, sans modification apparente des mouvements du cœur et de la respiration, à laquelle fait suite une diminution de l'excitabilité bulbaire et médullaire.

Par suite de l'analgésie et même de l'anesthésie du centre respiratoire qu'elle détermine, elle peut être employée avantageusement dans le traitement de l'asthme provoqué par l'augmentation de l'excitabilité du pouvoir réflexe du centre respiratoire, et de toute dyspnée d'ordre nerveux. En dehors de cette action sédative, la pyridine détermine une exagération des sécrétions bronchiques et facilite leur expulsion. Elle provoque également, assez rapidement, de la vaso-dilatation, et l'on a utilisé cette propriété dans le traitement de l'angine de poitrine, lorsque celle-ci est sous la dépendance d'un trouble de circulation des artères coronaires. L'action vaso-dilatatrice ne s'accompagne pas ultérieurement de phénomènes toxiques; malheureusement, si la pyridine est peu toxique, ses effets sont inconstants et rendus transitoires par l'accoutumance.

Modes d'administration. Doses. — Le meilleur mode d'administration de la pyridine consiste à en verser 4 à 5 grammes dans une soucoupe et à la laisser s'évaporer dans l'air d'une petite pièce dans laquelle on fait respirer le malade pendant vingt à vingt-cinq minutes, trois fois par jour.

COLCHIQUE. COLCHICINE

Le colchique d'automne, *Colchicum autumnale*, est une plante herbacée vivace de la famille des Liliacées, très commune dans les pâturages humides de l'Europe méridionale et moyenne. La partie la plus employée, celle qu'on appelle le bulbe, est en réalité un renflement de la tige, un faux tubercule, profondément enfoncé dans la terre, qui donne naissance en automne à plusieurs fleurs de couleur mauve ou lilas tendre, portées sur un tube très long et caractérisées par un périanthe à six divisions. Les feuilles, bien que précédant les fleurs, sont restées stationnaires et n'apparaissent qu'au printemps suivant; elles sont grandes, droites, plissées, lancéolées, d'une belle couleur verte, radicales, et au milieu de ce bouquet de feuilles on voit apparaître le fruit sous forme d'une capsule fragile qui se divise plus ou moins profondément, à sa maturité, en trois valves laissant échapper les graines. La partie appelée bulbe consiste en un tubercule charnu de la grosseur d'un marron, formé par un épaississement considérable de la tige, offrant une forme ovoïde, ridé à sa surface, convexe d'un côté, à peu près plan de l'autre, mais creusé d'un sillon longitudinal qui sert de passage à la tige aérienne. Il est enveloppé par une membrane scarieuse, sèche, de couleur brun foncé. L'intérieur du tubercule est blanc, farineux, il renferme une assez forte proportion d'amidon et possède à l'état frais une saveur amère, âcre, mordicante, tout à fait particulière. Les graines se présentent sous forme de petits corps globuleux, de 3 à 4 millimètres de diamètre, de couleur brun noirâtre ; leur tégument est brun, épais, rugueux ; elles sont constituées par un albumen charnu, dur, corné, blanc. C'est, de toute la plante, la partie la plus riche en principes actifs et celle dont l'activité est la plus constante lorsque les graines ont été recueillies complètement mûres.

Le bulbe présente son maximum de grosseur et de richesse aux mois d'avril et de mai ; puis, au fur et à mesure que les feuilles se développent, il s'appauvrit. Les fleurs, avant leur épanouissement, présentent une richesse notable et assez constante en principes actifs, leur ingestion a causé un certain nombre d'intoxications, surtout chez les enfants. Les feuilles constituent la partie la moins active de la plante, elles déterminent des accidents chez les bestiaux, lorsqu'elles sont ingérées à l'état frais, mais elles perdent la plus grande partie de leurs propriétés toxiques par la dessiccation.

Composition chimique. — Les tubercules renferment de l'amidon, du sucre, du tannin, du mucilage, des résines et environ 0,5 p. 1 000 de *Colchicine* qui constitue le principe actif principal. Les graines contiennent environ 3 p. 1 000 de colchicine, et, en outre, du sucre, de l'acide gallique et une huile qui renferme de la colchicine en dissolution ; on y trouverait, aussi une petite quantité de *Colchicéine*. Les fleurs renferment 1,5 à 2 p. 1 000 de colchicine et une matière résineuse jaune.

La *Colchicine*, $C^{22}H^{25}AzO^6$, découverte en 1823 par GEIGER et HESSE, est, d'après HOUDÉ, une substance de nature glucosidique, soluble dans l'eau, l'alcool, le chloroforme ; insoluble dans l'éther, la benzine, le pétrole ; très altérable, surtout à chaud, soit en présence des alcalis, soit en présence des acides. Elle fond à 145°. Ses solutions sont lévogyres et très amères. Elle fournit avec le chloroforme une combinaison cristallisée (1 molécule de colchicine pour 2 molécules de chloroforme) qui permet de la purifier facilement. La colchicine est l'éther méthylique de la *Colchicéine* $C^{21}H^{23}AzO^6$; on peut l'obtenir par méthylation de cette dernière.

Absorption. Élimination.

— La colchicine s'absorbe et agit seulement au bout de plusieurs heures. D'après JACOBI, elle s'oxyderait dans l'organisme en donnant naissance à de l'*oxycolchicine*. Son élimination est extrêmement lente et les phénomènes d'intoxication peuvent très bien survenir par accumulation à la suite de l'administration de doses faibles et prolongées. Cette élimination se fait surtout par le rein, elle est encore plus lente et plus difficile lorsque cet organe est atteint de néphrite. Une certaine quantité s'élimine également par la voie intestinale.

Action locale.

— La colchicine, tout en n'étant pas caustique et n'exerçant localement aucune action irritante particulière, est cependant phlogogène et susceptible de déterminer des ulcérations intestinales, même après avoir été administrée par voie sous-cutanée. Après absorption par la voie gastrique, elle provoque une sensation remarquable d'amertume et d'âcreté dans la bouche, puis, l'individu ayant ingéré cette colchicine éprouve des douleurs gastriques intenses, bientôt suivies de vomissements, de coliques avec diarrhée. L'action phlogogène se produit dans toute la longueur du canal intestinal, mais elle est particulièrement remarquable dans la première partie de l'intestin grêle. On y observe assez souvent des hémorrhagies et des ulcérations petites, arrondies et comme faites avec une gouge. Il faut qu'il y ait absorption pour voir se réaliser ces lésions, et la colchicine est incapable de les provoquer par contact. Ces phénomènes intestinaux sont beaucoup plus fréquents et beaucoup plus intenses avec les préparations de colchique qu'avec la colchicine pure. Il semblerait que ce soient surtout les impuretés qui jouent le rôle le plus important dans la production de ces ulcérations. Les lesions anatomo-pathologiques produites se rapprochent beaucoup de celles déterminées soit par des toxines vraies, soit par des albuminoïdes toxiques. Au point de vue général, du reste, la colchicine se rapproche beaucoup des toxines en ce sens que, dans les cas d'intoxication, lorsqu'on a atteint la dose nécessaire et suffisante pour obtenir les accidents, il est très difficile, sinon impossible d'exagérer son pouvoir toxique par l'emploi de doses plus considérables.

Action physiologique. — L'action de la colchicine est prédominante, chez les herbivores, sur les appareils circulatoire et respiratoire, tandis que chez les carnivores le tube digestif est principalement touché. Les carnivores purs sont plus sensibles à l'action de la colchicine que les omnivores et surtout que les herbivores et les animaux à sang froid. Le tableau symptomatique de l'intoxication par la colchicine est celui de l'empoisonnement par les *narcotico-âcres*. Quelque temps après l'ingestion, on voit se produire de l'agitation, puis de l'irritation gastro-intestinale avec vomissements, coliques, diarrhée, ballonnement du ventre. Puis, assez rapidement, succèdent de la stupeur, du collapsus, des troubles respiratoires, de l'apnée, des convulsions d'origine asphyxique et réflexe à point de départ abdominal. La mort survient par asphyxie, précédée de cyanose et d'accélération du pouls qui devient petit et déprimé. A la période ultime, on voit se produire des sueurs visqueuses et un abaissement considérable de la température.

Action sur le système nerveux. — Le système nerveux central est assez peu intéressé par la colchicine. Dans tous les cas d'intoxication observés chez l'homme, on constate l'absence de paralysie motrice ou même sensitive d'origine centrale. Les fonctions cérébrales ne sont influencées en quoi que ce soit. L'action sur les éléments bulbaires n'intervient que lorsque l'intoxication est très intense et presque mortelle. Cependant, chez l'homme, il est une manifestation importante qui doit relever jusqu'à un certain point de l'intervention du système nerveux central, c'est la céphalalgie gravative très violente qui apparaît au moment où se produisent les premiers effets de la substance toxique. Cette céphalée est surtout d'origine réflexe, car elle est intimement liée aux manifestations gastro-intestinales.

Quant au système nerveux périphérique, il faut distinguer le système nerveux de la vie de relation et celui de la vie végétative. L'action paralysante topique de la colchicine sur le système nerveux de la vie de relation s'observe seulement *in situ*; toutes les fois que l'on pratique une injection à un animal, on peut constater une action anesthésiante et paralysante locale.

En ce qui concerne la vie végétative, on peut constater la prédominance très marquée de l'action de la colchicine sur le système nerveux ganglionnaire; les fonctions de sécrétion et d'excrétion sont excitées et troublées dans tous les cas. Il en est de même pour les éléments musculaires lisses, les muscles striés restant intacts. Les manifestations vasculaires qui se produisent du côté du tube gastro-intestinal sont la conséquence immédiate de cette action exercée par la colchicine sur le sympathique.

Sur le système nerveux sensitif, la colchicine se montre comme un produit anesthésiant et analgésiant, par paralysie des terminaisons périphériques des nerfs sensitifs. C'est en raison de ce phénomène que la colchicine est employée dans le traitement des manifestations douloureuses de la goutte et du rhumatisme. La mydriase qui se produit est d'origine intestinale réflexe.

A doses toxiques, la paralysie du système nerveux finit par être complète; on voit se produire successivement : la perte de connaissance, puis la disparition des mouvements volontaires et réflexes, ensuite l'affaiblissement progressif et, enfin, la paralysie complète de la respiration.

Action sur le cœur et la circulation. — L'influence exercée sur le cœur par la colchicine est absolument secondaire. On observe, au début, un très faible ralentissement des contractions cardiaques, avec augmentation de force et d'amplitude de ces contractions, ainsi qu'une élévation marquée et persistante de la tension sanguine. Ces phénomènes sont sous l'influence d'une action réflexe d'origine intestinale et d'une action vaso-motrice d'origine périphérique. La pression sanguine ne s'abaisse qu'à la fin de l'intoxication, malgré le ralentissement que l'on observe bien avant la phase asphyxique. La respiration subit identiquement les mêmes modifications que la circulation, mais les mouvements respiratoires s'arrêtent avant les mouvements du cœur qui persistent encore quelques secondes.

Sécrétions. — Les sécrétions sont augmentées d'une façon très remarquable sous l'influence de la colchicine. Cet accroissement porte principalement sur la bile, les sécrétions intestinales, l'urine. A titre d'agent destructeur des hématies, la colchicine stimule le foie pour la production de l'urée et des éléments de la bile. Dans l'urine, on constate toujours une diminution de l'acidité, une augmentation dans l'élimination de l'urée et de l'acide urique, des sels de sodium et de potassium, une diminution des sels de magnésium et de calcium.

Action sur la nutrition. — Le colchique possède une influence très importante sur les phénomènes de nutrition; c'est un modérateur des échanges nutritifs, il exerce une action dépressive sur l'organisme, par conséquent sur les phénomènes d'oxydation, il empêche, dans une certaine mesure, l'accumulation de l'urée et de l'acide urique dans le sang. Il rend l'organisme moins propre à réaliser la fièvre, les tissus moins aptes à se phlogoser, l'acidité relative du sang serait moins abaissée qu'après un accès de goutte fébrile, en sorte que tous ces faits sembleraient donner raison à ceux qui pensent que le colchique ne doit pas s'administrer dans les périodes intercalaires des accès de goutte, et que si la goutte est une maladie par ralentissement de la nutrition, le colchique agirait plutôt d'une façon défavorable, puisqu'il serait lui-même un ralentissant de la nutrition.

Modes d'administration. Doses. — La clinique juge définitivement la question. Toutes les fois qu'on administre des préparations de colchique à un goutteux, au cours d'un accès, on voit les phénomènes céder avec une grande rapidité, à la condition que ce médicament soit administré d'une façon rationnelle. Il faut administrer le colchique d'abord à doses faibles, puis graduellement et lentement croissantes, en continuant pendant un certain temps, mais en prenant garde de s'arrêter, quelle que soit la période de l'administration, au moment où commencent à apparaître les premiers phénomènes signalant l'action de la colchicine sur le tube digestif. Lorsque le malade manifeste des symptômes gastro-intestinaux, surtout lorsqu'il montre de la diarrhée, il faut cesser *immédiatement* l'administration du médicament, sinon on va infailliblement au-devant d'accidents. En définitive, il faut administrer le colchique jusqu'à effet utile, jusqu'à ce que *commence* à se manifester l'action élective du médicament sur le tube intestinal. Parfois, l'effet thérapeutique, la sédation de la douleur est contemporaine de l'action irritante; il faut donc surveiller très attentivement son malade, car les accidents semblent être d'autant plus intenses et d'autant plus graves qu'ils ont été provoqués par l'accumulation de doses relativement faibles, mais longtemps continuées.

Les préparations de colchique sont très nombreuses, on pourrait même dire beaucoup trop nombreuses. En dehors des préparations galéniques proprement dites : teintures, alcoolatures, extraits, vins, etc., le colchique forme la base d'un certain nombre de formules : *Eau médicinale de Husson, Liqueur de Laville, Teinture de Cocheux, Pilules de Lartigue, Antigoutteux de Frosini*. En raison de la variabilité de la teneur en colchicine de ces diverses préparations, on ne devrait prescrire que l'*Alcoolature de fleurs de Colchique* qui renferme 0,65 p. 1000 de colchicine ou la *Teinture de semences de Colchique* qui contient 0,70 p. 1000 de colchicine et qui se prescrivent d'ordinaire aux doses de XV à XX gouttes pour commencer.

En raison de son altérabilité, la colchicine doit se prescrire en pilules. On pourra utiliser la formule de Houdé.

Colchicine cristallisée	Soixante milligrammes.	
Lactose	4 grammes.	
Gomme arabique	1	—
Sucre pulvérisé	1	—

F. S. A. — A diviser en 60 pilules argentées.

Intoxication. — La colchicine est très toxique, et 3 milligrammes, absorbés en vingt-quatre heures, ont pu donner lieu à une intoxication mortelle. On a signalé également des cas de mort rapide après l'ingestion de 30 grammes de teinture de semences de colchique, de 50 grammes d'alcoolature de fleurs de colchique, de 80 centigrammes d'extrait de colchique. Dans tous les cas d'intoxication, les phénomènes commencent, d'ordinaire, seulement plusieurs heures après l'absorption, mais ils évoluent rapidement et la mort se produit au bout de trente à quarante heures. On a noté les symptômes suivants : douleurs épigastriques violentes, vomissements parfois sanguinolents, langue rouge, sèche, soif ardente, coliques, diarrhée, ventre ballonné, douloureux, collapsus, prostration excessive, céphalalgie, pupilles dilatées, regard fixe, sueurs profuses, visqueuses. Le pouls est faible, rapide et intermittent. Les urines sont presque toujours supprimées. La respiration se ralentit, on voit survenir des secousses musculaires ou même des convulsions d'origine asphyxique, de la cyanose, du coma et le malade meurt par asphyxie. A l'autopsie, on trouve une inflammation intense des muqueuses stomacale et intestinale, des ecchymoses dans l'épaisseur des tuniques de l'intestin, quelquefois même des ulcérations à bords taillés à pic, et des lésions asphyxiques du poumon.

VÉRATRUM. VÉRATRINE

La section des *Vératrées*, de la famille des Liliacées, fournit à la matière médicale trois représentants du groupe *Veratrum* : le *Veratrum album*, le *Veratrum nigrum* et le *Veratrum viride* et un représentant du groupe *Schœnocaulon*, le *Schœnocaulon officinale*, qui contiennent tous un certain nombre de substances à action physiologique intermédiaire entre les précédentes et celles du groupe de la Digitale. Elles sont peu utilisées en médecine, mais possèdent un grand intérêt en raison de leur énergique activité toxique.

Le *Veratrum album, Varaire*, est probablement l'*Hellébore blanc* de Diosco-

RIDÉ, employé autrefois comme poison de flèche. La plante constitue une grande herbe vivace, dont la tige mesure de 60 à 150 centimètres ; les feuilles sont rapprochées, étalées, largement ovales, lancéolées, d'autant plus étroites qu'on s'élève davantage sur la tige, et passant graduellement aux bractées aiguës aux deux extrémités. Elles portent de dix à vingt plis longitudinaux profonds et de nombreuses lignes alternativement claires et foncées. Les fleurs sont polygames, très nombreuses sur l'inflorescence peu ramifiée ; le périanthe montre six divisions étalées, ovales-aiguës, de couleur blanche, verdâtre ou pourpre, veinées de vert à leur base. Le fruit est capsulaire, allongé ; les graines sessiles, ailées. La racine constitue la partie la plus active de la plante ; c'est un rhizome horizontal de la grosseur du doigt, brun-noirâtre, rugueux, possédant, à l'état frais, une odeur alliacée et une saveur douceâtre et un peu amère qui se change bientôt en une saveur extrêmement cuisante accompagnée de fourmillement et suivie d'analgésie analogue à celle que fournit l'aconitine.

La composition chimique de cette racine est mal connue ; on en a retiré un alcaloïde défini, la *jervine* $C^{25}H^{37}AzO^3$. De plus, on a signalé d'autres alcaloïdes qui doivent être constitués par des mélanges de *jervine*, de *cévadine*, d'*asagréine* et de *cévine*.

Le Veratrum album est surtout employé en médecine vétérinaire comme topique irritant et analgésique. PÉCHOLIER et RÉDIER le considèrent comme un éméto-cathartique, congestionnant la dernière portion de l'intestin et excitant fortement les sécrétions des annexes du tube digestif : salive, bile, ainsi que la sécrétion urinaire. C'est un dépresseur et un paralysant des systèmes nerveux central et musculaire, à action prédominante bulbo-médullaire ; le cerveau n'est pas touché.

Le *Veratrum nigrum* se distingue du précédent par la couleur pourprée de ses fleurs, il possède un rhizome plus petit, ses propriétés toxiques sont moins considérables ; à l'état frais, ses propriétés vésicantes et rubéfiantes sont beaucoup plus prononcées. Il est moins drastique et moins hypercrinique, en raison de sa richesse moindre en alcaloïdes, mais il possède une action émétique intense qui doit être attribuée à l'influence de substances autres que les alcaloïdes. Le Veratrum nigrum serait plutôt un convulsivant et le Veratrum album, au contraire, un paralysant. Cette différence d'action, ses effets insidieux, la brusquerie de l'apparition des accidents qu'il provoque, conduisent à admettre dans cette plante l'existence d'une substance du groupe des albuminoïdes ou du groupe des Résinoïdes, qui favoriserait et exalterait l'action des alcaloïdes.

Le *Veratrum viride* est une variété américaine appelée, parfois, *Hellébore blanc* d'Amérique. Cette plante possède un rhizome très voisin de celui du Veratrum album et assez riche en *jervine* et en *cévadine*. Il renferme, en outre, une résine très active, étudiée par OULMONT. Ses propriétés sont très voisines de celles du *Veratrum album*, mais ses effets nocifs sont moindres sur le tube digestif. On observe, sous son influence, un ralentissement du pouls avec augmentation de la pression sanguine, comme sous l'influence de la digitale, mais ces effets seraient passagers, plus rapides, et il n'y aurait pas de danger d'accumulation. Son action dépressive sur l'appareil respiratoire et la température est assez utilisée en Amérique.

Le *Schœnocaulon officinale*, *Cévadille*, improprement appelé *Veratrum Sabadilla*, est, de toutes ces plantes, celle qui contient la plus grande quantité de vératrine. C'est une plante de l'Amérique centrale (Mexique, Venezuela).

Sous le nom de *Cévadille*, on trouve tantôt les fruits contenant les graines, tantôt les graines elles-mêmes. Le fruit est une capsule grisâtre, papyracée, formée de trois cupules, chaque loge contient de une à six graines, irrégulièrement fusiformes, subclaviformes, légèrement arquées, inégalement prolongées en pointe aliformes à leurs extrémités, glabres, brun-noirâtre, de saveur amère puis brûlante. La *Cévadille* est beaucoup plus active et toxique que les *Veratrums*.

Composition. — On extrait de ces graines un alcaloïde brut, la *vératrine* qui est composé de quatre alcaloïdes au moins, et dont l'activité pharmacodynamique et toxique, varie suivant les plantes employées pour son extraction. De cette vératrine brute, MEILLÈRE a isolé, par précipitations et cristallisations fractionnées : 1° la *Vératrine α* ou *Cévadine* $C^{32}H^{49}AzO^9$, 2° la *Vératrine β* ou *Asagréine* $C^{36}H^{51}AzO^{11}$; 3° la *Vératrine γ* ou *Cévine* $C^{27}H^{43}AzO^8$, 4° une *Vératrine δ* isomère de la *Cévadine* $C^{32}H^{49}AzO^9$. De plus, MERCK aurait isolé deux autres alcaloïdes cristallisés : la *Sabadine* et la *Sabadinine*. Ces alcaloïdes sont unis, en majeure partie, à deux acides : l'acide *sabadillique* ou *cévadique* et l'acide *vératrique*.

La Cévine est un produit de dédoublement de la Cévadine et de l'Asagréine, la Vératrine δ est un isomère de la Cévadine dans lequel l'acide angélique est remplacé par l'acide tiglique.

La *Cévadine* ou *Vératrine α*, ou *Vératrine cristallisée*, se présente sous forme d'une poudre blanche cristallisée, efflorescente, inodore, de saveur âcre, soluble dans l'alcool, l'éther, le chloroforme, la glycérine, insoluble dans l'eau. Elle donne avec les acides des sels solubles dans l'eau.

Modes d'administration. — Les graines de Cévadille ont joui d'une grande réputation comme parasiticide et on a préparé avec elles un grand nombre de pommades employées pour la destruction des parasites : poux, poux du pubis, acares. Cette action parasiticide est très intense, mais, en raison de leur pouvoir toxique énergique, les graines ont assez souvent donné lieu à des accidents graves. On les a même utilisées comme anthelminthiques et comme spécifique contre les ascarides lombricoïdes. Il ne faut jamais utiliser la cévadille à l'intérieur sous forme de poudre. L'action topique de la vératrine ou de la poudre de cévadille est tellement intense qu'elle pourrait être comparée à l'action irritante et caustique exercée par les acides ou les alcalis. Sous son influence, il se produit une irritation violente de la muqueuse gastro-intestinale, qui se traduit par des vomissements, des superpurgations et par la présence du sang dans les déjections. Sous l'influence de petites doses répétées, on observe une sensation de chaleur et de fourmillements qui s'accompagne d'une excitation nerveuse et montre bien l'influence de la vératrine sur le système nerveux sensitif périphérique.

On a employé la *Teinture de Vératrum album* aux doses de X à XXV gouttes et la *Vératrine*, aux doses de 1 à 3 milligrammes, au maximum, en vingt-quatre heures, par doses fractionnées.

Absorption. — L'absorption de la vératrine se fait rapidement en raison de l'action irritante qu'elle provoque par contact. D'après PRÉVOST, l'élimination s'effectue par le rein avec une grande rapidité.

Action locale. — Appliquée sur la peau, elle provoque une sensation de chaleur, de picotements, de brûlure, suivie bientôt d'une éruption vésiculeuse. Au début, la sensibilité est exaltée, puis, très rapidement, émoussée au point d'aboutir à une analgésie remarquable.

Sur les muqueuses, l'action irritante se produit avec une violence considérable. Lorsqu'une trace de vératrine arrive au contact de la bouche ou du pharynx son action se traduit par des éternuements violents, une saveur acre, de la salivation, la soif devient inextinguible et la déglutition impossible au bout de peu de temps. Du côté de l'appareil digestif, c'est une sensation de brûlure, des nausées, des vomissements, des coliques, une diarrhée séro-sanguinolente qui traduisent l'action irritante sur la muqueuse gastro-intestinale. Cette action, comme pour la colchicine, se manifeste quelle que soit la voie d'introduction dans l'économie. Lorsque la circulation a disséminé la vératrine dans tout l'organisme, la sensation de picotement et de brûlure s'étend à toute la surface du corps.

Action sur le système nerveux. — Le système nerveux est intéressé d'une façon particulière par la vératrine. Cet alcaloïde exerce une excitation intense sur les extrémités périphériques des nerfs sensitifs et cette excitation se traduit nettement par les phénomènes signalés plus haut, à propos de l'action locale. A cette excitation succède une analgésie plus ou moins accentuée. Il ne se produit pas d'action centrale, sauf à la fin de l'intoxication ; et encore les phénomènes que l'on observe à ce moment peuvent-ils être interprétés comme une suite de l'affaiblissement de la circulation.

Action sur le système musculaire. — C'est surtout l'action sur les muscles striés qui caractérise la vératrine d'une façon remarquable. Cette action est si nette, si précise, si constante, si invariable, qu'elle permet toujours de faire le diagnostic de cette substance par la méthode physiologique. Chez les animaux à sang froid, on constate que la période d'excitation latente reste sensiblement la même qu'à l'état normal, la période de contraction, qui se traduit par la ligne ascendante sur les tracés myographiques, ne subit aucune modification ; seule, la période de retour, de décontraction est considérablement augmentée, elle s'effectue lentement, dans un espace de temps 40 à 60 fois plus considérable que celui dans lequel le muscle revient normalement à son état de repos, à son état d'équilibre. Si l'on fait subir à ce muscle des excitations très rapprochées, il arrive alors à un état de tétanos permanent. Ces faits expliquent la modification remarquable des mouvements de ces animaux, qui deviennent lents et pénibles sous l'influence d'une injection de vératrine. Chez les animaux à sang chaud, ces phénomènes sont moins nets; mais les muscles prennent rapidement un caractère de rigidité très remarquable et se trouvent dans un état spasmodique qui fait ensuite place à une résolution musculaire complète.

Les contractions musculaires qui se produisent sous l'influence de la vératrine sont notablement plus énergiques qu'à l'état normal, et un muscle épuisé par un travail prolongé peut récupérer son énergie beaucoup plus rapidement sous l'influence de ce médicament. Il ne se produit pas là un tétanos musculaire, comme on serait tenté de le croire, il s'agit d'une action locale de la vératrine sur les fibres musculaires. Le cerveau, la moelle, les nerfs moteurs ne sont pas affectés par la vératrine, la substance unissante des plaques motrices terminales intra-musculaires est paralysée seulement sous l'influence de doses considérables et à une période très avancée de l'intoxication. Aux doses élevées, le muscle n'est plus directement excitable et la paralysie succède à la contracture.

Action sur la circulation. — Le cœur des animaux à sang froid subit, très sensiblement, les mêmes modifications que les muscles striés. Le nombre des battements diminue, les contractions systoliques durent un temps de plus en plus long, il y a même des interruptions systoliques et l'on constate une lenteur de plus en plus accentuée jusqu'à l'arrêt. Le cœur reste cependant *l'ultimum moriens* et ses contractions se manifestent encore bien après la disparition des réflexes. Chez les mammifères, au contraire, on observe de l'accélération des contractions cardiaques, de l'élévation de la pression sanguine, puis des irrégularités et enfin la paralysie du myocarde. Chez les fébricitants, Oulmont a noté un ralentissement notable des contractions cardiaques, et l'action défervescente de la vératrine était utilisée très fréquemment autrefois.

Action sur la respiration. — La respiration varie dans le même sens que le cœur. Sous l'influence de doses élevées, on observe immédiatement du ralentissement et l'arrêt, par suite de la paralysie des pneumogastriques dans le bulbe et à leur périphérie dans les poumons. Sous l'influence de doses faibles, on voit se produire des manifestations progressives qui dénotent l'action de la vératrine sur les éléments musculaires. Dans une première phase, on voit survenir de l'accélération respiratoire, puis, peu à peu, s'établit une période de ralentissement considérable; les mouvements respiratoires sont lents, profonds, spasmodiques, entrecoupés de pauses prolongées; la respiration s'accomplit comme si l'on avait pratiqué la section des vagues. La ventilation pul-

monaire devient de moins en moins complète et l'asphyxie s'établit progressivement.

Action sur les sécrétions. — Toutes les sécrétions sont exagérées sous l'influence de la vératrine, spécialement les sécrétions salivaire intestinale, sudorale. Les sueurs sont, le plus souvent accompagnées de sudamina. On observe également de l'exagération de la sécrétion urinaire.

Action sur la température. — Les modifications subies par les actes fonctionnels circulatoires et respiratoires, sont en corrélation avec l'abaissement de température que la vératrine peut déterminer. Au point de vue thérapeutique on peut, comme l'a montré Oulmont, réaliser, au moyen de la vératrine ou de la teinture de vératrum, un abaissement de température de 3° à 5°; et cela, aussi bien chez les individus sains que chez les fébricitants.

Intoxication. — En dehors des phénomènes d'irritation locale et générale déjà signalés, on voit se produire, en outre, dans les cas d'intoxication, un ralentissement marqué des mouvements respiratoires qui deviennent rares et pénibles; le pouls est lent et irrégulier, la température s'abaisse énormément. On note une céphalalgie violente, accompagnée de dilatation pupillaire; puis, apparaissent des spasmes musculaires erratiques, des lipothymies, et le sujet tombe dans le collapsus. L'intelligence est conservée. Le pouls devient imperceptible et la mort est précédée de syncopes prolongées.

B. NÉVRO-MUSCULAIRES

MÉDICAMENTS CARDIO-VASCULAIRES

Les médicaments cardio-vasculaires constituent un groupe de substances qui exercent leur action thérapeutique et toxique, à la fois, sur le système nerveux et sur le système musculaire. Ces médicaments peuvent agir sur le cœur par quatre mécanismes différents. En premier lieu, le cœur peut subir l'impression d'un sang médicamenteux, c'est-à-dire chargé d'une substance active qui modifie plus ou moins la sensibilité de l'endocarde, d'où résultent nécessairement des changements corrélatifs dans le rhythme des contractions du myocarde.

En second lieu, le cœur peut être influencé par les qualités du sang qui lui est apporté par les artères coronaires, et dont la composition chimique subit parfois des modifications profondes sous l'influence de certaines de ces substances. D'un autre côté, ce sang modifié détermine également une réaction particulière sur les grands appareils de l'économie et en particulier sur le tissu nerveux; il en résulte parfois une exagération des modifications subies par l'appareil circulatoire.

En troisième lieu, le cœur peut être affecté par une action réflexe des rameaux gastriques du nerf vague, retentissant sur les rameaux cardiaques, à la suite de l'introduction de substances médicamenteuses ou irritantes dans l'estomac. Il s'agit, dans ce cas, d'une action propulsive qui se manifeste parfois par des modifications très nettes de la mécanique cardiaque.

Enfin, le cœur peut éprouver le retentissement de l'impression médicamenteuse perçue par un autre appareil, et ce retentissement se fait nécessairement par la voie du système nerveux.

Les résultats de ces influences consistent en modifications que l'on peut prévoir d'avance : il ne peut s'agir que d'accélération, de ralentissement, de modifications de rhythme et d'énergie.

Parmi les médicaments cardiaques, un certain nombre possèdent la dénomination de *toniques du cœur*, ce sont les cardiaques proprement dits, en tête desquels se place la digitale ; mais, en réalité, il n'existe pas d'excitants ni de sédatifs spéciaux du cœur, tous les phénomènes qu'on peut observer, en ce qui concerne l'action des substances médicamenteuses sur cet appareil, ne sont que dès cas particuliers des médications excitantes ou des médications sédatives. Parmi les substances agissant à titre d'excitant de la mécanique cardiaque, il faut citer en première ligne les digitaliques et les caféiques, toutes les bases de la série xanthique, les alcools, les huiles essentielles, les ammoniaques composées, l'opium, la quinine et la plupart des antithermiques-analgésiques, lorsqu'on les emploie à doses faibles. Les sédatifs du cœur devraient porter le nom de dépresseurs de l'activité cardiaque. Parmi eux on peut citer : l'aconit, les vératrums, les antimoniaux, le bromure de potassium, le plomb, le baryum, les saponines.

La circulation peut être modifiée de deux façons différentes : d'abord par influence du système nerveux central ou du système nerveux intra-cardiaque, et en second lieu par action spéciale exercée sur les tuniques musculaires. Le seigle ergoté montre bien les différences qui peuvent exister entre l'action vasculaire exercée sous l'influence du système nerveux et celle exercée sous l'influence à peu près exclusive de la tunique musculaire. Les toniques du cœur agissent, tout à la fois, sur les systèmes nerveux et musculaire et, dans l'étude de chacun d'eux, on peut évaluer expérimentalement avec assez de certitude, d'une part, l'action exercée sur le système nerveux, d'autre part, l'action exercée sur le système musculaire.

Innervation du cœur. — Les nerfs du cœur se divisent en nerfs accélérateurs et nerfs modérateurs ; l'innervation accélératrice est fournie par le sympathique, par l'intermédiaire du cordon cervical au cou, du ganglion cervical supérieur, du ganglion cervical inférieur et des deux premiers ganglions dorsaux. De plus, le pneumogastrique renferme dans son tronc des fibres accélératrices.

L'innervation modératrice est fournie par le pneumogastrique et par le nerf dépresseur de Cyon qui est le principal nerf sensitif du cœur. C'est un des rameaux supérieurs du pneumogastrique, qui a son origine réelle dans les ganglions jugulaire et plexiforme et dont les fibres motrices prennent naissance dans la profondeur même de la moelle allongée. Le pneumogastrique lui-même contient également, comme l'a démontré François-Franck, des fibres sensitives.

A côté de cet appareil nerveux extra-cardiaque, il existe encore, dans le cœur lui-même, un système nerveux intra-cardiaque. Il est constitué par les centres ganglionnaires excitateurs de Remak et de Bidder et par un centre modérateur : le ganglion de Ludwig.

Chez l'homme, le plexus cardiaque est constitué par les trois nerfs cardiaques venant de chaque côté de la chaîne ganglionnaire du sympathique cervical et par de nombreux filets nerveux appartenant aux deux nerfs vagues. Ce plexus est situé en partie sur la face antérieure et en partie sur la face postérieure de la crosse de l'aorte, sur la face concave de laquelle se montre un ganglion assez volumineux, le *ganglion de Wrisberg*, d'où partent des filets qui suivent les vaisseaux et se rendent à de petits groupes de cellules nerveuses placées : à l'embouchure de la veine cave (*ganglion du sinus de la veine cave* ou *de Remak*), dans la paroi de l'oreillette droite (*ganglion auriculaire de Ludwig*) au point d'adhérence de la valvule auriculo-ventriculaire gauche (*ganglion ventriculaire* ou *de Bidder*).

On peut schématiser les divers résultats expérimentaux obtenus et admettre que la stimulation des appareils excitateurs ou la diminution d'activité des appareils modérateurs tendront sensiblement aux mêmes résultats, en ce qui concerne les modifications observées, et aboutiront à une action cardiaque exagérée dans son rhythme, mais atténuée dans ses effets, tandis qu'au contraire, l'hyposthénie modérée des appareils excitateurs ou la stimulation des appareils modérateurs aboutiront à un ralentissement du rhythme avec accroissement de l'énergie. En dehors de l'action exercée sur les appareils accélérateurs et modérateurs du cœur, il faut également tenir compte des modifications vaso-motrices qui sont, dans une certaine mesure, indépendantes de l'appareil d'innervation intra et extra-cardiaque et qui retentissent cependant fortement sur la mécanique circulatoire.

Enfin, il peut y avoir, entre toutes ces causes de modifications des battements cardiaques, des combinaisons par addition, par soustraction, par compensation, qui rendent parfois difficile l'interprétation du mécanisme de l'action pharmacodynamique du médicament et qu'il est cependant indispensable de connaître, car, au point de vue thérapeutique, il n'est pas indifférent de solliciter tel ou tel mécanisme pour obtenir une action médicamenteuse.

DIGITALE

Les Digitales sont des plantes de la famille des Scofulariacées ; une seule espèce est usitée en thérapeutique, c'est la *Digitalis purpurea* vulgaire. Les digitales sont des plantes bisannuelles ou vivaces, herbacées, dont la tige est simple, dressée, d'une couleur vert bronzé ; les feuilles sont alternes, décurrentes, les inférieures rassemblées en rosette, les supérieures ovales-allongées ou ovales-oblongues, se distinguant de plus en plus des inférieures au fur et à mesure qu'elles s'élèvent sur la tige, constituent une hampe florale de petites feuilles.

Les feuilles inférieures radicales peuvent atteindre jusqu'à 30 et 40 centimètres de longueur sur 12 à 15 de largeur, le limbe s'atténue et semble former comme un long pétiole qui se raccourcit au fur et à mesure que la feuille est plus élevée sur la tige. Ces feuilles présentent des bords crénelés, chaque dent de la crénelure est garnie d'une glande ; leur face supérieure est de couleur vert foncé, presque glabre, tandis que la face inférieure est couverte de

poils simples, tomenteux, de couleur blanchâtre, douce au toucher, parcourue
par des nervures formant un relief accentué pour les nervures primaires, et
un réticulum assez serré et apparent par l'anastomose des nervures secondaires;
l'abondance des poils donne à cette face inférieure un aspect argenté.

Les fleurs se présentent sous forme d'une grappe terminale s'épanouissant
du mois de juin au mois d'août, elles sont portées par un pédicelle penché; le
calice est court, poilu, persistant, formé de cinq sépales attachés entre eux, égaux;
la corolle, gamopétale, irrégulièrement tubuleuse, cylindrique à sa base et dilatée à l'ouverture où elle est assez distinctement bilabiée, possède une forme
comparable à une gueule. Cette corolle est très grande, de couleur pourprée,
rarement blanc-rosé, striée de veines et de taches rouge foncé.

Les fruits sont constitués per une capsule biloculaire, de forme ovale, à
déhiscence septicide, à calice marcescent, renfermant un grand nombre de
graines très petites, d'environ un millimètre de longueur, de teinte brun pâle.
Les racines sont fibreuses, peu riches en principes actifs.

La digitale pourprée croît dans les terrains secs, incultes, siliceux; on la rencontre abondamment dans les bois et sur les collines de toute l'Europe, sauf
dans le Jura et les Alpes suisses où elle est remplacée par la *Digitalis lutea*. Elle
manque d'ordinaire dans les terrains calcaires.

En médecine, on utilise uniquement les feuilles de la rosette récoltées sur des
plants de seconde année, avant l'épanouissement complet des fleurs. Le terrain,
le climat, les conditions atmosphériques font varier notablement la teneur de
ces feuilles de digitale en principes actifs. La digitale des Vosges, bien récoltée,
est celle qui paraît la plus constante dans son action. Les plantes sauvages
sont plus actives que les plantes cultivées, mais ces dernières sont cependant
loin d'être inoffensives et ont occasionné, plus d'une fois, des intoxications.

Les feuilles, les fleurs, les graines présentent une richesse croissante en
principes actifs, mais leur activité n'est pas seulement due à la digitaline; aussi
le limbe seul des feuilles, dont la teneur est à peu près constante en principes
actifs, est-il utilisé en thérapeutique. Les nervures des feuilles, la tige, les
racines renferment, au contraire, beaucoup moins de digitaline et cette teneur
est essentiellement variable.

Composition immédiate. — Les feuilles de digitale contiennent trois
glucosides actifs :

1° la *Digitaline*, glucoside cristallisé, isolé par Nativelle (*digitaline cristallisée
chloroformique du Codex*), se présentant sous forme de prismes d'aspect nacré,
chatoyant, complètement insolubles dans l'eau, même à l'ébullition. Elle est
peu soluble à froid dans l'alcool, plus soluble à chaud, très soluble dans le
chloroforme. La présence de la digitonine et même de la digitaléine rend la
digitaline soluble dans l'eau.

Elle possède la formule suivante : $C^{34}H^{54}O^{11}$; sous l'influence des agents
hydrolysants elle se dédouble en deux molécules d'un sucre. le *digitoxose*, et en
digitoxigénine.

Le produit allemand désigné sous le nom de *Digitoxine* (Schmiedeberg,
Kiliani) n'est pas autre chose que la *digitaline cristallisée chloroformique française*.

Les *digitalines amorphes* d'Homolle et Quévenne, de Mialhe, de Bardet et
autres, ne sont que des produits impurs constitués par des mélanges, en proportions variables, de digitaline, de digitaléine et de digitonine.

2º La *Digitaléine*, également un glucoside (*Digitalinum verum* de KILIANI) pulvérulent, non cristallisé, blanc, insoluble dans le chloroforme, soluble dans l'alcool, peu soluble dans l'eau ; sa solubilité dans ce dernier véhicule est augmentée par son mélange avec la digitonine. Elle a pour formule $C^{35}H^{54}O^{13}$ et se dédouble sous l'influence des agents hydrolysants en donnant naissance à du *dextrose*, du *digitalose* et de la *digitaligénine*. C'est une substance fort active, quoique beaucoup moins énergique sur le cœur et sur le système nerveux que ne l'est la digitaline.

3º La *Digitonine*, glucoside du groupe des *saponines*, susceptible de cristalliser en cristaux aiguillés. D'ordinaire, elle se présente sous forme d'une masse amorphe, très soluble dans l'eau ; cette solubilité augmente avec les impuretés et, en particulier, avec les albuminoïdes qu'elle renferme souvent. Elle favorise la solubilisation dans l'eau de la digitaline et de la digitaléine. Elle a pour formule $C^{27}H^{46}O^{14}$ et se dédouble, en présence des agents hydrolysants, en donnant naissance à du *dextrose*, à du *galactose* et à de la *digitogénine*. Comme la plupart des saponines, elle est physiologiquement presque inactive lorsqu'elle est extraite des plantes sèches. Dans la plante fraîche, d'après KOBERT, elle est très active et possède des propriétés hémolytiques même en solution à 1 p. 100 000. Son intervention joue un rôle très important dans l'action médicamenteuse des propriétés galéniques, en particulier, dans l'infusion et la macération de poudre de feuilles de digitale.

D'après HOUDAS, il existerait dans la digitale une substance énergiquement active et toxique qui se rapprocherait soit de l'ouabaïne, soit des albuminoïdes toxiques et dont la présence expliquerait ce fait, constaté par FRANÇOIS-FRANCK, de la toxicité considérable de certaines préparations galéniques de digitale qui serait supérieure à la somme des pouvoirs toxiques de la digitaline et de la digitaléine qu'elles renferment.

A côté de ces substances, on a signalé la présence de la *digitine*, composé résineux, mal défini, dénué d'intérêt thérapeutique, de la *digitoflavone*, composé phénolique isolé par FRANZ FLEISCHER et d'un certain nombre de corps : digitalose, digitalin, digitalide, absolument dépourvus de toxicité. Il existe également dans les feuilles des acides : digitalique, antlrrhinique, digitoléique, du tannin, de l'amidon, des matières mucilagineuses et colorantes.

Modes d'administration. Doses. — La poudre de feuilles de digitale constitue la plus importante des formes pharmaceutiques de cette plante. Elle résulte de la pulvérisation des feuilles de digitale de seconde année, privées de leur nervure médiane, séchées d'abord à l'air, puis à la température de 40º.

Elle présente alors les caractères suivants : elle doit offrir une belle couleur gris-verdâtre, plus verte que grise, posséder une odeur agréable de thé, ce qui permet de la caractériser facilement. Elle détermine au bout de quelque temps une saveur très amère lorsque, par suite de la dissolution des principes actifs, la digitaline a pu entrer en dissolution dans la salive, grâce à la présence de la digitaléine et de la digitonine. Cette saveur amère est bientôt suivie d'une sensation nauséeuse très caractéristique ; de plus, elle donne naissance *in situ* à une action irritante. En raison de la présence d'une *oxydase* reconnue par BRISSEMORET et JOANIN, la poudre de digitale s'altère rapidement au contact de l'air et de la lumière et elle doit être renouvelée fréquemment pour conserver son activité thérapeutique.

On administre cette poudre à la dose de 10 a 30, au maximum 50 centigrammes, en infusion ou en macération. Ces deux modes d'administration sont, de beaucoup, supérieurs à l'emploi de cachets ou de pilules ; ces dernières ne sont du reste utilisées que lorsque l'on veut réaliser des associations médicamenteuses.

D'après Homolle et Quévenne, l'infusion solubilise un peu plus des principes actifs de la digitale que la macération. Elle se prépare en arrosant 20 à 50 centigrammes de poudre de feuilles de digitale avec 250 grammes d'eau bouillante que l'on maintient en contact à 70° pendant une demi-heure, on filtre, on édulcore et on administre cette quantité en six ou huit fois dans les vingt-quatre heures.

Pour la macération, on peut élever la dose de poudre jusqu'à 80 centigrammes que l'on fait macérer pendant douze heures dans l'eau froide, on filtre, on édulcore et on fait absorber en six ou huit fois dans la journée.

La digitale est très rarement indiquée chez les enfants, avant deux ans. Marfan prescrit de donner 10 à 20 centigrammes de poudre de trois à cinq ans et 20 à 30 centigrammes de cinq à dix ans.

Il faut se souvenir que l'administration de préparations de poudre de feuilles de digitale détermine presque toujours des nausées, des vomissements, de la diarrhée, par suite de l'action irritante qu'elles exercent sur le tube gastro-intestinal.

Cette poudre entre dans un grand nombre de formules, notamment dans les *pilules de Dupuy*, les *pilules de Heim*, la *poudre des Voyageurs*, les *pilules diurétiques purgatives* que l'on trouve dans tous les formulaires et qui sont du reste peu employées.

On a voulu établir une équivalence entre les préparations de poudre de feuilles de digitale et la digitaline ; les chiffres qu'on a donnés sont faux et ces deux médicaments ne sont pas comparables. La digitale des Vosges, qui possède une richesse en principes actifs sensiblement constante, renferme de 5 à 8 grammes de glucosides totaux par kilogramme de feuilles sèches privées de leur nervure médiane et, sur cette quantité, il y a 1,5 à 2 grammes de digitaline cristallisée, mais il est impossible, en raison du mode de préparation employé, de savoir, quelle est la quantité de digitaline qui sera utilisée réellement.

Le sirop de digitale de Soubeyran est préparé au moyen d'une infusion de feuilles de digitale ; il correspond à 10 centigrammes de poudre par cuillerée à soupe. C'est une bonne préparation lorsqu'elle est faite extemporanément.

La *Teinture de digitale* est également une excellente préparation ; elle se prescrit à doses variables qui peuvent aller de 50 centigrammes à 2 grammes en vingt-quatre heures.

Les *Extraits*, aqueux et alcooliques, ne doivent pas être utilisés.

Le *Vin de digitale composé de l'Hôtel-Dieu*, qui est fort employé, possède la formule suivante :

Poudre de digitale	5 grammes
Squames de Scille	7 gr. 50.
Baies de genièvre	75 grammes.
Acétate de potasse desséché	50 »
Vin blanc à 10 p. 100 d'alcool	900 »
Alcool à 90°	100 »

Ce vin correspond, pour 20 grammes ou un verre à liqueur, à 10 centigrammes de poudre de feuilles de digitale, à 15 centigrammes de scille, et à 1 gramme d'acétate de potasse.

Le *Vin de Trousseau*, qui n'est plus usité à l'heure actuelle, était beaucoup trop riche en principes actifs; 20 grammes correspondaient à 30 centigrammes de poudre de digitale, à 25 centigrammes de squames de scille, et à 1 gramme d'acétate de potasse.

Lorsque l'on veut utiliser la digitaline il ne faut employer que la *digitaline cristallisée chloroformique* du Codex et bannir complètement les autres (digitaline amorphe, digitoxine, etc.). Cette digitaline doit toujours être prescrite en solution que l'on peut formuler ainsi :

Digitaline chloroformique	Dix milligrammes.
Glycérine à 28° B.	3 cc. 5.
Eau distillée	1 cc. 5.
Alcool à 95°	Q. S. p. 10 cc.

L gouttes de cette solution donnent, au compte-gouttes normal, 1 milligramme de digitaline.

Ou :

Digitaline chloroformique.	Dix milligrammes.
Alcool à 90°	
Eau distillée	ââ 75 grammes.

Ce mélange donne 160 centimètres cubes ; une cuillerée à soupe renferme 1 milligramme de digitaline ; une cuillerée à café renferme, environ, un tiers de milligramme. Ces solutions se conservent très bien.

La digitaline ne doit jamais être employée en injection hypodermique en raison de l'action irritante qu'elle exerce, il peut y avoir production d'abcès et même de phlegmons. Cependant, les solutions huileuses paraissent être mieux tolérées.

POTAIN prescrivait assez fréquemment la digitaline à la dose de 1 milligramme en une seule fois dans un quart de verre d'eau. Le malade devait garder le repos absolu au lit pendant les quarante-huit heures qui suivent. Il ne donnait une nouvelle dose qu'après dix ou quinze jours ou même trois semaines. Le plus souvent, on la prescrit à la dose de un quart de milligrammes à trois quarts de milligrammes par jour, pendant deux ou trois jours au plus, en raison de l'élimination extrémement lente de ce médicament et de son accumulation pouvant donner lieu à des accidents. Il n'y a jamais accoutumance de l'organisme pour la digitaline et il n'existe aucun antidote contre ce poison du cœur.

Absorption. Élimination. — On a signalé l'absorption, quelquefois assez intense, des principes actifs de la digitale par l'intermédiaire de la peau intacte et, dans ce cas, il faut faire jouer à la saponine qui se trouve dans cette plante un rôle très important ; elle détermine par sa présence une irritation accentuée du tégument cutané et permet, d'une façon secondaire, l'absorption de la substance toxique. TROUSSEAU et WOOD ont signalé des accidents à la suite de l'emploi, à l'extérieur, de préparations de digitale.

L'absorption par la voie stomacale est toujours fort lente. La digitaline se transforme dans l'économie en une substance encore inconnue, et l'on ignore même dans quelles régions se fait cette transformation. On sait qu'elle résiste bien à l'action des diastases, de la pepsine, du suc pancréatique, de la bile, des acides, des alcalis et, cependant, on ne la retrouve pas dans l'urine ni dans les autres excrétions. Son élimination, comme le prouvent les nombreux cas d'intoxication qu'elle a provoqués, se fait très lentement; il en résulte que les doses successives absorbées s'ajoutent les unes aux autres, s'accumulent et produisent brusquement des accidents toxiques. C'est pour cette raison qu'il ne faut pas continuer la médication digitalique pendant plus de trois jours consécutifs.

Action locale. — La digitaline est très irritante pour tous les tissus avec lesquels elle se trouve en contact, et nous avons vu que, pour cette raison, elle ne pouvait être utilisée par voie d'injection hypodermique. Les préparations galéniques de digitale sont encore beaucoup plus actives à ce point de vue et elles provoquent encore plus facilement que la digitaline des accidents du côté du tube gastro-intestinal : vomissements, diarrhée, coliques.

Action physiologique de la digitale. — Très discutée, au moins quant à son mécanisme, l'action physiologique de la digitale a été considérablement élucidée, dans ces dernières années, grâce aux belles expériences de François-Franck. Ses recherches ont démontré, avec la plus entière certitude, que la digitaline exerce, son action à la fois, mais à des degrés différents, sur le myocarde, sur l'appareil nerveux, sur les vaisseaux. L'action sur le myocarde est directe, elle n'affecte pas plus spécialement un des ventricules que l'autre, et les vaisseaux pulmonaires paraissent seuls échapper à cette action directe.

A côté de l'action cardiaque et circulatoire qui domine, de beaucoup, toute son action thérapeutique ou toxique, la digitale exerce, *occasionnellement*, une action diurétique dont on peut tirer les effets les plus avantageux. Quant à son action sur l'appareil gastro-intestinal, elle est déjà, lorsqu'elle se manifeste par des symptômes attirant l'attention, l'indice d'un début d'action toxique : c'est, en effet, par des phénomènes violents intéressant l'estomac et les intestins que se manifestent les premiers symptômes de l'intoxication, qu'elle soit primitive ou qu'elle succède à une administration inconsidérément prolongée de la substance médicamenteuse.

L'action physiologique exercée par la digitaline d'une part, par la digitaléine d'autre part, sont, de tous points, identiques; tout au plus pourrait-on faire quelques réserves relativement à l'intensité de cette action et dire que la digitaline est, à poids égal, plus énergiquement active que la digitaléine. Mais, si l'on peut dire que l'action physiologique de la digitale peut être calquée sur celle de la digitaline, elle ne lui est certainement pas absolument identique, superposable ; et la différence très accentuée dans les résultats thérapeutiques obtenus, d'une part avec de la digitaline, d'autre part avec les préparations galéniques de digitale, est une des meilleures et des plus incontestables preuves de l'utilité de ces préparations galéniques, en même temps que des différences, très minimes et de détail, il est vrai, dans l'action physiologique. En d'autres termes, la digitaline ne résume pas *exclusivement* l'activité de la digitale ; et, en dehors de la digitonine dont l'activité, ou tout au moins l'intervention ne doit pas être négligeable, il faut compter encore avec des albuminoïdes qui se rencontrent dans certaines préparations.

Comme toujours, c'est l'isolement d'un principe nettement défini qui a permis de pénétrer les mécanismes de l'action physiologique exercée par la digitale ; et c'est l'étude de l'action exercée sur l'organisme animal par la digitaline (digitoxine allemande, digitaline cristallisée chloroformique française), qui va nous servir de type.

La digitaline est, en effet, le poison-médicament cardiaque type ; et la connaissance de son action rend plus aisée la détermination de celle des autres substances du même groupe. Les diverses espèces animales sont très inégalement sensibles à l'action de la digitaline. Chez le chien, la dose mortelle est de 1 milligramme par kilo.

Chez les animaux à sang froid, l'action de la digitaline est lente, irrégulière dans la succession et la durée de ses manifestations. Malgré cela elle est identique, dans ses grandes lignes, à celle que ce poison exerce sur le cœur des mammifères. Le plus souvent, lorsque la dose injectée est efficace, on observe la mort brusque, avec le cœur en tétanos : le ventricule est inexcitable par les courants faradiques. La lenteur dans la façon dont les phénomènes toxiques se développent, la brusque apparition des accidents mortels, lorsque la dose est suffisante, font des animaux à sang froid de mauvais sujets d'expérimentation et rendent absolument indispensable la nécessité d'expérimenter sur des mammifères chez lesquels les phénomènes toxiques se développent plus lentement et de façon à permettre de les étudier. Mais on se heurte alors à des difficultés considérables de technique qui n'ont été résolues, au moins en grande partie, que dans ces dernières années, grâce aux travaux de KAUFMANN (d'Alfort) et de FRANÇOIS-FRANCK.

Le grand nombre de travaux, tant cliniques qu'expérimentaux, et visant tous plus particulièrement certains points de l'action thérapeutique ou toxique, n'ont pas fourni de résultats indiscutables. Les méthodes d'appréciation expérimentale étaient jusqu'alors insuffisantes et n'avaient permis d'arriver qu'à des conceptions erronées, en opposition absolue les unes avec les autres, de l'action physiologique de la digitaline. Les interprétations admises par les divers physiologistes peuvent se rapporter à trois théories spéciales.

La première, celle de STANNIUS, rapportait les effets de la substance active à l'action qu'elle exerce sur le tissu musculaire du cœur : l'excitabilité du myocarde serait complètement abolie. La théorie de TRAUBE attribue à l'action exercée sur le fonctionnement de l'appareil nerveux cardiaque une prépondérance qui relègue au second plan l'influence exercée sur le myocarde : en admettant même, comme l'ont fait certains partisans de la théorie de TRAUBE, une action plus puissante sur les ganglions intra-cardiaques, cela ne suffit pas à interpréter complètement et exactement les phénomènes.

Enfin, la théorie de VULPIAN envisage cette action comme complexe et portant, à la fois, sur le système nerveux central, sur le système nerveux intra-cardiaque, et sur le myocarde. Les expériences de FRANÇOIS FRANCK ont rigoureusement confirmé cette dernière théorie.

GERMAIN SÉE pensait que la digitaline exerçait une action élective sur le cœur droit, tandis que OPENCHOWSKI localisait cette action élective dans le cœur gauche. Ces deux opinions sont absolument erronées ; et les recherches de FRANÇOIS-FRANCK ont démontré d'une façon péremptoire que, si les apparences semblent confirmer l'opinion de GERMAIN SÉE, l'étude approfondie du déterminisme expérimental doit la faire rejeter.

On voit, relativement à la façon dont se produit la mort du cœur, une divergence apparente absolue suivant que l'on expérimente sur les animaux à sang chaud ou sur les animaux à sang froid. On a dit que le cœur mourait en systole chez les animaux à sang froid, en diastole chez les animaux à sang chaud, sans s'arrêter à ce qu'avait de vraiment anti-physiologique l'énonciation de deux résultats, aussi précisément opposés, inconciliables, appliqués à l'influence exercée par une même substance toxique. Les recherches de FRANÇOIS-FRANCK ont encore élucidé ce point et montré qu'il ne saurait y avoir pareille divergence dans la manière dont les propriétés fonctionnelles d'un même organe sont affectées par une même substance.

La détermination précise de l'état du cœur au moment de la mort a une importance d'autant plus considérable, comme le fait justement remarquer FRANÇOIS-FRANCK, que l'idée que l'on se fait du genre de mort du cœur influe nécessairement sur la conception du mode d'action physiologique d'un poison cardiaque. Si l'on envisage la mort du cœur comme l'expression maxima de l'action physiologique, on conçoit d'une façon très différente la succession des phénomènes qui l'ont précédée, suivant que l'on a vu ce cœur mourir en diastole ou en systole. La mort en diastole fait supposer soit une élongation plus complète de la fibre musculaire cardiaque, soit une élasticité plus marquée du myocarde pendant sa diastole; on est tout naturellement entraîné à attribuer l'augmentation de travail du cœur à une réplétion diastolique plus abondante, et c'est ainsi qu'a pu s'établir la théorie de l'action diastolique de la digitale, par effet passif ou actif, suivant l'opinion qu'on s'est fait de la nature du phénomène. La mort en systole évoque une série de renforcements d'action du myocarde, survenant à chacune des phases de l'action du poison, pour interpréter l'exagération évidente d'énergie du myocarde soumis à l'action de la digitaline. Les conclusions se ressentent naturellement de ces interprétations ; et, tandis que l'on fait de la digitaline un poison toni-cardiaque si l'on a vu le cœur·mourir en systole, ou en fait, au contraire, un poison diastolique si l'on a vu, ou cru voir, le cœur mourir en diastole.

Les expériences, aussi nombreuses que variées et ingénieusement conduites de François-Franck ont démontré que, *chez tous les animaux*, le cœur meurt en état de tétanos ; tétanos dissocié et passager, suivi de relâchement continu et plus ou moins rapide, chez les mammifères, les animaux à sang chaud ; au contraire, tétanos parfait, indéfiniment prolongé, chez les animaux à sang froid. Ainsi s'explique l'apparente contradiction que je signalais tout à l'heure.

Cœur et circulation. — *I. Fréquence et rhythme*. — La première action de la digitaline, sur laquelle l'attention se trouve attirée, consiste dans le ralentissement du cœur. Ce ralentissement est synchrone dans les deux ventricules et rappelle celui déterminé par de faibles excitations des nerfs vagues. Comme conséquence, il se produit une augmentation de puissance des ventricules ralentis et qui doivent agir sur une masse de sang plus considérable, accumulée pendant leur diastole prolongée. Le cœur préalablement arhythmique, quelle que soit la cause de cette arhythmie, est régularisé ; et cette régularisation porte également sur les deux ventricules.

A cette action, que l'on pourrait dire bienfaisante de la digitaline, succède, lorsque la dose est assez élevée ou que l'absorption continue, une accélération toxique survenant simultanément dans les deux ventricules ; et les systoles accélérées restent synchrones de part et d'autre. Des phases d'accélération et de ralentissement alternent dans l'empoisonnement avancé. La démonstration de ces faits a été donnée par François-Franck, au moyen de l'exploration de la pression dans chaque ventricule, combinée à l'exploration localisée des pulsations extérieures.

Puis, apparaît la phase d'arhythmie digitalinique pendant laquelle on observe un asynchronisme apparent : une seule pulsation artérielle correspond à deux pulsations cardiaques, d'où l'hypothèse de l'hémisystole du ventricule droit. C'est là une interprétation inexacte, le synchronisme est toujours absolu et les deux ventricules ne se dissocient jamais, ainsi qu'on peut le vérifier en inscrivant les pressions intraventriculaires au moyen de sondes introduites dans chaque ventricule. L'hypothèse de l'hémisystole a pris naissance par la constatation de ce fait qu'une systole faible du ventricule gauche n'est plus répercutée dans la carotide, tandis qu'une faible systole du ventricule droit l'est encore dans l'artère pulmonaire.

Les troubles arhythmiques déterminés par la digitaline se présentent avec des types très variés. On peut observer des systoles ventriculaires rapprochées en groupes de deux, trois, quatre, ou même davantage, produisant ce que l'on a appelé le pouls géminé, bigéminé, trigéminé, etc. On voit encore des systoles ventriculaires redoublées, caractérisées par la reprise anticipée de la systole, sans pause diastolique suffisante, déterminant un défaut plus ou moins complet d'ondée sanguine. A une phase plus avancée, ces systoles ventriculaires redoublées se reproduisent à intervalles plus ou moins prolongés, en séries plus ou moins nombreuses et formant alors des groupes de systoles demi-tétaniques, comme les contractions que manifesterait un muscle strié soumis à des excitations fréquentes produisant un tétanos à secousses incomplètement fusionnées. On observe aussi ce genre de manifestations sur le myocarde dans l'intoxication chloralique. A ces troubles succèdent des intermittences complètes du cœur, plus ou moins durables, dont on peut observer aussi la réunion en séries à une période encore plus avancée de l'intoxication digitalinique ; ces groupes d'intermittences peuvent être réguliers ou associés à des systoles ventriculaires avortées ou simplement rapprochées et s'intercaler entre deux périodes de tachycardie. Tous ces troubles de rhythme sont absolument et rigoureusement synchrones dans les deux ventricules.

II. Énergie. — La digitaline renforce l'énergie des systoles ventriculaires. Ce renforcement se montre jusqu'aux doses fortement toxiques, à la condition, toutefois, qu'il ne s'agisse pas de doses toxiques d'emblée ; et il se manifeste quelle que soit la fréquence des contractions du cœur soumis à l'action de la digitale.

Ici, le synchronisme est absolu, mais la synergie est relative. C'est là, précisément, ce qui a donné lieu aux hypothèses de spécificité d'action de la digitaline sur un ventricule plus particulièrement ou sur les artères coronaires de l'un des ventricules. En analysant minutieusement les phénomènes, on s'aperçoit que la digitaline est un poison du cœur *total*, et qu'elle affecte au même titre tous les éléments nerveux ou contractiles du cœur droit aussi bien que du cœur gauche. Mais la circulation est pervertie dans les vaisseaux, la tension se modifie, et l'un des ventricules doit lutter contre une résistance exagérée nécessitant un effort plus grand. La systole cardiaque doit, en effet, surmonter une augmentation considérable de résistance aortique, tandis que la résistance pulmonaire est faiblement augmentée. Déjà, à l'état normal, et en raison de ces variations de résistance, la masse du myocarde de chaque ventricule est différente ; et, puisque la digitaline exerce une action directe sur ce myocarde, il est rationnel que cette action soit plus efficace sur celui dont la masse de fibres musculaires striées est plus considérable : aussi l'action du ventricule gauche est-elle, comparativement, plus renforcée que celle du ventricule droit. Ce parallélisme, mais non cette équivalence du renforcement d'énergie dans les deux ventricules, peut se mettre en évidence par l'exploration des pressions intra-cardiaques ou par la mesure comparative de la pression dans l'aorte et dans l'artère pulmonaire.

Cette action cardio-tonique de la digitaline retentit également sur la diastole des deux ventricules. Il en résulte une augmentation de l'extensibilité diastolique ventriculaire, en opposition apparente avec le renforcement systolique. Certains physiologistes, comme STEFANI et GALLERANI, ont même admis une *action diastolique* spéciale de la digitaline sur le myocarde. Les expériences de FRANÇOIS-FRANCK sur la contre-pression péricardique nécessaire pour éteindre les contractions cardiaques, ont montré que cette interprétation était inexacte et confirmé les observations antérieures de KAUFMANN qui attribuait les variations successives de la pression du sang veineux, au cours de l'empoisonnement graduel par la digitaline, aux changements de calibre des artérioles contractiles. Ce résultat expérimental concorde avec ce fait d'observation que la digitale, administrée à doses thérapeutiques, régularise les rapports existant entre les pressions artérielle et veineuse.

L'expansion diastolique plus considérable n'est qu'une conséquence de la systole plus énergique : à la brusquerie et à l'énergie de la contraction, suivie de l'évacuation ventriculaire plus complète qui en est la conséquence, succède une diastole plus profonde qui n'est, en quelque sorte, que la réaction de la systole renforcée. Pour des raisons analogues à celles exposées précédemment, cette augmentation d'extensibilité diastolique est moindre dans le ventricule droit dont les conditions de réplétion et d'évacuation sont très différentes de celles du ventricule gauche. Un phénomène identique peut s'observer sous l'influence de l'excitation des nerfs toni-accélérateurs.

En définitive, ce qui caractérise principalement l'action de la digitaline, c'est son influence cardio-tonique sur le cœur normal et dans certains cas pathologiques. Cette augmentation d'énergie apparaît dès le début de l'action du poison ; elle accompagne la phase de ralentissement, se maintient et s'accentue même à la phase d'accélération, persiste et souvent même se renforce encore à la phase d'arhythmie. Mais pour cela, il est nécessaire que le myocarde soit en état à peu près parfait d'intégrité, sans quoi la digitale ne produit que des effets insuffisants ; elle peut encore être inefficace, voire nuisible, dans les cas d'affections valvulaires et aortiques tendant déjà à exagérer le travail du cœur ou lorsque le myocarde est profondément dégénéré.

III. Mort du cœur. — Dans l'empoisonnement mortel par la digitaline, l'activité des systoles ventriculaires se trouve brusquement supprimée, mais des mouvements ondulatoires persistent durant un temps variable jusqu'à ce que s'établisse, chez les animaux à sang chaud, l'immobilité diastolique complète. Chez les animaux à sang froid, le ventricule reste contracté, vide, ridé à sa surface et presque décoloré. Cette mort subite du cœur est précédée d'une période de tachycardie renforcée, en général régulière, rigoureusement synchrone dans les deux ventricules. Tout à coup, éclate un accès tétanique incomplet, très court, pendant lequel on peut constater la persistance du synchronisme, quant à la fréquence et au rhythme des secousses, mais avec une synergie différente. Ensuite apparaît, d'abord à gauche, puis presque immédiatement à droite, une trémulation fibrillaire, indice de la dissociation des contractions des faisceaux musculaires, et qui se produit d'une façon indépendante dans chacun des ventricules : il s'agit bien, cette fois, d'un asynchronisme vrai. La masse myocardique commence alors à entrer en état diastolique, plus marqué à droite à cause de l'accumulation du sang veineux ; le sillon interventriculaire se creuse, les trémulations s'éteignent peu à peu, et enfin la surface du myocarde prend un aspect lisse, les ventricules s'immobilisant en diastole qui n'a fait qu'augmenter.

L'accident tétanique terminal, très bref chez les mammifères, est, au contraire, très prolongé chez les animaux à sang froid. Il doit s'agir alors d'un mode de réaction particulier du myocarde; car, ainsi que nous le verrons bientôt, les influences nerveuses doivent être mises hors de cause à cette période. La succession de ces phénomènes est, en tous points, comparable à ce que l'on voit survenir à la suite de la faradisation intense des ventricules ou de l'introduction de liquides irritants dans les artères coronaires.

L'exploration extérieure des pulsations ventriculaires localisées à des régions éloignées l'une de l'autre, combinée avec l'exploration intérieure des variations de la pression dans les deux ventricules, prouve, par la simultanéité des phénomènes, que les accidents subits de tétanisation incomplète sont rigoureusement synchrones dans les deux ventricules. Mais s'il y a synchronisme, il y a défaut de synergie ; et le ventricule gauche cesse d'envoyer des ondées efficaces dans les artères alors que le ventricule droit alimente encore, quoique faiblement, l'artère pulmonaire. Il se produit non pas un arrêt primitif du ventricule gauche, comme on serait tenté de le dire au premier abord, mais une suppression de son activité par défaut d'alimentation : la preuve, c'est que les systoles peuvent reprendre spontanément si une circonstance amène la rentrée du sang dans le cœur gauche. C'est l'apport sanguin qui fait seul défaut. La tétanisation cardiaque finale est l'expression maxima de l'action toni-ventriculaire et, en réalité, l'asynergie finale est due non pas à des conditions différentes de la fonction ventriculaire, mais bien à un défaut d'alimentation du ventricule gauche, dû à l'insuffisance des ondées pulmonaires lancées par le ventricule droit subissant les mêmes accidents toxiques que lui.

IV. Effets vasculaires de la digitale. Rapport des modifications de la tension avec les troubles cardiaques. — La digitaline exerce sur les vaisseaux contractiles une action constrictive intense. Deux mécanismes président à cette vaso-constriction. L'influence exercée par le système nerveux central est indéniable. Lorsqu'on pratique une section transversale de la moelle dans la région cervicale, on observe que la digitaline produit bien encore le ralentissement du pouls, mais sans augmenter la tension artérielle comme cela se produit lorsque la moelle n'est pas isolée du myélencéphale, centre principal des actions vaso-motrices. Mais les variations locales du calibre des vaisseaux aortiques tendent à faire admettre une action constrictive indépendante du système nerveux central. Les circulations artificielles dans des tissus isolés de l'organisme et dont l'innervation a été supprimée par le fait même de leur séparation des centres, prouve mieux encore l'action sur l'appareil musculaire des vaisseaux. Cette intervention active des éléments contractiles vasculaires est même tout à fait démontrée par la suppression de l'activité des muscles vasculaires au moyen de la cocaïnisation préalable du tissu soumis à la circulation artificielle.

Cette action vasculaire périphérique montre que l'intervention du surcroît d'énergie du myocarde n'est pas indispensable pour produire l'augmentation de la tension artérielle ; la résistance à la propulsion de l'ondée ventriculaire gauche se trouve par suite augmentée. Le surcroît d'énergie du myocarde vient certainement contribuer pour sa part à cette augmentation de tension artérielle ; mais il était logique de se demander si le ralentissement du cœur n'était pas subordonné à cette augmentation de tension, et cette hypothèse a été, en effet, acceptée et défendue par quelques physiologistes. La tachycardie simple ou arhythmique des phases toxiques pourrait même, à la rigueur, être subordonnée à cette augmentation de la pression artérielle, puisque, à une certaine période, comme nous le verrons bientôt, les appareils d'arrêt du cœur sont paralysés et que les accélérateurs conservent seuls leur activité. MAREY à depuis longtemps démontré que le cœur se ralentit sous l'influence d'une augmentation de pression artérielle déterminée par la compression incomplète de l'aorte abdominale, ou par la constriction d'un vaste territoire aortique réalisée, par exemple, au moyen de l'excitation des nerfs splanchniques. Ce ralentissement se produit toujours lorsque le cœur est pourvu de ses organes nerveux modérateurs ; mais il fait place à une accélération lorsqu'on l'a mis dans des conditions où il est incapable de réagir par ralentissement, par exemple, lorsque l'action des appareils d'arrêt est paralysée par l'atropine.

L'analyse minutieuse des phénomènes montre, cependant, des différences remarquables dans ces expériences et dans celles que l'on peut réaliser à l'aide de la digitaline. Avec la digitale, l'augmentation d'énergie porte sur les deux ventricules ; dans les expériences d'augmentation artificielle de tension artérielle, les deux ventricules sont effectivement ralentis, mais leur énergie n'est pas augmentée simultanément, et le ventricule gauche *seul* développe un effort systolique plus considérable, tandis que l'effort du ventricule droit diminue. Avec la digitale, l'expansion diastolique ventriculaire est proportionnée à l'augmentation d'énergie de la systole ; dans l'autre cas, les diastoles du ventricule gauche sont, au contraire, moins amples. Avec une haute tension artérielle, la pression s'abaisse dans l'artère pulmonaire, tandis qu'elle s'y élève sous l'influence de la digitaline.

On pourrait, il est vrai, penser que la digitaline exerce également une action vaso-constrictive sur les vaisseaux pulmonaires. Une expérience réalisant une élévation parallèle de pression dans les réseaux aortique et pulmonaire, par exemple, la provocation simultanée d'un spasme aortique et pulmonaire déterminé par l'excitation des nerfs vaso-constricteurs, ou la compression simultanée d'une bifurcation de l'artère pulmonaire et de la portion inférieure de l'aorte, détermine des effets généraux rappelant l'augmentation simultanée d'énergie que la digitaline produit dans les deux ventricules ; cependant, une différence persiste, l'expansion diastolique n'est toujours pas proportionnée à l'augmentation de vigueur de la systole et les minima diastoliques sont même moins accentués qu'à l'état normal, les ventricules résistant à la surcharge par une augmentation permanente de la tonicité de leur tissu.

D'ailleurs, si l'action vaso-constrictive exercée par la digitaline sur le réseau pulmonaire, comme sur le réseau aortique, est légitime, elle est, par contre, absolument hypothétique et l'on ne possède jusqu'ici aucune preuve directe et irréfutable de cette action.

D'autre part, la disparition de l'excitabilité des nerfs d'arrêt ne coïncide pas, d'une façon absolue et suffisante avec cette phase de l'intoxication où le cœur réagit par accélération à l'influence exercée sur lui par excès de résistance : on observe, par exemple, une accélération considérable en même temps qu'une haute pression, puis un renforcement de la fréquence, alors que la pression artérielle redescend, pendant la phase toxique.

On ne peut donc subordonner les changements de fréquence et de rhythme du cœur aux variations déterminées primitivement dans les deux circulations, aortique et pulmonaire ; et il faut admettre que la digitaline exerce sur le cœur une influence primitive à laquelle vient s'ajouter l'intervention, à titre d'effet mécanique, du spasme vasculaire. Chacune de ces actions réagit effectivement sur l'autre, mais chacune d'elles, isolément, est insuffisante pour expliquer exactement et complètement les phénomènes.

La démonstration de cette action directe, primitive, exercée sur le cœur par la digitaline a été fournie par les expériences de circulations artificielles pratiquées sur le cœur des animaux à sang froid, à l'aide de sang défibriné ou de sérum. Un cœur de tortue, soustrait à toute influence extérieure d'innervation ou de résistance variable, montre toutes les phases de ralentissement, de régularisation, d'arhythmie, d'accélération, comme le cœur en rapport avec le système nerveux central et les vaisseaux périphériques. FRANÇOIS-FRANCK a réalisé ces conditions chez les animaux à sang chaud, en rendant le cœur indépendant du système nerveux central, ainsi que des variations de la pression intra-artérielle, en réduisant la circulation du cœur au circuit pulmonaire-coronaire. Dans ces conditions, il va se réaliser la même évolution des accidents cardiaques que l'on peut observer chez l'animal indemne. On peut donc admettre la réalité d'une action de la digitaline sur le cœur, indépendante de celle qu'elle exerce sur les vaisseaux et sur le système nerveux central.

V. Effet de la digitaline sur la fonction des oreillettes. Rapport des modifications auriculaires et ventriculaires. — Les variations de fréquence, d'énergie et de rhythme des oreillettes présentent un intérêt beaucoup moins considérable.

Sous l'influence de l'empoisonnement graduel par la digitaline, les oreillettes subissent d'abord un ralentissement avec augmentation d'énergie, puis une accélération pendant laquelle cette énergie persiste ; à une période plus avancée, apparaît une arhythmie de formes très variées, en même temps que l'ampleur des systoles diminue ; enfin, l'activité des systoles décroît, tendant de plus en plus vers l'état diastolique, et ne constituant plus, à un certain moment, que des petites secousses inefficaces ; finalement, l'arrêt se fait en diastole, sans que les oreillettes passent, comme les ventricules, par une phase prémortelle de tétanisation plus ou moins accentuée. Au contraire encore de ce qui se passe dans les ventricules, on observe une diminution de l'énergie des systoles auriculaires dès l'apparition de l'arhythmie, ainsi que le défaut de synchronisme et de synergie. C'est là un exemple de plus de l'indépendance des auricules entre eux et avec les ventricules.

Même pendant la phase d'énergie décroissante des oreillettes, les ventricules continuent à déployer un effort plus grand qu'à l'état normal ; et, dès le début de l'action de la digitaline, on voit s'établir un désaccord manifeste entre les deux oreillettes : l'oreillette droite meurt d'abord et se trouve déjà arrêtée en diastole alors que la gauche donne encore des systoles.

La question de la subordination du rhythme des ventricules à celui des oreillettes ne se pose même pas, puisque l'on observe constamment, dans les expériences de circulation artificielle sur le ventricule isolé d'animaux à sang froid, ou après suppression d'une oreillette par inhibition ou ligature chez les mammifères, les mêmes troubles ventriculaires que sur les animaux chez lesquels oreillettes et ventricules conservent leurs rapports normaux. D'autre part, la dissociation de rhythme entre les deux oreillettes est fréquente ; et l'on voit, par exemple, coïncider l'immobilié diastolique auriculaire avec une phase de tachycardie régulière ou arhythmique des ventricules, ou bien, au contraire, on observe une arhythmie extrême des ventricules coïncidant avec la régularité parfaite des mouvements auriculaires. En un mot tous les désaccords de rhythme sont possibles.

Mais la question de la subordination de l'énergie ventriculaire aux modifications subies par le travail des oreillettes est moins facile à élucider. En leur qualité de réservoirs veineux devant faire l'office de régulateurs du courant sanguin, les oreillettes pourraient faire retentir sur la réplétion des ventricules les modifications que leur fait subir à cet égard la digitaline. L'hypothèse que le travail du cœur est réglé par l'activité des systoles auriculaires et par le degré de réplétion des oreillettes est, en effet, fort plausible. FRANÇOIS-FRANCK a montré que les nerfs cardiaques modifient *parallèlement, mais indépendamment,* l'énergie des oreillettes et celle des ventricules. L'action des poisons du cœur se produit dans le même sens ; leur action élective peut bien, en effet, intéresser plus particulièrement tel ou tel élément anatomique, mais non pas une région spéciale. L'enregistrement simultané des changements auriculaires et ventriculaires, au point de vue de leur énergie relative, montre, en effet, que les variations, de même que celles de fréquence et

de rhythme, sont, dans une certaine mesure, parallèles dans les oreillettes et les ventricules, mais réciproquement indépendantes. Ces tracés permettent de tirer les conclusions suivantes : A une certaine phase de l'arhythmie digitalinique, à une forte systole auriculaire succède une forte systole ventriculaire ; l'énergie des contractions auriculaires et ventriculaires augmente parallèlement, au moins au début de l'action et avec de faibles doses ne troublant pas le rhythme cardiaque ; mais on observe souvent des changements en sens inverse, et l'augmentation parallèle d'énergie auriculaire et ventriculaire qui est la règle au début cesse dès l'apparition de l'arhythmie ; les ventricules subissent encore un renforcement d'énergie alors que l'inhibition auriculaire commence et va en s'accentuant. Les oreillettes perdent seulement les premières leur activité, et il y a indépendance complète jusqu'à la fin.

Nous sommes donc en droit de dire que l'action exercée par la digitaline sur les ventricules est une action locale, indépendante des effets inhérents à la résistance artérielle et des fonctions des oreillettes, ainsi que des troubles que ces fonctions peuvent subir.

VI. Questions théoriques. Mécanismes. — Les expériences dont il vient d'être question, ainsi que les circulations artificielles dans les ventricules isolés de tortues et celles de circulation réduite au circuit pulmonaire-coronaire, permettent de conclure que c'est dans le tissu neuro-myocardique ventriculaire qu'il faut localiser la raison de ces variations de fréquence, de rhythme et d'énergie ; l'influence du système nerveux central, celle des vaisseaux, celle des oreillettes ayant été successivement éliminées. Il nous faut, maintenant, chercher par quel mécanisme peut s'interpréter cette action. L'action de la digitaline sur les appareils modérateurs est rendue vraisemblable par l'analogie des effets qu'elle détermine avec ceux de l'excitation directe des nerfs d'arrêt ; cette analogie n'est cependant qu'apparente et masque des différences fort intéressantes. Une excitation centrifuge convenable du vague détermine l'espacement des systoles ventriculaires, comme le fait la digitale, avec chute de la pression dans l'aorte et l'artère pulmonaire, et provoque, pendant les longues pauses diastoliques, un gonflement veineux du ventricule dû à l'expansion des cavités cardiaques par le sang veineux qui s'accumule sous charge croissante. Avec la digitaline cependant, les pressions artérielles tombent moins bas, en raison de la vaso-constriction périphérique exercée en même temps par elle ; et, pendant les pauses diastoliques, les oreillettes continuent à donner des systoles. Une différence qui imprime à l'influence exercée par la digitaline un caractère absolument spécial tient à l'action *cardio-tonique* de la digitale, opposée à l'action *cardio-atonique* que détermine l'excitation du nerf vague. L'énergie du myocarde est affectée en sens précisément inverse, elle est renforcée par la digitaline.

Le ralentissement que détermine la digitale étant associé à une augmentation d'énergie du cœur ne peut donc résulter, exclusivement, de l'influence modératrice exercée par les nerfs vagues. Une autre influence doit évidemment s'y asssocier ; et, si l'on tient compte, à la fois, du ralentissement des contractions cardiaques, de la vaso-constriction avec élévation de la pression artérielle, de l'action stimulante sur le tissu neuro-myocardique ventriculaire, on est en droit de supposer que la digitaline excite simultanément l'activité des nerfs toni-cardiaques, par suite de l'action de contact du sang digitaliné avec leurs terminaisons. On peut observer, en effet, avec la digitaline, un effet paralytique sur l'appareil modérateur semblable à celui que détermine l'atropine, mais cet effet est plus tardif ; par suite de la paralysie graduelle des appareils présidant au ralentissement, l'effet tonique se trouve dégagé et se manifeste bientôt seul, renforcé même par la disparition de son antagoniste. Et l'expérience démontre, d'ailleurs, que l'on obtient le même effet ralentissant et toni-cardiaque que produit la digitaline à faibles doses, au moyen d'excitations simultanées, de valeurs appropriées, du bout périphérique des nerfs modérateurs (pneumogastriques) et des nerfs toni-cardiaques (accélérateurs du sympathique).

Dans le cas de la digitale, le cœur est donc ralenti par suite de l'action propre exercée par la substance toxique, et non parce qu'il subordonne sa fréquence à la résistance à surmonter ; il déploie un effort systolique plus grand, d'une part, en raison de la pression artérielle plus élevée qu'il lui faut surmonter, d'autre part, en raison de l'action renforçante exercée directement dans l'intimité de son tissu dont la vigueur contractile se trouve accrue.

Des effets analogues peuvent être observés sous l'influence d'excitations sensitives assez intenses, sollicitant, à la fois, l'intervention réflexe des nerfs modérateurs cardiaques et celle des nerfs vaso-constricteurs, et provoquant la combinaison d'un ralentissement du cœur et d'un spasme vasculaire capable, par son énergie et son étendue, d'élever à un assez haut degré la tension artérielle, malgré la diminution notable de fréquence des contractions cardiaques. François-Franck a établi ces données sur des faits expérimentaux précis et montré que l'excitation centripète du nerf vague d'un seul côté, des irritations endo-aortiques et sigmoïdiennes directement provoquées par les chocs répétés d'un valvulotome, étaient capables de provoquer ces mêmes phénomènes. Les excitations nerveuses centrales et périphériques combinées dans les cas d'asphyxie aiguë produisent les mêmes effets, par suite de l'accumulation, dans les artères, du sang désoxygéné déterminant, à la fois, l'action cardio-modératrice et le spasme vasculaire énergique nécessaire.

L'accélération toxique du cœur rappelle exactement, au point de vue de la tachycardie et de l'augmentation d'énergie des ventricules, l'effet cardiaque de la double vagotomie, l'accélération, dite paralytique, résultant de la suppression des influences modératrices centrales. Sous l'influence de la digitaline, mais à doses toxiques, on peut voir se produire, comme après la section des vagues, une forte accélération cardiaque avec élévation de la pression artérielle, en même temps qu'une augmentation de la puissance des systoles ventriculaires. Non seulement l'influence régulatrice continue des centres se trouve supprimée, mais les influences accélératrices peuvent alors se donner libre cours. Une action directe et intense des nerfs accélérateurs et toni-cardiaques détermine aussi exactement les mêmes phénomènes de tachycardie et de renforcement que l'action de la digitaline introduite brusquement et à forte dose dans la circulation; de plus, on retrouve ici les mêmes effets d'expansion diastolique exagérée succédant aux systoles plus amples que l'on observe avec la digitale. Une seule modification se manifeste : l'excitation des nerfs toni-accélérateurs reproduit en un court espace de temps la série des effets que la digitaline met un temps relativement prolongé à dérouler; mais, les nerfs excités n'agissent que pendant un temps très court, tandis que la digitaline maintient son action par la continuité même de sa présence et par son contact prolongé avec les éléments anatomiques.

Il y a lieu de se demander, à présent, si la tachycardie digitalinique résulte de la paralysie des nerfs modérateurs, ou bien si elle est seulement le résultat de la surexcitation des nerfs toni-accélérateurs, ou encore si elle n'est pas, à la fois, la conséquence de l'affaiblissement d'activité des premiers et de l'excessive irritabilité des seconds.

Le fait du ralentissement du début n'implique pas, nécessairement, une augmentation de l'action cardio-modératrice d'origine centrale. Cette hypothèse, qui semble légitimée par cette observation que le cœur, ralenti au préalable au moyen de la digitaline, devient tachycardique après la double vagotomie, cette hypothèse est infirmée par ce fait que le cœur séparé des centres est aussi efficacement ralenti sous l'influence de doses graduelles de poison. L'action essentielle, efficace, doit donc se passer à la périphérie; et ce ralentissement peut être subordonné à une exagération *intra-cardiaque* d'action modératrice déterminée par le contact du sang chargé de digitaline avec les extrémités nerveuses. Une variation d'activité dans les appareils terminaux d'un nerf n'entraîne pas, nécessairement, une variation de même sens dans la valeur des effets que peut produire l'excitation artificielle du tronc de ce même nerf. Et l'expérimentation montre, en effet, que l'excitabilité centrifuge du nerf vague peut varier dans des sens différents, au cours de l'intoxication digitalinique : le ralentissement des contractions cardiaques peut coïncider avec une exagération de l'action modératrice du nerf vague aussi bien qu'avec la constance de cette action, ou, au contraire, avec une diminution de cette action frénatrice. On peut, également, noter une augmentation d'excitabilité sans que le cœur soit ralenti, ou une exagération de l'excitabilité malgré l'accélération digitalinique.

KAUFMANN a démontré que la perte de l'action cardio-modératrice du bout périphérique du nerf vague, ou tout au moins sa diminution, est un phénomène constant, la règle, à la période où l'accélération toxique se substitue au ralentissement, ou bien lorsqu'elle survient d'emblée, sous l'influence de fortes doses de digitaline qui n'ont pas laissé à la période de ralentissement initial le temps de se produire : il semble donc que l'accélération digitalinique soit due à la paralysie des extrémités périphériques des fibres modératrices des vagues. Mais FRANÇOIS-FRANCK a fait voir que les effets cardio-modérateurs, que ne peut plus produire l'excitation directe des vagues sur leur trajet, sont encore provoqués par des irritations endo-cardiaques, c'est-à-dire portant sur la périphérie même de ces nerfs. La réaction d'arrêt ainsi produite survient simultanément dans les deux ventricules.

La suppression de l'action des modérateurs ne se produit complètement qu'à une période beaucoup plus avancée de l'intoxication et peut ne pas coïncider avec la période d'accélération. Les expériences que l'on peut effectuer sur les nerfs accélérateurs donnent les mêmes discordances dans les résultats ; l'excitation des accélérateurs devient moins efficace à mesure que la tachycardie s'accentue.

Les mécanismes du ralentissement et de l'accélération ne sont donc pas aussi simples qu'ils le paraissent. Il faut aussi tenir compte de ce fait qu'il doit exister une *différence de qualité* entre les excitations artificielles portant sur des appareils surexcités et les excitations toxiques et que, de plus, la continuité de l'excitation toxique ne peut être comparée à l'instantanéité de l'action physico-mécanique ; on doit donc avoir égard à ces différences lorsqu'on veut interpréter la cause des variations précédentes.

L'assimilation des effets toni-cardiaques déterminés par les excitations des appareils accélérateurs normaux avec les effets toni-cardiaques produits par la digitaline n'en reste pas moins rigoureusement démontrée ; et, à mesure que l'action efficace des nerfs accélérateurs va croissant, celle de leurs antagonistes s'atténue.

Il nous restera à examiner tout à l'heure pour quelle part le myocarde intervient dans la série de ces modifications fonctionnelles.

Pour ce qui regarde la phase d'arhythmie, l'analogie frappante qui se manifeste entre les troubles qui la caractérisent et ceux produits par l'excitation modérée du nerf vague, conduit à admettre que la digitaline agit comme un stimulant sur les terminaisons cardiaques des nerfs d'ar= rêt. Cette stimulation aurait le caractère passager que revêt l'excitation du bout périphérique du nerf pneumogastrique directement excité ; de là, le caractère essentiellement transitoire de sa réaction. Au début, il ne se produit qu'une stimulation modérée des terminaisons intra-cardiaques du nerf vague, d'où résulte un simple ralentissement régulier ; un peu plus tard, ou avec une dose un peu plus élevée, l'excitation est plus accentuée et l'on voit apparaître les phases d'arhythmie avec ralentissement ; sous l'influence de doses encore plus fortes, les excitations deviennent encore plus actives et provoquent une plus fréquente répétition des phases arhythmiques ; enfin, aux doses toxiques, l'épuisement, la paralysie succèdent à ces excitations répétées, les terminaisons intra-cardiaques des accélérateurs sont seules encore capables de réagir, comme le montre l'excitation directe, et l'on voit survenir des phases arhythmiques caractérisées par de courts accès de palpitations.

L'arhythmie qui coïncidait avec l'inhibition dans les premières périodes de l'empoisonnement, coïncide ensuite avec un excès discontinu d'action du cœur à cette période où les palpitations ventriculaires reproduisent les effets d'une excitation intense des nerfs accélérateurs. Jusqu'à ce moment, l'excitation se faisant sentir également sur les terminaisons intra-cardiaques, la loi de prédominance des effets modérateurs avait entraîné le ralentissement ; les appareils modérateurs se trouvant alors paralysés, les accélérateurs répondent seuls à l'excitation et l'on voit se produire la période d'arhythmie avec excès continu d'action du cœur, les accès de palpitations se montrent plus fréquents, en séries presque continues, c'est la phase de tachycardie persistante ; enfin, dans la phase toxique terminale, les appareils accélérateurs sont paralysés à leur tour, comme le démontre l'impuissance à provoquer l'accélération de toutes les influences, directes ou indirectes, qui étaient restées efficaces jusqu'à ce moment, et l'on voit disparaître l'arhythmie : le myocarde est alors entièrement soustrait à l'action de ses appareils modérateurs et accélérateurs et n'agit plus qu'en vertu de sa contractilité rhythmique. Ses pulsations se montrent régulières, puissantes, la pression artérielle est élevée, il semble que tout rentre dans l'ordre et que l'orage soit passé ; et c'est précisément au moment de ce retour apparent à la pleine activité, de cette trompeuse *restitutio ad integrum*, que le cœur va être frappé subitement de mort.

On peut résumer de la façon suivante la succession de ces phénomènes : 1° Excitation, puis dépression toxique des appareils modérateurs ; 2° Excitation, suivie de dépression toxique des appareils accélérateurs qui résistent beaucoup plus longtemps que les premiers ; 3° Excitation du myocarde énervé qui ne peut subir longtemps la stimulation et meurt brusquement après un court accès de tétanos à secousses dissociées, puis subit, chez les mammifères, le relâchement de tout muscle à la fin du tétanos provoqué.

VII. Mort du cœur. — Il existe une analogie des plus frappantes entre l'arhythmie et la mort brusque du cœur sous l'influence de la digitaline et les phénomènes de même nature que déterminent les excitations directes du myocarde. Les deux ventricules réagissent exactement de même au point de vue de leur synchronisme et restent associés, malgré certaines apparences contradictoires, par la synergie de leurs systoles quand on fait agir des excitations, de quelque nature qu'elles soient, en n'importe quel point de la surface du cœur.

Si l'on vient à exercer une excitation, à l'aide d'un courant induit de faible intensité et durant quelques secondes, sur l'oreillette droite, on provoque une simple réaction ventriculaire accélératrice et renforçante, régulière, sans arhythmie, synchrone dans les deux ventricules. De fortes excitations, ne dépassant pas, toutefois, la limite de tolérance du cœur, déterminent une tachycardie arhythmique des deux ventricules, accompagnée d'un état de resserrement moyen des ventricules constituant un tétanos atténué, à secousses dissociées et irrégulières, comme il en apparaît souvent au cours des intoxications cardiaques avec des poisons tétanisants, et notamment avec la digitaline ; puis, l'accès terminé, les ventricules compensent la période précédente de surexcitation par un ralentissement notable. On observe aussi cet asynchronisme apparent qui peut faire croire à plusieurs systoles du ventricule droit pour une seule systole du ventricule gauche ; mais ici, pour la digitale, l'inscription simultanée des variations de pressions et des pulsations ventriculaires montre que chaque ventricule a bien donné le même nombre de systoles, mais qu'un certain nombre de pulsations ventriculaires gauches ont avorté par suite d'une insuffisance d'alimentation par le ventricule droit, encore assez vigoureux, cependant, pour déterminer de faibles pulsations à son voisinage immédiat, dans l'artère pulmonaire, mais incapable d'un effort systolique suffisant pour faire franchir à cette ondée sanguine le circuit pulmonaire. Il y a synchronisme absolu et

synergie relative, et l'assimilation avec les effets produits par la digitaline est des plus étroites.

Les excitations appliquées à l'oreillette gauche sont beaucoup plus efficaces encore que celles appliquées à l'oreillette droite, mais on n'observe qu'une différence de degré. La réaction ventriculaire est beaucoup plus intense, et l'on voit survenir facilement un état tétanique et ataxique comme celui qui résulte d'une irritation mécanique accidentelle, par exemple le pincement, la ligature, l'application d'un explorateur, l'introduction d'une canule ; aussi est-il indispensable d'atténuer cette sensibilité exagérée par la cocaïnisation préalable, ou, tout au moins, de réduire l'intensité et la durée des excitations. On peut aussi substituer une irritation traumatique à ces excitations électriques souvent trop intenses et impossibles à graduer à volonté.

En appliquant au myocarde les procédés d'exploration utilisés pour un muscle ordinaire et en inscrivant ses *variations de consistance,* ou bien par l'exploration de la pression à l'intérieur des ventricules, on peut constater que l'état des ventricules accélérés et arhythmiques consiste essentiellement en une tétanisation incomplète à secousses dissociées. La production du tétanos, chez un animal soumis à l'influence de l'atropine, de façon à supprimer toute action cardio-modératrice centrifuge ou intra-cardiaque, et dont le cœur est isolé des centres toni-accélérateurs par la section de tous les filets du sympathique, démontre que ce tétanos est bien d'origine myocardique et non pas d'origine nerveuse. Quant à la réalité de ce tétanos, elle est prouvée par le niveau élevé des secousses systoliques et par la décontraction incomplète des ventricules.

C'est en atténuant l'impressionnabilité ventriculaire au moyen de badigeonnages de cocaïne que FRANÇOIS-FRANCK a pu réaliser, chez les mammifères supérieurs, une tétanisation non suivie de mort et montrer ainsi qu'il n'y avait pas de différence dans la façon suivant laquelle le myocarde réagissait aux excitations artificielles chez les animaux à sang chaud et chez les animaux à sang froid, et que la digitaline est un poison tétanisant pour le myocarde de *tous* les animaux.

L'excitation interstitielle du myocarde, réalisée par une injection de liquides irritants dans les artères coronaires, est capable de produire un tétanos parfait, avec fusion complète des secousses et contracture persistante, comme celui d'un muscle strié soumis à des décharges induites fréquentes et se tétanisant progressivement, alors que les excitations superficielles ne produisent qu'un tétanos imparfait, à secousses dissociées, ne se fusionnant pas en contracture soutenue : c'est à ce dernier mode d'excitation que l'action de la digitaline est comparable.

L'analogie se poursuit même plus loin, car les influences qui atténuent la réactivité directe du myocarde à ces excitations superficielles, comme l'intervention du chloral, de la cocaïne, par exemple, rendent aussi le cœur moins impressionnable à l'action de la digitaline et démontrent que ce tétanos est tout à fait distinct de la trémulation fibrillaire qui constitue un acte d'épuisement, une manifestation de péristaltisme désordonné survenant dans un muscle doué de propriétés rhythmiques et qui vient de subir un épuisement intense. Le phénomène important, constant dans sa production, est la tétanisation en masse du myocarde, qu'elle soit ou non fusionnée en une contracture parfaite, et l'inefficacité de ces contractions saccadées sur le contenu sanguin des ventricules qui ne se relâchent pas suffisamment dans l'intervalle pour recevoir du sang : telle est la phase terminant la vie du cœur empoisonné par la digitaline, ainsi que l'avait déjà fait observer CLAUDE BERNARD, aussi bien que le signal de la mort imminente du cœur faradisé. Cette concordance parfaite des courbes du tétanos dissocié des ventricules provoqué par la stimulation périphérique, par un courant faradique ou par la digitaline, se montre d'autant plus nettement que le produit est plus pur et se rencontre également avec la strophantine.

La tétanisation représente le summum d'action exercée par la digitaline sur le myocarde, l'intervention du système nerveux étant, à cette période, complètement supprimée par suite de sa paralysie ; on observe, en effet, successivement : d'abord l'augmentation de la puissance systolique, puis de la tachycardie simple avec renforcement d'énergie, ensuite la tachycardie arhythmique avec accès demi-tétanique, enfin la tétanisation vraie à secousses dissociées ; cet accès final de tétanisation est le signal de la mort du cœur, le poison a déjà tué le cœur au moment où apparaît la trémulation fibrillaire qui succède à ce tétanos. Le myocarde est tué comme il l'est sous l'influence des stimulants physiques; les différences que l'on peut observer sont réductibles à des questions de doses, et l'on peut, à l'aide de doses suffisantes de digitaline très pure, foudroyer le cœur avec la même instantanéité. Le myocarde tué par la digitaline est devenu complètement inexcitable, même par les courants faradiques les plus intenses.

L'influence directe de la digitaline sur le myocarde rend compte, en outre, des accidents tétaniques observés pendant la période de tachycardie arhythmique, accidents que l'intervention du système nerveux était insuffisante à expliquer. Il faut remarquer, de plus, que cette influence sur le myocarde s'exerce pendant toute la durée de l'action de la digitaline et que ce myocarde a dû avoir sa part dans la production des accidents toni-arhythmiques.

Franćois-Franck a encore cherché, par sa très ingénieuse expérience de la séparation physiologique de la pointe du cœur, à fournir une preuve de cette action musculaire directe, indépendante, de la digitaline sur le myocarde. Une constriction linéaire énergique, obtenue au moyen d'un fil fort, est appliquée transversalement au niveau du quart inférieur du ventricule d'une grenouille : on détermine ainsi la formation d'une région basale qui continue à se contracter et à se relâcher rhythmiquement tandis que la région du sommet, de la pointe, reste distendue par le sang que les systoles de la région active ont projeté dans sa cavité ; et cette portion ainsi distendue ne pourra plus se contracter que si elle est soumise à des excitations, soit externes, soit internes, représentant pour elle la stimulation qu'elle cesse de recevoir de la région basale. On injecte alors sous la peau quelques dixièmes de milligramme de digitaline en solution hydro-alcoolique, et on voit, au bout de quelques minutes, la contracture tétanique s'établir dans la région basale du ventricule, tandis que le sommet reste distendu, le sang chargé de digitaline n'ayant pas pu y pénétrer. Si l'on vient alors à le percuter légèrement, à gratter sa surface à l'aide d'une pointe mousse, ou à le presser légèrement entre les doigts, comme pour l'exprimer, la contraction se produit, arrive à vaincre la résistance opposée par la ligature, et le sang emprisonné dans cette région du sommet se vide dans la région basale, mais pour être aussitôt remplacé par du sang chargé de digitaline provenant de la circulation générale. Dès ce moment, on voit la diastole de cette région du sommet séparé par la ligature s'effectuer avec moins d'énergie qu'au début, et après que l'on a renouvelé à trois ou quatre reprises cet échange de sang digitaliné, la pointe est tétanisée, en état de contraction parfaite comme le ventricule d'une grenouille normale. Cette expérience n'est pas rigoureusement exacte. S'il est vrai que la pointe du cœur de la grenouille est dépourvue d'organes nerveux ganglionnaires, il s'y trouve cependant un lacis assez serré de rameaux nerveux formant, au niveau de leurs entrecroisements, une agglomération évidente de cellules nerveuses qui pourraient jouer, en petit, le rôle d'un centre ganglionnaire.

Quoi qu'il en soit, cette expérience est des plus importantes en ce qui concerne le mécanisme de l'action de la digitaline. Elle plaide dans le même sens que toutes les considérations qui tendent à faire jouer au myocarde un rôle, sinon exclusif, du moins fort important, presque prépondérant, dans l'évolution des phénomènes.

Le tableau suivant résume, d'une façon schématique, l'influence exercée sur le cœur et la circulation par la digitaline.

ACTION DE LA DIGITALINE SUR LE CŒUR (RÉSUMÉ)

I. — *Actions physiologiques et thérapeutiques.*

Action parallèle sur les deux ventricules.
Synchronisme absolu.
Synergie relative.

Fréquence : Ralentissement du cœur tachycardique (souvent au-dessous de la normale).
Rhythme : Régularise le cœur arhythmique.
Energie : Augmente la puissance systolique et l'amplitude diastolique (Faits cliniques surtout).

II. — *Doses toxiques non mortelles.*

Action parallèle sur les deux ventricules.

Fréquence : Ralentissement excessif, souvent irrégulier. Pouls géminé, etc. Accélération à phase plus avancée.
Rhythme : Arhythmies variées, redoublements, systoles avortées, grandes intermittences, accès de palpitations, demi-tétanos.
Energie : Augmente sauf arhythmie.

III. — *Doses toxiques mortelles.*

Action sur les deux cœurs.

Demi-tétanos : Arrêt subit du cœur en systole demi-tétanique, précédé de régularisation et de tachycardie.
Relâchement diastolique (Paradoxe des animaux à sang froid).

IV. — *Mécanismes.*

Ralentissement.

Action excitante sur nerf vague.
Augmentation d'énergie.
Influence cardio-tonique sur systole et diastole.
Action sur les nerfs toni-accélérateurs.
Résistance artérielle accrue par vaso-constriction.

Accélération.

Paralysie des nerfs modérateurs.
Excitation des nerfs accélérateurs toni-cardiaques.

Arhythmie.

Avec demi-tétanos.
Excitation du myocarde.

Mort subite du cœur.

Tétanos à secousses dissociées.
Excitation interstitielle du myocarde.
Action musculaire croissante du début à la fin.

Diurèse. — L'action diurétique de la digitaline est incontestable, bien qu'elle ait donné lieu à un assez grand nombre de discussions; mais elle me paraît très efficacement favorisée par des produits qui l'accompagnent dans la digitale.

Faire de la diurèse une conséquence de l'augmentation de tension artérielle est une hypothèse plus qu'insuffisante et qui ne résiste pas à l'analyse. Les expériences, effectuées, il y a déjà longtemps, par LAUDER-BRUNTON et POWER, n'étaient cependant guère favorables à cette interprétation. Ces observateurs avaient montré que, sous l'influence d'une injection de digitale dans la circulation d'un chien, on notait une élévation de la pression sanguine, mais, en même temps, une diminution, voire un arrêt de la sécrétion urinaire : les artères rénales, fort contractées, mettaient obstacle à la circulation du sang dans le rein ; et l'on peut voir apparaître un faible degré d'albuminurie, comme après la ligature ou la compression de l'artère rénale. Lorsque la diurèse s'établissait, cela coïncidait avec l'abaissement de la pression artérielle ; de sorte que la quantité d'urine émise est minima alors que la pression sanguine est maxima. Ces expériences ont été vérifiées à maintes reprises ; et l'on savait d'ailleurs, par les observations cliniques, que l'action diurétique de la digitale se manifeste chez des sujets présentant une tension vasculaire tantôt élevée, tantôt abaissée, d'autres fois absolument normale.

D'un autre côté, la digitaline n'exerce, très probablement, aucune action sur l'épithélium rénal ; elle ne s'élimine pas en nature, et jamais il n'a été possible de la déceler dans l'urine : il est vrai que cela ne préjuge rien de l'action que ses produits de transformation pourraient exercer sur cet épithélium.

Ce qui rend le mieux compte du mécanisme de cette diurèse, ce sont les modifications qui se produisent dans la circulation rénale, c'est l'action exercée par la digitaline sur la vitesse du courant sanguin et sur l'amplitude des systoles et des diastoles : le cœur est vidé plus complètement pendant la systole dont l'énergie est accrue, il est distendu davantage pendant la diastole qui permet la pénétration d'une plus grande quantité de sang, et il en résulte une accélération de vitesse, malgré l'augmentation de tension artérielle et après une diminution passagère.

L'accélération du cheminement d'un liquide dans un tube poreux augmente l'intensité des phénomènes d'endosmose, et ce fait permet d'interpréter l'action diurétique que la digitaline exerce chez les individus affectés d'hydropisie ou d'œdème.

C. POTAIN qualifie la digitale (et du même coup la digitaline) de *diurétique indirect*, dont l'action consiste à faire rentrer dans la circulation, pour les éliminer par les reins, les liquides des hydropisies et des œdèmes, et SIDNEY RINGER fait observer que cette résorption est *la cause et non la conséquence* de son action diurétique. Telle est également l'opinion de HUCHARD, qui trouve sa confirmation dans le fait, signalé par Neubauer et Vogel, de l'augmentation, parfois considérable, des chlorures, liée à la diurèse digitalinique : il n'est pas rare de voir l'élimination urinaire des chlorures atteindre 20, 30, 40, et jusqu'à 50 grammes par vingt-quatre heures, après l'administration bien appropriée de la digitale ; et ces chlorures ne peuvent provenir que des liquides d'infiltration.

Il faut donc conclure en disant que la digitaline est un *diurétique occasionnel* qui ne déterminera cette action que lorsque les conditions physico-chimiques favorisant l'endosmose dans le liquide sanguin se trouveront réalisées. Que cette action diurétique soit facilitée, non par une augmentation, mais bien par des *variations* de la tension sanguine, cela me paraît certain et concordant avec ce mécanisme. Il y a, dans les variations de pression sanguine déterminées par le spasme artériel, suivi du relâchement des artérioles favorisant la diurèse (et cela quelle que soit la substance sollicitant cette diurèse), un *point critique*, analogue à celui que l'on observe dans la liquéfaction des gaz, au-dessus ou au-dessous duquel l'action diurétique est plutôt entravée.

Système nerveux. — En dehors des faits exposés précédemment, relativement à l'influence de la digitaline sur le système nerveux cardiaque, le système nerveux n'éprouve pas de modifications appréciables sous l'influence de la digitaline employée à doses thérapeutiques et pendant peu de temps. On constate plutôt une sédation du système nerveux central qui doit jouer un rôle efficace dans la régularisation de la circulation. Mais, si la dose est trop forte, ou bien si l'administration de doses faibles est trop longtemps prolongée, on voit survenir des phénomènes d'intolérance qui se traduisent par de l'excitation, de la susceptibilité aux bruits, des soubresauts tendineux, des mouvements tumultueux du cœur. L'atteinte supportée par le système nerveux se traduit encore par de l'inquiétude, de la pesanteur de tête, des vertiges, des hallucinations, des bourdonnements d'oreilles, de la dilatation pupillaire, de l'amblyopie, quelquefois même du délire. Un indice très sensible de la saturation de l'organisme et de la démonstration que le système nerveux commence à ressentir l'influence toxique de la digitaline est le délire nocturne, analogue au délire alcoolique, et que l'administration de la digitale détermine avec une grande facilité chez les alcooliques. Toutes ces manifestations sont précédées, en général, de l'apparition brusque, on pourrait dire de l'explosion, d'une céphalalgie sus-orbitaire intense et particulière qui constitue l'un des symptômes les plus importants de l'intolérance ; elles aboutissent, le plus souvent, à une syncope, qui est comme le signal de l'apparition des accidents graves, parfois irrémédiablement mortels.

A ce moment éclatent, avec une intensité remarquable, des troubles gastro-intestinaux. La part du système nerveux consiste dans la paralysie du système nerveux moteur de la vie de relation, puis du système nerveux de la vie organique, que suit bientôt la perte de l'intelligence, un état comateux avec insensibilité générale. La moelle subit une diminution graduelle de son excito-motricité qui a disparu à peu près complètement, avant que les muscles ne soient atteints.

Certains phénomènes caractérisant l'action de la digitaline à doses thérapeutiques sont certainement, pour une large part, sinon même entièrement, des manifestations de l'influence exercée sur le système nerveux. C'est ainsi que la vaso-constriction du début est bien plutôt un phénomène consécutif à l'excitation du sympathique (excitation des vaso-constricteurs des capillaires artériels) qu'à celle de la tunique musculaire dés vaisseaux contractiles ; ce n'est qu'à la période toxique, que l'élément musculaire a pu être suffisamment influencé par la digitaline pour répondre par une contracture tétanique. Ici, comme pour le cœur, il est assez difficile de dissocier les phénomènes et de déterminer exactement la part qui revient à l'élément nerveux et celle qui est l'apanage de l'élément musculaire. Cependant, l'expérience de TRAUBE confirmée par LAUDER-BRUNTON et A. BERNARD MEYER, prouvant que la digitaline, *à petite dose,* ne produit plus d'augmentation de la tension artérielle, après section de la moelle épinière dans la région cervicale, bien que le ralentissement des contractions cardiaques se manifeste encore, cette expérience paraît bien démontrer l'intervention efficace d'une action de la digitaline sur le sympathique ; si, à plus fortes doses, cette augmentation de la tension artérielle se manifeste, c'est parce qu'on a dépassé la dose thérapeutique et que l'action sur le système musculaire peut alors entrer en jeu.

Dans son étude sur l'action physiologique de la digitale, GOURVAT donne comme preuve de l'action exercée par la digitaline sur les vaso-moteurs une expérience qui me paraît plutôt justifier l'interprétation précédente. Il pratique, chez un lapin, la section du sympathique au cou, d'un seul côté ; il en résulte la vascularisation de l'oreille et de l'œil, la dilatation de l'artère auriculaire centrale dont les pulsations deviennent nettement isochrones avec celles du cœur, une augmentation de la température de l'oreille, de l'atrésie pupillaire par congestion de l'iris. L'animal reçoit alors une injection de digitaline, à faible dose : au bout de quelque temps, rien n'est changé du côté de la section, tandis que de l'autre côté, l'artère centrale est diminuée de volume, à peine perceptible sous le doigt, l'oreille pâle, la pupille dilatée. Si l'on vient alors à pratiquer une injection de digitaline dans l'oreille énervée, la vaso-constriction se produit.

VULPIAN estimait que cette expérience ne prouvait pas l'action de la digitaline sur les nerfs vaso-moteurs eux-mêmes, attendu que la digitaline, apportée par la voie circulatoire dans l'oreille énervée, pouvait encore atteindre les terminaisons du cordon cervical du grand sympathique et, par conséquent, les extrémités périphériques des fibres qu'il fournit aux vaisseaux. Cette objection est très juste et se présente immédiatement à l'esprit, mais il faut tenir compte aussi de la dose ; et ce qui paraît le prouver, c'est le fait de la vaso-constriction par injection directe de digitaline dans l'oreille énervée. Telle dose de digitaline, capable de déterminer la vaso-constriction lorsque les fibres terminales du cordon cervical du grand sympathique sont en relation normale avec le myélencéphale, est peut-être insuffisante lorsque ce cordon est sectionné et que l'influence vaso-motrice sympathique se trouve réduite à celle exercée par les ganglions de la tunique vasculaire : il faut, dans ce cas, l'intervention de la contracture musculaire, ce que me semble produire l'injection directe de la solution de digitaline dans le tissu de l'oreille énervée.

Système musculaire. — L'action exercée par la digitaline sur le système musculaire est secondaire, en dehors de son action sur le myocarde. Elle exerce, localement, aussi bien sur les muscles à fibres lisses que sur les muscles à fibres striées, une action tétanisante analogue à celle de la vératrine, ou, mieux encore, de la caféine. Le muscle meurt en état de contracture persistante, et le nerf n'est pas affecté. C'est ce que l'on peut vérifier aisément en mettant un gastrocnémien de grenouille au contact d'une solution de digitaline.

Par la voie de la circulation générale, l'action de la digitaline sur le système musculaire se traduit d'abord par de l'excitation, bientôt suivie de paralysie ; le muscle meurt en état de tétanos, comme le myocarde. L'action sur les muscles à fibres lisses est plus lente et plus prolongée que sur les muscles à fibres striées. Cette influence sur les muscles lisses se traduit par les évacuations alvines, les vomissements, la fréquence des envies d'uriner (je ne dis pas la fréquence des mictions, car l'anurie est souvent à peu près complète), les contractions utérines ; tous phénomènes que l'on observe couramment au cours des intoxications. Quand on expérimente sur les grenouilles, on constate que les muscles striés perdent leur excitabilité environ huit à dix heures après la mort, lorsqu'elle a été déterminée par la digitaline, alors que cette excitabilité persiste plus de dix-huit heures lorsque la mort a été déterminée, comparativement, par excision du cœur.

De la comparaison de ces phénomènes avec ceux qui caractérisent l'action de la digitaline sur le myocarde, il résulte que ce poison exerce une *action élective sur la fibre musculaire cardiaque*; et que l'intervention de doses relativement massives est nécessaire pour que l'impression sur les autres muscles se manifeste. L'expérience montre, en effet, que le cœur est déjà tué et la circulation suspendue alors que les appareils nerveux (central et périphérique), musculaire, et respiratoire sont encore intacts. Cela résulte des expériences effectuées par VULPIAN sur la grenouille et par CADIAT sur des roussettes (*Scyllium canicula*).

Respiration. Température. Nutrition. — La diminution du nombre des mouvements respiratoires est la règle, avec les doses faibles, thérapeutiques, de digitaline ; aux doses toxiques, on observe une accélération suivie de ralentissement.

Ce ralentissement circulatoire et respiratoire concordant avec un abaissement, parfois notable, de la température, facilité par la constriction vasculaire et le resserrement des artérioles, comme dans l'expérience de GOURVAT, tend à démontrer une diminution dans les échanges organiques, un ralentissement dans la dénutrition. Des expériences de MÉGEVAND, effectuées à l'aide de la variété de digitaline portant dans le commerce la dénomination de *digitaline d'Homolle et Quévenne*, ont confirmé ces déductions. Sous l'influence de l'absorption, par la voie gastrique, de un quart de milligramme de cette digitaline, MÉGEVAND observa le ralentissement du pouls jusqu'à 60 et même 40 pulsations par minute ; la température s'abaissa de 1° à 1°5 ; il se produisit une légère diurèse aqueuse, et l'urée tomba de 21 à 15 grammes par vingt-quatre heures. Ces effets se prolongèrent encore pendant quelques jours après la cessation de l'absorption de la digitaline.

Toutefois, ces effets sur la nutrition peuvent être variables, car il résulte d'expériences de LAUDER-BRUNTON que l'élimination de l'urée et de l'acide carbonique exhalé est plus considérable qu'à l'état normal durant la période d'augmentation de la tension artérielle. Ce résultat concorde avec les expériences de GUIDO CAVAZZINI qui aurait constaté, à cette même période, une augmentation de la capacité du sang pour l'oxygène.

A l'inverse de ce qu'on observe sous l'influence de la caféine, on constate la production d'une hypothermie centrale, tandis que la température périphérique s'élèverait de quelques dixièmes de degré.

Ces résultats sont assez discordants et nécessiteraient de nouvelles recherches.

Appareil digestif. — L'appareil digestif n'est intéressé que par l'introduction brusque de fortes doses d'emblée, ou bien quand éclatent tout à coup les phénomènes d'intolérance succédant à une administration trop longtemps prolongée. La sécheresse de l'arrière-bouche, des nausées, des éructations, des vomissements, des coliques, de la diarrhée, sont les manifestations d'une action irritante locale en rapport avec l'élimination de la substance toxique. C'est, en effet, seulement dans ces déjections, alvines et stomacales, que l'analyse chimique permet de déceler la présence de la digitaline et de démontrer ainsi, en quelque sorte, l'effort de la *natura medicatrix* pour se débarrasser du poison. Ces phénomènes se produisent aussi bien, quelle que soit la voie d'introduction du poison : gastro-intestinale, sous-cutanée, veineuse. Les troubles gastro-intestinaux constituent toujours une manifestation grave de l'intoxication digitalinique ; ils traduisent la stimulation du péristaltisme intestinal, sans hypersécrétion nécessaire, et se montrent souvent sous forme de coliques sans diarrhée, témoignant de la tétanisation des fibres musculaires lisses de l'intestin. Quant aux vomissements, ils sont caractérisés par leur ténacité et leur caractère laborieux, la violence des efforts, la douleur persistante et à caractère pongitif qu'ils produisent, ainsi que par leur tendance à reparaître spontanément après une certaine période de calme relatif.

Action thérapeutique.— L'action thérapeutique de la digitale consiste essentiellement dans le ralentissement, la régularisation, l'uniformisation et le renforcement des pulsations du cœur. Elle peut, dans des conditions étroites, déterminer une diurèse abondante, dissiper les œdèmes et amender considérablement les symptômes d'asystolie. Mais aussi, suivant les cas et, surtout, suivant les modes d'administration, on peut voir survenir l'accélération du pouls, une anurie plus ou moins complète, une exagération de l'ataxie cardiaque, l'apparition d'un pouls misérable, des vomissements, de la diarrhée, du délire ; en un mot la digitale est capable de provoquer, même à doses médicamenteuses, non exagérées, une véritable intoxication.

Il faut, comme l'ont montré POTAIN et HUCHARD, tenir compte de trois conditions dans lesquelles peuvent se trouver les cardiaques lorsqu'il y a indication d'administrer la digitale. Suivant que ces sujets seront en état *d'hypersystolie, d'hyposystolie* ou *d'eusystolie* les actions médicamenteuses provoquées par la digitale pourront être extrêmement différentes et même aller précisément à l'encontre du but thérapeutique qu'on se propose. L'hypersystolie est une contre-indication formelle à l'emploi de la digitale, puisqu'à ce moment déjà la contraction du cœur est trop forte, la vaso-constriction est à son maximum, et il n'y a pas lieu d'ajouter l'action d'une substance qui va provoquer de l'exagération systolique et de l'augmentation de la vaso-constriction. Lorsque le malade est en état *d'eusystolie* il n'y a guère non plus d'indication à l'emploi de la digitale ; cette indication n'existe réellement que chez les malades en état *d'hyposystolie* et chez lesquels l'augmentation d'activité du myocarde et l'augmentation de la tension provoquées par la digitale peuvent amener de bons effets au point de vue thérapeutique.

De plus, chez certains individus, on peut voir la digitale localiser son action élective soit sur le cœur, soit sur le rein. Lorsque l'individu est en état de répondre à la sollicitation diurétique qu'elle peut réaliser, lorsqu'il y a de l'hydropisie du tissu cellulaire et des séreuses, c'est sur le rein que l'action principale va porter. La fréquence, l'inégalité, l'irrégularité, l'insuffisance des pulsations cardiaques sont, en général, des indications de son utilisation comme cardiaque.

Les contre-indications sont assez nombreuses : l'état des voies digestives, d'abord, l'existence d'un pouls rare et même très rare malgré l'arhythmie et l'œdème, les altérations du myocarde, sont autant de circonstances qui doivent faire absolument rejeter l'emploi du médicament.

La clinique a démontré qu'il était possible d'obtenir à peu près les mêmes effets avec toutes les préparations. Le choix doit être réglé par les doses à atteindre, le degré de tolérance nécessaire, la sécurité ou la commodité de l'administration. Lorsqu'on veut obtenir un effet prompt, énergique et sûr, il faut donner la préférence à la solution de digitaline. Il existe également un certain nombre de conditions accessoires, mais qui sont cependant d'une importance considérable dans le traitement digitalique ; ce sont : l'hygiène, l'alimentation, le régime auxquels le malade doit être soumis. Le maximun d'action de la digitale a toujours été obtenu lorsqu'on faisait observer au malade un repos complet et lorsqu'on lui prescrivait une alimentation légère, le régime lacté principalement.

Intoxication. — Au point de vue toxique, la digitale peut constituer un terme de transition entre les hyposthénisants et les stupéfiants. Les manifestations toxiques qu'on peut voir survenir sont, presque toujours, des phénomènes d'origine accidentelle ; ils résultent de l'emploi abusif ou imprudent des préparations pharmaceutiques. On a cependant signalé que l'emploi du suc frais comme abortif avait provoqué des accidents graves et même mortels.

Le début des accidents est plus tardif à la suite de l'emploi des préparations galéniques. Le malade éprouve d'abord un sentiment de malaise particulier, plus ou moins prononcé ; puis, tout d'un coup, surviennent des vomissements violents, répétés, avec rejet de glaires de couleur verdâtre. L'individu intoxiqué éprouve une sensation de chaleur intense à la tête, des vertiges, des bourdonnements d'oreilles, des éblouissements, des troubles visuels très marqués et très constants, consistant, surtout, en cyanopsie. On constate souvent aussi de l'amblyopie. L'état d'abattement est extrêmement remarquable. Le pouls, d'abord fort et précipité, se ralentit peu à peu et tombe à un nombre de pulsations qui atteint très souvent 50, 40, et, quelquefois même, un chiffre moins considérable, puis il devient irrégulier et intermittent. L'impulsion du cœur est énergique, les bruits des valvules sont éclatants et non altérés dans leur tonalité. La face est pâle, il y a de l'anxiété précordiale, les yeux sont injectés et on remarque une exophthalmie constante. La respiration est suspirieuse, inégale et profonde.

Le plus souvent, on observe de la diarrhée, mais parfois aussi la suppression absolue des évacuations alvines et des urines. L'intelligence reste nette, mais, symptôme important, le malade présente du délire nocturne, comparable au délire de l'alcoolique, pouvant atteindre une intensité considérable. Lorsqu'elle doit survenir, la mort se produit après une période d'abattement profond, au bout de deux ou trois jours seulement, ou, le plus souvent, après une période de cinq, huit, dix jours, habituellement sans phénomènes marqués.

La forme lente d'intoxication provoquée par l'accumulation de la digitale est la plus importante à considérer. Elle débute, en général, brusquement par une syncope ou une douleur frontale extrêmement vive, avec obscurcissement de la vue. Presque immédiatement, apparaissent des vomissements, de la diarrhée, des convulsions, du délire, du ralentissement du pouls, de l'insensibilité générale, un état comateux; et la mort succède à cette explosion de symptômes toxiques qui viennent de révéler tout d'un coup l'accumulation de doses toxiques de digitaline dans l'organisme.

Lorsque la guérison doit survenir, ce qui est plutôt rare, on voit les vomissements cesser après quelques jours ; le délire s'apaise, la sécrétion urinaire, suspendue, se rétablit ; la respiration se régularise, la peau redevient chaude et moite au lieu de présenter une sensation de froideur visqueuse, et le pouls reprend peu à peu ses caractères normaux.

A la suite de cette intoxication, pendant plusieurs semaines encore, on pourra voir l'estomac rester douloureux, la tête présenter une sensation de lourdeur, l'individu être en proie à des vertiges et conserver une vision troublée avec des forces extrêmement diminuées. Pendant longtemps, on constate, également, du ralentissement du pouls et des inégalités.

Avec la digitaline, on observe les mêmes phénomènes, mais leur début et leur évolution sont beaucoup plus rapides; en même temps, on note, en plus des accidents signalés, des alternatives de chaleur et de froid plus marquées, une anurie plus absolue, des hallucinations, des douleurs aiguës dans les membres et dans le rachis. Quand l'intoxication n'est pas mortelle, les troubles persistent pendant plusieurs jours, les nuits sont agitées, l'insomnie est à peu près complète et la guérison s'observe au bout de dix à vingt et un jours. Les accidents provoqués par accumulation de digitaline sont moins graves que ceux provoqués par accumulation de préparations galéniques de digitale. Il faut, dans ce dernier cas, tenir compte surtout de l'action toxique surajoutée exercée par la digitonine.

Chez l'homme, une dose de 2 milligrammes de digitaline, en une seule fois, peut provoquer des accidents graves, sinon mortels.

CAFÉIQUES

L'appellation de caféiques désigne les substances végétales contenant des corps du groupe de l'*Adénine* (série de la *Purine*), tels que la *Caféïne* et la *Théobromine*, qui existent dans un très grand nombre de plantes appartenant à diverses familles.

Le principal représentant du groupe des caféiques appartient à la famille des *Rubiacées* dont le genre *Coffea*, section des *Cofféées*, fournit le Café (*Coffea arabica*). C'est un arbrisseau toujours vert, originaire de l'Abyssinie, cultivé actuellement dans la plupart des régions tropicales et subtropicales du globe, surtout au Brésil. Le fruit du caféier est une drupe oblongue, analogue à une merise, de forme ovoïde, à sommet ombiliqué. Sa couleur, verte avant la maturité, passe ensuite au rouge, puis au noirâtre. Le mésocarpe est constitué par une pulpe aigrelette et sucrée ; il renferme deux noyaux minces, parcheminés, de forme ellipsoïde, accolés par leur face plane, contenant chacun une graine dont l'une des faces est plane et creusée d'un sillon longitudinal, tandis que l'autre est bombée. On a obtenu, par la culture, de nombreuses variétés dont la richesse en principes actifs est variable.

Le café *vert*, c'est-à-dire non torréfié, renferme 10 à 12 p. 100 de *matières grasses*, 1 à 1,25 p. 100 de *caféine*, 12 à 13 p. 100 de *matières azotées* et une certaine proportion d'un glucoside tannoïde, *l'acide cafétannique*.

Pendant la torréfaction du café, qui s'opère entre 250° et 275°, le café perd 20 à 25 p. 100 de son poids par évaporation d'eau et départ de matières volatiles engendrées pendant la torréfaction : ammoniaques composées, bases pyridiques et quinoléiques. Une partie de la caféine et de l'acide cafétannique sont détruits pendant cette opération et il s'est formé, aux dépens de ce dernier, une huile essentielle, très aromatique, la *caféone*.

Le thé constitué par les feuilles du *Thea chinensis* (*Camellia Thea*) de la famille des *Ternstrœmiacées*, présente une richesse en caféine beaucoup plus considérable que le café lui-même. Le thé est originaire de Chine et du Japon ; les plantes qui le fournissent appartiennent à plusieurs espèces, dont les plus importantes sont : les *Thea chinensis, viridis, stricta* et *Bohea*. La récolte des feuilles de thé se fait plusieurs fois par an, en février, en juin et en août. Sitôt récoltées, les feuilles sont rapidement séchées sur des plaques de fer modérément chauffées où elles sont remuées jusqu'à ce qu'elles se recroquevillent, puis on les roule, encore chaudes, entre les doigts ; on les crible pour enlever les impuretés, enfin, on les sépare d'après leur grosseur et on les enferme à l'abri de l'air et de la lumière. Les thés ainsi préparés sont les *thés verts*.

Les *thés noirs* sont obtenus en grillant les feuilles lorsqu'elles ont subi une certaine fermentation qui leur donne une couleur noirâtre. L'arome du thé ne préexiste pas dans la feuille, il prend naissance par la torréfaction. La qualité d'un thé est d'autant plus grande que les feuilles qui ont servi à le préparer sont plus jeunes, en raison de ce fait physiologique que les matières azotées, y compris la caféine, diminuent régulièrement au fur et à mesure de la végétation, tandis que les matières grasses s'accumulent rapidement.

Les *thés verts* sont caractérisés par leur couleur vert foncé, quelquefois presque noire ; leur infusé est de couleur jaune-verdâtre, d'odeur légèrement aromatique, de saveur astringente, un peu âcre et d'une amertume agréable. Les principales sortes commerciales sont : le thé Hyson ou thé Hiswen, le thé Chulang, le thé perlé, le thé poudre à canon, etc.

Les *thés noirs* se distinguent par leur coloration noire ou brun foncé ; leur infusé est de couleur brune, d'odeur aromatique, mais différente de celle des thés verts, de saveur astringente. Les principales sortes commerciales sont : le thé Souchong, le thé Peko à pointes blanches, le thé Congo, etc.

Le thé renferme 0,50 à 1 p. 100 d'une *huile essentielle* très parfumée, 1 à 3 p. 100 de bases puriques, surtout de la *caféine*, de la *Théophylline*, isomère de la théobromine, 12 à 13 p. 100 de *tannin* et *d'acide gallique*, des matières azotées et des matières grasses.

Le *Maté* est fourni par l'*Ilex Paraguaiensis*, de la famille des *Ilicinées*, qui croît à l'état sauvage au Paraguay et au Brésil. Il arrive en Europe sous forme d'une poudre grossière préparée avec les feuilles et les jeunes sommités après qu'elles ont subi une grossière torréfaction. Cette poudre est vert-brunâtre, elle possède une odeur de tan et une saveur amère et astringente. Le maté contient de 0,50 à 1,5 p. 100 de *caféine*, une faible quantité d'essence, une certaine quantité d'un tannin particulier, l'acide *matétannique*, des matières albuminoïdes et une résine insoluble dans l'eau chaude, douée de propriétés purgatives.

Sous le nom de *Thé des Apalaches*, on utilise deux autres sortes d'Ilex : l'*Ilex vomitoria* et l'*Ilex Cassine*, originaires de l'Amérique du Nord ; ils contiennent également de la caféine en petite quantité et sont employés en infusion comme le maté. Cette infusion possède des propriétés émétiques.

Le *Guarana* est une pâte desséchée préparée avec les graines du *Paullinia Sorbilis*, plante de la famille des *Sapindacées* qui croît dans le bassin de l'Amazone. Le guarana se présente, dans le commerce, sous forme de cylindres de couleur brun foncé, à cassure rouge-brun, inégale, d'aspect amygdaloïde. Son odeur est peu marquée, sa saveur légèrement amère et astringente. Il renferme 6 à 8 p. 100 de *caféine* combinée à un tannin particulier ; on y trouve encore une essence, de l'amidon, de la gomme, etc.

La graine ou *Noix de Kola* est fournie par le *Sterculia* ou *Cola acuminata*, bel arbre de la famille des *Malvacées*, ressemblant au châtaignier. Il croît à l'état sauvage et est cultivé sur toute la côte occidentale de l'Afrique. Les graines de Kola sont enfermées, au nombre de cinq à seize, dans un follicule oblong, coriace, bosselé à l'extérieur ; elles possèdent une forme très variable suivant la situation qu'elles occupent dans le follicule. Elles sont recouvertes d'un tégument qui, dans la même cabosse, varie du blanc-crème au rouge-rosé. Leurs dimensions sont en moyenne de 3 à 3,5 centimètres de longueur sur 2 de largeur. Chacune d'elles est constituée par deux cotylédons charnus, divisés en cinq à huit lobes irréguliers. Quand les graines de Kola se dessèchent elles prennent uniformément la même couleur rouge-rouille, quelle que soit leur couleur primitive à l'état frais ; elles possèdent une saveur astringente et légèrement amère.

La noix de Kola desséchée contient, d'après HECKEL, 2,35 p. 100 de *Caféine*, une petite quantité de *théobromine*, du *tannin*, du *rouge de Kola*, des matières grasses, de l'amidon et des matières protéiques.

La caféine n'existe pas à l'état libre dans la noix de Kola *fraiche*, elle s'y trouve à l'état de combinaison avec l'acide kolatannique sous forme d'un tanno-glucoside, facilement altérable, isolé par PERROT. La caféine est à l'état soluble dans cette combinaison. Sous l'influence d'une oxydase très active contenue dans la noix, le dédoublement de ce tannoglucoside s'opère très rapidement et donne naissance à la *Kolanine* de KNEBEL, qui est encore une combinaison, mais cette fois insoluble, de caféine et d'acide kolatannique ; elle a pris naissance au dépens du tannoglucoside primitif, après oxydation partielle et scission d'une molécule de tannin. Elle peut elle-même se dédoubler en donnant naissance à de la *caféine*, du *glucose* et du *rouge phlobaphénique* qui n'est autre chose qu'un tannin. En réalité, la noix de Kola contient 3,80 à 4 p. 100 de caféine.

Les noix de Kola fraîches possèdent une valeur alimentaire et stimulante bien supérieure à celle de la noix de Kola sèche qui ne devrait plus être utilisée ; du reste, dans le pays d'origine, elle n'est consommée à l'état sec qu'en cas d'absolue nécessité.

Sous le nom de *Cacaos* on désigne les graines fournies par le cacaoyer commun (*Theobroma cacao*), grand arbre de la famille des *Malvacées*, qui croît au Mexique, au Brésil et aux Antilles, et se cultive à l'heure actuelle dans la plupart des pays tropicaux d'Afrique et d'Asie.

Le fruit, appelé *cabosse*, est pendant, volumineux, rappelant la forme d'un concombre, de couleur jaune ou rougeâtre, long de 13 à 18 centimètres, aminci au sommet en pointe obtuse, à base pyriforme, inégalement bosselé et creusé de cinq à dix sillons longitudinaux. Il renferme un certain nombre de semences, quinze à quarante, noyées au milieu d'une pulpe jaunâtre, mucilagineuse. Ces graines sont ovoïdes, comprimées, disposées en séries et entourées d'une double enveloppe. Elles sont lisses, brunâtres, grosses comme des fèves ; leur épisperme est scarieux, de couleur brun fauve ; l'amande est lisse, lobée, de couleur brun-violacé, de saveur grasse et amère, d'odeur faible ; elle est riche en principes alibiles de toutes sortes, notamment en substances albuminoïdes et en corps gras.

La graisse, fusible à 29°-31° est appelée *beurre de cacao* ; suivant les espèces, les graines en contiennent de 38 à 44 p. 100 ; elles renferment en outre 1 à 3 p. 100 de *théobromine*, une petite quantité de *caféine*, du *rouge de Cacao*, de l'amidon et des matières albuminoïdes.

Les cacaos servent surtout à la fabrication du chocolat qui est constitué, en définitive, par un mélange de poudre de cacao et de sucre aromatisé.

CAFÉINE. — Le principal des principes actifs contenus dans les plantes dont nous venons de nous occuper, est constitué par la *Caféine*, isolée du café par RUNGE en 1820, et dont la composition chimique fut définitivement fixée par PFAFF et LIEBIG. Sa synthèse fut réalisée grâce aux travaux d'EMIL FISCHER sur les bases de la série adénylique.

C'est une *trimethyle* 1. 3. 7. *dioxypurine* 2. 6, de formule brute $C^8H^{10}Az^4O^2$; elle est, par conséquent, en relation très étroite avec un certain nombre de leucomaïnes de la série purique que l'on rencontre dans les différents tissus, humeurs, ou excrétions de l'organisme : xanthine, adénine, sarkine, guanine, paraxanthine, acide urique, etc.

La caféine se présente sous forme de cristaux soyeux, peu solubles dans l'eau froide (1 p. 93 à 15°), beaucoup plus solubles dans l'eau bouillante, solubles dans 25 p. d'alcool à 85 p. 100, dans 8 p. de chloroforme, beaucoup moins solubles dans l'éther (300 p.). Elle fond à 234° et se sublime facilement. Elle possède des réactions chimiques qui la rapprochent de l'acide urique ; elle donne exactement les mêmes réactions colorées, et en particulier, la réaction de la *murexide*. Elle se conduit comme une substance indifférente, ne donnant de combinaisons stables, ni avec les acides, ni avec les bases, en présence de l'eau. La solubilité de la caféine dans l'eau peut être augmentée, comme l'a montré TANRET, par combinaisons moléculaires avec les sels alcalins des acides benzoïque, salicylique et cinnamique.

Modes d'administration. Doses. — La caféine est utilisée en potion ou en injection hypodermique.

> Caféine . . . . 5 grammes.
> Benzoate de soude 3   »
> Eau distillée 300   »
>   Une cuillerée à soupe = 0 gr. 25 de caféine.

Lorsqu'on prescrit des solutions pour injection hypodermique, on peut employer la formule suivante qui possède une teneur très suffisante en caféine.

> Caféine . . . . 2 gr. 50.
> Benzoate de soude . . . . 3 grammes.
> Eau distillée . . . . Q. S. p. 10 cc.
>   Injecter un demi à deux centimètres cubes par jour.

Sous le nom d'*hétolcaféine*, GRIGGI désigne une combinaison moléculaire de caféine et de cinnamate de soude qui contient 53,5 p. 100 de caféine et qu'on peut formuler :

> Hétolcaféine . . . . 4 gr. 70.
> Eau distillée . . . . Q. S. p. 10 c. c.
>   Un centimètre cube correspond à 25 centigrammes de caféine.

Il faut utiliser des solutions fraîches conservées dans des ampoules de verre ; les solutions anciennes laissent facilement déposer des cristaux.

On associe avantageusement la caféine aux sérums artificiels dont l'action tonique s'ajoute à celle de la caféine et qui ont l'heureuse propriété, en étendant les solutions, de les rendre beaucoup moins douloureuses.

Il faut éviter d'associer les solutions de caféine dans le benzoate de soude aux sirops acides tels que le sirop de groseilles ou le sirop de limons ; il se forme dans ces conditions un précipité d'acide benzoïque que l'on peut faire disparaître, cependant, par addition de bicarbonate de soude.

Il ne faut jamais utiliser des solutions de caféine de concentration supérieure à 25 centigrammes de caféine par centimètre cube. Elles seraient beaucoup trop actives et pourraient donner lieu à des accidents graves, quelquefois même mortels.

La caféine est une substance extrêmement active et à longue portée, c'est-à-dire, dont l'influence persiste longtemps, qu'il faut employer modérément, en ne renouvelant pas trop souvent les doses ; sans cela on risque d'obtenir sur le myocarde des effets presque tétanisants, tout au moins contracturants, dont l'étude que nous avons faite à propos de la digitaline peut donner la meilleure idée. On la prescrit, à l'intérieur, aux doses de 0^{gr} 30 à 2 grammes ou, en injections sous-cutanées, de 0^{gr} 15 à 0^{gr} 50. Pour les enfants, il est prudent de ne pas dépasser les doses de 0^{gr} 15 à 0^{gr} 20.

Le café est utilisé en infusion ou, en macération aux doses de 15 à 25 grammes pour 125 grammes d'eau. Le café vert est beaucoup plus diurétique que le café torréfié.

Le thé et le maté s'emploient en infusion, aux doses de 5 à 15 grammes pour 100 d'eau.

Le guarana s'emploie sous forme de poudre que l'on administre aux doses de 0ᵍʳ 50 à 2 et même 4 grammes dans un véhicule approprié.

La noix de Kola est utilisée en poudre aux doses de 5 à 10 grammes, ou bien sous forme de teinture, aux doses de 2 à 10 grammes, ou encore, sous forme de vin, d'extrait alcoolique ou de saccharolé.

Le cacao est la base du chocolat qui constitue, à la fois, un aliment, un médicament et un condiment. Il entre également dans la composition du *Racahout des Arabes*, du *Palamoud des Turcs*, du *Wakaha des Indes*, du *Dictamia de Groult* et de la *Crème pectorale de Tronchin*.

Absorption. Élimination. — La caféine est absorbée facilement par les muqueuses digestives et par la voie hypodermique; elle s'élimine partiellement, sans avoir subi de modifications, par l'urine et la bile et en partie à l'état de monométhylxanthine. D'ordinaire, elle s'élimine rapidement et ne provoque pas de phénomènes d'accumulation.

Action physiologique. — Un point sur lequel tout le monde est d'accord, c'est que la caféine facilite grandement le travail musculaire et, dans une mesure également fort appréciable, le travail intellectuel. Elle permet, *pour un certain temps*, de continuer le travail sans fatigue et elle peut suppléer à l'alimentation. A côté de cela, les appréciations des expérimentateurs sont absolument contradictoires en ce qui concerne son action physiologique; et c'est certainement une des substances actives dont on a dit, à la fois, et le plus grand bien et le plus grand mal. Cela tient surtout à ce que l'on ne s'est pas attaché à spécifier d'une façon assez précise les doses employées, et que les effets obtenus sont totalement différents, suivant qu'il s'agit de doses faibles ou, au contraire, de doses fortes et toxiques. De plus, certains observateurs attribuaient exclusivement au système nerveux ce que les autres interprétaient par une action sur le système musculaire, et depuis les travaux d'ALBERS on n'avait pu se mettre d'accord sur l'action exercée par cette substance sur les éléments musculaires. Les expériences de SCHMIE-DEBERG (1874) ont permis d'expliquer différents points sur lesquels les expérimentateurs n'étaient pas d'accord. Il a constaté, en effet, que chez les grenouilles vertes et chez les grenouilles rousses, les effets produits par la caféine étaient totalement différents et contradictoires. Chez les grenouilles rousses, à la suite de l'injection sous-cutanée de doses suffisamment élevées de caféine, on observe simplement des altérations musculaires progressives, avec raideur musculaire et légère augmentation de l'excitabilité réflexe. Chez les grenouilles vertes, au contraire, on voit intervenir un tétanos réflexe très violent et très persistant, dès le début de l'intoxication et sous l'influence de doses faibles. Ces phénomènes tiennent à une différence de réceptivité de la moelle et à une différence dans la constitution histologique du tissu musculaire chez ces animaux. Des différences de même ordre peuvent également s'observer chez les animaux à sang chaud et doivent être expliquées de la même façon.

L'étude des phénomènes obtenus dans l'action de la caféine sur les grands appareils : le système nerveux, l'appareil circulatoire, le système respiratoire, la nutrition en général, a fait relever par certains expérimentateurs des effets, en apparence, contradictoires ; mais, dans tous les cas, on a pu les expliquer, et cette variation des phénomènes observés doit être attribuée soit à la variabilité des doses employées, soit à la susceptibilité individuelle, soit enfin à la préparation utilisée. C'est ainsi que le café torréfié doit les manifestations psychiques et la stimulation vasculaire qu'il produit à l'action du caféol qu'il contient, et dont les propriétés physiologiques peuvent même masquer totalement l'action de la caféine.

Chez la grenouille verte, l'injection de 15 milligrammes de caféine provoque, au bout de dix minutes environ, des phénomènes ressemblant, dans une étroite mesure, à ceux de la strychnisation ; après une demi-heure, on constate un état de rigidité qui persiste même après section de la moelle et qui est dû, par conséquent, à une action musculaire.

Chez le cobaye, une injection intra-péritonéale de caféine provoque, au bout d'un quart d'heure, de la paraplégie. Si la dose est répétée, la paraplégie devient complète et s'accompagne d'anesthésie généralisée. En même temps, on observe un abaissement de température, on voit apparaître des convulsions, une augmentation considérable du nombre des battements cardiaques, et la mort survient au bout de trente à quarante minutes.

L'autopsie, pratiquée immédiatement, montre que le cœur est gros, arrêté en diastole, et que l'oreillette droite continue à battre pendant un certain temps. La rigidité cadavérique s'établit prématurément, au bout de dix minutes à peine. Sous l'influence de doses non toxiques, on observe, au contraire, un abaissement continu de la température et du ralentissement du pouls.

La dose toxique mortelle de la caféine, en injection sous-cutanée, est de 20 centigrammes par kilogramme chez le cheval, de 30 centigrammes chez le bœuf et le porc, de 50 centigrammes chez le chien.

Chez l'homme sain, sous l'influence d'une dose de 30 centigrammes de caféine, on voit, au bout de quinze minutes, se produire un trouble cérébral léger ressemblant à une pointe d'ivresse alcoolique. L'individu est pris d'un léger état de vertige, souvent d'hésitation de la parole, ses mouvements sont moins assurés ; il se sent un peu mal à l'aise, souvent anxieux, et il est quelquefois sujet à des nausées. A ce moment, l'effort est très pénible, la fatigue vient vite et avec tout son cortège de troubles circulatoires et respiratoires. Cet état de malaise s'apaise au bout de quarante-cinq minutes environ, puis, deux heures après, survient une phase inverse de bien-être, d'euphorie, pendant laquelle l'individu est gai, léger, parle avec volubilité, rit, éprouve un besoin de mouvement qui se traduit par des gesticulations anormales. Quelquefois, on voit survenir des soubresauts des tendons, des frémissements musculaires ; il existe un état d'alacrité musculaire tout à fait remarquable, le sujet montre une facilité extraordinaire pour exécuter un travail difficile ou fatiguant ; c'est ce qu'on pourrait appeler la phase utile de la caféine, elle dure un temps variable, suivant les individus et suivant l'accoutumance. Pendant une troisième période, qu'on pourrait appeler la phase de retour, on voit, sauf des influences perturbatrices intercurrentes, l'action de la caféine une fois épuisée, l'organisme retomber, peu à peu, par réaction, dans un état de dépression sans troubles, et le retour à l'état normal s'effectue après quelque temps de repos ou même de sommeil.

La phase dépressive initiale est encore plus accentuée lorsque les doses sont un peu plus élevées. Avec une dose de 40 à 50 centigrammes, chez un individu sain l'absorbant après son repas, on voit survenir de la lourdeur de tête, un léger état d'impotence fonctionnelle, une sensation de vide cérébral, de la somnolence, un léger ralentissement du pouls ; un peu de sueur apparaît à la peau, puis surviennent des tremblements musculaires, caractérisés surtout aux mains, et de la céphalalgie. Dans la production de ces phénomènes, le système nerveux possède une part prépondérante, ce n'est que plus tard que l'on voit survenir des crampes douloureuses dans les cuisses, les jambes, les pieds et la paroi thoracique, qui trahissent l'action de la caféine sur le système musculaire. Ces phénomènes se produisent surtout à la suite de l'emploi, en vingt-quatre heures, de 60 à 80 centigrammes de caféine ou de 250 grammes de café en infusion dans un litre d'eau, absorbés par fractions de 150 à 200 grammes.

Action sur le système musculaire. — L'action exercée par la caféine sur le système musculaire est celle qui sollicite le plus l'attention et qui prime de beaucoup toutes les autres. C'est, comme nous l'avons vu, une action ultime, mais c'est celle dont il faut le plus se méfier, car c'est une influence à longue portée, tenace, persistante, et dont les effets viennent s'ajouter, au fur et à mesure de l'introduction de nouvelles doses de caféine dans l'organisme. Il en résulte que l'on arrive rapidement à des effets toxiques sur le tissu musculaire; le myocarde est particulièrement intéressé, en tant que système musculaire spécial et, en définitive, c'est par suite de l'action exagérée exercée par la caféine sur ce myocarde que se produisent très souvent les accidents d'intoxication dans la médication par la caféine.

Lorsqu'on étudie, chez la grenouille, l'action de la caféine sur le système musculaire, on peut distinguer quatre périodes différentes si l'intoxication est réalisée par la voie de la circulation générale, et lorsque l'imprégnation musculaire se fait lentement. Dans une première période, on constate une augmentation de l'excitabilité musculaire directe et indirecte, et une diminution de la période latente d'excitation. Dans une seconde période, l'excitabilité musculaire est encore augmentée, mais on voit, en même temps, se produire une augmentation de la durée de la contraction. Il s'établit un état de contracture transitoire analogue, quoique d'une intensité beaucoup moins considérable, avec ce qui se produit sous l'influence de la vératrine. Ces modifications sont dues à l'influence de la moelle et ne se montrent plus après la section du nerf moteur. La troisième période se manifeste par des secousses tonico-cloniques dans lesquelles on peut constater une tendance à un état tétanique, caractérisé par le plateau que forme la courbe de décontraction musculaire. Une seule excitation donne lieu à une série de contractions toniques à caractère convulsif et à un tétanos passager de courte durée. Enfin, dans une quatrième période, les convulsions cessent, le muscle conserve une certaine rigidité et commence à perdre sa contractilité; l'excito-motricité s'affaiblit d'abord considérablement, puis se perd graduellement et complètement.

L'ensemble de ces phénomènes montre que la caféine exerce une double action : l'une, la plus importante, directe sur l'élément musculaire, se traduisant d'abord par de l'augmentation de l'excitabilité, et aboutissant à la contracture ; la seconde, s'exerçant par l'intermédiaire de la moelle, et provoquant le tétanos.

Par contact immédiat avec un muscle, la caféine produit une contraction tonique permanente; en même temps, le muscle prend une couleur blanc argenté, il est comme nacré à sa surface, devient complètement exsangue, rigide, et se raccourcit au maximum de la contraction qu'il lui est possible d'effectuer. A ce moment, le muscle est devenu complètement inexcitable à toute excitation chimique, électrique, mécanique; il est tout à fait incontractile et comparable aux muscles rigidifiés sous l'influence de la chaleur et dans lesquels la myosine a subi une coagulation complète.

A l'examen microscopique, la cellule musculaire influencée par la caféine est considérablement modifiée, les striations transversales ont totalement disparu, les striations longitudinales restent, au contraire, très nettes ; la fibre est raccourcie, de moitié, environ, et le sarcolemme se trouve détaché par places. Le lavage avec une solution de chlorure de sodium ne fait pas disparaître cette coagulation qui est définitive.

Il s'agit donc d'une action directe exercée sur le tissu musculaire par la caféine, qui produit d'abord l'hyperexcitabilité, puis, la contracture musculaire, le tétanos étant dû à une action secondaire de cette substance sur la moelle.

Chez la grenouille rousse, nous avons vu qu'on ne constatait pas, à beaucoup près, une hyperexcitabilité médullaire aussi prononcée que celle de la grenouille verte, cela tient, surtout, à ce fait que la moelle se trouve, chez cet animal, en partie soustraite à l'action de la caféine qui est énergiquement retenue et comme fixée par les muscles.

Les phénomènes d'excitabilité médullaire se produisent chez tous les animaux, surtout chez les mammifères, avant l'apparition de l'action exercée sur le système musculaire. Cette excitabilité du système nerveux est absolument générale ; tandis que l'influence de la caféine sur le système musculaire est le résultat d'une action plus particulière, qui ne se produit qu'avec des doses élevées ou dans des conditions spéciales, comme dans le cas de la grenouille rousse.

L'hyperexcitabilité spinale et musculaire, qui est très intense avec la caféine, parait être diminuée au fur et à mesure que les groupements méthylés disparaissent de la molécule ; avec la xanthine (qui est la *dioxypurine*, tandis que la caféine représente la *triméthyle-dioxypurine*, ou triméthylxanthine), la contracture et le tétanos ne se produisent pas et la rigidité musculaire apparaît seule.

Action sur le cœur et la circulation. — L'action de la caféine sur le cœur et l'appareil circulatoire se rapproche beaucoup de celle de la digitaline.

Sous l'influence de doses physiologiques de caféine, on observe une augmentation de pression par suite de la vaso-constriction périphérique, mais cette augmentation de pression ne se produit qu'après une phase préalable et passagère de diminution parfois même assez considérable. En même temps, on constate un ralentissement et une augmentation d'énergie des battements cardiaques.

Sous l'influence de doses fortes et toxiques, à la suite de cette deuxième période, on voit apparaître de l'accélération des battements cardiaques, qui s'affaiblissent et deviennent arhythmiques, en même temps que la pression sanguine baisse fortement. L'excitation du pneumogastrique au cou ne modifie pas la fréquence des battements cardiaques à cette période avancée de l'intoxication. Le pneumogastrique est inexcitable pendant la période toxique de la caféine, il redevient excitable lors du retour à l'état normal. L'atropine ne modifie pas l'accélération chez les animaux à sang chaud ; en conséquence, il n'y a donc pas ici, comme avec la digitaline, une action d'arrêt s'exerçant, primitivement, par l'intermédiaire des pneumogastriques.

LEBLOND, en employant la méthode des circulations artificielles sur le cœur isolé de la tortue, a nettement montré le ralentissement et l'augmentation de l'énergie des battements cardiaques sous l'influence de doses modérées de caféine.

Chez l'homme, le même expérimentateur a mis en évidence la diminution du nombre des battements cardiaques sous l'influence de doses de 10 à 40 centigrammes de caféine en injection hypodermique; le pouls devient plus ample, le retard de ce pouls sur le cœur devient moindre et l'énergie cardiaque est considérablement augmentée. L'action prédominante de la caféine sur l'appareil circulatoire consiste en son action excitante et tonique sur le myocarde, et des doses fortes provoquent assez souvent des phénomènes d'accélération cardiaque ainsi que de la tendance à la contracture myocardique. Il suffit d'une solution de caféine à 1 p. 10 000 pour produire expérimentalement ce phénomène, et c'est surtout par la répétition des doses qu'on peut le voir apparaître chez l'homme.

Contrairement à ce que nous avons vu pour la digitaline, la caféine n'intéresse que fort peu les appareils modérateurs du cœur ; mais, par contre, les appareils excitateurs et, en particulier, les ganglions accélérateurs sont fortement impressionnés sous l'influence des doses un peu considérables.

Action diurétique. — L'action diurétique de la caféine relève, d'une part, des modifications cardiaques qu'elle produit, d'autre part, de l'influence qu'elle exerce sur le rein lors de son élimination. La caféine est une substance diurétique de beaucoup supérieure à la digitaline, sauf dans les cas particuliers où cette dernière substance agit chez les individus présentant de l'œdème. Son action diurétique est constante et ne manque jamais, en raison de l'abaissement primitif et de la réascension secondaire de la pression sanguine. Sous l'influence de la caféine, les phénomènes de vaso-constriction sont vraiment prédominants ; cepen-

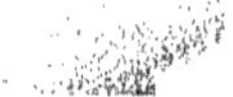

dant, il y a constamment une période de vaso-dilatation sur laquelle Germain Sée a beaucoup trop insisté et qui est contemporaine de l'excitation cérébrale. Dans la phase de vaso-constriction des capillaires, l'énergie impulsive développée par le myocarde est plus grande, pour une part, en raison du ralentissement de la circulation dans les capillaires et, pour une autre part, en raison de la nécessité de développer un effort plus considérable, puisqu'il faut alors lutter contre une résistance plus grande. C'est la même conclusion à laquelle nous avons été amenés pour la digitale.

La pression dans les vaisseaux du rein augmente à cette période, entravant et compensant ainsi, dans une certaine mesure, l'action stimulante produite sur le rein. Il y a, en effet, de la part de la caféine, une action très nette exercée sur l'épithélium rénal, qu'il est facile de mettre en évidence par certains artifices expérimentaux ou en combinant cette caféine avec certaines substances qui annihilent son action sur le cœur et les muscles, en laissant subsister seulement son action diurétique. C'est ainsi que les *symphorols*, sels alcalins ou alcalino-terreux d'un acide caféine-sulfonique ne produisent aucune action vaso-motrice, aucune élévation de pression, mais possèdent cependant une action diurétique remarquable.

La section des nerfs du rein n'empêche pas la diurèse caféinique de se produire. Aubert et Dehn ont voulu attribuer à la présence des sels de potassium dans les infusions de café l'action diurétique qu'elles provoquent ; mais, comme l'a montré Binz, cette quantité est beaucoup trop faible pour être prise en considération.

Action sur la respiration. — Lorsque la caféine est employée à doses faibles et que ces doses ne sont pas trop souvent répétées, elle agit, deux ou trois heures après son absorption, comme un régulateur de l'appareil respiratoire, et elle empêche l'essoufflement ainsi que les palpitations consécutives à un travail violent. Auparavant, au contraire, elle produit une action perturbatrice qui se traduit par une accélération des mouvements respiratoires. Les recherches de Parisot ont, en effet, montré que, sous l'influence de la caféine à doses faibles, et au bout d'un certain temps après son absorption, il n'y a pas, malgré la fatigue, d'accélération du cœur et de la respiration ; la transmission plus aisée de l'ondée sanguine, facilitée par l'augmentation de la pression sanguine et par l'augmentation de vitesse du courant sanguin, maintenant la pression à l'état normal. Cet effet facilitant le travail musculaire est, probablement, dû à l'action bulbaire de la caféine ; il faut évidemment tenir compte également de l'action secondaire exercée sur les vaso-moteurs, qui se produit toujours sous l'influence des faibles doses, et qui persiste pendant un temps assez considérable.

Action sur la température. — L'action exercée sur la température est peu marquée et variable. Chez les animaux au repos, Ribaut a démontré que la caféine déterminait une augmentation de la production de chaleur, atteignant près de 10 p. 100 de la chaleur totale,.en rapport avec l'augmentation des oxydations organiques. Ce fait explique l'élévation de la température centrale signalée par divers expérimentateurs. On constate également un abaissement de la température périphérique, sous l'influence de la vaso-constriction.

Action sur le système nerveux. — Les deux faits principaux à considérer, sous l'influence de la caféine, sont, d'une part, l'atténuation de la faculté sensorielle cérébrale et, d'autre part, une exagération du pouvoir excito-moteur de la moelle. Les bouffées de chaleur, la tendance à la syncope, l'état vertigineux, l'inquiétude, l'obnubilation intellectuelle qui se montrent dans le caféisme chronique sont autant de phénomènes à mettre au compte d'une influence sur les hémisphères cérébraux. Dans certains cas, la caféine se rapproche de la morphine au point de vue de son action cérébrale, et provoque, d'abord, de l'excitation cérébrale, puis des phénomènes de narcose. Il existe cependant un certain nombre de différences : il faut employer des doses plus élevées de caféine, l'excitation est beaucoup plus prolongée qu'avec la morphine, au contraire, le narcotisme est moins prolongé, lorsqu'il se produit. La caféine est un hypnotique fort inconstant et même, dans l'immense majorité des circonstances, un excitant ; dans tous les cas, son effet est peu durable, en raison de sa facile élimination, mais, associée à la morphine, chez les asystoliques, dans les cas d'asthme et de migraine, elle favorise, d'une façon indirecte, la production du sommeil.

L'exagération du pouvoir excito-moteur de la moelle ne se produit qu'avec des doses élevées et toxiques. Il ne s'agit pas ici d'une augmentation de l'excitabilité réflexe de la moelle, comme dans le strychnisme, car, avant la période des convulsions, des excitations légères produisent des secousses convulsives et, pendant la période des convulsions, la sensibilité disparaît totalement. Chez l'homme, on observe simplement de l'éxaltation de l'excitabilité réflexe, parce qu'on n'administre jamais de doses suffisantes pour provoquer le tétanos.

Par action locale sur les nerfs moteurs et sensitifs, la caféine détermine des paralysies ; et on observe toujours, au voisinage du point de contact, de l'anesthésie, bientôt suivie d'hyperesthésie, au bout d'un temps variable.

L'action sur le cœur, en ce qui concerne le système nerveux, est très faible et cette action est surtout périphérique, comme le prouvent les expériences de circulation artificielle sur le cœur isolé. Le maintien de la pression sanguine à son niveau normal sous l'influence des doses faibles, et l'action modératrice exercée par l'intermédiaire des vasomoteurs, doivent, au contraire, être rapportés à l'excitation des centres modérateurs dans le bulbe. La caféine porte surtout son action sur les origines nerveuses dans le bulbe, tandis que d'autres médicaments cardiaques, comme la spartéine, s'adressent au tronc du pneumogastrique et au grand sympathique, ainsi qu'à leurs ganglions intrinsèques. Aussi, après section des pneumogastriques et du sympathique, la pression baisse à la suite d'une injection de caféine, tandis qu'elle reste invariable avec la spartéine.

Le mécanisme de l'action stimulante de la caféine sur les sécrétions urinaire, salivaire, lacrymale, n'est pas encore complètement élucidé ; il est probable que l'action exercée par cette substance sur les éléments glandulaires et sur la vitesse du courant sanguin doit jouer le rôle principal, mais on ne peut cependant faire abstraction de l'action exercée par l'intermédiaire du système nerveux, d'autant plus que l'étude des phénomènes de nutrition montre que la tonicité du système nerveux tout entier est exagérée, et que c'est par son intermédiaire que s'effectue la réaction sur les autres appareils.

Action sur la nutrition. — La caféine est une substance qui modifie d'une façon très appréciable les phénomènes de nutrition, en même temps qu'elle augmente le tonus musculaire et qu'elle constitue un excellent régulateur de la circulation et de la respiration. Les expériences de RIBAUT ont montré que, sous l'influence de doses faibles de caféine, il se produit toujours une augmentation dans la production de la chaleur. Lorsque l'organisme ne doit pas faire face à ses dépenses uniquement au moyen des albuminoïdes de ses tissus, la caféine, à doses faibles, abaisse le chiffre de l'urée ; à doses fortes, elle l'augmente au contraire. L'équilibre azoté normal peut être rompu par la caféine, et la durée de sa période d'établissement peut être modifiée par elle ; le besoin absolu de destruction de l'albumine à l'état normal peut être diminué. Les pertes en hydrates de carbone sont plus élevées et les pertes en graisses plus faibles. Ces faits expliquent l'augmentation dans la production d'acide carbonique exhalé, alors même que le coefficient de destruction des albuminoïdes est diminué.

En ce qui concerne les éléments minéraux : l'excrétion du phosphore est augmentée par de fortes doses et diminuée par les doses faibles, et il existe un certain parallélisme entre l'élimination azotée et l'élimination phosphorée. La quantité des chlorures éliminés est généralement plus faible sous l'influence de la caféine. L'élimination du soufre total varie sensiblement de la même manière que celle de l'azote total. Enfin, on note une tendance à l'augmentation des rapports *Azote total* à *Azote de l'urée* et *Urée* à *Extrait*, ce qui montre que les oxydations s'effectuent d'une façon plus parfaite, les déchets azotés se rapprochant davantage de l'urée. Il y a une diminution du rapport *Soufre organique* à *Soufre total*, ce qui indique également une amélioration des oxydations. Il ne paraît pas y avoir d'influence sur la production des phénol-sulfates.

En définitive, la caféine augmente les dépenses de l'organisme, elle permet une épargne partielle de l'albumine, mais détermine une destruction plus considérable des hydrates de carbone. Elle favorise et perfectionne, si l'on peut ainsi dire, les oxydations. Ces faits sont en concordance avec les expériences de Hoppe-Seyler, d'Eward Smith, de Roux, de Guimaraès et Raposo, de Parisot qui avaient conclu que, chez un individu normalement alimenté, la caféine augmente les pertes en carbone et ne restreint pas les autres.

La caféine n'est donc pas, ainsi qu'on l'avait appelée, un aliment d'épargne, elle n'agit que par ses propriétés pharmacodynamiques et à doses relativement élevées. Suivant donc que l'organisme sera en état d'équilibre, ou, au contraire, en état de suractivité nutritive ou de dénutrition plus ou moins accentuée, cette action de la caféine se traduira par une augmentation ou une diminution de certains matériaux de déchets. Suivant que la réserve des albuminoïdes sera ou non suffisante, la quantité d'urée éliminée par l'urine restera normale ou augmentera, la suractivité initiale de la désassimilation sous l'influence de la caféine s'exerçant, dans le second cas, sur la substance même de l'organisme dont les réserves d'albuminoïdes ne sont pas garanties. C'est en raison du déterminisme de ces conditions accessoires que, pendant si longtemps, on a été en désaccord sur cette importante question de l'action de la caféine sur la nutrition.

Dans aucun cas, les caféiques ne réparent les pertes de l'organisme, ils permettent seulement l'utilisation des réserves, lorsqu'on les emploie en temps voulu ; ils conservent l'aptitude à la réintégration et à la reconstitution rapide des réserves, mais cela à une condition indispensable, absolue, c'est que l'individu soit suffisamment alimenté, car, dans l'hypothèse contraire, loin de reconstituer ses réserves et de permettre de faire face à un travail déterminé, la caféine amènera, après une phase d'énergie factice, une véritable incapacité de travail, une impotence géné-

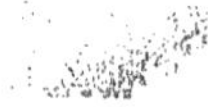

rale du sujet et, en même temps, une véritable combustion de l'organisme. L'individu non alimenté, comme l'a vu RIBAUT, se consume, sous l'influence de la caféine, beaucoup plus rapidement qu'il ne le ferait dans le cas d'inanition simple.

Aliments d'épargne. Influence des caféiques sur le travail. — Comme on a pu le voir, la caféine n'est pas, ainsi que le voulait DE GASPARIN un *aliment d'épargne*. Du reste, il ne peut exister d'aliments d'épargne tels qu'on les envisage le plus souvent. Cette hypothèse serait la réalisation du mouvement perpétuel, c'est-à-dire, la production d'une somme de travail supérieure à celle de la force employée pour la produire. Tout travail effectué se traduit par une combustion et par la désintégration d'une molécule faisant partie de l'organisme, mais pas plus la caféine que l'alcool, que la cocaïne, ne sont susceptibles de fournir une énergie supérieure à celle correspondant à leur chaleur de combustion ; par contre, ils exercent sur le système nerveux une action stimulante qui leur permet d'utiliser, pour un temps, les réserves de l'économie et neutralisent temporairement le besoin de réparation alimentaire.

Dans tous les caféiques, cette action tonique et stimulante de la caféine est encore exaltée par d'autres substances qui s'y trouvent associées et jouent un rôle réellement actif. C'est ainsi que, pour le café, une partie de l'action excitante doit être rapportée au caféol et aux bases pyridiques et quinoléiques qui prennent naissance pendant la torréfaction. Pour le thé, il faut tenir compte de l'action propulsive due à l'essence qu'il contient, et ne pas oublier qu'il renferme également 6 p. 100 de matières azotées solubles dans l'eau et susceptibles d'être utilisées.

Mais, de tous les caféiques, celui qui justifierait le mieux l'appellation d'*antidéperditeur*, c'est la *Noix de kola* fraîche. Sa composition chimique nous montre qu'elle renferme plus de la moitié de son poids de matériaux nutritifs, dont la valeur est d'autant moins négligable qu'ils sont associés à la caféine et à la théobromine. Chez les indigènes, la noix de kola est regardée comme un vivre de réserve, un excitant de la marche, et un aliment permettant de résister à la fatigue. Les graines fraîches, mâchées, préservent de la faim et de la soif. On peut, grâce à leur emploi, utiliser les eaux saumâtres pour la boisson. Elles permettent, sous l'influence de l'alimentation et du repos, une prompte et facile réparation de l'organisme ; de plus, tandis qu'un individu, à jeun depuis un certain temps ne peut ingérer sans inconvénients qu'une faible quantité de matières alimentaires, un sujet qui aura fait usage de noix de kola fraîches pendant la durée de son jeûne, pourra ingérer des quantités énormes d'aliments sans éprouver la moindre gêne.

Les expériences de HECKEL, de RAPHAEL DUBOIS et MARIE, de FÉRÉ, ont, de plus, montré que le travail, sous l'influence du rouge de kola, et bien plus encore sous l'influence de la noix de kola fraîche, était augmenté dans une proportion beaucoup plus considérable et d'une manière plus durable que sous l'influence de la caféine seule, le dédoublement lent du tannoglucoside maintenant plus longtemps l'organisme sous l'influence de la caféine. On constate, également, avec la noix de kola fraîche, que l'action excitante commence à se faire sentir plus rapidement qu'avec les autres préparations de caféiques. En définitive, au point de vue pratique, c'est le caféique de choix.

Intoxication. Caféisme. — On distingue trois formes de caféisme aigu absolument analogues aux trois formes d'alcoolisme, ce sont : la forme légère, la forme moyenne, la forme grave ou de résolution. On pourrait presque calquer la symptomatologie de ces trois formes sur celle de l'alcoolisme ; et, en effet, dans la plupart des circonstances où la caféine a déterminé des accidents, ils se sont montrés identiques aux phénomènes déterminés par l'ingestion de certaines quantités d'alcool.

Ces accidents d'intoxication aiguë se sont produits à la suite de l'absorption, en une fois, d'une quantité de café ou de thé assez considérable, ou d'une dose de caféine de $1^{gr}50$ à 2 grammes. Il est difficile de donner des doses toxiques exactes et il faut surtout tenir compte de la susceptibilité individuelle.

Les accidents débutent rapidement, au bout de dix minutes à un quart d'heure. On voit d'abord se produire de l'agitation, du subdélirium, de la pâleur du visage, de l'angoisse avec sensation de manque d'air et de constriction de la poitrine. Puis, surviennent de l'agitation avec impotence fonctionnelle, des convulsions rappelant les mouvements choréiques. Brusquement, on voit apparaître une dyspnée intense, allant jusqu'à la suffocation, avec respiration difficile, courte et rapide. En même temps, on constate des palpitations pénibles, le pouls est rapide, tendu, le choc du cœur fort et sec. Au bout de quelque temps, le sujet est pris de nausées et de diarrhée avec faibles coliques mais ténesme violent, de strangurie accompagnée de diurèse. L'intelligence et la conscience sont conservées, mais le sensorium est atteint. La température s'abaisse fortement, le pouls devient petit, irrégulier et ralenti. La mort peut survenir brusquement, mais, le plus souvent, les symptômes s'amendent et le malade conserve pendant plusieurs jours de la courbature généralisée, des palpitations, de l'arhythmie, des tremblements et un malaise persistant avec anorexie.

Le caféisme chronique résulte de l'abus de l'ingestion de café ou de thé. Le malade présente un habitus particulier : la face est pâle, les traits sont tirés et vieillis, même lorsque l'individu est jeune ; l'œil est toujours brillant, mobile, le regard vif, les pupilles très dilatées.

Les manifestations les plus importantes portent sur le système nerveux. On constate presque toujours un tremblement fin, à oscillations rapides, régulières et de faible amplitude ; il est généralement limité aux doigts, comme le tremblement alcoolique. Il peut s'étendre à la langue, aux lèvres et aux muscles de la face et rendre la parole difficile, sinon impossible. Il disparaît par ingestion de café. On a noté également des tressautements musculaires constitués par des contractions fibrillaires partielles. A ces contractions, se joignent des crampes dans les mollets, les pieds, la surface plantaire. Les troubles de la sensibilité consistent principalement en névralgies qui affectent surtout la tête et l'estomac, quelquefois même le tronc. La douleur est sourde, profonde, extrêmement tenace, d'ordinaire exagérée par la pression.

Le sommeil est affecté d'une façon remarquable. Il subsiste, mais il est très pénible, avec réveil en sursaut ; les individus sont en proie à des rêves professionnels et, pendant toute sa durée, le sujet se livre à des mouvements désordonnés qui occasionnent, au réveil, un profond état de lassitude générale. Cette sensation de harassement physique et psychique finit par devenir angoissante et exerce une influence considérable sur le moral de l'individu. Le plus généralement, on constate un état de tristesse profonde, de la misanthropie, une pusillanimité tout à fait spéciale. L'excitation intellectuelle ne se produit que sous l'influence des doses faibles agissant sur un organisme sain, non impressionné déjà ; ou bien, elle est la caractéristique des premières périodes d'une intoxication aiguë.

Les troubles digestifs sont très accentués : la langue est saburrale, elle apparaît tremblotante, épaissie, étalée; l'anorexie est de règle, accompagnée de dyspepsie et de gastralgie avec vertiges. On constate des alternatives de diarrhée et de constipation. La polyurie est extrêmement remarquable, les urines sont décolorées, très aqueuses. On observe d'abord de l'anaphrodisie, puis de l'impuissance génitale. Chez les femmes, on constate une action emménagogue, mais non abortive, accompagnée de leucorrhée abondante. Du côté de l'appareil circulatoire, on observe du ralentissement du pouls, de l'arhythmie, des palpitations, de l'angoisse précordiale. On a signalé une stase veineuse siégeant surtout du côté des veines hémorrhoïdales. La pâleur et l'anémie des muqueuses sont des témoins de l'état d'affaiblissement dans lequel tombe l'individu. Ces phénomènes circulatoires s'accompagnent toujours d'une sensation de refroidissement des extrémités. L'appareil respiratoire est affecté de dyspnée survenant au moindre effort. On a constaté un affaiblissement de la vue et de l'ouïe. Enfin, du côté de la peau, on a remarqué de l'eczéma de l'impétigo, de la séborrhée, du dermographisme et, surtout, du prurit généralisé ou localisé aux régions anale et vulvaire.

Les individus nerveux sont beaucoup plus sensibles que les autres à l'action des caféiques, les femmes sont beaucoup plus souvent atteintes de caféisme chronique que les hommes. En France, on a signalé ces intoxications surtout dans les Flandres et dans l'île de Groix.

THÉOBROMINE. — La théobromine est une *diméthylxanthine* que l'on tire surtout du cacao ; c'est donc l'homologue inférieur de la caféine. Elle se présente sous forme de cristaux blancs, de saveur peu amère, insolubles dans l'eau, même bouillante, soluble, dans les solutions alcooliques. Cette solubilité dans l'eau peut être augmentée par son mélange avec des benzoates, des salicylates, des cinnamates alcalins. La *diurétine* est un salicylate de soude et de théobromine sodée.

En raison de son insolubilité, la théobromine s'administre en cachets de cinquante centigrammes, aux doses de 1 à 2 grammes par jour. La diurétine s'administre en cachets ou en solution, aux doses de 3 à 4 grammes par jour.

L'*agurine* est une combinaison, analogue à la diurétine, dans laquelle le salicylate de soude est remplacé par l'acétate de soude ; elle se prescrit aux doses de 25 à 30 centigrammes par jour, son action diurétique serait plus intense.

Toutes ces combinaisons sont dissociées par les acides, même faibles. En aucun cas, elles ne doivent être employées en injections hypodermiques, elles sont irritantes et peuvent même donner naissance à des abcès.

L'action physiologique de la théobromine se rapproche beaucoup de celle de la caféine, mais elle en diffère par sa toxicité moindre et par son action moins énergique sur le système nerveux et, surtout, sur le système musculaire. Elle n'agit donc que faiblement sur l'appareil circulatoire. Par contre, c'est un diurétique plus puissant que la caféine, et elle agit presque uniquement comme irritant de l'épithélium rénal, à la suite de son élimination à l'état de monométhylxanthine par cette voie. Elle est irritante pour les voies digestives et provoque assez souvent des nausées et des vomissements ; pour éviter ces inconvénients il faut fractionner les doses. On n'a observé ni phénomènes d'accumulation ni accoutumance. De fortes doses ont déterminé de la céphalalgie et de l'excitation cérébrale, ainsi que des irrégularités et de l'accélération du pouls, de la cyanose.

STROPHANTUS. STROPHANTINE

Les strophantus ont été étudiés par VULPIAN et PÉLIKAN en 1865, par FRASER en 1869, par LEGROS et PAUL BERT en 1870, par POLAILLON et CARVILLE en 1872. FRASER fit connaître, le premier, la *strophantine* dans une communication à la Société royale d'Edimbourg, en 1869 ; il poursuivit, de 1865 à 1872, l'étude des applications médicales des différentes variétés de strophantus. C'est à partir de 1885 que l'on voit ces substances médicamenteuses figurer dans la pharmacopée. Les strophantus, dont la variété la plus répandue est le *strophantus hispidus*, connu sous la dénomination vulgaire d'*Inée*, sont des arbrisseaux de la côte occidentale d'Afrique (Gabon, Guinée, Sénégambie) et qui existent également dans l'Inde, à Java, à Bornéo, à Manille, à Madagascar. Dans la plupart de ces contrées, le suc de fruits d'inée est employé comme *poison de flèches* au même titre que l'*Upas antiar* de Java, étudié en 1811 par BENJAMIN BRODIE.

Les strophantus constituent des lianes à suc blanc qui croissent dans les endroits humides en grimpant après le tronc des gros arbres. Leur tige est creuse, cylindrique, de la grosseur du poignet ; leur écorce est rugueuse, de couleur gris-foncé avec des taches et des sillons irréguliers. Les branches sont flexibles, couvertes de poils lorsqu'elles sont jeunes et présentant des macules blanches lorsqu'elles vieillissent. Les feuilles sont opposées ou, plus rarement, verticillées par trois, oblongues, entières, épaisses, courtes, presque sessiles, présentant des poils sur leur face inférieure, d'une longueur de 10 à 12 centimètres sur 5 de largeur. Les fleurs forment des cymes terminales ; elles sont couvertes de duvet. Les fruits constituent des gousses allongées en forme de fuseau, de 15 à 40 centimètres de longueur. Les graines sont aplaties, pointues et munies d'une aigrette; leur coloration est assez variable en raison de la pubescence. On peut en retirer une matière grasse verte possédant une odeur infecte et provoquant des vomissements. Cette matière grasse est séparée par un épuisement au moyen de l'éther avant de faire agir l'alcool pour la préparation de la teinture. Les semences de strophantus sont souvent mélangées à des graines d'autres apocynacées.

La richesse en principes actifs (surtout *strophantine*) va en décroissant dans l'ordre suivant : graines, fleurs, feuilles, tiges. La richesse moyenne des graines est de 10 p. 1000 mais elle peut atteindre jusqu'à 50 p. 1000. La *strophantine* ou *inéine* $C^{81}H^{48}O^{12}$ est un glucoside homologue supérieur de l'*Ouabaïne* $C^{30}H^{46}O^{12}$.

Principales variétés : *Strophantus hispidus* du Gabon (inée, onaie, poison d'épreuve des Pahouins), S. *Kombé* de l'Afrique occidentale, S. *sarmentosus* de Sierra-Leone, S. *dichotomus* de Java, S. *longicaudatus* de Malacca.

L'action physiologique de la strophantine a été diversement interprétée, sans doute en raison de ce que l'on a employé des produits impurs ou provenant de strophantus d'origines différentes ; elle est, dans tous les cas, extrêmement énergique et présente une apparente variabilité d'action avec les espèces animales. On constate la même contradiction apparente dans l'arrêt du cœur, chez les animaux à sang froid et chez les animaux à sang chaud, que celle déjà signalée à propos de la digitaline.

On observe la diminution du pouvoir excito-moteur de la moelle. L'influence bulbaire est prouvée par l'accélération cardiaque toxique avec systoles brèves et diminuées d'amplitude, tandis que la pression artérielle reste très élevée par suite de la contracture du muscle cardiaque et de l'exagération de la tonicité artérielle. On observe de l'accélération respiratoire avant la production de cette influence sur le cœur. Cette accélération fait ensuite place à du ralentissement qui va s'exagérant peu à peu, la pause expiratoire devient de plus en plus longue, et l'on aboutit à la cessation progressive. L'action élective s'exerce sur les deux extrémités nerveuses, périphériques et centrales. Il se produit une paralysie neuro-motrice et musculaire graduelle allant du centre à la périphérie. On note l'abolition de l'excitabilité (irritabilité). Le contact direct, détermine une irritation intense, bientôt suivie d'analgésie.

La strophantine est le médicament cardiaque augmentant le plus la force et l'amplitude des contractions. On l'a regardée comme le tonique par excellence du cœur qu'elle reposerait et réconforterait. Ses qualités particulièrement avantageuses se révèleraient surtout dans les cas de lésions des orifices auriculo-ventriculaires (principalement de l'orifice mitral) à la période d'asystolie. Elle ne s'accumule pas comme la digitaline ; et l'on a pu administrer la teinture de strophantus pendant plusieurs mois sans inconvénients. La strophantine ne manifesterait pas d'action vaso-constrictive marquée, mais elle serait cependant capable de provoquer un spasme artériel avec contracture vasculaire, ce qui paraît un peu paradoxal. Le spasme artériel ainsi provoqué serait moins durable que celui de la digitale.

On a constaté, à la suite de l'emploi de la strophantine ou de la teinture de strophantus, quelques cas de mort subite, avec hématuries et lésions rénales qui doivent rendre très circonspect dans l'administration de ce médicament. Ces lésions rénales seraient la conséquence d'une action irritante signalant l'intervention des phénomènes toxiques. Le *degré de dilution* joue un rôle fort important; et l'observation apprend que ce rôle est d'autant plus considérable à mesure que les principes actifs s'écartent davantage de composés à structure moléculaire bien définie et relativement simple pour se rapprocher des albumoses et des toxines. Et en effet, l'importance de ce degré de dilution est encore plus considérable en ce qui concerne l'ouabaïne qui présente de très étroites analogies avec les composés englobés sous la dénomination de toxines. Cette importance croît dans l'ordre : digitaline, strophantine, ouabaïne.

L'action pharmacodynamique de la strophantine est presque superposable à celle de la digitaline, seulement l'influence est plus rapide et plus énergique. Ainsi l'expérience conduit aux résultats suivants, en ce qui concerne la limite de dilution pour déterminer l'arrêt du cœur chez la grenouille : digitaline 1 p. 4 000, strophantine 1 p. 50 000. On note la suppression des phases de ralentissement initial ainsi que celles du renforcement avec accélération arhythmique et de régularisation avec augmentation de fréquence qui caractérisent l'évolution de l'action toxique de la digitaline. Les troubles de rhythme sont beaucoup moins nombreux, et la strophantine tue le cœur *à doses environ trois fois moindres*, à la suite d'un ou de plusieurs accès subits, plus ou moins prolongés, de systoles demi-tétaniques suivies de trémulation et d'état diastolique. Au début, on observe, sous l'influence de l'action excitante bulbaire, un grand ralentissement synchrone, puis survient une fréquence croissante avec augmentation d'énergie et sans accidents ataxiques aussi caractérisés qu'avec la digitaline; enfin, la mort subite du cœur se produit rapidement. Comme avec la digitaline, et pendant la durée des accès demi-ténaniques, on constate des intermittences du pouls carotidien, dues à des systoles avortées.

La strophantine n'exerce pas d'action élective sur le système vasculaire, à condition, toutefois, de maintenir un degré suffisant de dilution.

Chez la grenouille, par exemple, on n'observe pas de variations du calibre des vaisseaux de la membrane interdigitale, jusqu'à l'arrêt du cœur. Chez le même animal, et après destruction du cerveau et de la moelle, l'injection vasculaire d'une solution de digitaline à 1 p. 20 000 détermine une rétraction presque absolue, tandis qu'une solution de strophantine à 1 p. 2 000 ne produit rien. La digitale augmente donc, à la fois, le travail du myocarde et la résistance au-devant de ce travail.

Au point de vue de l'emploi thérapeutique, le strophantus est souvent infidèle et ses résultats sont inférieurs à ceux que l'on peut obtenir avec la digitale. On utilise la teinture et l'extrait (V à XXX gouttes de teinture, 1 à 6 milligrammes d'extrait — 1 milligramme d'extrait ou V gouttes de teinture correspondant, sensiblement, à un dixième de milligramme de strophantine). Avec les préparations bien faites, et en utilisant des graines choisies et épuisées préalablement par l'éther, on n'observe ni accumulation ni intolérance. Les cas fâcheux auxquels il a été fait allusion précédemment sont sans doute dus à l'intervention de quelque substance active autre que la strophantine.

Au point de vue du traitement des affections cardiaques, on se trouve en présence de deux écueils : 1° en ce qui concerne la digitale, nécessité de ne pas augmenter le travail d'un cœur épuisé, par l'adjonction d'une résistance antagoniste de la puissance propulsive que l'on cherche à réaliser (inconvénient capital dans les lésions athéromateuses et les rétrécissements aortiques, surtout dans les cas d'insuffisance) ; 2° en ce qui concerne le strophantus, la faiblesse des effets anti-asystoliques et anti-hydropiques est une cause marquée d'infériorité.

Comme avantages, il faut noter à l'actif du strophantus : la diminution notable de tension dans la petite circulation (d'où ses bons effets dans les cas de dyspnée par suite de rétrécissement mitral), le soutien remarquable de l'énergie cardiaque. Son action est, en outre, plus rapide et plus intense que celle de la digitale.

On constate une action diurétique par suite de l'influence irritante exercée sur l'épithélium rénal, mais jamais on n'observe de ces débâcles urinaires faisant rentrer dans la circulation générale, puis éliminer, la sérosité des œdèmes et des hydropisies.

Le strophantus peut être considéré comme supérieur à la digitale dans les cas où l'hypertension artérielle constitue un danger, et il réalise un précieux sédatif de la dyspnée cardiaque. Toutefois, la thérapeutique dispose d'agents médicamenteux, tels que le muguet et le genêt, qui sont au moins équivalents au strophantus dans ces circonstances. A titre de contre-indication, il faut mentionner que, comme la plupart des toniques du cœur, le strophantus ne doit pas être employé durant la période de compensation.

MUGUET. CONVALLAMARINE

Le muguet (*Convallaria maialis*), plante de la famille des Liliacées, renferme comme principes actifs : 1° la *Convallamarine*, un glucoside possédant des propriétés analogues à celles de la digitaline ; 2° la *convallarine*, un autre glucoside constituant un purgatif drastique analogue à la scamonnée. La convallarine paraît devoir rentrer dans le groupe des saponines. Son action irritante est particulièrement intense dans la plante fraîche. Les manipulations chimiques nécessitées par son extraction lui font perdre l'activité qu'elle manifestait dans cette plante fraîche et elle n'agit plus que comme purgatif drastique et irritant de l'épithélium rénal. On emploie les feuilles, les fleurs, les fruits, les racines. La convallamarine est incristallisable, soluble dans l'eau et dans l'alcool, à peu près insoluble dans l'éther et le chloroforme, lévogyre ; elle se rencontre surtout dans les fleurs. La convallarine est presque insoluble dans l'eau, de saveur amère, cristalline ; elle existe surtout dans les feuilles et les rhizomes.

L'action drastique de la convallarine est auxiliaire, au point de vue thérapeutique, de l'action cardiaque de la convallamarine. Il en est de même, à ce point de vue, de la substance odorante qui se perd par la dessiccation. La plante fraîche renferme, environ, 2,50 p. 1000 de convallamarine et 1,50 p. 1000 de convallarine.

La poudre de fleurs est un énergique excitant de la muqueuse pituitaire ; elle fait d'ailleurs partie de la poudre sternutatoire (feuilles d'asarum, de bétoine, de marjolaine, fleurs de muguet). Sous le nom *d'eau d'or*, on prépare en Russie et en Allemagne un cordial populaire à base de muguet.

Par contact direct sur le cœur de la grenouille, l'extrait ou le suc du muguet provoquent, après quelques minutes, l'arrêt du ventricule en systole, tandis que les oreillettes restent en diastole. On note la conservation de tous les mouvements spontanés et réflexes. Le cœur de tortue est plus réfractaire à cette action toxique ; ceux de rat et de crapaud le sont encore davantage. Sur le cœur des mammifères, on peut observer la plupart des manifestations caractérisant l'action toxique de la digitale, bien que les influences exercées par la digitaline et la convallamarine diffèrent sur beaucoup de points. L'association de la convallarine à la convallamarine modifie profondément l'action de cette dernière.

A faibles doses, le suc frais de la plante ou l'extrait aqueux déterminent du ralentissement des pulsations cardiaques et une légère baisse de la pression artérielle. Les doses fortes provoquent, au contraire, une augmentation du nombre des contractions cardiaques, de l'énergie systolique et de la pression artérielle ; les mouvements respiratoires sont ralentis et leur amplitude est notablement augmentée. Puis, sans que l'on voie cesser l'augmentation du nombre des contractions cardiaques, il survient un abaissement de la tension artérielle, en même temps que se produit de la dyspnée. C'est le signal de l'apparition des irrégularités, des faux pas du cœur, des chutes brusques de tension artérielle, et le cœur meurt subitement, la respiration persistant encore durant quelques instants, petite et superficielle.

Le cœur meurt en diastole, gorgé de sang, et ce résultat est dû à la présence de la convallarine, car la convallamarine tue le cœur en systole, comme la digitaline. L'augmentation de tension artérielle doit également, dans ce cas, être attribuée à la convallarine, de même que l'influence exercée sur le rein et sur le tube intestinal. L'action irritante de la convallarine employée seule se traduit précisément, du côté du cœur, par du ralentissement des contractions, une légère augmentation de leur énergie et un abaissement passager de la tension artérielle. La respiration est également très ralentie et manifeste même une tendance à l'arrêt. Après cette phase provoquée par l'irritation locale, on voit survenir une augmentation notable du nombre des contractions cardiaques, accompagnée d'une élévation de la tension artérielle. Des convulsions apparaissent, puis la tension artérielle s'abaisse brusquement et le cœur meurt en diastole, gorgé de sang. La respiration persiste quelque temps.

La convallamarine détermine toujours l'arrêt du cœur en systole. Chez la grenouille, les faibles doses produisent un ralentissement et un affaiblissement progressifs, tandis qu'avec les fortes doses on constate une période d'augmentation d'amplitude, puis des irrégularités. Dans les deux cas, le cœur meurt brusquement en systole persistante. Après la mort du cœur, les muscles sont encore excitables et les mouvements réflexes s'accomplissent toujours avec facilité. Chez les animaux à sang chaud, les faibles doses provoquent un ralentissement des contractions cardiaques, ainsi que des mouvements respiratoires dont l'amplitude devient plus grande, et un abaissement de la tension artérielle. A doses fortes, on constate une augmentation considérable du nombre des contractions cardiaques avec abaissement de la tension artérielle. Cette augmentation du nombre des pulsations se maintient jusqu'à la période prémortelle, tandis que la tension continue à baisser progressivement, jusqu'à la mort qui se produit brusquement. L'arrêt du cœur a lieu en systole ; le myocarde est durci, comme contracturé, inexcitable. La respiration est aussi profondément modifiée et l'on observe une dyspnée intense. La respiration, qui est devenue très superficielle à la période prémortelle, persiste encore quelque temps après la mort du cœur.

Dans l'emploi du muguet aux doses thérapeutiques, on obtient, comme avec la digitale, une période utile de ralentissement avec augmentation d'amplitude. La durée de cette période est sensiblement la même et l'augmentation d'amplitude serait plutôt supérieure pour le muguet, à ralentissement égal. Il n'y a pas à craindre ces périodes dangereuses caractérisées par un arrêt prolongé intercalé entre deux séries de pulsations régulières ralenties ; ces manifestations ne se produisant, avec le muguet, qu'aux doses très considérables et à la période prémortelle.

Enfin l'action diurétique est constante, tandis qu'elle est seulement occasionnelle avec la digitale. D'autre part, l'augmentation de tension artérielle est à peu près nulle quand on emploie le muguet aux doses thérapeutiques.

La convallamarine, et surtout les préparations galéniques de muguet, réalisent en outre un tonique et un sédatif du système nerveux. Elles épuisent moins que la digitale (dans tous les cas, beaucoup moins vite) la contractilité cardiaque et artérielle. L'intolérance gastrique est beaucoup moins accentuée qu'avec la digitale et l'accumulation n'est pas à craindre, en raison de la facilité de l'élimination. Les résultats contradictoires signalés par quelques observateurs sont certainement dus à l'inconstance des préparations ainsi qu'à la différence de richesse en convallarine et convallamarine des produits employés.

Administrée aux doses de 20 à 30 centigrammes *pro die* en trois fois, la *convallarine* pure n'a déterminé aucun effet sur le pouls, la respiration ; mais elle a provoqué de la diurèse, des nausées, de la diarrhée et des coliques. Son action s'est donc manifestée, exclusivement, par des effets drastiques. Aux doses de 5 à 30 centigrammes *pro die*, la *convallamarine* pure a manifesté une influence très nette sur le cœur et la circulation, accessoirement sur l'appareil respiratoire.

Les effets thérapeutiques obtenus à l'aide du muguet sont assez lents et progressifs. Leur maximum s'observe dix à douze jours après le début de la médication.

Modes d'administration. Doses. — On prépare un extrait aqueux et un extrait avec le suc. On utilise pour cela deux tiers de feuilles et racines et un tiers de tiges et fleurs. On emploie également la teinture, l'extrait fluide et le glucoside convallamarine en nature que l'on prescrit aux doses de 1 à 20 centigrammes *pro die*. On utilise encore les fleurs en infusion : 3 à 4 grammes pour 250 d'eau bouillante. Ce mode d'emploi peut déterminer quelques troubles digestifs, et même de la diarrhée et des vomissements.

Formule préconisée par Constantin Paul : pendant six jours consécutifs, 10 grammes extrait aqueux de muguet dans 50 grammes d'infusion de thym (à 1 p. 200 d'eau) édulcorée avec 90 grammes de sirop d'écorces d'oranges amères.

Dans les cardiopathies chroniques, on tire de grands avantages de l'association du muguet à la spartéine pour maintenir et prolonger l'action cardiotonique de la digitale.

> Extrait de muguet . . . . 6 grammes.
> Sulfate de spartéine . . . . 1 à 2 grammes.
>
>   *F. S. A*. Diviser en 40 pilules.
>
>   Deux à trois *pro die* pendant deux à quatre semaines.

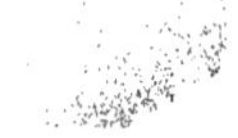

CÈNÊT. SPARTÉINE

Les genêts, plantes de la famille des Légumineuses-Papilionacées, sont représentés par des arbrisseaux dans les régions tempérées de l'Europe, de l'Asie et de l'Afrique. On les trouve dans les bois, les lieux incultes, les bruyères, surtout dans les terrains siliceux. Il faut distinguer plusieurs espèces : 1° *Genista tinctoria* (genestrelle, genestrolle, spargelle, herbe à jaunir) dont les fleurs, les racines et les feuilles possèdent des propriétés purgatives, tandis que les graines sont éméto-cathartiques. La matière colorante qui lui a fait donner sa qualification de *tinctoria* se trouve dans les sommités fleuries et les racines ; 2° *Spartium scoparium*, *Genista scoparia* [*Sarothamnus*] (genêt à balais), c'est celui utilisé en thérapeutique. Il se distingue par des feuilles inférieures trifoliolées, pétiolées, tandis que les feuilles supérieures sont unifoliolées et sessiles. Les tiges et les feuilles sont, surtout, purgatives et diurétiques ; les fleurs et les semences, éméto-cathartiques. En Angleterre, on utilise, à titre d'hydragogue très actif, le suc de la plante fraîche additionné d'alcool. Dans le sud-ouest de l'Europe, en Auvergne, dans les Cévennes, on trouve une autre variété, le genêt purgatif (*Genista purgans*) reconnaissable à ses petites feuilles sessiles et trifoliées. Le genêt ailé (*Genista sagittata*) est une petite espèce de nos bois, à rameaux ailés et à courts épis terminaux ; 3° *Genista juncea* (genêt odorant, genêt d'Espagne), c'est une plante croissant surtout dans le Midi et que l'on cultive comme plante d'agrément pour la beauté et le parfum de ses fleurs.

La tribu des Génistées se subdivise en genres : *Genista*, *Lupinus* et *Ulex*. Le genre Genista comprend : *Spartium*, *Laburnum* et *Cytisus*. La tribu des Génistées est, elle-même, très voisine de la tribu des Podalyriées dans laquelle on trouve les genres *Baptisia*, *Sophora* et *Anagyris*, plantes contenant un alcaloïde, la CYTISINE, que l'on a également retrouvée dans certaines plantes des genres *genista* et *ulex* (l'*ulexine* est identique avec la *cytisine*). Cette remarque tire son importance de ce que, dans un certain nombre de circonstances, on a pu observer des accidents d'intoxication, parfois assez graves, à la suite de la substitution ou du mélange des fleurs de *Genista juncea* aux fleurs de *Genista scoparia*. Il y a donc grand intérêt à pouvoir les distinguer.

Le genêt d'Espagne (contenant de la cytisine) a de grandes fleurs jaune-d'or, odorantes, en grappes terminales, enveloppées d'un calice glabre, fendu jusqu'à la base et montrant une seule lèvre coupée obliquement et terminée par cinq petites dents ; étendard grand, orbiculaire redressé, carène à bec acuminé, style courbé au sommet mais non enroulé en cercle. Les représentants de cette plante sont plus voisins du sous-genre cytisus que du sous-genre spartium.

Le genêt à balais (contenant seulement de la spartéine) montre des fleurs solitaires ou géminées à chaque nœud de la tige ; elles sont portées sur un long pédicelle et accompagnées à leur base de quelques petites feuilles sessiles. La corolle est, en général, un peu moins grande que celle des fleurs du genêt d'Espagne, d'un beau jaune d'or (généralement un peu plus foncé que celui du genêt d'Espagne), avec un étendard échancré au sommet, des ailes courbées, velues au bord inférieur, une carène courbée et obtuse. Le style est velu dans sa partie inférieure et enroulé sur lui-même, élargi, canaliculé vers le sommet. Le calice est court, campanulé, à deux lèvres, la supérieure présentant deux dents superficielles et l'inférieure, trois dents. Cette variété de genêt couvre, à elle seule, une grande superficie des landes d'Auvergne et de Bretagne.

Le genêt des teinturiers, beaucoup moins répandu, diffère surtout du genêt à balais par son calice glabre à lèvres égales, ses fleurs en grappes nombreuses, oblongues, formant par leur réunion un grand panicule.

Les fleurs, les fruits, les jeunes pousses des différentes variétés de genêts servent d'aliment pour les bestiaux; et c'est précisément ce fait qui a éveillé l'attention sur leurs propriétés toxiques et thérapeutiques. L'observation apprit qu'à la suite de l'ingestion d'une trop grande quantité de ces produits, il se développait une inflammation des voies urinaires et, dans les régions méridionales, on appelait *Genestade* une cystite avec hématuries provoquée chez les animaux par l'ingestion des graines, c'est-à-dire des fruits mûrs.

A côté de substances encore peu connues (notamment un corps de nature *résinoïde*) mais qui paraissent douées d'une action assez énergique sur l'organisme animal, on connaît deux principes actifs bien définis extraits, en 1851 par STENHOUSE, du genêt à balais.

La *Scoparine* est une matière colorante cristallisable, analogue à la quercétine et donnant, comme cette dernière, de la phloroglucine et de l'acide protocatéchique sous l'influence de la potasse fondante. C'est un agent exclusivement diurétique, par action stimulante sur l'épithélium rénal. La *Spartéine* ($C^{15}H^{26}Az^2$) est un alcaloïde volatil non oxygéné, constituant, à la température ordinaire, une huile incolore, épaisse, bouillant à 287°. Son odeur rappelle celle de l'aniline et sa saveur est extrêmement amère. C'est une base fortement alcaline, altérable sous l'influence des acides bouillants ainsi que par la simple exposition à l'air. Elle est peu soluble dans l'eau d'où l'addition de sel marin la sépare, facilement soluble dans l'alcool, l'éther, le chloroforme. Les sels cristallisent difficilement. Le sulfate est seul employé. Le chlorhydrate est inodore, ce qui le différencie du sel correspondant de nicotine, et il est incristallisable, ce qui le différencie du sel correspondant de conicine. La plante entière, adulte, renferme environ 3 p. 1000 d'alcaloïde.

Les propriétés hydragogues et purgatives des genêts étaient très anciennement connues. On utilisait surtout l'infusion, dans du vin blanc, des sommités fleuries. En 1873, FICK insista sur les analogies de composition chimique et de propriétés que la spartéine présente avec la nicotine et la conicine, alcaloïdes non oxygénés comme elle. Il faisait ressortir, en même temps, les différences d'action physiologique: la spartéine n'exerçant pas d'action locale sur les éléments anatomiques, au contraire, profondément modifiés et perdant leurs propriétés fonctionnelles au contact de la nicotine et de la conicine.

L'action générale exercée par la spartéine sur les animaux à sang chaud peut être divisée en trois périodes : 1° *période d'hyperexcitabilité réflexe,* caractérisée par des tremblement convulsiformes avec prédominance dans le train antérieur et la tête et se produisant à la suite du moindre mouvement spontané (que l'animal semble, d'ailleurs, éviter avec soin) ou de la plus légère excitation (les attouchements, un bruit quelque peu intense, déterminent l'apparition de soubresauts et de secousses convulsives) ; 2° *période de stupeur*, durant laquelle l'animal reste aplati sur le ventre, le museau appuyé pour se soutenir, ne bougeant plus, mais présentant toujours, par simple attouchement, une attaque convulsive, tonique et clonique, avec raidissement des pattes et incoordination motrice (Si l'on cherche alors à apprécier l'état fonctionnel du cœur au moyen du palper thoracique, on constate une forte impulsion systolique avec ralentissement notable et régularisation des contractions) ; 3° *période de collapsus* (à laquelle succède soit l'asphyxie, soit le retour à la normale), caractérisée par une respiration embarrassée, anhélante, qui devient de plus en plus difficile et rare, puis finit par s'arrêter complètement, le cœur continuant à effectuer des contractions lentes, affaiblies, rhythmiques. Dans les cas de survie, l'embarras respiratoire disparaît assez rapidement ; on observe d'abondantes mictions, témoins de l'effort éliminatoire, et le retour à l'état normal s'effectue dans un court espace de temps.

En définitive, l'action toxique est caractérisée par des phénomènes, à la fois, convulsifs et asphyxiques. Le cœur continue à battre quelque temps après la mort et, après son arrêt, on le trouve légèrement dilaté par du sang noir et liquide. Les poumons se montrent parsemés de plaques ecchymotiques ou d'ecchymoses punctiformes. L'intelligence est conservée. On constate, en outre, une action analgésiante locale très accentuée et un abaissement marqué de température. Sur les nerfs pneumogastriques et glandulaires, l'action se rapproche, dans une étroite mesure, de celle de l'atropine. A dose faible, on voit se produire une action légèrement narcotique ; à haute dose, on constate la paralysie de l'excitabilité réflexe, des nerfs moteurs, des terminaisons des nerfs vagues, des centres intra-cardiaques, du centre respiratoire. La contractilité musculaire est diminuée.

Les effets que l'on peut observer sur le cœur et la circulation sont particulièrement remarquables. L'augmentation d'énergie de l'impulsion systolique, le ralentissement et la régularisation, parfois après une légère accélération passagère, sont les principales caractéristiques de cette électivité d'action. Chez la grenouille, on constate une augmentation notable d'amplitude, une force et une instantanéité d'impulsion remarquables, pas de fatigue du myocarde malgré l'accroissement d'énergie, une augmentation de persistance et de durée des contractions, telle que l'on a vu les systoles ventriculaires persévérer durant trois jours après la mort. Chez les mammifères, les tracés hémodynamométriques montrent un renforcement considérable des oscillations traduisant une énergie plus grande des pulsations centrales ; et les pulsations périphériques suivent exactement les mêmes variations, ce qui prouve que l'influence s'exerce uniquement sur le centre. On n'observe pas de changement dans la tension artérielle dont la ligne de niveau reste sensiblement égale, malgré des injections réitérées.

L'action prédominante et élective de la spartéine sur le fonctionnement du cœur consiste, essentiellement, en une action dynamogénique d'origine centrale, se traduisant par une augmentation d'intensité et de durée, ou mieux de persistance, des contractions. L'influence bulbo-myélitique est prédominante, comme le prouvent l'absence de variations de la pression et d'effets périphériques ou vaso-moteurs, ainsi que les convulsions, l'asphyxie. La persistance du fonctionnement du cœur après la mort, persistance appréciable chez la grenouille ou le chien nouveau-né, doit s'interpréter comme conséquence de l'action exercée sur l'appareil ganglionnaire intra-cardiaque ; car l'hypothèse d'une action directe sur la contractilité propre du myocarde doit être écartée, puisque la spartéine paraît complètement dépourvue d'influence sur la contractilité musculaire, sauf par contact direct. Pour que la tension artérielle et l'excitabilité des nerfs vagues soient modifiées, il faut arriver aux très fortes doses, aux doses rapidement et énergiquement toxiques.

La respiration n'est pas sensiblement influencée par les doses faibles de spartéine ; tout au plus voit-on une légère diminution de nombre avec augmentation d'amplitude. Avec les fortes doses, on voit survenir de la dyspnée et des convulsions, en même temps qu'une augmentation de nombre avec diminution d'amplitude ; bientôt la respiration devient irrégulière, spasmodique, et la mort se produit par asphyxie, bien avant l'arrêt du cœur. Ces phénomènes sont encore des preuves de l'action bulbo-médullaire.

Du côté du tube digestif, on ne constate aucune action irritante sur la muqueuse gastro-intestinale ; parfois, seulement une diarrhée passagère. En raison de son amertume, la spartéine exerce une action tonique et stimulante par influence propulsive. Il est important de faire ressortir le contraste que présente, à ce sujet, l'action éméto-cathartique de la drogue en nature avec l'action inoffensive de l'alcaloïde.

L'élimination s'effectue facilement par la voie rénale, même chez les individus atteints de néphrite, ce qui fait de la spartéine un précieux médicament dans un grand nombre de cas, notamment chez les cardiaques. Son action diurétique est à peu près nulle ; cependant elle est capable de prolonger une influence diurétique qui aurait été provoquée préalablement. A dose thérapeutique, elle est sans influence sur les sécrétions. La spartéine ne s'accumule pas.

En ce qui concerne les centres nerveux, on constate que, chez l'homme sain, 15 à 20 centigrammes de sulfate de spartéine n'exercent aucune influence sur l'encéphale ou sur la moelle. Toutefois, on a signalé, chez certains cardiaques, des phénomènes encéphalo-bulbaires et myélitiques se traduisant par : éblouissements, vertiges, céphalalgies, palpitations, sensation de pesanteur dans les régions thoracique et abdominale, fourmillements des membres. Mais ces inconvénients ne se montrent qu'avec des doses d'au moins 30 centigrammes, et leur cessation immédiate coïncide avec la suppression du médicament.

On observe une assez notable différence d'action sur le cœur sain ou affecté par des troubles d'innervation. Des palpitations peuvent se montrer dans les cas d'hystérie, d'hypochondrie, de chorée, de maladie de Basedow, ainsi que dans divers états psychiques, chlorotiques, anémiques, sans lésions valvulaires, dans les cas de troubles provoqués par des intoxications par le tabac, le café, l'alcool, le plomb, etc. Dans certaines cardiodynies comme celles liées à l'angor pectoris vraie, ou à une lésion valvulaire telle que l'insuffisance aortique, l'administration de 10 centigrammes de sulfate de spartéine a suffi pour provoquer des palpitations et de l'arhythmie. Ces phénomènes sont explicables par une diminution de l'excito-motricité des centres nerveux, et, principalement, des nerfs vagues.

Les fortes doses sont capables de provoquer une exagération de l'excito-motricité médullaire, bientôt suivie de paralysie. L'influence sur les nerfs moteurs se produit par l'intermédiaire de leurs extrémités centrales, et l'on observe une paralysie survenant comme celle que provoque la conicine. Le collapsus et la résolution musculaire sont dus à l'impuissance de la moelle à transmettre l'incitation aux cordons moteurs. A noter ici, une action efficace contre les tremblements d'origine nerveuse diverse.

Bien que le mécanisme de cette action soit encore très discutable, on doit rapporter à l'influence exercée sur le système nerveux, par l'intermédiaire des centres de thermogenèse, l'abaissement notable de température que l'on observe à la suite de l'action périphérique locale produite par les badigeonnages des solutions à 1 p. 20 de sulfate de spartéine. Dans les maladies fébriles à localisations viscérales, on constate un abaissement de température de 1° à 1°5. Dans les maladies fébriles à déterminations cutanées (rougeole, scarlatine, variole, érythème noueux, érysipèle, eczéma fébrile), l'abaissement de température peut atteindre 3° à 4°. En même temps, on observe la disparition des exanthèmes de la rougeole, de la scarlatine, de la variole, de l'érysipèle.

En résumé, au point de vue de l'action médicamenteuse, la spartéine produit : le relèvement du cœur et du pouls, la régularisation immédiate du rhythme cardiaque, une accélération au moins passagère des battements. Tous ces effets se réalisent dans un espace d'une demi-heure à une heure après l'absorption du médicament et ils durent trois à quatre jours après sa suppression. L'action tonique est plus prompte, dans certains cas même plus énergique que celle résultant de l'emploi de la digitale cu du muguet. L'action sur la tension artérielle est nulle; les vaso-moteurs ne sont pas influencés. La spartéine continue, *et même renforce*, l'impulsion systolique après l'action de la digitale. Enfin, on n'observe pas de phénomènes d'accumulation. La rapidité de son action en fait un médicament précieux dans les cardiopathies réclamant une prompte intervention pour combattre l'asystolie ; et on y trouve encore cet avantage, très appréciable, que la mise en œuvre d'une dose même exagérée, relativement à l'individu ou à son état momentané, ne présente pas, à beaucoup près, les inconvénients offerts par la plupart des autres médicaments cardiaques.

L'action de la spartéine se montre surtout efficace dans les affections cardiaques récentes, alors que la compensation est peu troublée et la dégénérescence faible. Ses indications comprennent tous les cas d'asthénie, avec un myocarde soit altéré, soit insuffisant par suite d'obstacles, les circonstances dans lesquelles le pouls est irrégulier, intermittent, arhythmique, les états généraux graves. La dose journalière peut varier entre 5 et 30 centigrammes.

Je rappelle, pour terminer l'étude de la spartéine, que LANGLOIS et MAURANGE ont proposé, dans le but d'éviter la syncope cardiaque primitive toujours à redouter avec les hypno-anesthésiques, de pratiquer une injection hypodermique préalable de spartéine associée à la morphine : 3 centigrammes de sulfate de spartéine et 1 centigramme de chlorhydrate de morphine.

La drogue entière (notamment employée sous forme de *Suc de genêt*) provoque quelques actions différant de celles de la spartéine. Tout d'abord, une influence diurétique des plus marquées, due à l'intervention de la scoparine, et, parfois même, de la salivation si la dose est assez élevée ou la susceptibilité du sujet suffisante. En outre, dans l'expérimentation sur les animaux, on note, au début, une augmentation de tension artérielle qui doit être imputée à l'action irritante des principes résinoïdes indéterminés, lorsque l'introduction du suc de genêt dans l'organisme est faite par la voie veineuse. L'injection hypodermique produit seulement un abaissement de la tension avec augmentation du nombre des contractions cardiaques. Les modifications respiratoires (diminution d'amplitude avec respiration presque exclusivement diaphragmatique, puis dyspnée avec accélération) confirment cette influence irritante du suc injecté primitivement dans le sang.

Le *Suc de genêt d'Espagne* doit sa toxicité intense à la présence de la *cytisine* jointe à des produits résinoïdes. Les doses faibles provoquent, chez les animaux : torpeur, faiblesse, inertie motrice, dyspnée, rarement des convulsions, mais toujours des tremblements. Les convulsions toniques, les mouvements ambulatoires, le tremblement spasmodique des membres portés en extension forcée, caractérisent les doses mortelles. L'action irritante est intense et provoque une influence émétocathartique des plus accusées.

Modes d'administration. — On peut employer les formes de potion, de pilule, ou d'injection hypodermique.

Potion.

Sulfate de spartéine	Trente centigrammes.
Sirop (simple ou composé)	20 grammes.
Eau distillée de laurier-cerise	15 »
Eau distillée.	60 »

(5 centigrammes de spartéine par cuiller à soupe.)

Pilules.

Sulfate de spartéine	1 gramme.
Extrait de muguet	2 »

F. S. A. 20 pilules.

Injections hypodermiques.

Sulfate de spartéine	Vingt centigrammes.
Eau distillée de laurier-cerise	10 grammes.

(2 centigrammes par seringue ou cc.).

NERIUM OLEANDER. — Plante extrêmement active dont la toxicité a toujours été redoutée. C'est le *Rhododendros* des grecs, le *Rhododaphne* ou *Nerium* de PLINE; on l'appelle aussi *Laurose* ou *Laurier rose*, bien que la plante n'ait rien de commun avec les lauriers ni avec les rosiers. Après l'ingestion de 60 centigrammes de poudre d'écorces, on a observé : nausées, vomissements, céphalalgie, entéralgie, angoisse précordiale, convulsions, syncopes. Le pouls était concentré, intermittent, éteint. On a rapporté la mort de soldats ayant succombé, en Corse, après avoir mangé des volailles que l'on avait fait rôtir embrochées sur des tiges de laurose. L'usage de faibles doses assez fréquemment renouvelées détermine une débilité musculaire prononcée avec tendance à la contracture. Les feuilles fraîches et le suc exercent une action irritante locale intense. La toxicité est d'autant plus considérable que la plante habite un climat plus méridional, et on a même signalé, en Algérie, la contamination des eaux d'alimentation par les feuilles ou les racines. Le latex crémeux de la plante fraîche se montre particulièrement toxique. Comme chez la digitale, on constate une grande richesse en sels de potassium, notamment en chlorure.

L'intoxication, chez es animaux à sang froid, peut se diviser en trois périodes ; 1° hyperexcitabilité réflexe ; 2° abattement, réactions faibles, lentes, tardives, parésie musculaire; 3° paralysie, collapsus, arrêt du cœur. Chez les animaux à sang chaud, on observe, en plus, des vomissements, une accélération des contractions cardiaques telle que le pouls est incomptable. La mort a lieu par asphyxie, le cœur montrant encore quelques contractions fibrillaires, mais il s'agit bien d'un poison du myocarde, car, aussitôt après la mort, le cœur et les muscles sont inexcitables par faradisation.

Principes actifs, les glucosides : *nériine* et *oléandrine* dans Nerium oleander, *nériodorine* et *nériodoréine* dans Nerium odorum.

Modes d'administration. — L'extrait aqueux est peu actif; on emploie l'extrait alcoolique en pilules de 5 centigrammes (2 à 5 *pro die*). Médication à surveiller.

APOCYNUM (*Chanvre du Canada*). — Très employé aux Etats-Unis à titre de diurétique et dénommé pour cette raison *trocart végétal*. Diurétique, diaphorétique, expectorant et cardiocinétique ; exerce une action tonique sur le cœur et la circulation par suite d'une influence analogue à celle de la digitale et du strophantus sur le myocarde et la tunique vasculaire. On en a extrait deux glucosides actifs : *Apocynine*, amorphe, résineuse, facilement soluble dans l'alcool et l'éther, à peu près insoluble dans l'eau, *Apocynéine*, cristalline, assez facilement soluble dans l'eau. L'apocynine est extrêmement toxique, beaucoup plus que l'apocynéine qui est analogue à la nériine et à la digitaléine.

L'action pharmacodynamique est très voisine de celle du laurose : diminution de fréquence des systoles cardiaques, augmentation d'énergie, arrêt respiratoire précédant de fort peu l'arrêt du cœur, arrêt en systole et primitif avec les fortes doses, nerfs moteurs inexcitables par faradisation, tandis que les muscles réagissent faiblement à l'excitation directe. L'action est principalement bulbo-médullaire. Sauf une action élective sur les terminaisons périphériques des nerfs sensitifs du bulbe oculaire, la sensibilité n'est pas visiblement affectée, tandis que partout où l'apocynine peut arriver par la voie de la circulation sanguine, non seulement les nerfs sont rendus inaptes à faire contracter les muscles, mais encore les muscles perdent leur contractilité au bout de quelque temps, après une période d'affaiblissement graduel.

L'apocynine présente de grandes analogies avec la digitaline en ce sens que, suivant la dose, elle améliore et renforce l'énergie du myocarde, ralentit et régularise les pulsations, augmente la tension, ou bien accélère le pouls qui devient irrégulier et arhythmique, diminue l'énergie systolique, abaisse la tension artérielle. Son action est essentiellement bulbaire. Elle possède comme qualités caractéristiques : son pouvoir diurétique, l'absence de propriétés irritantes ou phlogogènes.

Modes d'administration. — Poudre de la racine, de 10 centigrammes à 1 gramme, teinture de 1 à 3 grammes, *pro die*. L'administration de ce médicament exige une surveillance étroite et attentive.

OUABAÏO. — Ce produit, le plus violent des poisons du cœur, est fourni par l'*Acokanthera Schimperi* rapporté, à tort, au genre *Carissa*. Des *A. Schimperi* et *Deflersii* on a extrait le glucoside *Acokanthérine* et des *A. ouabaïo* et *venenata* le glucoside *Ouabaïne*. L'ouabaïne, que l'on trouve en plus ou moins forte proportion dans tous les représentants de ce groupe, détermine la mort du cœur d'une grenouille dans l'espace d'une demi-heure, à la dose de *un centième de milligramme* et dans l'espace de deux heures à la dose de *huit millièmes de milligramme*. Chez les animaux à sang chaud, on constate des troubles respiratoires accentués qui sont sous la dépendance de la paralysie cardiaque. Aux faibles doses (quelques centièmes de milligrammes) le cœur est ralenti d'abord, puis accéléré; il devient arhythmique et s'arrête enfin en systole tétanique. Le ralentissement est empêché par la section des nerfs vagues. Avec de fortes doses (quelques dixièmes de milligramme) on observe l'accélération d'emblée et la mort brusque du cœur. La tension artérielle, élevée pendant le ralentissement et abaissée durant l'accélération, tombe à 0 quelque temps après l'arrêt tétanique. La même influence s'observe après section de la moelle cervicale, donc il doit intervenir une action exercée sur la tunique musculaire des artères. A l'intensité près, l'action de l'ouabaïne est très analogue à celle exercée par la strophantine et par la digitaline. Elle est analgésiante par action locale, mais extrêmement irritante. Les genres *Thevetia* et *Carissa* contiennent des produits presque aussi toxiques.

CORONILLES. — Plantes de la famille des Légumineuses-Papilionacées renfermant une proportion variable de l'alcaloïde *Cytisine* ($C^{11}H^{14}Az^2O$) et du glucoside *Coronilline* ($C^7H^{12}O^5$). Les graines sont les plus riches, sauf pour l'espèce *Coronilla emerus* (séné bâtard, faux baguenaudier) où elles sont inoffensives, mais on retrouve des principes actifs dans les tiges et les feuilles. On a rapporté un assez grand nombre d'accidents divers d'intoxication occasionnés par les feuilles, les graines, et même par le lait d'animaux ayant brouté ces plantes dont les propriétés toxiques et médicamenteuses étaient déjà mentionnées par PLINE et DIOSCORIDE. L'influence la plus saillante consiste dans la modification des contractions cardiaques, analogue à ce que provoque la digitaline. L'arrêt du cœur se produit en systole avec demi-tétanos dissocié. L'action bulbaire est encore plus marquée et plus importante que celle exercée par la digitaline. On constate une abolition graduelle et régulière de la contractilité musculaire, ainsi que la disparition complète de tous les mouvements volontaires. Les réflexes disparaissant avant les mouvements volontaires, le cerveau est donc atteint après la moelle. La coronilline exerce une action irritante locale. Elle subit dans le tube digestif des modifications telles que des doses qui seraient mortelles par voie d'injection veineuse deviennent sans action lorsqu'on les introduit par la voie buccale.

Modes d'administration. — C'est l'espèce *Coronilla varia* (coronille bigarrée) que l'on utilise sous forme de pilules (extrait aqueux et poudre, ââ 1 centigr.), ou de teinture aux doses de 2 à 5 grammes *pro die*.

ANAGYRE. — Arbuste de la famille des Légumineuses-Papilionacées, croissant dans la région méditerranéenne, où son abondance cause parfois des malaises et de la céphalalgie, en raison de son odeur (*Anagyris fœtida*. Bois puant). L'odeur de l'écorce froissée est particulièrement repoussante. Cette plante éloigne tous les insectes, même les abeilles. Elle renferme principalement l'alcaloïde *Anagyrine* ($C^{15}H^{22}Az^2O$), mais on y trouve aussi de la cytisine ($C^{11}H^{14}Az^2O$). On a rapporté un certain nombre d'accidents d'intoxication causés par le lait et le fromage de brebis et de chèvres ayant brouté l'anagyre. La plante entière exerce une violente action irritante sur le tube digestif. Les animaux présentent des vomissements, des tremblements, de la parésie des membres, du ralentissement et de l'arrêt de la respiration, puis du cœur. Les herbivores se montrent très résistants à l'action toxique. L'action sur le cœur des mammifères est caractérisée par du ralentissement, bientôt suivi d'accélération ainsi que d'augmentation d'énergie des contractions cardiaques, avec élévation marquée de la tension artérielle. Le travail du myocarde subit une augmentation considérable que permet de comprendre l'influence exercée par l'anagyrine sur les centres vaso-moteurs centraux et périphériques, sur le myocarde et sur les fibres lisses vasculaires. L'action exercée sur la circulation est presque exclusivement d'origine périphérique. Cet alcaloïde est le plus remarquable exemple de ce fait, rare dans les modifications de la mécanique cardiaque, d'une augmentation de fréquence accompagnée d'augmentation de travail. Il constitue un médicament remarquable pour accroître l'énergie du myocarde et relever la tension artérielle, mais dangereux en raison de sa toxicité.

ADONIS. — L'ancienne matière médicale confondait les adonis et les anémones, de la famille des Renonculacées, dont les propriétés pharmacodynamiques se rapprochent étroitement de celles de certaines espèces d'adonis. En effet, en tenant compte des propriétés physiologiques saillantes des espèces actives, on a établi deux groupes dans les adonis : 1° celui caractérisé par un glucoside (*Adonidine*) à action physiologique semblable, quelle que soit l'espèce qui le fournit, mais d'intensité différente suivant l'espèce (*Adonis vernalis, A. estivalis. A. amurensis*) ; 2° celui caractérisé par une substance analogue au camphre d'anémone (*Anémonine*), douée de propriétés vésicantes, les rapprochant des anémones et des renoncules (*Adonis vesicatoria, A. gracilis*). L'adonidine est une poudre amorphe, d'un jaune pâle, inodore, de saveur très amère et persistante, peu soluble dans l'eau, et fournissant de la coumarine parmi ses produits de décomposition. Elle détermine du ralentissement du cœur avec augmentation d'énergie; puis, à forte dose, de l'accélération arhythmique et l'arrêt en systole tétanique. La diurèse est remarquablement activée ; on note quelquefois des vomissements et de la diarrhée. Il ne se produit pas d'accumulation.

Modes d'administration. — On utilise *Adonis vernalis* dont on prescrit l'infusion de feuilles et tiges sèches (4 à 8 grammes pour 250 d'eau), l'alcoolature et la teinture (2 à 5 grammes *pro die*), les extraits aqueux et alcoolique (50 centigrammes à 1 gramme *pro die*), le glucoside en nature, adonidine, (10 à 20 milligrammes *pro die*), en pilules.

HELLÉBORE. — Les Hellébores, autres plantes de la famille des Renonculacées, contiennent deux glucosides, *Helléborine* et *Helléboréine*, qui ont encore été utilisés à titre de médicaments cardiaques. Ces principes actifs sont contenus dans les racines des *Helleborus viridis*, *H. niger*, et *H. fœtidus*. Tous deux sont violemment irritants. Les racines fraîches sont même caustiques. Leurs propriétés nauséeuses, éméto-cathartiques, diurétiques, résolutives des hydropisies et cardiaques, les avaient déjà fait remarquer des anciens qui les regardaient comme le médicament spécifique de la folie. Irritation gastro-intestinale, diurèse et hypercrinie sudorale, éruptions cutanées, influence élective sur les fibres lisses, action analogue à celle de la digitaline sur le cœur, la circulation et la respiration, telle peut être résumée l'action pharmacodynamique de ces glucosides qui jouissent, en outre, comme la digitaline, de propriétés cumulatives. Ils sont plus intéressants au point de vue toxicologique qu'au point de vue thérapeutique.

CYTISINE ($C^{11}H^{14}Az^2O$). — Cet alcaloïde que l'on retrouve dans un grand nombre des plantes de la famille des Légumineuses-Papilionacées possédant une action sur le cœur et la circulation, est particulièrement abondant dans les Cytises, les Ajoncs, les Baptisia et les Sophora. Sous les dominations de : *Sophorine*, *Baptisine*, *Ulexine*, on a désigné des alcaloïdes extraits de ces différentes plantes mais qui sont, sinon identiques, au moins extrêmement voisins. La cytisine se caractérise par une action élective particulière sur les fibres lisses qui explique ses propriétés fortement évacuantes. Elle élève la tension artérielle, accélère le pouls, augmente l'activité du myocarde et la diurèse. Son action secondaire sur le cœur est encore plus marquée que celle de la spartéine et de la convallamarine. La prédominance, dans son action, de l'influence bulbaire est démontrée par les modifications du cœur, de la tension artérielle et de la respiration ; et son influence sur le tissu musculaire est prouvée par les contractions musculaires spasmodiques qu'elle provoque. Elle possède une activité toxique très considérable.

Bien que les principaux des nombreux agents englobés dans le tableau suivant sous la domination de *Poisons du cœur* possèdent des propriétés physiologiques générales très voisines, ils diffèrent cependant par des nuances qu'il est du plus grand intérêt de savoir utiliser au point de vue thérapeutique. Certains même, comme les genêts et la spartéine, ne mériteraient pas, au sens étroit du mot, l'appellation de poisons du cœur, parce que leur influence nocive sur le myocarde n'est, en quelque sorte, que l'exagération de leurs propriétés toxiques et que le cœur ne meurt pas le premier. Il y a, néanmoins, avantage à conserver ce groupement, ne serait-ce qu'à titre de *médicaments cardiaques*, et aussi parce qu'en somme, si le myocarde n'est pas aussi énergiquement et prématurément atteint par tous, les modifications cardio-vasculaires n'en sont pas moins celles qui se manifestent avec le plus de netteté, de constance et d'éclat.

Au point de vue de la thérapeutique des affections cardiaques, les variations de la tension artérielle, que peut déterminer une substance utilisée à titre de médicament, jouent un rôle de tout premier ordre. Ces médicaments interviennent, en effet, dans des circonstances où la tension artérielle de l'individu qui doit les utiliser peut se trouver faible, moyenne ou forte ; et il peut y avoir un intérêt capital à agir sur le myocarde sans intéresser la tension sanguine ou, tout au moins, en la modifiant aussi peu que possible. Dans certains cas où la tension artérielle est exagérée, une augmentation, même légère, de cette tension peut devenir une cause d'accidents mortels ; c'est dire que, dans ces circonstances, la digitale doit être absolument écartée. D'autre part, il ne faut pas perdre de vue l'intérêt que l'on peut avoir à ne pas solliciter, de façon continue ou même trop fréquemment réitérée, la contractilité musculaire du cœur ou des vaisseaux, soit par l'intermédiaire du système nerveux, soit en agissant directement sur les fibres musculaires. Il est une loi physiologique à laquelle on doit toujours penser, c'est que la paralysie succède à l'excitation pour peu que cette dernière soit trop énergique ou, surtout, trop longtemps prolongée.

Ces quelques considérations feront comprendre l'utilité et l'importance de connaître le mécanisme de l'action des divers médicaments cardiaques et montreront, en même temps, combien leur utilisation peut être délicate et difficile ; elles justifieront même l'intérêt que présente, au point de vue de leurs applications thérapeutiques, l'emploi des cardiaques à action bulbo-médullaire prédominante, dont le type est la spartéine. On ne doit pas oublier non plus, ce qui ajouterait encore, s'il était possible, à leur intérêt que ces médicaments manifestent sur la respiration une influence encore plus accentuée que sur le cœur.

Le tableau ci-après comprend les principales substances possédant sur le cœur des propriétés toxiques ou médicamenteuses. Les principes actifs sont assez différents : ils peuvent être constitués par des alcaloïdes, des glucosides, des toxalbumines, des composés du groupe des résinoïdes. Pour les plantes dont le nom n'est pas suivi de l'énumération *en caractères italiques*, du nom des principes actifs (alcaloïdes ou glucosides) que l'on a pu en isoler, l'activité doit être attribuée à une substance du groupe des *saponines*, ou, dans des cas exceptionnels, du groupe des *toxalbumines*. Les saponines se distinguent en effet, par leur action énergique sur le cœur et la circulation, en outre de leur puissante influence hémolytique.

PRINCIPAUX POISONS ET MÉDICAMENTS DU CŒUR

SCROFULARIACÉES. — Digitalées : Digitalis (*Digitaline, Digitaléine, Digitonine*). — Verbascées : Verbascum (*Verbascine*). — Gratiolées : Gratiola, (*Gratioline, Gratiosoline*). — Rhinanthées : Rhinanthus, Pedicularis, Melampyrum (*Rhinanthine*). — Antirrhinées : Linaria, Antirrhinum. — Globulariées : Globularia (*Globularine, Globularétine*).

APOCYNACÉES. — Échitées : Strophantus (*Strophantine*), Nerium (*Nériine, Oléandrine, Nériodorine, Nériodoréine*), Echites (*Uréchitine, Uréchitoxine*), Apocynum (*Apocynine, Apocynéine*), Adenium (*Echujine*). — Plumériées : Cerbera (*Cerbérine, Odolliuc, Tanghinine*), Acokanthera (*Ouabaïne, Acokanthérine*), Thevetia (*Thévétine, Thévérésine, Thévétosine*), Alstonia (*Ditamine,*

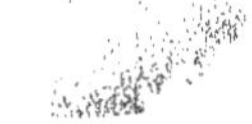

Échiténine, Échitamine, Ditaïne), Plumeria (Plumiéride), Aspidosperma (*Aspidospermine, Québrachine, Aspidosamine*), Geissospermum (*Geissospermine, Péreirine, Vellosine*), Vinca. — CARISSÉES : Carissa, Allamanda, Melodinus. — ASCLÉPIADÉES : Asclepias (*Asclépiadine, Vincétoxicine*), Gonolobus (*Condurangine*), Periploca.

ULMACÉES. — ARTOCARPÉES : Antiaris (*Antiarine*)[1], Ficus.

RUTACÉES. — Pilocarpus (*Pilocarpine*), Rabelaisia (*Lunasine*), Peganum (*Harmaline, Harmine*), Simaba (*Cédrine, Valdivine*), Quassia (*Quassine*).

LÉGUMINEUSES-MIMOSÉES. — EUMIMOSÉES : Mimosa. — ACACIÉES : Acacia, Albizzia [moucenna], Pithecolobium (Pithécolobine), Calliandra [panbotano].

LÉGUMINEUSES-CŒSALPINIÉES. — EUCŒSALPINIÉES : Cœsalpinia, Parkinsonia, Gymnocladus. — BAUHINIÉES : Bauhinia. — CASSIÉES : Cassia. — DIMORPHANDRÉES : Erythrophlœum [mancône] (*Erythrophléine*).

LÉGUMINEUSES-PAPILIONACÉES. — VICIÉES : Vicia, Lens [ervum] Lathyrus, Abrus (*Abrine*). — PHASÉOLÉES : Physostigma (*Ésérine, Calabarine, Éséridine*), Glycine, Mucuna. — GALÉGÉES : Tephrosia, Robinia, Astragalus. — TRIFOLIÉES : Trifolium, Trigonella (*Trigonelline*). — HÉDYSARÉES : Coronilla (*Coronilline*). — DALBERGIÉES : Euchresta, Piscidia, Lonchocarpus, Derris [deguélie] (*Tubaïne*). — GÉNISTÉES : Genista [Spartium, Laburnum, Cytisus] (*Spartéine, Cytisine*), Lupinus (*Lupinidine, Lupinine, Lupanine, Arginine*), Ulex (*Ulexine* ou *Cytisine*), Crotalaria. — PODALYRIÉES : Baptisia (*Baptisine* ou *Cytisine*), Anagyris (*Anagyrine, Cytisine*). — SOPHORÉES : Sophora (*Sophorine* ou *Cytisine*[2].

RENONCULACÉES. — RENONCULÉES : Ranunculus, Anemone, Adonis (*Adonidine*), Hydrastis (*Hydrastine, Berbérine, Canadine*). — AQUILÉGIÉES : Aquilegia, Nigella, Helleborus (*Helléborine, Helléboréine*), Trollius, Delphinium [Aconitum] (*Aconitine, Delphinine*). — CLÉMATIDÉES : Clematis, Thalictrum, Althœa.

COMPOSÉES. — CICHORIÉES : Scolymus, Lactuca, Crepis (*Cichoriine*). — VERNONIÉES : Vernonia (*Vernonine*), Eupatorium (*Eapatorine*), Mikania Guaco (*Guacine*). — ASTÉRÉES : Erigeron, Solidago, Hysterionica [grindelia]. — HÉLIANTHÉES : Helianthus, Bidens. Senecio, Doronicum [Arnica] (*Arnicine*), Petasites, Santolina. — AMBROSIÉES : Xanthium.

CÉLASTRACÉES. — ÉVONYMÉES : Evonymus (*Évonymine*), Celastrus [catha]. — BUXÉES : Buxus (*Buxine*), Lophopetalum [poison de flèches des Négritos de Manille].

---

[1] L'*Antiaris toxicaria* a été souvent citée comme la plante la plus vénéneuse du monde. C'est elle qui fournit les poisons fameux connus sous les dénominations de : *Dajaskh* de Bornéo, *Jakun* de Malacca, *Upas-antiar*, *Pohon-Upas* ou *Ipo* de l'archipel Indien.

[2] Les dénominations : *Cytisine, Ulexine, Baptisine, Sophorine* désignent un seul et même alcaloïde, la cytisine $C^{11}H^{14}Az^2O$.

SAXIFRAGACÉES. — Cactus, Anhalonium (*Anhalonine, Lophophorine, Céréine, Mezcaline, Anhaline, Anhalonidine, Pellotine*). Hamamelis (*Hamamélidine*), Parnassia.

ILICINÉES. — Ilex (*Caféine*).

RUBIACÉES. — Rubiées : Galium, Asperula. — Coffées : Coffea (*Caféine*). — Uragogées : Uragoga [ipéca] (*Céphéline, Émétine*). — Chiococcées : Chiococca [cainça] (*Caïncine*). — Lonicérées : Lonicera, Symphoricarpos. — Sambucées : Sambucus, Viburnum.

LILIACÉES. — Liliées : Lilium, Fritillaria, Tulipa. — Aloinées : Aloë (*Aloïne*), Yucca. — Hyacinthées : Scilla (*Scillitoxine, Saposcilline, Scilline, Scillaïne, Scillipicrine*), Hyacinthus, Muscari, Ornithogalum. — Asphodélées : Asphodelus. — Asparagées : Asparagus, Polygonatum, Convallaria (*Convallamarine, Convallarine*), Dracœna, Paris. — Smilacées : Smilax (*Smilacine*). — Vératrées : Veratrum, Schœnocaulon (*Cévadine, Asagréine, Cévine, Jervine*), Zygadenus. — Colchicées : Colchicum (*Colchicine*).

AROÏDACÉES. — Arum, Arisœma, Colocasia.

POLYGALACÉES. — Polygala, Krameria.

PRIMULACÉES. — Cyclamen (*Cyclamine*), Primula, Anagallis.

SAPOTACÉES. — Chrysophyllum [Monesia], Dichopsis.

ARISTOLOCHIACÉES. — Aristolochia, Asarum.

ROSACÉES. — Quillaja (*acide Quillajaïque, Saponine*), Prunus [virginiana].

CARYOPHYLLACÉES. — Saponaria [gypsophila] (*Saponine, Saponarine*), Dianthus, Lychnis, Agrostemma (*Githagine*). — Paronychiées : Herniaria.

SAPINDACÉES. — Sapindées : Sapindus (*Saponine*). — Pancoviées : Paullinia, Serjania. — Æsculées : Æsculus, (*Æsculine, Fraxine, Paviine*), Acer.

CHAMPIGNONS. — Représentants de nombreuses familles. (*Phalline, Sphacélotoxine, Ergotinine, Muscarine*).

PRODUITS ANIMAUX. — Venins du crapaud et de la salamandre aquatique (*Phrynine, Bufonine, Bufotaline, Phrynolysine, Samandarine, Samandaridine*). — *Iodothyrine* et préparations de glandes thyroïdes. — *Adrénaline* et préparations de capsules surrénales. — Tous produits contenant des composés de la série de la *Purine*.

SCILLE. — SAPONINÉS

Scilla (Urginea) maritima est une plante de la famille des Liliacées que l'on trouve principalement dans les sables de la région méditerranéenne et dont on utilise une portion du bulbe constitué par une masse piriforme dont le poids peut atteindre 2 kilos et dont le diamètre oscille entre 5 et 15 centimètres. Ce bulbe porte de nombreuses racines adventives sur la base de son plateau et, à sa surface convexe, un grand nombre de squames ou écailles représentant chacune une base de feuille ; il est toujours à moitié sorti du sol. Les écailles fraîches sont roses, elles verdissent à la lumière. Les feuilles sont longues, ovales, lancéolées, cannelées, épaisses et glabres. La hampe florale, de couleur vert-pâle ou pourpre, porte un épi de fleurs blanchâtres à six divisions, à bandelettes verdâtres ; l'inflorescence est entourée d'une bractée linéaire à base éperonnée. La plante croît dans toute la région méditerranéenne. On la tire surtout d'Algérie, d'Espagne, du Maroc, de l'Asie Mineure. On la récolte également aux îles Canaries et jusqu'au Cap de Bonne-Espérance.

Les bulbes sont récoltés en août. Tels qu'on les trouve dans le commerce, c'est-à-dire secs, ils constituent de gros oignons recouverts de plusieurs tuniques écailleuses ; les plus externes sont formées de squames minces, sèches, scarieuses, brunes ou blanchâtres, qui en recouvrent d'autres charnues, succulentes, épaisses, incolores ou parfois d'un rose pâle, et qui acquièrent par la dessiccation une consistance cornée. La section transversale d'une de ces écailles met à nu des cellules polyédriques traversées par des faisceaux fibrovasculaires qu'accompagnent des canaux laticifères ; ces cellules sont gorgées d'un suc incolore ou rose, verdissant à la lumière, et dans lequel plongent des raphides d'oxalate de chaux. On distingue deux variétés de scille : l'une, la plus commune, mais aussi la plus usitée, a les écailles rouges, on la nomme scille rouge, ou bien encore scille mâle, scille d'Espagne, l'autre a les squames blanches et est appelée scillé femelle, scille d'Italie. Du reste, les deux variétés présentent la même composition chimique et leurs propriétés thérapeutiques sont égales. La pharmacopée française prescrit de rejeter les squames extérieures qui sont trop papyracées ainsi que celles du centre, trop riches en mucilage, pour ne garder que les intermédiaires. Il en résulte que nos préparations de scille possèdent une activité plus grande que les mêmes préparations des pharmacopées étrangères, pour lesquelles le bulbe tout entier est utilisé. Afin d'en opérer plus rapidement la dessiccation, on sépare les écailles et on les découpe en lanières, on les enfile et on les fait sécher au soleil ; ce sont ces lanières sèches qui sont appelées, dans le commerce, *squames de scille*.

On peut dire que les propriétés énergiques de cette plante ont été connues dès la plus haute antiquité. Théophraste, Pline, Dioscoride, Celse, Galien la mentionnent dans leurs écrits. On la regardait comme plante nuisible. On lui attribuait également la propriété de préserver des maléfices. La scille renferme des traces d'iode, des sels minéraux qui lui communiquent des propriétés diurétiques plus marquées que celles de la digitale, propriétés qu'elle doit, surtout, à la présence dans son bulbe de la *scillipicrine*, à laquelle on attribue des propriétés diurétiques certaines.

Il existe une différence considérable entre l'action de la scille fraîche, et celle que peut produire la même plante desséchée ; la scille fraîche est douée, en effet, d'une action caustique qui se traduit, sur le tégument cutané, par une vive irritation ; cette irritation est encore plus intense quand le contact s'effectue avec une muqueuse. La scille sèche, tout en jouissant de propriétés physiologiques énergiques, est dépourvue de cette action irritante topique. Les nombreux raphides d'oxalate de chaux ont été regardés comme les agents de cette action tégumentaire ; on peut interpréter leur rôle, dans cette action sur les téguments, en admettant que les déchirures superficielles déterminées par leurs arêtes permettent l'inoculation des substances toxiques contenues dans le bulbe. C'est à cette cause qu'il convient de rapporter les affections cutanées contractées par les ouvriers qui préparent les bulbes de scille, affections d'abord localisées aux mains et transportées, par les doigts, aux yeux et sur diverses parties du corps.

On trouve dans la scille : du mucilage, du lévulose, une dextrine, de l'amidon ; comme principes actifs, elle contient : 1° un *glucoside,* la *scillaïne* ou *scillitoxine,* douée d'une extrême énergie lorsqu'elle a été préparée avec la plante fraîche. 2° la *scillipicrine,* matière résineuse, jaune, plutôt diurétique. 3° la *scilline,* soluble dans l'alcool et dans l'éther bouillant, douée de propriétés éméto-carthartiques [1].

En abordant l'étude physiolgique de cette drogue, on est frappé de ce fait que la scille fraîche possède une action nécrosante sur les éléments vivants, tandis que, desséchée, elle agit surtout sur la mécanique circulatoire. Ce caractère la rapproche encore des substances dont les principes actifs sont constitués par des corps du groupe des *sapotoxines.* Les propriétés de la scille fraîche, rendent comparable la toxicité de ses bulbes frais à la toxicité des sapotoxines retirées des organes végétaux

---

[1] J'ai repris, dans ces dernières années, l'analyse immédiate de la scille et j'ai isolé des bulbes *frais* de Scille d'Algérie : 1° un glucoside du groupe des saponines, auquel j'ai donné le nom de *Saposcilline,* possédant, comme toutes les saponines, une action nécrobiotique intense à l'état frais et perdant peu à peu ce caractère avec les progrès de la dessiccation, tandis que l'action sur le tissu musculaire, et notamment sur le myocarde, reste à peu près intacte ; 2° une *substance résinoïde,* différente de celles signalées jusqu'àlors et remarquable par un pouvoir toxique presque aussi considérable que celui de la saposcilline. Chez les mammifères, la mort se produit par asphyxie ; la substance exerce une action particulièrement intense sur les muscles lisses et notamment sur les muscles de la tunique intestinale. Au moment de la mort, on trouve le cœur en état de contracture systolique. La température s'abaisse énormément sous l'influence de doses un peu fortes. Cette résine est insoluble dans l'eau, mais facilement soluble dans les solutions alcalines diluées, notamment dans les solutions potassiques à 2 ou 3 KOH p. 1000. L'épuisement des bulbes frais de scille par l'éther acétique permet de séparer la saposcilline qui se précipite par addition d'éther ; et l'épuisement consécutif par une solution alcaline de potasse à 3 p. 1000 sépare la substance résinoïde que l'on peut précipiter soit par addition d'alcool, soit par saturation ménagée avec les acides acétique ou tartrique. Ces recherches, en cours d'exécution depuis l'année 1903, feront l'objet d'une étude approfondie aux points de vue chimique et pharmacologique.

frais qui en contiennent. Les propriétés de la scille sèche rapprochent la scillaïne, qu'on peut alors en isoler, de la digitaline.

La scillitoxine est un poison très énergique du myocarde, des muscles et du système nerveux. Un fait curieux et qui démontre la toxicité de la plante est le suivant : en Afrique, il existe de véritables champs de scille ; or, aucun animal ne s'avise d'y toucher. Des quantités très faibles de ce principe actif sont suffisantes pour déterminer la mort. La dose mortelle a été évaluée, par kilo d'animal : pour le lapin à $2^{mgr}5$, pour le chat à 2 milligrammes, et pour le chien à 1 milligramme. On voit que pour la scillotoxine, aussi bien que pour la plupart des substances actives, la toxicité s'élève à mesure que l'animal sur lequel on expérimente est plus haut placé dans l'échelle zoologique. L'expérimentation physiologique permet de voir se dérouler le cortège des symptômes que produisent les poisons désignés jadis sous le nom de *narcotico-âcres*. L'injection intra-veineuse est suivie d'effets éméto-cathartiques violents et d'un ébranlement profond du système nerveux. De la salivation, des vomissements, de la diarrhée, des coliques intenses accompagnées de tranchées et de ténesme, de la strangurie, de l'hématurie, un abattement profond, du tremblement musculaire, des convulsions, de la dilatation pupillaire ; enfin la mort survenant par arrêt du cœur qui s'arrête en systole, exsangue comme le cœur tué par la digitaline, tel est le tableau de l'intoxication par la scillitoxine.

Un seul cas d'empoisonnement mortel par les bulbes de scille, est relaté. Il a été rapporté, en 1842, par WOLFRING, dans le journal de médecine de Bavière. C'est celui d'un homme hydropique qui, sur un conseil néfaste, absorba 140 grammes d'un breuvage préparé en faisant macérer 15 grammes de scille dans 280 grammes de vin blanc : la quantité de scille ingérée correspondait donc à $7^{gr}50$. Le malheureux, presque aussitôt pris de nausées qu'accompagnaient de violentes tranchées, fut bientôt en proie à un malaise des plus pénibles. Vingt-quatre heures après l'absorption de cette macération, un abaissement notable de la température fut constaté, les extrémités étaient devenues froides ; le pouls petit, fuyant, ressemblait fort au pouls digitalique. La mort survint le deuxième jour. A l'autopsie, on trouva des ecchymoses et des plaques de sphacèle sur la muqueuse intestinale; on constata également la présence d'ecchymoses sous-péricardiques. La quautité de poison absorbé par ce malade représentait, à peu près, 5 grammes d'extrait de scille.

Administrée à doses fortes, la scille produit des accidents gastro-intestinaux et circulatoires. Le cœur s'arrête en systole, et cet arrêt du cœur est précédé de périodes de tachycardie et d'arhythmie, comme avec la digitale. La tension s'élève ; toutefois cette élévation de tension ne s'observe pas aux périodes toxiques. La diurèse déterminée par la scille se produit dans les mêmes circonstances que la diurèse digitalique avec laquelle, du reste, elle présente les plus grandes analogies. La scille en nature est beaucoup plus diurétique que la scillaïne : ce fait doit être attribué à l'action irritante de la scillipicrine sur l'épithélium rénal.

La scille exige, pour son utilisation, l'intégrité de l'appareil digestif. Elle ne s'accumule pas dans l'économie ; toutefois, son emploi prolongé peut amener des accidents du côté des reins, de l'estomac et de l'intestin. Elle abolit la contractilité musculaire ; elle paralyse les muscles et le myocarde et les rend inexcitables par le courant électrique. L'action de la scillitoxine représente au moins deux cents fois celle de son poids d'extrait alcoolique.

Modes d'administration. Doses. — Les préparations officinales de scille sont les suivantes :

1° *Poudre.* — Elle est rougeâtre, inodore, très amère, sa très grande hygrométricité la rend difficile à conserver ; toutefois, ou peut assurer sa conservation en la mélangeant au dixième de son poids de sucre de lait. Il est nécessaire, dans tous les cas, de la renouveler tous les ans. On administre cette poudre aux doses de 10 à 80 centigrammes, mélangée à du sucre pour diminuer son action irritante.

2° *Extrait alcoolique.* — Cet extrait représente les deux tiers du poids des squames ; il possède une activité triple de celle de la poudre.

3° *Teinture alcoolique.* — Préparée en faisant macérer 1 partie de squames dans 5 parties d'alcool à 60 p. 100 et en filtrant au bout de dix jours. Cette teinture, de couleur rouge-brun, laisse 9 p. 100 d'extrait sec. On l'administre aux doses de 1 à 4 grammes en potion. Pour l'usage externe, on l'emploie pure ou associée à des substances synergiques ou auxiliaires.

4° *Deux vins diurétiques.* — Le vin de scille simple ou *Vin scillitique*. Le vin de scille composé ou *Vin diurétique amer de la Charité*. Le vin scillitique est constitué par le produit de la macération de 60 grammes de squames sèches de scille dans 1 000 grammes de vin de Grenache. Le vin diurétique amer de la Charité possède la composition suivante :

Racine d'asclépiade	15 grammes.
Racine d'angélique.	15 »
Squames de scille	15 »
Baies de genièvre	15 »
Macis	15 »
Ecorce fraîche de citron	30 »
Feuilles d'absinthe	30 »
Feuilles de mélisse	30 »
Quinquina gris	60 »
Ecorce de Winter	60 »
Alcool à 60	200 »
Vin blanc	4 litres.

On fait macérer dix jours le mélange des substances végétales dans le vin alcoolisé ; on passe avec expression et on filtre.

20 grammes de vin scillitique contiennent les parties solubles de 1ᵍʳ20 de scille. 20 grammes de vin de la Charité renferment les parties solubles de 0ᵍʳ07 de scille. Le vin scillitique est donc *dix-sept fois plus riche* en principes actifs fournis par la scille que le vin de la Charité. Le vin scillitique se donne à la dose de 5 à 20 grammes, tandis que la dose de vin de la Charité peut être portée jusqu'à 50 et même 250 grammes par jour.

5° *Vinaigre de scille.* — Préparé en faisant macérer, pendant huit jours, 100 parties de squames dans un mélange de 20 parties d'acide acétique cristallisable et 980 parties de vinaigre blanc. Ce vinaigre, filtré, n'a guère reçu d'autre emploi que de servir à la préparation de l'oxymel scillitique. Cet *oxymellite* s'obtient en faisant cuire, jusqu'à consistance convenable, 500 parties de vinaigre de scille et 2 000 parties de miel blanc ; il s'administre à la dose de 10 à 50 grammes en potion.

A côté de ces préparations dont la formule est inscrite au Codex, il en est quelques-unes qui peuvent être avantageusement formulées ; je terminerai cette posologie de la scille par leur énumération.

On associe fréquemment la poudre à l'extrait de scille dans la préparation des pilules, par exemple, suivant cette formule :

> Poudre de scille . . . . } ââ 1 gramme.
> Extrait de scille. . . . . }
> Pour 20 pilules (trois à cinq *pro die*).

Une excellente association est réalisée par le mélange de la scille et de la digitaline.

> Digitaline chloroformique . . . . Un centigramme.
> Poudre de scille . . . . }
> Poudre de scammonée. . . . . } ââ 1 gramme.
> Sirop de gomme. . . . . Q. S.
> F. S. A. 20 pilules (quatre à cinq *pro die*).

La poudre de scille associée à la gomme-ammoniaque peut être formulée ainsi :

> Poudre de scille. . . . . 3 grammes.
> Gomme-ammoniaque. 1   »
> Oxymel scillitique . . . . Q. S.
> A diviser en 20 pilules.

Comme poudre incisive, on peut utiliser le mélange suivant :

> Squames de scille pulvérisées . . . . 1 gramme.
> Soufre lavé. 2   »
> Sucre de lait 3   »
> Diviser en quatre paquets.

Poudre diurétique.

> Poudre de scille . . . . 2 grammes.
> Azotate de potasse . . . . }
> Crème de tartre . . . . } ââ 8 grammes.
> Essence de menthe . . . . VI gouttes.
> Diviser en 20 paquets. Un paquet toutes les trois heures ; et un litre, au moins, de tisane de chiendent dans la journée.

Pilules expectorantes.

> Poudre de scille . . . . 5 grammes.
> Kermès (ou soufre doré d'antimoine) . . . . 10 »
> Acide succinique . . . . 2 »
> Extrait de coloquinte . . . . 5 »

F. S. A. 50 pilules (trois par jour pendant dix jours; puis, quatre par jour pendant cinq jours).

L'association de la scille avec le calomel développe au plus haut point les propriétés diurétiques, de même que l'association avec le kermès ou le soufre doré d'antimoine développe au plus haut point les propriétés expectorantes.

Dans les affections cardiaques pour lesquelles il y a indication d'utiliser la digitale, l'association suivante réalise une excellente médication diurétique :

> Poudre de feuilles de digitale . . . . . . Cinquante centigrammes.
> Eau tiède . . . . 150 grammes.
> Faire macérer pendant douze heures, filtrer et ajouter.
> Oxymel scillitique . . . . 25 grammes.
> Acétate de potasse . . . . 4 »

Par cuillerées à soupe d'heure en heure.

Dans les cas d'œdème des membres inférieurs, on emploie, en frictions ou en applications locales, la teinture de scille, seule ou associée à un ou plusieurs liquides doués de propriétés synergiques, par exemple :

> Teinture de scille . . . . 50 grammes.
> » de strophantus . . . . } àâ 25 grammes.
> » de digitale . . . . }

> Alcoolat de genièvre . . . . 90 grammes.
> Teinture de scille . . . . } àâ 5 grammes.
> Teinture de digitale . . . . }

Le vin de Debreyne, vin hydragogue, purgatif et diurétique, possède la composition suivante :

> Jalap concassé . . . . 8 grammes.
> Scille concassée . . . . 8 »
> Nitrate de potasse . . . . 15 »
> Vin blanc . . . . 1 000 »

On le donne à la dose de trois à neuf cuillerées par jour.

Enfin, dans les cas d'emphysème et de catarrhe pulmonaire avec anasarque, le vin scillitique laudanisé donne de bons résultats, à la dose de une à quatre cuillerées par jour.

> Poudre de scille . . . . 5 grammes.
> Vin blanc . . . . 500 »
> Laudanum de Sydenham . . . . L gouttes.

Les potions à base de teinture de scille ou d'oxymel scillitique jouissent de propriétés dites incisives ; la scille, en effet, possède une action mécanique sur les crachats, qu'elle rend moins visqueux, moins adhérents, plus faciles à rejeter, et c'est la seule interprétation qu'on puisse donner de l'action, dite incisive, de ces préparations galéniques.

En résumé, la scille constitue un excellent médicament avec lequel on ne constate pas de phénomènes d'accumulation ; son emploi prolongé peut, il est vrai, être suivi de phénomènes d'intolérance du côté du tube digestif, mais encore est-il bon de noter que cette action irritante sur le tube digestif est moins accusée que celle de certains autres succédanés de la digitale, le muguet par exemple.

SAPONINES. — Les saponines sont extrêmement répandues dans le règne végétal. On a signalé leur présence dans une trentaine de familles comprenant au moins 150 plantes différentes. (Voir le tableau de la page 410). Au point de vue de l'hygiène, il y a grand intérêt à tenir compte de la présence de saponines dans les graines qui peuvent être accidentellement mélangées aux céréales.

Les saponines, qu'il me semble plus juste d'appeler *Sapotoxines*, car plus d'une relation étroite relie les saponines et les toxines, possèdent une action physiologique qui varie suivant leur provenance végétale. Les unes sont peu actives ; d'autres, par contre, possèdent une action tellement énergique qu'il faut renoncer à utiliser leurs propriétés. Cela tient à leur constitution moléculaire, d'une part, mais aussi à leur mode de préparation. On constate, en effet, que les macérations de bois de panama, les décoctions d'arum frais, possèdent une toxicité remarquable ; mais, si l'on cherche à isoler, à l'aide de procédés chimiques appropriés, la saponine de ces plantes, la substance qu'on obtient est, parfois, à peu près inactive. A ce point de vue, l'étude des saponines mériterait d'être reprise, car il y a un rapprochement étroit à établir entre les saponines naturelles et les toxines des bouillons de culture de certaines bactéries. On sait que tous les procédés mis en œuvre pour isoler les principes actifs de ces bouillons de culture, ne permettent d'en retirer que des produits défigurés dont l'action ne représente nullement celle du liquide générateur et dont la toxicité est anéantie ou, tout au moins, considérablement atténuée.

Le procédé d'obtention des saponines est basé sur la propriété qu'elles possèdent de donner, avec la baryte, un composé insoluble d'où on régénère la saponine en le décomposant par un courant d'acide carbonique. Si le contact de la saponine avec l'hydrate de baryte a été prolongé, elle a perdu complètement, ou à peu près, l'intensité de son action physiologique ou toxique ; et cette perte d'activité est instantanée lorsqu'on soumet le composé barytique, ou même la sapotoxine seule, à l'ébullition, phénomène qui établit un point d'analogie de plus entre les saponines et les toxines.

Quelle que soit la méthode d'extraction, méthode, il faut y insister, qui
atténue, dans une proportion considérable, l'activité toxique du produit,
les saponines que l'on peut isoler se présentent sous la forme d'une
poudre dont la couleur varie du blanc au jaune ; poudre amorphe,
poreuse, à saveur d'abord douceâtre, mais qui ne tarde pas à devenir
amère, styptique et brûlante. Elle est soluble en toutes proportions dans
l'eau ; elle l'est peu ou pas dans l'alcool. On divise les saponines en deux
groupes : les saponines neutres et les saponines à fonction acide ; ces
dernières se différencient par leur solubilité dans l'alcool et par leur
action toxique plus énergique.

Les saponines sont douées du pouvoir rotatoire ; elles sont lévogyres ;
leurs solutions aqueuses moussent par l'agitation et possèdent un pouvoir émulsif assez intense ; enfin, elles peuvent faciliter la dissolution
dans l'eau de quelques corps tels que le sulfure de plomb, le carbonate
de baryte ; et cette propriété contribue, dans une large mesure, à augmenter les difficultés de leur obtention, en nécessitant l'emploi de procédés et de manipulations qui expliquent la diminution considérable de
leurs propriétés toxiques.

Au point de vue chimique, ce sont des glucosides, fournissant du
dextrose ou un isomère lorsqu'on les dédouble.

L'action physiologique des saponines est extrêmement énergique,
lorsqu'elles n'ont pas été altérées par les procédés de préparation. Leur
action sur le cœur est plus ou moins identique à celle de la digitaline ;
mais elles possèdent, en plus, une action intense sur le bulbe et cette
action se manifeste par des convulsions et par l'asphyxie à laquelle succombent les animaux en expérimentation.

Ce sont des poisons du système nerveux central et du cœur, et, pour
mieux dire, des poisons nécrobiotiques, c'est-à-dire destructeurs de
toute cellule vivante. Leur action sur le système nerveux est nulle lorsqu'elles sont introduites par la voie gastro-intestinale, sans doute parce
qu'elles rencontrent dans le tube digestif des diastases capables d'opérer
leur dédoublement ; elles peuvent seulement déterminer alors une irritation plus ou moins violente de la muqueuse intestinale ; elles possèdent, en effet, une action de contact nécrosante et destructive sur tous
les éléments vivants, et ces propriétés destructives ne sauraient être
mieux comparées qu'à celles qu'exercent les caustiques sur les albuminoïdes du protoplasma vivant : ainsi, lorsqu'on les administre par la
voie hypodermique, elles déterminent, à l'endroit de l'injection, la mortification des tissus.

La saponine du bois de Panama paralyse le centre respiratoire dans
la moelle allongée, les centres vaso-moteurs après une excitation préa-

lable, le myocarde (muscles et nerfs). Le cœur se comporte comme après section des nerfs venant des pneumogastriques et du sympathique et il ne reçoit plus son incitation que des centres intra-cardiaques. La digitaline active ou fait renaître les contractions du cœur retardées ou suspendues par la saponine, et réciproquement, de sorte que l'on a voulu faire de la saponine un antagoniste de la digitaline; mais ce n'est encore là qu'un antagonisme momentané et incomplet, car la digitaline, après avoir retardé la paralysie des centres musculo-moteurs du myocarde finit par contribuer à réaliser la même influence. L'une ne peut réussir à sauver un animal ayant absorbé une dose toxique de l'autre. La digitaline empêche, mais seulement pendant quelque temps, la paralysie des appareils modérateurs provoquée par la saponine, elle empêche plus longtemps l'abaissement de pression artérielle et la paralysie du centre respiratoire, mais elle n'arrête pas l'abaissement considérable de la température.

Les sapotoxines acides administrées en injections veineuses donnent lieu à des phénomènes différents, suivant les doses. A doses élevées, la mort survient en quelques secondes, précédée de convulsions et de paralysie des centres nerveux; à doses moindres, on observe des manifestations dysentériformes (hyperhémie, extravasations sanguines, œdème de la paroi intestinale, thromboses hyalines, nécroses de la muqueuse); on constate également des ecchymoses et des plaques de sphacèle sur le péricarde. Dans ce cas, la mort survient au bout de quelques heures. A doses petites, mais mortelles (et ces doses oscillent entre $0^{gr}0005$ et $0^{gr}001$ par kilo d'animal), l'intoxication met plusieurs jours à évoluer; la mort survient dans le collapsus, sans manifestations intestinales, mais elle est précédée d'un abaissement notable de température (de 8 à 10 degrés). L'action des sapotoxines sur les hématies est très marquée; elles dissolvent les globules rouges, aussi déterminent-elles de l'hématurie. Une inflammation intense, de nature hémorrhagique, au contact des tissus musculaires, accompagne l'injection sous-cutanée de ces substances. Pour beaucoup d'entre elles, l'influence hémolysante et l'action toxique générale permettent de les rapprocher, très étroitement, des toxalbumines. Il en est ainsi pour la sapotoxine que j'ai isolée des bulbes frais de scille d'Algérie et qui, chose remarquable, donne certaines réactions chimiques des toxalbumines, notamment avec le réactif de Millon.

Lorsqu'elles sont introduites dans l'organisme par la voie buccale, leur absorption est difficile, ou même nulle si la muqueuse intestinale est intacte, mais la moindre éraflure de cette muqueuse leur suffit pour se diffuser et déterminer l'évolution des accidents toxiques. Pour toutes les autres muqueuses, elles sont violemment irritantes. Cette particularité est fort importante à retenir : elle permet, en effet, d'interpréter l'intervention toxique de la saponine dans certains empoisonnements d'origine alimentaire, et le mécanisme par lequel l'ingestion d'un aliment, restée inoffensive pendant quelque temps, peut tout à coup donner lieu à des accidents plus ou moins graves, lorsque l'intégrité de l'épthélium intestinal aura été atteinte.

Des applications répétées de ces substance sur la peau amènent une éruption pustuleuse très douloureuse qui peut même être suivie de sphacèle. L'abolition des propriétés physiologiques fonctionnelles de tous les éléments vivants est caractéristique de l'action des sapotoxines. La substance grise de la moelle est atteinte la première et, lorsque la mort survient, les centres nerveux qui commandent à la respiration et aux mouvements du cœur sont seuls entièrement paralysés.

On possède la relation détaillée d'un cas d'empoisonnement causé par une saponine. Un savant allemand, KEPLER, voulant déterminer quelle pouvait être l'action physiologique de cette substance, pratiqua, sur lui, une injection sous-cutanée de 0gr10 de saponine. Une inflammation cutanée, présentant un caractère d'érysipèle franc, se développa, aussitôt l'injection pratiquée. Au centre de la piqûre, se produisit une phlyctène, accompagnée d'une douleur tellement intense qu'il en résulta une sueur froide et une syncope. Les phénomènes allèrent en s'accentuant, pendant vingt-quatre heures ; et ce stade d'augment fut suivi d'un stade d'état de même durée. Quinze minutes après l'injection, on constata dans toute la région envahie par la solution une anesthésie vraie pour toutes les excitations postérieures à l'injection, mais n'existant pas pour la douleur primitive produite par l'injection elle-même ; cette douleur persista très longtemps. Ces phénomènes d'irritation locale et de réaction générale peuvent être rattachés, à l'intensité près, à ceux que déterminent les injections de toute substance irritante.

Comme phénomènes généraux, on nota une élévation de la température immédiatement après l'injection ; cette élévation atteignit son maximum trois heures plus tard, puis retourna graduellement à la normale dans les vingt-quatre heures suivantes ; le deuxième et le troisième jours, la température présenta le type rémittent ; ce fut seulement le quatrième jour qu'on put constater un abaissement au-dessous de la normale ; à partir de ce moment les oscillations cessèrent et l'influence déprimante de la saponine sur la température se révéla avec toute son intensité le cinquème jour. Jusque-là, cette influence déprimante exercée sur la température par la saponine, fut décelée seulement par l'atténuation de mouvement fébrile causé par le processus d'inflammation érysipélateuse locale. Le pouls suivit exactement les oscillations de la température. Pendant toute la durée de l'évolution des phénomènes d'intoxication, le malade fut en proie à un état intense de dépression, tant physique qu'intellectuelle. On constata également de la salivation, de l'ardeur et de la sécheresse de la bouche et de la gorge, de la toux. L'état des pupilles fut variable. On ne nota rien de particulier à signaler dans les urines et dans les selles.

Le savant allemand fut cinq jours entre la vie et la mort. Un an après, KEPLER présentait encore, dans le tissu sous-cutané de la cuisse, à l'endroit où il avait pratiqué l'injection, une induration de cinq centimètres de long sur deux centimètres de large. Cette même saponine fut administrée à la dose de $0^{gr}20$ par la voie buccale. Elle ne détermina aucun accident.

Les sapotoxines constituent des corps lentement diffusibles, à action cumulative, comme l'avaient déjà montré des expériences de Pelikan sur des grenouilles, et dont l'action est plus rapide et plus intense lorsqu'on empêche leur élimination, en ligaturant les vaisseaux. Il y a là un rapprochement intéressant à faire, relativement aux modifications subies, dans l'organisme, sous l'influence de la vie des cellules, entre la digitaline et ces sapotoxines dont l'action toxique s'épuise par le fait de leur transformation dans l'économie en substances encore indéterminées. Leur action sur les muscles lisses est encore plus énergique que sur les muscles striés et, sous leur influence, l'excitabilité disparaît sans être précédée d'une période d'excitation.

La très grande toxicité de ces substances, lorsqu'elles présentent leur maximum d'activité, c'est-à-dire quand elles sont récemment isolées de produits frais, les rend trop dangereuses pour qu'il soit possible de les employer avantageusement en thérapeutique. En revanche, il est fort important de connaître l'existence des sapotoxines dans certaines substances qui peuvent être, accidentellement, mélangées aux aliments, comme, par exemple : la nielle, le lupin, la gesse, l'ergot de seigle, etc. La présence de semblables agents toxiques permet d'interpréter les accidents qui ont, dans beaucoup de circonstances, signalé l'emploi de ces produits alimentaires.

L'influence de la saponine (sapotoxine) se caractérise, d'une part, par son action nécrogène sur les éléments vivants, son action irritante sur les muqueuses et ses effets vomitifs ; d'autre part, par son action dépressive sur le système nerveux central, sur les ganglions cardiaques, sur le myocarde.

Modes d'administration. Doses. — Une plante appartenant au groupe de celles qui contiennent une saponine, le *Polygala senega*, mérite d'être signalée en raison de ses propriétés eupnéiques et expectorantes. Elle appartient à la famille des Polygalacées. Elle est très répandue dans l'Amérique du Nord (Canada, Tenessée, Caroline Septentrionale) et elle est employée par la tribu des indiens Seneka contre la morsure des serpents. La présence, dans sa racine, d'une sapotoxine, l'*acide polygalique* ou *sénégine*, rend ce fait important à signaler et mérite de faire reprendre l'étude de cette plante. Peut-être l'action de cette racine sur les accidents causés par la morsure des serpents est-elle vraiment efficace et due à une action antitoxique de cette saponine sur le venin, action comparable ou identique à celle de l'antitoxine contenue dans le sérum antivenimeux de Calmette.

BRETONNEAU préconisa l'emploi de la racine de polygala dans le traitement des affections broncho-pulmonaires. Son ingestion est suivie d'un léger ralentissement du pouls, d'une excitation de la toux, et d'une expectoration muqueuse. Son emploi est contre-indiqué, en raison des propriétés des saponines signalées précédemment, lorsque les voies digestives sont en mauvais état, ainsi que dans les cas de température fébrile.

On l'emploie, en décocté, aux doses de 2 à 5 grammes pour 200 grammes d'eau. Il ne faut pas perdre de vue, dans l'administration de cette substance médicamenteuse, la richesse relativement élevée de sa racine en principe actif. La racine, en totalité, contient environ 10 p. 1000; dans ses fines radicules, cette richesse s'élève à 25 p. 1000 et peut atteindre 30 p. 1000 d'acide polylgalique dans l'écorce de la racine.

La Saponaire (*Saponaria officinalis*, Caryophyllacées) est quelquefois utilisée sous forme de sirop, à titre d'expectorant, stimulant léger et sudorifique. On l'associe alors avantageusement au benzoate de soude. Le sirop (mais à la condition qu'il soit récemment préparé) est la meilleure forme d'administration.

Benzoate de soude	10 grammes.	
Sirop de saponaire	300	»

Trois à six cuillerées à soupe *pro die*.

Je signalerai encore l'emploi de la teinture de quillaïa pour la préparation des émulsions de tolu, de cade, de goudron. Cette dernière, plus connue sous le nom de coaltar saponiné, s'obtient en faisant digérer 1 partie de goudron de houille dans 4 parties de teinture de quillaïa et en diluant le mélange dans 4 parties d'eau.

Je crois également devoir mettre en garde contre l'emploi, trop fréquemment répandu, de la saponine pour la confection des poudres dentifrices. Ces formules dont la suivante peut être regardée comme le type

Saponine	1 gramme.	
Bicarbonate de soude	5 grammes.	
Poudre de gomme	20	»
Essence de menthe	III gouttes.	

ne saurait évidemment être prescrite aux personnes dont les gencives seraient en mauvais état.

LATHYRISME

Le syndrome que l'on a désigné par l'appellation de lathyrisme peut être déterminé par un certain nombre de substances contenant des saponines plus ou moins analogues ou même identiques. L'ivraie enivrante (*Lolium temulentum*), la nielle (*Agrostemma githago*), la vesce noire (*Ervum ervilia*), la gesse chiche (*Lathyrus cicera*), et même diverses autres variétés de gesses sont capables de provoquer des accidents plus ou moins graves et à évolution plus ou moins rapide, suivant la proportion de saponine que ces semences renferment, proportion qui est, d'autre part, en relation étroite avec le degré de maturité de la graine. Ces diverses graines sont susceptibles de se trouver mélangées aux céréales alimentaires et elles peuvent constituer, dans ces conditions, une impureté accidentelle des farines. Leur valeur toxique est, d'ailleurs, fort différente et va diminuant de l'ivraie à la gesse chiche.

Comme toutes les saponines, les principes actifs de ces graines sont des poisons généraux du protoplasma, agissant, à la fois, sur les muscles, le cœur et les vaisseaux, mais portant principalement leur action élective sur le système nerveux central où l'on peut retrouver des lésions assez caractéristiques lorsque la mort a été l'aboutissement d'une intoxication chronique. La *githagine* [$C^{17}H^{28}O^{11}$ (?)] que l'on a isolée d'abord de la nielle des blés peut être choisie comme type de ces principes actifs. Les graines de nielle en renferment de 60 à 150 p. 1000, et ce glucoside est contenu surtout dans le péricarpe. Les herbivores sont particulièrement réfractaires aux accidents qui peuvent se produire par ingestion, tandis que les carnivores y sont beaucoup plus sensibles. On peut, par exemple, provoquer la mort de chats, au milieu de convulsions et au bout de quelques heures, en leur faisant ingérer 15 centigrammes par kilo de leur poids de farine de nielle. Dans beaucoup de cas, l'intervention d'un produit irritant est indispensable pour permettre l'absorption et l'irruption du principe actif dans la circulation, la plupart de ces saponines n'étant pas absorbées par le tube digestif, mais la sapotoxine [1] de la nielle est facilement résorbée, même par le tissu cellulaire sous-cutané et sans que l'intervention d'une irritation locale soit nécessaire.

Un résultat expérimental très probant montre toute l'importance de ces considérations, en ce qui regarde les empoisonnements d'origine alimentaire. La saponine acide du bois de Panama, l'*acide quillajaïque*, tue les mammifères carnivores, comme le chien ou le chat, à la dose de 0 milligramme 5 par kilo, lorsqu'on l'introduit dans l'organisme par voie d'injection veineuse, tandis que ces mêmes animaux en supportent plus de 2 grammes par ingestion. Pour interpréter l'action si énergiquement toxique des faibles doses longtemps et fréquemment répétées, il convient de faire intervenir le pouvoir hémolysant que toutes ces saponines exercent, même à un degré considérable de dilution, pouvoir qui est encore plus accentué chez les sapotoxines [2]. Par exemple, les sapotoxines de la nielle, du bois de Panama, du cyclamen, de la salsepareille,

---

[1] Je crois qu'en raison des différences de pouvoir toxique de ces saponines, suivant qu'elles sont isolées d'une plante fraîche ou d'un produit végétal desséché, il faut conserver la dénomination de *sapotoxines* pour le principe actif retiré de la substance fraîche et possédant le maximum d'activité toxique.

[2] Voir les notes des pages 414 et 439.

sont actives à la dilution du 100 000e ; les mêmes principes actifs extraits des végétaux desséchés ne sont plus hémolysants qu'au 20 000e et même au 10 000e. Il importe de rappeler ici que les manipulations nécessitées pour l'isolement de ces principes actifs (et plus particulièrement le chauffage en présence de la baryte) leur font plus ou moins perdre leur pouvoir toxique. Pour la plupart des sapotoxines, *un millionnième du poids corporel total*, introduit par voie d'injection veineuse est une dose toxique pour les mammifères, exerçant une action intense sur les tissus musculaire et nerveux.

Les premières observations scientifiques relatives au lathyrisme remontent à 1770, époque à laquelle Duvernoy note la paralysie des membres inférieurs chez les individus s'alimentant avec des céréales souillées par le mélange de graines à saponines. En 1829, Desparanches, de Blois, rapporte à l'Académie de médecine une *épidémie* causée par le mélange, à parties égales, de farine de gesse chiche à la farine de blé. Cette pseudo-épidémie intéressa plusieurs communes du département de Loir-et-Cher. Les accidents furent caractérisés par : au début, tantôt de petits mouvements convulsifs des cuisses et des jambes avec faiblesse des extrémités inférieures, tantôt impossibilité soudaine de marcher ou progression ne se faisant qu'en traînant la jambe et avec les pieds en dedans (ces premiers phénomènes avaient presque toujours été précédés de petites douleurs dans les articulations coxo-fémorales ou bien de gastralgies), puis, l'affection progressant, paralysie incomplète, grande faiblesse dans les membres inférieurs, souvent somnolence invincible. Les membres supérieurs restaient indemnes et la sensibilité était conservée dans les membres inférieurs.

Dans d'autres cas, les accidents survinrent brusquement pendant la nuit et se montrèrent surtout après des périodes de pluie et de refroidissement. Un individu qui s'était couché bien portant en apparence, se réveille avec les jambes raides et la région lombaire affaiblie ; avec le temps, les muscles des mollets deviennent douloureux et la raideur ainsi que la faiblesse augmentent ; le sujet se trouve dans l'impossibilité de marcher.

De nombreux accidents de ce genre ont été déterminés, en Italie, par les graines d'ervum et de lathyrus mélangées au blé. Cantani a donné, en 1873, une très intéressante description des phénomènes provoqués par la farine du *Lathyrus clymenum* chez trois frères âgés respectivement de huit ans, dix ans et vingt ans. Il se produisit un affaiblissement progressif des membres inférieurs, sans aucune espèce de douleur, jusqu'à amener la chute. Tous les muscles étaient un peu flasques ; seuls, ceux des membres inférieurs, surtout des mollets, étaient un peu diminués de volume. Les malades, couchés, remuaient assez bien leurs membres inférieurs, étendaient facilement les jambes, tandis qu'ils les fléchissaient avec peine et se trouvaient dans l'impossibilité de les maintenir étendues au-dessus de leur lit. La marche était sautillante, avec la poitrine projetée en avant, les fesses saillantes en arrière ; les malades tombaient d'un pied sur l'autre, deux d'entre eux marchaient les pieds très rapprochés, parfois croisés, le troisième les jambes écartées, prenant appui sur les articulations métatarsophalangiennes. La marche en arrière était presque impossible, les membres soulevés tout d'une pièce avec forte abduction et rotation en dehors, le mouvement exécuté surtout par les muscles fessiers. Dans la station debout, les sujets étaient en butte à des oscillations et dans la nécessité d'appuyer leurs mains sur le bassin. Les troubles de la marche n'augmentaient pas à la suite de l'occlusion des yeux. Sauf un affaiblissement des muscles de la colonne vertébrale, les autres muscles du tronc, de la face, du cou et des membres supérieurs se contractaient bien et vigoureusement. La sensibilité et les réflexes cutanés étaient parfaitement conservés. Certains muscles montraient une contractilité diminuée pour les courants galvaniques et faradiques.

Le *Lathyrus cicera* (gesse chiche) détermine de la paralysie spasmodique caractérisée par : faiblesse et tremblement des jambes, sorte d'ivresse après le repas quand il est constitué exclusivement par du pain obtenu à l'aide de farine à parties égales. La cessation de l'emploi de semblables aliments dès l'apparition des premiers symptômes amène l'arrêt de l'affection. Si, au contraire, l'alimentation nocive est continuée, on voit apparaître au bout de deux ou trois mois, une forme caractéristique de tabes dorsal spasmodique. Il existe une grande raideur des jambes, la marche est très gênée et se fait à pas courts, les pieds traînants, les jambes serrées par suite de la contracture des adducteurs de la cuisse, les orteils contractés en flexion, le talon soulevé par la contraction des muscles jumeaux. La contracture est telle qu'elle nécessite, de la part du sujet, un effort considérable pour se lever. Le réflexe rotulien est exagéré, surtout en instantanéité. On constate la trépidation spontanée et le phénomène du pied. Aucun trouble de sensibilité générale, ni des sens spéciaux, ni des sphincters, pas de phénomènes cérébraux. Le spasme des muscles antagonistes vient ajouter à la difficulté des mouvements.

On doit à BOURLIER la description de l'épidémie de Kabylie, en 1882. Ici, ce fut un début brusque. Au réveil, après un temps humide et froid, le sujet était dans l'impossibilité de se lever. Pendant les cinq ou six premiers jours, on constatait des tremblements généralisés, les mouvements des mains étaient incertains. Quelquefois, on a noté des douleurs passagères en ceinture dans la région dorso-lombaire, ainsi que de l'hyperesthésie suivie d'anesthésie des jambes à la piqûre. Diminution des réflexes cutanés; augmentation des réflexes tendineux. La marche s'effectuait avec une forte projection en avant et du côté opposé au membre qui va se mouvoir, suivie de contraction brusque des muscles des gouttières vertébrales amenant le redressement, la jambe raide, le genou peu ou pas fléchi, le pied, qui ne peut se redresser, allongé au maximum avec la pointe tournée en dedans, les orteils retombant, fléchis. Dans les cas d'intoxication très avancée, les courants induits déterminaient, dans les muscles de la jambe, une contraction lente persistant après l'enlèvement des électrodes.

Les modalités légèrement différentes de ces accidents sont en rapport avec la diversité des principes actifs qui les ont déterminées et avec la diminution plus ou moins accentuée de toxicité que les procédés utilisés pour la préparation des aliments, ou les modifications spontanées, avaient pu provoquer.

On a pu mettre en évidence, chez quelques sujets ayant succombé, une lésion analogue à celle du tabes dorsal spasmodique et ayant son siège dans les faisceaux latéraux de la moelle. Ces faits ont été surtout vérifiés par l'expérimentation sur les animaux : chevaux, bœufs, porcs, chiens. Les graines d'agrostemma, de lolium, d'ervum, de lathyrus, etc., se sont montrées d'autant plus actives qu'elles étaient plus riches en saponines et qu'on employait des produits plus frais. Comme cela semble également résulter des expériences que j'ai pu instituer avec les bulbes frais de scille, la présence des produits du groupe des *résinoïdes* paraît jouer un rôle des plus importants, soit à titre de toxique direct, soit en favorisant l'absorption par suite de son action irritante amenant l'effraction de la muqueuse intestinale.

De plus, les questions de réceptivité individuelle jouent, comme toujours, un très grand rôle ; et il faut également tenir grand compte de causes adjuvantes telles que celles réalisant un terrain plus ou moins bien prédisposé à l'éclosion des manifestations nocives ; le froid et l'humidité venant, par exemple, imprimer un ébranlement décisif à une moelle déjà en puissance de saponine.

Comme on va le voir, l'ergotisme revêt quelques-unes des apparences cliniques du tabes et s'accompagne de lésions fondamentales des cordons postérieurs, nettement localisées dans toute la hauteur de l'axe médullaire ; de telle sorte que l'on pourrait, au moins pour la commodité de l'étude, établir une division en : sapotoxines agissant principalement sur les cordons antéro-latéraux (type gesse) et sapotoxines agissant principalement sur les cordons postérieurs (type ergot).

ERGOT DE SEIGLE

On observe fréquemment, au cours des années pluvieuses, sur les épis de la plupart des céréales, mais surtout sur les épis du seigle, l'apparition d'un corps de configuration particulière, rappelant, à la fois, par sa forme, la graine de la plante et l'ergot d'un coq, ce qui lui a fait donner le nom de *Seigle ergoté* ou *Blé cornu*. Certaines cypéracées peuvent, comme les graminées, être envahies par l'ergot. Cet ergot n'est que la forme intermédiaire d'un champignon particulier (de la classe des *Pyrénomycètes-Ascosporés*, famille des *Nectriacées*), le *Claviceps purpurea*, dont il constitue le sclérote, c'est-à-dire le mycélium à l'état de repos. Ce mycélium peut être produit directement par les spores et par les conidies.

L'évolution du *Claviceps* s'accomplit en trois phases : d'abord, celle de la sphacélie qui représente le premier état, lors de l'envahissement du grain par le parasite ; en second lieu, la phase de l'ergot qui se développe au centre de la sphacélie ; enfin la phase de champignon parfait qui succède à l'ergot lorsqu'on place ce sclérote dans du sable fin légèrement humide, à une température donnée et à l'abri d'une lumière trop vive. On le voit alors fournir ce que l'on appelle la forme *Ascospore* qui permet de reconnaître des organes de fructification constitués par un stipe plus ou moins long, de couleur blanchâtre, que termine un renflement sphérique, de couleur rouge-violacé, porteur de périthèces s'ouvrant à sa surface et renfermant des organes reproducteurs.

La formation de l'ergot s'effectue de la façon suivante. Alors que l'ovaire est encore inclus dans les glumes et avant que la fécondation n'ait lieu, on voit

apparaître à la surface de l'épi des gouttelettes d'une substance gélatineuse, de couleur jaunâtre, de saveur sucrée, et exhalant une odeur de champignons : c'est la substance qui a reçu le nom de *Miel de seigle*. Il est intéressant de remarquer que ce miel de seigle attire les insectes, notamment des fourmis et surtout le *Rhagonycha melanura* (FABR.), mais les abeilles le délaissent. On a même supposé que les insectes pouvaient être des agents de la propagation de l'ergot en transportant ce miel de seigle à différentes fleurs d'un même épi ou bien d'une plante à une autre. Probablement sous l'influence d'une diastase contenue dans ce miel de seigle, il s'effectue une métamorphose des matériaux de l'ovaire analogue à celle que l'on voit également se produire lorsque des spores ou des conidies du *Claviceps* sont venues au contact des fleurs de graminées. On observe une désagrégation profonde des tissus et la disparition des grains d'amidon.

L'ovaire ergotisé présente une consistance molle, il est recouvert et imprégné d'un tissu feutré, blanc, spongieux, constituant le mycélium qui s'est peu à peu substitué à la couche externe tout en conservant la forme de l'ovaire, enveloppant le style et repoussant le stigmate à sa partie supérieure. Ce mycélium est creusé de cavités et de fentes s'ouvrant au dehors et l'on voit se détacher de sa couche externe un grand nombre de petites cellules allongées, agglutinées, les *Conidies*, qui se montrent à la surface des organes floraux comme une fine poussière blanchâtre. Le miel de seigle contient toujours des conidies et sa formation semble intimement liée à celle des conidies elles-mêmes. A la base du caryopse dont l'accroissement a été surtout empêché par la destruction de l'épicarpe et de l'embryon, on voit se former, peu à peu, par tuméfaction et séparation graduelle transversale des cellules filiformes du mycélium, un corps plus compact qui constitue l'ergot. Sa surface est colorée en violet foncé, l'intérieur est blanc-grisâtre ; son volume augmente graduellement et il se sépare tout à fait du mycélium. Ni par sa forme extérieure, ni par sa structure, l'ergot ne ressemble au fruit ou à la graine du seigle, quoique sa production s'effectue entre le moment de l'épanouissement de la fleur et celui de la maturation du fruit.

Cet ergot reste intact tant qu'il est porté sur l'épi, mais s'il vient à tomber sur le sol, on assiste à la phase de production du champignon parfait, le *Claviceps purpurea* (TUL.). En quelques points de la surface, le tissu de l'ergot se ramollit, ses cellules se vident, leur contenu se modifie, sauf les gouttelettes graisseuses qui restent intactes, et l'on voit apparaître de petites masses arrondies qui se présentent sous forme de sphérules d'abord blanchâtres, passant ensuite au jaune-grisâtre, puis au pourpre-violacé. Au bout de quelques semaines, ces petites sphères se trouvent portées par des pédicelles grêles, colorés en violet-pâle, et qui atteignent parfois jusqu'à 20 et 25 millimètres de longueur sur 1 millimètre d'épaisseur. Cette forme constitue ce qu'on a appelé la *sphérie* ; c'est l'état parfait du *Claviceps purpurea*. Cette transformation ne peut se produire que tant que l'ergot est frais, c'est-à-dire, au plus, jusqu'à l'année suivante ; au bout de ce temps, et quelquefois même avant, l'ergot devient incapable de fournir une végétation de claviceps. Je crois qu'il n'est pas sans intérêt de rapprocher ce fait de ceux sur lesquels j'aurai bientôt à appeler l'attention, relativement aux variations de toxicité de l'ergot et à la diversité des manifestations toxiques, à mesure que le temps écoulé entre la formation de cet ergot et le moment de son emploi, volontaire ou non, devient plus considérable.

Au bout de peu de temps, apparaît sur tout le pourtour du renflement qui termine le pédicelle un grand nombre de verrues, de couleur brunâtre, munies d'une ouverture (*l'ostiole*) aboutissant dans une petite cavité de forme ovoïde, à parois soudées au parenchyme ambiant, désignée par l'appellation de *conceptacles* ou de *périthèces*, qui renferme un grand nombre de petits sacs appelés *thèques* ou *asques* représentant les véritables organes de fructification du champignon. Chacun de ces organes, de forme allongée, aminci à la base, renferme huit spores représentées par des cellules filiformes entourées d'une substance homogène de consistance glutineuse. Les asques s'ouvrent au niveau de leur plus large extrémité et alors qu'ils sont encore enfermés dans les conceptacles. Les spores sortent unies en une seule masse et sont expulsées, sous forme de filaments blancs et soyeux, par l'ouverture dont le conceptacle est muni. Un seul ergot peut produire un million de spores, réparties dans les vingt ou trente réceptacles ou *ascospores* qu'il est capable de fournir ; et ces réceptacles se détruisent, spontanément, seulement deux à trois semaines après leur apparition. Lorsque des spores sorties des asques des réceptacles fructifères viennent au contact d'une jeune fleur de seigle, elles peuvent y germer et produire un nouveau mycélium porteur de conidies, capable de reproduire le cycle précédent. Les spores arrivent à maturité au moment même de la floraison des graminées, l'état de repos du mycélium qui constitue le sclérote, c'est-à-dire l'ergot, se réalisant pendant l'été, et cet ergot ne produisant de réceptacles fructifères qu'au printemps suivant.

En résumé, sphacélie, ergot, sphérie (réceptacles fructifères) forment trois états successifs de l'évolution du champignon bisannuel *Claviceps purpurea*. La forme de sclérote ou l'ergot (état si fréquent chez les organes de végétation d'une foule de champignons) n'est qu'un état intermédiaire, une phase de repos, un moyen de conservation. La multiplication peut s'effectuer par deux voies différentes : celle des conidies, celle des spores. L'ergot naît à la base de la sphacélie, il est embrassé par elle, la soulève et la fait apparaître (dans le seigle tout au moins) couronnée par le sommet velu de l'ovaire. La sphacélie ou *Spermogonie* constitue une masse fongueuse, de couleur blanche, de consistance molle, présentant de nombreux sillons et creusée de cavités qui s'ouvrent toutes au dehors. La surface de ces cavités, tant à l'intérieur qu'à l'extérieur, est entièrement tapissée de cellules linéaires portant à leur extrémité les conidies.

L'ergot de seigle, tel qu'on le rencontre dans le commerce de la droguerie, est constitué par des corps fusiformes, d'une longueur variant de 20 à 60 millimètres, d'une épaisseur de 2 à 6 millimètres, présentant une forme subcylindrique ou celle de prismes obtus, amincis au niveau des extrémités, généralement plus ou moins arqués et creusés sur chaque face d'un sillon longitudinal. Principalement sur l'ergot frais, on observe au sommet la présence d'un petit appendice blanchâtre, reste de la sphacélie surmontée des débris de l'ovaire, se détachant facilement, tandis que l'extrémité opposée est un peu arrondie. La couleur varie du brun au violet foncé, presque noir. La consistance est ferme, cornée, un peu élastique ; sa cassure est courte, nette et montre une substance interne de couleur blanchâtre, tandis que les bords présentent une coloration rose-violacé qui devient de plus en plus foncée à mesure que la substance se rapproche de la face extérieure. L'ergot de seigle est cassant et, cependant, difficile à pulvériser en raison de son élasticité ; il ne se laisse que difficilement pénétrer par l'eau et des coupes minces ne se gonflent que fort peu dans ce

liquide. Son odeur est particulière et désagréable; elle rappelle, à la fois, le rance et le moisi, de même que sa saveur.

Il s'altère facilement et avec une extrême rapidité, aussi l'action physiologique, surtout en ce qui concerne les phénomènes fâcheux, c'est-à-dire l'influence toxique, varie-t-elle rapidement et avec une intensité considérable, suivant que l'ergot est plus ou moins récent. Nous verrons plus tard que cette considération a permis d'élucider l'étiologie et la symptomatologie de l'intoxication chronique. Non seulement les agents extérieurs, comme l'air, la lumière, l'humidité, constituent des causes fort actives d'altération du seigle ergoté, mais il renferme, en outre, des substances qui subissent spontanément, sous l'influence du temps, des altérations les rendant plus ou moins inertes. D'autre part, des insectes de la classe des arachnides, ordre des acariens, genres *Trombidium* et *Tyroglyphus*, peuvent détruire l'ergot, soit directement, soit par leurs larves; et la matière grasse que cette substance renferme en grande quantité subit facilement une oxydation qui s'accompagne de l'ozonisation de l'oxygène et, par suite, de la combustion des principes actifs.

Pour empêcher ces altérations, on a proposé différents procédés qui se rapportent à deux préoccupations principales : 1° mettre l'ergot à l'abri de l'humidité de l'air, de la lumière, et des organismes vivants; 2° enlever la matière grasse qui paraît jouer le rôle de *primum movens* dans l'évolution des phénomènes de métamorphose. On choisit pour les conserver les grains élastiques, à cassure nette et de couleur blanc-rosé, ne présentant pas de sillons profonds; on les étale sur une feuille de verre et on les chauffe à 50°-60° pendant trois à quatre heures, puis on les enferme par petites portions dans des flacons préalablement flambés, bien bouchés, exactement pleins, et parfaitement obturés. C'est le procédé qui donne, de beaucoup, les meilleurs résultats. On peut aussi épuiser par un dissolvant des matières grasses, tel que ligroïne, benzine, éther, chloroforme, l'ergot préalablement divisé en fragments assez petits. Un lavage à l'éther suivi de la dessiccation et des manipulations précédemment décrites, fournit un produit qui se conserve assez bien mais qui est moins actif que le produit simplement desséché. Dans tous les cas, en raison de sa facile altérabilité, l'ergot doit être renouvelé tous les ans. L'altération est principalement révélée par l'odeur de graisse rance, et, surtout d'ammoniaques composées (odeur de crevettes, mélange de méthyl jusqu'à propylamine) que la substance exhale alors.

Les coupes microscopiques de l'ergot de seigle montrent un tissu uniforme, très serré, formé de cellules filiformes à parois épaisses, irrégulièrement disposées et inextricablement enchevêtrées. Les couches extérieures sont formées de cellules colorées en violet avec des parois dont l'épaisseur est à peine plus considérable. Comme celle des autres champignons, la cellulose de l'ergot ne se colore pas en bleu sous l'influence de l'iode, même par un traitement prolongé ou lorsque le tissu a été préalablement traité par l'acide sulfurique ou par la potasse en solution alcoolique. L'examen microscopique permet d'apercevoir aussi un grand nombre de gouttelettes graisseuses.

Bien qu'elle ait été l'objet d'un grand nombre de travaux, la composition chimique de l'ergot est encore des plus incertaines et, surtout, fort incomplète. La présence d'un certain nombre d'éléments est admise par tous, mais c'est précisément ceux qui ne présentent aucun intérêt en raison de leur inactivité sur l'organisme. Dès qu'il s'agit des éléments actifs, toxiques, les divergences apparaissent et la question devient des plus embrouillées. Pour ma part, je rapporte à trois groupes principaux les substances actives contenues dans l'ergot. 1° Groupe des *Résinoïdes*, représenté par la *sphacélotoxine* de Schmiedeberg ou *acide sphacélinique* de Kobert; 2° Groupe des *Saponines*, représenté par *l'acide ergotinique* de Schmiedeberg ou *l'acide sclérotinique* de Dragendorff; 3° Groupe des *Alcaloïdes*, représenté par *l'ergotinine* de Tanret et la *cornutine* de Kobert. Chacune des ces substances possède des propriétés physiologiques assez différenciées que je vais résumer ici, bien que nos connaissances à cet égard soient forcément incomplètes puisqu'il est presque impossible de se procurer certains de ces produits dans un état suffisant de pureté.

Sphacélotoxine. — C'est une substance résineuse, non azotée, insoluble dans l'eau, soluble dans l'alcool, dans l'eau chargée d'acide carbonique, très soluble dans les solutions alcalines, difficilement soluble dans les huiles grasses, l'éther, le chloroforme, de coloration brun-foncé, presque noire. De même que beaucoup de saponines, cette substance est rendue inactive par l'intervention des agents chimiques que l'on met en œuvre pour l'isoler, et elle se détruit spontanément avec le temps, surtout sous l'influence de l'air et de la lumière. Elle existe en plus forte proportion dans l'ergot frais recueilli en automne. Ce serait l'agent le plus efficace de la gangrène, en même temps qu'un vaso-constricteur énergique et un stimulant particulièrement remarquable de la fibre musculaire lisse, notamment de la fibre utérine.

L'injection hypodermique de faibles quantités de sphacélotoxine provoque, après quelques heures, la gangrène de la crête de la barbe et du jabot chez le coq; la langue, le voile du palais, l'épiglotte, les ailes présentent des plaques de sphacèle localisé résultant de la production de thrombus hyalins dans les petites artères, par suite de la contraction violente des artérioles qui persiste assez longtemps pour qu'une coagulation se produise; et l'on peut même voir les ailes complètement éliminées après quelques jours. Chez les lapins, les chats, les chiens, les cobayes, l'influence de la sphacélotoxine se traduit, surtout, par une inflammation de la muqueuse intestinale, tendant plus ou moins nettement vers la nécrose; des vomissements, de la diarrhée, des phénomènes typhiques, parfois même, surtout quand l'administration est effectuée par petites quantités et d'une façon répétée, de la gangrène avec élimination de certaines parties du corps comme les oreilles, les orteils, voire un segment de membre. On observe assez fréquemment une affection du cristallin suivie de cataracte.

Je considère ce produit comme le plus énergiquement et le plus grièvement toxique de tous les principes actifs de l'ergot de seigle. C'est à lui que l'on doit attribuer et les accidents graves et l'action pharmacodynamique si intense provoqués par l'ergot frais. Il existe en proportion notable dans la « résine d'ergot » dont les auteurs ont signalé la toxicité et dans « l'ergotine de Wiggers » qui est également remarquable par ses propriétés délétères.

Acide ergotinique. — Représentant du groupe des saponines; c'est un glucoside amorphe, azoté, très hygrométrique, facilement soluble dans l'alcool et dans les solutions alcalines, constituant la majeure partie de la substance appelée par Dragendorff *acide sclérotinique*; doué, comme toutes les saponines, d'une action irritante locale intense; subissant une facile altération sous l'influence des pratiques employées pour l'isoler, décomposable également par les influences hydrolisantes ainsi qu'en présence des agents énergiques d'oxydation ou de réduction, aussi est-il, en grande partie, décomposé dans le tube digestif.

Sauf à doses toxiques, l'acide ergotinique ne modifie pas les contractions

utérines; il ne détermine ni vaso-constriction ni gangrène. Son action intéresse surtout le système nerveux central; il produit une diminution marquée du pouvoir réflexe de la moelle, qui disparait même complètement chez les animaux à sang froid. D'ailleurs, les animaux à sang froid se montrent les plus sensibles; et, chez les animaux à sang chaud, les carnivores sont plus énergiquement impressionnés que les herbivores. Les terminaisons des nerfs sensitifs sont paralysées par contact direct, tandis que les nerfs moteurs demeurent [intacts. Les muscles striés restent indemnes et les fibres lisses sont, au contraire, contractées. La diminution de tension artérielle et l'abaissement de température sont déjà très appréciables avec des doses relativement faibles. La respiration est ralentie et cesse avant le cœur dans les intoxications mortelles. On observe une paralysie médullaire et cérébrale ascendante, ainsi que l'abolition des réflexes, telle qu'elle se produit dans l'hypno-anesthésie profonde. Le mécanisme de la mort est celui de l'asphyxie.

L'acide ergotinique se trouve en notable quantité dans les extraits alcooliques d'ergot, c'est-à-dire dans ces préparations pharmaceutiques désignées par la dénomination d'« *ergotine* » et dont l'ergotine Bonjean est le type.

Ergotinine. — C'est l'alcaloïde isolé par TANRET et qui, seul, paraît nettement défini. Sa formule est $C^{35}H^{40}Az^4O^6$. Il peut exister à l'état amorphe et à l'état cristallisé. Sous cette dernière forme, il est constitué par de fines aiguilles microscopiques, incolores, inodores, se colorant rapidement à la lumière et à l'air qui les altère profondément. Elles fondent au-dessus de 200° en subissant une décomposition intense. Leur solution alcoolique est fortement dextrogyre [à 1 p. 200, $\alpha_D = + 335°$]. L'ergotinine est insoluble dans l'eau, soluble dans l'alcool à 95 [dans 200 d'alcool froid et 60 d'alcool bouillant], moins soluble dans l'éther, soluble dans le chloroforme. C'est une base faible, sans action sur la teinture de tournesol, se combinant avec les acides pour donner des sels à réaction acide, facilement décomposables. Les sels des acides minéraux sont peu solubles. Les solutions aqueuses des sels présentent une fluorescence violette. Avec le temps, et sous l'influence de la lumière, ces solutions deviennent jaunes, vertes, puis brunes; l'ergotinine cristallisée s'est transformée, d'abord, en ergotinine amorphe et, finalement, en résine. Les propriétés physiologiques de l'ergotinine sont sensiblement les mêmes, qu'il s'agisse de l'alcaloïde amorphe ou de l'alcaloïde cristallisé; et celles des solutions brunies et altérées par l'air et la lumière se rapprochent très étroitement des propriétés physiologiques reconnues à la cornutine de Kobert.

L'ergotinine est un agent vaso-constricteur moins énergique que la sphacélotoxine et la vaso-constriction qu'elle détermine est plus élastique, si l'on peut ainsi dire, que celle provoquée par la substance résinoïde dont le cachet est, au contraire, le caractère tétanique. Par suite, l'action sphacélisante est beaucoup moins nettement accentuée. En injections hypodermiques, l'ergotinine abaisse la température, diminue la fréquence du pouls, détermine de la vaso-constriction, fait contracter l'utérus. Aux doses toxiques, chez les animaux, la symptomatologie se rapproche beaucoup de celle déterminée par la sphacélotoxine.

La richesse moyenne de l'ergot récent est d'environ 1 p. 1000 en ergotinine, se composant de 0,3 d'ergotinine amorphe et de 0,7 d'ergotinine cristallisée.

La *cornutine* serait, d'après KOBERT, le seul alcaloïde de l'ergot de seigle [1].

---

[1] Je ne veux pas entrer ici dans des discussions, d'ailleurs dépourvues d'intérêt

C'est une substance extrêmement toxique, provoquant des convulsions épileptiformes, toniques et cloniques, ainsi que des contractures musculaires. Vomissements, diarrhée, salivation, ralentissement du cœur par excitation des centres vaso-moteurs ainsi que des origines centrales des fibres modératrices cardiaques des pneumogastriques, action excitante intense sur la moelle, telles seraient les manifestations de l'intoxication par la cornutine.

L'existence de cet alcaloïde, constituant une masse sirupeuse qui se décompose déjà par exposition à l'air et par évaporation, est des moins précises et ne saurait être mise en comparaison avec l'ergotinine, produit cristallisé et de composition définie. Son mode même d'extraction, qui utilise pour la dissoudre l'éther acétique, expose à obtenir un mélange de produits de chacun des trois groupes que nous étudions en ce moment. L'éther acétique constitue, en effet, un remarquable dissolvant des substances résineuses et des saponines, aussi bien, sinon même encore plus, que des alcaloïdes.

Enfin je n'ai pas trouvé dans les résultats de l'expérimentation physiologique effectuée avec la cornutine [1] des données suffisamment précises et caractérisées la distinguant de l'ergot de seigle en nature ou des mélanges de principes actifs que l'on peut en séparer par l'action de certains dissolvants organiques.

Que cet alcaloïde soit constitué par un mélange ou un produit d'altération d'autres principes actifs préexistant dans l'ergot, il n'est pas moins intéressant d'en tenir compte, à titre de représentant du groupe des alcaloïdes, parmi les principes actifs, normaux ou provoqués, de cette drogue. Son apparition dans l'ergot de seigle en voie d'altération sous l'influence de l'air et de la lumière pourrait, par exemple, permettre d'interpréter les phénomènes de l'ergotisme convulsif.

Les déterminations thérapeutiques ou toxiques provoquées par l'ergot de seigle en nature sont, en effet, assez variables, suivant la richesse du produit en représentants de chacun des trois groupes que je viens d'établir. Suivant l'époque de l'année à laquelle la drogue a été récoltée, mais, surtout, en raison du temps écoulé depuis sa récolte et des conditions dans lesquelles la conservation a pu s'opérer, on peut reconnaître la prédominance de tel ou tel de ces trois groupes, caractérisée par des manifestations spéciales sur lesquelles j'insisterai plus tard. Je tiens seulement à faire ressortir que, dans l'ergot de seigle frais, c'est-à-dire tout récemment recueilli et ayant le moins possible subi le contact de l'air et de la lumière après avoir été séparé de l'épi de seigle qui le portait, on constate une richesse particulièrement remarquable en sphacélotoxine et que ce produit provoque une intoxication intense caractérisée par la prédominance des symptômes de gangrène.

Les autres principes immédiats contenus dans l'ergot de seigle ne présentent

sur le point de savoir si, comme le prétend Kobert, l'ergotinine ne serait qu'un produit d'altération de la cornutine, ou bien si, comme l'assure Tanret, ce dernier alcaloïde ne serait qu'un des produits de dédoublement de son ergotinine, ce qui paraît beaucoup plus probable; peu importe, en définitive, car il n'y a aucun intérêt, bien au contraire, à faire exclusivement usage, au point de vue thérapeutique, de ces prétendus principes actifs. Ici, comme d'ailleurs dans beaucoup d'autres circonstances, l'action pharmacodynamique de la drogue entière est fort différente de celle des principes actifs pris isolément, et bien autrement avantageuse au point de vue de ses résultats.

[1] Je parle ici d'une cornutine, dite *Cornutine de Kobert*, qui m'a été envoyée par la maison Merck, de Darmstadt.

aucun intérêt, en raison de leur inactivité. Ce sont : un sucre particulier, le *Mycose*, très voisin du *Tréhalose*, de la mannite (provenant très probablement de la transformation spontanée du tréhalose) ; une cholestérine particulière, l'*Ergostérine ;* des matières grasses, en grande quantité, dont l'intérêt principal réside en ce qu'elles peuvent assez bien dissoudre les composés résinoïdes, notamment en présence de certains dissolvants tels que l'éther [1], et en ce que, par leur facile oxydabilité, elles constituent un puissant adjuvant de l'altération que l'air et la lumière font éprouver aux principes actifs ; une cellulose particulière aux champignons, la *Fungine ;* enfin des matières colorantes qui sont assez différenciées pour permettre de caractériser l'ergot de seigle, et c'est à leur aide qu'on arrive à pouvoir déceler sa présence dans les farines alors qu'elles en renferment seulement 1 p. 100 et même moins.

L'altération spontanée de l'ergot de seigle s'accompagne, comme d'ailleurs celle d'un grand nombre de champignons, de la formation d'ammoniaques composées, surtout de méthylamine, qui communiquent à la drogue une odeur désagréable et tout à fait caractéristique, rappelant la saumure de harengs ou la crevette en voie de putréfaction, tandis que l'ergot de seigle de bonne qualité doit posséder une odeur particulière, se rapprochant, à la fois, de celle des champignons et des moisissures.

L'ergot de seigle provient, pour la majeure partie, de Vigo, en Espagne, de Ténériffe, de Mogador et même des Indes (il en vient à Londres de Calcutta). Le climat humide de la Galice est particulièrement favorable à la production du champignon. L'ergot se développe bien aussi dans les régions du Nord, en Norwège jusqu'au soixantième degré de latitude, dans les régions alpines, dans le Sud et le centre de la Russie. Celui qui provient d'Odessa offre une teinte de couleur ardoisée et se présente en grains plus petits que celui d'Espagne.

Les propriétés des ergots des autres graminées sont très sensiblement les mêmes que celles de l'ergot du seigle ; toutefois, LALLEMAND assure que l'ergot recueilli sur une graminée de l'Amérique du Nord, connue sous le nom de *Diss* [*Arundo Ampelodesmos* (CIRILLO)], est encore deux fois plus actif que celui du seigle. En Algérie, on utilise l'ergot de l'*Ampelodesmos tenax* [2] qui porte aussi le nom de *Diss*, et, dans l'Inde, l'ergot du riz. On a prétendu que l'ergot du blé serait moins toxique que celui du seigle.

Action physiologique et thérapeutique. — On constate des résultats très différents, parfois même contradictoires, dans les observations relatives à l'action thérapeutique et à l'action toxique provoquées, chez l'homme ou chez les animaux, par l'ergot de seigle. Non seulement les empoisonnements aigus et chroniques diffèrent

[1] Les recherches de BONJEAN avaient démontré que l'huile retirée de l'ergot au moyen de l'épuisement par l'éther était énergiquement toxique, tandis que son extraction au moyen d'autres dissolvants fournissait un produit dénué de propriétés toxiques. Cette dernière assertion se vérifie surtout avec l'ergot déjà ancien, c'est-à-dire ayant perdu plus ou moins de son pouvoir toxique ; lorsqu'il s'agit d'ergot frais, la solubilité du principe résineux dans les corps gras est largement suffisante pour donner une huile plus ou moins énergiquement toxique.

[2] Synonymie de *Ampelodesmos tenax* : *Arundo ampelodesmos, Arundo festucoïdes, Arundo mauritanica, Arundo tenax, Donax tenax.*

notablement au point de vue de la symptomatologie, mais encore les symptômes d'un même genre d'intoxication, aiguë ou chronique, se montrent variables, en raison de conditions dont on commence à peine à soupçonner l'importance et qui n'ont pu être incriminées qu'à la suite des tentatives d'analyse immédiate dont je viens de retracer les données acquises jusqu'alors.

Deux manifestations dominent l'histoire thérapeutique de l'ergot de seigle : son influence sur l'utérus, son influence hémostatique ; de même que deux manifestations, ou, pour mieux dire, deux modalités dominent son histoire toxique : l'action convulsivante, l'action gangréneuse. L'influence particulière exercée par les représentants de chacun des groupes : résinoïdes, saponines, alcaloïdes, permet d'interpréter ces différences ; mais on est encore fort incomplètement renseigné à ce sujet, d'une part, en raison de la facile altérabilité de presque toutes ces substances sous l'influence des manipulations utilisées pour leur isolement, d'autre part, en raison de la difficulté d'obtenir des produits constants et nettement définis. Voici les résultats dégagés, quant à présent, dans l'étude de l'action physiologique de ces principes immédiats.

La *sphacélotoxine* se montre comme une substance énergiquement nécrogène, vaso-constrictrice, excitante de la fibre utérine, tétanisante de la fibre musculaire lisse. La constriction violente et persistante des artérioles détermine la formation de thrombus hyalins dans les petites artères, ce qui explique la gangrène et la chute, sans hémorrhagies, des membres ou des segments de membres gangrénés, en même temps que la préférence de ces dernières manifestations pour les parties périphériques dans lesquelles la circulation sanguine est normalement lente. Chez les lapins, les chats, les chiens, on ne constate pas aussi facilement de gangrènes, mais des hémorrhagies, fréquentes surtout dans l'intestin. La muqueuse intestinale est plus ou moins fortement enflammée et les plaques de Peyer présentent des lésions rappelant, très étroitement, celles de la fièvre typhoïde. Ces altérations doivent être regardées comme étant le résultat de processus gangréneux. L'ulcération des plaques de Peyer et des follicules solitaires constitue, d'ailleurs, une lésion que l'on observe d'une façon constante sous l'influence des représentants du groupe des résinoïdes et que l'on retrouve très fréquemment avec les diverses toxines.

La sphacélotoxine intéresserait surtout certains symptômes plus étroitement sous la dépendance de la contracture des fibres musculaires lisses, tels seraient : les psychoses relevant d'un spasme artériel, le tétanos utérin, et, surtout, les gangrènes limitées, conséquences d'un

spasme prolongé des fibres vasculaires. La contraction provoquée par la sphacélotoxine présente un caractère tétaniforme remarquable.

En ce qui concerne la pression sanguine, on peut observer des résultats variables, puisque l'on peut voir se produire, simultanément, un spasme artériel en certains points, tandis que l'on constate une vaso-paralysie intestinale avec congestion intense, hémorrhagique.

C'est, de tous les principes actifs de l'ergot, celui qui exerce l'influence la plus marquée sur les contractions utérines et l'agent le plus efficace de gangrène. Certaines espèces animales, celles composant l'ordre des gallinacés par exemple, montrent une prédisposition toute particulière pour les manifestations gangréneuses provoquées par l'ergot, tandis que d'autres espèces jouissent, à cet égard, d'une véritable immunité.

Chez le lapin, la diarrhée et la paralysie généralisée sont les symptômes de l'intoxication aiguë par la sphacélotoxine ; ceux de l'intoxication chronique consistent en diarrhée à laquelle viennent se joindre des troubles de la sensibilité et de la motilité, non accompagnés de gangrène. La paralysie de la forme aiguë doit être rapportée à une influence exercée directement sur le système nerveux, et probablement à son origine centrale, attendu qu'il est impossible de mettre en évidence le moindre signe anatomo-pathologique dénotant l'intervention d'une constriction vasculaire. Au contraire, dans la forme chronique de l'intoxication, on trouve des extravasations sanguines dans tous les organes internes, ainsi que dans le cerveau et la moelle.

On n'observerait pas, dans l'intoxication expérimentale par la sphacélotoxine, les secousses musculaires convulsives, ni les accès épileptiformes, ni les contractures des membres qui caractérisent d'une façon si remarquable la forme spasmodique de l'ergotisme chez l'homme. La période éminemment active de l'ergot, au point de vue de la sphacélotoxine, est celle comprise entre les mois de septembre et décembre, alors que la drogue est récente et que les principes actifs, la sphacélotoxine notamment, n'ont pas encore eu le temps de se détruire spontanément sous l'influence suffisamment prolongée de l'air et de la lumière.

Le groupe des saponines doit, très probablement, être représenté par une saponine acide et une saponine neutre ; la première est seule assez nettement caractérisée, c'est l'*acide ergotinique*. Son action sur l'utérus ainsi que sur la fibre musculaire lisse est à peu près nulle ; en revanche, son influence sur le système nerveux est très accentuée et se traduit, lorsqu'il est introduit dans l'organisme, à l'état d'ergotinate de soude, par voie d'injection hypodermique ou veineuse, par de la paralysie médullaire et cérébrale ascendante et de la paralysie des réflexes, comme celle que l'on constate dans l'hypno-anesthésie profonde. La tension sanguine est notablement diminuée.

L'acide ergotinique est facilement altérable et se décompose déjà en grande partie par le seul fait de son séjour dans le tube digestif. Les saponines neutres étant encore plus facilement altérables, surtout au point de vue de leur action sur l'organisme, que les saponines acides, il n'est pas étonnant que l'on n'ait pu, jusqu'à présent, réussir à déceler leur présence dans l'ergot. Comme toutes les substances du groupe des saponines, celles qui existent dans l'ergot de seigle interviennent surtout par leur action irritante et l'influence qu'elles exercent sur l'appareil cardio-vasculaire. Chez le lapin, une injection hypodermique de 1 gramme détermine de la somnolence, de la parésie et de l'analgésie périphérique en même temps qu'un notable abaissement de la tension artérielle. La mort survient par paralysie des centres respiratoires. L'acide ergotinique ne provoquerait ni vaso-constriction ni gangrène.

Le groupe des alcaloïdes, représenté par l'*ergotinine* et la *cornutine*, possède une action pharmacodynamique assez nettement différenciée des précédentes. Chez l'homme, l'injection hypodermique de 0,5 à 1 milligramme d'ergotinine (solution de Tanret) produit le ralentissement du pouls, une élévation brusque suivie d'une diminution de la tension artérielle, l'abaissement de la température ; au bout de peu de temps, on voit survenir une élévation notable et durable de la tension artérielle. L'action sur le tissu musculaire se traduit par une contraction à caractère spasmodique avec tendance rhythmique, tout à fait différente de la contracture tétanique provoquée par la sphacélotoxine. La cornutine (qui resterait dans les eaux-mères après séparation des ergotinines amorphe et cristallisée) posséderait une action de même genre, avec électivité toute spéciale sur les contractions utérines dont elle augmenterait l'énergie. Dans l'état gravide, l'utérus serait le premier influencé, et l'action exercée serait d'autant plus prolongée que la parturition serait plus proche. Ces alcaloïdes paraissent posséder une influence marquée sur les centres bulbo-médullaires qui sont d'abord violemment excités, puis paralysés.

Mais ces principes, pour actifs qu'ils soient, sont encore bien loin de représenter toute l'activité de l'ergot ; et, presque dès le début de la découverte de l'ergotinine, PETON, qui faisait de son étude physiologique l'objet de sa thèse inaugurale, insistait sur ce que la variabilité et la prédominance toxique de ses effets physiologiques ne pouvaient permettre de les prendre pour base d'une étude typique de l'action pharmacodynamique de l'ergot de seigle. On se trouve, en effet, dans l'obligation d'employer, par voie d'injection hypodermique, une dose de

1 centigramme au moins pour obtenir, chez le lapin, l'anémiation de l'oreille préalablement énervée par l'ablation du ganglion cervical supérieur ainsi que la section du grand nerf auriculaire, et il ne faut pas moins de 2 centigrammes pour provoquer, chez un chien de 10 kilos, des phénomènes aisément appréciables.

La cornutine doit être employée sensiblement dans les mêmes conditions de doses. Elle détermine une élévation (non immédiate) considérable de la tension artérielle et des modifications respiratoires se traduisant par une respiration diaphragmatique, superficielle, plus tard dyspnéique et spasmodique. A assez forte dose, la mort se produit à la suite d'un brusque arrêt du cœur qui reste en systole, contracturé.

L'action du seigle ergoté entier est connue depuis les observations de THUILLIER, en 1676, relatives à la mort d'animaux de basse-cour, de DELAFOND à propos de la gangrène des oreilles chez les lapins, de PAROLA qui signale la mort, au quatorzième jour, d'une lapine en état de gestation et sans qu'il se produisit d'avortement. Des expériences instituées par DELAFOND et BONJEAN, il résultait que l'on voyait apparaître des points isolés de gangrène après ingestion de fortes doses; chez les coqs, par exemple, la crête se couvre de points noirs, devient dure, cassante et la mort se produit au milieu d'accidents convulsifs; chez les chiens, on observait seulement de la paraplégie et des convulsions.

Chez l'homme, l'ingestion de 1 à 3 grammes d'ergot de seigle frais détermine des nausées, parfois des vomissements, de la sécheresse de la gorge, de violentes douleurs dans la région épigastrique, une céphalalgie constrictive, des vertiges, un affaiblissement notable du pouls et une grande faiblesse générale consécutive. On note aussi un état d'assoupissement et des contractions musculaires spasmodiques. Mais ça n'est pas l'intoxication aiguë qu'il importe le plus de considérer, les accidents qui la caractérisent sont bien loin de présenter l'importance et, surtout, la persistance des accidents qui résultent de l'accumulation des principes actifs de l'ergot dans l'organisme ou de la continuité de leur influence sur l'économie. C'est la répétition des doses, même faibles, qui crée le danger ; aussi est-il extrêmement important de n'en jamais prolonger l'administration, ni de la répéter à trop courts intervalles. Bien qu'il existe une très grande variabilité dans l'action toxique des différentes préparations, suivant l'époque de sa maturité à laquelle fut récolté l'ergot ayant servi à leur confection, mais aussi suivant le mode opératoire employé pour l'obtention de ces préparations, le temps écoulé depuis leur confection, etc. [1], il n'en est pas moins démontré par l'ob-

---

[1] Relativement à la diminution d'activité sous l'influence du temps, je me borne-

servation et l'expérience que le maintien prolongé de l'organisme sous l'influence des principes actifs de l'ergot conduit à des manifestations d'un caractère et d'une intensité tout à fait exceptionnels.

Symptomatologie générale. — Chez les animaux à sang froid, on constate une paralysie débutant par les membres postérieurs et un gonflement particulier de la peau. Il y a ralentissement, affaiblissement, puis paralysie du cœur. On remarque une notable résistance à l'action toxique. Chez les animaux à sang chaud, l'administration de 1 à 3 grammes d'ergotine (extrait aqueux repris par l'alcool) provoque de l'anesthésie, des contractions gastro-intestinales douloureuses, des troubles des sens et du mouvement. Les doses élevées (6 à 10 grammes), déterminent une paralysie complète ; l'animal est insensible aux excitations les plus douloureuses, il ne peut accomplir aucun mouvement, ni volontaire ni réflexe. En même temps, on observe des convulsions.

Chez l'homme, l'ingestion de 10 à 15 grammes de poudre d'ergot de seigle, de 4 à 7 grammes d'ergotine, ou bien l'explosion subite d'une intoxication chronique provoquent des phénomènes portant d'abord sur le tube digestif, puis sur le système nerveux. Les troubles digestifs consistent en inappétence et amaigrissement, sécheresse de la gorge, gastralgie, douleurs abdominales, vomissements et diarrhée. Dans certains cas, on a constaté des lésions de gastro-entérite hémorragique que l'on retrouve toujours chez le chien après injection par la voie veineuse. Quant aux troubles nerveux, ce sont des vertiges qui ouvrent la scène, accompagnés d'obscurcissement de la vue, de bruits sourds et violents dans les oreilles, de céphalalgie contractive très pénible et opiniâtre. Les tempes semblent comme pressées dans un étau. Puis apparaissent des fourmillements dans les membres, une sensation de frissonnement général, de l'insensibilité des téguments au tact, à la douleur. au froid et à la chaleur, enfin une anesthésie débutant par les extrémités des

rai à citer le fait suivant. Un extrait glycériné, préparé à mon laboratoire avec le plus grand soin et à l'aide d'ergot aussi frais que possible, a fourni un produit extrêmement actif au moment de sa préparation et tuant près de 6 kilos de chien, à la dose de 1 centimètre cube par voie d'injection veineuse et dans l'espace de vingt minutes. Après une année, le même extrait, conservé dans des flacons en verre jaune très foncé, exactement pleins, à l'abri de la lumière et de la chaleur, possédant encore tous ses caractères physiques et organoleptiques du début, en un mot ne présentant aucun caractère qui permît de prévoir un changement important dans sa composition, ce même extrait était devenu complètement inactif et incapable de provoquer, aux doses de 5 centimètres cubes par kilo, autre chose qu'une action vaso-motrice passagère. Je dois faire remarquer que la diminution d'activité paraît d'autant plus accentuée et rapide que l'extrait a été préparé à l'aide d'un ergot plus récent, plus jeune.

doigts et des orteils et envahissant peu à peu tout le corps. On note
la conservation du sens musculaire, tandis que l'énergie est fortement diminuée ; le sujet est dans un état de faiblesse, d'atonie musculaire, d'anéantissement dont il faut rechercher la cause dans la diminution de la valeur excito-motrice de la moelle. La torpeur intellectuelle
est également très remarquable. Des douleurs profondes se font sentir
dans les régions pectorale, épigastrique, abdominale, s'exaspérant par
intervalles ; elles sont le prélude des crises convulsives caractérisées
par des spasmes, des contractures, des accès épileptiformes : c'est la
détermination caractérisée par l'appellation d'*ergotisme spasmodique*
ou *convulsif*. Dans d'autres cas, on voit se développer, au milieu de
violentes douleurs, sur un ou plusieurs membres, une tuméfaction érysipélateuse, suivie de gangrène, le plus souvent sèche, quelquefois
humide : c'est la détermination caractérisée par l'appellation d'*ergotisme gangréneux*.

Il est très rationnel d'assigner comme cause à ces phénomènes des
spasmes vasculaires avec ischémie ou paralysie centrale. Dans l'intoxication par l'ergot, le pouls est petit, dur, filiforme et fuyant ; les veines
sont fortement turgescentes. L'action prédominante exercée par les
principes les plus actifs de l'ergot sur les fibres musculaires lisses donne
à l'ischémie un rôle prépondérant. Il est également logique d'admettre,
avec Brown-Séquard, que l'abolition des réflexes a pour origine l'anémiation de la moelle consécutive à un rétrécissement du calibre des
vaisseaux. Cette anémie des centres nerveux résulte, d'ailleurs, à la fois,
tant de l'insuffisance de l'irrigation sanguine, que de la diminution de
fréquence et d'énergie du myocarde. L'action sur les vaisseaux explique
les vertiges, la diminution du pouvoir excito-moteur de la moelle, les
crises convulsives, les frissons, l'abaissement de température, la fréquence des mouvements respiratoires ainsi que l'anhélation, la sécheresse de la peau et des muqueuses, la cessation des sécrétions, les troubles trophiques et le sphacèle. La constriction vasculaire permet
d'interpréter : le ralentissement du pouls en dehors de tout affaiblissement du myocarde, les modifications respiratoires par accumulation du
sang asphyxique dans la moelle allongée, les convulsions et le coma
de la dernière période par la réplétion des veines et des sinus du cerveau
et des méninges. Il importe de remarquer, dans la production de tous
ces phénomènes, le rôle prépondérant joué par la contracture constante et prolongée de la fibre lisse, en d'autres termes, l'importance
prépondérante de l'action vaso-constrictive.

Action sur le tissu musculaire. — Un certain nombre de faits expérimentaux mettent cette action en évidence. Sur un lapin albinos, on pratique, d'un seul côté, la section du filet cervical du grand sympathique ou l'arrachement du ganglion, en même temps que la section du grand nerf auriculaire du plexus cervical (qui tient sous sa dépendance l'innervation vaso-motrice des vaisseaux de la périphérie et de la pointe de l'oreille, l'artère centrale et les vaisseaux de la base étant seuls sous la dépendance du grand sympathique) : on détermine ainsi, de ce côté, la dilatation vasculaire, l'élévation de température et l'atrésie pupillaire. L'injection d'ergotine provoque leur disparition et amène la production de phénomènes inverses. Il ne peut donc se produire ici qu'une action sur la fibre musculaire lisse, en dehors de toute intervention nerveuse, bien que l'on puisse, à la rigueur, admettre une très faible et passagère participation des nerfs qui seraient influencés par leurs extrémités terminales.

Lorsqu'on expérimente sur une femelle dont l'utérus est gravide, on voit s'effectuer sur cet utérus des contractions énergiques, hélicoïdales, avec des zones d'étranglements partiels et de contracture. Dans certaines régions où le tissu musculaire est plus ou moins facilement accessible à la vue, comme la tunique intestinale, surtout dans l'intestin grêle, on voit la contraction donner à la paroi une apparence vermiculaire et maintenir une contracture permanente. On peut aussi constater l'accroissement de la contraction du plan musculaire de la vessie et l'expulsion brusque de l'urine. En opérant sur le jabot du mollusque *Eledone moschata*, détaché du tube digestif et rempli d'eau de mer additionnée d'ergotine, DE VARIGNY a pu déterminer des contractions rhythmées, nombreuses, énergiques, durables ; et même provoquer de la contracture à fortes doses. On observe également une contraction progressive et intense des vaisseaux, les vaisseaux artériels d'abord, puis, plus lentement et plus tardivement, les vaisseaux veineux. HOLMES, en 1869, a constaté expérimentalement la diminution du calibre des vaisseaux de la membrane interdigitale, de la muqueuse linguale et du mésentère, chez les grenouilles. Après piqûre des artères ou des veines, on obtient un écoulement sanguin réduit et très disproportionné par rapport au calibre réel et normal des vaisseaux. Tous ces effets durent plus ou moins longtemps, ils disparaissent peu à peu et réapparaissent sous l'influence d'une nouvelle injection. Les résultats les plus saillants consistent dans la contraction intense des fibres musculaires lisses et dans l'indépendance de cette action sur les fibres des différents organes.

Action sur le cœur et la circulation. — Sous l'influence de l'ergot, les battements du cœur, après une accélération passagère,

diminuent de fréquence et augmentent d'énergie, en même temps que
la tension artérielle s'élève. Avec les doses toxiques, on voit succéder à
ces premières manifestations un abaissement plus ou moins brusque de
la tension artérielle, tandis que le nombre des contractions devient
beaucoup plus grand et que leur énergie diminue. Les modifications
subies par l'appareil central de la circulation passent par des phases
différentes et sont occasionnées par des conditions variables et assez
complexes. Ralentissement ou accélération du pouls, augmentation ou
diminution de tension artérielle, accroissement ou affaiblissement
d'énergie du myocarde sont sous la dépendance de causes qui peuvent
intervenir irrégulièrement, à différentes périodes, et dont la prédominance peut changer complètement la manifestation des phénomènes.
La diminution du pouvoir excito-moteur de la moelle, par suite de la
diminution de l'afflux sanguin, l'action des principes actifs de l'ergot
sur les centres nerveux, intra et extra-cardiaques, et sur le tissu musculaire sont les causes principales des modifications que l'on peut
observer.

Instillée sur le myocarde de la grenouille, l'ergotine détermine du
ralentissement, parfois même un arrêt passager. La contraction myocardique est énergique, rapide, complète ; la diastole est un peu moins
parachevée ; le ventricule se vide bien et reste petit, décoloré, ridé à la
fin de la systole. On ne constate pas d'affaiblissement, mais seulement
une perturbation, causée sans doute par action irritante locale et se traduisant aussi par des contorsions généralisées. L'injection hypodermique de 10 centigrammes d'ergotine Bonjean à une grenouille de 30 grammes détermine un ralentissement considérable des contractions avec
augmentation très marquée d'amplitude. Après un certain temps, le
nombre des battements cardiaques est tombé au tiers, à peine, de ce
qu'il était au début, et si l'on vient à pratiquer à ce moment la section
des deux nerfs sciatiques, on voit ce nombre augmenter de près de
moitié en même temps que les systoles, au lieu d'être prolongées comme
avant la section deviennent petites, irrégulières, brusques, saccadées.
La paralysie d'un grand territoire du système artériel après section des
sciatiques a diminué la résistance produite par l'hypertension artérielle,
d'où est résulté l'accélération.

Chez les mammifères, l'injection hypodermique d'une dose faible
d'ergotine produit un léger ralentissement du pouls et une diminution
du calibre des artères ; la température s'élève de quelques dixièmes de
degré ; les fonctions respiratoires, digestives et urinaires ne sont nullement influencées ; il ne se montre rien de particulier du côté du système nerveux. Mais on observe une réaction locale assez forte, caracté-

risée par : douleur, rougeur, chaleur, gonflement au lieu de l'injection.
Cela se termine par résolution si l'on a fait usage d'une solution glycé-
rinée, par abcès avec une solution aqueuse. On note une très énergique
leucocytose. Les hautes doses déterminent une accélération, indépendante de la tension artérielle, due à l'affaiblissement du tonus des nerfs
vagues. Aux doses toxiques, on observe la paralysie des pneumogastriques et l'excitation des centres intracardiaques. L'action sur le système nerveux périphérique est particulièrement remarquable sur le
sympathique abdominal.

L'affaiblissement du cœur coïncidant avec la diminution de tension
artérielle est le caractère le plus saillant des doses un peu considérables,
et cela permet précisément d'interpréter l'action hémostatique intense
de l'ergot de seigle. Si l'on pique une artère chez un animal et qu'on
lui fasse ensuite une injection d'ergotine, on voit l'hémorrhagie s'arrêter
à mesure que la tension artérielle s'abaisse et que la circulation se ralentit.

Les résultats obtenus, relativement à l'influence exercée sur le cœur
et la circulation, sont différents suivant que l'on emploie des produits
ou des modes d'absorption dissemblables. Chez les mammifères, les
injections veineuses d'ergotine provoquent un abaissement notable,
mais passager, de la tension artérielle, suivi d'une élévation plus
durable. Cet abaissement ne peut être attribué à une vaso-dilatation des
organes splanchniques ou de la circulation générale, car il coïncide
avec une diminution parallèle du volume du rein. En outre, l'exploration de la pression intraventriculaire décèle à ce moment un affaiblissement passager des contractions cardiaques avec relâchement du myocarde, d'autant plus accentué que l'extrait employé est plus riche en
substances irritantes. Cette diminution d'énergie est bientôt suivie de
renforcement avec accélération. Ces phénomènes doivent être attribués
à une influence irritante exercée sur l'endocarde par les composés des
groupes des résinoïdes et des saponines (sphacélotoxine et acide ergotinique), comme le prouvent leur disparition pour un degré suffisant de
dilution, ou bien en utilisant l'injection hypodermique comme voie
d'absorption, ou bien en séparant ces substances irritantes de l'extrait
d'ergot, ou bien encore en opérant avec les seuls représentants du
groupe des alcaloïdes, ergotinine ou cornutine. L'injection hypodermique d'ergotine provoque une élévation de tension artérielle sans abaissement préalable, l'influence irritante s'étant, pour ainsi dire, épuisée
avant que les substances actives n'arrivent au contact de l'endocarde,
c'est-à-dire ces substances s'étant modifiées au cours de leur premier
conflit avec les cellules vivantes, au lieu d'injection et dans le trajet. On

constate aussi, et pour la même raison, des contractions gastro-intestinales beaucoup moins énergiques qu'après les injections veineuses.
L'action élective sur les fibres musculaires est d'autant plus intense que
la sphacélotoxine et l'acide ergotinique sont portés plus rapidement et
plus intimement à leur contact. L'injection veineuse d'ergotinine élève
immédiatement la tension artérielle et ralentit le cœur, en même temps
que le volume du rein subit une diminution parallèle prouvant que cette
augmentation de tension a pour cause une influence vaso-constrictive
généralisée. L'action élective s'exerce aussitôt sur les fibres musculaires
des vaisseaux artériels et l'injection d'ergotinine n'a que très peu ou
pas d'influence sur la tunique musculaire gastro-intestinale.

Ce qui caractérise, en effet, l'action vasculaire de l'ergot de seigle,
c'est une contraction vaso-artérielle intense, troublant notablement le
cours du sang dans le réseau des petits vaisseaux à paroi simple. On
peut constater l'arrêt des hématies dans un grand nombre de canaux, le
ralentissement de leur progression dans tous et leur impossibilité de
passer dans ceux qui, plus étroits, offrent une certaine résistance au
passage à l'état normal.

La diminution du calibre des petits vaisseaux par influence directe
sur leur contractilité a pour conséquence immédiate une augmentation
de pression dans les gros troncs vasculaires. La pression augmente au
premier abord dans les capillaires, mais le débit diminue malgré l'augmentation absolue de vitesse. La circulation est très gênée dans les
capillaires et cela revêt une très grande importance, surtout pour le
fonctionnement des centres nerveux, puisqu'il se produit une diminution de l'arrivée des matériaux nécessaires à la nutrition. On constate
aussi une très notable augmentation de la tension veineuse, surtout par
résistance au passage des veines aux artères, et un amoindrissement
des sécrétions, en rapport avec la diminution de tension dans les capillaires. Il existe une véritable anémie du système capillaire avec dilatation et congestion veineuses. La vaso-constriction, l'affaiblissement des
contractions cardiaques, le ralentissement de l'activité circulatoire
expliquent l'arrêt des hémorrhagies; et ces mêmes phénomènes, exagérés jusqu'à la rétraction oblitérante des artérioles, l'arrêt circulatoire et
la formation de thrombus hyalins expliquent la gangrène.

Cette influence vaso-constrictive exercée par l'intermédiaire des
tuniques vasculaires est tellement marquée, qu'elle prime absolument
l'influence exercée par l'ergot sur le cœur et la circulation par l'intermédiaire du système nerveux. Au cours des essais expérimentaux chez
les mammifères *et en employant des extraits d'ergot frais*, on a pu
voir des troncs artériels contractés au point que leurs parois étaient

accolées et que l'introduction d'un stylet dans leur intérieur était impossible; de même, on a pu voir diminuer et bientôt disparaître les battements dans de très fortes artères. Les vaisseaux de la membrane interdigitale ou de la langue, chez la grenouille, sont réduits au tiers ou même au quart de leur diamètre primitif après une injection hypodermique d'ergotine; et ces phénomènes peuvent se vérifier également sur les artérioles de la membrane natatoire ainsi que du mésentère. On a pu encore les constater, chez les mammifères, sur les artérioles de la moelle, de la rétine, de l'oreille (lapin), des poumons, de la pie-mère, de la surface de l'utérus, et ils se produisent même après la section des vaso-moteurs. J'ai déjà fait remarquer précédemment, à propos de l'action sur la fibre musculaire, que cela n'éloignait pas absolument l'intervention d'une influence exercée par l'intermédiaire du système nerveux; et en effet, l'expérience montre que l'ergot peut agir indépendamment des centres nerveux, mais qu'il agit encore bien plus énergiquement lorsque ces centres sont intacts.

De telle sorte qu'en définitive, l'influence cardio-vasculaire est fort complexe et justiciable, à la fois : d'une influence directe sur la fibre musculaire lisse, d'une action primitive sur les centres vaso-moteurs, d'une action secondaire, réflexe, sur les mêmes centres, enfin d'une action sur les terminaisons motrices des nerfs vaso-moteurs. La contraction des fibres vasculaires modifie la tension sanguine, la contraction des fibres lisses des organes contenant des vaisseaux agit en effaçant leur calibre et en comprimant ces vaisseaux; les phénomènes de réaction nerveuse et les troubles nutritifs produits par ces variations d'activité circulatoire interviennent à leur tour, et ainsi s'expliquent les résultats variables que l'on a pu signaler, suivant que telle ou telle des influences produites était prépondérante. Dans tous les cas, il est inutile d'insister sur le danger que peut présenter une contracture musculaire prolongée. Par exemple, la dyspnée intermittente et les douleurs de la région pectorale s'interprètent fort bien comme des conséquences de la contracture rémittente des muscles lisses des bronches (muscles de Reisseisen).

Action sur l'utérus. — En raison de son action élective sur les fibres de la vie organique, l'ergot exerce sur l'utérus une influence des plus accusées et qui constitue, elle-même, une action de choix. Ici encore, l'influence est assez complexe et résulte : 1° d'une action directe sur la fibre musculaire; 2° d'une action secondaire s'exerçant par constriction des capillaires utérins; 3° d'une influence, également secondaire, par l'intermédiaire du système nerveux vaso-moteur; 4° d'une autre influence secondaire due à l'anémie de la moelle provoquée par la contraction des capillaires. Les vaisseaux utérins sont vidés de leur contenu par suite de l'influence constrictive exercée sur eux par les fibres musculaires, et cela, même après destruction préalable des plexus sympathiques et sacrés, sources de l'innervation utérine, ou même de la moelle. Cette action est encore plus accusée en ce qui concerne l'utérus gravide, en raison de l'augmentation de quantité et de force des fibres musculaires lisses. Ces propriétés ont fait appliquer l'emploi de l'ergot de seigle tant à l'obstétrique qu'à l'avortement. L'action ocytocique du seigle ergoté est bien connue des vétérinaires, mais les contractions utérines provoquées par l'ergot présentent un caractère qui ne laisse pas que d'être fâcheux au point de vue obstétrical : elles sont *permanentes*. Le globe utérin reste contracturé et dur, il est le siège de douleurs continuelles avec exacerbations et redoublements; l'utérus reste constamment resserré, sans alternatives de relâchement et de contraction. Cette influence dure de une à deux heures.

Aussi ne faut-il pas s'étonner des accidents qui ont été signalés comme résultant de la compression du fœtus : fractures du crâne, mort par suffocation ou par troubles circulatoires. La contraction des fibres lisses diminuant et suspendant même la circulation utérine, les sinus sont vides de sang, d'où trouble momentané dans la circulation fœtale : on constate alors une accélération des battements du cœur du fœtus, bientôt suivie de ralentissement, ainsi que des mouvements désordonnés au début de chaque contraction. Ces troubles sont encore accentués et exagérés par le caractère tétanique de la contraction; ils ont pu, dans un assez grand nombre de cas, déterminer la mort. Dans d'autres circonstances, on a signalé la rétention du placenta, et même des ruptures utérines. La rapidité de l'accouchement est certainement accrue, mais il peut se présenter de très graves inconvénients, par exemple : la dilatation incomplète de l'orifice utérin, l'obligation de changer la position du fœtus, un obstacle quelconque à l'accouchement.

Il est unanimement admis aujourd'hui que l'ergot de seigle ne doit être administré, lorsqu'il y a indication de le faire, que lorsque l'utérus est complètement vide du produit de la conception, de ses annexes et des caillots. Son action sur l'utérus a été comparée à l'effet produit chez un sujet fatigué par l'absorption d'une liqueur spiritueuse. L'ergot de seigle manifeste son maximum d'activité lorsqu'il est absorbé en nature, cru et simplement broyé. Plus il est frais et plus cette activité est considérable, mais aussi plus son absorption expose à des accidents consécutifs. Le meilleur mode d'emploi consiste à prescrire 2 à 4 grammes de poudre d'ergot dans 150 grammes d'eau : ingérer d'abord le tiers du mélange, vingt minutes après le second tiers, enfin la troisième portion si cela est nécessaire. L'effet est plus lent lorsqu'on sépare le marc. On a rapporté un cas de délire suivi de coma après l'ingestion de 6 grammes; et, chez les nouvelles accouchées, on a signalé parfois de la gangrène des extrémités.

Les seuls avantages que présente l'emploi de l'ergot de seigle se montrent dans les hémorrhagies suivant la délivrance. Toutefois, le nettoyage préalable de l'utérus, pour s'assurer de sa vacuité, nécessitant l'introduction de la main, puis la mise en œuvre d'une injection intra-utérine, ces manœuvres, jointes à la température (48°-50°) à laquelle on peut porter le liquide de l'injection, suffisent, le plus souvent, à arrêter l'hémorrhagie. Mais cependant, l'ergot peut rendre des services dans les cas, et ils sont encore assez nombreux dans la pratique suburbaine, où l'on est mal outillé ou mal installé pour pratiquer une irrigation intra-utérine très chaude, ou bien encore lorsque l'inertie utérine est assez rapide et complète pour ne pas laisser le temps de recourir à l'eau chaude si sa mise en œuvre n'a pas été préparée d'avance.

C'est, d'ailleurs, ici encore, une question d'espèce et de sagacité thérapeutique, et il faut se rappeler que l'on observera toujours quelques accidents dans les cas de dilatation incomplète de l'orifice utérin, de présentations vicieuses, d'utérus non complètement évacué. A une époque encore peu éloignée, un travail n'avançant pas entraînait *ipso facto* l'emploi de l'ergot de seigle. Une augmentation considérable du nombre des enfants mort-nés a immédiatement fourni le plus remarquable exemple des effets désastreux d'une thérapeutique empirique, irréfléchie, irraisonnée et non adaptée à des indications précises. De son côté, la réaction a peut-être, comme presque toujours, dépassé les bornes; et la proscription, absolue et dans tous les cas, de l'ergot de seigle, aussi bien que son emploi constant me semblent des exagérations à éviter.

Action abortive. — La plus grande fréquence des avortements au cours des épidémies d'ergotisme a été depuis longtemps mise en évidence; et, à plusieurs reprises, on a signalé des avortements parmi des troupeaux de vaches ou de juments paissant dans des prairies où furent reconnues ensuite des variétés de graminées infestées par l'ergot. L'action abortive de l'ergot de seigle *frais* est extrêmement énergique, mais il est rare que son utilisation n'entraîne pas quelques accidents graves [1].

---

[1] Consulter à ce sujet : G. POUCHET, Rapport sur un cas de mort provoquée par

ERGOTISME

Les accidents d'ergotisme, qui revêtaient autrefois une allure épidémique, tendent de plus en plus à disparaître au fur et à mesure du progrès réalisé dans les différentes conditions de l'existence. Lorsque l'absence de communications obligeait à consommer sur place les céréales dans l'état où les météores les livraient aux cultivateurs, il était impossible d'éviter l'ingestion, plus ou moins prolongée et en proportion plus ou moins considérable, de ces produits que la persistance de certains phénomènes atmosphériques amenait à se trouver mélangés aux aliments. En plus de la question de *réceptivité*, pour laquelle la misère physiologique jouait le principal rôle, il faut encore faire intervenir ici cette circonstance que les graines destinées à l'alimentation étaient souvent consommées aussitôt après leur récolte (on pourrait presque dire à l'état vert), et l'étude de la composition chimique de l'ergot ainsi que les recherches relatives à l'existence des saponines dans les végétaux ont montré que c'est à cette période que les plantes renferment les substances les plus actives sur l'organisme et en plus forte proportion. Aussi n'y a-t-il rien d'étonnant à ce que les plus anciennes épidémies aient été les plus typiques et les plus meurtrières.

Dès le xe siècle (en 944) FRODOARD signale une affection désignée alors par les noms de *feu sacré*, *feu de Saint-Antoine*, dont il dit que le mal s'attachait à quelque partie du corps et ne s'apaisait qu'après l'avoir entièrement consumée dans des douleurs horribles. La mort survenait presque toujours. MÉZERAY raconte que, cinquante ans plus tard (en 994), une maladie épidémique enleva plus de 40 000 personnes en Aquitaine. C'était encore le feu sacré. Il brûlait les entrailles ou quelque partie du corps qui tombait en pièces ; ceux qui en furent quittes pour la perte d'un bras ou d'une jambe s'estimèrent heureux. L'an 1000, cette année si funeste, se fit remarquer en Bourgogne par une mortalité considérable ; la maladie régnante était caractérisée par un feu dévorant qui s'emparait des pieds et des mains et en amenait la perte.

Aux xie et xiie siècles, on vit encore des apparitions de cette terrible affection, et c'est seulement au xiiie siècle que VINCENT GALLUS attira l'attention sur la diversité des accidents, tantôt gangréneux, tantôt convulsifs. En 1587, une maladie inconnue jusqu'alors sévit en Silésie ; on lui donna le nom de *Krümme* parce qu'elle se traduisait surtout par des contractures, par des torsions imprimées au corps. En 1595-1596, une épidémie formidable éclate en Allemagne, elle sévit en Westphalie, dans l'évêché de Cologne, le duché de Brunswick, le Hanovre, la Saxe, la Hesse et elle fait l'objet d'une très remarquable étude de la part des professeurs de la Faculté de Marbourg, sous le nom de *maladie des fourmillements* (*Kriebelkrankheit*). Cette étude comprend, d'ailleurs, les formes les plus variées et même les plus rares de l'ergotisme épidémique. ADAM LONICER (de Francfort), à qui l'on doit les premières recherches relatives à la nature de l'ergot de seigle, n'hésita pas à attribuer cette épidémie à la présence de l'ergot qu'il avait appelé *clavus seliginis*.

En 1630, THUILLIER donne la même origine à une maladie épidémique qu'il

l'abus du seigle ergoté, avortements multiples, mort avec gangrène des extrémités. *Annales d'hygiène publique et de médecine légale*, 1886 ; et *Revue internationale de thérapeutique et Pharmacologie*, avril 1898, p. 121.

POUCHET. — Précis de pharmacologie.   29

décrivit dans le *Journal des savants*. En 1672, Perrault rapporte qu'il tient des médecins et chirurgiens d'Orléans que l'épidémie de gangrène qui sévit en Sologne vient de l'emploi de pain fabriqué avec du seigle ergoté. En 1674, la mission que l'Académie des sciences avait chargé Dodart de remplir à Montargis aboutissait à des conclusions analogues : l'usage du seigle ergoté produit des fièvres malignes accompagnées d'assoupissement et de rêveries, des gangrènes aux bras et surtout aux jambes ; ces gangrènes étaient précédées d'engourdissements, de fourmillements dans les jambes qui devenaient livides ; la peau était froide et la gangrène commençait par le centre du membre. Ces accidents se montraient surtout après la moisson, ce que nous pouvons interpréter aujourd'hui en disant : alors que l'ergot est le plus riche en sphacélotoxine.

Il faut noter, d'ailleurs, que, dans la plupart de ces épidémies, qui furent étudiées plus attentivement à partir du xvie siècle, on a signalé, outre l'ergot, la présence d'autres agents toxiques auxquels il faut certainement attribuer une part plus ou moins importante dans les accidents. C'est ainsi, par exemple, que Linné désigna par l'appellation de *Raphanie* l'épidémie qui apparut à Upsal en 1754, attribuant faussement au mélange des graines du *Raphanus raphanistrum* avec l'orge, servant à l'alimentation des hommes et des bestiaux, les accidents, à forme surtout convulsive, qui caractérisèrent cette épidémie. Une enquête sévère montra bientôt que le *Raphanus* n'était pour rien dans la production des phénomènes, mais que la mauvaise récolte d'orge avait nécessité l'importation d'une grande quantité de seigle qui fut reconnu non seulement ergoté, mais encore mélangé à d'autres substances nocives telles que : graines d'ivraie, de nielle, champignon de la carie des céréales, etc...

De sorte qu'en définitive, il est bien difficile, dans ces différentes épidémies, de faire la part qui incombe à l'ergot en la séparant nettement de celle revenant aux autres substances toxiques. Et cette difficulté est d'autant plus considérable, que, comme je l'ai déjà signalé, à propos de l'étude des saponines (notamment de la gesse (voir lathyrisme, p. 428) il faut établir une distinction entre deux groupes de substances toxiques dont les unes, type ergot, provoquent des lésions nerveuses limitées aux cordons postérieurs et aux colonnes de Clarke, comme le tabes dorsalis franc, tandis que d'autres, type gesse, provoquent des lésions localisées dans les cordons antéro-latéraux, comme le fait le tabes dorsalis spasmodique.

Il serait sans intérêt de mentionner avec tous les détails qu'elles comportent les nombreuses épidémies qui, jusqu'à ces dernières années, signalèrent l'emploi de seigle ergoté. Le seul enseignement que l'on en pourrait tirer, c'est que les manifestations dominantes furent tantôt la gangrène, tantôt les convulsions ; et que les accidents se montrèrent prématurément lorsque la richesse du grain en ergot s'élevait seulement au huitième du poids total. Assez fréquemment, cette richesse atteignait le tiers et les manifestations débutaient alors au bout de cinq ou six jours seulement. Dans l'Orléanais, on nota que ceux qui mangeaient le pain sortant du four étaient pris d'ivresse, de spasmes, de convulsions, quelquefois d'épilepsie, de crampes très fortes ; il survenait des phlyctènes à la surface de leur corps et la maladie se terminait par la mort ou par la perte d'un ou de plusieurs membres. L'amputation précoce n'arrêtait pas la marche des accidents. La forme de gangrène humide, beaucoup plus rare que la forme sèche, était aussi beaucoup plus grave, il n'y avait pas alors d'élimination franche, en quelque sorte spontanée, des portions gangrénées et les malades succombaient à la septicémie.

Auparavant, on avait surtout observé des épidémies caractérisées par des accidents à forme gangréneuse. A partir de la fin du XVIᵉ siècle, il semble que les accidents convulsifs aient dominé. En tout cas, on trouve alors des observations catégoriques, explicites, autorisées par la valeur même de ceux qui les ont décrites, et qui se rapportent à l'ergotisme convulsif. Pour ne parler que des épidémies qui se sont montrées dans notre pays, je mentionnerai celle qui a sévi en Sologne, en l'année 1672, et dont PERRAULT nous a laissé une description sous le nom de *mal des ardents, gangrène des Solognots*. Deux années plus tard (1674), une épidémie éclate à Montargis et dans les environs. L'Académie des Sciences délégua un de ses membres, DODART, pour rechercher les causes de l'épidémie. Il fut reconnu que celle-ci était due à l'usage alimentaire du seigle ergoté, en raison de quoi Pontchartrain donna à l'intendance d'Orléans l'ordre d'empêcher la mouture des grains ergotés. En 1747, une nouvelle épidémie éclata en Sologne, d'autres à Lyon, en 1814, en 1854 et 1855. Depuis cette époque l'ergotisme semble avoir épargné nos populations françaises. Je relèverai encore, en fait d'épidémies récentes, celle qui a régné dans les Flandres en 1845-1846 ; les épidémies qui ont éclaté en Allemagne, en 1856, en 1868, en 1879 et en 1880. Les deux dernières ont donné lieu à des recherches qui nous ont particulièrement bien fait connaître l'action nocive du seigle ergoté sur les centres nerveux. Je reviendrai plus en détails sur ces recherches, dans un instant.

De l'ensemble des relations qui nous ont été laissées de ces diverses épidémies une première notion se dégage, c'est que l'ergotisme se révèle à nous sous deux formes cliniques principales : une *forme gangréneuse*, une *forme convulsive*. Ces deux formes débutent par une phase initiale qui leur est commune, c'est la phase d'*ivresse ergotique*. Cliniquement, elle est caractérisée par des vertiges, de la céphalalgie, de l'hébétude, des troubles de la vue et de l'ouïe, par des phénomènes d'anesthésie qui sont surtout accusés quand c'est la forme gangréneuse qui doit se développer dans la suite. Au contraire, les fourmillements prédominent lorsque la maladie doit revêtir, ultérieurement, la forme convulsive. En ce cas, aux fourmillements succèdent des mouvements convulsifs qui agitent les membres d'une façon intermittente, des contractures intenses et prolongées, qui sont douloureuses au point de faire pousser des cris aux malades. Ces contractures entraînent des rétractions tendineuses immobilisant les jointures dans des attitudes anormales. En se généralisant, elles peuvent simuler la rigidité cadavérique. A une période plus avancée, les malades viennent en proie au délire ; finalement, ils succombent dans le coma, sans avoir présenté de gangrène. Nous verrons tout à l'heure que la répercussion de l'ergotisme sur les centres nerveux peut se traduire par d'autres symptômes.

Dans la forme gangréneuse, les fourmillements de la période initiale sont beaucoup plus supportables ; les malades se plaignent surtout d'avoir des élancements dans les membres, des douleurs, des sensations de brûlure ou de froid glacial. La sensibilité s'émousse jusqu'à disparaître dans les parties qui vont se gangréner. A ce niveau, la peau pâlit, se ride, se macule de taches violacées ou noirâtres. La circulation se ralentit, puis s'arrête. La mortification a fait son œuvre, sous la forme d'une gangrène sèche, plus rarement d'une gangrène humide. Puis on assiste à l'élimination spontanée de l'eschare, et il en peut résulter la perte d'un ou de plusieurs membres. A cette période, les malades sont pris d'hématuries et d'hématémèses, qui peuvent être aussi rebelles que dans la diathèse hémorrhagique.

Au cours d'une même épidémie, les deux formes peuvent se mélanger dans les mêmes localités. On a vu aussi l'ergotisme gangréneux sévir en Sologne, à une époque où la forme convulsive régnait en Allemagne. Certains auteurs ont prétendu que la forme gangréneuse n'était que la phase extrême de l'ergotisme convulsif, dont la période convulsive aurait passée inaperçue pour avoir été mal observée. Je suis convaincu, pour ma part, que cette conception est erronée ; elle est inconciliable avec certains faits, inconciliable aussi avec ce que nous savons de la composition immédiate de l'ergot de seigle et des effets de ses différents principes constituants.

A ce propos, je signalerai d'abord la différence chronologique qu'on relève entre les épidémies d'ergotisme gangréneux et les épidémies d'ergotisme convulsif. Les premières ont été observées surtout au moyen âge, lorsqu'à la suite d'une période de disette, la consommation des grains ergotés suivait de près la récolte. Les accidents étaient donc imputables à l'ergot frais. Au contraire, les épidémies d'ergotisme convulsif ont été relativement fréquentes aux époques les plus rapprochées de la nôtre ; elles se sont développées à la fin de l'hiver, c'est-à-dire, à une période de l'année où les grains ergotés avaient eu le temps de fermenter, ou tout au moins, de subir des modifications profondes sous l'influence de l'air et de la lumière.

Indépendamment de cette différence chronologique, on observe une différence d'ordre géographique. C'est en France surtout qu'on a observé des épidémies d'ergotisme gangréneux, tandis qu'en Allemagne, en Suède, en Russie, les épidémies d'ergotisme convulsif l'ont emporté en fréquence. Il est à remarquer aussi que jamais, au cours d'une même épidémie, on n'a vu les deux formes d'ergotisme sévir avec la même fréquence et la même intensité.

A mon avis, ces faits trouvent leur explication dans les connaissances que nous avons acquises touchant la composition du seigle ergoté. Je m'expliquerai tout à l'heure sur ce point. Remarquons, tout d'abord, qu'une partie des accidents rattachés à l'ergotisme sont vraisemblablement imputables à la saponine ou à un principe analogue. Ne perdons pas de vue que les grains ergotés sont souvent mélangés de nielle, plante qui renferme de la saponine en quantités considérables. Or, nous avons appris que l'absorption de la saponine et des principes analogues est peu active à la surface de la muqueuse gastro-intestinale intacte. Il n'en est plus de même, quand le revêtement épithélial de la muqueuse de l'intestin est altéré. C'est ici le cas de nous rappeler le rôle de certaines substances albuminoïdes, dans la genèse de beaucoup d'intoxications. Ainsi que je l'ai démontré par mes expériences sur la fausse-oronge, certaines substances albuminoïdes ont pour rôle de faciliter l'absorption des toxiques, en opérant une véritable effraction de la muqueuse gastro-intestinale. Elles ouvrent en quelque sorte la porte d'entrée par laquelle doit pénétrer le toxique. Or, dans le cours des épidémies d'ergotisme, on a précisément noté que des troubles gastro-intestinaux plus ou moins accentués précèdent toujours les accidents graves de l'ergotisme. Il me paraît donc naturel d'admettre que la réceptivité pour les composés toxiques qui provoquent ces accidents se trouve réalisée par la présence, dans le tube digestif, d'une de ces substances qui produisent l'effraction de la muqueuse gastro-intestinale. Il me paraît rationnel d'admettre qu'une partie de ces accidents est imputable à un principe autre que ceux contenus dans l'ergot de seigle. A ce propos, il y a lieu de remarquer que, même pendant la période des plus violentes contractures et des crises convulsives, toute contraction utérine peut faire défaut, que l'utérus soit en état de gestation ou en état de vacuité.

Voyons maintenant de quelle manière les choses se sont passées lors des plus récentes épidémies d'ergotisme qui ont éclaté en Europe. Cela me fournira l'occasion de parler de l'action élective que l'ergotisme exerce sur les centres nerveux.

En 1879, une épidémie s'est abattue sur le district de Novgorod, en Russie, au milieu de paysans pauvres, vivant dans les plus déplorables conditions d'hygiène, et qui avaient fait entrer dans leur alimentation de la farine contenant 7 p. 100 d'ergot. Dans un seul village, il y a eu 39 cas, dont 4 terminés par la mort.

Cette même année, une épidémie d'ergotisme s'est déclarée dans le duché de Hesse; c'est peut-être celle qui, de toutes, a été le mieux étudiée. Elle a fait, de la part de Tuczek, l'objet de travaux qui nous ont appris que le seigle ergoté détermine dans la moelle des altérations comparables à celles du tabes.

Dans le cours de cette épidémie, on a eu l'occasion d'observer que le début des accidents était tardif chez les sujets vigoureux, et, au contraire, précoce, rapide, chez les individus affaiblis. Dans ce dernier cas, les accidents revêtaient d'emblée une grande violence, et au bout de très peu de temps survenaient des troubles psychiques. D'abord ils consistaient dans de l'abattement, de la céphalalgie, des vertiges; puis les vomissements et la diarrhée faisaient leur entrée en scène. La température et le pouls restaient normaux. Bientôt, les fourmillements se montraient aux extrémités, préludant aux spasmes, à la contracture des doigts et des orteils, des avant-bras et des jambes; tout cela simulait assez bien le tétanos intermittent de Dance, la tétanie de Trousseau. Quelquefois, les spasmes étaient unilatéraux; le plus souvent, ils occupaient les deux côtés. Ils étaient très douloureux, et ils revenaient par accès durant de quelques minutes à plusieurs jours. Rarement des convulsions cloniques se sont associées à la contracture. Dans les cas abortifs, les accidents ne duraient pas plus de quinze jours à trois semaines et se réduisaient aux spasmes tétaniques; néanmoins, la convalescence était longue et les récidives faciles. Chez quelques malades, tout s'était réduit à des fourmillements dans les doigts.

Dans les cas les plus graves, deux ordres de manifestations se sont associées à celles que je viens de passer en revue. D'une part des *désordres psychiques*, sous la forme de troubles intellectuels, d'un certain embarras de la parole, d'accès épileptiformes; j'insiste sur ce qu'on n'a jamais observé de délire des grandeurs. D'autre part, des *désordres comparables à ceux qu'on observe dans les cas de tabes dorsalis*, à savoir : de la dilatation des pupilles, l'abolition du réflexe rotulien, de l'anesthésie plantaire, de l'analgésie des orteils qui traduisait une tendance à l'apparition de troubles trophiques et notamment de la chute des ongles; des phénomènes de paresthésie, des douleurs fulgurantes, des douleurs en ceinture; de l'ataxie statique et motrice; sans compter de l'exagération des sueurs, des éruptions miliaires, des furoncles, de l'urticaire. Chez les femmes, la menstruation était suspendue dans les cas graves. Barrier avait également signalé ce fait, dans sa relation de l'épidémie de Lyon en 1854-1855.

En somme, ces manifestations pouvaient être imputées, les unes à des lésions de l'encéphale, ainsi les troubles psychiques, les attaques épileptiformes, les autres à des lésions de la moelle. Il ne s'agit pas là de simples hypothèses. Quelques-uns des malades observés par Tuczek ont succombé. L'examen de leurs moelles a démontré que cette portion des centres nerveux était envahie par des lésions qui offraient, eu égard à leur topographie, une très grande ressemblance avec les lésions du tabes. Elles étaient limitées aux cordons postérieurs et aux colonnes de Clarke. Dans ces dernières, elles consistaient en une atrophie du réseau fibrillaire. Or, pareille lésion se rencontre précisément dans les cas de tabes. Pour ce qui concerne la lésion des cordons postérieurs, elle ne dépassait pas l'aire des faisceaux de Burdach, comme il arrive dans les cas de tabes au début, et sa distribution rappelait assez bien, d'une façon générale, celle qu'on lui trouve dans les cas de *tabes incipiens*. Par contre, les racines postérieures ont été trouvées intactes, contrairement à ce qui a lieu dans la très grande majorité des cas de tabes.

Eu égard à sa nature intime, le processus, était constitué par une hyperplasie et une transformation scléreuse de la névroglie, avec atrophie consécutive des fibrilles nerveuses. Il n'existait nul indice d'une myélite aiguë, nulle trace d'une méningite spinale, d'une affection vasculaire. Bref, le processus paraissait être né sur place, dans l'épaisseur de la moelle; c'était ce qu'on est convenu d'appeler un processus *endogène*. Tuczek, pour sa part, avait conclu que ces lésions spinales déterminées par l'ergotisme ne différaient du processus spinal du tabes que par l'acuité de leur développement. Cette conclusion n'a pas été acceptée par tous les neuropathologistes, et je citerai notamment mon collègue, le professeur Raymond, qui n'admet pas cette identification.

Quoi qu'il en soit, les survivants, parmi ceux des malades qui avaient fait l'objet des observations de Tuczek, ont été revus par ce médecin, six ans plus tard. On a pu acquérir ainsi la preuve que certaines manifestations de l'ergotisme, en rapport avec des lésions cérébro-spinales, paraissaient irréparables; telles les convulsions épileptiformes, certains désordres psychiques, la céphalalgie, les vertiges, les troubles vaso-moteurs, les sensations de paresthésie, et surtout le signe de Westphal, l'abolition du phénomène du genou, qui, dans certains cas, subsistait comme seule trace d'une lésion des cordons postérieurs. Toutefois, contrairement à ce qui a lieu dans les cas de tabes dorsalis, ces manifestations avaient une tendance à s'amender, sinon à guérir, sous l'influence d'un traitement approprié. La progressivité, qui est le caractère par excellence de l'évolution du tabes, leur faisait défaut.

Au sujet des accidents épileptiformes, qui persistaient chez certains malades, ils se présentaient indifféremment sous la forme du petit mal et sous celle des grandes attaques; chez certains malades, ils se compliquaient de folie pré ou post-épileptique. Chez ceux qui avaient présenté, à leur maximum, les symptômes d'affections nerveuses, on n'observa dans aucun cas la perte des réflexes pupillaires, et les troubles urinaires ou génitaux furent extrêmement rares ou, tout au moins, très peu prononcés. Pour terminer ce qui a trait à l'étude anatomo-pathologique de ces lésions, j'ajouterai cette remarque sur laquelle Tuczek a insisté justement. L'âge des malades variait de sept à quarante-huit ans, et parmi eux se trouvaient six enfants au-dessous de quinze ans : il est donc impossible d'invoquer soit l'artériosclérose, l'alcoolisme, la syphilis, soit d'autres affections de l'âge adulte ou de la vieillesse, pour expliquer ces lésions des cordons postérieurs.

Il faut signaler encore que, chez les enfants, l'ergotisme a eu pour autre conséquence d'entraver, d'une façon très manifeste, le développement physique et intellectuel. Enfin, en ce qui regarde la dissémination, dans le district de Cassel (cercle de Falkenberg), sur une population de 2 500 habitants, le cinquième a présenté des accidents en rapport avec l'ergotisme. Les animaux domestiques n'ont pas été épargnés; en effet, dans le cours de cette épidémie, un grand nombre de poules, nourries avec des grains ergotés, ont péri.

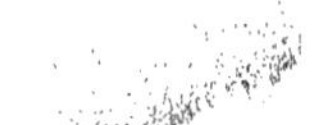

En somme, il s'agissait là d'une forme particulière d'ergotisme chronique, dans laquelle le système nerveux central se trouve primitivement atteint. On peut se représenter de la façon suivante l'enchaînement des phénomènes morbides. Au début, il se produit une excitation du centre vaso-moteur, qui entraîne une ischémie par contracture des artères périphériques. A cette contracture, fait suite une dilatation paralytique des artérioles et des veinules, d'où stase, œdème, et nécroses périphériques. Du côté de la moelle, ces troubles vasculaires retentissent à peu près exclusivement sur les cordons postérieurs. Ils aboutissent à une myélite interstitielle, à distribution particulière. Conjointement, il se produit une dégénérescence de l'endothélium des vaisseaux, de l'épithélium glandulaire des reins, du foie, des fibres du myocarde, un catarrhe gastro-intestinal, qui atteint sa plus grande intensité dans la partie inférieure de l'iléon, des extravasats dans les poumons, une anémie globulaire, avec altérations dégénératives des hématies et des leucocytes. Les malades, quand ils succombent, meurent dans le marasme consécutif aux progrès de la myélite.

C'est en vain qu'on a cherché à reproduire ces accidents par voie expérimentale sur des animaux, sans doute parce que l'ergot de seigle employé n'était pas assez toxique, ou parce que la réceptivité des animaux est différente de celle de l'homme.

Pour en finir avec ce qui est relatif aux épidémies récentes d'ergotisme, il me reste à signaler celle qui a sévi sur le district de Poltava, du mois de juillet au mois d'octobre 1881. Elle a présenté cette particularité que la coexistence des accidents gangréneux et des accidents convulsifs s'est trouvée réalisée à son maximum. Elle a été occasionnée par l'usage alimentaire d'une farine qui contenait seulement 1 p. 100 d'ergot. Il est intéressant de noter que sur 17 malades hospitalisés, 15 ont présenté de la gangrène, à savoir : 8 de la gangrène humide et 7 de la gangrène sèche. Sur ces 15 malades, 4 ont succombé.

De ce qui précède, il ressort que l'ergotisme se présente sous des formes cliniques très variées, qui peuvent se ramener à deux types principaux : *type gangréneux, type convulsif*. Or, une différence dans la symptomatologie implique nécessairement une différence dans les principes toxiques auxquels sont imputables les accidents, implique, en outre, une différence dans la réceptivité. Occupons-nous d'abord du premier point, celui relatif à la nature des principes toxiques qui entrent en jeu dans la production des accidents de l'ergotisme.

Il est avéré que, dans l'empoisonnement par l'ergot frais, les manifestations toxiques débutent six heures après l'administration de faibles doses de cette substance. Cette notion concorde avec ce que nous savons de la marche des épidémies d'ergotisme. Les accidents réalisent toujours leur maximum de violence, quand les épidémies éclatent en juillet ou en août, c'est-à-dire après une récolte insuffisante, au sein d'une population obligée de transformer immédiatement en farine du seigle fraîchement récolté et mélangé d'ergot. Dans ces conditions, l'ergot renferme son maximum de principes toxiques, et l'on voit coexister les diverses formes cliniques de l'ergotisme, ainsi que je le signalais tout à l'heure, à propos de l'épidémie de Poltava.

Nous connaissons, d'autre part, en fait de principes actifs de l'ergot : la sphacélotoxine, l'acide ergotinique et l'ergotinine dont la cornutine n'est, sans doute, qu'un produit de transformation. Nous savons que la sphacélotoxine est principalement responsable des accidents gangréneux causés par l'ergot de seigle, et qu'à l'ergotinine, ainsi qu'à ses produits de transformation, sont surtout imputables les manifestations convulsives de l'ergotisme. Or, sans que nous en sachions encore les raisons, l'ergot de seigle est tantôt très riche en sphacélotoxine, tantôt il renferme surtout de l'ergotinine et de l'acide ergotinique.

Nous savons aussi que l'ergot de seigle perd de son activité en vieillissant, surtout quand il a été soumis à la mouture. Ce fait est connu depuis longtemps des accoucheurs, d'où la recommandation de n'employer dans la pratique obstétricale que de l'ergot de seigle aussi frais que possible, et surtout de le moudre seulement au moment de s'en servir. Des recherches ultérieures démontreront probablement l'intervention, dans cette diminution de l'activité de l'ergot, d'une *oxydase* qui serait le principal agent de la transformation de la sphacélotoxine ainsi que des métamorphoses subies par les autres principes actifs de l'ergot. L'oxydation de la matière grasse contenue en grande quantité dans l'ergot frais, oxydation à laquelle KOBERT fait jouer le principal rôle, intervient aussi certainement dans ce phénomène. Dans tous les cas, un fait définitivement acquis maintenant est celui de la diminution considérable de l'activité toxique de l'ergot, au fur et à mesure qu'il vieillit et quels que soient les soins que l'on ait pris pour réaliser aussi parfaitement que possible sa conservation.

La facilité avec laquelle s'altèrent les plus toxiques des principes actifs de l'ergot permet d'interpréter des faits restés jusqu'ici inexplicables et, en apparence, contradictoires. Je ne puis m'empêcher de la rapprocher de la facilité avec laquelle se produisent des phénomènes de même genre en ce qui concerne la disparition de l'activité toxique de certaines espèces de champignons ou bien des bouillons de culture de quelques bactéries, faits sur lesquels j'ai eu si souvent l'occasion d'attirer l'attention.

Sous le rapport de l'instabilité, un parallèle s'impose entre les saponines et l'ergot de seigle. Les saponines sont très actives dans les végétaux frais, mais elles perdent rapidement de leur activité, dans les plantes conservées. Or, l'acide ergotinique se rattache au groupe des saponines, et des saponines acides qui sont les plus actives. Suivant donc que, en raison des vicissitudes auxquelles il aura été exposé, l'ergot sera plus riche en sphacélotoxine, en acide ergotique, ou en ergotinine, les accidents qu'il pourra déterminer revêtiront une modalité particulière dont la complexité peut s'interpréter par les mélanges des principes actifs de ces trois groupes de substances toxiques : *résinoïdes* (sphacélotoxine), *saponines* (acide ergotinique), *alcaloïdes* (ergotinine, cornutine, etc.).

Un certain nombre de faits, constatés au cours de ces dernières années, viennent confirmer ces déductions. On a observé aux États-Unis, en 1884, des épidémies sévissant sur du gros bétail et elles ont donné lieu à des remarques fort intéressantes. Dans l'Illinois, l'épidémie fut signalée par de la diarrhée, de la perte d'appétit, de la boiterie avec raideur des jambes, du refroidissement et de l'analgésie des articulations inférieures. Dans le Kansas, il n'y eut pas d'accidents gastro-intestinaux, et les manifestations furent surtout gangréneuses. On notait une ligne de démarcation très nette entre les parties saines et gangrénées ; la peau se déchirait à la partie supérieure, les parties molles se séparaient, les os et les tendons se détachant en dernier lieu. Il se formait une zone de séparation, au voisinage de la jointure, laissant une surface plane cicatrisant facilement. Les cas de perte d'un onglon, de deux ou trois phalanges furent nombreux. Dans certains cas graves, la ligne de séparation se dessina seulement au milieu du métatarse ou du métacarpe, et les parties molles une fois tombées laissèrent l'os à découvert sur plus de la moitié de sa longueur. Sur la peau de la région interdigitale, ni les poils ni l'épiderme n'avaient subi de changement perceptible. La partie atteinte devenait seulement froide et insensible dès le début. Certains animaux subirent ainsi la perte de cinq à vingt centimètres de la partie inférieure de la queue, d'une partie de l'oreille.

On nota une altération spéciale de la muqueuse buccale qui se faisait remarquer soit par une coloration rouge plus ou moins diffuse, sans perte de substance, soit par des pétéchies de couleur rouge-foncé, bien circonscrites, de un demi à trois centimètres de diamètre, souvent avec perte de substance. Ce dernier aspect avait fait croire à l'existence antérieure de vésicules qui se seraient ulcérées et fait songer, un moment, à la fièvre aphtheuse. La partie superficielle de la muqueuse était atteinte de mortification et il en résultait une gangrène partielle suivie de la chute de ces plaques.

Les muqueuses du gros intestin, des organes génitaux externes et spécialement du rectum et du vagin, étaient rouges, couvertes de mucosités, dénudées par places de leur épithélium.

Dans le Missouri, on signala des avortements chez les vaches et les juments.

La température était normale, sauf au moment de la chute d'un ou de plusieurs membres. La guérison des animaux boiteux fut complète ; il n'y eut ni inflammation de la peau, ni perte de substance comme après la congélation. Souvent, les accidents se bornèrent simplement à des érosions des muqueuses, coïncidant avec de la claudication, et sans gangrène d'aucune extrémité.

L'enquête permit d'établir la présence, dans les fourrages consommés, d'une grande proportion de seigle sauvage (*Agrostis virginicus*) ergoté à 12 p. 100. Une ration de 10 kilos contenait 130 grammes d'ergot.

Dans tous ces faits, la variabilité de composition immédiate se trouve bien démontrée par la diversité des accidents et par leurs modalités spéciales : gangrènes, avortements, claudication. Comme presque toujours, la résistance des animaux est notablement supérieure à celle de l'espèce humaine, et l'on voit les accidents revêtir chez eux une forme relativement bénigne. L'influence adjuvante du froid a encore été très remarquable ; de nombreux cas furent constatés à la suite d'une forte tempête de neige et de grésil, et l'affection devint très rare avec le relèvement de la température.

Modes d'administration. Doses. — A la condition de ne pas trop fréquemment répéter l'administration, l'ergot de seigle récent et fraîchement moulu constitue le meilleur mode d'emploi. On le prescrit par prises de 50 centigrammes (1 à 5gr. *pro die*) dans un véhicule approprié. La poudre préalablement dégraissée doit s'administrer à doses plus faibles, c'est une préparation infidèle.

Eau hémostatique.

Seigle ergoté concassé	100 grammes.
Eau bouillante	500 »
Epuiser par lixiviation et ajouter	
Alcoolat de citron	5 »

Trois à quatre cuillerées à soupe *pro die*.

Mixture.

Poudre d'ergot récent.	2 à 4 grammes.
Elixir de Garus . . . . }	ââ 50 »
Eau	

Cuiller à soupe toutes les quatre heures.

Pilules.

Poudre d'ergot récent	2 grammes.
Beurre de cacao.	Q. S.

Diviser en 10 pilules (deux à quatre).

Pilules.

Poudre d'ergot récent.	0 gr. 50.
Limaille de fer porphyrisée	2 gr. 50.

Diviser en 10 pilules, deux par jour.

Potion antihémoptoïque.

Ergotine Bonjean.	4 grammes.
Teinture de digitale	1 »
Sirop de ratanhia.	160 »
Eau distillée de menthe.	120 »

Cuiller à soupe toutes les deux heures.

Pilules antihémoptoïques.

Ergotine Bonjean. . . . . }	ââ 1 gr. 20.
Acide gallique . . . . }	
Extrait thébaïque.	0 gr. 40.

Diviser en 20 pilules (deux à dix *pro die*).

Potion antimétrorrhagique.

Ergotine Bonjean	1 gramme.
Teinture de digitale	XX gouttes.
Sirop de ratanhia.	30 grammes.
Infusion de roses de Provins . . . . . . }	90 »
ou de feuilles de ronces. . . . . }	

Cuiller à soupe toutes les demi-heures.

Injection d'ergotinine.

Ergotinine cristallisée	Un centigramme.
Acide lactique.	2 centigrammes.
Eau distillée de laurier-cerise	3 grammes.
Eau distillée	7 »

Injecter de 1 à 5 centimètres cubes.

Injections d'ergotine.

Ergotine Bonjean.	2 grammes.
Eau distillée . . . . }	ââ 10 grammes.
Glycérine pure . . . . }	

Un décigramme par centimètre cube.

Ergotine Bonjean.	3 grammes.
Glycérine pure . . . . }	ââ 15 grammes.
Solution saturée CO^3NaH. . . . . }	

15 centigrammes par centimètre cube.

La substitution de la solution saturée de bicarbonate de soude à l'eau distillée a pour avantage de supprimer ou de réduire considérablemet la sensation douloureuse causée par l'injection hypodermique.

Un gramme d'*ergotine Bonjean*, correctement préparée, correspond, environ, à 4 ou 5 grammes de poudre d'ergot.

Un gramme d'*ergotine Yvon* correspond à son propre poids de poudre d'ergot.

EMMÉNAGOGUES

Les Emménagogues sont des modificateurs de la muqueuse utéro-vaginale. susceptibles de provoquer des phénomènes congestifs du côté de la muqueuse utérine et, par conséquent, susceptibles d'exagérer le flux menstruel.

Il n'existe pas d'emménagogues vrais, c'est-à-dire de médicaments provoquant les menstrues en dehors de l'époque menstruelle ; les drogues considérées comme telles ne sont, en réalité, que des adjuvants de l'hémorrhagie périodique. Un grand nombre de substances ont été préconisées ; certaines d'entre elles comme l'aloès, les drastiques, la sabine agissent surtout secondairement en congestionnant les organes du petit bassin et ne doivent jamais être utilisées. D'autres impriment à l'économie, par l'intermédiaire du système nerveux, une stimulation générale qui provoque le rétablissement du flux menstruel. Le safran, l'armoise, l'absinthe, l'apiol doivent agir surtout par ce mécanisme. L'aménorrhée n'est pas, à proprement parler, une maladie, mais l'indice d'une diminution de vitalité de l'organisme qui ne peut ou n'a pas besoin d'évacuer une certaine quantité de sang. Elle ne doit être combattue que lorsqu'elle est la cause d'accidents nerveux ou circulatoires, et les emménagogues seront, suivant les cas, tantôt des toniques et des excitants généraux, tantôt des modificateurs de la circulation générale, tantôt des antispasmodiques. La rue, la sabine, l'if, le thuya ne sont pas des emménagogues, mais ont été souvent employés, dans un but criminel, comme abortifs. Ils agissent comme irritants et ne provoquent l'avortement qu'à doses toxiques ; ce phénomène n'est qu'un épisode d'une intoxication, d'ordinaire grave, souvent mortelle.

Parmi les médicaments utilisés actuellement comme emménagogues, il faut citer :

Apiol. Ce corps, appelé encore camphre de persil, constitue la portion principale de l'essence de persil (*Petroselinum sativum*) qui renferme, en outre, un glucoside l'*apiine*. Il a pour formule $C^{12}H^{14}O^4$ et cristallise en aiguilles fines, insolubles dans l'eau, solubles dans l'alcool. L'apiol du commerce est un liquide huileux, constitué par l'essence brute de persil. Il s'emploie à la dose de 0gr30 à 0gr75 par jour en capsules gélatineuses.

Séneçon. — Les divers séneçons indigènes (*Senecio vulgaris. S. Jacobæa S. aureus*) ont été préconisés par DALCHÉ, BARDET et BOLOGNÈSI comme sédatifs des organes génitaux, pour calmer la douleur des règles et favoriser leur apparition. BARDET a constaté la production de congestion utéro-ovarienne à la suite de l'administration de fortes doses d'extrait. D'ordinaire, cette préparation s'emploie à la dose de 2 à 5 grammes par jour, en augmentant progressivement les doses.

GROUPE III. — SÉDATIFS ET STIMULANTS DE L'ACTION NERVEUSE

A. — ANTISPASMODIQUES

La constitution de ce groupe des antispasmodiques représente un reste de la doctrine ancienne qui voyait dans les maladies des êtres réels et attribuait aux médicaments des propriétés mystérieuses à l'aide desquelles ils luttaient contre les entités morbides. Cette qualification doit être conservée, mais seulement à titre d'image représentant, très nettement, pour l'esprit, l'action que l'on cherche à réaliser à l'aide de ces substances médicamenteuses. Ce n'est d'ailleurs pas sans un certain étonnement que l'on remarque le caractère franchement stimulant d'un grand nombre des plus vantés parmi les antispasmodiques ; et il faut se reporter à l'étiologie des spasmes pour comprendre que ce résultat n'a rien, au fond, de paradoxal : les spasmes n'étant, bien souvent, que la manifestation d'influences asthéniques, il est facile de comprendre et d'interpréter l'effet des stimulants. Mais, d'autre part, la suractivité et l'excitation ne sont souvent qu'apparentes et les spasmes ne sont alors autre chose qu'une preuve et une manifestation d'anémie et d'affaiblissement cérébral. L'alanguissement et les manifestations spasmodiques forment les caractères habituels de l'éréthisme nerveux. Les spasmes par asthénie et ischémie sont, de beaucoup, les plus nombreux ; c'est la raison du succès si fréquent des médicaments antispasmodiques.

La conception vulgaire, pas plus que la tradition, ne font des antispasmodiques des médicaments du spasme dans toutes ses formes et variétés, c'est-à-dire de l'élément convulsif proprement dit ; ces agents doivent encore combattre les désordres divers, connus sous le nom de *vapeurs*, liés le plus souvent à des perturbations fonctionnelles des organes génitaux et relevant surtout de l'hystérie. Le but à réaliser, aussi bien que le mécanisme par lequel on y arrive, justifient donc cette division que j'ai adoptée pour le troisième groupe des modificateurs du système nerveux : antispasmodiques, modérateurs réflexes, excitateurs réflexes. Les antispasmodiques proprement dits seront donc ces agents s'adressant à l'exaltation morbide et irrégulière des fonctions nerveuses, qu'elle soit *primitive*, c'est-à-dire constituant seule la maladie, ou *secondaire*, c'est-à-dire constituant un symptôme ou un épiphénomène d'une autre affection. Cette définition est nécessairement vague, comme est protéiforme cet élément commun au nervosisme, à l'hystérie, à la neurasthénie et aux états analogues, élément que l'école anglaise a proposé de définir en l'englobant sous la dénomination de *faiblesse irritable*, s'appliquant à l'excitabilité exagérée de tout le système nerveux ou d'un territoire plus ou moins étendu déterminant des réactions désordonnées, excessives, et aboutissant à l'épuisement. Le système nerveux n'exerce plus son influence frénatrice normale et il fait une consommation immodérée et déréglée de ses provisions et de ses réserves d'activité. L'antispasmodique doit lui restituer sa puissance frénatrice, aussi sera-ce un névrosthénique, un excitant diffusible, comme l'éther, les huiles essentielles, les ammoniacaux, les gommes-résines, luttant contre la perte ou la diminution du pouvoir modérateur, par opposition aux substances médicamenteuses telles que le bromure de potassium, la belladone, le chloral qui sont des sédatifs ou des dépresseurs nerveux à opposer à l'excitation vraie des centres nerveux.

La médication antispasmodique sera donc constituée par la série des moyens hygiéniques ou médicamenteux que l'on peut opposer à l'éréthisme nerveux caractérisé par un mélange d'excitation et de mobilité se dépensant sans but. Les agents médicamenteux répondant à cette indication thérapeutique forment un groupe intermédiaire entre les stupéfiants et les excitants ; ils tendent à éteindre l'éréthisme nerveux, à provoquer ou à rétablir le sommeil, amoindrir la douleur ou émousser la sensibilité, ramener la contraction musculaire à son rhythme normal. Dans tous les cas, le but de leur emploi est de changer rapidement et passagèrement la manière d'être du système nerveux, par l'intermédiaire d'une action primitive cérébrale et sensorielle, et de solliciter la force de réaction par la provocation d'une action frénatrice. On est ainsi conduit à distinguer : 1° des *antispasmodiques directs* représentés par les excitants et les stupéfiants diffusibles déterminant une restauration passagère de l'énergie nerveuse ; 2° des *antispasmodiques indirects* représentés par les agents de propulsion impressionnant, surtout, au début tout au moins, le goût et l'odorat et restituant au système nerveux sa puissance frénatrice. Il est fort intéressant de remarquer que ces derniers constituent d'importants agents de suggestion.

Toutes ces substances médicamenteuses présentent, d'ailleurs, un caractère commun, c'est leur odoréité et leur volatilité ; aussi la voie pulmonaire est-elle la voie d'élection relativement à leur administration. Elles exercent toutes sur le système nerveux une sollicitation d'ordre réflexe par l'intermédiaire de l'odorat, et c'est même souvent leur seul mode d'intervention. Les alcools, les éthers, les huiles essentielles, les camphres, les gaz odorants pénètrent dans l'organisme et s'éliminent avec une égale facilité après avoir exercé leur action. Les phénomènes qui accompagnent leur élimination, tels que : dilatation des vaisseaux cutanés, sueur, élévation de la température périphérique sont autant de facteurs adjuvants de la résolution du spasme, de même que la stimulation nerveuse ou circulatoire est un phénomène préalable, accessoire, précédant l'action sédative. Le plus souvent, l'excitation est bornée aux centres nerveux sur lesquels elle se manifeste par de l'ébriété, des troubles cérébraux et sensoriels. Parallèlement à ces manifestations, on voit se produire une diurèse plus ou moins abondante.

Au point de vue de leur action pharmacodynamique générale, les antispasmodiques se conduisent comme des hyposthénisants spinaux, les spasmes étant toujours des symptômes de l'irritation de la moelle ou des nerfs ; des excitants à action pyrétogénétique, en raison de l'antagonisme existant entre la fièvre et le spasme ; des stupéfiants diffusibles, d'action peu profonde et passagère, différant de l'anesthésie seulement par le degré ; des excitants de la cellule nerveuse, la faculté réflexe étant en raison inverse de la puissance des centres nerveux. L'optimum d'action se réalise, pour la plupart d'entre eux, dans l'administration par la voie pulmonaire, ce qui les rapproche encore des anesthésiques et permet de réaliser, comme avec ces derniers, une extrême rapidité d'influence. L'action stupéfiante ne s'observe qu'au summum de leur intervention ; elle se trouve réalisée, par exemple, dans les cas d'intoxications par les fleurs, les

essences, les produits volatils, dont les accidents auxquels sont exposés les
individus obligés de respirer ces émanations (ateliers de fabrication et de distillation des essences, parfumeurs, fabriques de curaçao, etc.), représentent des
manifestations prouvant leur importance.

GOMMES-RÉSINES DES OMBELLIFÈRES

ASA FŒTIDA. — Cette substance, récoltée dans la Perse, le Turkestan et l'Af-
ghanistan, provient de deux ombellifères de la tribu des Peucédanées, section
des Ferula : *Ferula Asa fœtida* (L.) et *Ferula Narthex* (BOISS.), [*Peucedanum
Asa fœtida* et *Peucedanum Nartex* (H. BN.)]. La racine de la plante est coupée
en travers au niveau du collet, la surface de section est ensuite creusée d'une
fosse dans laquelle s'amasse le suc de la plante qui se concrète dans cette cavité
et que l'on récolte à plusieurs reprises dans la même année. *P. Narthex* fournit
l'asa fœtida de l'Inde, dont le plus pur porte, à Bombay, le nom de *Hing*, la
désignation de *Hingra* s'appliquant aux sortes inférieures mélangées de terre
et de graviers. D'autres variétés, *P. alliaceum* et *P. Sumbul*, sont également
utilisées.

La drogue se présente sous forme de masses d'aspect résineux, de couleur
brun-rougeâtre, un peu translucides, parsemées de quelques larmes blanchâtres.
Lorsqu'on en brise un morceau, la surface de section rougit rapidement. La
saveur est âcre, amère ; l'odeur alliacée, fétide. L'asa fœtida contient environ
4 p. 100 d'une huile essentielle constituée par un mélange de sulfure d'allyle
(essence d'ail) $(C^3H^5)^2S$, et de sulfure d'hexyle $(C^6H^{11})^2S$. On y a signalé, de
plus, l'*acide férulique*, un dérivé de l'acide cinnamique. Cette gomme-résine
formait l'élément principal du σιλφιον des Grecs, du *Laser* des Romains, condiments tellement recherchés qu'on l'appelait *mets des Dieux* et qu'il était
vendu au poids de l'or. Les historiens rapportent que les frais de la seconde
guerre punique furent couverts par la vente d'une provision de ce condiment.
Il est encore actuellement utilisé comme condiment, en Perse, où il passe pour
réveiller l'appétit émoussé par l'opium. Il passe également pour aphrodisiaque
et pour provoquer la stérilité chez la femme, à la suite de son abus. Les Européens du Nord ne semblent pas partager l'enthousiasme des Orientaux et des
Méridionaux pour ce produit que les Allemands ont désigné par l'appellation
de *Stercus diaboli*.

Des doses élevées ne paraissent pas provoquer autre chose que des troubles
digestifs, quelquefois, mais rarement, accompagnés d'embarras cérébral.
TROUSSEAU rapporte en avoir ingéré 16 grammes en une seule fois sans avoir
éprouvé aucun effet de stimulation générale ou locale ; l'influence se borna à
une élimination fortement odorante par tous les émonctoires. Cependant, l'asa
fœtida est un modificateur efficace de la surface et des sécrétions bronchiques.
On lui a attribué des propriétés parasiticides, anthelminthiques, anticholéri-
ques et, en Italie, il a été préconisé comme un remède contre l'avortement, en
raison de ses effets sédatifs sur la circulation.

On trouve l'asa fœtida sous deux formes dans le commerce de la droguerie :
1° *asa fœtida en larmes*, constituée par des morceaux, variant de la grosseur
d'un pois à celle d'un haricot, opaques, blancs ou jaunâtres, inégaux, prenant à
l'air une coloration rose, brillante, puis de plus en plus brune. Leur cassure
est cireuse, conchoïdale, et passe en quelques heures du blanc au rose-pourpre ;

2° *asa fœtida en masses*, formée de larmes agglutinées par une substance molle, de couleur brun-rougeâtre ; elle est mélangée à beaucoup d'impuretés.

Modes d'administration. Doses. — On doit employer les larmes, choisies, et prescrire les formes de pilules ou d'émulsions. On a préconisé également, aux doses de 4 à 10 grammes en potion, les teintures alcoolique ou éthérée (l'alcool à 80 dissout 33 p. 100 et l'éther à 56 dissout 40 p. 100 de la gomme-résine pure). Six parties de teinture correspondent à une partie de gomme-résine.

Emulsion.

Asa fœtida pulvérisée.	8 grammes.
Huile d'amandes douces	XX gouttes.
Sirop de safran	60 grammes.
Eau distillée de menthe	90 »

Cuiller à soupe toutes les deux heures.

Pilules.

Asa fœtida.	10 grammes.
Savon médicinal	Q. S.

Diviser en 50 pilules. (Une toutes les heures).

Lavement.

Asa fœtida..	2 à 6 grammes.
Huile d'amandes douces	X à XXX gouttes.
Jaune d'œuf.	N° 1.
Décoction de guimauve	250 grammes.

Pilules antispasmodiques de Debreyne.

Camphre.	
Asa fœtida	ââ 10 centigrammes.
Extrait de belladone	Deux centigrammes.

Pour une pilule (de deux à six *pro die*).

Le mélange avec le camphre donne un masse pilulaire de conservation presque indéfinie.

GOMME-AMMONIAQUE. — Cette drogue est fournie par une ombellifère de la tribu des Peucédanées, section des Dorema, croissant en Libye et en Perse, le *Dorema ammoniacum* (D. Don.), [*Peucedanum ammoniacum* (H. Bn.)]. Toute la plante est gorgée d'un suc laiteux qui s'écoule en abondance, à certaines époques, après les plus légères incisions ou les piqûres d'insectes. Le liquide exsudé se concrète sur la tige elle-même ou tombe et se solidifie sur le sol, constituant les larmes de gomme-ammoniaque qui sont récoltées à la fin de juin, conservées isolément ou rapprochées en masse, puis envoyées à Ispahan ou dans l'Inde et exportées ensuite par le port de Bombay ou par la voie d'Astrakan. *P. Aucheri* fournit également de la gomme-ammoniaque.

Cette gomme-résine se présente sous forme de larmes blanches, laiteuses, jaunissant avec le temps, possédant une odeur spéciale, une saveur âcre et amère, mais bien moins accentuée que celle de l'asa fœtida. On y trouve une matière résineuse de couleur rougeâtre, transparente. se ramollissant à la chaleur de la main, fondant à 54°. Une partie est soluble dans l'éther, et une partie est soluble dans les huiles (70 p. 100). Elle renferme aussi une huile essentielle sulfurée. La drogue en nature exerce une action légèrement irritante et une excitation générale d'autant plus marquée que le produit est plus récent. Cette action dépend aussi, dans une assez étroite mesure, de la nature de l'excipient employé. La drogue en nature est partiellement soluble dans l'eau, l'alcool et l'éther. La gomme-ammoniaque constitue un modificateur très efficace de la muqueuse et des sécrétions bronchiques.

Emulsion.

Gomme-ammoniaque pulvérisée	5 grammes.
Emulsion d'amandes douces.	90 »
Sirop d'érysimum composé	60 »

Cuiller à soupe toutes les heures.

Pilules.

Gomme-ammoniaque . . . . }	
Acide benzoïque. . . . . }	ââ 2 grammes.
Savon médicinal	Q. S.

Diviser en 20 pilules (cinq à dix *pro die*).

GALBANUM. — Cette drogue est la *Résine utérine* (*Mutterharz*) des Allemands qui la considèrent comme un excellent emménagogue et modificateur de l'utérus. Elle est fournie par les *Peucedanum galbanifluum* et *rubricaule* (H. Bn), de la section des *Scorodosma*. On y trouve une huile essentielle, de l'ombelliférone (produit du groupe des camphres), de l'oxycoumarine, toutes substances permettant d'interpréter son action. Ce produit est devenu rare, et il est difficile de s'en procurer, actuellement, d'authentique.

SAGAPÉNUM. — Fourni par *Peucedanum Persicum*. Son appellation de *Gomme séraphique* montre en quelle estime on la tenait autrefois. C'est un produit maintenant fort rare et à peu près inusité. La gomme-résine se présente sous forme d'une masse de couleur verdâtre, de consistance molle, de saveur aromatique, amère et désagréable. Elle renferme deux substances résineuses : l'une soluble dans l'alcool et insoluble dans l'éther ainsi que dans les huiles, l'autre soluble dans l'alcool et l'éther. On y trouve également une huile essentielle sulfurée.

OPOPANAX. — Fourni par un Peucedanum que l'on dit être *Opoponax Chironium* (Koch) du Levant. La drogue se présente sous forme de petites larmes rougeâtres, jaunâtres ou marbrées, très légères et friables, très aromatiques (d'odeur comparable à celle de la Myrrhe et de l'Ache), de saveur âcre et amère. On y trouve une résine fusible à 50°, soluble dans l'alcool et l'éther, susceptible de se combiner avec les alcalis. C'est une substance aujourd'hui rare et chère.

Toutes ces gommes-résines entraient autrefois dans la composition des médicaments dits Alexipharmaques : mithridate, thériaque, diascordium, etc... A l'activité près, elles présentent toutes une grande analogie d'action, aux points de vue pharmacodynamique et thérapeutique, mais elles se distinguent surtout par leurs qualités antispasmodiques, eupnéiques et emménagogues. L'action propulsive est surtout accentuée avec l'asa fœtida qui présente le

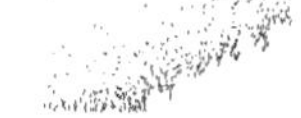

pouvoir odoriférant le plus considérable et constitue, à l'occasion, un médicament puissant.

PRODUITS ANIMAUX

MUSC. — C'est la sécrétion épaissie et desséchée des follicules préputiaux du chevrotain porte-musc qui habite le plateau central de l'Asie, notamment la Chine et le Thibet. Ce produit est collecté dans une poche spéciale siluée entre l'ombilic et le fourreau de la verge. A l'état frais, il forme une masse semi-fluide, de couleur roux-brunâtre, tandis qu'il est grumeleux à l'état sec. Au toucher, sa sensation est onctueuse. Dans ces dernières années, on a préparé artificiellement des muscs que l'on peut reconnaître à ce que l'addition de sulfate de quinine leur enlève toute odeur. La composition chimique du musc est voisine de celle de la matière sébacée. On y a signalé la présence du phosphate de spermine qui pourrait, au moins en partie, rendre compte de ses propriétés pharmacodynamiques.

Son action propulsive, par suite d'une influence exercée sur les extrémités nerveuses, est absolument indéniable et prouvée aussi bien par de très nombreux faits d'observation que par l'expérience. FILEHNE a montré que l'extrait aqueux était capable, aux doses de 5 à 10 centigrammes, de provoquer des convulsions chez les grenouilles, et que ces convulsions pouvaient être empêchées par la ligature des artères, mais non par la section des nerfs moteurs. D'un autre côté, BEAUNIS, dans ses expériences relatives au temps de réaction des sensations olfactives, arrive à cette conclusion que le musc n'excite pas les nerfs de la sensibilité générale dans la pituitaire et qu'il agirait exclusivement sur les ramifications du nerf olfactif, celles de la cinquième paire restant tout à fait indemnes. Ces résultats sont en contradiction avec une quantité considérable d'observations dans lesquelles on a vu la seule impression olfactive du musc provoquer des modifications d'ordre pharmacodynamique que viennent corroborer les relations nerveuses, si évidentes et si accentuées, des sphères génitale et olfactive. Il n'y a, en définitive, rien de plus surprenant à constater une action physiologique déterminée par les effluves odorants du musc dont le poids ne varie pas sensiblement malgré la fragrance excessive et constante, que de constater une action, souvent encore beaucoup plus accentuée, déterminée par les éléments radio-actifs.

L'ingestion peut produire, chez l'homme, lorsqu'elle atteint des proportions suffisantes : troubles gastriques (parfois même nausées et vomissements), obnubilations, vertiges, céphalalgie, bâillements, somnolence, stimulation circulatoire et congestion se traduisant par des épistaxis. Souvent, l'excitation génitale est assez accentuée. On remarque aussi de la diaphorèse ou de la diurèse ; et une action emménagogue très accentuée. A l'excitation générale, remarquable surtout du côté de l'activité cérébrale et des organes génitaux, que provoquent les faibles doses, fait bientôt suite un état de dépression des organes nerveux centraux, qui se montre au plus haut point après un usage trop fréquent.

Modes d'administration. Doses. — Musc en nature, de 5 centigrammes à 1 gramme. Lorsqu'on veut obtenir une division parfaite et une incorporation bien homogène le musc doit, comme le camphre, être pulvérisé en faisant intervenir l'alcool à 95°. La teinture est au dixième et s'emploie à la dose de X à L gouttes dans une potion.

Potion.

Musc.	1 gramme.
Alcool à 95.	4 »
Sirop de valériane.	60 »
Eau distillée fleurs d'oranger	90 »

Cuiller à soupe toutes les heures.

Lavement.

Musc.	0 gr. 50 à 2 grammes.
Jaune d'œuf	N° 1.
Décoction de guimauve	250 grammes.

Pilules.

Musc. . . . . }	
Extrait de valériane . . . . }	āā 10 centigrammes.
Extrait thébaïque.	Cinq centigrammes.

Pour une pilule. (Une ou deux par jour).

Musc . . . . }	
Fleur de soufre. . . . . }	āā 1 gramme.
Camphre	0 gr. 50.
Extrait mou de quinquina	Q. S.

Diviser en 10 pilules. (De une à dix *pro die*).

CASTORÉUM. CIVETTE. AMBRE GRIS. — Le castoréum est le produit de la sécrétion des glandes annexes débouchant dans le canal préputial, chez le *Castor Fiber*, rongeur habitant surtout le Canada et la Sibérie. Ces organes existent chez le mâle ainsi que la femelle et doivent être considérés comme un prépuce pénien ou clitoridien. La substance sécrétée dans ces poches est une espèce de smegma. Le castoréum forme une masse dure, de couleur brun-foncé, brillante, possédant une odeur spéciale, une saveur âcre et amère. Il contiendrait du phosphate de spermine, de même que la civette que l'on a également proposé d'employer comme succédané du musc ; mais l'action de la civette, aussi bien que celle du castoréum, est moins énergique que l'action du musc.

La civette possède une odeur moins fétide que celle du castoréum et présente plus d'analogies avec le musc. Le produit sécrété par les glandes spéciales, situées entre l'anus et les organes génitaux, s'accumule dans un réservoir où on le trouve sous forme d'une masse de couleur brunâtre, de consistance onctueuse et d'odeur musquée. La civette commune habite le continent africain et la civette de l'Inde ou *Zibeth* réside dans les Indes Orientales.

L'ambre gris, employé aussi comme succédané du musc, est une concrétion intestinale du cachalot, que l'on rencontre dans les mers du Japon, l'Océan indien, l'Atlantique, sous forme de masses de couleur gris-jaunâtre ou noirâtre, composées de couches concentriques, sans saveur, mais d'une odeur suave, solubles dans l'alcool et l'éther. On y a signalé la présence d'un alcool, l'*ambréine*, voisin de la cholestérine. L'ambre jaune ou succin a également passé pour posséder des vertus antispasmodiques, qui paraissent avoir été, tout au moins, fortement exagérées. Il n'est toutefois pas dépourvu d'intérêt de faire remarquer que la fabrication des muscs artificiels a pour point de départ le trai-

tement par l'acide nitrique fumant de l'huile volatile obtenue par la distillation
sèche du succin (huile pyrosuccinique).

Comme succédanés du musc, on a proposé l'emploi d'un certain nombre de
végétaux : *Hibiscus Abelmoschus* (ambrette), *Adoxa moschatellina* (musc végétal), *Chenopodium ambrosioides* (thé du Mexique), *Erodium cicutarium*, mauve,
centaurée, etc. ; mais ces différentes plantes ne possèdent certainement pas
l'efficacité du musc de bonne qualité qui reste à peu près le seul des antispasmodiques agissant par leurs qualités odorantes.

VALÉRIANE

Le genre valériane renferme plusieurs espèces dont quelques-unes constituent
des substances médicamenteuses fort utiles. Le représentant le plus important
est la valériane sauvage ou petite valériane (*Valeriana officinalis*) que l'on trouve
au milieu des taillis nouvellement coupés, dans les terrains sablonneux ou au
milieu des bruyères, dans les régions tempérées et froides de l'hémisphère boréal
des deux mondes et de l'hémisphère austral du nouveau. C'est une plante bisannuelle très commune dans les bois humides, les marais, sur le bord des fossés
dans presque toute la France. On la cultive pour l'usage médical en Hollande,
en Angleterre et aux Etats-Unis ; on l'empêche alors de fleurir pour que les principes actifs s'accumulent dans la portion souterraine, surtout employée. Cette
portion, très souvent stolonifère, désignée à tort sous le nom de *racine de valériane*, est un ensemble fort complexe composé, dans la partie centrale, d'une
courte partie de la tige portant des rudiments ou des restes de feuilles à l'aisselle desquelles naissent des rameaux souterrains blanchâtres sur lesquels on
remarque aussi des rudiments de feuilles ; cet axe central porte encore des
racines adventives à peu près aussi grosses que les rameaux latéraux et finement ramifiées. Cette prétendue racine doit être récoltée en automne, sur une
plante de seconde année, de préférence après section au printemps des rameaux
aériens pour empêcher la floraison.

Dans le commerce de la droguerie, la racine de valériane se présente sous
forme de paquets de radicules blanches, cylindriques, de consistance ferme, d'apparence cornée. La racine de la variété palustre [(*Valeriana dioïca*), valériane
des marais, V. aquatique, à fleurs dioïques et à feuilles dimorphes] présente une
moindre consistance. Dans tous les cas, le rhizome est irrégulier, les racines
coniques, divergentes et à direction presque horizontale. Les principes actifs se
montrent au maximum après la floraison, se développent encore quelque temps
après la cueillette, puis disparaissent, en même temps que la proportion d'acide
valérianique augmente ; et la racine perd son efficacité au fur et à mesure de
sa dessiccation. L'odeur, peu désagréable, de la racine fraîche, devient de plus
en plus répugnante, au fur et à mesure de la formation de l'acide valérianique,
de telle sorte que l'on peut dire que plus la racine est odorante et riche en acide
valérianique, moins elle est active au point de vue médicamenteux. L'odeur
infecte de l'acide valérianique peut seulement provoquer une action suggestive
et propulsive, qui n'est évidemment pas à dédaigner dans un grand nombre de
circonstances, mais l'acide lui-même est absolument dépourvu des qualités
antispasmodiques de la valériane.

A côté de la valériane officinale, on rencontre la grande valériane (*Valeriana
Phu*) dont le rhizome diffère par son aspect mais jouit des mêmes propriétés:

Au lieu de diverger régulièrement autour d'un axe central et vertical, les radicules sont situées d'un seul côté de la souche horizontale, du côté opposé à celui qui regarde la surface du sol. Les rhizomes et racines d'autres variétés de valériane sont encore utilisés sous la dénomination de *Nards*. Les *Valariana celtica* et *saliunca* fournissaient le *nard celtique* utilisé autrefois pour la préparation de la thériaque. Le *nard indien*, ou *nard vrai*, ou *spica-nard* a été surtout célèbre dans l'antiquité où il figurait parmi les aromates les plus précieux ; c'est la souche d'une valérianée, le *Nardostachys Jatamansi*, herbe vivace qui croît principalement dans les montagnes du Népaul. Son odeur, forte et persistante, rappelle, à la fois, celle de la valériane et du patchouly, sa saveur est amère et aromatique. Il est très utilisé, dans l'Inde, comme antispasmodique et pour le traitement de l'épilepsie, de l'hystérie, des convulsions. Il existe d'autres produits : nard radicant, nard foliacé, qui sont beaucoup moins odorants et beaucoup moins actifs et que l'on désigne par l'appellation de *faux nards*. Leur origine est mal connue.

Les principes actifs de la valériane *fraîche* sont constitués par des composés aromatiques du groupe du camphre, des acétones, des aldéhydes, des éthers. Les acides butyrique, propionique et valérianique s'y trouvent à l'état d'éthers et c'est la saponification de ces éthers, sous l'influence de l'air et de la lumière ainsi que, très probablement, d'une oxydase, qui les met en liberté, en même temps que l'activité médicamenteuse de la drogue décroît parallèlement. L'acidité de la plante n'apparaît que pendant la dessiccation et augmente avec le temps depuis lequel elle est récoltée. En plus de ces composés aromatiques, l'huile essentielle de valériane, obtenue par distillation de l'eau en présence de la plante, renferme encore les hydrocarbures : camphène, pinène, citrène. Le groupe des alcools est représenté par le bornéol qui y existe à l'état d'éthers formique, acétique, butyrique, propionique et isovalérianique. L'essence de valériane préparée avec des rhizomes frais présente une belle couleur vert-pré ; les rhizomes secs fournissent une essence de couleur jaune-brunâtre. Cette huile essentielle s'épaissit et se résinifie au contact de l'air, en perdant ses qualités médicamenteuses et en prenant une odeur nauséabonde de plus en plus accentuée. Elle renferme du terpinol, un sesquiterpène gauche, un alcool de formule $C^{15}H^{26}O$, du valéral (aldéhyde valérianique), des éthers du bornéol. Les éthers valérianiques forment environ 10 p. 100 de son poids.

L'huile essentielle est le principe actif de la valériane ; mais, bien que ses constituants se trouvent dans la plante fraîche sous un état particulier, l'activité pharmacodynamique de la plante en nature est tellement remarquable qu'elle permet difficilement d'admettre que l'action de la drogue entière soit uniquement due à cette essence. Les propriétés pharmacodynamiques des plus actifs de ces composants, les *éthers du bornéol*, sont tout à fait insuffisantes pour interpréter l'action physiologique si intense que produit le suc provenant du rhizome frais, en raison de la faible proportion de ces éthers qu'il renferme. L'essence récente de valériane fraîche possède des propriétés se rapprochant beaucoup de celles du suc de la plante, mais elle est déjà moins active, ce qui me porte à conclure qu'il existe dans le suc frais de valériane,

comme dans celui de toutes les autres plantes à action médicamenteuse,
d'ailleurs, des principes actifs qui nous échappent encore, qui sont très
probablement fort instables, ce qui rend précisément compte de leur
activité, et qui n'existent plus ou, tout au moins, n'existent que profondément modifiés dans l'essence de valériane et, à plus forte raison,
dans les diverses préparations officinales de la plante. A maintes
reprises, j'ai insisté sur ces considérations, tendant à remettre en
valeur et à redonner toute leur importance à certaines des préparations
galéniques.

Injecté à la dose de 1 à 2 centimètres cubes dans les sacs lympathi-
ques dorsaux d'une grenouille, le suc de la plante fraîche provoque,
pendant les quelques minutes suivant immédiatement l'injection, une
agitation assez marquée se traduisant par des sauts violents; puis, au
bout d'un certain temps, l'animal se calme, ses mouvements deviennent
paresseux et, enfin, il cesse de se mouvoir spontanément. Au bout d'un
quart d'heure, il répond aux excitations par des réflexes adaptés très
vifs et énergiques. Un peu plus tard, on constate que ses mouvements
deviennent moins faciles, les excitations ne provoquent plus de réflexes
aussi énergiques ni aussi accommodés, on voit même un début d'incoordination. Puis, l'animal reste immobile, aplati, ne répondant plus aux
excitations, bien que les réflexes ne soient pas encore complètement
abolis. La respiration est fortement ralentie. Cet état persiste pendant
plusieurs heures, et l'animal se rétablit progressivement. Il est impossible d'injecter aux grenouilles une dose suffisante pour amener la
mort; on provoque seulement une parésie de plus en plus marquée,
aboutissant à la paralysie complète.

Chez les cobayes, l'injection intra-péritonéale détermine de l'agitation et des phénomènes d'excitation nerveuse, suivis, à assez brève
échéance, de phénomènes de dépression. L'animal reste immobile,
comme assoupi, et réagit mal aux excitations, même violentes. Ses mouvements sont lents, pénibles, maladroits; il présente de la paralysie du
train postérieur; la sensibilité n'est pas abolie, mais fortement diminuée. La température subit une légère hausse (de 0° 5 à 1°) pendant la
période d'excitation, tandis qu'elle s'abaisse ensuite. On note une diurèse très accentuée. Il faut arriver aux environs de 20 centimètres
cubes de suc, injectés en une seule fois, pour provoquer la mort de
l'animal. La période d'excitation est alors très passagère, tandis que
l'on voit s'accentuer les phénomènes de paralysie motrice et sensitive,
en même temps qu'apparaissent des convulsions cloniques se manifestant, surtout, par des mouvements ambulatoires. On voit aussi apparaître de la dyspnée, la respiration devient de plus en plus ralentie,

spasmodique, la température baisse progressivement; et le tout se termine par une mort tardive au bout de douze, dix-huit et même vingt-quatre heures après l'injection. On retrouve principalement des lésions d'asphyxie.

Chez le lapin, l'ingestion de fortes doses, 20 à 25 centimètres cubes par kilo, ne détermine que des phénomènes d'excitation, suivis de somnolence et d'engourdissement. Chez le chien, l'injection veineuse de 4 à 5 centimètres cubes, par kilo, du suc fortement dilué dans du sérum artificiel, n'a pas provoqué la mort, mais seulement des phénomènes de paralysie et de dépression durant plusieurs jours.

L'influence exercée sur le système nerveux, très évidente, est assez complexe et essentiellement variable suivant les doses employées. A doses faibles, le suc de valériane agit manifestement comme un excitant du système nerveux central. Au contraire, à fortes doses, la période d'excitation est essentiellement passagère et l'on voit se produire des phénomènes indiquant, très nettement, une action paralysante sur le cerveau et la moelle allongée. La mort par asphyxie témoigne de l'action paralysante bulbaire. Cette influence sur le système nerveux se produit par les origines centrales, comme on peut s'en assurer en expérimentant sur une grenouille préparée suivant le procédé de Claude Bernard.

A la suite de l'ingestion d'une infusion de 30 grammes de valériane, Trousseau éprouva de la céphalalgie, de l'incertitude dans la marche, des vertiges, de l'hyperexcitabilité visuelle et auditive. Même aux doses faibles, on note plutôt une légère excitation accompagnée de diurèse. Chez des sujets à système nerveux très facilement impressionnable, comme les chats, on peut constater un véritable bouleversement de la sensibilité et des fonctions musculaires. Tous ces phénomènes se montrent d'autant plus accentués que l'on fait usage du suc ou de préparations récentes et obtenues à l'aide de plantes fraîches.

Le tissu musculaire ne paraît subir aucune influence avec les faibles doses, la diminution de l'excitabilité aux fortes doses étant seulement en raison de la fatigue, et cette dernière survenant très rapidement après une péricde d'exagération de la contraction musculaire. Féré a étudié sur lui-même, à l'aide de l'ergographe de Mosso, l'influence propulsive et après absorption. La seule dégustation (suc de valériane introduit dans la cavité buccale et rejeté sans déglutition) détermine une excitation accentuée et immédiate, surtout au cours d'une période de fatigue; mais cette action propulsive est peu durable si elle est relativement intense, et elle manque souvent lorsque la dégustation est effectuée pendant le repos, quelle que soit la dose employée. L'ingestion du même suc produit une excitation qui se manifeste toujours; même pendant les périodes de repos; et, pendant les périodes de fatigue, on peut reconnaître deux phases d'excitation : l'une, immédiate, due à l'action propulsive sensorielle, l'autre, secondaire, due à l'action se produisant à la suite de l'absorption et grâce à l'impression du système nerveux par le produit circulant dans le sang. Dans tous les cas, une dépression fait suite à cette excitation. Le suc de valériane agit, à faible dose, comme un stimulant de l'écorce cérébrale dont la manière propre de réagir est l'activité volontaire; à forte dose, il produit une dépression primitive. Toujours, il détermine une diminution de résistance à la fatigue.

Sur le cœur et la circulation, le suc de valériane agit en déterminant un ralentissement du nombre des contractions cardiaques avec augmentation notable de leur amplitude. La tension artérielle est légèrement abaissée. Une légère accélération se manifeste, tardivement, avant le retour à l'état normal. Il n'y a pas d'exagération du travail du myocarde; par conséquent, pas de fatigue du cœur qui reste parfaitement sensible à l'action d'une nouvelle dose faible. Cette action médicamenteuse paraît particulièrement remarquable, à titre de régulatrice et de toni-cardiaque. La respiration n'est pour ainsi dire pas influencée : chez le chien et par injection veineuse, on constate une faible accélération passagère qui consiste plutôt en un changement de rhythme qu'en dyspnée vraie. Ces phénomènes sont sous la dépendance exclusive du système nerveux central et on ne peut mettre en évidence une action sur les extrémités périphériques soit des modérateurs, soit des accélérateurs. L'abaissement de la tension sanguine est due, surtout, à une diminution de tonicité des vaso-moteurs qui se trouvent paralysés aux doses toxiques.

Le suc de valériane ne paraît pas exercer d'action importante sur les autres appareils. On ne peut noter qu'une action diurétique qui s'affirme très nettement quand on fait ingérer des quantités un peu considérables de substance médicamenteuse. L'azote total, l'urée, les chlorures augmentent dans l'urine éliminée sous cette influence; les phosphates ne varient pas sensiblement.

En résumé, le suc de valériane possède des propriétés pharmacodynamiques fort différentes de celles des diverses préparations officinales de valériane, des valérianates, de l'essence de valériane et des éthers du bornéol. Il semble agir, à la fois, comme stimulant des centres nerveux supérieurs affaiblis, comme modérateur de l'excitabilité réflexe exagérée, comme modérateur de l'excitabilité et du pouvoir contractile musculaires après une période très passagère de stimulation, enfin comme améliorant de la nutrition de la cellule nerveuse en facilitant l'expulsion des déchets.

J'insiste sur ce point, depuis longtemps démontré par l'expérience, que l'acide valérianique et les valérianates sont complètement dépourvus de toute action antispasmodique et n'ont d'autre influence que celle exercée par les acides de la série grasse dont les sels (*acétates, formiates,* etc.) se comburent dans l'économie et donnent finalement naissance à la formation d'un bicarbonate alcalin. En dehors du valérianate d'ammoniaque, qui possède une action stimulante diffusible par son ammoniaque, les autres valérianates sont des médicaments sans action pharmacodynamique vraie, agissant d'une façon purement propulsive et psychique, en raison de leur odeur particulière, répugnante, et de l'idée préconçue que le vulgaire s'en fait.

Modes d'administration. Doses. — Le *suc frais* de valériane, préparé à l'abri de l'air, sans l'intervention de la chaleur et à l'aide de dissolvants neutres, constitue la forme la plus parfaite pour l'emploi médicamenteux. En raison de sa faible odeur et de sa saveur non désagréable, il s'administre très facilement, par cuillerées à café (2 à 4 *pro die*), dans une tisane appropriée. Ce suc (ou la *plante fraîche en nature*) possède également des propriétés vulnéraires, antiseptiques, sédatives locales, lorsqu'on l'emploie comme topique, propriétés qui avaient fait donner à la valériane les noms vulgaires d'*Herbe Saint-Georges, Herbe à la meurtrie.*

La *poudre* de racine est une mauvaise forme ; elle ne peut agir que comme médicament psychique et propulsif, en raison de sa saveur désagréable, mais surtout de son odeur. Ces propriétés peuvent cependant être utilisées dans certaines circonstances ; on en administre alors de 5 à 30 grammes en électuaire ou en infusion. L'*eau distillée* est assez active lorsqu'elle est récente ; on l'administre aux doses de 10 à 150 grammes. L'extrait est une très mauvaise préparation dans laquelle les principes actifs sont transformés ou perdus.

Les *teintures* sont également des préparations peu actives parce qu'elles sont préparées à l'aide des racines sèches : teinture alcoolique, de 5 à 20 grammes *pro die* ; teinture éthérée, de 2 à 10 grammes. Une alcoolature, préparée avec des racines fraîches, constituerait une préparation beaucoup plus rationnelle et, en même temps, plus active.

L'*essence* peut aussi être employée aux doses de VI à X gouttes, en potion.

Les lavements donnent parfois de très bons résultats. On les prescrira ainsi : poudre, 10 à 60 grammes en décoction dans 250 grammes d'eau ; essence, X à XV gouttes dans 250 grammes de décoction de guimauve ou de graine de lin.

CAMPHRE

Il existe trois variétés de camphre : 1° le camphre ordinaire ou du Japon ($C^{10}H^{16}.O$) qui est une aldéhyde ; 2° le camphre de Bornéo ($C^{10}H^{17}.OH$), qui est l'alcool correspondant ; 3° les camphres artificiels. Le camphre du Japon est fourni par le *Laurus camphora* (*Cinnamomum camphora*), de la famille des Lauracées, originaire du Japon et de la Chine ; le camphre de Bornéo par le *Dryobalanops aromatica* (*Dryobalanops camphora*), de la famille des Diptérocarpacées, originaire de Bornéo, Sumatra, Java ; les camphres artificiels sont des chlorhydrates de térébenthène [résultant de la fixation des éléments du gaz chlorhydrique sur l'essence de térébenthine ($C^{10}H^{17}$.Cl monochlorhydrate)] et n'ont avec le camphre vrai qu'une ressemblance d'aspect et d'odeur.

Le camphre ordinaire cristallise en prismes hexagonaux, incolores, d'odeur vive particulière, forte, aromatique, persistante, de saveur amère. Il dévie à droite le plan de la lumière polarisée. L'eau en dissout un peu plus d'un millième de son poids ; l'acide carbonique, le carbonate de magnésie, les bicarbonates alcalins, augmentent un peu cette solubilité. Il est très soluble dans l'alcool, l'éther, l'acide acétique, les huiles, les corps gras, les essences et, d'une façon générale, les dissolvants hydrocarbonés. L'acide azotique le transforme en acide camphorique.

L'action pharmacodynamique exercée sur l'organisme humain par le camphre est assez énergique et mise parfois à profit. Sa volatilité le fait rapidement diffuser, et c'est là précisément un des avantages de son emploi. Son action topique est excitante, principalement sur les muqueuses ; et, à cette influence excitante, succède une action dépressive telle qu'on peut observer l'analgésie. Au point de vue de l'action irritante, l'épithélium de la muqueuse stomacale se montre particulièrement sensible et on peut voir l'effet poussé jusqu'à l'ulcération.

Les doses faibles, ingérées, provoquent un sentiment de pesanteur et de chaleur gastriques, quelquefois des nausées, puis de l'accélération du pouls, une sensation de chaleur généralisée, avec tendance à la diaphorèse. L'excitation porte plus particulièrement sur les systèmes vasculaire et nerveux. A la suite de ces manifestations, on note une hypothermie constante. Parfois, au début de l'action médicamenteuse, il se produit de l'exaltation psychique (caractérisée par de la gaieté et des conceptions délirantes) et de l'orgasme musculaire. Le camphre constitue un excitant efficace du cœur dont il augmente l'énergie des contractions, en même temps qu'il active la rapidité du courant sanguin. Mais, à cette excitation, pour peu surtout qu'elle soit assez vive et prolongée, ne tarde pas à succéder la paralysie. L'excitation circulatoire peut s'observer, soit à la suite de faibles doses chez des sujets exceptionnellement impressionnables, soit après de fortes doses, comme une réaction organique contre le collapsus qu'elles avaient déterminé.

Sur l'organisme sain, le camphre tempère les actions nerveuses ; il peut même émousser certaines sensibilités spéciales, comme le prouve l'anaphrodisie qu'il détermine ; il peut aller, enfin, jusqu'à suspendre la sensibilité générale, comme le démontre l'expérimentation sur les animaux. Administré à un sujet malade, il réprime plus ou moins les actions nerveuses surexcitées et tend à combattre ces modalités encore indéterminées des cellules nerveuses se manifestant par de la douleur. Les troubles d'innervation englobés sous la dénomination d'ataxie constituent l'une des indications les plus rationnelles de son emploi.

L'absorption paraît s'effectuer tant par dissolution que par vaporisation. On a prétendu que la dissolution serait plutôt favorisée dans le milieu gastrique, acide, tandis que par voie rectale, en raison du milieu alcalin, l'absorption à l'état de vapeur serait prédominante. Cette hypothèse ne semble pas en concordance avec ce résultat expérimental que l'acide carbonique et les bicarbonates, composés à fonction chimique acide, favorisent la dissolution. Au premier choc, si l'on peut ainsi dire, et grâce à sa facile vaporisation, il se produit une stimulation générale passagère, bientôt suivie de sédation ; puis, secondairement, à mesure que les vapeurs du camphre enveloppent et anesthésient la cellule nerveuse, il agit comme stupéfiant, réalisant ainsi, et successivement, les deux actions de stimulant et stupéfiant diffusibles. Mais, en raison même de sa grande et facile volatilité, l'influence, prompte à se produire, sera également prompte à se dissiper, d'où la nécessité de renouveler assez fréquemment l'apport des vapeurs actives tant que la sédation a besoin d'être maintenue, et le passage facile à la sursaturation avec tous ses inconvénients, sinon même ses dangers.

L'élimination s'effectue par la peau et la surface respiratoire. En même temps, on observe la formation d'un produit d'oxydation s'éliminant par l'urine, en combinaison avec l'acide glycuronique, et qui possède la propriété de réduire la liqueur cupro-potassique. On a noté aussi la formation d'une petite quantité d'un dérivé azoté éliminé sous forme d'uréide, très probablement, l'acide uramidocamphoglycuronique.

Le camphre exerce une action antiseptique énergique mais passagère ; il suspend les mouvements amœboïdes des leucocytes ainsi que leur diapédèse. Sa présence dans le sang coïncide avec une augmentation passagère des leucocytes, comme cela s'observe avec la plupart des essences, phénomène en rapport, lui-même, avec une vaso-dilatation accentuée des organes abdominaux. Le camphre a été employé avec succès contre l'ischurie et la strangurie cantharidiennes, contre les érections douloureuses accompagnant la blennorrhagie, contre les pollutions sthéniques. On l'emploie efficacement pour prévenir l'irritation des voies urinaires causée par les vésicatoires à la cantharide, tant en l'administrant à l'intérieur qu'en l'utilisant en frictions sur la partie interne des cuisses, le ventre et, surtout, en interposant entre la

peau et le vésicatoire, une feuille de papier imprégnée d'huile camphrée, ou bien encore en arrosant la surface du vésicatoire avec de l'éther saturé de camphre.

Aux doses toxiques, on observe des convulsions (d'origine cérébrale ou bulbaire), des paralysies. La lassitude et la prostration intellectuelle sont très marquées. Chez les animaux à sang chaud, ce sont les spasmes épileptiformes qui dominent, et il se produit une énergique excitation vaso-motrice dont témoigne l'élévation de la pression artérielle sur un animal préalablement curarisé. Chez les animaux à sang froid, on constate, au contraire, une grande analogie avec l'action du curare, mais l'excitabilité du myocarde reste très remarquable; on observe la paralysie de la moelle. Au premier abord, il peut paraître assez paradoxal qu'une substance qui se manifeste surtout comme un stupéfiant diffusible provoque, à doses toxiques, des phénomènes d'ordre surtout convulsif; mais il faut songer que la réaction de l'organisme contre une substance se comportant comme un poison ne possède pas nécessairement le caractère de l'action dynamique essentielle de cette même substance agissant comme médicament.

Modes d'administration. Doses. — Les solutions dans l'alcool fort, l'eau de Cologne, le chloroforme, l'éther ordinaire, l'éther acétique constituent de bons moyens de réaliser l'analgésie localisée dans les cas d'ongle incarné, de panaris, d'abcès, etc. Il en est de même, mais à un moindre degré, de la solution ammoniacale dite *Eau sédative*, ainsi que des différents topiques dans la composition desquels entre le camphre, comme le *Baume Opodeldoch*. Ces topiques camphrés agissent, à la fois, par la réfrigération qu'entraîne la volatilisation du camphre et par l'excitation imprimée aux vaisseaux capillaires superficiels. On utilise le camphre, en poudre, comme topique sur les plaies atoniques.

Pour l'usage interne, le camphre s'administre aux doses de 50 centigrammes à 2 grammes, *pro die*, très exceptionnellement à des doses supérieures. On le prescrit de préférence sous forme de pilules, en raison de ses propriétés organoleptiques. Il importe de se rappeler que l'association du camphre à la plupart des résines et des gommes-résines, au musc, etc., fait prendre au mélange la consistance pilulaire.

D'une façon générale, les substances résineuses exercent sur le camphre une action diverse qui efface, atténue ou exalte son odeur : l'asa fœtida, le galbanum, le tolu, l'effacent ; le sang-dragon, le mastic, le benjoin, la gomme-ammoniaque l'atténuent ; la gomme-gutte, la scammonée, la résine de jalap l'exaltent.

Solution.

Camphre	4 grammes.
Acide acétique	65　　»

Une cuillerée à café dans un verre d'infusion de menthe. (Deux à six par jour.)

Pilules.

Camphre pulv.	1 gr. 50
Musc pulv.	0 » 50
Extrait thébaïque	Quinze centigrammes
Sirop simple	Q. S.

Diviser en six pilules, à prendre dans la journée.

Pour les lavements, on prescrira de 25 centigr. à 1 gr. 50, émulsionnés avec un jaune d'œuf, associés à 2 ou 5 centigr. d'extrait thébaïque et en suspension dans 150 à 200 grammes de décoction de guimauve ou de graine de lin.

Les injections hypodermiques d'huile camphrée constituent des moyens de tout premier ordre pour ranimer le myocarde et lutter contre les phénomènes d'ataxo-adynamie. Dans un grand nombre de cas, elles donnent des résultats au moins égaux, sinon même supérieurs, aux injections d'éther et de caféine. On injecte un ou plusieurs centimètres cubes d'une solution de camphre, au dixième ou au quart, dans de l'huile préalablement stérilisée. L'association du camphre et du menthol, comme dans la formule suivante, donne aussi d'excellents résultats, notamment dans les cas de collapsus d'origine cérébrale.

Camphre	1 gramme.
Menthol.	3 centigrammes.
Huile d'amandes douces stérilisée	5 centimètres cubes.

1 à 3 seringues de Pravaz.

La médication réalisée à l'aide du camphre est une médication fort énergique, et il ne faut pas perdre de vue que des accidents sont possibles avec des doses relativement faibles. Ce sont les solutions alcooliques ou huileuses, surtout celles introduites par la voie rectale, qui agissent le plus énergiquement chez les individus particulièrement susceptibles. On a signalé des accidents graves à la suite de 50 centigrammes, en lavement, chez un enfant de deux ans ; de 90 centigr., en lavement, chez un enfant de onze ans ; un cas mortel chez un enfant après 2 gr. ; des accidents graves chez une femme après X gouttes d'alcool camphré, en lavement; après 4 gr., en lavement, chez un adulte ; la mort le quatrième jour, à la suite de l'ingestion de 12 gr. de camphre dissous dans un verre d'eau-de-vie par une femme qui voulait se faire avorter. A côté de ces faits, on cite des cas de guérison après ingestion de 9 à 15 gr. de camphre en poudre ou après 6 à 10 gr. de camphre en solution alcoolique.

Mais, si les intoxications aboutissent, dans la grande majorité des cas, à une issue heureuse, elles n'en revêtent pas moins un certain caractère de gravité, ce qui oblige à une prudence et à une surveillance étroites dans l'administration de ce médicament. On a également signalé des accidents d'intoxication chronique. Après un long abus de la méthode Raspail, un sujet présentait de la suffocation, des nausées presque continuelles, des battements de cœur tumultueux et violents. On a constaté aussi la production de phénomènes convulsifs, ainsi que de la strangurie et même de l'anurie.

DÉRIVÉS ET SUCCÉDANÉS DU CAMPHRE

Acide camphorique. — $C^{10}H^{16}O^4$. Obtenu dans la réaction de l'acide nitrique sur le camphre. C'est un composé analogue à l'acide lactique. On l'a préconisé comme antiseptique spécifique du bacille tuberculeux, mais l'observation clinique n'a pas justifié cette assertion. En revanche, il possède une action des plus remarquables, à titre d'anhydrotique, chez les tuberculeux; et, aux doses de 4 à 6 gr., *pro die*, par fractions de 50 centigr., il supprime les sueurs profuses, sans exercer aucune action spécifique sur l'évolution de la tuberculose. Bien plus, son inefficacité au point de vue de la modération ou de la suppression des sueurs constituerait un signe pronostic grave. Cette action sur la sécrétion sudorale, portée à son summum chez les tuberculeux, se manifeste encore d'une façon notable dans beaucoup d'autres circonstances où on peut l'utiliser. Le mécanisme de cette action pharmacodynamique est encore indéterminé, on sait seulement que l'acide camphorique n'entrave pas l'action excito-sudorale du nerf sciatique.

Camphre bromé. — Il existe plusieurs dérivés résultant de la substitution de un ou plusieurs atomes de brome à l'hydrogène du camphre. Le seul utilisé est le camphre monobromé $C^{10}H^{15}BrO$. C'est un énergique sédatif nervin, réunissant certains des avantages du camphre et du brome. Il diminue le nombre des pulsations cardiaques et des mouvements respiratoires, abaisse la température et détermine de la somnolence.

L'expérimentation sur les animaux provoque, chez les mammifères, des hallucinations, de l'incoordination motrice, des convulsions, une forte dépression de la température, une élévation passagère puis un abaissement de la pression artérielle. Chez les animaux à sang froid, l'action se montre la même que celle déterminée par le camphre ordinaire, mais affaiblie. Dans tous les cas, on constate un accroissement de la conductibilité médullaire.

Le camphre monobromé s'est affirmé comme un bon sédatif des excitations génitale, alcoolique, cardiaque, hystérique. On en a obtenu également de fort bons résultats chez les morphinomanes et il possède d'incontestables propriétés hypnagogues.

On l'utilise sous forme de pilules, aux doses de 10 centigr. à 1 gr. 50, *pro die*, en pilules ou dragées, ou en injection hypodermique, XX à XL gouttes d'une solution de 3 gr. dans un mélange de 35 gr. d'alcool à 90° et 22 gr. de glycérine pure.

Succédanés. — Toutes les huiles essentielles, fournies par des plantes de la famille des Labiées, des Composées, des Amomacées, des Myrtacées, etc., sont constituées par des mélanges de térébenthènes et de camphènes auxquels viennent se joindre, en proportion variable, leurs produits d'oxydation (acétones, aldéhydes, alcools) parmi lesquels se trouvent des succédanés du camphre. Tous ces produits, de même que certains produits artificiels, comme les hydrates de térébenthène (monohydrate *Terpinol* $C^{10}H^{16}.H^2O$ et dihydrate *Terpine* $C^{10}H^{16}.2H^2O$) possèdent des propriétés pharmacodynamiques très voisines de celles du camphre. Ce sont des antiseptiques, des analgésiques locaux, des sédatifs, dont la présence permet d'expliquer les actions médicamenteuses, connues depuis fort longtemps, d'un grand nombre de plantes (Voir : *Essences aromatiques*, p. 162).

CYANIQUES

Le groupe des cyaniques comprend les produits contenant du *nitrile formique* CAzH (improprement appelé *acide cyanhydrique* ou encore *acide prussique*) ou des composés capables de lui donner naissance par leur dédoublement. Ces derniers sont fort nombreux et l'attention a été appelée, dans ces dernières années, sur une foule de substances qui ont été reconnues susceptibles de donner lieu à la formation de quantités plus ou moins considérables de nitrile formique, au cours de leurs métamorphoses, dans dans conditions bien déterminées. Des plantes ou des parties de plantes, en apparence bien inoffensives, peuvent dégager CAzH et constituer, par là même, des substances dangereuses contre lesquelles il faut savoir être en garde. Parmi les plantes françaises, je citerai plus particulièrement : le sorbier (fleurs et fruits), le lin (semences), l'aubépine (fleurs et semences), le néflier du Japon (fleurs et semences), le groseillier (fleurs), l'ancolie (fleurs), le faux mousseron. Parmi les plantes exotiques, je signalerai, en raison des accidents qu'il a pu déterminer, le *Phaseolus lunatus* dont les graines, désignées par les appellations de : Pois du Cap, d'Achery, doux, amers, dragées, bombétok, de la Nouvelle-Calédonie, etc., ont causé des accidents qui furent parfois mortels [1]. Le *Sorgho*, ou grand millet, est également capable de fournir de l'acide cyanhydrique. J'ai encore isolé récemment, d'une plante existant sur les hauts plateaux de la République Argentine et de la Bolivie, un glucoside capable de se dédoubler, par hydrolyse ou en présence des diastases, en donnant une forte proportion de nitrile formique. Cette graminée du genre *Stipa*, appelée *Viscachera* dans son pays d'origine, cause assez fréquemment la mort des animaux non indigènes qui la consomment en guise de fourrage. Les animaux originaires de ces contrées se gardent de l'ingérer et il est rationnel de penser que l'état sauvage des Indiens de certaines régions est dû à leur préservation des étrangers par cette plante qui rend, sinon impossible, du moins très difficile le passage à travers leur territoire [2].

Certains myriapodes sécrètent des produits glandulaires capables de fournir de l'acide cyanhydrique. D'autre part, les bactéries pyogènes peuvent mettre en liberté CAzH aux dépens de l'amygdaline ou des composés analogues. Je signalerai encore que quelques mucédinées, par exemple, l'*Aspergillus niger*, fabriquent de l'acide sulfocyanique. On a encore signalé la présence de l'acide cyanhydrique en nature dans toutes les parties du *Pangium edule* de Java, plante de la famille des Bixacées, utilisée comme anthelminthique et ayant parfois produit des accidents d'intoxication.

A l'état anhydre, l'acide cyanhydrique se présente sous forme d'un liquide incolore, mobile, un peu moins dense que l'eau ; il cristallise à — 14° et bout à 26° ; il est donc extrêmement volatil, ce qui le rend fort dangereux. Il est soluble dans l'eau en toutes proportions. Une trace d'acide minéral aide à la conservation de ses solutions aqueuses, tandis qu'en présence des alcalis elles se détruisent en donnant naissance à du formiate d'ammonium, par suite de la combinaison de l'acide cyanhydrique avec les éléments de l'eau.

Certaines des substances capables de donner CAzH parmi les produits de leur dédoublement étaient connues dès la plus haute antiquité ; ainsi les prêtres égyptiens employaient les jeunes feuilles et les fleurs de pêcher pour en préparer un poison destiné à tuer les traîtres, révélateurs des arcanes de l'Art Sacré. D'après des observations très récentes dues, entre autres expérimentateurs, à

---

[1] Conf. : G. Pouchet, Les haricots et les végétaux capables de dégager de l'acide cyanhydrique, *Annales d'hygiène publique et de médecine légale*, IV° série, t. VI, p. 245,

[2] G. Pouchet. *Bulletin de l'Académie de médecine*, t. LII, 1904, p. 611.

Treub, Greshoff, Van Romburgh, etc., il semble que le nitrile formique prendrait normalement naissance dans les jeunes feuilles où il représenterait le premier produit de synthèse des composés azotés sous l'influence de la chlorophylle. Il y aurait seulement une existence transitoire ; et, s'il ne peut que rarement et difficilement être mis en évidence, c'est qu'il forme aussitôt des combinaisons dont quelques-unes seulement, les glucosides analogues à l'*Amygdaline*, sont susceptibles de le laisser régénérer parmi leurs produits de dédoublement.

L'*Amygdaline* $C^{20}H^{27}O^{11}$ paraît le plus répandu de ces glucosides. Sous l'influence des diastases hydrolisantes, ou bien encore en présence de l'eau agissant à l'aide d'une élévation de la température, ou avec le concours des acides ou des alcalis, ce glucoside se dédouble en glucose, essence d'amandes amères (*hydrure de benzoyle*, C^7H^6O) et nitrile formique $CAzH$. Elle existe principalement dans les amandes des rosacées, les feuilles du laurier-cerise et la racine du *Jatropha manihot*. La *Linamarine*, la *Laurocérasine*, sont des glucosides plus ou moins analogues qui ont été signalés dans les semences du lin, les feuilles de laurier-cerise. Les seuls produits présentant un intérêt thérapeutique sont les graines de l'amandier et les feuilles du laurier-cerise.

Amandes. — Les amandes, qu'il faut distinguer en *amandes douces* et *amandes amères*, sont les graines de deux variétés d'une même espèce d'amandier, l'*Amygdalus communis*. Les amandes sont des graines de forme plus ou moins nettement ovoïde, obtuses, larges à la base, tendant à former une pointe vers le sommet, comprimées, de 2 à 3 centimètres de longueur sur 1 à 1,5 de largeur, recouvertes d'un tégument de couleur brun-cannelle. Les amandes amères sont, en général, plus petites que les amandes douces. Quand on triture ces graines avec de l'eau, elles forment une émulsion laiteuse qui reste inaltérée dans le cas des amandes douces, tandis qu'elle prend, très rapidement, une odeur et une saveur particulières dans le cas des amandes amères, par suite de la réaction de la diastase (*émulsine*, ou *synaptase*) sur l'amygdaline qui se dédouble. La différence essentielle existant entre les amandes douces et amères, c'est que, seules, les amandes amères contiennent la diastase capable de provoquer le dédoublement du glucoside et, par suite, de donner naissance à de l'acide cyanhydrique. En présence de l'émulsine extraite des amandes amères, les amandes douces fournissent $CAzH$. De plus, les amandes amères sont moins riches en huile fixe que les amandes douces qui en contiennent de 50 à 55 p. 100. Les deux variétés servent à l'extraction de l'*huile d'amandes douces* utilisée comme excipient dans un certain nombre de cas. Cette huile rancit très promptement. Dans les conditions où s'obtient la séparation de l'huile, la diastase ne peut agir sur l'amygdaline et, par conséquent, la décomposer. L'amertume des amandes amères est très accentuée et rappelle le kirsch par son parfum, tandis que les amandes douces possèdent une saveur agréable et douce.

L'essence d'amandes amères, obtenue par distillation d'eau en présence du tourteau dont on a extrait l'huile fixe, est une substance fortement odorante qui renferme toujours une proportion plus ou moins considérable de nitrile formique ; cette proportion varie de 5 à 12 p. 100 et explique parfaitement la toxicité de cette essence alors que l'hydrure de benzoyle est fort peu toxique. Les amandes amères constituent une substance fortement toxique ; on a rapporté des cas d'intoxication très graves survenus chez des enfants à la suite de l'ingestion de huit ou dix de ces graines, ainsi que des amandes de vingt noyaux d'abricots ou de prunes. Les amandes servent à préparer l'*émulsion* et le *looch* types.

***Laurier-cerise*.** — Les feuilles de laurier-cerise sont persistantes, alternes, ovales-oblongues, de 8 à 15 centimètres de longueur sur 2 à 3 de largeur, à pétiole court. Limbe épais, coriace, glabre, lisse, d'un beau vert, brillant à la face supérieure, plus pâle sur la face inférieure, à bords entiers ou pourvus de quelques dents très courtes ; la nervure médiane, très proéminente à la face inférieure, porte des nervures secondaires arquées se rejoignant presque sur les bords de la feuille. On remarque sur la face inférieure, près de la base et de chaque côté de la nervure médiane, deux ou quatre petites glandes, nues, brunissant rapidement quand la feuille est détachée de l'arbre ; ces glandes s'aperçoivent également bien par transparence. Les feuilles fraîches ne possèdent par elles-mêmes aucune odeur, mais lorsqu'on les froisse ou les broie dans un mortier, elles exhalent une odeur très accentuée d'amandes amères, par suite de la réaction de la diastase sur le glucoside. Ces produits, localisés dans des tissus différents de la feuille, ne peuvent venir en contact et réagir que par le broiement des tissus ou leur macération dans l'eau.

L'eau distillée de laurier-cerise présente une richesse invariable en acide cyanhydrique. *Elle est titrée à* $0^{gr}05$ *p.* 100. On la prépare en distillant quatre parties d'eau sur une partie de feuilles fraîches, recueillies aux mois de juillet et août. L'eau distillée est titrée et appauvrie ou enrichie, suivant les cas, en nitrile formique jusqu'à ce qu'elle atteigne exactement la richesse de 5 centigrammes pour 100 grammes. *L'eau distillée d'amandes amères*, usitée en Allemagne, mais abandonnée en France, présente une richesse double soit 0,1 p. 100 en nitrile formique. Il existe au Codex un *acide prussique médicinal* qui est titré à 1 p. 100 de $CAzH$, et qu'il faut bien se garder de confondre avec l'eau distillée de laurier-cerise ; il est vingt fois plus riche.

Le *Kirsch*, provenant de la distillation, après fermentation, des amandes de rosacées (surtout de merises), renferme de l'acide cyanhydrique dont la proportion s'élève à, environ, 30 à 50 milligrammes $CAzH$ par litre. On fabrique du kirsch artificiel en mélangeant parties égales d'eau distillée de laurier-cerise et d'alcool à 85 ; ce produit renferme alors de 200 à 800 milligrammes par litre de $CAzH$.

Les cyanures sont peu usités, en raison de leur violente action toxique ; on a cependant proposé d'employer les cyanures de potassium, de zinc, ainsi que le cyanure double de zinc et de potassium. Les cyanures doubles, comme les ferro et ferri-cyanure de potassium, ne sont pas toxiques, sauf lorsqu'ils sont placés dans des conditions telles que le cyanogène, dissimulé dans la molécule, puisse être mis en liberté. Les actions hydrolisantes énergiques, mais surtout leur mélange à des solutions acides, réalise la séparation du nitrile formique capable d'exercer sa violente action toxique. Le ferro-cyanure de potassium (*prussiate jaune de potasse*) a été employé aux doses de 50 à 60 grammes comme purgatif, mais il pourrait provoquer des accidents graves, mortels même, si une pareille quantité de ce sel se trouvait ingérée avec une solution acide (limonade sulfurique ou même tartrique) par suite de la mise en liberté de $CAzH$. C'est, d'ailleurs, en faisant réagir les acides sulfurique ou tartrique sur le ferrocyanure de potassium que l'on prépare l'acide cyanhydrique dans les laboratoires.

Quant au ferricyanure de potassium (*prussiate rouge de potasse*), il agit comme substance énergiquement toxique, non pas à cause du cyanogène qui entre dans sa composition, mais parce que c'est un très énergique agent réducteur ; il provoque la formation de méthémoglobine.

En raison de la violente toxicité de l'acide cyanhydrique, il n'est pas inutile d'insister sur les incompatibilités des cyanures et des médicaments cyaniques, en général. Les acides, les iodures, les chlorates, les sels de fer et de mercure sont absolument incompatibles. De plus, le calomel est rigoureusement incompatible avec des médicaments contenant des cyanures ou du nitrile formique ; il se produit, dans ces conditions, du cyanure de mercure et du mercure réduit qui colore le calomel en gris noirâtre.

Action physiologique et thérapeutique. — En raison de sa violente toxicité, il est extrêmement difficile d'élucider l'action pharmacodynamique de l'acide cyanhydrique. Sous l'influence de fortes doses, on observe une véritable sidération ; les symptômes sont subintrants et non perceptibles à l'analyse. Au contraire, sous l'influence des doses faibles, les modifications se montrent fugaces, peu perceptibles. Le nitrile formique se révèle comme un poison universel pour tous les organismes animaux et végétaux. La sensibilité à son action dépend du degré d'activité et de la rapidité des échanges ; le classement suivant reproduit l'ordre décroissant d'intensité dans l'action exercée sur quelques animaux : oiseaux, mammifères, reptiles, batraciens, poissons, et enfin insectes qui présentent une résistance remarquable. Les animaux hibernants résistent à l'influence toxique lorsqu'ils sont dans la période de sommeil, mais ils tombent comme foudroyés au moment du réveil, si l'élimination n'a pas eu le temps de s'effectuer. Par un phénomène analogue, les hypno-anesthésiques retardent l'intoxication, mais elle se produit, brutale, au moment du réveil.

L'acide cyanhydrique agissant sur des graines avant leur germination ne détermine aucune influence ; au contraire, elles sont tuées lorsque le poison agit sur elles après la germination. Il se comporte comme un antifermentescible énergique, un antiputride. Les phénomènes caractérisés par l'appellation *d'ordre vital* sont immédiatement et complètement suspendus sous l'influence du nitrile formique. Des cultures de bactéridie charbonneuse, de levure de bière, etc., sont instantanément suspendues par l'addition d'une quantité suffisante d'eau distillée de laurier-cerise ou d'acide cyanhydrique médicinal. Les diastases ne sont que fort peu ou même pas entravées, comme on en a la preuve dans le dédoublement de l'amygdaline. En un mot, le nitrile formique est un poison des éléments histologiques, même du protoplasma, et c'est pourquoi il détermine une action anesthésique par contact direct.

En raison de sa grande volatilité, il s'absorbe facilement par toutes voies et son action s'exerce avec une très grande rapidité. Il se produit

Pouchet. — Précis de pharmacologie.   31

une influence suspensive sur les centres réflexes, par l'intermédiaire des nerfs sensitifs, en même temps qu'une action élective sur le bulbe et l'axe gris médullaire. La douleur intense que l'on observe d'une façon constante au cours des empoisonnements mortels, et qui se traduit par un cri d'angoisse, témoigne de l'importance qu'il faut attacher à ce mécanisme. Sous l'influence de l'excès de la douleur, de l'épuisement de la sensibilité, il se produit un arrêt de la respiration et du cœur et la mort est la conséquence de cette syncope cardio-pulmonaire. Lorsqu'on vient à diminuer, par un artifice quelconque, l'emploi des hypno-anesthésiques par exemple, l'acuité de cette perception sensitive, on peut retarder ou même suspendre les phénomènes aboutissant à la mort.

L'absorption par la voie respiratoire réalise le maximum d'action, comme cela se produit constamment avec les substances volatiles; et cette action est tellement rapide qu'il ne subsiste aucune lésion appréciable. On constate seulement que le sang reste rutilant, comme dans l'empoisonnement par l'oxyde de carbone, par suite d'un phénomène d'inhibition. Si l'on pousse plus loin l'étude, on voit qu'il ne se produit aucune altération des hématies, mais que l'hémoglobine contracte avec le nitrile formique une combinaison très stable, la *cyanhémoglobine* de PREYER, en même temps que le pouvoir décomposant du sang vis-à-vis de l'eau oxygénée diminue dans une notable proportion. Toutefois, cette influence sur le sang ne joue qu'un rôle très effacé dans l'intoxication aiguë et elle n'est à considérer que relativement à l'action exercée par l'acide cyanhydrique sur les échanges nutritifs dans les cas d'absorption faible et continue; mais alors elle joue un rôle de tout premier ordre, car, non seulement on n'observe pas d'accoutumance à l'action du nitrile formique, mais, bien au contraire, l'absorption répétée y rend l'organisme de plus en plus sensible.

Il est bien évident que la paresse (si je puis me servir de cette expression) du sang à mobiliser et à activer l'oxygène au sein de l'économie doit jouer un grand rôle dans l'insuffisance ou le défaut de réaction de défense de l'organisme contre l'action agressive de la substance toxique. La suspension des oxydations intra-organiques, par action paralysante directe sur les tissus, vient corroborer cette diminution de valeur vitale des éléments cellulaires : les hématies deviennent de moins en moins capables de dédoubler le peroxyde d'hydrogène, la cellule musculaire de fixer l'oxygène, la respiration intime des tissus est de plus en plus entravée et ces tissus restent paralysés, asphyxiés, même en présence de sang suroxygéné. L'inspiration d'hydrogène pur n'empêche pas le sang de conserver une coloration rouge-clair dans les veines. L'oxygène est irrévocablement fixé sur l'hématie, et le sang ne laisse pas dégager d'acide carbonique dans un milieu privé de ce gaz lorsqu'on fait réagir, *in vitro*, CAzH sur du sang.

Mais ces phénomènes sont insuffisants pour expliquer l'action si intense et rapide du nitrile formique. Et d'ailleurs, si l'on expérimente sur des grenouilles, qui sont insensibles aux poisons du sang (par exemple à l'oxyde de carbone), on les voit succomber à l'intoxication, de même que celles chez lesquelles on a remplacé le sang par une solution isotonique de chlorure de sodium. Il faut nécessairement faire intervenir une influence sur la cellule nerveuse, une irritation violente des différents centres fonctionnels, immédiatement suivie de leur paralysie. Certains centres, notamment ceux de la moelle allongée seraient plus particulièrement intéressés, ce qui pourrait cependant aussi s'expliquer, à la rigueur, par des troubles de nutrition. Il est facile de fournir la preuve de la nécessité d'une impression des centres nerveux.

En raison de la très faible dose et de la soudaineté des accidents mortels, on avait pensé d'abord que l'acide cyanhydrique était un poison foudroyant, tuant sans même avoir été absorbé. L'expérimentation a montré l'inexactitude de cette conception. En réalité, si instantanée que paraisse la mort, il s'écoule toujours un intervalle d'au moins *quinze secondes* entre le moment où l'animal est touché par le nitrile formique et celui où il meurt, c'est-à-dire un intervalle suffisant pour l'accomplissement d'une révolution complète du liquide sanguin. D'autre part, si l'on injecte le poison dans une région dont les nerfs ont été sectionnés mais dont les vaisseaux ont été laissés intacts, l'intoxication se produit comme à l'état normal; si, au contraire, on a lié les vaisseaux en laissant les nerfs intacts, il ne se produit pas d'intoxication. Il est donc certain que l'imprégnation des centres nerveux est indispensable pour que l'on puisse voir se réaliser les phénomènes en apparence les plus instantanés. L'influence de l'action locale, de contact, exercée par l'acide cyanhydrique est également prouvée par ce fait que le cœur, organe le plus résistant lorsque le poison ne l'atteint pas immédiatement, meurt le premier lorsque le nitrile formique est mis en contact direct avec lui, par exemple, à la suite d'une injection dans la veine jugulaire.

En dépit des affinités qu'il manifeste lorsqu'il se trouve à cette phase que l'on a qualifiée par l'appellation d'*état naissant*, affinités telles que le nitrile formique, qui semble un terme nécessaire dans la synthèse des composés azotés réalisés par les organismes végétaux, est immédiatement transformé en produits plus complexes, l'acide cyanhydrique, lorsqu'il est à l'état libre, n'éprouve pas de changements dans le torrent circulatoire et s'élimine en nature. Il ne produit même qu'une impression momentanée sur les éléments anatomiques qui recouvrent très rapidement leurs propriétés normales ; il s'agit donc plutôt de phénomènes du genre de ceux dits d'inhibition. L'on voit, en effet, l'injection de nitrile formique dans le sang provoquer un arrêt instantané de l'excitabilité des nerfs et des muscles ; et il ne s'agit pas là, exclusivement tout au moins, d'une action directe sur les éléments anatomiques, car, après section des nerfs, les bouts périphériques de ces nerfs ainsi que les muscles qu'ils animent restent ou redeviennent excitables, ce qui est bien la preuve d'une inhibition centrale s'exerçant sur les nerfs et les muscles. Comme toujours lorsqu'il s'agit d'un poison de tous les éléments anatomiques, la cellule nerveuse se montre la plus sensible, conformément au rang qu'elle occupe dans la hiérarchie de ces éléments.

Les modifications circulatoires déterminées par les doses faibles de nitrile formique sont très marquées ; elles consistent en une dépression durable de la tension artérielle succédant à une élévation passagère. Le cours du sang est ralenti, et ce résultat, joint aux influences sur le milieu sanguin dont il a été question précédemment, explique l'influence antithermique si accentuée des cyaniques, par suite de la diminution des processus normaux d'oxydation à laquelle vient contribuer une insuffisance remarquable de la respiration qui devient facilement convulsive et dyspnéique et présentant un caractère spasmodique très accentué, comme, par exemple, à la suite d'une excitation faible du nerf laryngé supérieur.

En résumé, l'acide cyanhydrique, à dose toxique, provoque d'abord une excitation violente des centres nerveux, marquée surtout sur les centres respiratoires, convulsifs, inhibitoires du cœur, vaso-moteurs. De plus, l'appareil nerveux cardiaque est atteint, mais la fibre musculaire reste excitable jusqu'à la fin. Les échanges organiques sont enrayés et les fonctions physiologiques des tissus paralysées. On constate un abaissement thermique considérable pendant la vie, tandis que la température s'élève au moment de la mort et persiste ainsi quelque temps après. Pendant la période d'abaissement de la température, le sang veineux reste rutilant et conserve son oxygène, tandis qu'il noircit peu de temps après la mort. On ne trouve que peu ou pas de nitrile formique dans ce sang devenu noirâtre, tandis qu'on en retrouve dans certains tissus. Tout le temps durant lequel l'acide cyanhydrique est contenu dans le sang, il y a suspension des échanges respiratoires, jusqu'à ce que ce sang se soit débarrassé du poison par localisation dans certains organes. La mort est due à l'asphyxie. Les centres nerveux sont déjà morts à un moment où les nerfs périphériques sont encore à peine atteints, ce que prouve la persistance de l'excitabilité des nerfs moteurs et des muscles, quand la mort a été rapide, tandis que lorsqu'elle est tardive, on voit la paralysie des nerfs progresser peu à peu du centre à la périphérie. Le cœur, très affaibli par des doses relativement fortes d'acide cyanhydrique, est capable de reprendre son énergie à la suite d'une injection d'atropine, bien que les nerfs vagues ne soient pas excités particulièrement.

Empoisonnement. — L'acide cyanhydrique est un des plus violents poisons, surtout pour les animaux à sang chaud. Il est surtout remarquable par la brutalité et la soudaineté de son action. Une fraction de goutte de nitrile formique anhydre mise au contact des muqueuses nasale, oculaire, buccale ou trachéale d'un animal suffit à le faire tomber foudroyé. Il suffit de 5 centigrammes pour déterminer la mort d'un adulte. Des quantités moindres sont même suffisantes, puisque cette proportion de 5 centigrammes d'acide cyanhydrique est celle que doit contenir 100 grammes d'eau distillée de laurier-cerise et que l'on a signalé un cas de mort, au moins, à la suite de l'ingestion, en une seule fois, de 60 grammes. Il faut distinguer deux formes : la forme foudroyante et la forme aiguë.

A. *Forme foudroyante*. — Le début est subit. Le sujet s'affaisse tout à coup, privé de mouvement et de sentiment, presque toujours en poussant un cri inarticulé, indice d'une souffrance aiguë. On voit presque aussitôt apparaître une ou plusieurs convulsions tétaniques. La respiration est suspendue après quelques rares et profondes expirations. La face est tuméfiée et de couleur violacée, les yeux saillants. Parfois, cependant, le visage est pâle, décoloré, la pupille dilatée ; on remarque l'apparition à la bouche d'écume sanguinolente. Au bout de peu de temps, on voit revenir des convulsions suivies d'immobilité et de rigidité persistantes ; la surface du tégument se refroidit rapidement, le pouls est insensible ; la mort survient après un intervalle de deux, cinq, dix, au plus quinze minutes.

Telle est la symptomatologie que l'on peut observer sous l'influence de l'acide cyanhydrique anhydre, de l'huile essentielle d'amandes amères, ou de toutes les solutions riches en acide cyanhydrique ou en cyanures alcalins facilement décomposables, comme le cyanure de potassium. Si la mort ne s'est pas produite au bout d'une heure, il y a de grandes chances pour voir survenir le retour à la normale. Alors les convulsions s'espacent, diminuent d'intensité, l'intelligence et le sentiment se raniment, la parole est recouvrée. Mais il subsiste, pendant un temps assez considérable, une faiblesse extrême et le sujet ressent une sensation de brisement. La respiration reste oppressée et difficile. Ces accidents persistent durant trois à dix jours, parfois même davantage.

L'eau distillée de laurier-cerise, l'acide cyanhydrique médicinal, les petites quantités de cyanures alcalins, surtout lorsqu'il s'agit de cyanures impurs du commerce, déterminent l'intoxication à forme non foudroyante.

B. *Forme aiguë*. — On peut distinguer trois phases : 1° *Dypsnée*. Sitôt après l'absorption, le sujet éprouve une constriction violente du pharynx, accompagnée d'angoisse et d'une sensation de déchirement, de brûlure. L'oppression est considérable, la démarche chancelante ; il existe des vertiges, des troubles visuels, de la céphalalgie. On observe aussi des nausées, quelquefois des vomis-

sements. L'obnubilation intellectuelle est accentuée. La respiration, haletante,
est remarquable par une inspiration courte, saccadée, tandis que l'expiration
est longue et profonde ; on perçoit, le plus souvent, dans les gaz de l'expiration, l'odeur des amandes amères. Le pouls est petit, fuyant, presque insensible. — 2° *Convulsions*. Le sujet, incapable de se maintenir en équilibre, tombe
brusquement ; et l'on voit apparaître des convulsions partielles, d'abord localisées dans des groupes de muscles isolés. On constate du trismus, de l'opisthotonos, des convulsions générales toniques et cloniques. Les sphincters se
relâchent et il y a émission d'urine, de sperme, de fèces. La peau est froide,
visqueuse ; les extrémités sont cyanosées, les pupilles dilatées ; on note de
l'exophthalmie. — 3° *Asphyxie*. La gêne respiratoire s'exagère ; on observe
des pauses de plus en plus prolongées après les expirations, de la cyanose, de
l'abaissement de température, du coma ; la bouche est remplie de salive ou
d'écume sanguinolente. Enfin, survient un arrêt respiratoire, précédant de fort
peu l'arrêt du cœur.

Intoxication légère. — En même temps que la perception de l'odeur d'amandes
amères, on éprouve une sensation de légère constriction du pharynx, de la
pesanteur de tête, une sorte de fatigue intellectuelle, de l'anesthésie olfactive,
des vertiges, des étourdissements, de l'angoisse précordiale, un sentiment de
défaillance qui s'accompagne d'une grande lassitude musculaire. Ces phénomènes peuvent résulter de l'inhalation, même peu prolongée, de vapeurs de
nitrile formique. Au delà, on arrive à la forme aiguë de l'intoxication.

On n'observe pas d'accoutumance à l'action toxique de l'acide cyanhydrique,
mais, au contraire, un accroissement de la sensibilité. L'irritabilité cardiaque
se montre de plus en plus accusée. Sa persistance, ainsi que celle des accidents
pharyngés, caractérise la période de retour. Il n'existe pas d'antidote du
nitrile formique, en raison de la rapidité de son action ; j'ai signalé, à propos
des questions d'antagonisme (voir : page 20), l'antidotisme existant entre les
nitriles de la série grasse et l'hyposulfite de sodium. On peut seulement utiliser, pour lutter contre les symptômes de l'intoxication, les affusions froides,
les inhalations de chlore, les révulsifs intestinaux, la saignée. Les inhalations
d'oxygène, la transfusion, la respiration artificielle ou, mieux encore, les tractions rhythmées de la langue peuvent rendre de très grands services, de même
que les injections hypodermiques d'éther, de camphre et de caféine.

Lorsqu'il s'agit d'une intoxication par les cyanures alcalins, il faut compter
avec l'action caustique de l'alcali auquel est toujours mélangé le cyanure, et
l'on observe un contraste frappant entre l'aspect calme et tranquille de la face
du cadavre et les lésions intenses de gastro-entérite provoquées par l'alcali.
Le degré de plénitude et de vacuité de l'estomac au moment de l'ingestion
joue aussi un rôle important, de même que la réaction acide ou alcaline du
milieu dans lequel se répand le cyanure, l'alcalinité favorisant la décomposition en ammoniaque et formiate alcalin. Le cyanure de potassium peut produire la mort à la dose de 5 à 10 centigrammes. C'est un sel très employé
dans l'industrie (galvanoplastie, photographie, etc.) et qui peut provoquer des
accidents en facilitant l'inoculation du poison, par suite de son action irritante
et dissolvante des couches superficielles de l'épiderme (écorchures, fragments
insérés sous les ongles ou dans des replis cutanés).

Les empoisonnements par l'acide cyanhydrique ou les cyanures sont plutôt
accidentels. Ils résultent le plus souvent d'erreurs (confusion entre les eaux
distillées d'amandes amères, de laurier-cerise et l'acide cyanhydrique médici-

nal), ingestion accidentelle d'amandes amères, d'amandes d'abricots, de cerises, de pommes, de feuilles de laurier-cerise, de graines de *phaseolus lunatus*. L'acide prussique des diverses pharmacopées et de diverses provenances n'a pas la même richesse : la teneur en acide cyanhydrique varie de 0,5 à 4 pour les eaux distillées de laurier-cerise et d'amandes amères et de 1 à 10 pour les solutions d'acide médicinal. On a vu des accidents assez graves succéder à l'emploi de *quatre feuilles* de laurier-cerise employées en macération pour aromatiser du lait. L'huile essentielle d'amandes amères a causé la mort à la dose de XVII gouttes.

Mode d'administration. — On utilise, exclusivement, l'eau distillée de laurier-cerise que l'on prescrit par cuillerées à soupe dans une infusion appropriée.

L'administration de l'acide cyanhydrique et des cyanures doit toujours être attentivement surveillée.

B. — MODÉRATEURS RÉFLEXES

BROMIQUES

La première application du brome fut faite par ANDRAL en 1836. Dix ans après, RICORD et PUCHE songèrent à employer le bromure de potassium dans la syphilis, en quelque sorte à titre de succédané de l'iodure. En 1850, HUETTE et RAMES appelèrent l'attention sur les effets sédatifs que les composés du brome exerçaient sur les organes génitaux et la sensibilité du pharynx. L'année suivante, DEBOUT fit ressortir leurs propriétés hypnotiques; enfin, à la même époque, ils furent appliqués, par CHARLES LOCOCK, au traitement de l'épilepsie. Le brome est un des éléments normaux de l'organisme n'y existant qu'en très faible quantité.

L'action extrêmement énergique et violemment irritante du brome empêche son emploi en nature. Les muqueuses nasale et conjonctivale se montrent surtout très sensibles. L'inhalation prolongée de faibles quantités de vapeurs de brome détermine la diminution de l'activité intellectuelle, de l'excitabilité réflexe ainsi que de la sensibilité, et la propension au sommeil. Les fumigations bromées ont été préconisées par OZANAM pour le traitement de la diphthérie.

L'acide bromhydrique (HBr) renferme 99 p. 100 de brome. Il en existe une solution officinale, titrée à 10 p. 100, dont on administre de 3 à 10 grammes en potion. Comme le brome, l'acide bromhydrique produit de la diminution de l'excitabilité réflexe du cerveau déterminant de la somnolence, et il exerce principalement une action très spéciale et d'une utilisation précieuse sur les manifestations de l'ivresse quinique ou salicylique, plus particulièrement sur la congestion auriculaire. Ce résultat s'obtient par l'administration de XV à XX gouttes de la solution officinale pour 3 grammes de sel de quinine ou 5 grammes de salicylate de soude.

Les bromures constituent la forme la plus répandue sous laquelle le brome se rencontre dans la nature. Il existe de notables quantités de bromures de sodium et de magnésium dans l'eau de mer (3 à 50 centigrammes p. 1 000), et on décèle la présence du brome dans un très grand nombre d'eaux minérales : Balaruc, Bourbonne-les-bains, Kreutznach, Niederbronn, Nauheim, Hombourg, Bourbon-l'Archambault, Salins, Salies de Béarn, Barèges, Saint-Honoré, Le Vernet. Les eaux de Contrexéville, de Cusset, de Royat, de Challes ont été signalées comme renfermant du bromure de sodium. Dans l'action exercée par les bromures, il faut, parfois, faire une part à l'intervention, plus ou moins efficace, de l'élément basique; et, dans un grand nombre de circonstances, les effets peuvent être scindés et attribués, d'une part, au brome, élément électro-négatif, d'autre part, au métal, élément électro-positif.

BROMURE DE POTASSIUM. — Le plus usité, sinon le plus important, des bromiques est le bromure de potassium. Ce sel n'est pas absorbé par la peau intacte, mais il produit une vive irritation sur le derme dénudé et les muqueuses. En injection hypodermique, une solution, même modérément concentrée, provoque une douleur intense et de l'inflammation suivie d'un abcès. L'application d'une solution concentrée sur les muqueuses détermine également de la douleur et de l'inflammation. Si cette muqueuse recouvre un plan musculaire, on observe des contractions spasmodiques, puis l'abolition de la contractilité. Le même effet se produit par contact d'une solution de KBr avec le cœur de la grenouille.

Les résultats généraux permettent de reconnaître, d'une part, les effets dus au brome, d'autre part, ceux dus au potassium. Le bromure de potassium introduit chez les animaux par voie d'injection veineuse provoque la mort à la suite d'une paralysie cardiaque, due à l'influence du potassium. Introduit par voie stomacale, son action s'exerce d'abord sur le système nerveux central, c'est alors l'influence du brome qui prédomine; ça n'est qu'à la limite, ou sous l'influence de très fortes doses, que se manifeste l'action toxique du potassium déterminant la paralysie du cœur. Le bromure de potassium subit dans le sang une double décomposition aboutissant à la formation de bromure de sodium et de chlorure de potassium. On en a la preuve dans cette constatation expérimentale que le brome s'élimine de préférence de l'organisme par certaines voies,

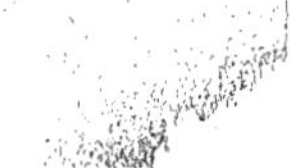

l'élément basique par d'autres, comme cela s'observe également avec les iodures. Au brome revient l'action sur le système nerveux, et au potassium l'action sur le cœur, les muscles et même la respiration.

L'absorption du bromure de potassium est très rapide; on peut déceler la présence du brome dans la salive et dans l'urine cinq minutes après l'ingestion. La majeure partie est éliminée après vingt-quatre à trente-six heures, une petite quantité séjourne dans l'organisme durant vingt à trente jours. L'élimination s'effectue par les reins, les glandes mammaires, les larmes, la salive, la sueur, les glandes des muqueuses, les fèces, la bile. Aux doses thérapeutiques moyennes (2 à 8 grammes), la sécrétion urinaire est activée; aux doses plus fortes, la diurèse aqueuse diminue, les urines se montrent plus denses et peuvent même devenir albumineuses, puis sanguinolentes. On constate de la paralysie des fibres musculaires de la vessie qui se trouve distendue par l'urine. On peut observer des éruptions cutanées dues à l'élimination par la sueur, car on a décelé la présence du brome dans le liquide des pustules d'acné bromique. Les muqueuses conjonctivale, lacrymale, pharyngienne présentent un état de sécheresse, au lieu de donner une hypersécrétion comme sous l'influence des iodiques. D'ailleurs, la décomposition du bromure de potassium, avec mise en liberté du brome, est beaucoup moins facile que celle de l'iodure, comme le prouve l'action de la paraldéhyde qui décompose l'iodure de potassium en mettant l'iode en liberté, tandis qu'elle provoque seulement la formation partielle de bromate avec une solution de bromure de potassium.

Sous l'influence de la continuité de l'absorption, même dans les cas de solutions diluées, on voit apparaître une action nocive sur la muqueuse gastrique, se traduisant par l'émoussement de la sensation de faim, la diminution de sécrétion du suc gastrique, des troubles dyspeptiques. C'est là, précisément, un des côtés fâcheux de la médication prolongée.

Du côté du système nerveux, on constate une action intense sur la portion cérébrale de l'axe cérébro-spinal. Le bromure de potassium exerce une influence hypnagogue remarquable par suite de la diminution de l'excitabilité réflexe; et son action vaso-constrictive favorise le sommeil en raison de l'anémie cérébrale qu'elle détermine. Il se manifeste comme un agent dépresseur de tout le système nerveux, principalement des centres, un sédatif de tout l'organisme surexcité.

Les doses élevées amènent une céphalalgie frontale constrictive, l'obtusion des impressions, la diminution de la mémoire, le manque de netteté et de lucidité des conceptions, la difficulté dans la parole qui devient traînante et dont les mots sont difficilement trouvés. Ces manifestations s'accompagnent de fatigue, de prostration, de somnolence.

Leur production avec un certain degré d'acuité a été qualifiée par l'appellation d'*ivresse bromique* qui constitue l'un des symptômes du bromisme que j'étudierai tout à l'heure. Un fait remarquable consiste dans l'abolition de la sensibilité réflexe de l'isthme du gosier, bien que le pharynx reste encore sensible au froid, à la brûlure, à la piqûre ; et cette propriété est utilisée pour pratiquer l'examen laryngoscopique, l'ablation des amygdales ou de polypes pharyngiens, pour prendre l'empreinte de pièces artificielles ou pour exécuter la staphylorraphie. Dans ces cas, les doses de 4 à 6 grammes sont suffisantes, à condition de leur venir en aide par un badigeonnage local.

Chez l'homme, on observe, d'une façon constante, l'anaphrodisie, tandis qu'on a noté quelquefois l'excitation génitale chez la femme. Une dose de 15 grammes suffit pour déterminer l'insensibilité de la cornée et de la conjonctive ainsi que des muqueuses du vagin, de la vessie et de l'urèthre. Des doses plus élevées entraînent l'anesthésie cutanée. On voit donc qu'à la limite de son action médicamenteuse et toxique, le bromure de potassium pourrait être envisagé comme un hypno-anesthésique.

Le bromure de potassium agit, électivement, sur les extrémités nerveuses centrales. La preuve en est fournie par ce résultat d'expérience : chez la grenouille, les réflexes et la sensibilité disparaissent même dans les membres privés d'irrigation sanguine par une ligature. D'autre part, l'activité volontaire n'est pas abolie, puisqu'on observe des mouvements spontanés chez la grenouille quand les excitations extérieures les plus intenses ne peuvent plus provoquer de réflexes. La paralysie marche progressivement du centre à la périphérie ; et les nerfs périphériques sont paralysés faiblement et beaucoup plus tard que le centre cérébro-spinal. Quant aux muscles striés, ils ne sont intéressés qu'à la phase ultime ou par contact direct. L'action sédative exercée sur les centres est particulièrement remarquable lorsqu'ils sont excités, et surtout si cette excitation se traduit par des convulsions. A ce titre, le bromure de potassium est le remède par excellence des convulsions réflexes dans lesquelles l'élément périphérique semble avoir un rôle causal. L'expérimentation sur les animaux montre que, chez un chien saturé de KBr, il existe un abaissement tel de l'excitabilité électrique du cerveau qu'il n'est plus possible de provoquer l'épilepsie expérimentale.

Chez les animaux saturés, on a constaté de la myélite parenchymateuse, étendue principalement sur les segments internes des cordons latéraux. Dans le cerveau, les cellules ganglionnaires étaient plus volumineuses, transparentes, moins nucléées. Les lésions se montraient plus marquées dans la moelle allongée qui était plus atteinte que le cerveau, mais encore moins que la moelle. Dans les cas suivis de mort, la fibre musculaire était stéatosée, granuleuse, avec striation transversale effacée. Ici encore, les altérations nerveuses sont dues au brome et les altérations musculaires au potassium.

Par répétition des doses, on observe des lésions de nutrition. L'atteinte portée à la nutrition se caractérise par une diminution de l'urée ainsi que des acides phosphorique et sulfurique, malgré une diurèse plus abondante. Les phénomènes de nutrition sont modérés, diminués même.

On constate la fixation dans l'organisme d'une quantité relativement considérable de brome ; et cette localisation s'effectue, pour une part très appréciable, dans le tissu nerveux.

Avec les doses élevées, on note un ralentissement des mouvements respiratoires, mais surtout des contractions cardiaques, en même temps qu'un affaiblissement d'énergie et un abaissement de tension artérielle. Le cœur s'arrête en diastole, inexcitable. La température s'abaisse d'une façon marquée. Sous l'influence des doses faibles (2 à 4 grammes), on observe de la pâleur périphérique, une augmentation de pression artérielle, un accroissement de force des contractions myocardiques coïncidant avec une diminution de nombre. La respiration est peu influencée ; la température reste à peu près invariable, elle ne baisse que si elle est au-dessus de la normale. Les faibles doses déterminent de la constriction vasculaire par diminution du calibre des capillaires ; les fortes doses, au contraire, de la dilatation vasculaire et un mouvement fluxionnel dus à la paralysie des muscles des tuniques des vaisseaux. L'affaiblissement de l'activité cardiaque peut être assez prononcé pour exiger la suppression du médicament ; c'est ce que l'on observe assez fréquemment au cours de l'administration de 6 à 8 grammes d'une façon continue.

Ces effets sur le myocarde et les muscles vasculaires doivent être attribués au potassium, car le bromure de sodium agit comme modérateur réflexe, diminue la sensibilité, se comporte vis-à-vis du système nerveux comme le fait le bromure de potassium, mais n'agit pas sur la circulation. Tous les faits, tant expérimentaux que cliniques, concordent donc pour démontrer une action certaine du brome sur le système nerveux central. Les effets sur le cerveau et la moelle, la diminution de l'excitabilité réflexe, les éruptions, sont autant de phénomènes dus au brome, agent essentiellement dépresseur ; les effets sur la circulation, la respiration, la température, sont justiciables du potassium. Sous des influences encore inconnues, le bromure de sodium, forme sous laquelle s'élimine le brome, peut subir une décomposition mettant le brome en liberté au moment de cette élimination par les glandes, les muqueuses, la peau ; et l'on voit alors apparaître les inconvénients ou les accidents de la médication bromique : toux, conjonctivite, éruptions cutanées.

L'emploi du bromure de potassium est tout particulièrement intéressant, au point de vue de son action médicamenteuse, parce qu'en raison des métamorphoses qu'il subit dans l'économie, il permet la dissociation des actions pharmacodynamiques du brome et du potassium, répondant chacune à des indications et à des électivités spéciales. Quelle que soit la forme sous laquelle le brome est introduit dans l'organisme, il agit sur le cerveau, calme la surexcitation nerveuse produite par un travail intellectuel trop prolongé, diminue l'impressionnabilité réflexe, de telle sorte que les impressions produisant normalement une excitation vive passent inaperçues et il se conduit alors comme un hypnotique très efficace : tels sont les effets obtenus par l'ingestion de 2 à 3 grammes de bromure de sodium. Si on lui substitue le bromure de potassium, à l'action précédente viendra se joindre une influence sur le cœur, la respiration, la température, dont on pourra entraver ou annuler les manifestations au moyen d'un exercice violent ou de tout autre procédé aboutissant à une exagération des phénomènes de nutrition, alors que l'influence cérébrale n'est empêchée en aucune façon. Et inversement, on peut constater que des phénomènes cérébraux provoqués par l'ingestion de fortes doses de bromure de sodium ne s'observent pas sous l'influence de chlorure de potassium.

La caractéristique de l'action pharmacodynamique du brome, c'est de mettre obstacle à la propagation de l'excitation dans les éléments nerveux ; et l'excitabilité, normale ou primitive, reparaît d'autant plus lentement que l'administration du médicament bromique a été plus longtemps prolongée, le bromure de potassium présentant même encore à cet égard une pérennité d'influence très remarquable. Il est possible que la vaso-constriction des vaisseaux du cerveau et de la pie-mère, sous l'influence du potassium, vienne jouer un rôle dans la persistance de cette action. Au brome seul, en tous cas, appartient la propriété d'amener une altération dans les relations des nerfs sensibles du cerveau et de la moelle allongée avec les éléments moteurs et les centres psychiques des hémisphères, ainsi que de déterminer, par influence trophique, un abaissement de vitalité des tissus.

Auxiliaires. Antagonistes. — Le sulfate de quinine, la digitale, les diurétiques, le chlorate et le nitrate de potassium sont des auxiliaires de l'action exercée par le bromure de potassium qui se montre également un synergique efficace du chloral, du chloroforme, de l'éther. Les antagonistes des bromiques sont les stimulants diffusibles, les acides, le chlore. J'ai établi, par des recherches suivies, que l'administration des bromures alcalins ne possédait pas la propriété, comme le font les iodures, d'augmenter la désintégration, dans l'économie, des composés de plomb et de mercure et de faciliter, par suite, l'élimination de ces métaux.

Modes d'administration. — Lorsqu'on veut utiliser la seule influence médicamenteuse du brome, il faut avoir recours au *bromure de sodium* que l'on peut administrer, sans inconvénients, à des doses assez élevées. Il ne produit pas de dépression cardiaque (consécutive à l'influence du potassium avec KBr) et peut être utilisé chez les sujets à cœur affaibli, les asthmatiques, etc. Il doit être administré à doses un peu plus fortes que le bromure de potassium (5 pour 4). Le *bromure de strontium* possède la même action que le bromure de sodium et s'emploie aux mêmes doses. Il est surtout intéressant par la provocation des double-décompositions mobilisant et mettant en train l'action médicamenteuse, influence physico-mécanique à laquelle j'attache une importance considérable dans la production de l'action pharmacodynamique. Le strontium que l'on pourrait, comme le sodium, qualifier d'élément neutre au point de vue de l'influence médicamenteuse, n'intervient pas autrement que pour solliciter les échanges d'éléments électro-positifs et électro-négatifs qui sont le début nécessaire de toute action dynamique aboutissant à une modification moléculaire.

Le *bromure de calcium* est sensiblement deux fois plus actif que le bromure de potassium ; il est, en outre, facilement décomposable avec mise en liberté de brome, donc irritant. Le *bromure de magnésium* est l'élément minéralisateur de l'eau de mer et des eaux minérales, formes sous lesquelles il convient de l'employer. Le *bromure d'ammonium* est aussi deux fois plus actif que le bromure de potassium, le radical positif (ammoniaque) intervient efficacement dans l'influence médicamenteuse exercée, aussi ce composé est-il un excitant diffusible et un modificateur des muqueuses, plus particulièrement de la muqueuse bronchique. Le *bromure de lithium* possède des propriétés hypnotiques et sédatives supérieures à celles du bromure de potassium et il atténue avec une grande énergie la sensibilité réflexe : il doit être administré à la dose maxima de 50 centigrammes. Le *bromure de zinc* que l'on aurait cru, *a priori*, devoir posséder les qualités médicamenteuses du zinc unies à celles du brome, s'est montré notablement inférieur au bromure de potassium dans le traitement de l'épilepsie.

On a essayé pour le brome comme pour l'iode, de préparer des médicaments dans lesquels le principe actif serait plus ou moins dissimulé, de façon à pouvoir les administrer sans inconvénients aux sujets particulièrement sensibles. Le *bromure double de rubidium et d'ammonium*, la *brométhylformine* (produisant du formol qui réalise l'antisepsie intestinale), la *bromipine* (brome substitué dans de l'huile de Sésame), le *camphre bromé* dont il a déjà été question (V. p. 477), sont les principaux de ces produits dont l'emploi ne semble pas devoir faire renoncer aux médicaments plus simples constitués par les bromures alcalins et alcalino-terreux. Mais l'association de ces derniers à l'oxyde de zinc, à la belladone, à la ciguë, au chanvre indien, permet de corriger et de modifier l'action pharmacodynamique, de façon bien plus avantageuse et plus sûre que celle que l'on a cherché à réaliser par la préparation de composés toujours un peu sujets à caution.

D'autres bromures : *bromure d'arsenic, bromure de nickel, bromure d'or* ont été préconisés dans le traitement de différentes affections nerveuses. Ce ne sont plus, à proprement parler, des médicaments bromiques, la dominante de leur action étant sous la dépendance de l'élément combiné au brome. Le bromure d'arsenic, utilisé surtout en Allemagne et aux Etats-Unis, joindrait les propriétés médicamenteuses du brome à celles de l'arsenic; on l'administre en solution au 100e, comme la liqueur de Fowler. Le bromure de nickel a été administré aux doses de 3 à 10 centigrammes. Le bromure d'or s'administre aux doses de 1 à 2 centigrammes.

Bromisme. — On désigne ainsi un ensemble de manifestations provoquées par l'administration exagérée des bromiques et parmi lesquelles se montrent des éruptions qui ont d'abord été faussement attribuées à la présence d'impuretés, notamment de l'iode. Le premier symptôme caractérisant le bromisme consiste dans la fétidité de l'haleine qui exhale une odeur particulière, douceâtre, très désagréable. D'une façon moins constante, on note du ptyalisme alternant parfois avec la sécheresse de la bouche. Dans les cas où il y a hypersécrétion, elle est constituée par du mucus épais, visqueux, collant et fétide. La muqueuse buccale présente un aspect scorbutique avec gencives fongueuses, sanguinolentes, ulcérées. La carie dentaire se trouve favorisée. En même temps, on constate une anesthésie réflexe du pharynx, du voile du palais, de l'épiglotte formant un obstacle sérieux à la déglutition. C'est là, précisément, un indice de saturation médicamenteuse.

Les troubles dyspeptiques entrent alors en scène. La langue est saburrale, sèche, jaunâtre comme dans les états infectieux graves; il existe des douleurs, des crampes, des nausées, des vomissements, des hématémèses, une anorexie complète. Ces manifestations, de même que la sédation intestinale, sont en rapport avec l'élimination du brome par les glandes de la muqueuse gastrique. On voit ensuite apparaître de la diarrhée, surtout dans les cas d'emploi du bromure de potassium, et alors l'influence du potassium sur l'élément musculaire explique ce phénomène, parfois du melæna. Il se produit de l'incontinence d'urine et des matières fécales par relâchement des sphincters.

Une toux sèche, quinteuse, coqueluchoïde, fatigue le sujet, bientôt atteint de bronchite et même de broncho-pneumonie (la pneumonie est une terminaison fréquente par suite de la mise en état de moindre résistance de l'organisme sous l'influence du brome). La respiration est faible, superficielle, ralentie (14-10) et accompagnée d'angoisse, de dyspnée. Les contractions cardiaques sont ralenties et diminuées d'énergie, il y a de l'anémie capillaire; la température est abaissée.

Le sujet présente un état remarquable de prostration, de débilité générale, de parésie. On constate de la titubation et de l'incoordination motrice; c'est l'ivresse moins la phase première d'excitation, aussi a-t-on appelé cette phase : *ivresse bromique*. A cette période, les sujets présentent l'aspect de paralytiques généraux, on note de la trémulation musculaire, des troubles de sensibilité (notamment la sensation du vide sous les pieds), mais la sensibilité à la douleur et à la température ne sont jamais complètement abolies. Il y a diminution ou abolition plus ou moins complète des réflexes. On observe également des vertiges. Les manifestations nerveuses sont encore caractérisées par une céphalalgie spéciale, de la dépression, de la stupeur, parfois un état léthargique. Le sujet se trouve dans un état de somnolence invincible, il présente un aspect hébété, cet air de satisfaction stupide qui caractérise le visage des idiots.

La volonté est abolie et on remarque une inaptitude à tout acte exigeant une intervention cérébrale.

Les individus atteints de bromisme sont dans l'impossibilité d'accomplir les devoirs de leur profession ou les choses ordinaires de la vie. L'indifférence est absolue. La parole reste suspendue, faute d'aliment intellectuel, c'est une sorte d'aphasie par amnésie. L'écriture est incohérente, on remarque l'omission complète ou partielle de mots, des mots répétés, des lettres remplacées ou répétées. A ces manifestations viennent se joindre des illusions, des hallucinations de la vue, de l'ouïe ; et même de la manie aiguë, du délire. On a observé assez fréquemment la transformation des manifestations morbides : souvent des troubles vertigineux ou des crises psychiques remplacent des accidents convulsifs sous l'influence de la médication par le bromure de potassium ; et il est intéressant de noter que des faits semblables n'ont pas été observés chez des malades non épileptiques.

Les éruptions bromiques constituent, en général, le premier symptôme de l'intoxication chronique ; elles peuvent affecter toutes les formes de variétés éruptives élémentaires : érythèmes, papules, pustules, vésicules, bulles, tubercules géants, tubercules végétants (condylomes). La forme ulcéreuse n'est qu'une complication. On observe fréquemment une localisation aux membres inférieurs.

L'intoxication bromique peut affecter trois modalités : elle peut être aiguë, chronique, légère.

A. *Forme aiguë.* — Succède brusquement à des doses trop élevées, après des heures, des jours ou même des semaines. Elle revêt, au début, la forme d'ivresse bromique ou de stupeur, suivant la prédominance des accidents médullaires ou cérébraux. Le sujet présente un regard atone, une face bouffie, sans expression, il est dans un état semi-comateux, bientôt suivi de coma véritable au cours duquel survient la mort, à moins qu'elle ne soit provoquée par des troubles cardiaques entraînant l'arrêt du cœur.

B. *Forme chronique.* — On l'a vu débuter après six semaines, quatre mois, un an, voire quatre ans. Elle se distingue par une céphalalgie moindre, des troubles accentués de l'intelligence et de la mémoire, une adynamie profonde ; le facies exprime l'hébétude et la stupenr ; on voit survenir des éruptions et des toubles de la nutrition avec amaigrissement notable, la décoloration de la peau et des muqueuses ; les digestions sont mauvaises, l'haleine fétide, on note fréquemment de la diarrhée. Les malades présentent les signes d'un état général grave : affaiblissement des jambes, tremblement des mains, diminution de la sensibilité, émoussement de la vue et de l'ouïe, embarras des voies respiratoires aboutissant fréquemment à une pneumonie adynamique.

Quelquefois, les manifestations consistent en excitation psychique, en délire avec hallucinations qui, joints aux autres troubles d'ordre nerveux, font croire à la démence paralytique. D'autres fois, ce sont les troubles de nutrition qui prédominent, imprimant alors aux phénomènes une allure caractérisée par l'appellation de *cachexie bromique* ; et la mort peut survenir par aggravation des symptômes ou à la suite de complications intercurrentes dont les principales sont : pneumonie, entérocolite cholériforme, anthrax gangréneux, érysipèle ambulant. Dans cette intoxication chronique, le traitement exerce une influence d'autant plus heureuse que l'invasion des symptômes est moins brusque.

C. *Forme légère.* — Elle est caractérisée par la débilité générale, la faiblesse du pouls, le refroidissement des extrémités, la tendance à la stupeur, une légère difficulté de la parole, parfois du coryza (très inconstant), de la salivation, la fétidité de l'haleine, de l'acné.

La disparition des accidents est d'autant plus rapide qu'ils sont aigus. Il est presque superflu de dire que la suspension de la médication bromique s'impose dès le début des accidents. Dans tous les cas, il importe de retenir que le brome, à hautes doses, prédispose à l'infection et détermine une diminution très accentuée de la force de résistance. Nombreux sont les faits venant à l'appui de cette observation : pneumonies fréquentes chez les épileptiques longtemps ou fortement bromurés, résistance moindre des animaux à l'infection expérimentale par le pneumocoque ou le bacille tuberculeux, modifications symptomatologiques des maladies infectieuses survenant chez les individus soumis à la médication bromurée (dépression, stupeur, apparence pseudo-typhique). Le brome exerce, en effet, une influence très accentuée sur le sang et sur les leucocytes.

Les éruptions peuvent constituer une infirmité gênante par son importance et par sa durée, laissant même parfois des cicatrices indélébiles. On peut, dans une très large mesure, lutter contre elles et amener leur disparition, ou, plus aisément, empêcher leur production, en réalisant, dans la mesure du possible, l'antisepsie intestinale, ou bien en déterminant une modification dans l'absorption et les double-décompositions qui ont lieu dans l'organisme. A cet égard, l'emploi des purgatifs salins, des antiseptiques unis aux absorbants (naphtol, charbon, magnésie, par exemple), du régime alimentaire, et, surtout, la cure de déchloruration préconisée par RICHET et TOULOUSE peuvent donner d'excellents résultats.

De tous les bromiques utilisés jusqu'à présent, c'est le bromure de potassium qui a donné lieu au plus grand nombre d'accidents; c'est aussi le plus fréquemment employé. Cependant, on a noté également des accidents provoqués par les bromures d'ammonium, de sodium, de lithium, de fer. Les bromures de strontium et de calcium semblent moins actifs et, notamment, les éruptions seraient plus rares avec le bromure de strontium. On ne sait pas ce qu'il faut incriminer dans ce cas, ou de la plus facile mise en liberté du brome avec le bromure de potassium, ou d'une influence du potassium synergique de celle exercée sur la peau par le brome. La réceptivité individuelle semble jouer un rôle assez effacé, ou, tout au moins, ne se développer qu'à la longue, car il est tout à fait exceptionnel de voir les accidents succéder à l'administration d'une dose unique. Ils sont, au contraire, fréquents avec les doses trop répétées ou trop rapidement élevées. L'administration brusque à doses massives est toujours dangereuse. On a vu ces accidents survenir, le plus souvent, après des doses quotidiennes de 4 à 12 grammes de bromure de potassium.

A titre tout à fait exceptionnel, on a vu une dose de 6^{gr}50 de KBr provoquer, chez une femme, du bromisme aigu passager. Chez une autre femme, une dose de 4 grammes a déterminé des accidents mortels. La pulvérisation d'une solution de KBr sur les premières voies aériennes a déterminé une absorption beaucoup plus rapide suivie d'accidents. On a signalé aussi des accidents chez des nourrissons allaités par des nourrices suivant un traitement bromuré. La fréquence des accidents est plus grande durant l'hiver; et on a remarqué, d'une façon générale, que toutes les causes d'affaiblissement facilitent leur apparition et créent une prédisposition. La forme grave est rare, la forme légère fréquente, et les éruptions très fréquentes. Ici, la susceptibilité individuelle reprend une certaine prépondérance : on a vu des éruptions graves chez des malades ingérant seulement 2 grammes KBr. En outre, ces éruptions se produisent plus facilement chez les sujets gras, à peau épaisse, à sécrétion sébacée abondante ; et elles débutent fréquemment au niveau d'une cicatrice (vaccin, vésicatoire. abcès). La tolérance est, d'ailleurs, variable pour les individus et d'un moment à un autre.

On doit considérer comme des contre-indications à la médication bromique, au moins si elle doit être intense et prolongée : l'entrave apportée à l'élimination par des affections des reins, du cœur, des poumons ; l'anémie, la débilité, la faiblesse congénitale.

BROMOFORME. $CHBr^3$. — Ce composé, dont la constitution est analogue à celle du chloroforme, est un hypno-anesthésique dangereux, mais, en revanche, un calmant remarquable des spasmes et des convulsions, notamment de la toux. Son action irritante locale est très intense, et sa faible solubilité dans les liquides aqueux a souvent occasionné des accidents, dont quelques-uns ont été mortels chez des enfants. L'action antispasmodique du bromoforme ne s'exerce dans toute sa perfection que si le produit est à l'état de dissolution parfaite, de manière à ne pas provoquer, au contraire, d'influence irritante. La solubilisation se réalise très facilement en ajoutant à une potion légèrement alcoolisée une quantité de chloroforme pur égale à la moitié en poids du bromoforme.

Le mélange de une partie de chloroforme pour deux parties de bromoforme dans une quantité suffisante d'alcool peut être ajouté à une tisane ou à un verre d'eau sucrée sans déterminer la précipitation du bromoforme. Il faut se rappeler que le chloroforme donne LVI gouttes au gramme au compte-gouttes normal, tandis que le bromoforme n'en donne que XXXVII.

Une dissolution du mélange de bromoforme a été recommandée comme le médicament par excellence des toux spasmodiques, surtout dans l'enfance (coqueluche, rougeole, etc.). On doit alors administrer : aux enfants de six mois III gouttes trois fois par jour, aux enfants de un an IV à V gouttes, aux enfants de un à trois ans VI à XV gouttes. Je trouve préférable, en raison des indications, d'associer le bromoforme à des synergiques, comme dans la formule ci-après :

Bromoforme.	2 grammes.
Chloroforme	1 gr. 50.
Teinture de racines d'aconit	4 grammes.
Teinture de belladone	8 »
Alcool à 60	Q. S. p. 250 cc.

Cuiller à café ou à soupe (suivant les cas et l'âge) dans un demi-verre ou un verre d'eau sucrée ou de tisane.

ZINC

Bien qu'ils tendent de plus en plus à être délaissés, il est impossible de passer sous silence les composés du zinc employés en thérapeutique. Trois combinaisons de ce métal sont principalement utilisées : l'oxyde de zinc, le sulfate de zinc, le chlorure de zinc, les autres empruntant plutôt leur action médicamenteuse à l'élément électro-négatif combiné, ainsi pour le phosphure de zinc qui est un modificateur de la nutrition par son phosphore.

POUCHET. — Précis de pharmacologie. 32

OXYDE DE ZINC. — L'oxyde de zinc est le seul composé qui possède manifestement des propriétés sédatives sur le système nerveux central. Comme avec le calomel et l'oxyde d'antimoine, on remarque avec l'oxyde de zinc un rapport inverse entre l'intensité de l'action pharmacodynamique et la masse pondérale employée : de petites quantités produisent des troubles qui ne s'observent pas avec des doses d'au moins 1 gramme, et on ne constate nul effet immédiatement appréciable après l'absorption de doses moyennes. Les fortes doses déterminent immédiatement des vomissements et des selles diarrhéiques dues à de l'indigestion. Avec les petites doses (moins de 50 centigrammes) on constate parfois des nausées, des malaises, des troubles digestifs qui sont dus à la saturation des acides de l'estomac et à l'influence secondaire d'un sel dont la nature de l'acide dépend des fermentations gastriques préalables. D'ailleurs, l'ingestion d'oxyde de zinc en poudre très fine, peut calmer les douleurs gastriques et les troubles digestifs liés à l'acescense gastrique. Il importe seulement que le sel de zinc ainsi formé ne soit pas ou ne soit que difficilement résorbé.

Comme pour le cuivre et le bismuth, lorsqu'on introduit dans la circulation le zinc dissous dans une solution alcaline, on voit ce métal exercer une action toxique puissante dont la symptomatologie rappelle, assez étroitement, celle des intoxications arsenicale et mercurielle aiguës. Il est à noter, et ce fait est à rapprocher de ceux signalés, dans les mêmes conditions, à propos du bismuth, qu'on a constaté un empoisonnement aigu après saupoudrage de la main, dans un cas d'eczéma, avec de l'oxyde de zinc. C'est, bien certainement, grâce à l'alcalinité marquée de la surface du tégument que l'oxyde de zinc a pu se dissoudre et se répandre dans l'économie. Les sels de zinc manifestent, en effet, une grande affinité pour les substances albuminoïdes, et c'est, précisément, la raison de leur action antiseptique. L'albumine se trouve fixée à l'état de composé imputrescible. Mais, si l'on vient à dissoudre ce composé albumino-zincique (et il est facilement soluble dans les milieux alcalins), ou bien si l'on introduit dans le torrent circulatoire un composé, comme le phosphate zinco-sodique, incapable de précipiter au contact des albuminoïdes, alors l'action toxique se produit très rapidement, et l'on voit apparaître des troubles graves des systèmes nerveux et musculaire.

L'influence dépressive exercée par l'oxyde de zinc sur le système nerveux central a été utilisée dans le traitement de la chorée, de l'épilepsie, des névroses. HERPIN, GRAVES, affirment avoir obtenu des résultats positifs chez les sujets jeunes ; MOREAU, DELASIAUVE, CHARCOT n'en auraient tiré aucun avantage chez les adultes. Les faits d'intoxication chronique dont il va être question tout à l'heure prouvent avec une entière évidence que le zinc, comme le plomb, quoique avec une bien moindre intensité et une moindre gravité, est capable de déterminer des troubles de l'économie ; mais il semble que son action médicamenteuse gagne beaucoup à être corroborée par son association à des substances du même groupe pharmacodynamique, comme, par exemple, dans les *pilules de Méglin* renfermant 5 centigrammes de chacune des substances suivantes : extrait de semences de jusquiame, extrait de valériane, oxyde de zinc.

On a encore préconisé l'emploi de la poudre d'oxyde de zinc mélangée à la poudre de craie pour remplacer le sous-nitrate de bismuth à titre d'absorbant et de neutralisant dans le tube digestif. Ce mélange ne produit pas, comme le sous-nitrate de bismuth, de coloration noire des selles et il donne, par conséquent, la possibilité d'observer le melæna ou la présence de tout autre produit coloré. On en a obtenu d'excellents effets. L'oxyde de zinc est encore employé à titre d'absorbant et de saturant dans la leucorrhée, la blennorrhagie, l'eczéma, l'intertrigo, etc.; il calme efficacement le prurit.

PEROXYDE DE ZINC. — On a introduit tout récemment en thérapeutique le peroxyde de zinc que l'on a baptisé de l'appellation d'*Ektogan*. C'est une poudre de couleur blanc-jaunâtre, cédant peu à peu son oxygène et se transformant en oxyde de zinc. Cette substance me paraît appelée à rendre de très grands services, à titre d'antiseptique externe, comme source continue d'oxygène actif. On peut réaliser à son aide tous les avantages du pansement à l'eau oxygénée, sans l'inconvénient de la décomposition brusque et instantanée de cette dernière lorsqu'elle vient au contact des matériaux tels que : pus, sang, tissus, etc., capables de provoquer son dédoublement. La décomposition du peroxyde de zinc est lente, progressive et permet de constituer une véritable réserve d'oxygène qui sera utilisée au fur et à mesure de la transformation du peroxyde de zinc en $ZnO + O$. Ce peroxyde de zinc doit être réservé pour l'usage externe, un composé analogue, le peroxyde de magnésium (dont il sera question à propos des sels alcalins et alcalino-terreux), répondant aussi efficacement aux applications pour l'usage interne et sans présenter les inconvénients qui pourraient résulter parfois de la présence de l'oxyde de zinc.

SULFATE DE ZINC. — Vomitif aux doses de 40 à 80 centigrammes (par fractions de 10 centigrammes mélangé à de l'amidon, voir : *Vomitifs*), et purgatif. Il agit alors à titre d'irritant des extrémités périphériques des nerfs de la muqueuse gastro-intestinale. Au delà de 1 gramme, il ne se produit plus de vomissements, par suite de la paralysie du centre vomitif, mais seulement une diarrhée intense, voire des phénomènes de gastro-entérite cholériforme si la dose est suffisante. Le sulfate de zinc était autrefois très employé à titre d'astringent, il formait la base d'un certain nombre de solutions douées de propriétés plus ou moins énergiquement constrictives ou même styptiques, comme l'*eau d'Alibour* employée pour le lavage des yeux. Le collyre au sulfate de zinc renferme 15 centigrammes de sel pour 100 grammes d'eau distillée de roses. L'injection astringente (antiblennorrhagique) contient de 10 à 50 centigrammes de sulfate de zinc pour 100 grammes d'eau. Ce sel peut également être utilisé comme antiseptique et désinfectant. Il figure à ce titre dans la poudre pour la conservation des cadavres. Ses caractères organoleptiques (forme cristalline, saveur, aspect) sont tout à fait identiques avec ceux du sulfate de magnésium et du sulfate de sodium dont peuvent seules le différencier ses réactions chimiques.

CHLORURE DE ZINC. — C'est un sel déliquescent, extrêmement avide d'eau et constituant, pour cette raison, un caustique chimique des plus énergiques. Il est, en outre, sclérogène, antiseptique, désinfectant. On observe, sous son influence, la transformation fibroïde des tissus sous-aponévrotiques, la fixation des éléments anatomiques au contact, l'oblitération des capillaires et des petits vaisseaux, l'irritation inflammatoire des parois vasculaires. Très rapidement, il se produit un afflux énorme d'éléments embryonnaires, suivi d'une organisation active en un tissu serré et compact. Cette action sclérogénique a été utilisée par LANNELONGUE pour le traitement des tumeurs blanches.

Le chlorure de zinc forme la base du caustique dit : *pâte de Canquoin*. Il se montre dépourvu de spécialité d'action sur les éléments anatomiques morbides, à l'inverse de l'acide arsénieux, mais il n'expose pas, comme ce dernier, à des intoxications. Sa diffusibilité est facile, ses effets caustiques sont limités aux points d'application, mais ses effets sclérogènes s'exercent profondément. Son application détermine des douleurs intenses. L'eschare produite se détache au bout de huit jours. On peut réaliser la préparation d'une pâte caustique ductile à l'aide d'un mélange à parties égales de chlorure de zinc et de gutta-percha. On a proposé de l'employer en solution à 2 p. 1000 pour remplacer l'eau phéniquée.

Action toxique. Zincisme. — L'expérimentation sur les animaux montre que l'introduction dans leur économie de petites doses d'un composé de zinc diminue notablement l'excitabilité réflexe. L'action nocive s'exerce de façon prédominante sur les muscles ; et, avec de fortes doses introduites brusquement, la mort se produit par paralysie de la respiration et du cœur. L'empoisonnement aigu est extrêmement rare : il est, le plus généralement, la conséquence d'une erreur (sulfate de zinc pris pour du sulfate de sodium ou de magnésium) et se manifeste par les symptômes d'une violente gastro-entérite cholériforme.

L'empoisonnement chronique, récemment étudié par SCHLOCKOW, intéresse surtout l'hygiène, à titre d'intoxication professionnelle Il débute par des phénomènes d'excitation dans le domaine de la sensibilité cutanée ; puis, on voit survenir la perte de la sensibilité au tact et à la douleur. Le malade éprouve une sensation de constriction abdominale. On constate, à cette période, une exaltation de l'excitabilité réflexe et des contractions musculaires spasmodiques, bientôt suivie de faiblesse des muscles, de diminution de la sensibilité musculaire avec troubles de coordination motrice. Ces modifications s'accomplissent sans atrophie et sans perte de l'excitabilité électrique. Les malades rappellent des tabétiques par leur aspect extérieur, leur démarche lourde et incertaine, mais ils s'en différencient par la persistance des réflexes tendineux, l'absence de paralysie vésicale et rectale, l'absence des douleurs névralgiques intenses, d'inégalité pupillaire et de troubles d'accommodation ; la démarche est plutôt paralytique qu'ataxique. Il s'agit, en effet, d'une affection inflammatoire des cordons antérieurs et latéraux de la moelle et on n'observe pas de raideur et de contracture des muscles comme dans la sclérose des cordons latéraux.

Relativement au saturnisme, la différenciation est basée sur les considérations suivantes : manifestations très tardives (dix à quinze ans, au plus tôt, après le séjour dans les fonderies), absence de coliques et de constipation, paralysie (quand elle existe) siégeant presque constamment aux membres inférieurs, muscles non atrophiés et facilement excitables, existence fréquente de catarrhes violents des bronches et des intestins.

L'empoisonnement mixte par les vapeurs de zinc et de plomb a présenté la symptomatologie suivante : céphalalgie violente, frissons, crampes dans les membres et surtout dans les mollets, fortes nausées presque toujours accompagnées de vomissements, diarrhée cholériforme avec coliques fort douloureuses et ténesme. Il faut reconnaître, d'ailleurs, que ces diagnostics différentiels présentent de très grandes difficultés inhérentes à la présence presque constante du plomb et de l'arsenic dans le zinc du commerce.

Toutefois, ces observations ont été confirmées par des recherches expérimentales de LUIGI D'AMORE, FALCONE, MARAMALDI qui, administrant à des animaux de l'oxyde de zinc aux doses de 1 gramme pendant cinq jours, puis 0 gr. 50 les jours suivants, ont noté comme manifestations toxiques : amaigrissement, parésie musculaire, abolition de la myotilité ; abolition de la sensibilité débutant par le train postérieur, pâleur des muqueuses, albuminurie, hémoglobinurie, glycosurie, cylindres hyalins et graisseux, oligurie, fonte des hématies augmentant d'abord de diamètre, puis prenant une apparence crénelée ou épineuse, abondante leucocytose. La mort survint du dixième au quinzième jour.

On a relevé des accidents de zincisme chez des épileptiques traités par l'oxyde de zinc. Les sujets des observations suivantes avaient ingéré, dans l'espace de cinq mois, près de 200 grammes d'oxyde de zinc. Le premier était décoloré, jaune, abêti, amaigri ; langue très saburrale, constipation, ventre gros, œdème des jambes, pouls filiforme et ralenti, très grande faiblesse musculaire, pas de vomissements. Sous l'influence d'une diète roborante aidée par la suspension de la médication zincique, on observa la disparition de ces accidents, mais au prix de la réapparition des crises d'épilepsie. Le second sujet présentait un état cachectique, de l'irritation gastro-intestinale, de la céphalée, des frissons, de la parésie musculaire ainsi que de la parésie des nerfs moteurs et sensitifs.

Cette action élective du zinc sur le système nerveux central a été confirmée encore par ce fait que l'on a démontré la possibilité de reproduire expérimentalement les accidents du zincisme par l'injection hypodermique de petites quantités de pyrophosphate zinco-sodique qui possède, comme les solutions alcalines albumino-zinciques, la propriété de circuler dans l'organisme sans que le zinc soit soustrait à l'état de composé insoluble.

L'existence d'une intoxication spécifique par le zinc est donc absolument certaine et, contrairement à l'opinion maintes fois exprimée, elle peut se différencier d'autres intoxications chroniques (plomb, mercure, arsenic, notamment) avec lesquelles on l'a souvent confondue, ce que rendait, d'ailleurs, facile la coexistence fréquente de ces différentes causes d'intoxications.

Le zinc se localise dans le tissu nerveux, notamment la substance cérébrale. Il s'élimine surtout par la muqueuse gastro-intestinale, par la bile et par l'urine. Sa présence dans l'urine peut expliquer la production de néphrite par irritation éliminatoire.

Les composés du zinc intéressent au moins autant l'hygiène que la thérapeutique. Je citerai, comme preuves : le chaulage des blés avec le sulfate de zinc, le plombage des dents avec l'oxychlorure de zinc, le contact des substances alimentaires, acides ou alcalines, avec du zinc qui peut, en outre, contenir des impuretés (plomb et arsenic notamment); le contact des eaux pluviales destinées à servir à l'alimentation avec des toitures ou des réservoirs en zinc toujours plus ou moins impur, enfin les fonderies de zinc, de laiton et de bronze dans lesquelles les ouvriers sont exposés aux vapeurs de zinc susceptibles de se trouver mélangées à des vapeurs de plomb, d'arsenic, parfois même de mercure. Au point de vue du danger de l'intoxication par les aliments, les substances contenant des acides acétique ou citrique sont particulièrement à signaler par suite de la formation d'acétate et de citrate de zinc qui sont d'une absorption et d'une circulation très faciles dans l'organisme.

GROUPE DES SOLANÉES VIREUSES

Baillon divise la famille des *Solanacées* en sept séries. I. *Solanées*. Genres[1] : Solanum (Lycopersicum), Physalis, Capsicum. — *II. Atropées*. Genres : Atropa,

[1] Il n'est question ici que des genres présentant un intérêt au point de vue des sciences médicales.

Lycium, Solandra, Mandragora, Scopolia. — *III. Cestrées*, Cestrum. — *IV. Nicotianées*. Genres : Nicotiana, Datura, Hyoscyamus. — *V. Salpiglossées*. Duboisia (passage aux scrofulariacées). — *VI. Loganiées*. Genres : Logania. Spigelia. — *VII. Strychnées*. Strychnos.

Cette famille des Solanacées intéresse le médecin à bien des points de vue : c'est qu'en effet, l'hygiène alimentaire et la thérapeutique lui font de larges emprunts et, d'un autre côté, la toxicologie relève d'assez nombreux cas d'empoisonnements produits par des plantes de cette famille. La toxicité de bon nombre de Solanacées se manifeste par une action élective sur le système nerveux et cette toxicité se révèle, la plupart du temps, à des doses extrêmement faibles. On a pu, grâce à des propriétés physiologiques différentes, établir dans cette famille divers types de toxicité : 1° Le type **atropa** (jusquiame, belladone, datura), à action stupéfiante et non pas narcotique. — 2° Le type **nicotiana**, à action plutôt en rapport avec les poisons jadis appelés *narcotico-ácres* et dont la vératrine peut être regardée comme le principal représentant. — 3° Le type **strychnos** convulsivant ou curarisant. Les principes immédiats toxiques peuvent se rencontrer dans toutes les parties de ces plantes : la richesse de ces parties en principes actifs est variable suivant l'âge de la plante ou son degré de maturité ; enfin la quantité de principes actifs qu'on peut recueillir varie avec la portion de la plante qui la fournit : en effet les racines, les tiges, les feuilles, les fleurs, les fruits, les semences et même diverses parties de ces organes ou de ces produits en renferment des proportions fort différentes.

Les racines ou les tiges souterraines sont, de tous les organes végétaux, ceux qui sont, généralement, le plus riches en principes actifs et, de fait, les racines de belladone, de scopolia, de jusquiame, de mandragore, de nicotiane sont toxiques. Par contre, les tubercules féculents du *Solanum tuberosum* et ceux du *Solanum bulbocastanum* jouissent de propriétés alimentaires extrêmement appréciées, mais il ne faut pas perdre de vue qu'ils peuvent être toxiques au moment de la germination, c'est-à-dire à une époque où ils peuvent renfermer dans leur tissu de la *Solanine*. On a même cherché jadis à utiliser les propriétés irritantes des pommes de terre germées en prescrivant leur pulpe sous forme de cataplasme. Les racines du *Solanum trilobatum* dans l'Inde, celles du *Solanum sodomeum*, au Cap, sont utilisées à titre d'amer, comme succédanés du Colombo. On a vanté comme diurétiques les racines du *Solanum mammosum* ; enfin, à Madagascar, celles du *Solanum undatum* sont regardées comme fébrifuges.

Les feuilles de belladone, de scopolie, de jusquiame, de datura sont toujours plus ou moins toxiques. Les feuilles jeunes ou, mieux encore, les jeunes pousses de morelles sont utilisées, pour l'alimentation, à Saint-Domingue, à l'Ile-de-France et jusque dans le midi de la France. Les feuilles jeunes du *Solanum oleraceum*, originaire des Antilles et celles du *Solanum sessifolium* du Brésil sont comestibles, lorsqu'elles ont été soumises à la cuisson. Les tiges de la douce amère passent pour dépuratives, celles du *Solanum pseudoquina* du Brésil, du *Bellonia aspera* des Antilles sont fébrifuges. Pour les autres espèces, les propriétés des tiges sont en rapport avec celles qu'offrent les feuilles ou les racines.

Les fruits du *Solanum esculentum*, du *Solanum lycopersicum*, du *Solanum edule* sont comestibles lorsqu'ils sont mûrs ; mais, à l'état vert, ils peuvent renfermer des proportions variables de solanine et, par suite, devenir la cause d'accidents plus ou moins graves. Les baies d'alkékenge, à la fois condiment et purgatif léger, ont vu le calice persistant qui les enveloppe vanté comme fébrifuge; les fruits du *Physalis pubescens* sont comestibles. Les fruits de belladone, de scopolie, de mandragore, de datura, du *Cestrum venenosum* du Cap, du *Solanum mammosum*, des *Solanum fuscatum* et *Carolinense* de l'Amérique septentrionale, du *Solanum acanthifolium* des Antilles ainsi que ceux de morelle et de douce-amère ont une action toxique plus ou moins violente, manifeste surtout sur les centres nerveux. Les fruits des divers *Capsicum* ont des propriétés différentes : on les utilise comme irritants. Les semences provenant de plantes toxiques sont toujours toxiques.

Les premiers essais d'extraction des principes actifs renfermés dans les Solanées remontent à 1818. A cette époque, Brandes retira du datura, de la belladone et de la jusquiame trois substances qu'il nomma respectivement daturin, atropin, hyosciamin. En 1832, Mein en Allemagne et Sims aux Etats-Unis signalèrent dans la belladone une substance présentant tous les caractères d'un alcaloïde et qu'ils nommèrent *Atropine*. Depuis cette époque, Geiger et Hesse, Otto, Baumann, Planta, Kraut et Lossen, Ladenburg, Merling, Willstætter ont multiplié leurs études sur les propriétés chimiques et physiologiques de ce corps. La *Solanine* fut isolée par Desfosses, en 1820, dans la morelle, plus tard dans la douce-amère et les tiges de pommes de terre. En 1825, Payen et Chevallier la retrouvèrent dans le *Solanum verbascifolium*, et, en 1834, Otto de Brunswick confirma sa présence dans la pomme de terre. Fodéré et Hecht trouvèrent également de la solanine dans les fruits verts de la tomate, Pelletier l'isola dans ceux du *Solanum ferox*, Marcano la trouva dans la *Pomme-poison*. La *Nicotine*, entrevue par Vauquelin en 1809, fut isolée par Posselt et Reimann, étudiée par Ortigosa, Boutron et Henry, Barral, Melsens, Cahours et Etard. La *Strychnine* et la *Brucine* furent trouvées par Pelletier et Caventou en 1817 dans la noix vomique, recherchées dans le curare par les mêmes savants, et plus tard par Boussingault et Roulin, Pelletier et Petroz. En 1865, Preyer isola la *Curarine* du curare.

Les plantes sauvages sont toujours plus riches en principes actifs que les plantes cultivées. Pour la belladone, notamment, on constate que la richesse en alcaloïdes est variable suivant l'âge de la plante, le climat sous lequel elle s'est développée et l'époque où elle a été récoltée. Gerrard a dressé le tableau suivant, de la teneur en principes actifs différents de la plante sauvage et de la plante cultivée, ainsi que des diverses parties de ces plantes.

QUANTITÉ P. 100 D'ALCALOÏDES

	Belladone.	
	Sauvage	Cultivée
Racines	0,45	0,35
Tiges	0,11	0,07
Feuilles	0,58	0,40
Fruits	0,34	0,20

La racine de belladone s'appauvrit en principes actifs à mesure qu'elle vieillit. Une racine âgée de deux ans est plus riche en atropine que les feuilles du même âge, mais, à partir de la quatrième année, par exemple, la proportion d'atropine décroît chez elle au point de devenir inférieure à celle que renferment les feuilles. Je crois donc qu'il est préférable, dans tous les cas, de s'adresser aux feuilles dont la richesse en atropine est sensiblement constante et représente environ 4 à 4,5 p. 1000 de leur poids. Toutes les autres espèces énumérées renferment des substances alcaloïdiques, et c'est ici que se montre surtout l'inconvénient que présente la multiplicité des dénominations. Suivant que les alcaloïdes ont été retirés de la belladone, de la jusquiame, du datura, du duboisia, du scopolia, on les a appelés : atropine, hyosciamine, daturine, duboisine, scopolamine. Ces noms seraient excellents s'ils représentaient des individualités différentes; malheureusement il n'en est rien et, presque toujours, ils s'appliquent à des mélanges, en proportion plus ou moins définie, de différentes substances, devenues la source de discussions dont la multiplicité n'exclut pas la confusion. Je ne saurais trop insister sur le danger que présente l'emploi de ces mélanges, non seulement parce que leur étude est encore incomplète. mais en outre parce qu'ils renferment certainement, à côté de corps connus, des substances encore indéterminées dont l'action physiologique, l'activité sont loin d'être nettement établies. Il se peut que les alcaloïdes constituant ces mélanges ne diffèrent que par la seule isomérie physique : dès lors leur action pharmacodynamique pourrait être, sinon différente, au moins variable par l'intensité. Cette isomérie physique a été démontrée par LADENBURG pour les plus importants des alcaloïdes fournis par les solanées.

L'atropine ordinaire, que le commerce fournit en cristaux aciculaires, est un mélange d'*Atropine* inactive sur la lumière polarisée et d'*Hyosciamine* lévogyre. LADENBURG a émis l'hypothèse que cette atropine présentait avec l'hyosciamine une isomérie physique, analogue à celle qui existe entre l'acide tartrique racémique et l'acide tartrique gauche. C'est ainsi que l'hyosciamine donne de l'atropine lorsqu'on vient à la chauffer en tubes capillaires à une température de 109°-110° ou lorsqu'on la soumet, en solution alcoolique à 10 p. 100, à l'action d'une lessive de soude. Mais la meilleure étude, au point de vue pharmacologique, qui ait été encore faite jusqu'à présent sur les alcaloïdes des solanées est due à J. REGNAULD. En tenant compte de l'action physiologique, de la composition chimique et des réactions fournies par l'hyosciamine, il arriva à constater que cet alcaloïde présente les analogies les plus étroites avec l'atropine, et il proposa de substituer à ce nom d'hyosciamine celui d'***Atropidine*** qui fait mieux voir quels liens de parenté unissent ces deux corps : il se basait sur ce qui avait été fait pour la quinidine isomère de la quinine et pour la cinchonidine isomère de la cinchonine. L'action physiologique de l'atropine et de l'atropidine est identique, à l'intensité près, qu'il s'agisse de l'action de ces substances sur les centres nerveux, sur le pneumogastrique, sur les fibres sécrétoires de la corde du tympan, ou sur la pupille. L'*atropidine* est plus active que l'atropine, c'est-à-dire qu'une proportion plus faible de cette substance déterminera l'apparition des phénomènes qu'une dose plus élevée d'atropine pourrait produire

REGNAULD a démontré que ces deux produits seuls étaient nettement définis et qu'il était possible de les séparer l'un de l'autre, en mettant à profit des propriétés différentes de leurs chloraurates. Celui d'atropine se présente sous forme de cristaux blancs, ternes, fusibles à 139°-140°, liquéfiables dans l'eau à 100°. Le chloraurate d'atropidine, par contre, est constitué par des cristaux jaunes, brillants, fusibles entre 159° et 160°. L'*Atropine* fond à 114°; elle est inactive sur la lumière polarisée. L'*Atropidine* fond à 109°; elle dévie à gauche le plan de la lumière polarisée. La belladone en renferme plus que la jusquiame. L'atropine du Codex renferme deux tiers d'atropidine et fond à 104°-105°, comme le mélange artificiel qu'on peut réaliser en mélangeant les deux corps dans les proportions ci-dessus. Toutes deux répondent à la même formule $C^{17}H^{23}AzO^3$ et toutes deux se dédoublent, par fixation d'eau, en tropine et acide tropique. On peut, dès lors, comprendre comment l'atropidine combinée ou mélangée à des proportions variables d'atropine peut former de la daturine, de l'hyosciamine, de la duboisine, de la mandragorine, de la scopolamine, etc.

Une dernière preuve de l'identité presque absolue de ces deux corps, atropine et atropidine, est fournie par ce fait que les deux substances, traitées par l'acide sulfurique, donnent le même sulfate. REGNAULD a démontré, en effet, que leur forme cristalline est identique et que tous deux fondent à la même température de 184°. Au point de vue pratique, ce dernier fait a une importance capitale parce qu'il rend comparables toutes les médications réalisés avec le sulfate d'atropine, quelle que soit son origine. Il explique, en même temps, que l'on n'ait pas vu se produire, avec des sulfates d'atropine de provenance différente, les irrégularités, les inconstances d'action et même les accidents qui ont été signalés au sujet de l'emploi des iodhydraté, bromydrate d'hyoscine, de scopolamine, etc.

Malgré les très nombreuses publications parues dans ces dernières années relativement à ces alcaloïdes, leur individualité ne me paraît pas suffisamment démontrée, tant par les données d'ordre purement chimique que par celles d'ordre physiologique, et je crois que les différences de toxicité, ainsi que les différences d'intensité dans l'action physiologique peuvent s'expliquer, comme pour les digitalines, par le mélange de principes actifs avec des produits inconnus, peut-être des albumoses, que les procédés de purification séparent au fur et à mesure que l'on obtient des alcaloïdes plus purs et mieux définis quant à leur composition chimique. Il est remarquable, en effet, que la toxicité, en d'autres termes l'impressionnabilité des organismes supérieurs à l'influence toxique, est plus considérable avec les produits incomplètement purifiés, c'està-dire se rapprochant davantage de l'état sous lequel ils existent dans la plante même. Ces observations sont également applicables à la solanine et aux plantes qui sont capables d'en fournir.

J'ai insisté à dessein sur les propriétés de ces deux corps, atropine et atropidine, car, à l'heure actuelle, la littérature médicale est véritablement encombrée de faits touchant ces substances, ce qu'on aurait pu éviter en suivant le judicieux avis de REGNAULD. J'ai fait remarquer que l'atropine gauche ou atropidine était la plus active. Il semblerait même que certains composés ou mélanges encore mal définis, tels que ceux désignés sous les appellations d'hyoscine, de scopolamine, etc., possèdent une activité toxique encore beaucoup plus considérable. Il faut sans doute faire intervenir, pour interpréter ce phénomène, la notion du rapport existant entre la constitution moléculaire des corps et leur action physiologique, notion sur laquelle les toxicologues ont, depuis longtemps et par de nombreux exemples, appelé l'attention. C'est ainsi que le phosphore rouge n'est pas toxique alors que le phosphore blanc est doué de propriétés énergiques : ce fait, il est vrai, n'est guère susceptible de vérification expérimentale, car nous sommes en présence d'un corps simple, mais des exemples capables d'être expliqués abondent dans le domaine des composés organiques. Lorsqu'on vient, par exemple, à faire passer un courant d'acide carbonique dans une solution de phénol sodé, on obtient l'*orthoxybenzoate* ou salicylate de soude, doué de propriétés thérapeutiques énergiques. Si, par

contre, on substitue dans cette préparation la potasse à la soude, on obtient
non pas le sel de potasse de l'acide orthoxybenzoïque, mais le sel de son
isomère, l'acide *paroxybenzoïque*, absolument dépourvu des propriétés thérapeutiques du sel précédent; et cependant ces deux acides possèdent la même
composition centésimale, les mêmes fonctions chimiques; seule, une isomérie,
dite de position, les distingue. Cela ne peut donc être que par suite de la
modification déterminée par la vibration moléculaire de chacun de ces deux
corps que l'un est actif sur les cellules de l'organisme, l'autre, au contraire,
inactif. Je pense qu'il sera possible d'interpréter de la même manière l'action
des toxines et des antitoxines, faits qui sont exactement de même ordre et
que l'on ne peut s'empêcher de comparer aux précédents, lorsqu'on voit
des quantités impondérables d'une antitoxine suffire pour annuler des quantités à peu près impondérables, bien que beaucoup plus grandes, d'une toxine
virulente.

Je viens d'appeler l'attention sur les différences que présentaient, au point
de vue physiologique, les combinaisons des deux acides oxybenzoïques; or, il est
aisé de constater avec quelle facilité il peut se former des isomères avec la
base provenant du dédoublement de l'atropine. Les recherches de LADENBURG,
notamment (et, plus récemment encore, celles de WILLSTÆTTER confirmant et
précisant davantage les faits), ont démontré que l'atropine pouvait être considérée, en quelque sorte, comme le chef de file d'une classe importante de composés, à fonction chimique bien déterminée, auxquels il a donné le nom de
Tropéines. Ces tropéines prennent naissance dans les circonstances suivantes.
Une base pyridique hydrogénée possédant une fonction alcool, base appelée
Tropine, perd, en se combinant avec une molécule d'un acide aromatique, les
éléments de l'eau et engendre ainsi un éther d'amine-alcool, c'est-à-dire une
Tropéine. L'un des termes constants du dédoublement des tropéines est la base
$C^8H^{15}AzO$, appelée *Tropine*, base qui peut, elle-même, se présenter sous plusieurs
modifications isomériques.

Mais ce qui vient encore compliquer la notion d'isomérie des tropéines et, par
conséquent, les propriétés physiologiques possibles de ces composés, c'est que
des produits isomériques peuvent être fournis, d'une part, par les différents isomères de la base tropine et, d'autre part, à l'aide des isomères de
l'acide qui peut s'y combiner. C'est ainsi que trois acides isomères, par exemple, les acides tropique, atrolactique, phényllactique, combinés respectivement
à une molécule de tropine, donnent, tous les trois, une tropéine présentant la
même composition centésimale, la même fonction chimique, mais dont les propriétés physiologiques sont différentes. Je crois donc qu'il est absolument
indispensable, pour éviter des accidents analogues à ceux que relatait une
communication faite il y a quelques années par VALUDE à la Société de médecine légale, de ne s'adresser, dans la pratique médicale, qu'à l'atropine ou à
l'atropidine, seuls produits absolument définis, et d'éviter ces alcaloïdes d'origine étrangère, presque toujours impurs, et dont l'étude chimique et physiologique est à peine ébauchée.

ATROPINE. — $C^{17}H^{23}AzO^3$. La base synthétique possède exactement les mêmes
propriétés chimiques et physiologiques que la base naturelle. Le sulfate est
presque exclusivement utilisé pour les usages thérapeutiques.

A côté de l'atropine $C^{17}H^{23}AzO^3$, résultat de la combinaison de la base tropine avec l'acide tropique, la plupart des solanacées des séries atropées et nico-

tianées renferment encore un autre alcaloïde, nettement défini, et résultant de la combinaison de la base tropine avec l'acide atropique, c'est l'apoatropine ou *Belladonine* $C^{17}H^{21}AzO^2$ dont WILLSTÆTTER a également réalisé la synthèse. La déshydratation du tropate de tropine donne une base inactive sur la lumière polarisée que sa transformation en sulfate, suivie de la précipitation par un alcali, transforme en atropidine lévogyre. De même, la déshydratation de l'atropate de tropine fournit l'*Atropamine* que l'action de la chaleur seule suffit à transformer en *Belladonine*.

L'atropine commerciale, qui n'est pas un produit de synthèse, est, en réalité, constituée par un mélange dans lequel prédominent l'atropine et l'atropidine unies à des proportions variables d'atropamine, de belladonine, de scopolamine, d'hyoscine; et c'est la prédominance relative de tel ou tel de ces alcaloïdes qui a fait donner aux alcaloïdes extraits des datura, mandragora, duboisia, scopolia, etc., les dénominations de *daturine, mandragorine, duboisine, scopoléine*, etc.

L'atropine du commerce de la droguerie se présente sous forme d'aiguilles soyeuses renfermant les deux tiers de son poids d'atropidine. Ce mélange fond à 104-105°, tandis que l'atropine de synthèse fond à 114°. Ces aiguilles, incolores, possèdent une saveur amère et âcre. Après fusion ménagée, on observe la cristallisation par refroidissement lent, tandis qu'on obtient une masse amorphe par refroidissement brusque. Les cristaux se volatilisent à 140° sans subir de décomposition notable. La base possède une réaction alcaline, elle est entraînée par les vapeurs d'eau et d'alcool amylique. Solubilité : 2,5 d'alcool absolu; 57 d'éther pur; 144 d'eau (la solution aqueuse est très altérable et brunit à la lumière). Les meilleurs dissolvants de l'atropine sont l'alcool amylique qui la dissout en toute proportion et le chloroforme qui en dissout 51 p. 100. L'éther ordinaire en dissout 3,60 p. 100 et la benzine 2,34 p. 100. L'alcaloïde est également soluble dans les acides dilués ainsi que dans l'ammoniaque. Les alcalis caustiques et les carbonates alcalins ne le précipitent que partiellement de ses solutions salines. J'ai déjà insisté sur ce fait que l'atropine et l'atropidine donnent un seul et même sulfate, fusible à 184° et présentant la même forme cristalline : il renferme 85 p. 100 d'alcaloïde. L'eau distillée dissout quatre fois son poids de sulfate d'atropine.

L'atropine est très facilement altérable, et les produits de métamorphose que l'on peut en obtenir sont essentiellement variables avec les circonstances dans lesquelles l'alcaloïde s'est décomposé. L'action de la lumière, de la chaleur, des acides, des alcalis, des oxydants, permet de réaliser des modifications amenant la formation, parmi les produits bien caractérisés, de : *Apoatropine* $C^{17}H^{21}AzO^2$, *Hydro-apoatropine* $C^{17}H^{23}AzO^2$, *Homohydroatropine* $C^{15}H^{21}AzO^2$, *Hyoscine* $C^{17}H^{21}AzO^4$, sans compter les autres isomères possibles par remplacement soit d'acides, soit de bases isomériques; et cela fait comprendre l'extrême complexité de cette question, en apparence si simple, des alcaloïdes des solanées vireuses.

SCOPOLAMINE. — Il règne encore au sujet de cet alcaloïde une indécision des plus fâcheuses. On a prétendu l'avoir retrouvé dans la jusquiame, les duboisia et, surtout, le *Scopolia atropoïdes*. Les propriétés chimiques, pas plus que les propriétés physiologiques des produits alcaloïdiques présentés comme scopolamine (que l'on a fréquemment confondue avec les alcaloïdes dénommés scopoléine, hyoscine, etc.,) ne sont nettement et irrévocablement définies, et il me paraît extrêmement dangereux d'utiliser, pour la thérapeutique, des produits dont l'activité pharmacodynamique est sujette à des variations aussi considérables que celles que l'expérimentation permet de mettre en évidence entre les différents produits alcaloïdiques extraits des solanées vireuses. Tant que l'on n'aura pas réalisé la synthèse de la scopolamine comme celle de l'atropine, cette question restera irrésolue et des plus sujettes à caution.

Comme point de départ, la théorie permet de prévoir la *scopoline* $C^8H^{13}AzO^2$ (que l'on a également appelée *pseudotropine* ou oxytropine), isomère ou identique avec une des bases aldoliques de WURTZ. Cette base, combinée avec l'acide tropique, fournirait, après déshydratation du produit de combinaison, un alcaloïde $C^{17}H^{21}AzO^4$ qui serait la véritable scopolamine; et, de même, la combinaison avec l'acide atropique fournirait l'alcaloïde $C^{17}H^{19}AzO^3$, jouant, par rapport à la scopolamine, le rôle de l'atropamine par rapport à l'atropine. Ces alcaloïdes peuvent exister dans les solanées vireuses, mélangés à ceux du groupe de l'atropine; et il faut, en outre, prévoir, comme pour l'atropine et l'atropamine l'existence d'un nombre assez considérable d'isomères.

Ainsi, sans se préoccuper de ceux que pourraient fournir les isomères des bases tropine et scopoline, on connaît trois isomères de l'acide $C^9H^{10}O^3$ (acides : tropique, atrolactique, phényllactique) et trois isomères de l'acide $C^9H^8O^2$ (acides : atropique, isatropique, cinnamique ou phénylacrylique). Donc, en tenant compte seulement des isoméries déterminées par le remplacement des acides, les formules de l'atropine et de la scopolamine, comme celles de l'atropamine et de la base qui lui correspond, représenteraient chacune au moins trois isomères. On voit quelle énorme complication ces résultats expérimentaux permettent de prévoir dans la composition des principes immédiats extraits des solanées vireuses et l'utilité qu'il y aurait, au point de vue thérapeutique, à élucider ces questions par des recherches approfondies, et à n'utiliser que des produits de propriétés nettement définies et invariables, comme le sulfate d'atropine. Je crois pouvoir ajouter que les accidents mortels (et il en existe déjà un certain nombre) relevés à la suite de l'emploi de doses pourtant très faibles de scopolamine, tiennent à l'existence de ces isomères dans les produits utilisés.

BELLADONE

L'action énergiquement toxique des solanées vireuses a été connue de tout temps, et leurs propriétés exhilarantes, hypnotiques, analgésiantes ont été mises à profit soit au point de vue thérapeutique, soit pour aider à la perpétration d'actes répréhensibles par les empoisonneurs, les sorciers, les magiciens, les préparateurs de philtres et de maléfices. Tous les sucs des solanées furent utilisés, à partir du XVIe siècle, comme analgésiques, anticancéreux, antiépileptiques. Leur étude scientifique date de la fin du XVIIIe et du commencement du XIXe siècles. GIACOMINI et son école en faisaient des hyposthénisants, ROGNETTA des antiphlogistiques, WARTHON JONES insistait sur le resserrement des capillaires, et BROWN-SÉQUARD en faisait le type des actions vaso-motrices.

Un fait dominant l'action pharmacodynamique exercée par ces substances médicamenteuses, c'est l'inégale réceptivité des différentes espèces animales, inégalité que l'on retrouve aussi dans l'action exercée par les alcaloïdes. Chez beaucoup d'animaux, les solanées vireuses, aussi bien que l'atropine, se montrent d'une innocuité relative. Le porc, la chèvre, le mouton, le lapin, le cobaye, ne s'empoisonnent pas par la voie digestive. On peut pratiquer, chez les lapins, une injection hypodermique de 50 centigrammes et même 1 gramme de sulfate d'atropine, sans voir survenir autre chose que de l'accélération cardiaque, l'injection des vaisseaux de l'oreille, la dilatation pupillaire, de la diarrhée. L'alcaloïde s'élimine très promptement par l'urine. Bien mieux, on a pu relever, chez l'homme, des accidents d'intoxication provoqués par l'ingestion de viande de lapins abondamment nourris à l'aide de feuilles de belladone. Quoique plus sensibles, les chevaux peuvent cependant supporter, durant plusieurs jours, l'ingestion quotidienne de 1 kilogramme de feuilles de belladone. Les grands ruminants se montrent encore plus sensibles que les chevaux, tandis que, par contre, les petits ruminants sont moins affectés.

L'aptitude à réagir semble s'accroître au fur et à mesure de la complication et, surtout, de la délicatesse, de l'excitabilité du système nerveux. Ainsi, les chiens et les chats se montrent beaucoup plus sensibles et, chez eux, la réceptivité individuelle est très marquée. Certains chiens résistent à 15 et même 25 centigrammes de sulfate d'atropine. Dans des conditions moindres de doses, on retrouve chez l'homme des différences aussi marquées de réceptivité individuelle dépendant, selon toute probabilité, de la sensibilité du système nerveux. Ainsi, tel sujet ne commencera à éprouver les symptômes fâcheux décelant un commencement d'intoxication (comme la sécheresse de la bouche, le chatouillement de la gorge, la dysphagie, l'enrouement, la dysphasie, l'agitation avec hallucinations, la rougeur du tégument dans les régions faciale et thoracique) qu'à la suite de l'ingestion de 1 centigramme et quelquefois plus de sulfate d'atropine, alors qu'un individu susceptible éprouvera les mêmes effets après un demi-milligramme.

On a rapporté la mort d'un enfant après l'ingestion de 4 baies de belladone, tandis que l'ingestion de 30 baies n'a rien produit chez un idiot. La mort a été la conséquence de l'ingestion de 1 gramme d'extrait, de 2 gr. 50 de poudre; elle est encore survenue après 5 centigrammes de sulfate d'atropine, et on a signalé des accidents graves à la suite de 5 milligrammes. Ce qui montre bien que l'on doit incriminer ici l'impressionnabilité du système nerveux, c'est-à-dire une question de réceptivité individuelle et non pas de variation de l'activité toxique par suite du mélange d'alcaloïdes isomères, c'est que ces différences s'observent

aussi bien avec le sulfate d'atropine qui est toujours identique à lui-
même, quelle que soit sa provenance et son mode de préparation.

On observe aussi des variations de toxicité des plantes suivant l'époque de l'année. La toxicité maxima se montre au moment de l'apparition
des fruits; elle suit une progression décroissante des feuilles aux
racines, aux fruits et aux tiges qui sont environ cinq fois moins actives
que les feuilles. Cette toxicité est également moindre, dans la proportion
de un-quart à un-cinquième, dans la plante cultivée.

L'action pharmacodynamique et, plus encore, l'action toxique des
plantes du groupe pharmacologique de la belladone, est résumée dans
l'alcaloïde atropine qui se comporte comme un stupéfiant; mais il est
incontestable que l'intervention, en proportions plus ou moins accentuées, des autres alcaloïdes, imprime à l'influence exercée sur l'organisme de l'homme et des animaux supérieurs, des modalités spéciales
se révélant plus particulièrement dans ce que j'appellerai les finesses
de l'action déterminée sur le système nerveux central. Malheureusement,
l'étude de l'action physiologique ressortissant à chacun des alcaloïdes
capables d'exercer leur influence simultanément avec l'atropine n'est
même pas ébauchée, car elle devrait porter sur des produits de synthèse dont la constitution chimique serait parfaitement connue, et il
n'y a guère jusqu'ici que l'atropine, l'atropidine, l'atropamine et la belladonine qui soient dans ce cas. Et c'est à peine si l'action physiologique
de l'atropine et celle de l'atropidine sont élucidées.

Quant aux alcaloïdes que l'on trouve actuellement sous l'étiquette de :
scopolamine, hyoscine, etc., ils ne sont jamais identiques à eux-mêmes
et, comme je l'ai déjà dit précédemment (p. 504 et 508), ils ne présentent
aucune garantie de pureté et d'authenticité. Force nous sera donc de
borner l'étude de ces actions pharmacodynamiques à celle de l'atropine
qui représente, d'ailleurs, la substance active prédominante, de beaucoup, tant par sa qualité que par sa quantité. On peut dire, pour
schématiser l'action de cet alcaloïde, qu'une dose faible d'atropine, soit
2 à 3 milligrammes au maximum, et toutes réserves faites sur les questions de susceptibilité, détermine des effets sédatifs; une dose forte,
soit 1 à 2 centigrammes, provoque des désordres de la motricité, des
sens spéciaux et de l'intelligence; enfin une dose toxique, soit 3 centigrammes et au-dessus, entraîne des accidents pouvant être mortels. La
symptomatologie générale de l'intoxication par l'atropine est particulièrement intéressante pour l'étude de l'action exercée sur les différents
appareils.

Symptomatologie de l'action toxique. — Le premier de tous les symp-

tômes d'empoisonnement consiste dans une sécheresse particulière, avec constriction, de la bouche et du pharynx ; les contractions cardiaques augmentent de
fréquence ; on note des vertiges, des nausées. Les vomissements spontanés
sont extraordinairement rares, et, bien souvent on n'arrive pas à les provoquer artificiellement, ce que permet fort bien de comprendre l'influence puissante exercée par l'atropine sur les nerfs vagues. La pupille est dilatée, la vision
d'abord confuse, puis plus ou moins complètement abolie. Le sujet titube et
se trouve dans un état vertigineux comparable à celui provoqué par l'ivresse ;
il est en état continuel de défaillance et, fait paradoxal, couvert de sueurs
abondantes.

Le pouls peut revêtir deux caractères tout à fait opposés : petit, concentré,
fréquent, dans ce cas la face est pâle; ou bien : plein, dur, vibrant, et alors la
face est turgide, les yeux injectés, le regard fixe, hébété, hagard. La peau,
chaude, est le siège de démangeaisons. On voit survenir une éruption érythémateuse, très souvent scarlatiniforme, quelquefois pétéchiale. Le tégument est
anesthésié. Parfois, il existe une laryngite véritable, avec douleur vive, voix
rauque, crachats perlés. Il y a oligurie et même anurie. On note la paralysie
des fibres lisses de la vessie et du rectum.

Chez les enfants, on observe des convulsions et du trismus. Chez les adultes,
on remarque un délire spécial, gai, érotique, turbulent, avec hallucinations ;
quelquefois une agitation furieuse suivie de stupeur ; puis, le sujet tombe dans
un état comateux, il présente de la carphologie, des convulsions et la mort survient, en général après un, deux ou trois jours, parfois après quelques heures
seulement. Le délire revêt toujours un caractère spécial, et il est influencé seulement dans ses manifestations particulières par l'idiosyncrasie, en d'autres
termes, suivant la qualité des cellules cérébrales. Une réaction fébrile, avec
sueurs abondantes, annonce la guérison qui s'effectue alors dans l'espace de
quatre à six ou huit jours.

Le plus généralement, et toujours toutes réserves faites relativement aux
questions d'impressionnabilité individuelle, une dose de 0,5 à 1 milligramme
d'atropine produit de la sécheresse de la bouche, souvent de la soif; une dose
de 2 milligrammes produit la dilatation de la pupille avec tendance à l'immobilité, de l'accélération du pouls, souvent suivie de ralentissement; une dose
de 3 à 5 milligrammes détermine de la céphalalgie, la sécheresse de la bouche
et de la gorge avec déglutition plus ou moins pénible quelquefois même impossible, une altération de la voix allant jusqu'à l'aphonie, la sécheresse de la
peau, de l'abattement, une démarche chancelante, de la jactitation, l'anxiété
des mouvements; à la dose de 7 milligrammes, la dilatation pupillaire es
énorme et il s'y joint des troubles visuels; à la dose de 8 milligrammes, on
note un état semblable à l'ivresse, une attitude incertaine, de la titubation,
une difficulté de la miction, une diminution notable de la sensibilité cutanée;
à la dose de 10 milligrammes, on voit survenir l'apathie, un état d'inconscience
qui peut être absolu, les hallucinations, le délire, la déglutition est impossible
et l'on a, non sans raison, comparé cette phase de l'intoxication à l'hydropho-
bie. On peut considérer comme dose mortelle minima une quantité de 2 à
3 centigrammes,

L'atropidine se montre plus active, mais elle provoque moins facilement le
délire furieux. Aux petites doses, elle détermine une tendance au repos et au
sommeil : l'excitation cérébrale est certainement moindre.

On a prétendu que la duboisine serait plus énergiquement toxique que l'atropine et qu'elle déterminerait des convulsions chez les grenouilles, que l'hyoscine et la scopolamine, cette dernière surtout, posséderaient des propriétés hypnotiques encore plus accentuées que celles de l'atropidine, surtout chez les aliénés, et qu'elles constitueraient de remarquables calmants des états d'exaltation psychique. On a même préconisé récemment l'emploi de la scopolamine pour parer aux accidents de l'anesthésie. Toutes ces assertions n'ont aucune valeur, parce que les observations n'ont pas été faites avec des substances dont l'origine et la constitution chimique fussent certaines ; et je ne pourrais que répéter ici ce que j'ai déjà exposé précédemment (voir p. 508) à propos de l'isomérie des tropines, d'une part, d'autre part, des acides qui leur sont combinés pour réaliser l'obtention des tropéines, enfin de l'inconstance des produits employés et de leur insuffisante connaissance. Le seul fait qui se dégage, dans ce chaos d'observations effectuées à l'aide de produits impossibles à mettre en comparaison, c'est que tous ces alcaloïdes présentent, au point de vue de leur action physiologique, un fonds commun caractérisé par : des vertiges, de la céphalalgie, de l'ivresse, des troubles cérébraux, tous phénomènes témoins de l'influence exercée sur les centres nerveux.

L'absorption des alcaloïdes des solanées vireuses peut s'effectuer par la peau et l'on a, à maintes reprises, signalé des accidents plus ou moins graves d'intoxication à la suite de l'emploi de pommades ou après l'application de feuilles. Dans toutes ces circonstances, on doit faire intervenir une influence irritante provoquant l'effraction du derme. L'atropine peut s'absorber directement par les muqueuses. Lorsque la dose est suffisante, le développement des phénomènes toxiques est très rapide ; les premiers symptômes apparaissent au bout de cinq à dix minutes s'il s'agit d'absorption par l'estomac ou les muqueuses, au bout de deux à cinq minutes si l'introduction a eu lieu par voie hypodermique, leur début est presque instantané si l'introduction a été effectuée par voie veineuse. Les accidents présentent leur paroxysme après deux heures, la période d'état se prolonge durant deux à cinq heures, la terminaison s'observe au bout de douze à quinze heures et laisse persister à la suite un état remarquable de stupeur.

L'élimination est rapide, et c'est précisément cette rapidité qui fait échapper à l'accumulation des doses. Elle s'effectue principalement par l'urine et commence peu de temps après l'absorption, de telle sorte que l'alcaloïde a complètement disparu de l'organisme au bout de dix à vingt heures. Une partie plus ou moins notable de la substance active y subit sans doute des transformations. La disparition s'observe avec la plus grande rapidité chez les herbivores; et ce fait est en accord avec l'innocuité relative des solanées vireuses chez ces animaux.

Les manifestations cérébrales sont beaucoup plus accentuées et, surtout, plus constantes dans l'empoisonnement par les solanées en nature, ce qui montre nettement l'intervention de principes actifs autres que l'atropine. Les hallucinations et le délire empruntent à l'état psychique normal et à la situation sociale de l'individu les éléments de leur manifestation, ainsi le délire affecte une tendance religieuse, gaie, furieuse, érotique, etc., suivant la prédisposition cérébrale. Dans nombre de cas, on voit les hallucinations rappeler un souvenir récent ayant fortement impressionné l'individu. Un caractère également très remarquable de l'intoxication par les solanées en nature, réside dans l'anesthésie profonde du tégument cutané.

Enfin, l'impressionnabilité individuelle se caractérise bien plutôt par la variété des symptômes et des accidents qu'une même solanée vireuse peut provoquer chez des individus intoxiqués dans les mêmes circonstances, que par l'intensité différente avec laquelle ces mêmes individus sont affectés. Un dernier point fait encore ressortir le rôle primordial du système nerveux cérébral, c'est l'intolérance subite que l'on peut observer à la suite d'un choc moral. Un malade, âgé de trente-six ans, était arrivé à supporter 40 centigrammes par jour d'extrait de belladone; à la suite d'un choc moral provoqué par une frayeur (son enfant avait manqué d'être écrasé) cette même dose produisit brusquement des accidents d'intoxication, il fallut suspendre complètement la médication et, après quelque temps de repos, l'accoutumance ne put plus s'établir, le malade manifestant des phénomènes toxiques après qu'on fut arrivé, graduellement, à 25 centigrammes.

L'atropine exerce une action, sinon paralysante, tout au moins stupéfiante, sur : les appareils modérateurs en général (ceux du cœur en particulier), les appareils d'adaptation et d'accommodation de l'œil, toutes les glandes proprement dites (réserve faite pour le rein), les éléments nerveux moteurs des organes à fibres musculaires lisses (notamment l'intestin), la sensibilité. L'étude du mécanisme de l'action exercée par l'atropine a fourni des notions plus précises sur les nerfs modérateurs et accélérateurs; et elle a permis de démontrer l'existence autonome des nerfs sécréteurs.

Action sur les centres nerveux. — Sur le cerveau, les hautes doses sont dénotées par une excitation intense *mais passagère* de l'activité cérébrale. Agitation, vertige, délire, hallucinations effrayantes ou agréables, accès de fureur ou profonde tristesse, loquacité, telles sont les manifestations qui la caractérisent. Puis, à cette exaltation, succède un état, tout opposé, d'abattement, de somnolence, de troubles de la sensibilité et de la motricité, du coma. Avec les doses faibles ou moyennes, l'excitabilité cérébrale est manifestement augmentée, mais sans que l'on remarque cette dépression intense consécutive. L'action paralysante est seulement la conséquence des doses mortelles. Chez les hommes ou les animaux jeunes, les effets sur le cerveau sont notablement plus faibles que chez les mêmes sujets âgés. La prédominance des effets porte sur les centres réflexes plutôt que sur l'écorce cérébrale. On a vu, ci-dessus, que l'empoisonnement était caractérisé par des convulsions surtout chez les enfants, et l'observation séculaire a montré combien les enfants supportent facilement la belladone. L'assuétude à des doses croissantes se remarque chez les individus naturellement résistants ou accoutumés à la tolérance par une absorption graduelle et prolongée.

On a cherché à interpréter ces phénomènes, et, parmi les différentes opinions émises, je citerai seulement celles de von Bezold et de Gubler.

POUCHET. — Précis de pharmacologie. 33

Pour von Bezold, les solanées vireuses, et notamment la belladone, détermineraient la paralysie de certains centres modérateurs cérébraux, la suppression de l'action modératrice de la conscience et de la volonté, comme elles produisent la suppression de l'action des apppareils modérateurs du cœur, de telle sorte que le délire serait justiciable non pas d'une exaltation, mais d'une insuffisance ou d'une absence de réfrénation des impulsions motrices et passionnelles. Cette hypothèse se trouve en désaccord avec l'action excitante des petites doses et l'excitation prouvée du centre modérateur (origine des nerfs pneumogastriques). Dans la production de ces phénomènes, Gubler fait jouer à l'appareil de la vision le rôle prépondérant ; il pense que la rétine conserve plus longtemps qu'à l'état normal les impressions visuelles qui, trop lentement transmises, n'amènent plus au cerveau que des images troublées, confondues, se superposant. Mais rien ne prouve, expérimentalement, la persistance des images sur la rétine. Bien qu'elles ne soient pas rigoureusement confirmées par les faits expérimentaux, ces deux hypothèses sont cependant rationnelles et d'accord avec ce fait de dépense désordonnée, bientôt suivie par l'adynamie. Il est à noter, en outre, que l'anémie ou l'hyperhémie favorisent ces manifestations.

On observe une analogie très frappante entre l'action exercée par la belladone et l'atropine sur le cerveau et les effets produits par les substances enivrantes ; mais avec la belladone, l'influence cérébrale s'accompagne de manifestations plus pénibles telles que : soif, constriction du pharynx, violence des pulsations cardiaques. La belladone est un puissant modificateur de la cellule cérébrale chez l'homme sain ou malade ; elle se comporte comme un excitant de la cellule physiologique, normale, comme un calmant de la cellule malade, anormale. Il suffit, pour s'en convaincre, de songer aux heureux effets obtenus par l'administration de la belladone dans le traitement des vésanies, de l'hystérie, de l'épilepsie, et à l'analogie de certains des effets de l'empoisonnement par la belladone avec la manie aiguë. La belladone est, de l'avis unanime, un merveilleux hypnagogue dans les états morbides.

Chez l'homme, on constate d'une façon générale, des effets variables suivant le degré d'excitabilité et d'hyperhémie de l'encéphale. Sur des centres nerveux exsangues et asthéniques, on voit se produire des phénomènes excessifs ; sur des centres nerveux vasculaires et irritables, les symptômes sont, au contraire, peu prononcés. La dernière impression éprouvée par les cellules cérébrales exerce une influence des plus accentuées sur le sens des manifestations par lesquelles ces cellules nerveuses répondent à l'impression toxique.

Du côté de la moelle, on observe, chez les animaux à sang chaud, d'abord l'augmentation, puis la diminution et même la paralysie de l'excitabilité réflexe. Chez les animaux à sang froid, la paralysie est primitive et l'on voit, par exemple, les grenouilles rester immobiles pendant deux à trois jours. Peu de temps avant la mort, il se produit des convulsions dues à l'accumulation d'acide carbonique dans le sang, convulsions que certains observateurs ont voulu attribuer à une augmentation de l'excito-motricité médullaire, ce qui paraît tout à fait inacceptable. A l'inverse de celle exercée par la quinine, l'atropine détermine sur la moelle une action stupéfiante se traduisant par l'énervation, l'asthénie, l'adynamie. Cette influence rend le mécanisme des actions réflexes plus facile à déclancher, si l'on peut ainsi dire, et alors s'établit la confusion avec les symptômes d'excitation vraie. C'est à cela qu'il faut attribuer certaines manifestations telles que les contractions péristaltiques intestinales exagérées, les érections répétées sous l'influence de la plus légère cause occasionnelle. Mais la paralysie suit de près cette apparente hyperexcitabilité. En comparant ces phénomènes avec ceux produits par la strychnine, il est facile de se rendre compte de la différence qui existe entre l'augmentation vraie d'hyperexcitabilité produite par la strychnine et cette fausse et passagère excitation provoquée par les solanées vireuses.

Pour ce qui regarde le système nerveux général, outre la céphalée, le délire, la dilatation pupillaire, l'accélération du pouls, la sécheresse de la bouche et de la gorge, on constate une sensation généralisée de picotement et de chatouillement. La sensibilité et la motricité sont perverties et même abolies; les mains perdent très fréquemment le sens du tact et de la sensibilité à la douleur, à la chaleur, etc. — *Nerfs sensitifs*. La sensibilité est d'abord exaltée chez les animaux supportant de fortes doses; puis, il se produit, sur les extrémités terminales, une action particulière déterminant l'analgésie. La belladone se comporte au moins comme un sédatif des origines périphériques, ainsi que le prouvent les effets thérapeutiques réalisés dans les cas de : coqueluche, toux spasmodique, douleur, insomnie, vomissements, accidents variés d'ordre convulsif produits par la présence de substances irritantes dans les intestins. — *Nerfs moteurs*. Chez les animaux à sang froid, la grenouille notamment, ils ne sont affectés que par des doses considérables. Les terminaisons nerveuses intra-musculaires sont atteintes d'abord, et alors que l'influence de l'atropine s'est exercée depuis longtemps sur tous les autres organes. Cette action ne se produit jamais chez les mammifères. L'action sédative sur les extrémités périphériques est exercée presque exclusivement sur les nerfs des muscles lisses.

Nerfs pneumogastriques. — Sous l'influence d'une très petite dose

(0 milligr. 5 à 1 milligramme), on observe la paralysie des fibres sensitives des nerfs vagues dans les poumons, des dernières terminaisons périphériques des fibres cardiaques modératrices, cela après une excitation tout à fait passagère. Les fibres du tronc même restent indemnes, aussi bien celles des rameaux centripètes pulmonaires et laryngés que celles des rameaux centrifuges modérateurs et celles des nerfs accélérateurs cardiaques, ainsi que des extrémités terminales dans le muscle cardiaque. Il ne s'exerce pas non plus d'action sur les fibres vaso-motrices des organes abdominaux. Ça n'est qu'aux doses supérieures, à plus forte raison aux doses élevées, que l'influence sur ces éléments nerveux se manifeste. On a appelé l'atropine un narcotique des pneumogastriques; elle soustrait le cœur à l'influence inhibitoire du vague. Il est beaucoup plus exact et plus général d'envisager cet alcaloïde comme le *poison des nerfs modérateurs*.

Action sur le système musculaire. — Sur les muscles striés, on constate de l'excitation qui se traduit par une tendance au mouvement, une ardeur à tout accomplir vite et à la hâte. Bientôt, les jambes tremblent et fléchissent, l'incoordination motrice apparaît, la démarche devient titubante. La contractilité musculaire est conservée, sauf lorsque l'atropine est mise directement au contact du muscle; dans ce cas, l'énergie contractile, ainsi que la vitalité, diminuent bien plus rapidement que celles d'un autre muscle pris comme terme de comparaison. Chez les animaux à sang froid (grenouilles), l'atropine abolit la sensibilité puis l'excitabilité des nerfs moteurs, mais n'atteint qu'à des doses très élevées la contractilité musculaire. Chez l'homme, à dose thérapeutique, on note la diminution, mais non l'abolition de la sensibilité (sauf quelques rares cas d'anesthésie complète), due à l'action exercée sur les plaques nerveuses terminales.

Du côté des muscles lisses, on observe, au début, une augmentation d'excitabilité, bien révélée par les coliques, les épreintes, les diarrhées, les mictions; puis, aux doses toxiques, la paralysie succède à cette excitation. A la période toxique, cette paralysie se traduit par l'émission involontaire des fèces et de l'urine. Le relâchement des sphincters par application locale est justiciable de cette influence. L'atropine est un stupéfiant du système musculaire par action sur la contractilité et, surtout, sur la sensibilité.

Les effets de la belladone sur les fibres musculaires lisses et sur le grand sympathique sont les plus importants. 1° A la phase d'action, il y a stimulation du système vaso-moteur, se traduisant par la pâleur due à la constriction des vaisseaux; tarissement des sécrétions, par action spéciale sur les extrémités des nerfs glandulaires (influence qui peut être aidée par le ralentissement de la circulation dans les glandes) ; paresse musculaire, délire et convulsions anémiques, par stupéfaction du système cérébro-spinal succédant à une excitation modérée. 2° A la phase de réaction, on observe le relâchement des vaisseaux, la réapparition des sécrétions, l'élévation de température, l'accélération du pouls, manifestations entraînant comme conséquences : congestions, délire, phlogose intestinale, hypersécrétions urinaire et sudorale, priapisme, oppression.

Gubler a comparé ces effets à ceux produits par le froid. Aux effets primitifs (action) : retrait des capillaires, contraction du tissu dartoïde de la peau et chair de poule, pâleur et réfrigération périphérique, frissons, augmentation de tension artérielle par vaso-constriction, sensation de constriction, gêne respiratoire, succèdent les effets secondaires (réaction) : rubéfaction de la peau, échauffement du corps, vaso-dilatation avec augmentation d'amplitude des contractions cardiaques, sentiment de détente, sensation de bien-être.

Action sur la pupille. — La dilatation pupillaire provoquée par l'atropine est un *phénomène local* se produisant sous l'influence de doses extrêmement faibles, quelques millièmes de milligramme seulement. Par instillation dans le cul-de-sac conjonctival de I goutte d'une solution à 1 p. 100, la dilatation persiste plus de quarante-huit heures ; avec I goutte d'une solution à 5 p. 100, la dilatation arrive au maximum, l'iris semble avoir disparu et cette dilatation persiste, quoique moins accentuée, durant huit à quinze jours, accompagnée de symptômes pénibles : troubles de l'accommodation, photophobie, etc. On est obligé d'avoir recours à l'ésérine pour déterminer des phénomènes antagonistiques et faciliter le retour à l'état normal. La solution à 0,5 p. 100 est celle employée le plus habituellement en collyre. La mydriase se produit aussi sous l'influence de l'atropine absorbée dans la circulation générale ; mais il est alors nécessaire d'employer des doses plus considérables, la réaction pupillaire étant sous la dépendance absolue de la quantité d'atropine qui vient, par l'intermédiaire de la circulation, au contact des tissus et milieux de l'œil.

L'injection hypodermique d'un côté, dans le voisinage de l'œil, d'une solution au 100ᵉ détermine la dilatation de la pupille seulement de ce côté ; avec une solution au 10ᵉ, la dilatation s'observe sur les deux pupilles. Fleming a même pu réaliser une dilatation localisée au niveau du point ayant reçu l'impression. L'action propre de l'atropine sur les fibres musculaires lisses du sphincter irien, doit donc jouer un rôle important dans la production de cette dilatation, rôle encore bien prouvé expérimentalement par l'expérience de MEURIOT qui consiste à déterminer la mydriase sur un œil énucléé ; le phénomène peut se produire tant que les fibres musculaires n'ont pas perdu leur excitabilité. Et, d'autre part, la promptitude de l'action, après application locale, doit aussi faire exclure la participation, au moins immédiate, des centres nerveux.

Cependant, la participation, plus ou moins précoce, des influences exercées par l'intermédiaire du système nerveux est indéniable ; les preuves s'imposent. L'impuissance de l'accommodation est due à la paralysie des rameaux ciliaires du moteur oculaire commun ; le muscle ciliaire cesse de pouvoir influencer le cristallin, donc plus d'adaptation ; l'œil normal ne voit plus de près, l'œil myope est moins altéré dans sa faculté visuelle car sa portée reste la même pour le punctum remotum, l'œil hypermétrope n'a plus de vision distincte. C'est également par l'intervention de cette influence nerveuse que s'expliquent d'autres manifestations telles que : diplopie, vision des objets enveloppés d'un contour vague et empiétant les uns sur les autres, diminution de l'impressionnabilité de la rétine pouvant produire l'amblyopie, l'amaurose, voire la cécité absolue.

L'expérimentation vient encore prouver l'importance de cette intervention des influences nerveuses. Si l'on sectionne le grand sympathique ou que l'on pratique l'arrachement du ganglion cervical supérieur chez le chien, la mydriase ne se produit que du côté indemne, mais on peut cependant la réaliser, du côté opéré, par contact direct ; et, d'autre part, une pupille dilatée par l'atropine se rétrécit partiellement si l'on vient à sectionner le grand sympathique. L'atropine agit, en effet, sur les fibres radiées de l'iris comme la galvanisation du grand sympathique au cou. Cette excitation du sympathique, la paralysie du nerf moteur oculaire commun, l'obscurité, l'anesthésie du nerf trijumeau sont autant de causes provoquant la mydriase, tandis que les influences contraires : paralysie ou section du grand sympathique au cou, excitation du nerf moteur oculaire commun, action de la lumière, irritation du nerf trijumeau sont autant de causes déterminant le myosis. L'équilibre normal se trouve réalisé en vertu d'actions égales et contraires.

Il y a donc lieu de se demander si la mydriase atropique est due à un affaiblissement du muscle constricteur ou à l'excitation des organes dilatateurs. Quatre hypothèses sont plausibles : 1° paralysie des fibres circulaires et contracture des fibres radiées ; 2° paralysie des nerfs ciliaires à leurs extrémités centrales ou périphériques ; 3° excitation des filets vaso-moteurs ou de leurs origines centrales; 4° action stupéfiante sur les deux nerfs de sensibilité générale et de sensibilité spéciale (trijumeau et rétine). Il est à peu près certain que la réalisation de la mydriase emprunte à chacun de ces quatre mécanismes.

La presbyopie et la perte de la faculté d'accommodation prouvent la paralysie des fibres circulaires de l'iris, par conséquent la paralysie du nerf moteur oculaire commun, mais l'excitation de la branche sphinctérienne est, à ce moment, incapable de faire contracter l'iris, ce qui ne s'accorde pas avec une action excitante sur les fibres sympathiques. L'influence sur la rétine est démontrée par la cécité complète ou l'obnubilation visuelle persistante, malgré la restauration transitoire du pouvoir accommodateur par un agent myosique tel que l'ésérine. De sorte qu'en définitive, la mydriase est principalement due à l'inertie des fibres circulaires et à la contracture des fibres radiées, influence à laquelle viennent se joindre, secondairement, des actions nerveuses, importantes surtout lorsque l'atropine est absorbée par la voie de la circulation générale.

Un inconvénient grave de l'emploi de l'atropine consiste dans l'augmentation de pression intra-oculaire qui tend à provoquer des accidents de glaucome. En raison de la vaso-constriction accompagnant secondairement l'influence exercée par l'atropine, il se produit un reflux sanguin de l'iris dans les vaisseaux choroïdiens. Cet inconvénient est encore augmenté par l'association de la cocaïne à l'atropine, association qui, si elle offre l'avantage, très discutable, de produire le maximum de mydriase, présente, en revanche, l'inconvénient de produire aussi le maximum de vaso-constriction. D'ailleurs, la contraction pupillaire n'est pas en rapport direct et causal avec l'augmentation ou la diminution de tension intra-oculaire. En expérimentant sur des animaux préalablement curarisés, on a trouvé que : l'atropine augmente lentement la pression intra-oculaire, la cocaïne l'élève si elle était auparavant diminuée, l'ésérine l'augmente d'abord puis la diminue davantage, la pilocarpine la diminue lentement après des oscillations.

Action sur le cœur et la circulation. — L'atropine accélère les battements du cœur et élève la tension artérielle. Au début, il se produit un ralentissement *très passager* du pouls, puis une accélération avec augmentation de la pression sanguine. A la période agonique, on observe un nouveau ralentissement. La phase de ralentissement est d'autant moins durable que la dose d'atropine est plus élevée; chez les grenouilles, on peut même constater un arrêt diastolique passager. En même temps, il se produit une congestion qui se manifeste : sur le tégument interne, par des érythèmes et des érosions aphtheuses; sur le tégument externe, par un exanthème scarlatiniforme. Ces dernières manifestations doivent être, très probablement, attribuées à une paralysie vaso-motrice secondaire dépassant les limites d'une réaction modérée; et les effets réactionnels sont d'autant plus prononcés que l'action dynamique a été plus intense.

On note l'accélération du courant sanguin et le rétrécissement des artérioles qui a pu être vérifié expérimentalement sur : la pie-mère de la moelle chez le chien, la membrane interdigitale chez la grenouille, le mésentère et la muqueuse intestinale chez le rat, l'oreille chez le lapin; puis, si la dose est assez forte, il survient une dilatation consécutive. Ce sont des phénomènes dus à l'excitation, suivie de paralysie, des fibres lisses des petits vaisseaux. L'accélération du myocarde est due à la paralysie des appareils modérateurs (extrémités cardiaques des nerfs vagues); elle se produit avec d'autant plus d'intensité que les pneumogastriques sont plus excitables. Les effets constatés sont semblables à ceux obtenus après section des pneumogastriques au cou.

Chez un animal sous l'influence de l'atropine, l'excitation des nerfs vagues à la région cervicale ne produit plus d'arrêt et les fibres modératrices sont seules paralysées, car cette excitation amène, dans la plupart des cas, un accroissement de l'accélération. Il se produit une paralysie des extrémités périphériques des filets cardiaques des nerfs vagues, soit dans les ganglions intrinsèques, soit dans le tissu musculaire lui-même, plus probablement dans les ganglions. Lorsqu'on place deux fines électrodes sur la face dorsale du cœur, entre le sinus veineux et les oreillettes, un courant faradique faible suffit à provoquer un arrêt subit chez la grenouille normale, tandis qu'un courant même beaucoup plus intense ne produit plus l'arrêt du cœur chez un animal préalablement atropinisé. L'atropine soustrait le cœur à l'influence inhibitrice des nerfs pneumogastriques, elle le *désintercale*, suivant l'heureuse expression de FRANÇOIS-FRANCK.

L'élévation de la pression sanguine est causée par : 1° l'irritation des centres vaso-moteurs et le rétrécissement consécutif des artérioles périphériques; 2° la rapidité plus grande des contractions myocardiques. A dose élevée, la paralysie succède à cette irritation, d'où dilatation des artérioles et abaissement de tension artérielle. Il importe de se souvenir, en outre, que le grand sympathique est, à la fois, vaso-constricteur et vaso-dilatateur, et que la dilatation vasculaire est parfois un phénomène actif, comme cela se produit, par exemple, avec le nitrite d'amyle (voir p. 73). L'excitation de l'origine centrale des vaso-dilatateurs détermine des rougeurs diffuses de tout le corps, de la face, des conjonctives, et l'atropine provoque des manifestations érythémateuses, rubéoliformes, scarlatiniformes ne donnant pas l'impression d'être d'ordre paralytique. Il est vrai que l'on pourrait, à la rigueur, faire intervenir ici une action irritante locale par le fait de l'élimination.

A dose élevée, on observe la paralysie de l'appareil excito-moteur du cœur, le ralentissement des contractions cardiaques, l'arrêt en diastole. On peut déterminer la paralysie par action locale sur le cœur de grenouilles dont le cerveau a été préalablement détruit. A la suite des doses physiologiques et thérapeutiques, on observe le retour rapide (au bout de deux à trois jours, au plus) de la tension et de la circulation à l'état normal. Le ralentissement et la diminution de tension persistent assez longtemps après les doses toxiques.

Le resserrement des capillaires explique la pâleur des téguments et l'ischémie des organes profonds, leur dilatation permet de comprendre l'érythème belladoné et la rougeur scarlatiniforme. ALBERTONI a constaté, simultanément, leur rétrécissement dans la cavité crânienne et leur dilatation dans la peau, ce qui ne peut s'interpréter que par une excitation simultanée des centres constricteurs et dilatateurs ; et en effet, ce phénomène cesse de se produire après section des nerfs émergeant des centres.

L'atropine permet de mesurer la tonicité des nerfs pneumogastriques ; l'accélération cardiaque qu'elle détermine est d'autant plus intense que l'action frénatrice était plus considérable. Chez le lapin et la grenouille, cette influence modératrice des nerfs vagues est très faible, et les petites doses ne produisent pas d'accélération. Cette accélération est, d'ailleurs, en rapport très étroit avec la susceptibilité du sujet.

En raison de leur importance, au point de vue des applications thérapeutiques, je crois devoir insister sur les résultats fournis par l'absorption de l'atropine. A très petites doses, et ce sont ici, surtout, des questions de doses et de susceptibilité individuelle, on observe la paralysie des expansions périphériques des fibres sensitives des nerfs pneumogastriques dans les poumons, la paralysie des terminaisons périphériques des fibres cardiaques (après une excitation tout à fait momentanée), tandis que les fibres du tronc, aussi bien celles des rameaux pulmonaires et laryngés que celles des rameaux centrifuges modérateurs, gardent leurs propriétés intactes. Ces très petites doses sont sans action sur les nerfs accélérateurs cardiaques contenus dans le tronc des nerfs vagues, ainsi que sur les dernières terminaisons de ces nerfs dans le myocarde ; elles n'intéressent pas non plus l'excitabilité des fibres vaso-motrices qui se répandent dans les organes abdominaux. L'action dépressive sur la tension sanguine exercée par les fibres modératrices des nerfs dépresseurs qui se rendent au cerveau n'est pas empêchée.

La diurèse est très marquée, comme on devait s'y attendre avec une substance produisant des variations aussi accentuées de la vitesse du courant sanguin, accompagnées de modifications de la tension artérielle.

Action sur la respiration et la température. — L'atropine se comporte comme un excitant central de la respiration, c'est un tonique respiratoire. Elle relève le nombre et l'ampleur des mouvements respiratoires lorsque l'influence de certains poisons, tels que la morphine, les a considérablement déprimés. Elle peut lutter efficacement contre l'état paralytique du cerveau par son action sur le centre respiratoire, son action excitante cérébrale. Toutefois, c'est là qu'il faut songer aux questions de doses (et de susceptibilité individuelle) pour ne pas provoquer des phénomènes de même ordre que ceux contre lesquels on cherche à lutter. J'ai déjà insisté sur ce point à propos des questions d'antagonisme et d'antidotisme (voir p. 17).

On constate un ralentissement respiratoire primitif par diminution d'excitabilité des terminaisons pulmonaires des nerfs vagues; puis, la circulation amenant l'atropine au contact des cellules cérébrales, l'excitabilité des pneumogastriques se relève, en même temps que se produit une forte excitation du centre respiratoire, dans la moelle allongée, qui entraîne une accélération notable. Comme cette accélération se produit quel que soit l'état de la pression sanguine, qu'elle soit élevée ou basse, il s'ensuit qu'on ne peut pas l'attribuer à une insuffisance d'oxygénation due à une dépression circulatoire momentanée. L'irritation de l'origine centrale des nerfs vagues, ainsi que celle du nerf laryngé supérieur agissent comme à l'état normal.

Le rhythme respiratoire est cadencé. L'enrouement et l'aphonie sont dus à la sécheresse de la muqueuse laryngée. L'action sédative sur les extrémités bronchiques des nerfs vagues explique les bons effets de la belladone comme béchique dans les cas d'asthme, d'emphysème, de coqueluche, etc. A dose élevée, on observe la paralysie de la respiration.

La température est assez énergiquement influencée. Avec les doses faibles, on constate une élévation de 2° à 4°; avec les doses fortes, un abaissement de 1° à 3°. Les modifications circulatoires et respiratoires permettent fort bien d'interpréter ces manifestations.

Action sur l'appareil digestif. — Sous l'influence des doses faibles (1 à 2 milligr. de sulfate d'atropine) on note de la sécheresse du pharynx, sans nausées ou autres phénomènes bien accentués. L'action sur le système nerveux sympathique et sur les fibres musculaires lisses est caractérisée surtout par des évacuations alvines, conséquence de l'exagération (par absence de frénation) des mouvements péristaltiques. Avec les doses fortes (3 à 6 milligr.), la sécheresse des muqueuses des premières voies devient très gênante, parfois même la déglutition est impossible ; il existe de la congestion des muqueuses et de la peau, une diarrhée profuse, par contraction des fibres lisses, chassant les matières fluides de l'intestin grêle et des premières portions du gros intestin, de telle sorte que l'expulsion des matériaux nutritifs avant leur utilisation vient ajouter à la dénutrition du sujet.

La sécrétion salivaire est suspendue, par suite de la paralysie du pouvoir excito-sécrétoire de la corde du tympan dont le pouvoir vaso-dilatateur est conservé, comme le prouvent les expériences de KEUCHEL et HEIDENHAIN (la faradisation de la corde du tympan, unie au nerf lingual, ne provoque plus d'exagération de la sécrétion salivaire chez le chien préalablement atropinisé, mais seulement la congestion de la glande avec suractivité de la circulation sanguine). Le pouvoir excito-sécrétoire des filets du sympathique est conservé, car la faradisation du bout supérieur du cordon cervical du grand sympathique détermine encore l'écoulement salivaire sur des chiens préalablement atropinisés.

Comme la pilocarpine, l'atropine laisse donc intacte l'aptitude fonctionnelle des cellules propres des glandes salivaires, et son action se produit, exclusivement, par modification des extrémités périphériques des terminaisons des filets nerveux de ces cellules glandulaires. De même, les nerfs vasculaires dépendant des pneumogastriques qui se rendent à l'estomac et aux intestins conservent leur irritabilité, comme le prouvent les résultats expérimentaux suivants : la faradisation du vague au cou détermine une ascension de la pression sanguine, *l'activité du cœur ne changeant pas*, à un moment où tous les nerfs modérateurs du cœur sont paralysés ; cette même faradisation permet de constater la contraction des vaisseaux innervés par le pneumogastrique abdominal. Chez le chat, on note une sécrétion profuse de salive.

L'absence de salive, la rougeur, la sécheresse de la cavité bucco-pharyngienne rendent compte de l'altération du goût et de la difficulté de déglutition. La rougeur s'explique par l'excitation des fibres sympathiques vaso-dilatatrices, abondantes et incontestables dans cette région.

L'action sédative exercée par l'atropine sur les extrémités gastriques des fibres centripètes des nerfs vagues est tout à fait remarquable, d'où l'action anti-émétique. Dans des cas extrêmement rares, on a signalé l'excitation du centre vomitif bulbaire ; mais, presque toujours, c'est le phénomène opposé, la paralysie, que l'on observe, ce qui, joint à l'action précédente, explique l'impossibilité de provoquer le vomissement par les moyens habituels.

Les faibles doses d'atropine provoquent l'exonération intestinale. Il ne peut s'agir, dans ces conditions, d'une action sur les fibres musculaires lisses qui ne peut entrer en jeu qu'avec des doses élevées, pas plus que d'une paralysie du sphincter anal, ce qui serait incompatible avec sa structure de muscle strié. La belladone agit, dans ce cas, à titre de désobstruant, par sédation du spasme intestinal déterminé par le bol fécal agissant sur la muqueuse comme irritant. Cette influence s'interprète facilement quand on songe au rôle des nerfs splanchniques, à la fois : sensitifs, vasculaires, modérateurs du péristaltisme intestinal ; véritables nerfs moteurs de l'intestin. Leur excitation arrête ou entrave les mouvements péristaltiques, leur paralysie rend leur production facile, tumultueuse. Or, sous l'influence de l'atropine, l'excitation des splanchniques ne peut plus inhiber le péristaltisme ; l'atropine agit sur les nerfs splanchniques comme sur les nerfs vagues.

C'est donc surtout la constipation conséquence d'une irritation du système nerveux inhibitoire de l'intestin qui est justiciable de l'atropine. Cet alcaloïde respecte les propriétés sensitives, vasculaires et motrices des nerfs splanchniques. A haute dose, on constate la paralysie de la musculature gastrique et intestinale, peut-être aussi de leurs nerfs excitateurs.

Sécrétions et excrétions. — Le contact direct avec les muqueuses provoque une action irritante et une augmentation des sécrétions. Par absorption, l'effet produit est opposé, et on observe une diminution telle des sécrétions normales, qu'en ce qui regarde les premières voies, la sécheresse de la bouche et du pharynx atteint un degré suffisant pour arriver à l'abolition de la déglutition et de la parole. Aux doses élevées, la dilatation paralytique des artérioles succède à leur contraction, d'où diaphorèse et hypersécrétions en général.

J'ai déjà signalé tout à l'heure l'augmention de la sécrétion urinaire avec les doses thérapeutiques, sous l'influence, principalement, des variations d'activité circulatoire aidées par les variations de pression et de contraction vasculaires ; mais, aux doses toxiques, on voit survenir l'oligurie ou même l'anurie. Il faut signaler, à ce sujet, une action en apparence paradoxale. L'atropine peut déterminer une diminution de l'excrétion urinaire par engourdissement de la sensibilité ; c'est ainsi qu'agit la belladone dans l'incontinence d'urine chez les enfants ou

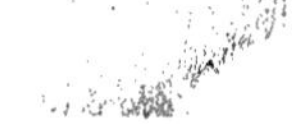

quand cette incontinence est causée par une hypersécrétion vésicale ; de même pour les-pollutions nocturnes qui se trouvent réprimées par suite de la diminution ou de la suppression des phénomènes réflexes qui leur donnent naissance lorsque la sensibilité normale se trouve exagérée.

On a noté, dans les urines, l'augmentation de l'azote, des acides sulfurique et phosphorique, la diminution du chlore. L'augmentation de l'acide phosphorique constituerait, pour Harley, la preuve d'une exagération dans la combustion du tissu nerveux, en accord avec l'action élective que l'atropine exerce sur ce tissu. Cette conception semble bien peu probable, étant donné ce que l'on. sait actuellement. d'acquis avec certitude sur les mutations du phosphore dans l'organisme et la part revenant à chacun des tissus dans ces mutations.

Antagonistes. — Je n'ai pas à revenir ici sur des considérations exposées déjà d'une façon générale à propos de l'antagonisme et de l'antidotisme (voir p. 15). Je me bornerai à signaler quelques points intéressant plus particulièrement l'atropine et les solanées vireuses.

La morphine est antagoniste de l'atropine, surtout, par rapport à son influence sur le grand sympathique, caractérisée par : rétrécissement pupillaire, narcose, paralysie vaso-motrice, congestion vasculaire. Les deux agents ne se font pas équilibre partout, et, finalement, les influences ultimes s'ajoutent au lieu de s'annuler. Parfois même, la lutte porte sur des terrains différents. C'est l'un des meilleurs exemples d'antagonisme partiel.

L'ésérine n'agit pas non plus sur *tous* les mêmes éléments anatomiques. L'atropine, à *dose toxique*, paralyse les systèmes nerveux et moteur, l'ésérine respecte le système musculaire. L'antagonisme est plus efficace à faibles doses.

L'antagonisme est plus réel et plus efficace entre l'atropine et la série : choline, névrine, mais, surtout, muscarine et pilocarpine. Pour les deux derniers alcaloïdes, l'action porte, en sens précisément inverse, sur : les glandes salivaires, les glandes sudoripares, les glandes mammaires, le pancréas, le cœur, l'iris. C'est l'exemple le plus remarquable d'antagonisme que l'on connaisse jusqu'ici entre deux alcaloïdes, bien que cet antagonisme ne soit pas encore total et absolu comme celui que l'on peut observer entre les nitriles de la série grasse et l'hyposulfite de sodium. Ces différents points ont été étudiés soit à propos de l'antagonisme et de l'antidotisme, soit à propos de l'opium et de la morphine, soit à propos des champignons et de la pilocarpine.

Modes d'administration. Doses. — Bien que l'atropine synthétise à peu près complètement les propriétés médicamenteuses de la belladone, l'observation conduit cependant à reconnaître, dans les préparations galéniques, des qualités se manifestant plus nettement et d'une façon plus accusée, ce que les indications sommaires fournies antérieurement (voir p. 504 et 508) sur les alcaloïdes des atropées et nicotianées permet de prévoir et d'interpréter, l'intervention des alcaloïdes ou isomères accompagnant l'atropine devant nécessairement imprimer à l'action pharmacodynamique de ce composé une modalité particulière. Le sulfate d'atropine s'administre, *pro dosi*, par 0,5 à 1 milligramme ; sa grande solubilité permet de l'administrer dans n'importe quel véhicule. Il faut se souvenir que l'atropine est l'un des alcaloïdes pour lesquels les questions de susceptibilité individuelle montrent le plus d'élasticité. Tel sujet présentera, sous l'influence d'une dose de 0 milligr. 5, les phénomènes du début de l'action toxique (sécheresse de la gorge, dysphagie, agitation, dilatation pupillaire) tandis que, chez un autre, ces mêmes manifestations exigeront près de 10 milligrammes pour se produire.

Pilules.

Sulfate d'atropine	Un centigramme.
Chlorhydrate de morphine	Dix centigrammes.
Extrait de gentiane	Q. S.

Pour 10 pilules (une à deux le soir, contre les sueurs des tuberculeux).

Injection hypodermique.

Sulfate d'atropine	Un centigramme.
Chlorhydrate de morphine	Dix centigrammes.
Eau distillée de laurier-cerise	20 grammes.

(Cinq milligrammes de chlorhydrate de morphine et 0 milligramme 5 de sulfate d'atropine par centimètre cube).

En collyre, on emploie des solutions à titre variant de 2 à 5 et 10 centigrammes pour 10 grammes d'un mélange de : 9 eau distillée et 1 eau distillée de laurier-cerise ; on instille de III à V gouttes deux, quatre, ou six fois par jour. Songer au passage du collyre dans le pharynx par le canal nasal et ordonner au malade de cracher pour ne pas ingérer la solution. Avec les collyres les plus riches, la cessation de leur emploi fait disparaître des pseudo-granulations provoquées par irritation de la conjonctive palpébrale et bulbaire. On a prétendu que la *Duboisine* et l'*Hyoscine* donnaient des solutions moins irritantes : ces produits, je le répète, ne sont que des mélanges, en proportions indéterminées et variables, des divers alcaloïdes dont il a été question précédemment.

L'*Homatropine* $C^{16}H^{21}AzO^3$, tropéine résultant de la déshydratation du produit de combinaison de la base tropine avec l'acide phénylglycolique ou oxytoluique $C^8H^8O^3$, possède la très appréciable qualité de ne pas déterminer d'accidents de glaucome à la suite d'un usage prolongé, comme le fait l'atropine ; sa toxicité est très faible et son action irritante locale à peu près nulle. On emploie le collyre au *bromhydrate d'homatropine* (2 centigrammes de bromhydrate d'homatropine dans 9 grammes d'eau distillée et 1 gramme d'eau distillée de laurier-cerise) à la dose de I à II gouttes, *pro die*, chez les myopes, pour combattre le spasme de l'accommodation.

La racine de belladone forme la base de la *poudre de Wetzler* très employée autrefois, justement abandonnée à présent, en raison de l'inconstance de la richesse des racines de belladone en principes actifs. Cette richesse varie entre moins de 1 et plus de 6 p. 1000. Au contraire, la poudre de feuilles présente une richesse assez constante de 4 à 4,5 p. 1000. On utilise également les poudres de feuilles de jusquiame et de datura. On les administre aux doses de 5 à 50 centigrammes, *pro die*, suivant les circonstances et les susceptibilités. Ces substances médicamenteuses sont facilement altérables sous l'influence de l'humidité et de la lumière. Le mélange des feuilles de : belladone, ciguë, jusquiame, morelle, tabac et pavot constitue les *Espèces narcotiques*. On emploie aussi les feuilles de solanées vireuses comme topique externe, ainsi qu'en inhalations et fumigations. Les feuilles de datura, de jusquiame, de belladone, de tabac, ainsi que leur mélange entre elles, ou avec des feuilles de sauge pour atténuer leur action, forment la base de toutes les préparations telles que poudres ou cigarettes anti-asthmatiques. On les emploie aussi en injections et fomentations (10 à 30 grammes de feuilles par litre d'eau bouillante). Dans toutes les circonstances où l'on emploie ces produits, il faut se rappeler l'énergique toxicité des feuilles de solanées vireuses récoltées dans de bonnes conditions et au moment opportun.

L'extrait de belladone s'administre aux doses de 2 à 15 centigrammes et la teinture aux doses de V à XXX gouttes, *pro die*. Les préparations correspondantes de jusquiame s'administrent à des doses cinq à huit fois plus considérables. Les extraits alcooliques de semences sont très actifs et peu usités. L'extrait de belladone s'emploie encore comme topique analgésiant à la dose de 4 grammes pour 30 grammes d'excipient. Les huiles de belladone, de jusquiame, de datura constituent d'excellents topiques analgésiants. Ces plantes font, d'ailleurs, partie du *Baume du père Tranquille*.

Pilules.

(Poudre de belladone . . . .)
(Extrait de belladone . . . .) àà dix centigrammes.

Diviser en 10 pilules (de deux à cinq *pro die*).

Suppositoire calmant.

(Extrait de belladone. . . . .   Un centigramme.
{ Extrait d'opium. . . . .   Deux centigrammes.
(Beurre de cacao. . . . .   5 grammes.

Pour un suppositoire.

SOLANINE

La présence de ce glucoside, qui fait partie du groupe des *Saponines* (voir p. 419), est surtout intéressante au point de vue de l'hygiène, son emploi thérapeutique ne paraissant pas avoir, jusqu'ici, donné de résultats particulièrement utiles et intéressants. A ce point de vue encore, il se rapproche des Saponines causant des intoxications alimentaires comme celles de la gesse, par exemple; et ses propriétés pharmacodynamiques permettraient d'en faire, de même que des représentants des genres *Gelsemium* et *Nicotiana*, un terme de transition entre les modificateurs du système nerveux périphérique (groupe des poisons du cœur) et les sédatifs et stimulants de l'action nerveuse (groupe des sédatifs).

On trouve dans presque toutes les parties des plantes des genres Solanum, Atropa, Hyoscyamus, mais surtout dans les fruits verts, une substance cristalline, la *Solanine* $C^{52}H^{93}AzO^{18}$, une substance amorphe, la *Solanéine* $C^{52}H^{83}AzO^{13}$ et une autre substance cristalline, la *Solanidine* $C^{40}H^{61}AzO^3$ qui provient du dédoublement des deux précédentes. La solanine se dédouble en solanidine et glucose en dégageant quatre molécules d'eau ; la solanéine se dédouble en solanidine et glucose en absorbant une molécule d'eau. La solanine et la solanéine sont des glucosides, la solanidine est un alcaloïde. Comme il arrive toujours pour les produits du groupe des saponines, l'action de la solanine à l'état naturel dans les parties de plantes qui en contiennent normalement est beaucoup plus intense que celle de la saponine séparée par des procédés chimiques et purifiée.

La *Solanine* se présente sous forme d'aiguilles soyeuses, blanches, constituées par des prismes droits à base rectangle. Lorsqu'on la précipite de ses solutions acides par un alcali elle revêt une consistance gélatineuse et devient cornée par la dessiccation. Elle fond à 235°, se sublime en subissant une décomposition partielle et donnant de la *Solanidine*. Sa saveur est amère, brûlante, faiblement alcaline, douée d'une âcreté persistante. Sa solubilité est faible (8000 p. d'eau bouillante, 4000 p. d'éther. 500 p. d'alcool froid, 125 p. d'alcool bouillant) et elle offre ce caractère particulier de donner, par refroidissement, une masse gélatineuse après dissolution à chaud dans l'alcool amylique. Les acides minéraux la dissolvent en l'altérant plus ou moins profondément. Elle est insoluble dans la ligroïne, la benzine, le chloroforme. Sous les influences hydrolisantes, elle se dédouble facilement en solanidine et glucose. L'hydrogène naissant, dégagé par l'amalgame de sodium au contact de l'eau, la transforme en un mélange d'acide butyrique et de nicotine. Avec les acides, elle donne des combinaisons instables, mais sa solubilité est considérablement augmentée. Les sels sont incristallisables ; un excès d'eau les dissocie. Le sulfate *seul* est inaltérable. La *Solanidine* possède, comme la solanine, la propriété de gélatiniser l'alcool amylique ; elle est faiblement soluble dans la benzine et le chloroforme, elle présente une réaction alcaline plus prononcée que la solanine.

La solanine ou son produit de dédoublement, la solanidine, se rencontrent dans toutes les parties des *Solanum nigrum et dulcamara*, dans les fruits verts des *Solanum nigrum, dulcamara, esculentum, edule, lycopersicum, tuberosum*, ainsi que dans ceux des genres *Atropa, Datura* et *Hyoscyamus*, dans les germes de la pomme de terre, principalement à la fin de l'hiver et lorsque les tubercules sont restés dans des endroits humides et non exposés à la lumière. Les progrès de la maturation entraînent la métamorphose de la solanine et de la solanidine.

D'après RICHARD WEIL, la présence de la solanine dans la pomme de terre serait le résultat d'une action bactérienne exercée par les *Bacterium solaniniferum* (colorable et non colorable), comme le prouve la formation de glucoside par la culture de ces bactéries sur des pommes de terre préalablement stérilisées, et aux dépens des éléments de la pomme de terre, car, en bouillon de Löffler, elles ne fabriquent pas de solanine. Les pseudo-épidémies toxiques seraient dues, en réalité, à des maladies de la pomme de terre. L'analyse a permis de reconnaître, dans des pommes de terre germées causes d'accidents, une proportion de 0 gr. 40 à 0 gr. 50 p. 1000 de solanine, alors que la teneur normale varie entre 0 gr. 04 à 0 gr. 06 pour des tubercules du même âge, non avariés. Le maximum de richesse en solanine s'observe durant les mois de mai et de juin. Alors qu'à cette époque on trouve, au maximum, 0,06 p. 1000 de solanine dans la partie charnue des tubercules de bonne qualité, on trouve de 0,08 à 0,12 dans la partie charnue de vieilles pommes de terre en voie de germination ; de 0,25 à 0,40 dans les vieux tubercules germés ; de 0,50 à 0,70 dans les rejetons formés pendant la germination ; et on a signalé jusqu'à 1,35 p. 1000 dans de vieilles pommes de terre germées et moisies. En examinant attentivement les portions avariées des pommes de terre, on les voit traversées par des colonies bactériennnes, et le dosage comparatif de la solanine montre une richesse trente à quarante fois plus considérable dans ces parties que dans celles ayant conservé l'aspect normal. Il est bon de remarquer aussi que la pullulation des bactéries peut constituer un milieu réducteur favorisant les métamorphoses de la solanine et donnant lieu à la formation de nicotine dont l'influence viendra s'ajouter à celle de la solanine et la compliquer.

La solanine n'est pas détruite par la cuisson et, grâce à sa très faible solubilité dans l'eau, reste mélangée à la substance alimentaire. De plus, son élimination est lente et elle s'accumule dans l'organisme. Les accidents s'observent le plus fréquemment chez l'espèce bovine en raison de l'utilisation de la pomme de terre dans le but d'activer la sécrétion lactée. Quoique rares chez l'homme, ces accidents ont été bien mis en évidence et étudiés grâce à des pseudo-épidémies, de casernes principalement, donnant lieu à des accidents identiques sur des hommes soumis aux mêmes conditions et aux mêmes causes d'intoxication. L'observation a également montré que l'on devait englober dans la même cause étiologique les accidents causés par l'ingestion de tomates ou d'aubergines insuffisamment mûres et contenant, pour cette raison, de la solanine.

Les symptômes gastro-intestinaux sont les plus accentués parmi ceux résultant de cette intoxication. Ils consistent en : vomissements, diarrhée, coliques fort douloureuses, accompagnées de vertiges intenses, profond assoupissement et état semi-comateux, xanthopsie, rougeur de la face, pouls très ralenti, céphalalgie, fièvre ; quelquefois on a noté des syncopes et des convulsions, l'accélération puis le ralentissement du pouls, exceptionnellement l'élévation de la température. La dilatation pupillaire a été fort inconstante et peut, selon toute probabilité, être considérée comme un réflexe d'origine intestinale. La guérison survient habituellement dans l'espace de deux à dix jours. Ces sortes d'intoxications alimentaires sont, presque toujours, fortement compliquées par l'intervention de phénomènes dus à des bactéries de diverse nature, des produits de décomposition de la solanine, peut-être aussi des produits de décomposition des matières albuminoïdes, en un mot, des toxines.

Chez les animaux domestiques (bœufs, vaches, chiens, porcs) les accidents sont beaucoup plus fréquents parce qu'on utilise, pour leur nourriture, les parties d'aliments les plus riches en solanine (épluchures, fanes de pommes de terre, tubercules avariés, etc.). Il peut même se produire, de ce fait, un danger d'intoxication secondaire par le lait.

Symptomatologie chez les bovidés. — Lorsqu'il s'agit d'accidents causés par l'ingestion de fanes de pommes de terre, on observe, comme phénomènes de début : constipation, inappétence, élévation de température, accélération du pouls, respiration normale. Puis, on voit survenir une sialorrhée visqueuse, la tuméfaction des paupières, l'injection de la conjonctive, les yeux sont larmoyants, parfois, on constate de la dilatation de la pupille ; le poil devient rude et cassant, une éruption de vésicules formant plus tard des croûtes apparaît sur le derme et ces croûtes divisées par des crevasses profondes se montrent principalement dans certaines régions : chez les vaches sur les mamelles et les trayons, chez les bœufs et les taureaux sur le scrotum ; on remarque aussi des ulcérations de la muqueuse buccale, notamment sur le bord édenté de la mâchoire supérieure, ulcérations à centre purulent entouré d'un bourrelet de muqueuse enflammée à la périphérie. Il existe de la raideur dans les mouvements des membres postérieurs. La diarrhée succède à la constipation du début ; les animaux se tiennent constamment dans le décubitus, les membres postérieurs étendus. La sécrétion lactée est supprimée. La guérison survient rapidement après la cessation de l'ingestion.

Lorsque l'affection est causée par l'emploi de tubercules crus de pomme de terre, les manifestations sont moins accusées : tristesse. inappétence, prostration, état de somnolence et d'assoupissement remarquables, respiration à peine ralentie, presque normale, pouls petit et accéléré, jamais de dilatation pupillaire, troubles digestifs constitués par de la météorisation et une diarrhée opiniâtre succédant à la constipation. Chez les porcs et les chiens, on observe des vomissements violents.

Lorsque les phénomènes d'intoxication doivent avoir une issue mortelle, la prostration se transforme en paraplégie avec perte de la sensibilité ; et la mort arrive au milieu de phénomènes de stupéfaction profonde. Dans l'intoxication lente, on voit survenir la cachexie, l'amaigrissement ; et la mort se produit dans le marasme au bout de une à trois semaines. L'autopsie révèle des lésions d'entérite aiguë ou chronique portant principalement sur l'intestin grêle, de la congestion du cerveau et de ses enveloppes. Après la mort par intoxication aiguë, la viande des animaux est inoffensive et peut être utilisée pour l'alimentation : lorsque la mort succède à une intoxication chronique, elle doit être rejetée comme viande fiévreuse ou hectique.

En ce qui concerne les solanées non alimentaires, la présence de la solanine, ainsi que d'autres principes actifs, est indiscutable à une période peu avancée de leur végétation, et il paraît exister une relation très étroite entre la présence de la chlorophylle et celle de la solanine. Chez l'un des représentants les moins toxiques, la douce-amère (*Solanum dulcamara*), on peut constater la présence de la solanine et même celle d'une tropéine puisque l'extrait possède, à un moment donné, des propriétés mydriatiques ; et PROUST a décrit une dermatose propre aux ouvriers employés à la préparation de l'extrait de douce-amère, affection caractérisée par des plaques érythémateuses de la face, des membres, des parties génitales, parfois accompagnées d'éruptions. La présence d'alcaloïdes plus ou moins étroitement analogues, je croirais même volontiers identiques à ceux que l'on rencontre dans le groupe des solanées dites vireuses, est absolument certaine dans la plupart des représentants de la série des solanées ; et il importe, en raison de sa fréquence dans nos régions, de signaler plus particulièrement à ce point de vue la Morelle noire (*Solanum nigrum*) que ses dénominations vulgaires de : raisin de loup, crève-loup, herbe aux magiciens désignent déjà comme possédant des qualités toxiques. On connaît des empoisonnements mortels déterminés par l'ingestion de feuilles crues (les feuilles après cuisson seraient dépourvues de toxicité) dont la symptomatologie est absolument identique à celle des intoxications causées par : belladone, jusquiame, datura. En outre, l'extrait est toujours mydriatique.

Action physiologique. — Les animaux à sang froid sont beaucoup moins sensibles à la solanine que les animaux à sang chaud; ainsi la dose mortelle est : pour une grenouille (poids 30 grammes) 5 centigrammes, pour un lapin (poids 1800 grammes) 20 centigrammes. La solanine produit l'analgésie des extrémités terminales des nerfs sensitifs et la parésie des extrémités terminales des nerfs moteurs; une dose toxique agit sur le bulbe, la moelle et anéantit les fonctions des nerfs moteurs. Les doses considérables déterminent une exaltation du pouvoir excito-moteur de la moelle, des convulsions, de la raideur tétanique et une mort rapide paraissant due à l'arrêt de la respiration et du cœur. On peut distinguer deux périodes dans le développement des effets toxiques : apathie, convulsions.

1° *Période d'apathie*. — Elle est caractérisée par un défaut d'activité et de volonté sans paralysie nette, avec diminution de la motilité et de la sensibilité, parfois des crampes, des tremblements, et un abaissement de température de 1° à 3°. La respiration, d'abord accélérée, est bientôt ralentie, le cœur est affaibli. Il n'y a ni modifications sécrétoires, ni dilatation pupillaire.

2° *Période de convulsions*. — Caractérisée par l'apparition de convulsions cloniques et toniques, durant lesquelles se produit un affaiblissement de la circulation et de la respiration aboutissant à une mort rapide. On constate ici la dilatation pupillaire qui n'est autre chose qu'un phénomène agonique.

Les phénomènes de la seconde période peuvent s'interpréter, en partie, par l'accumulation d'acide carbonique dans le sang, mais ils sont principalement justiciables de la paralysie des centres moteurs; d'ailleurs, l'influence exercée sur l'axe gris de la moelle est bien prouvée par l'abolition des réflexes chez les grenouilles décapitées.

L'action sur le cerveau est démontrée par la somnolence et le léger état vertigineux déterminés par les doses faibles, ainsi que les sifflements d'oreilles, la violente céphalalgie et le délire que provoquent les doses plus élevées. L'affaiblissement notable des pulsations cardiaques paraît dû à une cause nerveuse d'origine, à la fois, centrale et périphérique. Quant à l'influence exercée sur la nutrition générale, ce que nous savons des saponines permet déjà de la prévoir. Comme les saponines, en effet, la solanine se montre un toxique puissant du protoplasma cellulaire et elle possède un pouvoir hémolytique très élevé; en solution au centième, elle empêche le développement des bactéries et provoque la destruction des éléments figurés du sang avec formation de méthémoglobine. C'est probablement à une action de ce genre qu'il faut attribuer la paralysie des terminaisons nerveuses des muscles de la vie organique.

La solanine doit être envisagée plutôt comme un analgésique que comme un narcotique. Elle pourrait, à la rigueur, rendre des services comme médicament nervin, utile par son action dépressive sur le bulbe et la moelle, et comme modérateur de l'excitation motrice. On a proposé d'employer l'acétate de solanine aux doses de 1 à 15 et 20 centigrammes. Cette médication doit être surveillée d'une façon très attentive, parce que, la solanine faisant partie du groupe des saponines, il y a lieu de songer aux inconvénients tardifs d'une administration trop intense ou trop prolongée.

NICOTIANA

Les divers représentants du genre *Nicotiana* renferment tous des proportions variables d'un alcaloïde liquide, la *Nicotine* $C^{10}H^{14}Az^2$, d'une densité de 1012,

bouillant à 246°, extrêmement soluble dans tous les dissolvants, déviant fortement à gauche le plan de la lumière polarisée tandis que ses sels le dévient à
droite, très stable et précipitant les solutions métalliques à la façon d'un
alcali minéral. La nicotine résiste à la température du rouge-sombre et donne,
à une température plus élevée, des bases de la série pyridique dont elle est
d'ailleurs un dérivé par l'hexahydropyridine.

Le pouvoir toxique de la nicotine est considérable, sauf pour certaines
espèces animales, notamment le mouton et la chèvre; il est environ deux à
trois fois plus grand pour la nicotine en nature que pour ses sels. Chez l'homme,
3 à 5 centigrammes ont suffi pour déterminer la mort. L'accoutumance est très
rapide et on arrive à supporter des doses relativement considérables. L'absorption et l'intoxication peuvent s'effectuer par toutes les voies (tube digestif, poumons, peau). La forme atténuée de l'intoxication se fait remarquer par une
céphalalgie intense, le pouls d'abord rare et dur devient ensuite très faible et
très accéléré; le tube intestinal est le siège de douleurs violentes causées par la
contraction tétanique des fibres musculaires, contraction qui explique également la diarrhée et les vomissements; on observe, en même temps, de la salivation, des sueurs froides, des vertiges, des défaillances, un état d'affaissement
profond.

La symptomatologie de la forme aiguë est caractérisée par un état d'angoisse
inexprimable, la pâleur de la face, la petitesse et la fréquence du pouls, les
vertiges, les nausées, les vomissements, les coliques avec évacuations alvines
abondantes et un état lipothymique. A ces manifestations viennent se joindre
des symptômes nerveux graves qui se révèlent par des convulsions et la prostration générale. On a comparé cette symptomatologie à celle que réaliserait
l'union du mal de mer à l'intoxication stibiée. L'élimination se fait rapidement
par les urines, la sueur, l'exhalation pulmonaire; mais l'abattement des forces,
la céphalalgie, l'état vertigineux, les troubles dyspeptiques, quelquefois la
diarrhée persistent plus ou moins longtemps.

Quand la dose est mortelle, on observe, au début, de l'agitation avec impossibilité de se tenir en place, une forte sensation de chaleur à l'épigastre et au
ventre, un pouls dur et rare, de la *contraction pupillaire* et une respiration très
accélérée. Ordinairement, cette première période dure peu et l'on voit survenir:
vomissements et évacuations alvines copieuses (cause puissante d'affaiblissement à laquelle viennent se joindre les effets secondaires de la nicotinisation),
vertiges, défaillances, lipothymies, sueurs glacées, troubles dans les idées, et
bientôt un état de stupeur profonde d'où le patient ne sort, par intervalles, que
pour pousser des gémissements et des cris tout en présentant ces tremblements
accentués si bien observés par Vulpian et rattachés par lui à l'étude de la paralysie agitante, quelquefois même, on assiste à de terribles accès de convulsions
tétaniformes. Enfin, ces convulsions s'affaiblissent, diminuent de fréquence ou
même s'éteignent complètement pour faire place à la paralysie et au collapsus;
la pupille est alors dilatée et les sensations se montrent obtuses. La respiration
s'embarrasse, les battements du pouls, devenu misérable, ne peuvent plus être
comptés; et la mort survient, rarement par syncope cardiaque, presque toujours par asphyxie, quelquefois au bout d'un quart d'heure, plus souvent après
une, deux ou même vingt-quatre heures.

On note, d'ailleurs, une variabilité extrême de l'action suivant la dose et la
période du nicotinisme, de telle sorte qu'on peut observer des effets radicale-
ment inverses. Il n'est pas besoin d'insister sur les dissemblances flagrantes qui

différencient cette symptomatologie de celle appartenant aux autres solanées vireuses, qu'il s'agisse du groupe *atropa* ou du groupe *strychnos*. Un caractère différentiel très marqué, relativement au groupe *atropa*, est le myosis que provoque la nicotine : très fréquemment après son absorption, toujours par application locale, à l'inverse de la mydriase déterminée par l'atropine. La mydriase ne s'observe qu'à une période avancée de l'intoxication et à titre de réflexe intestinal. Ce fait est d'autant plus remarquable que la nicotine produit, comme l'atropine quoiqu'à un degré différent, la paralysie des nerfs modérateurs, notamment des nerfs pneumogastriques et splanchniques, comme en témoignent les modifications cardiaques et intestinales.

Action sur les centres nerveux. — Au contraire de ce que l'on observe dans le strychnisme, la nicotine provoque l'épuisement et comme une décharge instantanée de toutes les forces. Les muscles sont en état de véritable contracture tétanique avec des doses immédiatement mortelles ; plus généralement, on observe une contracture tétanique plus ou moins passagère suivie de secousses convulsives. Un caractère très personnel de l'influence exercée par la nicotine sur le système nerveux réside dans le tremblement musculaire généralisé que l'on observe à une certaine période de l'intoxication.

Chez les grenouilles, ce tremblement n'a pas lieu dans les membres dont on a sectionné le nerf principal ; l'action ne porte donc ni sur l'extrémité périphérique du nerf, ni sur les muscles. La section transversale de la moelle empêche ce tremblement dans les régions dont les nerfs prennent leur origine dans le segment inférieur ou postérieur ; l'action ne se produit donc pas par l'intermédiaire de la moelle. L'ablation des lobes cérébraux, des couches optiques, des tubercules bijumeaux, du cervelet n'empêchent pas ce tremblement ; mais l'ablation de la partie de l'ithsme de l'encéphale correspondant à la protubérance annulaire et au bulbe rachidien chez les mammifères l'arrête complètement. Donc, ces tremblements spasmodiques n'ont lieu que lorsque l'isthme de l'encéphale a conservé intactes ses relations avec la moelle. VULPIAN à qui sont dues ces observations les a appliquées à l'étude du tremblement ; de la paralysie agitante. On a encore comparé l'étiologie de ces tremblements à la production de ces mêmes phénomènes chez un sujet portant un poids à bras tendu ; après la phase de tétanos, le tremblement et la parésie apparaissent avec la fatigue.

Les nerfs sensitifs ne sont pas influencés dans l'action générale, ils sont seulement légèrement anesthésiés par action locale, mais bien moins qu'avec la conicine ; c'est plutôt même une simple diminution de la sensibilité. Quant aux nerfs moteurs, ils conservent leur excito-motricité durant la première période et ne sont paralysés que pendant la seconde phase.

Action sur le système musculaire. — Les muscles striés ne sont pas affectés directement, et leur excitabilité est conservée, sauf après contact de la nicotine avec l'élément musculaire. Les muscles lisses sont intéressés comme par l'atropine, ainsi qu'en témoignent les manifestations que l'on voit se produire sur le tube intestinal, la vessie, l'utérus, les vaisseaux, etc. Cette influence est même plutôt supérieure, comme intensité tout au moins, à celle exercée par l'atropine.

Action sur la respiration. — A la première période d'excitation, correspond une augmentation marquée du nombre des mouvements respiratoires (ils peuvent sextupler et au delà) qui ne se produit plus après section des nerfs vagues. Il y a diminution du champ respiratoire par suite de la tétanisation des fibres musculaires bronchiques. La mort arrive fréquemment par tétanos des muscles respiratoires, comme dans le strychnisme. Dans tous les cas, les accidents se rapprochent étroitement de ceux déterminés par l'asphyxie et la suffocation. A la seconde période, on observe une paralysie survenant quelque temps (parfois plusieurs heures) après celle des membres.

Action sur le cœur et la circulation. — L'asthénie du myocarde influencé par la nicotine est particulièrement remarquable; c'est sans doute à elle qu'il faut attribuer l'arrêt de la circulation que l'on observe dans les petits vaisseaux, sans qu'ils soient le siège d'un rétrécissement appréciable, ainsi que l'état lipothymique connu de tous et constituant la première rançon de l'accoutumance. A une période plus avancé de l'imprégnation nicotinique, on observe une élévation de la tension artérielle qui s'explique, à la fois, par l'excitation des centres vaso-moteurs et par l'influence sur les muscles lisses déterminant le spasme vasculaire. Puis, à cette influence, en général assez courte, fait suite une déplétion du système artériel avec rétrécissement des vaisseaux dont les petits se vident même complètement, ainsi qu'on peut l'observer sur la membrane inter-digitale de la grenouille; enfin, survient une dilatation par paralysie vaso-motrice.

Chez les animaux à sang froid (grenouilles) le cœur se ralentit peu à peu, s'arrête quelque temps en diastole, puis se remet à battre : c'est là un effet successif de l'excitation puis de la paralysie des appareils modérateurs. Ce qui différencie essentiellement cette action de celle exercée par l'atropine, c'est que, chez la grenouille en puissance de nicotine, l'excitation du pneumogastrique ou l'intervention de la muscarine arrêtent le cœur. Chez les mammifères, on note, d'abord, le ralentissement des contractions cardiaques, puis leur accélération tandis que la pression artérielle diminue; elle s'élève lorsqu'on vient à sectionner les nerfs vagues. Après cette section, il ne se produit plus d'excitation, la nicotine agit donc par l'intermédiaire des pneumogastriques. La nicotine exerce encore sur le myocarde une action intéressante qui consiste à lui restituer son excitabilité électrique lorsqu'on la fait agir localement sur le cœur après des inhalations de chloroforme ou d'éther.

En résumé, la nicotine excite violemment le mésencéphale, la moelle et les centres d'innervation motrice; elle met les muscles striés, mais surtout les muscles lisses, en état de facile convulsibilité; en d'autres termes, elle prédispose à ressentir plus violemment les excitations motrices médullaires. Chez les animaux, on observe des tremblements, des convulsions, un spasme particulier du diaphragme noté par CLAUDE BERNARD, puis la paralysie plus ou moins complète du train postérieur. On constate une remarquable conservation de l'excitabilité musculaire par l'électricité. La sensibilité réflexe est ramenée chez les grenouilles décapitées. La nicotine présente une remarquable aptitude à réveiller les contractions cardiaques par suppression de la frénation modératrice exercée par les nerfs vagues. Elle provoque des mouvements vermiculaires intenses et persistants des anses intestinales, c'est-à-dire l'exagération du péristaltisme par diminution ou suppression de l'action frénatrice des nerfs splanchniques, comme le fait l'atropine. L'influence sur le tissu musculaire se traduit encore par des contractions très énergiques de la vessie et de l'utérus, par la tétanisation des muscles lisses.

Du côté de la respiration, on constate une accélération primitive suivie de ralentissement; les muscles respiratoires sont tétanisés par les fortes doses. La circulation subit un ralentissement initial passager, conséquence de l'excitation des nerfs pneumogastriques, puis une accélération consécutive; après une phase, également passagère, d'augmentation de tension artérielle, il se produit un abaissement notable avec une vaso-dilatation paralytique.

A la suite d'une vive excitation des nerfs moteurs, on voit survenir de la raideur, des secousses convulsives cloniques aboutissant à l'affaissement et à la paralysie. Il ne se produit aucune action directe sur les muscles striés qui conservent leur contractilité alors que l'excitabilité du nerf moteur est complétement abolie. Au contraire, les muscles lisses sont influencés directement, et probablement aussi par l'intermédiaire des fibres et ganglions nerveux.

L'appareil digestif traduit son impression par de la salivation, des vomissements, des évacuations alvines. Les sécrétions et excrétions sont augmentées, notamment la salive qui s'écoule abondamment. La sensibilité générale reste intacte; par application locale on peut obtenir de l'analgésie et de l'anesthésie.

Intoxication chronique. Tabagisme. — L'intoxication professionnelle peut s'observer chez les individus maniant continuellement les feuilles de nicotiane; le tabagisme comprend les accidents occasionnés par l'abus du tabac. On a signalé, comme manifestations du nicotinisme professionnel chez les individus employés dans les manufactures de tabac : du ptyalisme, des palpitations, des céphalalgies, des vertiges, des vomissements, de la dyspepsie et de la gastralgie. Ces troubles sont passagers et cèdent rapidement à la cessation du contact avec le tabac. Mais, à un degré plus avancé, on constate de l'exagération des réflexes tendineux et vaso-moteurs, du tremblement des mains, de la dyspnée. Chez les femmes, on a relevé des avortements et la mortinatalité. A la longue, on peut voir survenir la chloro-anémie, la cachexie nicotinique caractérisée par une teinte gris de plomb. On a prétendu que les ouvriers et ouvrières des manufactures de tabac présentaient une remarquable immunité vis-à-vis de la tuberculose. Ici, comme d'ailleurs dans toutes les intoxications chroniques professionnelles, on rencontre d'insurmontables difficultés pour dégager l'influence de la nicotine de toutes les conditions accessoires.

Le tabagisme est surtout occasionné par la fumée du tabac dans laquelle on a trouvé : nicotine, pyridine, picoline, collidine, carbures d'hydrogène, nitrile formique, hydrogène sulfuré, oxyde de carbone. Chacun de ces agents toxiques a, tour à tour, été accusé de provoquer les accidents; en réalité, chacun d'eux intervient pour une part plus ou moins considérable, mais les effets sur le système nerveux, le cœur et la circulation doivent, incontestablement, être attribués aux bases pyridiques parmi lesquelles la nicotine tient la première place pour l'action nocive. Il faut se rappeler, en outre, que la composition chimique de la fumée est très variable suivant la façon dont le fumeur effectue la combustion du tabac et qu'il ne peut être fait de comparaison utile, tant au point de vue de la quantité que de la qualité, entre les produits de combustion du tabac qui prennent naissance dans l'acte de fumer et ceux formés dans les expériences qui se rapprochent bien plus d'une distillation sèche que d'une combustion vraie.

Comme effets généraux du tabagisme, on a signalé des affections du système nerveux résultant des influences exercées par la nicotine sur le bulbe et la protubérance, un peu aussi sur les hémisphères. Bien que le tabac ne soit pas un excitant de l'activité cérébrale au même titre que l'opium, il n'en est pas moins certain que l'excitation cérébrale ou nerveuse fréquemment renouvelée est forcément compensée ensuite par une dépression. Ces effets exercés sur la région bulbo-protubérantielle se traduisent par des troubles circulatoires et respiratoires : ralentissement et intermittences (narcotisme du cœur) sous la dépendance de l'excitation, puis de la dépression de la moelle allongée; accès d'angine de poitrine vraie, par spasme des artères coronaires, peut-être aussi par lésion artérielle (athéromasie); accidents de pseudo-angine, par névralgie ou par l'intermédiaire de troubles dyspeptiques (dilatation des cavités droites); phénomènes dyspnéiques. Le vertige des fumeurs reconnaîtrait pour cause l'excitation des noyaux d'origine des nerfs pneumogastriques ou une action directe sur la moelle allongée.

Les fonctions digestives sont frappées d'atonie, d'où résulte une augmentation de la durée du séjour des aliments dans l'estomac, ce qui se traduit par la dyspepsie des fumeurs. La salivation exagérée a été accusée de favoriser la production du cancroïde lingual. On a parlé aussi de diminution des facultés génésiques due à une dépression des centres nerveux; d'otite par extension aux trompes d'Eustache de pharyngite granuleuse; d'amblyopie caractérisée par diminution de la vision à distance, perversion des couleurs (contraste morbide et successif des couleurs), affaiblissement de l'acuité visuelle, myosis. Ces derniers accidents doivent être, au moins partiellement, imputés à un effet local de la fumée de tabac. Il faut se souvenir aussi que, malgré l'accoutumance, les questions de susceptibilité individuelle jouent un très grand rôle dans la production des modalités du tabagisme.

———

C. EXCITATEURS RÉFLEXES

STRYCHNÉES

Le fruit des strychnos est charnu, comme celui des solanées vraies et des atropées. Il forme une baie à épicarpe quelquefois épais, coriace. Les strychnos constituent des arbres ou des arbustes grimpants.

Strychnos nux vomica. — Arbre de petite taille, revêtu d'une écorce grisâtre; fleurs en cymes composées terminales, fruit charnu, globuleux, lisse, de la grosseur d'une petite orange et de couleur jaune-orangé clair, cortiqué, rempli d'une pulpe dans laquelle sont immergées des graines nummiformes, à bords mousses, à faces plus ou moins déprimées au centre, ou à face ventrale légèrement convexe, à tégument extérieur gris, blanchâtre, jaunâtre ou brun-clair, luisant et nacré; ce qui est dû à la présence de poils soyeux, abondants, rayonnants et couchés à la surface de la semence. Cette graine est formée d'un périsperme corné, très amer, intimement soudé à l'épisperme, et présente, sur l'un des points de sa circonférence, une légère proéminence correspondant à la radicule de l'embryon. Ces semences sont en nombre très variable et attachées sur un trophosperme; elles portent le nom de *noix vomiques*. Il y a des strychnos dans toutes les régions tropicales du globe, notamment aux Moluques, dans l'Inde, au Siam, en Australie..

L'écorce, appelée *écorce de fausse-angusture* depuis les accidents causés vers 1804 par son mélange avec celle d'angusture vraie, est fort riche en principes actifs (strychnine et brucine), ce qui explique sa violente toxicité. L'examen histologique de coupes transversales permet facilement de reconnaître ces deux écorces. En outre, l'écorce de fausse angusture est plus épaisse, pesante et compacte, à cassure droite et nette. Sa surface intérieure est grise, tandis que la surface extérieure est couleur de rouille claire ou d'un jaune plus ou moins orangé et souvent marquée de taches blanches irrégulières, saillantes, verruqueuses. Une goutte d'acide azotique déposée sur la surface interne produit une coloration rouge-sang due à la brucine; sur la surface externe, la coloration est vert-foncé. L'écorce de fausse angusture n'est pas odorante comme celle d'angusture vraie, et à peine a-t-elle touché la langue qu'on ressent une saveur amère, très intense et très persistante, due au mélange de strychnine et de brucine. Cette écorce est beaucoup plus riche que la graine en principes actifs et, par conséquent, beaucoup plus toxique. On avait songé à l'employer, comme l'écorce d'angusture vraie, à titre de fébrifuge, tonique et amère, mais sa toxicité et l'inconstance de sa composition chimique l'ont fait abandonner; elle ne sert plus maintenant qu'à l'extraction des alcaloïdes. Elle renferme, pour 1000 parties, de 3 à 5 de strychnine et 25 de brucine.

Les noix vomiques possèdent une teneur assez variable en alcaloïdes, elles en contiennent de 12 à 25 p. 1000, se répartissant ainsi : de 8 à 20 de strychnine et de 3 à 5 de brucine pour 1000. La moyenne de la richesse des semences que l'on trouve dans le commerce de la droguerie est assez sensiblement constante et égale à 12 p. 1000 d'alcaloïdes, sur lesquels il faut compter 8 de strychnine. C'est la voix vomique (semence du vomiquier) habituellement employée pour la confection des préparations galéniques.

L'écorce de fausse angusture (écorce de vomiquier) est employée en Asie, sous forme de poudre, pour le traitement des affections cutanées rebelles ; le bois du vomiquier est employé comme topique dans l'Inde, additionné d'une portion du fruit d'un palmier, le *Lodoicea Seychellarum*.

Strychnos Ignatii. — Espèce particulière aux Philippines et constituée par un arbuste grimpant, fournissant un fruit rempli d'une pulpe charnue et amère contenant de huit à vingt semences de la grosseur d'une noix à l'état frais, et devenant de la grosseur d'une aveline après dessiccation. Ces graines, appelées *fèves de Saint-Ignace*, sont très irrégulières et dissemblables de forme, ovoïdes, oblongues, convexes et arrondies du côté regardant l'extérieur du fruit, anguleuses et présentant trois à quatre facettes du côté opposé. Elles sont déformées par compression réciproque, plus épaisses et plus larges vers l'extrémité où se trouve l'ouverture correspondant à la base de l'embryon. Elles sont parfois couvertes d'un épisperme blanchâtre, mais le plus souvent réduites à leur périsperme corné, dur, demi-transparent, inodore et très amer. Leur richesse en alcaloïdes, assez constante et plus régulière que celle des noix vomiques, est d'environ 5 de brucine et 15 de strychnine p. 1000. Il ne faut pas confondre ces graines avec les semences drastiques de cucurbitacées américaines (*Fevillea trilobata* et *hederacea*) qui portent le nom de *fèves de Saint-Ignace du Brésil*.

Strychnos tieute. — Arbisseau grimpant de Java, fournissant l'*Upas tieuté* des Javanais, extrait aqueux obtenu par décoction de l'écorce des grandes lianes des régions montagneuses de Blanbargang. Cette plante est très riche en strychnine. L'upas tieute renferme de 600 à 650 p. 1000 d'alcaloïdes formant un mélange de poisons convulsivants ou tétanisants.

On trouve, sur la côte occidentale de l'Afrique tropicale, un autre strychnos, *S. Icaja*, qui fournit le poison d'épreuve appelé *M'Boundou* au Gabon. Dans les montagnes du Tonkin méridional, séparant l'Annam du Laos, on trouve le *Strychnos Gautheriana* qui fournit l'écorce dite de *Hoâng-nan* offrant presque tous les caractères de la fausse angusture dont elle ne se distingue guère que par la rareté des phytocystes pierreux. Dans l'Inde orientale, le bois dit *bois de couleuvre*, passant pour guérir les fièvres d'accès et les morsures de serpents venimeux, est fourni par le *Strychnos colubrina*. Toutes ces plantes renferment un mélange de strychnine et de brucine, dans lequel prédomine la strychnine.

A côté de ces plantes à principes actifs nettement et intensément convulsivants, il faut placer les strychnos à curare, c'est-à-dire à principes paralysants ou curarisants. Le représentant le plus qualifié de ce groupe est le *Strychnos Castelnæana*, liane de l'Amérique tropicale, remarquable par les crocs puissants qui la retiennent aux arbres voisins et qui représentent des axes modifiés ou des pédoncules d'inflorescences avortées. Cette liane est très répandue sur les bords de l'Amazone et de ses principaux affluents. On emploie seulement l'écorce de la tige et des branches pour la préparation du curare. Au reste, chaque peuplade indienne prépare son curare avec un strychnos et à l'aide de manipulations particulières, et l'on cite comme étant tous plus ou moins curarisants les strychnos : *Crevauxiana, Guianensis, cogens, Gubleriana, toxifera, Jobertiana, triplinervia*, etc.

Il existe également un groupe de strychnos inoffensifs, et on prétend même que toutes les parties des plantes précédemment énumérées ne sont pas toxiques, au moins au même degré. Le péricarpe d'un grand nombre de strychnos des deux mondes est comestible. Au Soudan, on utilise pour l'alimentation les baies du *S. innocua*; dans l'Inde, la graine du *S. potatorum* (Titan-Cotte) sert à purifier l'eau; au Brésil, l'écorce du *S. pseudochina* est employée comme succédané du quinquina. Beaucoup des écorces et des tiges des strychnos toxiques sont, d'ailleurs, utilisées, en décoctions à faibles doses, comme amers, toniques et fébrifuges; de plus, certains animaux, comme l'agouti, peuvent manger impunément les graines de quelques strychnos toxiques.

Strychnine. Brucine. — Alcaloïdes très stables, cristallisés, solubles dans les acides avec lesquels ils donnent des sels parfaitement définis, insolubles dans les alcalis. La brucine, $C^{23}H^{26}Az^2O^4.4Aq$, surtout abondante dans l'écorce de fausse-angusture, est un peu plus soluble dans l'eau que la strychnine, elle est peu utilisée et moins active; c'est la diméthoxystrychnine. On sépare ces deux alcaloïdes grâce à leurs nitrates, celui de brucine étant à peu près incristallisable. La strychnine, $C^{21}H^{20}Az^2O^2$, constituée par l'union d'un noyau pyridique à une chaîne phénolique, cristallise d'une solution alcoolique sous forme d'octaèdres ou de prismes à quatre pans terminés par des pyramides à quatre faces. Ses cristaux sont incolores, de saveur métallique et produisant presque instantanément une sensation d'amertume excessive encore perceptible dans une dilution à 1 p. 40000 d'eau. La strychnine est fort peu soluble dans l'eau (7000 p. d'eau froide et 2500 p. d'eau bouillante); insoluble dans l'alcool absolu, l'éther absolu, les huiles grasses; peu soluble dans les autres dissolvants, sauf le chloroforme qui la dissout facilement. Les sels sont beaucoup plus solubles dans l'eau (chlorhydrate 1 p. 6, sulfate 1 p. 9), mais les sels en dissolution peuvent être précipités par addition d'un excès d'acide.

Il existe, en dehors de leur précipitation par les réactifs généraux des alcaloïdes, deux réactions chimiques colorées, assez caractéristiques de la strychnine et de la brucine, ce sont les suivantes : une trace de strychnine en présence d'une goutte d'acide sulfurique et d'un cristal de chromate acide de potassium donne une magnifique coloration violette passant au pourpre puis au rouge pour arriver finalement à la décoloration ; la brucine donne, en présence de l'acide azotique, une coloration rouge-sang des plus intenses. Au point de vue de la recherche toxicologique, ces réactions doivent être confirmées par l'expérimentation physiologique.

Action physiologique. — La strychnine exerce une action toxique sur tous les animaux ; seule, leur sensibilité diffère. Les gastéropodes se montrent les plus résistants. Par rapport au kilo de poids vif, la dose mortelle minima est de 0 milligramme 4 pour l'homme ; 0,5 pour le chien ; 2,1 pour la grenouille ; 3 milligrammes pour le hérisson. La stabilité de cet alcaloïde est suffisante pour que des plantes arrosées avec une solution d'un sel de strychnine puissent emmagasiner l'alcaloïde dans leurs tissus qui deviennent ainsi énergiquement toxiques. L'influence délétère est extrêmement rapide et active lorsque la strychnine est introduite directement dans la circulation générale. La strychnine et la brucine agissent de la même façon et produisent, à l'intensité près, les mêmes effets pharmacodynamiques. La strychnine se montre trente à trente-cinq fois plus active que la brucine : ainsi, pour tuer un lapin de 1 kilo, il faut 0 milligramme 6 de strychnine et 23 milligrammes de brucine ; et la dose mortelle minima de strychnine tue trois fois plus rapidement que la dose mortelle minima de brucine. Les sels étant beaucoup plus facilement solubles que les alcaloïdes sont aussi beaucoup plus rapidement toxiques.

L'action topique de la strychnine, nulle sur la peau intacte, est très irritante sur le derme dénudé ; et l'absorption s'effectue facilement. L'absorption, lente par la muqueuse stomacale, est beaucoup plus rapide par la muqueuse rectale, encore plus rapide par la muqueuse trachéale, extrêmement rapide par les cavités séreuses ou le tissu cellulaire sous-cutané, presque foudroyante par la voie veineuse. On a noté un cas d'empoisonnement à la suite de l'instillation d'un collyre. Par contre, la strychnine n'est pas absorbée par la moelle dénudée. Les effets produits sont de même nature chez tous les vertébrés, ils sont seulement modifiés par la forme des mouvements propres.

Chez l'homme, les doses faibles (1 à 3 milligrammes) déterminent une stimulation de l'appareil gastro-intestinal, puis une perversion de l'appétit. On note une augmentation de la sécrétion salivaire, des envies fréquentes d'uriner, une impressionnabilité exagérée. Les doses moyennes (3 à 7 milligrammes) produisent une excitabilité réflexe exagérée, des fourmillements, l'hyperesthésie de la rétine, la perversion de l'odorat, de l'inquiétude, de l'anxiété, une sensation de tension musculaire, les mouvements de déglutition et ceux du thorax deviennent difficiles, on constate des tressautements des muscles, enfin on peut voir apparaître des crises tétaniques. Les doses toxiques (au-dessus de 10 milligrammes) provoquent une anxiété extrême, de la salivation, une sueur froide, des crises tétaniques avec ou sans cri initial, de l'opisthotonos, du trismus, l'arrêt respiratoire; la mort survient par asphyxie ou dans le collapsus.

Empoisonnement. — Il débute, environ dix à vingt minutes après l'ingestion, par une sensation particulière dans le cerveau, accompagnée d'angoisse et d'agitation croissantes. Le sujet éprouve une oppression intense, puis une sensation de roideur générale, à laquelle fait suite, plus ou moins rapidement, la chute. Le patient est en opisthotonos, la tête fortement fléchie en arrière, la figure pâle; l'intelligence est parfaitement nette, la parole entrecoupée. On voit alors survenir du trismus, des secousses erratiques dans les membres, puis de véritables convulsions tétaniques; l'individu est couché sur le dos, arqué et tous ses muscles contractés, la respiration est courte, brève, convulsive; la face se tuméfie et s'injecte; la mort paraît imminente. Mais, après un temps variable, survient une détente; la tête retombe, la contracture se dissipe et fait place à une flaccidité plus ou moins accusée, le calme se produit. Puis, rapidement, apparaît un accès plus violent : le corps est soulevé d'une pièce, l'opisthotonos et le trismus sont au maximum, l'articulation des sons est impossible, les membres se montrent roidis et convulsés, la plante des pieds tournée en dedans, la respiration est de plus en plus oppressée, par moments comme suspendue, les battements du cœur deviennent irréguliers, la peau est bleuâtre et violacée, les yeux, saillants et fixes, sont convulsés, les pupilles dilatées.

Souvent, à cette période, on voit survenir la mort par asphyxie; quelquefois, il se produit une nouvelle détente. La sensibilité est exaltée au plus haut degré; des secousses tétaniques sont déterminées par la moindre des excitations périphériques (tactile, auditive, visuelle), les patients supplient qu'on ne les touche pas, qu'on ne leur parle pas. Le plus généralement, c'est à la fin du quatrième ou cinquième accès convulsif que la mort arrive, souvent même encore plus tardivement. La durée de ces accès est courte, elle ne dépasse guère trois à quatre minutes, la période de rémission est peu prolongée, durant quelquefois seulement une à deux minutes, le plus souvent dix ou quinze. La mort survient, généralement, dans l'espace d'une heure et demie à quatre heures. Une fois la dose mortelle atteinte, il n'y a pas de différence bien accentuée dans l'évolution des phénomènes lorsque cette dose est augmentée. Les fortes doses paraissent plus lentes à agir; ainsi, les symptômes toxiques ont apparu seulement au bout de deux heures après l'ingestion de 10 gr. 50 de poudre de noix vomique, et au bout de trois heures, chez un enfant de douze ans, après 15 centigrammes de sulfate de strychnine. Dans ce cas, la mort survint *dix minutes* après le début des accidents.

Certaines conditions peuvent amener un retard dans l'absorption, par exemple : l'état de plénitude ou de vacuité de l'estomac, l'état d'ivresse, en raison de l'action antagonistique de l'alcool. De même, certaines conditions peuvent déterminer une tolérance remarquable : un sujet atteint de paralysie alcoolique (complète aux membres inférieurs, presque complète aux membres supérieurs) était arrivé à supporter des injections hypodermiques de 1 centigramme de nitrate de strychnine ; la dose de début avait été de 1 milligramme et la quantité totale de strychnine injectée s'éleva à 145 milligrammes, dans l'espace de vingt-cinq jours.

Un caractère assez important de l'intoxication par la strychnine est fourni par la persistance de la rigidité musculaire dans les heures qui suivent immédiatement la mort, avant la disparition de la chaleur, ainsi que dans la persistance de la rigidité cadavérique que TAYLOR dit avoir vu durer parfois une semaine chez les animaux. Les lésions de la muqueuse gastro-intestinale sont fréquentes avec les produits naturels et leurs préparations galéniques, tout à fait exceptionnelles avec les alcaloïdes.

Action sur le système nerveux. — Les centres bulbo-médullaires perdent très rapidement leur excitabilité fonctionnelle, sous l'influence de la strychnine, mais son action ne se produit pas par simple contact avec la substance nerveuse et il est indispensable qu'il y ait circulation dans le sang. Ce qui caractérise plus particulièrement le strychnisme, c'est la tétanisation dont il est intéressant de rechercher le mécanisme. En effet, l'excitation de l'encéphale, de la moelle allongée, de la moelle épinière, des nerfs, des muscles est également capable de provoquer des convulsions. L'ablation des hémisphères cérébraux chez une grenouille ou un jeune mammifère permet de mettre aussitôt hors de cause cette région de l'axe encéphalo-rachidien. D'autre part, un certain nombre d'expériences, montrent que le strychnisme est justiciable d'une influence médullaire.

.En pratiquant une section de la moelle entre l'occipital et la première vertèbre cervicale sur des chiens qu'il venait d'empoisonner avec de l'extrait d'*upas tieute* ou de fève de Saint-Ignace et qui présentaient des convulsions tétaniques généralisées, MAGENDIE montra que les convulsions ne cessaient pas immédiatement. D'autre part, en injectant dans la plèvre d'un fort chien une solution d'upas et enfonçant, immédiatement après, à partir de l'espace occipito-atloïdien, une tige de baleine dans toute la longueur du canal vertébral, ce qui détruisait la moelle sans arrêter la circulation, le même observateur put constater l'absence de toute contraction tétanique. Dans d'autres expériences, il attendait, pour enfoncer peu à peu la tige de baleine, l'apparition des premières convulsions ; et il voyait ces convulsions cesser progressivement d'avant en arrière, au fur et à mesure de la destruction de la moelle. En sectionnant sur un mammifère ou sur une grenouille les nerfs d'un des membres postérieurs et injectant ensuite de la strychnine à cet animal, on voit les convulsions tétaniques éclater dans toutes les parties du corps, à l'exception du membre dont les nerfs auront été préalablement coupés. Enfin, en pratiquant sur une grenouille la ligature de l'artère iliaque d'un seul côté, de façon à préserver l'un des membres postérieurs de l'imprégnation par la substance toxique, puis en injectant sous la peau d'une des pattes antérieures une solution d'un sel de strychnine (au plus 1/5 à 1/4 de milligramme) on peut constater que les convulsions tétaniques sont au moins aussi violentes dans le membre préservé par la ligature que dans le reste du corps.

Ces expériences montrent clairement que les convulsions du strychnisme ne sont dues à l'intervention ni des hémisphères cérébraux, ni des nerfs moteurs, ni des muscles; elles ne peuvent donc être dues qu'à une action exercée sur les centres bulbo-médullaires. Mais, ici se pose la question de savoir si la strychnine agit sur toute la longueur des centres bulbo-spinaux ou seulement sur le bulbe. Le fait, nettement constaté dans les expériences de MAGENDIE, de la disparition des convulsions d'avant en arrière répond déjà à cette demande; et l'on peut en perfectionner, en quelque sorte, la démonstration, en constatant, à la suite de sections de la moelle pratiquées à différentes hauteurs, soit chez des animaux à sang froid, soit chez des mammifères, qu'il se produit des convulsions tétaniques aussi bien dans le train antérieur que dans le train postérieur ou dans les secteurs intermédiaires. Les expériences de HARLEY, notamment, ont montré que, chez les animaux à sang froid (couleuvre), les secousses tétaniques mettaient un temps facilement appréciable (2 minutes) pour se propager successivement de la tête à l'extrémité caudale, et qu'il y avait indépendance des secousses convulsives dans les divers segments réalisés en coupant la moelle à différentes hauteurs. L'influence est donc progressive, d'une extrémité à l'autre de la moelle, et indépendante des différents centres spinaux; et on doit conclure que toutes les régions de l'axe bulbo-spinal sont impressionnées d'une façon analogue.

La strychnine agit d'une façon élective sur la substance grise du tissu nerveux. MAGENDIE avait émis l'opinion que la strychnine provoquait une irritation analogue à celle réalisée par l'emploi d'un moyen mécanique ou électrique, mais une irritation continue devrait déterminer des convulsions ininterrompues jusqu'à épuisement complet de l'excitabilité médullaire; on devrait observer des contractures plutôt que des spasmes toniques à secousses successives, subintrantes. VAN DEEN, MEYER, MARSHALL HALL, BROWN-SÉQUARD, VULPIAN ont démontré qu'il s'agit d'une exaltation de l'excitabilité des centres bulbo-médullaires, d'où résultent des réactions motrices violentes et généralisées. Les convulsions du strychnisme sont produites par un mécanisme de nature exclusivement réflexe et la substance grise est seule affectée parce qu'elle est seule douée d'impressionnabilité excito-réflexe.

En plaçant le sujet dans des conditions telles que les excitations extérieures ne puissent plus être perçues, par exemple, en pratiquant au préalable la chloroformisation, l'éthérisation, la chloralisation, etc., les accès convulsifs du strychnisme sont rendus impossibles, précisément parce qu'ils sont de nature réflexe, et les excitations extérieures les plus accusées ne peuvent venir à bout de provoquer les crises tétaniques qui apparaîtront spontanément lorsque les effets de la substance anesthésique seront dissipés. En d'autres termes, tous les moyens qui abolissent momentanément la réflectivité des centres nerveux enchaînent l'action convulsivante de la strychnine. Sous l'influence de ces anesthésiques, l'excitabilité motrice de la moelle n'est pas abolie, car on provoque des mouvements violents par l'application immédiate d'excitants sur la moelle, mais la sensibilité et même l'impressionnabilité excito-motrice de la moelle et du bulbe sont abolies, d'où résulte l'impossibilité de manifestation des phénomènes de nature réflexe. Sous l'influence de la strychnine, l'exaltation de l'excitabilité réflexe de la substance grise est incomparablement plus considérable que celle à laquelle donne lieu la section de la moelle ou la destruction de l'encéphale ; l'excitation se disperse immédiatement et brusquement dans toute la substance grise bulbo-médullaire, déterminant des réactions d'ensemble qui ne sont régies que par la puissance prédominante de tels ou tels groupes musculaires, au lieu de ces manifestations d'adaptation des mouvements réactionnels que l'on observe chez les animaux décapités. Et cela explique bien l'analogie des accès du strychnisme avec le tétanos, en même temps que l'absence des contractures que l'on observe, au contraire, chez les tétaniques et qui doivent être attribuées à une influence directement irritante.

Au début de ses recherches, CLAUDE BERNARD avait cru pouvoir conclure que le curare était le poison de l'élément nerveux moteur, tandis que la strychnine constituait le poison de l'élément nerveux sensitif ; il reconnut lui-même que cette distinction, qui paraît exacte à un examen superficiel, ne pouvait être maintenue. Les propriétés physiologiques fonctionnelles des fibres nerveuses ne sont pas forcément détruites parce que ces fibres ne peuvent plus produire les effets qu'elles déterminent à l'état normal dans un organisme intact, de même que les propriétés physiologiques d'un muscle ne sont pas abolies par suite de la section d'un tendon. Il faut distinguer entre la contractibilité, propriété fonctionnelle intrinsèque du muscle et les effets que cette propriété est susceptible de déterminer ; de même, d'une modification fonctionnelle dont la nature intime nous échappe, résulte le mouvement ou la sensation pour la fibre nerveuse.

La mise en jeu des propriétés de la cellule nerveuse se propageant par ses conducteurs, expansions protoplasmatiques et cylindraxiles, ne produit plus ses effets physiologiques par suite de modifications aux points de connexion, périphérique ou central; il n'y a, en quelque sorte, plus de contact, la contiguité des neurones devient plus ou moins imparfaite, ou bien la substance unissante[1] devient plus ou moins inapte à transmettre l'ébranlement moléculaire. En d'autres termes, les poisons agissent sur le *fonctionnement* des fibres nerveuses et non pas sur leurs propriétés physiologiques. Ainsi, les anesthésiques abolissent la sensibilité non pas en altérant de façon quelconque les fibres nerveuses sensitives, mais en empêchant leur fonctionnement de produire son effet par suite des modifications qu'ils déterminent dans les relations réciproques des centres nerveux et des organes périphériques.

Des expériences de J. MULLER, MARTIN-MAGRON et BUISSON ont bien mis en évidence la survie de la sensibilité chez les grenouilles dans les régions ayant perdu toute motilité volontaire et réflexe sous l'influence d'une irrigation suffisamment prolongée par du sang chargé de strychnine; et l'on est en droit de conclure que ce poison ne détruit pas les propriétés physiologiques des fibres nerveuses sensitives et de leurs foyers d'origne; en d'autres termes, que la sensibilité n'est pas abolie chez les animaux empoisonnés par la strychnine. D'autre part, il est facile de constater que, chez des grenouilles intoxiquées à l'aide d'une quantité suffisante de strychnine, lorsque la phase de flaccidité a fait suite à la phase de convulsions, et que l'animal est en état de mort apparente, l'excitation du nerf sciatique démontre qu'il a conservé sa motricité normale. C'est là, on doit le reconnaître, une période transitoire, parfois même assez difficile à saisir; et l'on s'aperçoit que cette motricité diminue dans les moments qui suivent et peut même disparaître complètement au bout d'un temps plus ou moins court.

C'est une question de dose, et, aussi bien chez les animaux à sang froid que chez les mammifères, comme l'ont montré les recherches de VULPIAN et CH. RICHET, les fortes doses de strychnine peuvent amener la disparition de la motricité et produire des effets curarisants. A cette

---

[1] J'ai exposé en détail, à propos de l'interprétation de l'action physiologique du Jaborandi et de la pilocarpine, cette hypothèse de la substance unissante de Vulpian, dans mes *Leçons de pharmacodynamie et de matière médicale*, 5ᵉ série (t. IV). p. 605, auxquelles je suis obligé de renvoyer, ne pouvant reproduire ici en détail cette théorie.

période, les nerfs sensitifs et moteurs peuvent offrir un état analogue, sinon même identique, à celui qu'ils présentent chez les grenouilles curarisées ; et cette action curarisante peut se réaliser d'emblée, sur les nerfs de la vie animale, par l'injection d'une dose élevée de strychnine dans le système artériel, vers les membres. Même à ces hautes doses, il n'y a pas de paralysie des nerfs moteurs de la vie organique ; le tonus vasculaire reste intact, puisque la section du sciatique a pu déterminer une élévation de température de 10° dans les orteils correspondants. En revanche, l'iris paraît plus fortement atteint que chez les animaux curarisés ; il n'est plus influencé par les alternatives de lumière et d'osbcurité. La mort se produit constamment par arrêt du cœur. On voit donc qu'il n'y a pas de différences essentielles entre les batraciens et les mammifères, au point de vue de l'action pharmacodynamique exercée par la strychnine, et que tout se réduit à une question de doses.

L'action des nerfs moteurs sur les muscles n'est abolie, chez les grenouilles strychnisées, qu'un certain temps après le moment où la phase de résolution musculaire a succédé aux secousses convulsives. C'est là, précisément, un caractère distinctif entre les effets du curare et ceux de la strychnine, la motricité nerveuse, chez les grenouilles curarisées, disparaissant au fur et à mesure que la résolution musculaire devient de plus en plus complète ; en outre, un nerf mixte, comme le sciatique, étant sectionné d'un seul côté, on constate que, sous l'influence du curare, le nerf coupé perd sa motricité plus rapidement que le nerf intact, tandis que, sous l'influence de la strychnine, le nerf coupé conserve sa motricité plus longtemps que le nerf intact. La paralysie des nerfs moteurs sous l'influence de la strychnine se produit seulement à des doses beaucoup plus considérables que celles nécessaires avec le curare et sa durée est beaucoup moindre. Si la mort n'intervient pas, on voit réapparaître les convulsions tétaniques lors de la disparition de l'état de résolution musculaire.

D'autre part, si la contractilité musculaire persiste, il ne s'en produit pas moins des modifications des faisceaux musculaires primitifs, par suite des excitations répétées et violentes, ainsi que le prouvent la rigidité cadavérique et la putréfaction musculaire hâtives.

Les modifications subies par l'appareil nerveux dans la production de cette action paralysante peuvent être rapportées à deux influences : 1° sur les points de connexion avec les faisceaux musculaires striés (substance unissante) ; 2° sur les extrémités centrales, par la réalisation d'une impuissance du mécanisme des incitations centrales motrices (l'énergie de la substance grise s'épuisant, la résolution succède aux crises convulsives).

Pouchet. — Précis de pharmacologie.35

Les excitations réflexes partant du centre bulbo-spinal retentissent aussi sur le grand sympathique, comme le prouvent les phénomènes oculo-pupillaires (propulsion des globes oculaires, dilatation des pupilles). Ces phénomènes sont contemporains des accès et cessent avec eux. Chez les mammifères, on observe une élévation notable de la tension artérielle qui se produit même chez les animaux curarisés au préalable. L'excitation réflexe, provoquée par l'attouchement d'un point du corps de l'animal ou par un choc imprimé à la table qui le supporte, détermine des mouvements spasmodiques dans les muscles animés par le grand sympathique ; ces mouvements ne se produisent pas immédiatement, comme les convulsions réflexes des muscles de la vie animale, mais seulement quelques instants après l'excitation : propulsion des globes oculaires, dilatation des pupilles, surélévation de la tension artérielle déjà au-dessus de la normale, dilatation passagère des vaisseaux rétiniens, modifications du rhythme cardiaque (qui ne se produisent plus après section des vago-sympathiques).

Parmi les autres muscles de la vie organique, on peut observer encore des spasmes tétaniques sur les muscles de la vessie et de l'intestin dont les parois présentent des contractures spasmodiques, et, chez certains animaux, comme le chien, sur la rate, très riche en fibres musculaires lisses, en fibres-cellules contractiles, qui se resserre énergiquement quelques instants après que les muscles de la vie animale sont entrés en convulsions. Comme pour toutes les fibres musculaires de la vie organique innervées par le grand sympathique, l'excitation se produit plus tardivement et la contraction est plus lente. Dans l'état de mort apparente, les nerfs sympathiques ont à peu près conservé leurs propriétés physiologiques.

En résumé, la strychnine n'atteint pas le cerveau, pas primitivement du moins ; son action s'exerce principalement sur les centres bulbo-médullaires et se localise sur l'axe gris ; elle excite concurremment le grand sympathique ; enfin, comme le curare, elle est capable d'abolir l'action des fibres nerveuses motrices sur les faisceaux musculaires, mais cette action n'est sensible qu'avec les fortes doses. Du côté des sensibilités spéciales, on constate l'exaltation de l'odorat, de l'ouïe, de la vue (notamment l'agrandissement du champ visuel et du champ chromatique pour le bleu). Il n'est pas sans intérêt de remarquer, comme l'avait déjà fait Ségalas, que les poisons possédant une action élective s'exerçant principalement sur le cerveau, comme la morphine, la cocaïne, etc., se montrent d'autant plus actifs que la masse cérébrale est plus considérable par rapport à l'ensemble du tissu nerveux, tandis que les substances, comme la strychnine, dont l'électivité est surtout

médullaire produisent des effets d'autant plus énergiques et accentués que la masse médullaire est, proportionnellement, plus considérable.

Action sur le cœur et la circulation. — Chez les grenouilles, la strychnine produit des pauses diastoliques prolongées et un ralentissement considérable après les accès convulsifs de la première période ; le nombre des battements peut descendre de 40–50 à 3–4, puis remonte à 20–30 pour retomber ensuite. On observe même des arrêts complets durant plusieurs minutes. Les mouvements se montrent énergiques, les cavités se remplissent et se gonflent largement à chaque diastole, en donnant l'impression d'un affaiblissement du tonus musculaire cardiaque. Le sang affluant au cœur est d'une teinte noire très accentuée. La diastole est prolongée, la systole auriculaire incomplète, on note du ralentissement et une accélération alternatifs. Le ralentissement durable est un signe presque certain de mort. La strychnine semble donc exercer une action directe sur l'appareil central de la circulation, en dehors des modifications que l'influence exercée sur le système nerveux central est capable de provoquer pour son compte ; et une preuve à l'appui de cette opinion est fournie par ce résultat expérimental que les phénomènes ne se produisent plus de la même manière sur une grenouille préalablement curarisée.

Dès les premiers moments de la période de mort apparente, caractérisée par la résolution musculaire, les nerfs vagues n'ont plus qu'une très faible influence sur le myocarde et ne paraissent plus guère agir par action réflexe. Ainsi, une excitation extérieure, comme le choc, ne détermine pas de réflexe cardiaque ; si le cœur est à une phase de repos, elle ne se trouve pas prolongée, s'il est à une phase de mouvement, il n'y a pas immobilisation. On note plutôt la provocation du mouvement complet de l'organe, comme si l'ébranlement imprimé à l'animal et au cœur agissait sur les parties excito-motrices de l'appareil nerveux cardiaque intrinsèque. Il n'est donc pas possible d'attribuer les modifications de rhythme à une excitation réflexe des nerfs vagues, ce que vient, d'ailleurs, confirmer l'intervention de l'atropine qui est incapable de ramener le rhythme normal. L'action de la strychnine s'exerce donc, très probablement, par une influence particulière, parésiante, soit sur le tissu musculaire même du myocarde, soit, plutôt, sur les centres excito-moteurs intrinsèques.

Si la diminution des contractions cardiaques (avec interruptions diastoliques) est la règle chez les animaux à sang froid, chez les animaux à sang chaud, on observe, au contraire, leur augmentation par suite des mouvements musculaires violents ; et la diminution ne s'observe que si on les a mis, au préalable, dans l'impossibilité d'exécuter ces mouvements, par exemple, en les curarisant ou en les chloralisant.

La pression artérielle subit une augmentation considérable qui s'explique par : 1° l'excitation réflexe sur le centre des actions vaso-motrices généralisées (bulbe) ; 2° les contractions musculaires chassant le sang des muscles et comprimant les gros troncs vasculaires ; 3° l'augmentation de l'acide carbonique dans le sang.

Du côté du sang, on note de l'anoxémie, le sang perdant, en partie, son pouvoir absorbant pour l'oxygène, et une surchage d'acide carbonique se traduisant par de la cyanose. On peut, d'ailleurs, constater une diminution de la capacité respiratoire du sang par son mélange avec de la strychnine. De plus, la diffusion est très rapide, comme le montre l'expérience de VULPIAN avec les circulations conjuguées (artère d'un chien intoxiqué mise en communication avec une grosse veine d'un second, le tétanisme se produit aussitôt).

Action sur la respiration, le système musculaire, la température. — Les accès convulsifs du strychnisme empêchent le jeu régulier du thorax ; d'autre part, le centre respiratoire est touché par suite de l'action de la strychnine sur le bulbe et à cause de l'accumulation de l'acide carbonique par obstacle mécanique apporté à la respiration. Aussi, est-ce toujours par l'appareil respiratoire que se produit la mort ; et, le plus souvent, l'asphyxie est causée par l'immobilisation tétanique des muscles. Chez la grenouille, les convulsions et les contractures sont, au moins, tout aussi violentes que chez les mammifères ; mais la mort ne se produit tardivement qu'en raison de ce que cet animal est doué d'une respiration cutanée assez active pour suffire à son hématose et de ce que le cœur (myocarde et appareil nerveux cardiaque) oppose une résistance plus grande à l'influence directe de la strychnine. C'est là ce qui permet, la plupart du temps, une survie dans des conditions, en apparence, paradoxales.

Le système musculaire paraît n'être excité que par l'intermédiaire du système nerveux, car sa contractilité demeure intacte. Cependant, il doit se produire des modifications dans les propriétés physiologiques des éléments cellulaires, ce dont viennent témoigner la rigidité cadavérique et la putréfaction plus hâtives. On remarque aussi que la contractilité est moindre, pour une excitation électrique donnée, que chez un animal tué par section du bulbe. Enfin, on note l'acidification de la substance contractile et l'élévation de la température par suite du surmenage musculaire provoqué par les accès convulsifs.

L'élévation de température est due à la violence, à la tenue prolongée et à la généralisation des contractions spasmodiques provoquées par mécanisme réflexe dans les muscles de la vie animale. L'observation a appris que le développement de chaleur était plus grand à la suite de contraction statique que lorsque cette contraction était utilisée pour la production d'un travail. Dans l'espace d'une heure à une heure et demie, la température rectale du chien s'élève de 39° à 44°. On a relevé chez l'homme jusqu'à 44°5, et VULPIAN fait, justement, remarquer à ce sujet que l'écart de température, par rapport à la normale, est ainsi plus grand que chez le chien dont la température rectale est un peu plus élevée que celle de l'homme. On a constaté de semblables élévations de température dans le tétanos et à la suite de faradisation généralisée. Cette élévation de température est empêchée par l'hypno-anesthésie ou par la curarisation qui mettent obstacle aux crises convulsives, et même par la chloralisation lorsqu'elle est effectuée dès le début des accès, en un mot, par tous les procédés entravant les manifestations de l'hyper-excitabilité réflexe.

Action sur l'appareil digestif, les sécrétions. — En plus de l'excitation salivaire réflexe provoquée par l'excessive amertume de la strychnine, il faut noter l'augmentation des mouvements péristaltiques de l'intestin. Dans les cas d'intoxication, on a même signalé des lésions, plus ou moins accentuées, constituées par de la congestion, des suffusions sanguines, voire des ecchymoses sous la muqueuse intestinale, lésions qui s'observent surtout dans les intoxications avec la noix vomique, l'écorce de fausse-angusture, la fève de Saint-Ignace et leurs préparations galéniques. La preuve que l'hypersécrétion salivaire est bien encore un phénomène de nature réflexe est fournie par les phénomènes suivants : en plaçant, chez un animal, une canule dans le canal de Warthon, on voit l'écoulement s'effectuer surtout au moment de l'élévation de la pression artérielle dont il suit les fluctuations, et il augmente brusquement à la suite d'une excitation provoquée, par exemple, à la suite d'un choc.

La strychnine peut provoquer un diabète artificiel, plus facile à observer sur la grenouille à cause de la longueur de la période convulsive. Ce phénomène est sous la dépendance de l'excitation de la glande hépatique, des modifications subies par la circulation, enfin d'une action exercée directement sur les cellules hépatiques. On observe la diminution de la sécrétion biliaire qui peut être attribuée à l'augmentation de la pression artérielle ainsi qu'à l'influence directe du poison sur les éléments anatomiques. Sur le pancréas et les reins, la strychnine n'exerce pas d'influence appréciable, et c'est là, pour le remarquer en passant, une nouvelle preuve de l'insuffisance de la théorie basée sur les seules variations de la tension artérielle pour expliquer la diurèse : si cette théorie était exacte, la strychnine augmentant notablement la tension artérielle devrait être énergiquement diurétique. Quant aux sueurs profuses, elles s'expliquent aisément par l'élévation considérable de température, à la suite des secousses musculaires.

Mécanisme de la mort. — Chez les mammifères, lorsqu'elle survient pendant la période convulsive, la mort est due, presque exclusivement, à l'asphyxie qu'un certain nombre de manifestations, telles que : congestion des yeux, de la langue, de la partie interne des joues, dénoncent d'ailleurs à l'attention. Les convulsions toniques sont générales, tous les muscles de la vie animale sont en état de contraction spasmodique ; il ne peut plus se produire ni inspiration, ni expiration et, si l'accès dure de une demi-minute à une minute, la mort peut en être la conséquence. Quelquefois, on voit, en moins d'une minute, un relâchement complet de tous les muscles succéder aux convulsions tétaniques, il se produit souvent une miction, parfois une défécation, mais aucun mouvement du cœur ou de la respiration ne réapparaît et l'animal est mort.

Bien que l'asphyxie joue un rôle extrêmement important, la strychnine ou l'attaque convulsive elle-même exercent sur le cœur une influence considérable. Les nerfs vagues subissent le retentissement inévitable de l'irritation réflexe violente subie par les centres nerveux, et l'on constate qu'en général le cœur est déjà arrêté à l'instant où l'un des accès se termine par la mort. Cet arrêt du cœur explique précisément la mort très rapide et au cours d'une crise convulsive ayant duré un temps insuffisant pour amener la mort par asphyxie. Et en effet, même en liant la trachée sur un cylindre de liège ou de bois introduit dans ce canal, l'asphyxie ainsi produite ne détermine la mort, chez un chien adulte, que deux minutes ou deux minutes et demie après l'occlusion parfaite des voies aériennes, et nous venons de voir que la strychnine pouvait provoquer la mort en moins d'une minute. De plus, l'expérimentation enseigne que, très souvent, la respiration artificielle ne parvient pas à sauver l'animal, non seulement quand elle est pratiquée après que les premières crises ont éclaté, mais encore lorsqu'elle est mise en œuvre dès avant le début des crises convulsives.

Le sujet n'est pas nécessairement hors de péril après avoir résisté à l'asphyxie possible lors des premières crises, et on voit fréquemment la mort se produire au bout de quelques heures, et même au bout de plusieurs jours, après la cessation des grandes crises tétaniques, lorsque les accès ont été nombreux. On voit disparaître l'exaltation du pouvoir réflexe de la moelle, la liberté des mouvements est recouvrée peu à peu, la respiration redevient régulière, mais il persiste un état d'affaiblissement auquel font suite le collapsus, puis la mort. Cette issue ne doit pas être attribuée au surmenage musculaire (entraînant l'acidification de la substance contractile, l'élévation de la température et les altérations musculaires qui en sont la conséquence, la production de matériaux de déchet agissant à titre de produits toxiques, en un mot, tous les accidents que l'on peut observer aussi sous l'influence du tétanos ou de la faradisation généralisée), puisqu'on la voit survenir chez des animaux préalablement chloralisés et chez lesquels, par conséquent, ce surmenage n'a pas pu se réaliser. Bien qu'il n'ait pas été possible, jusqu'ici, de mettre ces altérations en évidence, on est obligé de faire intervenir l'hypothèse de modifications histologiques déterminées par la strychnine dans les centres nerveux.

Des ecchymoses sous-pleurales, sous-péricardiques et sous-endocardiques, des noyaux d'apoplexie pulmonaire, des infarctus spléniques, rénaux, témoignent des troubles circulatoires et des perturbations fonctionnelles considérables dont les divers organes ont été le siège; et la congestion intense des centres nerveux permet de regarder l'hypothèse précédente comme parfaitement plausible. Des lésions des centres nerveux, encore inaccessibles à nos moyens d'investigation, attaquant surtout la substance grise et évoluant encore après la cessation de l'intoxication, expliqueraient facilement l'évolution des phénomènes toxiques, ainsi que la mort tardive. Aucun des procédés que l'on peut mettre en œuvre pour pallier les manifestations nocives du strychnisme n'est capable d'empêcher la détermination des altérations directes exercées par la strychnine sur la substance grise ; c'est là un des exemples les plus topiques de ce que j'appelle la *prise de possession de la cellule* par une substance toxique qui produira fatalement une mort tardive si la dose de poison est suffisante pour résister à une désassimilation et à une élimination rapides.

Modes d'administration. Doses. — La poudre de noix vomique et la poudre de fèves de Saint-Ignace sont seules utilisées pour les usages thérapeutiques. La *teinture de noix vomique* (au cinquième) renferme environ 2 milligraammes de strychnine par gramme ou LIII gouttes. Les *gouttes amères de Baumé*, beaucoup plus riches en principes actifs, renferment de 7 à 9 milligrammes de strychnine pour la même quantité. Les extraits devraient être abandonnés en raison de leur variation de richesse en principes actifs; la teneur en alcaloïdes peut varier du simple au double (de 10 à 20 p. 100). Toutes les indications thérapeutiques peuvent être parfaitement réalisées à l'aide de : teinture de noix vomique, gouttes amères de Baumé, sulfate de strychnine. On ne doit jamais administrer, en une seule fois, plus de un demi-milligramme de strychnine et, en vingt-quatre heures, plus de 5 milligrammes, à moins de circonstances déterminées et bien connues d'avance (susceptibilité, accoutumance, (etc.).

COQUE DU LEVANT. — C'est une liane, l'*Anamirta Cocculus*, de la famille des Ménispermacées, qui fournit le fruit appelé *Coque du Levant*. Ces fruits, exportés de Madras et de Bombay, sont insymétriques, subréniformes, brun-noirâtre à la surface, pourvus d'un endocarpe ligneux dans lequel la graine s'est habituellement rétractée par la dessiccation. Le principe actif de ces fruits est la *Picrotoxine* ($C^{30}H^{34}O^{13}$) qui fait partie de ce groupe, indéterminé, de composés désignés par l'appellation de corps neutres amers non azotés. La dose toxique mortelle pour l'homme est de 15 à 20 centigrammes de picrotoxine, mais à la dose de 2 centigrammes. elle produit déjà des intoxications graves. La coque du Levant peut causer des accidents à partir de 30 centigrammes; une quantité de 2 gr. 50 serait mortelle. Les convulsions éclatent, en général, peu de temps après le début de l'empoisonnement.

L'action convulsivante exercée par la picrotoxine emprunte un caractère particulier à sa ressemblance étroite avec les symptômes de l'épilepsie classique. L'électivité d'action exercée par la picrotoxine sur le bulbe est extrêmement remarquable ; elle a été mise en lumière, d'une façon tout à fait indiscutable, par les recherches de VULPIAN, montrant que l'ablation secondaire de toutes les parties de l'encéphale autres que le bulbe ne modifie en rien les phénomènes convulsifs, tandis que la section de la moelle les fait disparaître dans les territoires nerveux sous-jacents. Ce fait seul suffit à différencier nettement l'action convulsivante de la picrotoxine de celle de la strychnine. Pour une même dose de picrotoxine, l'activité de la Coque du Levant ou de ses préparations galéniques est très sensiblement la même. D'ailleurs, la différence de toxicité entre la picrotoxine et les autres principes, plus ou moins actifs, qui l'accompagnent est telle, que ces derniers ne peuvent intervenir que d'une façon fort atténuée.

L'absorption est remarquablement lente; l'injection hypodermique des doses mortelles ne détermine les premières manifestations toxiques qu'au bout de trente à quatre-vingt quinze minutes; et l'injection veineuse elle-même laisse encore un délai de trois à dix minutes avant que l'on puisse voir apparaître les phénomènes symptomatiques de l'intoxication. Avec la plupart des substances exerçant une action intense sur l'organisme animal, les manifestations toxiques se montrent à peine au bout de quelques secondes après l'injection veineuse et semblent souvent même instantanées. La Coque du Levant en nature paraît contenir une ou plusieurs substances qui activent l'apparition des phénomènes toxiques et, par conséquent, l'absorption. Cette lenteur d'apparition des phénomènes toxiques est en rapport avec la résistance normale des centres sur lesquels la picrotoxine porte son action élective. Elle permet également de comprendre la gravité de l'empoisonnement lorsque ses manifestations apparaissent, la non-intégrité, même peu durable, des centres bulbo-protubérantiels étant incompatible avec le maintien de la vie.

Chez les animaux à sang froid, la grenouille par exemple, on peut arriver à mettre en évidence une action secondaire et tardive de la picrotoxine sur les centres médullaires ; mais les accidents d'origine bulbaire sont, de beaucoup, prédominants et accaparent le plus l'attention. D'ailleurs, au moment où ces accidents d'origine médullaire commencent à se montrer, l'animal, déjà épuisé par les manifestations d'origine bulbaire. est devenu presque tout à fait incapable de réaction soutenue, et la phase médullaire se trouve souvent remplacée par une phase paralytique présageant une mort plus rapide. Chez les mammifères, la picrotoxine se comporte, exclusivement, comme un convulsivant bulbaire. Ici, la gravité des manifestations bulbaires est telle qu'elle ne laisse pas aux autres accidents le temps de se révéler.

On a prétendu, à tort, que l'action de la picrotoxine se localisait sur les centres moteurs corticaux ; les hémisphères, de même que le cervelet, sembleraient plutôt, au contraire, capables d'exercer une influence modératrice sur les convulsions provoquées par ce poison.

Les troubles des fonctions cardiaques et respiratoires s'interprètent facilement comme conséquence de l'électivité sur les centres bulbaires. C'est par l'intermédiaire des pneumogastriques que se produisent les effets de ralentissement et de renforcement des contractions cardiaques, suivis, lorsque les doses sont suffisamment élevées, d'effets contraires d'accélération avec diminution de l'énergie. Dans cette seconde phase, la paralysie du modérateur cardiaque est démontrée par l'inefficacité de l'excitation du bout périphérique des nerfs vagues. La tension artérielle augmente notablement ; et la persistance de cette hypertension chez des chiens curarisés, en même temps que la constatation de véritables spasmes vaso-moteurs, démontrent que l'origine de cette augmentation de tension ne réside pas dans la contraction exagérée des muscles de la vie de relation, et qu'il faut admettre une influence certaine de la picrotoxine sur les nerfs de la vie végétative. Aux doses toxiques, cette élévation de pression, toujours assez persistante, finit par faire place à un abaissement marqué de la tension. C'est également par suite d'actions d'origine centrale, et non pas en raison d'une action directe sur les éléments glandulaires, que l'on explique les effets sécrétoires : hypersécrétions salivaire et intestinale chez le chien, hypersécrétions sudorale, salivaire et lacrymale chez le cheval.

Du côté du système musculaire, l'influence de la picrotoxine se traduit par des modifications dans lesquelles l'analyse permet de retrouver les éléments de deux actions, en apparence contradictoires : d'une part, la fatigue musculaire révélée par l'allongement de la phase d'énergie décroissante, d'autre part, l'hyperexcitabilité démontrée par l'accroissement de l'amplitude et la tendance au tétanisme. Cette modification, aboutissant à l'allongement notable de la courbe du tracé musculaire, persiste malgré la section du nerf moteur et la séparation du muscle d'avec les centres.

De toutes les substances qui peuvent, soit partiellement, soit sur la plupart des points, être considérées comme antagonistes ou antidotes de la picrotoxine, une seule, le chloral, a donné, chez les animaux, des résultats efficaces. Encore faut-il que l'on ait recours aux injections intra-veineuses et que l'intervention de la substance antagonistique soit prompte, hâtive et énergique. C'est encore là un exemple venant à l'appui de ma manière de voir sur l'utilisation des phénomènes généraux d'antagonisme et d'antidotisme.

La coque du Levant est utilisée, dans l'Inde comme en France, à la pêche frauduleuse par l'empoisonnement des rivières et à la falsification de la bière à cause de son amertume. Le poisson recueilli dans ces conditions peut causer des accidents d'intoxication s'il n'a pas été vidé aussitôt après la mort.

On a préconisé la coque du Levant à titre d'anti-épileptique, d'anthelminthique, de parasiticide, d'anhydrotique, dans les cas de sueurs cachectiques, dans la dysménorrhée douloureuse. Albert Robin l'envisage comme un médicament très efficace dans certains cas d'affections gastro-intestinales. On peut utiliser soit la teinture que l'on administre depuis X gouttes jusqu'à C gouttes par jour en augmentant graduellement et lentement, soit une solution de picrotoxine dans l'eau alcoolisée. La teinture de coque du Levant est la forme préférable. La poudre, employée pour l'usage externe, à titre de parasiticide, a parfois déterminé des accidents.

*
* *

Un certain nombre de substances médicamenteuses présentant un véritable intérêt au point de vue thérapeutique, pourraient encore figurer dans cette section des *excitateurs réflexes*, leur action pharmacodynamique étant nettement convulsivante lorsqu'elle est poussée jusqu'à l'influence toxique. Telles sont, notamment : les quassia, le colombo, la gentiane. Mais, en raison de leurs applications thérapeutiques et de ce que l'action convulsivante n'est, en définitive, que l'exagération de leur influence utile et nécessite l'emploi de doses considérables, je crois beaucoup plus logique de les englober dans la section des *Amers* qui seront étudiés avec les *Modificateurs de la nutrition*.

AMMONIACAUX

Le sel ammoniac (chlorhydrate) provenant de la province d'Ammonie, en Lybie, est le premier des sels ammoniacaux utilisé à titre de médicament. Le *sel urineux volatil* (carbonate d'ammoniaque) de Raymond Lulle et Basile Valentin fut très prôné au moyen âge. On se servit ensuite des produits ammoniacaux complexes fournis par la distillation sèche des matières organiques, (voir goudrons), produits qui furent regardés comme des panacées, notamment l'*Esprit de Mindererus*, acétate impur, préparé en traitant par du vinaigre le sel volatil de corne de cerf (sesquicarbonate). Enfin, lors de la découverte des ammoniaques composées, certaines d'entre elles, la *propylamine* principalement, obtinrent une vogue momentanée que l'observation et l'expérience ne justifièrent pas.

En raison de leur volatilité, les composés ammoniacaux, quelle que soit leur nature, se comportent comme des stimulants diffusibles, locaux et généraux. Cette action stimulante est d'autant plus accentuée que la volatilité est elle-même plus considérable, de sorte que les ammoniaques composées et la solution aqueuse de gaz ammoniac la possèdent au plus haut point. Comme avec les autres stimulants diffusibles également volatils, la facilité d'élimination est aussi en rapport étroit avec cette volatilité et l'on doit compter avec une nouvelle source d'excitation, capable d'actions propulsives, exercée sur la surface d'élimination. L'ammoniaque est une substance phlogogène et même violemment irritante si le contact est prolongé; il se fait sur la surface enflammée une exsudation d'un liquide très fibrineux. L'influence est, à la longue, gangréneuse, nécrobiotique ; l'action première est essentiellement inflammatoire. Des vapeurs d'ammoniaque pénétrant en grande quantité dans les voies respiratoires provoquent une bronchite généralisée, avec bronchorrhée profuse et exsudat croupal. Il faut donc être très réservé relativement à l'emploi de la solution d'ammoniaque en inhalations stimulantes, notamment dans les états comateux de l'enfance.

L'action pharmacodynamique de l'ammoniaque et des ammoniacaux intéresse plutôt la toxicologie que la thérapeutique. Introduite dans le sang, l'ammoniaque se comporte comme un poison globulaire; les hématies tendent à se dissoudre, l'hémoglobine à se réduire ou à se transformer en méthémoglobine. On observe une excitation des centres bulbo-myélitiques se traduisant principalement par des influences vasomotrices intenses. Les ammoniums quaternaires manifestent une action se rapprochant de celle du curare. De même que le camphre, et suivant des questions de doses, d'opportunité et de susceptibilité individuelle, les ammoniacaux peuvent se comporter comme des stimulants ou des stupéfiants diffusibles. Aussi, suivant le point de vue auquel on s'est placé, en a-t-on fait, tour à tour : des sédatifs, des antispasmodiques directs, des hyposthénisants. Chacune de ces interprétations est exacte par rapport à des conditions déterminées.

Modes d'administration. Doses. — Solution aqueuse de gaz ammoniac : liquide incolore, volatil, fortement odorant, suffocant, marquant 22° à l'aréomètre à la température de 15°. A pression et température normales, un litre d'eau dissout environ 500 grammes de gaz ammoniac, soit 660 litres. Utilisée comme vésicant (ne présente pas les inconvénients de la cantharide) ; comme stimulant, en inhalations, dans les cas de syncope (ce procédé peut offrir des dangers) ; à l'intérieur, comme stimulant diffusible, expectorant. On utilise plutôt, en inhalations, comme stimulant, *l'alcoolat aromatique ammoniacal,* ou *esprit volatil aromatique huileux de Sylvius,* ainsi que le *sel volatil d'Angleterre;* ces produits renferment principalement du carbonate d'ammoniaque dont l'action est moins brutale que celle du gaz ammoniac pur. Pour l'usage interne, on peut utiliser soit la solution d'ammoniaque (X à L gouttes en plusieurs fois, à quelques minutes d'intervalle, dans de l'eau sucrée), soit, de préférence, le carbonate ou l'acétate.

Liqueur ammoniacale anisée.

Ammoniaque pure	5 grammes.	
Huile volatile d'anis.	1	»
Alcool à 90	24	»

X à L gouttes dans de l'eau sucrée, deux à six fois *pro die.*

Potion à l'acétate d'ammoniaque.

Acétate d'ammoniaque	30 grammes.
Eau de fleurs d'oranger.	50 »
Infusion de tilleul.	120 «
Sirop d'écorces d'oranges	60 «

Cuiller à soupe toutes les heures.

Potion contre l'ivresse.

Acétate d'ammoniaque	15 grammes.
Sel marin.	5 »
Infusion forte de café.	50 »
Sirop simple	30 »

En deux fois, à un quart d'heure d'intervalle.

Potion tonique.

Acétate d'ammoniaque.	10 grammes.
Teinture de cannelle . . . . } ââ 5 »
Extrait de quinquina. . . . . }
Eau distillée de mélisse	120 »
Sirop d'écorces d'oranges amères.	30 »

Cuiller à soupe tous les quarts d'heure.

IIᵉ CLASSE. MODIFICATEURS DE LA NUTRITION

Stimulants de la nutrition générale	*Toniques alimentaires* (analeptiques restitutifs)	*Analeptiques* (protéiques, gras, féculents, gommo-gélatineux. sucrés).
	Toniques médicamenteux (stimulants trophiques).	Amers-apéritifs, chlorure de sodium, eaux minérales chloruro-sodiques, phosphate de chaux.
Stimulants de la nutrition spéciale	*Agents physiques* : gymnastique, massage, percussion, faradisation. Douches : salées, sulfureuses, aromatiques, etc. — Phosphore, arsenic, vanadium (termes de transition avec le groupe suivant).	
Dépresseurs de la nutrition générale et spéciale.	Régime atténuant. Altérants proprement dits ou directs : phosphore, arsenic, vanadium, iodiques, mercuriaux, alcalins, etc. Atténuants indirects: hypercriniques (diurétiques, purgatifs, cholagogues, galactagogues).	

Agents contribuant indirectement à modifier la nutrition. { Antiseptiques. Parasiticides.

GROUPE I. — EXCITANTS DE LA NUTRITION

TONIQUES ALIMENTAIRES. — Les analeptiques (αναληψις restauration) sont des agents capables de restituer à la nutrition, par l'intermédiaire du sang, les matériaux qui lui manquent pour qu'elle s'accomplisse normalement. Ils comprennent tous les aliments énergiquement réparateurs sous un petit volume.

Les individus dont la nutrition est ralentie ont intérêt à réduire au minimum leur ration alimentaire, en la composant de façon à ce qu'elle soit utilisée pour le mieux. Ceux, au contraire, dont la nutrition est exagérément active, comme les tuberculeux à une certaine phase de l'évolution de leur maladie, éprouvent le besoin d'une suralimentation. Il est aussi fâcheux de nourrir insuffisamment un sujet à combustions d'une activité exagérée que de nourrir avec excès un sujet à combustions ralenties. Enfin, l'utilisation d'une même ration alimentaire peut être fort différente pour des raisons multiples et variées.

Pour les anciens, l'analepsie constituait l'art de rétablir la santé, de faire recouvrer les forces; et ils avaient institué, à cet effet, des règles fixées par THÉMISON et CŒLIUS AURELIANUS relativement au *cycle analeptique* auquel ils soumettaient leurs malades et qui constituait un véritable entraînement par le régime, dans lequel le nombre de jours du traitement, la nature et la succession des aliments, des durées de travail et de repos étaient inflexiblement fixés. Ces auteurs distinguaient des cycles exténuants ou fortifiants, certains cycles étant destinés à dépurer l'économie en l'affaiblissant; et, pour eux, le mot αναληψις avait plutôt la signification de renouvellement que de restauration.

L'efficacité d'action des toniques analeptiques se traduit par l'engraissement, le tissu adipeux pouvant être regardé comme la caractéristique de la prospérité nutritive générale et sa disparition comme celle de l'appauvrissement de la nutrition. L'action de ces substances peut être favorisée par l'emploi simultané des moyens constituant l'entraînement organoplastique de ROYER-COLLARD : stimuler l'appétit, assurer le bon fonctionnement de l'appareil digestif, prolonger la durée du sommeil, et réduire le travail intellectuel et les exercices physiques au degré exactement suffisant pour stimuler la nutrition sans entraîner de dépenses exagérées.

La suractivité de la circulation augmente les combustions interstitielles; il en résulte que toutes substances, ou agents, activant la circulation seront, dans une mesure plus ou moins efficace, des stimulants de la nutrition, par exemple : l'exercice physique, l'alcool, les caféiques. Mais un excès sera capable d'entraîner une suractivité de la désassimilation, d'où résultera de l'amaigrissement et le passage du groupe des stimulants à celui des dépresseurs.

La délimitation entre les analeptiques alimentaires et les analeptiques médicamenteux n'est pas possible à établir. Le chlorure de sodium, le fer, le manganèse, le phosphate de chaux, l'oxygène, etc., forment des termes de transition entre les deux extrêmes et constituent ce que BAILLOU avait appelé des *aliments médicamenteux* auxquels il conviendrait de joindre les corps gras, les alcools, les caféiques. D'autre part, certaines substances favorisent l'histogenèse sans faire partie intégrante de l'organisme, ou du moins en n'y pénétrant qu'à l'état de traces infinitésimales, douteuses même pour quelques-unes d'entre elles : il en est ainsi pour l'arsenic, l'iode, le phosphore, certains alcaloïdes comme ceux de l'huile de foie de morue.

Ces substances favorisent énergiquement le travail de réparation cellulaire, et la très faible proportion dans laquelle elles interviennent pour stimuler et régulariser les phénomènes normaux de la nutrition semble être une condition indispensable de leur influence bienfaisante. A des doses à peine supérieures à celles représentant leur quantum normal, ces agents constituent des causes de perturbation des échanges et réalisent ces actions médicamenteuses que l'on a qualifiées par l'appellation d'*altérantes*. Et en effet, l'action stimulante, d'une part, altérante ou atténuante, d'autre part, n'est bien souvent qu'une question de doses pour ces substances, ou même pour les agents physiques, capables d'exciter à dose faible, d'altérer à dose forte.

Il est à remarquer, en outre, en ce qui concerne les substances médicamenteuses, qu'elles se montrent capables d'exercer une action élective sur différents tissus; telles sont : l'action exercée sur le tissu osseux par le phosphore et le mercure, l'influence exercée sur les nécrobioses graisseuses par l'arsenic et l'antimoine.

ANALEPTIQUES PROTÉIQUES. — Ce groupe comporte tous les aliments très nourrissants, notamment les viandes noires, ces aliments que GALIEN disait « en conformité de nature avec les tissus organiques qu'ils doivent entretenir ou réparer », en d'autres termes : les jus, les consommés, les coulis, les bouillons, les extraits. L'emploi de la pulpe de viande crue (on recommande alors la viande de cheval pour être plus sûrement à l'abri de l'infestation par le tænia) réalise l'optimum de cette méthode analeptique.

La cuisson de la viande provoque, en effet, une coagulation, plus ou moins partielle, des albuminoïdes et, par suite, une diminution de la valeur alimentaire. Pour vaincre le dégoût que cette pulpe de viande crue cause à beaucoup de sujets, on la mélange à du sucre en poudre, de la confiture, des conserves de roses ; on l'étale sur des biscuits ou du pain, ou bien encore on la met en suspension dans du chocolat, du bouillon, du tapioca au gras. Il faut avoir soin d'ajouter une certaine proportion de sel pour favoriser la dissolution et l'absorption des albuminoïdes.

Dans certaines circonstances, le résidu de la pulpe de viande, insoluble dans les sucs digestifs, constitue encore un inconvénient et une surcharge nuisible pour l'appareil digestif de quelques sujets profondément affaiblis. Il faut alors avoir recours à ce que l'on a appelé la *zomothérapie*, c'est-à-dire à l'emploi du suc de viande séparé de la portion plus difficilement transformable sous l'influence des sucs gastriques et intestinaux. Ce suc s'obtient par simple expression de la viande hachée.

La viande hachée fournissant assez peu de suc, même sous l'influence d'une très forte pression, je préfère user de l'artifice suivant. Un demi-kilo de viande hachée, ou mieux encore pulpée, est mis en macération pendant douze heures, au moins, dans la solution suivante :

Sel de cuisine.	8	grammes.
Phosphate de soude.	15	»
Chlorure de potassium	2	»
Sucre de canne.	30	»
Eau	250	»

Au bout de ce temps, on exprime fortement à la presse, et on administre le liquide exprimé par petites quantités (tasse à café ou cuillerée à soupe) dans les vingt-quatre heures. Il est extrêmement important d'effectuer ces opérations dans un endroit frais et d'éviter, par tous les moyens en usage, mais sans addition de substances antiseptiques, l'altération spontanée du liquide qui se corrompt très facilement, surtout sous l'influence d'une température relativement élevée. Cette préparation doit donc être renouvelée tous les jours.

Les résultats expérimentaux montrent qu'il entre ici en jeu un mécanisme autre que celui de la suralimentation ; et qu'il faut faire intervenir une action immunisante particulière de ce suc et la constitution, à son aide, d'un terrain de plus grande résistance, notamment chez les tuberculeux. Il faut seulement avoir soin de ne pas prolonger pendant une durée trop considérable l'administration de la viande crue ou du suc de viande. La stimulation imprimée à l'économie ne se répète pas sans entraîner à la longue des inconvénients qui se manifestent par une dénutrition accentuée que l'on doit, sans doute, attribuer à une intervention exagérée des zymases conténues dans le tissu musculaire. Cette médication doit donc être entrecoupée par des périodes de repos au cours desquelles on cherchera à revenir à l'alimentation habituelle. La viande crue ou le suc de viande ne doivent servir, en quelque sorte, que de coup de fouet pour stimuler les phénomènes normaux de la nutrition et des échanges.

Les diverses préparations de *Poudre de viande*, les poudres partiellement peptonisées, les peptones proprement dites, constituent encore de bons moyens de réaliser la médication analeptique. En ce qui concerne les poudres de viande, il importe de remarquer que la dessiccation, et surtout le procédé à l'aide duquel cette dessiccation a été obtenue, modifie toujours plus ou moins la valeur alibile de la préparation. Quant aux peptones, il faut distinguer : les peptones obtenues par la seule action de la vapeur d'eau et d'une élévation de température, les peptones obtenues par digestion tartrique, les peptones obtenues par digestion chlorhydropepsique, les peptones dites pancréatiques.

Les peptones résultant de la seule action de la vapeur d'eau constituent des produits n'ayant subi qu'une transformation insuffisante, dans certains cas, les syntonines qui en forment la majeure partie exigeant encore le concours obligatoire des sucs digestifs. La distinction à faire entre les *acide-albumine* et les *alcali-albumine* importe peu au point de vue des applications.

Les peptones obtenues par digestion tartrique constituent des mélanges d'albumoses et de peptones vraies; leur valeur alibile est faible parce que l'on est obligé de prolonger au moins durant vingt-quatre heures l'action de l'acide sur la viande et que sa quantité est assez considérable. Il se forme, dans ces conditions, des produits surdigérés, contenant une assez notable proportion de matériaux de déchets, représentés notamment par : leucine, tyrosine, alanine, glycocolle, acides aspartique et amidobutyrique. C'est à peine si ces produits renferment le tiers de leur poids du mélange d'albumoses et peptones.

Les peptones chlorhydropepsiques sont notablement plus riches et peuvent contenir jusqu'à 70 p. 100 du mélange d'albumoses et peptones. Les peptones pancréatiques ont sensiblement la même valeur quantitative; peut-être sont-elles plus facilement assimilables lorsqu'elles ont été correctement préparées.

La *solution de viande* de Leube et Rosenthal se rapproche très étroitement des peptones. On l'obtient en chauffant pendant dix heures au moins, à l'autoclave, un kilo de viande hachée additionnée de 1 litre d'eau et 20 grammes d'acide chlorhydrique; on triture au mortier le résidu de cette opération jusqu'à ce qu'il ait acquis la consistance d'une

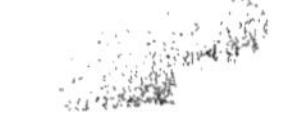

émulsion, puis on le soumet encore pendant vingt-quatre heures à la cuisson en vase clos ; on ajoute du carbonate potassique jusqu'à neutralisation complète et on évapore le tout à consistance de bouillie. Ce dernier résidu est administré dans du bouillon, en quatre parties représentant chacune 250 grammes de viande.

Toutes ces préparations ne nécessitent qu'une faible intervention de l'estomac, mais elles possèdent l'inconvénient de déterminer, plus ou moins rapidement, une aversion insurmontable. Il faut alors recourir à l'absorption par la voie rectale.

Modes d'administration. Doses.—Poudre de viande : de 30 à 60 grammes, dans un potage gras. Ou bien : lait 250, poudre de cacao 10, poudre de viande 60 grammes. Ou encore : eau glacée 125, sirop de sucre 40, rhum 40, poudre de viande 50 grammes. Pour les peptones, 1 à 2 cuillerées à soupe de peptone liquide, 1 à 2 cuillerées à café de peptone solide dans du bouillon, du lait ou de l'eau glacée, comme ci-dessus. Sous forme de lavements; poudre de viande 30 à 100 grammes, peptone solide 1 à 2 cuillerées à café, peptone liquide 1 à 2 cuillerées à soupe dans : lait 200, jaune d'œuf n° 1, laudanum de Sydenham II à V gouttes. Lavements de viande et pancréas : viande hachée 150 à 300 grammes, pancréas haché 50 grammes, eau tiède 100 à 150 grammes.

On peut aussi administrer en nature les produits existant dans le commerce de la droguerie sous les dénominations de *Pepsine* et de *Pancréatine*. On doit les prescrire aux doses de 50 centigrammes à 4 grammes dans un liquide aqueux ou une liqueur hydro-alcoolique. La forme de vin ou d'élixir est particulièrement recommandable. Ces produits subissent une diminution plus ou moins marquée de leur pouvoir zymasique par l'addition d'antiseptiques ou par le seul fait de la dessiccation. Il peut y avoir avantage à faire agir exclusivement sur la portion intestinale du tube digestif la pepsine pancréatique : on obtient ce résultat en la prescrivant sous forme de pilules kératinisées dont l'enveloppe se délite seulement au contact de la sécrétion alcaline du tube intestinal.

Je rappellerai, en terminant, les propriétés pepsinogènes du bouillon et de la dextrine. Cette dernière s'administre, à la dose de 50 centigrammes par prise, dans un vin ou sous forme d'élixir. Bouillon et dextrine doivent être ingérés de une demi-heure à une heure avant le repas dont on veut les voir activer la digestion.

ANALEPTIQUES GRAS. — Ils sont constitués par : le lait, les œufs, les graisses, le beurre, la crème de lait, les huiles comestibles végétales ou animales.

On considérait autrefois les aliments protéiques comme des produits essentiellement dynamogènes et les aliments gras comme des produits essentiellement thermogènes ; une distinction aussi tranchée est beaucoup trop absolue, quoique réelle au fond. Les graisses forment dans l'organisme, une réserve nutritive disparaissant la première lorsque survient une période d'indigence. L'action comburante de l'oxygène s'exerce sur elles de préférence, ménageant ainsi la substance protéique qui sera brûlée à son tour lorsque la réserve des matières grasses sera épuisée. Les graisses constituent un des éléments indispensables de toute ration alimentaire. L'économie a bien la possibilité de transformer en graisses certains hydrates de carbone, mais les graisses se fixent directement dans l'organisme sans lui imposer ce surcroît de travail. Les analeptiques gras s'emploient donc, surtout, dans le but de réduire la désassimilation azotée, et ils réalisent ainsi une véritable alimentation d'épargne.

La diète lactée consiste à alimenter un sujet exclusivement avec du lait. Si le lait réalise un aliment complet pour le nouveau-né, il n'en est pas de même pour l'adulte et la ration alimentaire doit alors subir une légère correction qui consiste dans l'addition d'une petite quantité de sucre. En ajoutant à 1 litre de lait de vache 60 à 80 grammes de sucre, on réalise une ration d'entretien pour un valétudinaire. On a beaucoup exagéré la quantité de lait nécessaire pour réaliser la diète lactée exclusive ; et la proportion de 3 litres de lait par jour constitue, d'une part, une ration exagérée pour un sujet dont les fonctions normales sont réduites, d'autre part, une ration dans laquelle le taux des graisses est tellement élevé qu'il occasionne souvent des troubles gastro-intestinaux. De plus le lait ne doit être ingéré que par petites quantités à la fois. Il est préférable de l'employer cru, peu de temps après la traite ; mais on peut répéter ici ce qui est universellement admis pour l'alimentation des nouveau-nés : le lait n'ayant subi aucune manipulation est certainement préférable au lait bouilli et au lait stérilisé, mais ces derniers sont encore préférables à du lait dont la provenance peut être suspecte. (Voir à la fin de ce chapitre la composition chimique du lait.) La crème de lait réalise encore mieux la médication analeptique grasse. On peut l'employer seule, aromatisée avec de la vanille et édulcorée à l'aide de sucre, ou en faire un véritable produit médicamenteux, par exemple :

Crème de lait fraîche.	100 grammes.
Iodure de potassium . . . . }	
Bromure de potassium. . . . . }	ââ 0 gr. 50.
Chlorure de sodium	1 gramme.
Sucre vanillé	10　　»

Trousseau recommandait l'emploi du mélange suivant :

Beurre frais.	125 grammes.
Iodure de potassium	0 gr. 05.
Bromure de potassium	0 gr. 20.
Chlorure de sodium	2 grammes.

Mais il est certainement préférable d'administrer l'iode d'une autre manière et de laisser au beurre ses franches qualités d'aliment, de façon à ne pas provoquer de dégoût.

Les œufs sont aussi riches en albumine assimilable que la viande (en tenant compte pour cette dernière de la partie insoluble, non transformable par les sucs intestinaux), et ils renferment des matières grasses en quantité plus considérable. Comme le lait, ils contiennent des phosphates terreux et, en outre, une graisse phosphorée douée de propriétés stimulantes, la lécithine, qui fait partie du jaune de l'œuf. Un œuf de poule pèse, en moyenne, 60 grammes : blanc 36 grammes, jaune 18 grammes, coquille 6 grammes. Le blanc est presque exclusivement formé d'albumine d'autant plus facilement digestible qu'elle est crue. Le jaune renferme des substances protéiques, des matières grasses (parmi lesquelles prédomine la lécithine) et constitue la partie la plus alibile.

Il est, en outre, riche en composés ferrugineux directement assimilables, notamment l'*hématogène* (voir : fer), et réalise un des meilleurs modes d'exécution de la médication martiale. Un œuf, jaune et blanc, équivaut à environ 120 grammes de lait de vache.

Les œufs avalés à l'état cru, gobés, comme l'on dit habituellement, réalisent une diète énergiquement analeptique. On peut encore les utiliser sous forme de sirop, de looch, de lait de poule. Pour le sirop d'œufs, on bat 4 œufs avec une cuillerée à soupe d'eau, on passe à l'étamine et on y ajoute une solution, préparée à froid, de 100 grammes de sucre et 5 grammes de sel dans 10 grammes d'eau de fleurs d'oranger. Cette quantité de sirop doit s'administrer en vingt-quatre heures. Pour le lait de poule, on délaye 1 ou 2 jaunes d'œuf dans 1 ou 2 cuillerées à café d'eau de fleurs d'oranger, on ajoute une cuillerée à soupe de sucre en poudre et on verse sur le mélange un verre, (environ 200 grammes) d'eau bouillante, d'eau panée, ou d'infusion de thé, café, camomille, menthe, tilleul, etc.., ou bien encore du lait bouillant. On peut, au besoin, aromatiser par addition d'une cuillerée à café de cognac, de rhum ou de kirsch.

Looch jaune.

Jaune d'œuf	Nº 1.
Huile d'amandes douces.	30 grammes.
Eau de fleurs d'oranger.	10 »
Sirop de guimauve (ou de capillaire).	30 »
Eau simple.	100 »

Composition chimique des œufs, de la viande et du lait.

I. Œufs.

	Blanc.	Jaune.	Pour cent parties[1].
Protéiques	4,7	3,1	14,5
Graisses.	traces	5,8	10,2
Sels minéraux.	0,2	0,3	1,0
Eau.	29,9	8,7	71,5

II. Viande de bœuf (p. 100).

Protéiques.	13 à 18
Graisses.	2 à 5
Sels minéraux.	1 à 1,5
Eau.	70 à 75

III. Lait de vache (p. 1 000).

Protéiques.	35 à 40
Graisse.	40 à 60
Lactose.	50 à 55
Sels minéraux.	6 à 7

Nombre de calories dégagées par la combustion de 1 gramme de substance.

Protéiques.	5
Graisses	9
Hydrates de carbone	4

Nombre de calories.

1 litre de lait	750
100 grammes de viande.	105
1 œuf.	90

Equivalence.

100	de protéiques.
50	graisses.
125	hydrates de carbone,

Les huiles végétales comestibles (huile d'olive, de noix, d'œillette, de palme, de faîne, cette dernière pouvant causer des accidents d'intoxication quand elle est exprimée à chaud, par suite de la dissolution de la *fagine*, albuminoïde localisé dans la coque enveloppant les graines) ne sauraient remplacer le beurre, et encore moins les huiles médicamenteuses comme l'huile de foie de morue.

D'une façon générale, les huiles végétales ou animales sont d'une digestibilité bien plus longue et difficile que celle du beurre qui doit rester l'aliment de choix pour réaliser la médication analeptique grasse, à la condition de l'employer en nature et frais.

Les huiles de poisson jouissent de propriétés spéciales qui les rendent

---

[1] Pour 100 parties, le jaune et le blanc se trouvant mélangés dans leur proportion respective, c'est-à-dire deux parties de blanc pour une partie de jaune.

tout particulièrement intéressantes au point de vue thérapeutique ; et surtout les huiles de foies qui possèdent une composition chimique rendant compte, tout à la fois, de leur facile assimilation et de leur influence stimulante sur la nutrition.

HUILE DE FOIE DE MORUE

L'huile de foie de morue est un produit naturel qui s'écoule par simple expression des foies. L'huile est recueillie par expression soit à froid, soit avec le concours d'une légère élévation de température, soit sous une pression artificielle produite par une atmosphère d'hydrogène. Suivant les précautions plus ou moins grandes qui ont été prises au moment où les foies ont été détachés de l'animal et colligés dans les récipients où ils subissent une sorte d'autodigestion, l'huile qui s'en écoule se montre plus ou moins mélangée à des produits colorés et malodorants qui donnent à certaines variétés une odeur et une saveur telles qu'on est obligé de les abandonner pour les usages industriels. Ces produits, qui dénotent un certain degré de putréfaction, ne doivent pas figurer parmi les composants normaux de l'huile de foie de morue de bonne qualité. En raison de leur aspect extérieur, on distingue : l'huile vierge, l'huile blonde et l'huile brune.

L'huile de foie de morue vierge est celle qui s'écoule, aidée par une chaleur douce, des foies frais et bien séparés de leurs annexes (vésicule biliaire, vaisseaux, etc.). C'est un liquide jaune d'or, d'odeur peu prononcée, particulière, rappelant celle du poisson frais, de saveur rappelant celle de la sardine fraîche. Elle se solidifie aux environs de — 15°. Son acidité est très faible.

L'huile blonde ambrée offre une coloration se rapprochant de celle du vin de Madère. Les foies ont subi une autodigestion qui a mis en liberté les matériaux biliaires auxquels cette variété d'huile doit sa coloration. Son odeur est aussi plus accentuée que celle de l'huile vierge, sans être désagréable; sa saveur est la même et son acidité plus marquée. Elle est plus soluble dans l'alcool que l'huile vierge.

L'huile brune est impropre aux usages thérapeutiques, en raison de son odeur et de sa saveur repoussantes. Elle renferme une notable proportion de produits formés au cours de la putréfaction. Son acidité et sa solubilité dans l'alcool augmentent avec son degré de coloration [1].

L'huile blonde ambrée présente le maximum de richesse au point de vue des éléments médicamenteux : phosphore, iode, brome, soufre, fer, alcaloïdes. Cependant, l'action des huiles colorées est plus énergique, ce qu'il faut attribuer à la présence d'une plus forte proportion de matériaux biliaires et de produits de la putréfaction. En réalité, il est plus exact de dire que toutes les espèces d'huiles de foie de morue sont également efficaces lorsqu'elles sont bien tolérées par l'appareil digestif et bien assimilées ; c'est alors que se réalise pleinement l'alliance parfaite de l'action médicamenteuse avec l'action analeptique.

[1] On a cherché à décolorer artificiellement les huiles brunes ou noires et à les substituer aux huiles blondes dans le commerce de la droguerie. Il suffit de mentionner cette pratique pour montrer que de pareils produits ne sauraient être envisagés que comme des falsifications.

Dans ce médicament, convenablement préparé, la matière grasse extraite des cellules hépatiques entraîne en dissolution une assez notable proportion des produits de l'autodigestion et de l'acidification des foies. Il se fait une véritable autolyse, qui ne doit pas dégénérer en une putréfaction, produisant la liquéfaction de l'enveloppe des cellules hépatiques, ce qui permet à la graisse de se charger des matériaux biliaires et de dissoudre les alcaloïdes qui impriment à l'huile de foie de morue sa caractéristique médicamenteuse. C'est là un phénomène comparable à celui de l'acidification lactique et butyrique de la viande, après la mort et avant l'invasion des processus de fermentation putride qui ne surviennent que postérieurement.

Comme substances actives sur l'organisme, et en dehors des graisses qui constituent d'importants éléments alibiles, l'huile de foie de morue contient les éléments médicamenteux ci-après : ammoniaques composées (*méthyl, propyl, butyl, amyl, hexyl-amines*) à côté desquelles on peut ranger des représentants du groupe des ammoniums quaternaires (*cholines, névrines,* et *bétaïnes*), des bases de la série pyridique (notamment *dihydrolutidine*), des alcaloïdes spéciaux (*aselline* et *morrhuine*), un acide particulier (*l'acide morrhuique*), des *lécithines,* des *combinaisons organiques indéterminées riches en soufre, phosphore, iode, brome, fer*.

Les ammoniaques composées et les bases pyridiques constituent des produits excitants, antispasmodiques, diurétiques, provoquant, secondairement, la stimulation des phénomènes de nutrition. Mais ces propriétés se manifestent avec une intensité encore plus marquée sous l'influence des alcaloïdes spéciaux à l'huile de foie de morue : l'aselline et la morrhuine, cette dernière se faisant surtout remarquer par l'hypersécrétion qu'elle provoque par les différents émonctoires, et la suractivité qu'elle imprime à l'élimination des déchets. La morrhuine est le produit le plus important comme quantité et comme action. Les propriétés stimulantes de l'appétit, diurétiques, diaphorétiques, l'action efficace dans les cas de rhumatisme chronique sont dues, surtout, à ce dernier alcaloïde. La *gadinine,* est un hydrate d'ammonium quaternaire qui prend naissance pendant la putréfaction de la chair de morue et que l'on ne doit pas rencontrer, normalement, dans l'huile de foie de morue[1].

Par leur acide phosphoglycérique, les lécithines réalisent l'efficace intervention du phosphore comme agent histogénétique provoquant la

---

[1] Voir à ce sujet le tableau des bases de la putréfaction et la composition immédiate des champignons, dans mes *Leçons de pharmacodynamie et de matière médicale,* 4º et 5º séries, p. 526 et 669.

modification rapide des matériaux utilisés pour les échanges, la diminution immédiate dans l'élimination du phosphore, l'élévation progressive du coefficient d'utilisation azotée, tous phénomènes qui se caractérisent par l'augmentation de l'appétit, l'élévation croissante du poids, l'amélioration de l'état général. Par ses lécithines et ses combinaisons organiques contenant du fer, du soufre, de l'iode, du brome, l'huile de foie de morue exerce une action, en quelque sorte spécifique, sur la déperdition des matériaux histogénétiques, tandis que ses alcaloïdes exercent une action stimulante sur les phénomènes intimes de la nutrition.

L'acide morrhuique est un acide amidé, c'est-à-dire un de ces composés fonctionnant, suivant les conditions, comme base ou comme acide, très voisin des produits basiques de la bile et de la substance nerveuse, analogue à l'acide phénylglycolique et à l'acide cinnamique. Il détermine une diurèse énergique et une stimulation de l'appétit. Il constitue la substance appelée *gaduine* par DE JONGH.

L'huile de foie de morue renferme, en moyenne, pour 1000 : 50 centigrammes de bases et 1 gramme d'acide morrhuique ; 25 à 30 centigrammes de phosphore ; 4 à 5 centigrammes d'iode ; 0,5 à 1 centigramme de brome ; 1 centigramme de fer. Cela représente, par cuillerée à soupe, 6 à 7 milligrammes d'alcaloïdes et 12 à 15 milligrammes d'acide morrhuique. La répartition des alcaloïdes est la suivante, d'après GAUTIER et MOURGUES ; pour 100 de bases : amylamine 30, autres ammoniaques composées 18, dihydrolutidine 10, aselline 7, morrhuine 35.

Les corps gras contenus dans l'huile de foie de morue sont éminemment assimilables, en raison de l'acidité légère de l'huile ainsi que de son mélange à des ferments hépatiques et à des matériaux de la bile favorisant son émulsion. C'est ce que vient prouver la facilité avec laquelle on réalise une émulsion stable d'huile de foie de morue en présence d'eau contenant de très petites quantités d'alcalis caustiques ou carbonatés. Cette propriété la rend éminemment propre à la constitution de réserves et en fait un véritable médicament d'épargne des albuminoïdes, ainsi qu'un énergique réparateur des tissus par le phosphore, l'iode, le soufre, le brome, le fer à l'état de combinaisons organiques. Sa richesse en composés phosphorés permet d'interpréter la stimulation qu'elle exerce sur la formation des nucléines et, par conséquent, sur la prolifération des cellules. Elle accroît les phénomènes de nutrition intime et les mutations dans l'organisme, d'où l'augmentation de résistance vitale.

Les huiles colorées se montrent les plus actives et, quand elles sont tolérées, constituent le plus puissant des analeptiques. Sous leur influence, on observe une augmentation de l'appétit, ainsi que des sécrétions rénales, sudorales et intestinales, une assimilation rapide et complète des matériaux importants de la nutrition, une réparation marquée des réserves de calorique, une épargne des albuminoïdes. On voit augmenter le poids du sujet, ainsi que le nombre de ses hématies et la quantité de son hémoglobine, en même temps que la leucocytose est accrue dans une notable proportion. La composition de cette substance médicamenteuse permet de comprendre pourquoi elle agit par sa qualité bien plus que par sa quantité. L'observation clinique a montré, en effet, que les meilleurs résultats s'obtenaient par l'emploi de petites quantités d'huile de foie de morue convenablement administrée.

Les diverses autres matières grasses sont moins facilement assimilables et on a tenté, vainement, de les substituer à l'huile de foie de morue. On a proposé d'incorporer, soit à du beurre, soit même à du pâté de foie gras, des substances médicamenteuses, telles que : iode, phosphore, brome, dans le but de les transformer en succédanés agréables de l'huile de foie de morue. La formule suivante, due à Trousseau répondait à cette préoccupation.

Beurre très frais.	300 grammes.
Chlorure de sodium	2 »
Bromure de potassium	1 »
Iodure de potassium.	0 gr. 50
Phosphore blanc	Un centigramme.

Après ce qui vient d'être exposé relativement à la composition chimique de l'huile de foie de morue, il est facile de comprendre que ces mélanges, pas plus que les diverses autres huiles, animales ou végétales (*en dehors des huiles de foies de poissons*), ou les préparations telles que le sirop d'iodure d'amidon, ne sont capables de remplacer l'huile de foie de morue et de rendre les mêmes services thérapeutiques. Ces qualités particulières étaient, d'ailleurs, reconnues depuis longtemps ; John Davy pensait à une ozonisation de l'oxygène par les graisses, et Gubler considérait l'huile de foie de morue comme une substance histogénique comparable au glycogène.

Dans le nord, on l'a administrée empiriquement et avec succès contre les rhumatismes ; et c'est le plus remarquable des analeptiques, dans toutes les maladies de la nutrition. Chez les phthisiques, elle permet de compenser les pertes causées par l'état hectique, les sueurs, la toux, l'expectoration, et elle rend moins favorables les conditions d'évolution de la diathèse tuberculeuse. Dans ce cas, les périodes apyrétiques ou stationnaires sont seules opportunes pour son administration. Elle intervient utilement dans le traitement de tous les états compliqués de cachexie plus ou moins accentuée : diabète, scrofule, rachitisme, suppurations chez les opérés ou les strumeux, les cachexies : névralgique (caractérisée par la persistancs de la douleur et de l'insomnie avec éréthisme nerveux), rhumatismale, syphilitique, les empoisonnements métalliques.

Les indications et contre-indications sont tirées de l'état général, du fonctionnement des voies digestives, de l'état fébrile ou apyrétique. Il est parfois assez difficile de faire tolérer l'huile de foie de morue par l'appareil digestif, et c'est souvent un des écueils de cette médication. Chez un individu bien portant, la saturation de l'organisme se produit au bout de douze jours par l'emploi journalier de 30 à 60 grammes d'huile végétale ; il ne se produit qu'après un mois par l'emploi journalier et dans les mêmes proportions, du beurre, de l'huile de foie de morue blanche et après plus longtemps encore avec l'huile brune pure. Cette dernière est celle qui s'émulsionne le plus facilement à cause de la présence des acides gras libres et des principes biliaires. Elle s'absorbe même par la peau, surtout si elle est mélangée avec de la lanoline, et elle traverse les membranes animales beaucoup plus facilement que les autres huiles.

Le mode d'administration joue un rôle très important au point de vue de la tolérance. Il faut choisir le moment des repas, suspendre toutes les fois que l'appétit diminue, limiter l'emploi à la saison froide, suspendre au besoin quand le temps ne permet pas de faire de l'exercice, enfin additionner l'huile d'un peu de sel en poudre fine. En ce qui regarde l'intolérance gustative, la sensibilité des papilles peut être émoussée par le contact préalable avec des substances fortement sapides telles que : menthe, écorce d'orange, eau de vie, rhum, kirsch, ou bien par l'enrobage (capsules gélatineuses), de manière à éviter toutes les impressions de l'odorat et de la vue capables de provoquer des réflexes. Le mélange à du bouillon, du lait, du café noir, etc., constitue autant d'artifices de valeur absolument individuelle, mais qui peuvent compromettre l'utilisation de ces aliments. *La tolérance s'établit surtout par suggestion.* Elle est favorisée par la gradation ménagée des doses et le passage progressif de l'huile blanche à l'huile blonde, puis à l'huile brune. Les émulsions constituent un bon moyen pour préparer l'accoutumance ; mais il ne faut pas les employer d'une façon trop prolongée parce qu'elles déterminent, assez promptement, des troubles gastro-intestinaux.

Pour ce qui concerne l'intolérance gastrique, on peut y remédier par l'emploi de certains artifices ; la discontinuité des doses, la réalisation des conditions physiques rendant l'estomac dispos (climat vif et froid, exercice), l'addition de sel marin en poudre, l'usage des amers-apéritifs (une cuillerée à soupe de vin de quinquina additionnée de II gouttes de teinture de noix vomique), l'ingestion de l'huile effectuée seulement à la fin des repas, l'addition d'une très petite quantité de certaines substances médicamenteuses telles que : phosphore, iode, créosote, gaiacol, iodoforme, essences d'eucalyptus, d'anis. FONSSAGRIVES conseillait la formule suivante :

$$\left\{\begin{array}{l}\text{Huile de foie de morue blonde} \dots \dots \dots \dots \ 100 \text{ grammes.}\\ \text{Iodoforme.} \dots \dots \dots \dots \dots \dots \dots \dots \ 0 \text{ gr. 25}\\ \text{Essence d'anis} \dots \dots \dots \dots \dots \dots \dots \dots \ \text{X gouttes.}\end{array}\right.$$

Enfin, s'il y a nécessité d'employer l'huile de foie de morue durant la saison chaude, il faudra recommander un séjour d'altitude.

ANALEPTIQUES FÉCULENTS, GOMMO-GÉLATINEUX, SUCRÉS. — Sauf pour les sucres, leur valeur analeptique a été beaucoup exagérée. Celle des gelées, par exemple, est à peu près nulle ; tout au plus peut-on leur reconnaître une action d'épargne sur la consommation des matières protéiques.

La substance la plus importante, au point de vue des mucilages, est le *Carragaheen*, une Algue de la famille des Floridées, qui porte aussi les noms de *Mousse perlée, Mousse d'Irlande, (Chondrus* ou *Fucus crispus*). On la trouve dans le commerce de la droguerie sous forme de frondes crispées, sèches, de couleur blanc-jaunâtre, de saveur saline et mucilagineuse. Elle renferme jusqu'à 80 p. 100 de substance gélatinisante, et je crois qu'il faut attribuer la plus grande partie de ses propriétés médicamenteuses à la composition de ses éléments minéraux ainsi que des dérivés iodés et bromés que la plante renferme. Le *lait analeptique* de THODANTER est une préparation efficace, à la fois émolliente et analeptique. On l'obtient en faisant bouillir pendant dix minutes dans un litre de lait de vache : $1^{gr}50$ de cannelle, 5 grammes de carragaheen et 30 grammes de sucre. On passe le liquide bouillant sur une étamine.

C'est également, surtout, par la nature et la composition de leurs éléments minéraux que les différentes céréales jouent un rôle si important au point de vue analeptique. Les divers aliments d'origine végétale introduisent dans l'organisme des éléments indispensables tels que : phosphore, iode, fer, potassium, calcium, magnésium, etc., sous des formes particulières facilitant leur assimilation *et que rien ne peut remplacer*. C'est ainsi que la meilleure et la plus efficace des médications martiales consiste, bien souvent, à alimenter le sujet avec des lentilles ou des épinards qui lui font assimiler, facilement et sans inconvénient, le fer que des médicaments, cependant beaucoup plus riches en élément minéral, n'introduiraient pas aussi bien dans son organisme. Il est indispensable, pour bien gouverner l'alimentation et le régime d'un malade, d'un valétudinaire, d'un convalescent, de connaître aussi exactement que possible la composition des différentes substances employées à titre d'aliments ou de condiments [1].

La combinaison judicieuse de ces divers moyens et l'utilisation raisonnée des différents aliments d'origine animale ou végétale constitue la diète analeptique. Il faut s'inspirer, pour son institution, des goûts, des habitudes, des aptitudes digestives de chaque individu. Elle doit être mise en œuvre lorsqu'il s'agit de lutter contre un défaut de tonus, une sanguification lente et incomplète, un abaissement de la quantité et de la qualité des hématies, comme cela s'observe, notamment, dans les longues convalescences et les diverses sortes d'anémie. On doit utiliser, en même temps, le concours de toutes les influences hygiéniques adjuvantes et, surtout l'action apéritive exercée par l'air de la campagne ou du climat marin.

TONIQUES MÉDICAMENTEUX OU STIMULANTS TROPHIQUES

On appelle ainsi les médicaments possédant la propriété d'élever le rhythme de l'activité nutritive, de telle façon que les apports alimentaires restant les mêmes, la réparation soit plus efficace et plus énergique. On peut les diviser en : TONI-NUTRITIFS INDIRECTS, comprenant les *hyperorexiques*, les *eupeptiques*, les *amers*, et en TONI-NUTRITIFS DIRECTS constitués par les médicaments tels que : sels alcalins, phosphore, arsenic, etc. capables de modifier profondément les phénomènes de nutrition intime, et comprenant aussi les *toni-digestifs*, c'est-à-dire les substances qui, agissant uniquement sur l'appareil gastro-intestinal, le modifient dans un sens tel que la nutrition profite indirectement de l'élaboration d'un suc alimentaire plus riche et plus abondant.

STIMULANTS DE L'APPÉTIT ALIMENTAIRE. — « Il n'est peut-être aucune fonction que le médecin ait autant d'intérêt à gouverner que les fonctions digestives, et par conséquent l'appétit, qui en mesure en quelque sorte le rhythme. Il dispose à ce propos de ressources d'une puissance illimitée, quand il en a la pleine possession et qu'il sait s'en servir ». Cette appréciation que j'emprunte à FONSSAGRIVES représente parfaitement l'importance que doit revêtir pour le thérapeute le maniement des

---

[1] Voir à ce sujet les chapitres : *Aliments* et *Alimentation*, par G. POUCHET, dans *l'Encyclopédie d'hygiène et de médecine publique*, t. II, p. 207 et 745; ainsi que les traités de A. GAUTIER et de MAUREL.

agents capables d'aboutir à la restauration de l'organisme, c'est-à-dire les analeptiques. Pour arriver à gouverner l'appétit dans un sens clinique, il faut connaître d'abord ses modalités diverses dans les différentes conditions de santé ou de maladie. L'âge, le sexe, l'état de maladie ou de convalescence, l'état valétudinaire, les habitudes, les passions, l'exercice musculaire ou intellectuel sont autant de causes qui le font varier dans des proportions considérables.

Chez l'enfant, les besoins de la nutrition atteignent leur maximum en même temps que l'on constate une rapidité extrême de l'élaboration stomacale. Ainsi qu'on l'a dit justement, au premier âge, on ne vit que pour la digestion. A cette période et encore un peu plus tard, il y a, en général, plutôt lieu de contenir l'appétit que de le stimuler ; et il faut distinguer, comme l'a fait Fonssagrives, entre l'appétit gastrique et l'appétit sensuel. Cette distinction s'établit facilement si l'on vient à instituer une alimentation peu sapide et monotone. Chez les adolescents, en raison de la période de croissance, l'appétit n'est plus qu'une question d'hygiène à régler avec le mètre et la balance. On pourrait en dire autant pour l'adulte, chez lequel il s'agit simplement d'entretenir un état de renouvellement régulier et constant. Chez les veillards, l'*appétit-besoin* languit, tandis que l'*appétit-désir* est excité ; il faut utiliser cette excitation, mais en la contenant dans de justes limites et songer que, relativement aux maladies et aux convalescences, il existe une grande analogie entre la thérapeutique qui convient aux gens âgés et celle des enfants.

Chez la femme, l'appétit peut revêtir un caractère nerveux, capricieux, et les manifestations de ce sens organique deviennent incomplètes, bizarres, heurtées. Certaines conditions accessoires telles que : le défaut d'exercice, la surexcitation nerveuse, les états physiologiques comme la grossesse sont parfois plus que suffisantes pour justifier ces irrégularités.

Quant aux maladies, elles présentent des particularités diverses qu'il est impossible de rappeler en quelques mots. Il en est autrement pour les convalescences qui présentent, au contraire, une certaine uniformité de physionomie. L'appétit se trouve alors ou affaibli, ou surexcité, ou dévié ; et cet état, non modifié, peut conduire soit à l'inanition progressive, soit à l'indigestion. C'est ici que l'intervention doit être particulièrement habile et délicate et que l'on doit observer le précepte hippocratique : restaurer avec lenteur les corps amaigris lentement.

Il existe ce que l'on pourrait appeler un *appétit d'habitude*, par comparaison avec l'*appétit de besoin* et l'*appétit de désir*. Ces trois dénominations, dues à Fonssagrives, sont tellement suggestives qu'il est inutile de les définir plus amplement. Le changement d'heures, les repas plus ou moins copieux, l'interruption momentanée de l'alimentation sont autant de causes capables de modifier cet appétit d'habitude. Par exemple, au cours d'une convalescence, le malade a perdu l'habitude et le désir de manger ; dans ces conditions, un aliment ou un condiment bien choisi suffit pour rompre cette disposition nouvelle et faire retourner à l'habitude ancienne.

Les diverses conditions dans lesquelles on est amené à intervenir pour modifier l'appétit peuvent se ramener à trois indications : stimuler, ce qu'on réalise par l'emploi des apéritifs et des moyens hygiéniques ; calmer, ce qu'on obtient à l'aide des antispasmodiques, des opiacés, des émétiques employés à dose nauséeuse, mais, surtout, par l'institution d'un régime anorexique, c'est-à-dire présentant peu de variété et de sapidité ; ramener au type normal, ce à quoi l'on arrive par les moyens hygiéniques et en réglant l'alimentation comme qualité, quantité et rhythme. Stimuler est l'indication, de beaucoup, la plus fréquente ; il y a rarement à calmer. Il faut se souvenir que, d'une façon générale, le sel doit être envisagé comme hyper-orexique tandis que le sucre est hypo-orexique.

Les *apéritifs* constituent les moyens de nature à augmenter l'appétit ; ils doivent être distingués en : moyens hygiéniques et agents médicamenteux. Ces derniers ne doivent être utilisés que d'une façon très discrète. Le plus souvent, les moyens hygiéniques, habilement employés, suffisent pour obtenir le résultat cherché. Au nombre de ces moyens hygiéniques, on doit faire figurer, en très bonne place, les actions propulsives, d'origine cérébrale ou psychique, suscitées par le rappel ou la vue de jolies scènes de la nature, de belles œuvres d'art, d'un milieu agréable, de la causerie, d'idées gaies, voire de mets délectables. On arrive de la sorte à provoquer, chez des sujets de nature fine et délicate, un rappel des fonctions digestives que l'on n'obtiendrait jamais sous la seule influence des agents médicamenteux.

Au début des convalescences, il est souvent nécessaire de modérer l'appétit, puis on se trouve ensuite dans la nécessité de provoquer une sorte d'éréthisme digestif parce qu'il survient de l'atonie par défaut de stimulus physiologique. C'est alors que l'exercice (marche, gymnastique suédoise, équitation, etc.), le changement d'air, l'hydrothérapie, le massage, combinés avec une alimentation rationnelle, donneront d'excellents résultats.

Parmi les moyens hygiéniques, il en est un auquel on n'accorde pas, en général, une importance suffisante, c'est le lavage de la bouche et des dents. L'inappétence de l'état saburral cède, en effet, bien souvent, au simple lavage de la muqueuse gingivale et buccale, ainsi que des dents, avec une brosse douce et de l'eau aromatisée à l'aide de quelques gouttes d'un élixir dentifrice, d'eau de Cologne, d'essence de menthe, ou de teinture de pyrèthre. C'est principalement au cours de la diète lactée que cette pratique convient pour débarrasser les premières voies des produits étrangers qui, en y séjournant, subissent des métamorphoses donnant naissance à des produits nocifs. Sous l'influence du plus léger embarras gastrique, il se produit, en effet, une accumulation des cellules épithéliales et des résidus solides des sécrétions mucipares, en même temps qu'une augmentation du tartre gingival, et ces enduits, plus ou moins compacts, enveloppent les papilles, les isolent des aliments sapides et empêchent toute sensation gustative. Leur enlèvement mécanique suffit, dans bien des cas, à rétablir la sensation de sapidité et à réveiller l'appétit.

Les *condiments* forment, en quelque sorte, le premier groupe des apéritifs médicamenteux, ou bien encore le terme de transition entre les amers-apéritifs médicamenteux et les moyens hygiéniques. On les divise en condiments : acides (verjus, vinaigres, acides dilués), aromatiques (muscade, cannelle, girofle, vanille), âcres (poivre, piment, moutarde). Ils provoquent une congestion vasculaire de la muqueuse gastrique, la sécrétion des sucs digestifs, parfois même, ils favorisent les métamorphoses subies par les aliments.

De même que l'on a été amené à reconnaître des aliments-médicamenteux, il existe des *aliments-condimentaires*, tels sont : le sel, le sucre, le bouillon, les salaisons, le caviar, le fromage, le vin, le chocolat, le thé, le café, l'alcool. En plus de la sapidité, du parfum que certains condiments, comme l'osmazome de la viande grillée et du bouillon, apportent pour contribuer à la stimulation de l'appétit et de la sécrétion des sucs digestifs, il est certaines substances alimentaires dont la valeur n'atteint son effet maximum que grâce à l'intervention des condiments ou des aliments-condimentaires, comme c'est le cas pour certaines céréales et légumineuses, notamment le riz en Asie et en Chine [1].

L'usage des condiments entraîne assez rapidement l'assuétude et il faut, d'ailleurs, se souvenir que la stimulation réflexe des organes digestifs par le simple contact des aliments varie suivant les individus et leur âge. Par un usage exagéré ou continu, l'atonie ne tarde pas à faire suite à l'excitation. C'est ce que l'on observe si fréquemment sur

---

[1] J'ai développé ce point à propos de la caféine dans mes *Leçons de pharmacodynamie et de matière médicale*, 4° et 5° séries, p. 1114, et dans l'*Encyclopédie d'hygiène et de médecine publique*, t. II, p. 248 et 754.

les Européens dans les climats chauds, où l'usage des condiments, indispensable dans les premiers temps de l'acclimatement, dégénère facilement en abus et aboutit à une anorexie souvent extrêmement rebelle.

AMERS-APÉRITIFS MÉDICAMENTEUX

Ce groupe comprend des agents dont les principes actifs peuvent être : des alcaloïdes, des glucosides, des tannins, des résines, un mélange de résines et de mucilage, des huiles essentielles constituées par des dérivés phénoliques ou aldéhydiques ou terpéniques, des substances minérales. Les substances le plus fréquemment employées sont : la noix vomique, les écorces de quinquina, la racine de colombo, le bois de quassia, l'écorce de racine de simarouba, la racine de gentiane, les sommités fleuries de petite centaurée, d'absinthe, de germandrée, les fruits d'ombellifères aromatiques, les fleurs de houblon, le lichen d'Islande, les tiges souterraines de rhubarbe, le suc épaissi des feuilles d'aloès, le vanadium, les persulfates alcalins, le chlorhydrate d'orexine (phényl-dihydroquinazoline).

Ces médicaments sont destinés à combattre l'anorexie ; leur saveur plus ou moins amère, provoque une action sialagogue contemporaine ou suivie d'une action propulsive, d'où résulte la stimulation gastro-intestinale. La plupart exercent, en outre, une action tonique par le tannin qu'ils renferment. Chose des plus remarquables, les amers entravent la digestion de l'estomac sain. A forte dose, on observe une diminution dans la sécrétion du suc gastrique ; à petite dose, la sécrétion est augmentée passagèrement et peu, mais la puissance digestive est toujours réduite. La sécrétion du suc pancréatique ne paraît pas subir d'influence, tandis que la sécrétion biliaire est affectée d'une façon variable. Ces agents n'exercent aucune action antiseptique. Chez l'individu sain et normal, ils diminuent l'assimilation et favorisent la désassimilation de l'azote. Dans l'estomac à jeun, l'introduction d'une boisson amère produit d'abord une moindre sécrétion que l'eau pure, puis, après une demi-heure, la sécrétion gastrique est augmentée. L'ingestion d'une infusion amère au moment du repas entrave non seulement la digestion gastrique, mais encore la contraction stomacale.

L'indication principale des amers consiste dans la diminution de l'activité sécrétoire du suc gastrique. Le moment opportun de leur administration est une demi-heure avant le repas.

L'action médicamenteuse est réalisée au maximum par : quassia, simarouba, colombo. On observe la stimulation des glandes salivaires, du foie, des reins ; l'expulsion des calculs hépatiques et rénaux se trouve hâtée, la défécation facilitée. A faible dose, ce sont des toniques, apéritifs, reconstituants ; et, à fortes doses, des stimulants des fibres musculaires lisses (notamment de l'utérus) et même des convulsivants. Leur action se rapproche alors plus ou moins de celle exercée par la noix vomique qui constitue, d'ailleurs, un excellent amer-apéritif, à très faible dose. On peut, par exemple, associer l'action de la noix vomique à celle du quinquina et de l'alcool en additionnant 100 grammes de vin de quinquina de XX gouttes de teinture de noix vomique ou de X gouttes de gouttes amères de Baumé. On prépare un vin de gentiane ou de colombo avec 30 grammes de chacune de ces substances par litre de vin. Le vin de rhubarbe est à 60 p. 1000 de vin de Grenache.

Quassia, gentiane, centaurée s'emploient en infusion aqueuse aux doses respectives de 5, 10 et 20 p. 1000. On prépare, à l'aide de sima-rouba, une tisane ou un vin à 5 p. 1000. L'infusion d'absinthe ou de houblon se fait à 10 ou 15 p. 1000, celle de germandrée à 15 ou 20 p. 1000, celle de camomille à 20 p. 1000. On utilise également le trèfle d'eau, l'aunée, la fumeterre, la chicorée, le pissenlit, un certain nombre de labiées, la coque du Levant, le condurango. La *macération apéritive* s'obtient en mettant dans 250 grammes d'eau 5 grammes de rhubarbe de Chine et autant d'écorces d'oranges amères : on l'administre à la dose de 2 à 5 cuillerées à soupe. On peut aussi utiliser les cachets suivants :

Rhubarbe	5 grammes.
Magnésie.	8 —
Gingembre	2 —

Diviser en 30 cachets, dont on administre de quatre à six par jour.

Les différents amers dont il a été question font partie des médicaments désignés par les appellations de : *Elixir de Stoughton, Élixir tonique de Gendrin, Elixir amer de Peyrihle, Elixir de longue vie, Pilules stomachiques, Pilules toniques de Moscou, Grains de santé, Pilules antè cibum.*

Le lichen d'Islande s'emploie à la dose de 1 à 2 grammes de teinture dans 125 à 200 grammes d'infusion de fleurs de camomille.

Le chlorhydrate d'orexine est un médicament peu recommandable ; son emploi s'accompagne très souvent de vomissements, diarrhée, troubles vaso-moteurs, vertiges, bourdonnements d'oreilles.

Il en est autrement du vanadium, employé à l'état de métavanadate sodique, et des persulfates alcalins. Le métavanadate s'utilise à la dose de 1 à 2 milligrammes, *pro die*. On peut prescrire, par exemple, une cuillerée à soupe, au commencement de chacun des deux principaux.

repas, d'une solution de *trois centigrammes* de métavanadate sodique dans 450 grammes d'eau. Il faut suspendre au bout de cinq à huit jours d'administration, laisser reposer quelques jours et reprendre si cela est nécessaire.

Les persulfates alcalins sont peu stables, à l'état pur, et jouissent de propriétés oxydantes intenses. Ils se décomposent, en présence des matières organiques, en oxygène, anhydride sulfurique et sulfate neutre. Le persulfate sodique est le plus instable, mais le moins facilement altérable en solution. On a donné la dénomination de *Persodine* à un mélange de persulfates sodique et ammonique obtenu par un procédé spécial. Ce produit constitue un antiseptique intense, et il est, de plus, violemment irritant. Aux doses toxiques, il provoque des évacuations incessantes, une faiblesse extrême, le ralentissement du pouls, de la dyspnée et la mort. On trouve des lésions ulcéreuses de l'intestin et de l'estomac, des congestions intenses, des hémorrhagies. Les solutions à 3, 5, 10 p. 100 peuvent être utilisées à titre d'antiseptique local et comme gargarismes. Quand on veut employer les persulfates à titre d'apéritif, il faut les administrer de une heure à une heure et demie avant l'ingestion de tout aliment solide ou liquide, afin d'éviter une décomposition brusque, à la dose de 5 à 20 centigrammes de persulfate (ce qui correspond à 5 à 20 grammes de persodine). Le meilleur moment pour l'administration, est le matin au réveil ou avant le repas de midi. On obtient presque immanquablement, au début, d'excellents résultats, l'appétit est excité, les digestions s'effectuent plus facilement et on observe une amélioration de l'état général, à tous les points de vue. Parfois, on remarque, dans les premiers temps de l'administration, une action laxative qui ne doit pas faire renoncer à l'usage de la drogue.

L'emploi des persulfates est indiqué dans tous les cas où la nutrition est insuffisante et l'appétit diminué ou disparu. On ne doit pas prolonger l'administration au delà de huit à dix jours et ne le reprendre, si besoin est, qu'après une période de cinq à six jours de repos.

Avec tous les médicaments apéritifs, mais surtout avec les médicaments minéraux (persulfates et métavanadate sodique), on doit observer *comme une règle absolue* de changer le médicament en cas d'insuccès ; et l'on se trouvera bien d'employer, alternativement, les apéritifs minéraux et les apéritifs organiques, en séparant leur administration par une période de repos.

AMERS PROPREMENT DITS

Toutes ces substances présentent ce caractère commun de ne pas contenir de tannin, de renfermer seulement de très faibles quantités d'huile essentielle, de constituer des toniques-amers doués de propriétés stimulantes et exempts d'astringence. Pour les amers-aromatiques, il faut compter, en plus, avec une excitation par influence propulsive, capable de jouer, dans bien des cas, un rôle fort important.

QUASSIA. — Cette drogue est fournie par le *Quassia amara*, ou quassia de de Surinam, et le *Picrœna excelsa*, ou quassia de la Jamaïque ; de la famille des Rutacées, tribu des Simaroubées. Le *Picrœna* fournit aujourd'hui presque tout le quassia du commerce. (Synonymie : bois amer, bois de Surinam, quinquina de Cayenne). Le principe actif est la *Quassine* dont il existe deux modifications : l'une amorphe, l'autre cristallisée et environ dix fois plus active que la précédente. Elle détermine, chez l'homme sain, une augmentation de la sécrétion des glandes salivaires, du foie, des reins et, chez l'homme malade, elle réveille l'appétit, reconstitue les forces, accélère l'expulsion des calculs hépatiques et rénaux, facilite la défécation. La quassine est un agent modificateur de l'innervation et de la motilité, un convulsivant, qui paraît exercer aussi une action élective sur les fibres musculaires lisses, notamment celles de l'utérus ; aussi faut-il s'abstenir d'ordonner l'infusion de quassia pendant les périodes menstruelles où elle provoque des coliques utérines, à plus forte raison, au cours de la grossesse. On utilise le bois sous forme de copeaux, à l'aide desquels on prépare une teinture, un extrait, ou, mieux encore, une infusion. L'extrait se prescrit aux doses de 20 à 50 centigrammes, la teinture aux doses de 2 à 10 grammes, l'infusion ou la macération se préparent avec 5 grammes de copeaux pour 1000 d'eau. Le décocté est insecticide. La quassine se prescrit aux doses de 2 à 20 centigrammes lorsqu'il s'agit de la quassine amorphe et à des doses dix fois moins fortes, c'est-à-dire de 2 à 20 milligrammes, lorsqu'il s'agit de quassine cristallisée. La macération aqueuse des copeaux de quassia constitue la forme de choix pour l'utilisation.

SIMAROUBA. — Le *Simaruba amara* est un arbre que l'on trouve à Cayenne, aux Antilles, à la Louisiane, à la Caroline. Il renferme de la quassine ; son amertume est accompagnée d'une saveur aromatique. C'est l'écorce de la racine qui est utilisée. A forte dose, elle purge et fait vomir, en même temps qu'elle provoque l'hypersécrétion sudorale et urinaire. On emploie l'infusion ou la macération à la dose de 15 grammes pour 1000 d'eau. Comme le quassia, c'est un amer pur et franc, n'offrant aucun des inconvénients des amers astringents et aromatiques, mais il est plus facilement émétique et purgatif.

COLOMBO. — C'est une Ménispermacée, *Cocculus palmatus* (ou *Chasmanthera palmata*), plante grimpante vivace de Madagascar, de la côte orientale d'Afrique, de l'île de Ceylan, qui présente, très atténuées, les propriétés de la Coque du Levant. Elle renferme de la *Colombine*, principe analogue à la quassine, de la *Berbérine* et une huile volatile qui lui donne son odeur aromatique. On emploie la racine. Son usage provoque l'appétit, active les fonctions gastriques, rend la digestion plus parfaite, sans exposer à la constipation et sans produire d'excitation circulatoire ou calorifique qui ne se montrent qu'avec les très fortes doses produisant alors des effets émétiques comme le simarouba. La racine de colombo se présente sous forme de rondelles de couleur jaune-verdâtre et de saveur amère, formant des disques orbiculaires ou un peu inégaux, larges de deux à cinq centimètres, épais d'un demi à un centimètre, amincis vers le centre et chargés de rides circulaires et rayonnantes. A la périphérie, on remarque une zone subéreuse plus foncée, doublée d'un parenchyme cortical fort épais, mais séparé en deux parties (dont l'extérieure a le tiers ou le quart de la largeur présentée par la partie intérieure) par la gaine protectrice des faisceaux, formée de phytocystes allongés et à paroi épaisse, ponctuée. La gangue fondamentale est riche en amidon. On utilise l'extrait (20 centigrammes à 1 gramme), la poudre (50 centigrammes à 4 grammes), la teinture (5 à 15 grammes), et l'infusion à 10 p. 1000 d'eau. La formule suivante donne un vin tonique amer très efficace, dont on administre de une à deux cuillerées à soupe une demi-heure avant chacun des deux principaux repas, pour stimuler l'appétit.

$$\left\{\begin{array}{l}\text{Extrait de Colombo} \dots \dots \dots \dots \\ \text{»} \qquad \text{Quassia} \dots \dots \dots \dots \\ \text{Vin de Malaga (ou de Madère)} \dots \dots \end{array}\right.$$ âà 2 grammes 50. / 500 »

GENTIANE. — La *Gentiana lutea* fournit également sa racine, de couleur jaune-rougeâtre, que l'on emploie à peu près dans les mêmes conditions que le quassia et le combo; on l'a même appelée *quinquina indigène*. A l'état frais, cette racine possède des propriétés narcotiques qu'elle doit à un principe volatil encore indéterminé; elle peut même donner lieu à des accidents d'intoxication. Une fois desséchée et privée de son principe aromatique, la racine de gentiane possède une amertume franche et n'agit plus que comme amer et tonique. On en a retiré une substance amère, la *Gentiopicrine* $C^{20}H^{30}O^{12}$, du groupe des glucosides, et une substance sucrée qui y existe en proportion assez considérable pour qu'on puisse l'utiliser dans la fabrication d'une liqueur fermentée, l'eau-de-vie de gentiane des Vosges. La racine de gentiane sert à préparer une macération à froid (10 p. 1000); un extrait, constituant un excellent excipient, que l'on administre aux doses des 20 centigrammes à 2 grammes ; un sirop, que l'on administre aux doses de 10 à 100 grammes; une teinture (2 à 10 grammes); un vin (60 à 120 grammes); enfin, on utilise aussi la poudre en nature aux doses de 50 centigrammes à 5 grammes. On emploie également la racine de gentiane à l'extérieur: comme pois à cautère, comme drain pour entretenir la suppuration de certaines plaies et pour dilater. Elle active la suppuration et exerce une action détersive sur les plaies de mauvaise nature. On fait aussi, avec la décoction, des fomentations résolutives.

On prépare également une *Infusion de gentiane composée* avec des écorces d'oranges et de citrons, une *Teinture de gentiane composée* avec des écorces d'oranges et du cardamome, une *Teinture de gentiane ammoniacale* ou *Elixir antiscrofuleux* avec du carbonate d'ammoniaque: et la racine de gentiane entre, en outre, dans la composition d'un certain nombre de drogues complexes : *Elixir amer de Peyrilhe, Elixir stomachique de Stougthon, Elixir de longue vie, Diascordium, Thériaque*, etc.

La famille des Gentianacées fournit encore un certain nombre de produits amers qui peuvent, à plus ou moins juste titre, être envisagés comme des succédanés de la gentiane. Tels sont : la petite centaurée *Erythrœa Centaurium*, le ményanthe ou trèfle d'eau *Menyanthes trifoliata* qui renferme un glucoside, la ményanthine $C^{30}H^{46}O^{14}$, très voisin de celui que l'on trouve dans la gentiane. L'extrait de ményanthe est utilisé comme excipient offrant cet avantage de ne pas contenir de tannin.

Il faut encore signaler, parmi les amers proprement dits, la germandrée *Teucrium chamædrys*, le chardon bénit *Centaurea benedicta*, dont les sommités fleuries.jointes à celles de petite centaurée, constituaient les *Espèces amères*. On associe le ményanthe au cochléaria et au cresson pour préparer le *Suc antiscorbutique*, et on y ajoute aussi quelquefois le raifort. Les feuilles de noyer, l'écorce d'angusture vraie (*Galipea cusparia*) ont encore été classées dans cette section des amers purs.

J'y joindrai encore le *Condurango*, écorce de la racine d'une Asclépiadacée grimpante du Pérou et de la Colombie, *Gonolobus condurango*, qui renferme plusieurs modifications d'un glucoside amer, la *Condurangine*, du tannin et une substance résineuse sans doute non dépourvue d'action. La condurangine est assez énergiquement toxique ; elle détermine des phénomènes tétaniques et ataxiques, son action s'exerçant principalement sur la moelle, comme celle de la picrotoxine (voir p. 552). On administre le condurango : sous forme de décoction (15 grammes dans 360 grammes d'eau qu'on fait réduire de moitié après vingt-quatre heures de macération) aux doses de 2 à 3 cuillerées à soupe par jour, sous forme d'extrait fluide (2 à 4 grammes), de teinture (2 à 4 cuillerées à café), de vin. L'étude de ce produit mériterait d'être reprise et perfectionnée, tant au point de vue chimique qu'au point de vue physiologique. On a souvent confondu cette écorce avec celle de *Mikania Guaco*, de la famille des Composées, série des Vernoniées, section des Eupatoriées.

AMERS-AROMATIQUES

Ce groupe est caractérisé par l'existence d'huiles essentielles constituant des correctifs de leur amertune, mais capables de déterminer, pour peu que leur usage soit prolongé, des phénomènes dont la gravité peut dépasser de beaucoup les inconvénients contre lesquels on cherche à lutter à leur aide. Les plantes aromatiques des familles des composées, des labiées, des ombellifères, des crucifères même peuvent être comprises dans cette subdivision : l'absinthe, l'armoise, la camomille, la matricaire, la tanaisie; les diverses variétés de sauges, l'hysope, la mélisse, le cumin, l'anis, la coriandre, le fenouil, l'angélique, l'érysinum, le cochléaria, le raifort, l'écorce d'une euphorbiacée (*Croton Eluteria*) connue sous le nom de Cascarille, le fruit d'une orchidée, la vanille, le houblon, les écorces d'oranges amères et de citrons forment les principales substances utilisées. Leur emploi, ménagé et très surveillé, peut donner d'excellents résultats ; mais il faut toujours songer aux inconvénients possibles avec les huiles essentielles et les liqueurs à essences, d'autant plus que le parfum et la saveur fort agréables de beaucoup de préparations obtenues avec ces diverses plantes conduisent facilement à l'excès et à l'abus de leur emploi (voir : *Essences*, p. 162).

GROUPE II. — MODÉRATEURS ET DÉPRESSEURS
DE LA NUTRITION GÉNÉRALE ET SPÉCIALE

ALTÉRANTS

SELS ALCALINS ET ALCALINO-TERREUX

Je ne puis m'abstenir de rappeler ici la part prise par les sels alcalins dans la solubilisation des albuminoïdes, la nécessité pour le sang de contenir ces principes des combinaisons, de la production de chaleur, des échanges. C'est seulement dans un milieu alcalin que les combustions de certains produits : alcools, sucres, corps gras, sels à acides organiques, peuvent s'effectuer ; et il est absolument indispensable que les acides, venus du dehors ou formés dans les tissus à la suite des échanges et des combustions intimes, puissent être neutralisés. Ce milieu alcalin favorise ainsi l'introduction des matériaux nutritifs et l'issue des produits de déchet. Il semble que les échanges résultent de l'antagonisme entre l'alcali du sang et l'acide des cellules vivantes.

Le rôle des chlorures n'est pas moins considérable. L'acide chlorhydrique du suc gastrique prend naissance par la décomposition du chlorure de sodium en présence de l'acide carbonique et du tissu glandulaire. D'autre part, la formation de dérivés chlorés et la production subséquente de chlore libre qui, en présence de l'eau, se transforme en hypochlorites et en chlorures, est un facteur essentiel du passage à l'activité (ozonisation) de l'oxygène contenu dans l'organisme. Enfin, soit comme solubilisant, soit au point de vue de son action osmotique, le chlorure de sodium joue un rôle dans lequel il ne peut être remplacé par aucune autre substance, aussi son apport continuel est-il absolument nécessaire pour l'entretien de la vie.

Pour que leur utilisation par l'organisme soit aussi parfaite que possible, les sels minéraux doivent lui être présentés sous une forme particulière qui se trouve réalisée dans les diverses combinaisons minérales contenues dans les aliments, et je pourrais répéter très justement ici ce que je disais précédemment (p. 571) à propos de la direction à imprimer à l'alimentation et au régime : il est indispensable de bien connaître la composition élémentaire des différents aliments.

Sans insister sur la localisation de chacun d'eux, je rappellerai que la répartition et le rôle du potassium et du sodium dans l'organisme sont différents : le potassium remplit un rôle de constitution, il est fixé dans les hématies, les tissus, notamment le tissu musculaire, les cellules, tandis que le sodium remplit un rôle d'échange et se rencontre surtout dans le sérum, la lymphe, les humeurs.

Lorsque le potassium est introduit dans le sérum en proportion trop notable, il détermine des accidents plus ou moins graves, à moins qu'il ne s'élimine par l'urine. A l'état normal, la voie urinaire sert, à peu près exclusivement, à son élimination, mais chez les malades, on le voit s'éliminer aussi par la salive, le mucus bronchique, les sécrétions intestinales ; et, chez les fébricitants, on constate une élimination de potassium supérieure à celle du sodium, par suite de la destruction plus rapide des tissus riches en sels potassiques (muscles, hématies). La quantité de potassium ainsi éliminée a été trouvée 3, 4 et même 7 fois plus considérable qu'à l'état normal. L'action toxique des sels de sodium dépend seulement de leur état de concentration. Aux doses toxiques, on observe avec les sels de sodium : un flux buccal et nasal, de l'œdème pulmonaire, une diurèse abondante ; avec les sels de potassium : une action élective sur le système nerveux central, puis sur le muscle qu'il contracture.

Un régime animal introduit dans l'économie à peu près autant de potassium que de sodium, un régime végétal introduit une plus grande quantité de potassium. A la condition qu'il existe une proportion normale de sodium dans la ration alimentaire, l'intervention du potassium, en proportion non exagérée, conduit à des résultats extrêmement remarquables au point de vue de la genèse de certains éléments cellulaires, notamment les tissus nerveux et musculaire ; et je ne ferai que mentionner ici la théorie reconnue, sinon inexacte, du moins incomplètement exacte, de l'insuffisance du potassium dans la production du scorbut. L'inanition sodique entraîne rapidement la mort, malgré tous les efforts de l'organisme pour retenir le sodium qui lui est nécessaire. Les réserves sodiques s'épuisent non seulement par excrétion, mais encore par provocation de double-décompositions et de combinaisons salines qui ne se réalisent pas à l'état normal et qui entraînent, comme conséquence, un défaut d'échange dont l'action nocive vient s'ajouter aux déperditions exagérées. En ce qui regarde le sodium, les influences les plus importantes consistent dans l'action diurétique et la provocation des échanges. C'est seulement au milieu du XVIIIe siècle que fut établie la distinction entre les sels sodiques et les sels potassiques, de même qu'entre les sels calciques et les sels magnésiens.

La plupart des sels alcalins exercent une action irritante plus ou moins marquée sur l'épithélium rénal, comme conséquence de laquelle résulte une influence diurétique. Sauf quelques exceptions (acétate, nitrate, sulfate), cette action est moins marquée pour les sels de potassium qui exercent, par contre, une influence plus accentuée sur les phénomènes de nutrition, comme en témoignent l'augmentation de l'azote total et de l'urée dans l'urine des sujets en expérience.

On peut dire du potassium qu'il est un puissant agent de reconstitution élémentaire relevant plutôt de l'hygiène que de la thérapeutique parce qu'il est fourni par l'alimentation. J'insiste sur ce point que le potassium nécessaire à l'organisme lui est fourni par les aliments végétaux, notamment les légumineuses et les céréales, qui l'offrent aux cellules sous un état particulier le rendant spécialement et aisément assimilable.

Les composés de sodium, ammonium, potassium, strontium, baryum, cœsium, rubidium, surtout les hydrates ou les carbonates, déterminent une augmentation de tonicité des muscles. Les sels de sodium augmentent surtout l'activité rhythmique. Les iodures, bromures et sulfates exercent une action plus intense que celle des chlorures, bien que ce soit surtout une question de doses. A dose suffisante, les chlorures de sodium et de lithium, mais surtout ceux de calcium, de baryum, de strontium et de magnésium abolissent la tonicité musculaire. Le muscle s'affaiblit rapidement et perd sa contractilité, en même temps qu'on observe des crampes localisées et des secousses fibrillaires. On constate même des effets antagonistiques partiels, par exemple, entre les chlorures de potassium et de baryum qui se comportent, vis-à-vis du myocarde, et sous certains rapports, comme la digitale : le baryum stimule surtout l'activité rhythmique et le potassium la tonicité de telle sorte que le chlorure de baryum annihile l'effet du chlorure de potassium en abolissant la tonicité et, réciproquement, le chlorure de potassium annihile l'effet du chlorure de baryum en supprimant l'activité rhythmique.

Le baryum, le cœsium et le rubidium constituent des poisons cardiaques rentrant dans le groupe des digitaliques. Ce sont des éléments rares (c'est-à-dire existant seulement en très faibles proportions) d'un grand nombre d'eaux minérales.

On constate des modifications de la contractilité du myocarde aboutissant à la perte d'excitabilité. Toutefois, on n'observe pas ces contractions puissantes, précédées de larges diastoles, qui caractérisent les premières phases de l'action de la digitale. Baryum, strontium et calcium manifestent une tendance à retarder la dilatation, à prolonger les contractions et à fusionner les battements en une sorte de spasme, ce qui présente d'assez étroites analogies avec l'influence exercée sur le myocarde par la vératrine. Le potassium agit en sens inverse et se montre presque antagoniste. L'action exercée sur le cœur est essentiellement dépressive, après une courte phase d'excitation. Avec les métaux alcalins et le magnésium, le cœur meurt en diastole, tandis qu'il meurt en systole avec les métaux terreux : calcium, strontium, baryum. Les modifications de la tension artérielle sont en concordance avec celles du rhythme : augmentation au début et avec les doses faibles, puis diminution au fur et à mesure que s'accentue l'affaiblissement d'énergie.

Le sodium et le strontium ont une toxicité presque nulle. Ce sont, le dernier surtout, des agents de provocation pour les double-décompositions qui doivent s'effectuer dans le sang et les humeurs. Le magnésium manifeste une action nerveuse périphérique (analogue à celle du curare) et le calcium une action nerveuse centrale, de telle sorte qu'il existe une opposition entre ces deux métaux qui provoquent tous deux un état d'inertie compatible avec le maintien de la vie.

Le système nerveux est le plus énergiquement intéressé. Avec les doses toxiques, on observe une paralysie débutant par les centres et aboutissant à la perte de l'excitabilité des nerfs périphériques. Les manifestations nerveuses sont prédominantes chez les animaux à sang froid, tandis que chez les thermothères ce sont les troubles du cœur et de la respiration.

Des expériences que j'ai instituées depuis plusieurs années, il résulte que l'on doit, à propos de ces phénomènes, attribuer aux questions d'isotonie une importance de tout premier ordre. Les tissus de l'organisme animal subissent des modifications dans leur structure moléculaire, c'est-à-dire dans leurs fonctions, dès qu'ils se trouvent en contact avec une solution saline dont le degré de concentration diffère de celle de leur propre milieu vital. Tout changement dans la teneur en sel entraîne aussitôt d'importantes modifications dans la solubilité, ainsi que dans les autres propriétés des humeurs et des tissus, et ces modifications sont surtout sensibles avec les albuminoïdes. Par exemple, les nerfs, moteur ou sensitif, sont excités par leur contact avec une solution saline et cette excitation est en rapport, jusqu'à une certaine limite, avec la concentration moléculaire.

D'un autre côté, bien qu'il ne s'agisse que d'une différence de degré, la facilité avec laquelle les nitrates, chlorates, chlorures, bicarbonates font pénétrer l'eau dans les cellules et l'en font sortir, permet d'interpréter leurs propriétés diurétiques ; tandis que l'affinité considérable pour l'eau (affinité qui est fonction de leur poids moléculaire) caractérise l'action des sulfates, phosphates, citrates, tartrates, acétates, etc., par suite de laquelle ils empêchent plutôt qu'ils ne favorisent la pénétration de l'eau dans les cellules, et cela permet d'expliquer leur action irritante.

De telle sorte qu'en tenant compte, à la fois, de leur capacité de diffusion et de leur aptitude à déterminer le gonflement, voire la pseudo-dissolution des substances colloïdes, on peut établir trois groupes : I. acétates, citrates, tartrates, phosphates, sulfates ; II. chlorures, bicarbonates, III. nitrates, chlorates, bromures. Les sels du premier groupe sont remarquables par la lenteur de leur diffusion.

SELS DE SODIUM

CHLORURE DE SODIUM. — Il se rencontre dans la nature à l'état de sel gemme, et en dissolution dans l'eau des mers ainsi que dans certaines eaux minérales qui en sont saturées (250 grammes p. 1000). C'est un élément essentiel et constant de l'organisme ; il existe dans tous les tissus et humeurs. Chez les herbivores et les carnivores, les sels du sang renferment plus de la moitié de leur poids de Na Cl, tandis que l'on n'en trouve que des proportions insignifiantes dans la cellule organisée qui renferme surtout du potassium.

Le chlorure de sodium du sang exerce une action aspiratrice (action osmotique) sur les liquides situés en dehors du torrent circulatoire ; et l'optimum de cette influence se réalise lorsque la solution chloruro-sodique est légèrement alcaline en même temps que le liquide extérieur est légèrement acide, comme cela se réalise pour les phénomènes de la digestion et de la désassimilation cellulaire. Au point de vue de ses propriétés et applications physiologiques, il faut noter la constance de sa proportion dans le sang et la ténacité de sa rétention dans l'organisme. Lorsqu'on prive un organisme vivant de sel marin, on voit le chlorure de sodium disparaître lentement et insensiblement des urines et, à la période ultime, survient une albuminurie témoignant de la disparition du tissu même qui se solubilise dans le plasma dont la composition est modifiée. D'un autre côté, les notions récemment acquises sur l'isotonie des humeurs de l'organisme conduisent à admettre un rôle prédominant joué par le sel marin dans le maintien de l'équilibre osmotique des liquides des tissus, et cette conception se trouve justifiée et confirmée par la provocation de certains œdèmes que l'on peut réaliser en déterminant la rétention dans l'économie du chlorure de sodium capable alors d'attirer, sur les points ou cette rétention s'opère, une partie de l'eau de l'organisme et d'y provoquer de l'œdème. On sait que, chez certains brightiques, on peut, à volonté, provoquer et faire disparaître l'œdème au moyen de la chloruration et de la déchloruration expérimentales, et l'on peut dire que la chloruration et la déchloruration de l'organisme marchent parallèlement avec l'hydratation des tissus et la disparition des œdèmes. WIDAL a fourni de cela des preuves expérimentales indiscutables.

Pour l'organisme normal, le sel marin est un élément essentiel des échanges, en quelque sorte un agent toujours en mouvement, activant, tout à la fois, l'absorption, l'assimilation et la désassimilation des albuminoïdes. C'est un produit impossible à remplacer sans provoquer des troubles de déminéralisation ou d'inanition minérale. Mais il est indispensable que l'épithélium rénal soit intact pour assurer son élimination, sans quoi il y a rétention dans le sang et production d'œdèmes. Un excès de chlorure de sodium dans les tissus et les humeurs provoque un certain degré d'imperméabilité rénale dont les facteurs immédiats sont encore inconnus, mais il est nécessaire, pour que cet inconvénient se réalise, que le rein soit déjà malade. D'autre part, l'expérience montre aussi qu'une alimentation complètement dépourvue de sel marin produit des lésions rénales et de l'albuminurie. Dans tous ces cas, il s'agit sans doute d'une action offensive exercée sur le glomérule par des solutions à tension osmotique notablement différente, en plus ou en moins, de celles qu'elles doivent présenter à l'état normal.

Les conclusions qui découlent de ces observations et de ces faits expérimentaux, imposent une réserve extrême dans les injections de sérum artificiel chez les sujets porteurs de lésions chroniques des reins, et montrent l'importance de l'hypochloruration dans le régime des brightiques. Je rappellerai, à ce sujet, que la diurèse provoquée par la théobromine n'est pas seulement une diurèse aqueuse, mais qu'elle intéresse aussi l'élimination du chlorure de sodium dont on voit la proportion augmenter dans l'urine des vingt-quatre heures.

Mises au contact de la muqueuse stomacale, les solutions fortes de sel marin excitent la sécrétion d'un suc gastrique albumineux, de réaction neutre, quelquefois alcaline, et cela coïncide alors avec la présence du mucus. Les solutions faibles, au contraire, excitent une sécrétion abondante d'un suc acide. Il en est de même dans les cas d'injections veineuses et rectales. La solution à 15 p. 1000 est celle qui donne alors les résultats les plus accentués. Les solutions faibles augmentent manifestement l'action de toutes les diastases digestives, mais la fatigue se produit facilement avec un usage prolongé. Quant aux solutions concentrées, elles exercent une action purgative dont le mécanisme peut s'interpréter par trois ordres de causes concourant au même but : 1° une influence catharogène ; 2° une influence exosmotique ; 3° une influence péristaltique.

L'action exercée sur le sang consiste surtout en phénomènes physiques d'isotonie et de solubilisation. L'abondance du chlorure de sodium dans le sérum sanguin fait du système vasculaire une pompe aspirante attirant les liquiques des territoires circonvoisins et y produisant un véritable drainage. Il se réalise ainsi une élimination rapide par les différents émonctoires, mais surtout par les urines, après que cette influence osmotique a déterminé une sorte de renouvellement du milieu vital des cellules par lavage et entraînement des matériaux de déchet.

Il y a même lieu de faire, à cet égard, une différence entre l'action saline simple, c'est-à-dire dépendant exclusivement de la tension osmotique, et l'action saline particulière et élective exercée par un élément différent du sodium, tel que potassium, lithium, etc. La constance de la richesse du sérum sanguin en chlorure de sodium montre bien toute l'importance de cette action saline simple, osmotique.

Sous l'influence de conditions des plus importantes, telles que : la composition saline du plasma sanguin, sa réaction plus ou moins faiblement alcaline, la vitesse du courant, il s'établit un courant osmotique vers la solution la plus concentrée, des espaces extra-vasculaires au liquide intra-vasculaire, ou inversement. Cela fait bien ressortir le rôle capital de l'épithélium rénal pour l'élimination, et ce fait que la rétention du chlorure de sodium dans les tissus provoque l'œdème. Le sel marin traverse la paroi osmotique en sens inverse de l'eau et se fixe au moins passagèrement.

Une alimentation végétale enlève à l'organisme, par double-décomposition avec les sels de potassium, une notable proportion de chlore et nécessite, comme compensation, l'ingestion d'une quantité plus considérable de sel marin. A ce titre, l'alimentation végétale constitue un bon procédé à utiliser pour la cure de déchloruration. Réciproquement, un excès de sel marin dans l'alimentation détermine l'élimination d'une proportion plus considérable de potassium. Dans le cas d'une ration alimentaire insuffisante au point de vue de la quantité de sel marin, le chlorure de sodium de l'organisme est retenu par une affinité spéciale des tissus. Mais, à un moment donné, ces tissus se désagrègent, et l'organisme traduit par sa destruction graduelle l'impossibilité dans laquelle il se trouve de se passer d'une proportion déterminée de sel marin. BARBIER a rapporté l'exemple de paysans russes devenus albuminuriques par suite de la privation complète de sel pour des raisons d'économie.

Le chlorure de sodium est, en définitive, une des conditions *sine quâ non* des manifestations vitales et d'une bonne nutrition. Dans les états diathésiques constitutionnels, il peut provoquer une *action altérante*, c'est-à-dire modificatrice de la nutrition, par suite de sa pénétration jusqu'aux éléments cellulaires et de l'influence qu'il exerce alors sur la qualité et la modalité des échanges intimes.

L'élimination du chlorure de sodium s'effectue, pour la majeure partie, par l'urine, mais aussi par les sécrétions mucipares, la sueur, les larmes, les fèces. A l'état normal, le volume des urines et les quantités d'urée et de chlorure de sodium augmentent ou diminuent parallèlement. Au cours des inflammations, la proportion du NaCl diminue dans l'urine parce que le sel reste fixé par les exsudats inflammatoires. A signaler, en terminant, la quantité considérable de NaCl dans le mucus bronchique, en rapport avec l'action des eaux chlorurées sodiques dans les affections respiratoires.

Incompatibilités. — Tous les acides minéraux et un assez grand nombre d'acides organiques, surtout en présence de corps oxydants. Les acétates de plomb, l'azotate d'argent, les sels mercureux (sauf le calomel). Je rappellerai, à ce sujet, l'emploi de la solution à 10 p. 100 dans le but de mitiger l'influence des solutions d'azotate d'argent ou d'en arrêter l'action.

Modes d'administration. Doses. — *Anthelminthique* : 20 à 30 grammes en lavements. — *Purgatif* : 20 à 60 grammes dans une eau alcaline gazeuse. — *Vomitif* : 8 à 15 grammes dans 200 d'eau tiède. — *Pédiluve* : 125 grammes pour Q. S. d'eau. — *Bain* : 1 à 5 kilogrammes. — *Bain stimulant de Raspail* : ammoniaque saturée de camphre 200 grammes, sel marin 1 kilogramme; pour un bain.

Sérum artificiel.

(	NaCl.	7 gr. 50
(	Eau bouillie	1000

Sérum de Hayem.

(	NaCl.	5 grammes.
{	Sulfate de soude	10
(	Eau bouillie	1000

Solution de Potain.

(	Chlorure de sodium.	10 grammes.
\	Bromure de sodium.	5 »
/	Iodure de sodium.	1 gr. 50
(	Eau distillée	100 grammes.

Une cuillerée à café le matin dans un verre de lait.

Sel ioduré de Trousseau.

(	Chlorure de sodium.	99 grammes.
(	Iodure de potassium	1 »

Prises de Schottin contre la dyspepsie.

(Chlorure de sodium. . . . . 6 grammes.
(Sulfate de quinine . . . . 0 gr. 20

      F. S. A. 10 paquets. (Un avant et après le repas).

EAUX MINÉRALES CHLORURO-SODIQUES. — Ces différentes eaux présentent des variations considérables dans les proportions du chlorure de sodium qu'elles renferment, mais c'est principalement aux autres éléments qu'elles contiennent, notamment aux éléments rares et même à ceux qui nous sont encore inconnus, que ces eaux minérales doivent leurs actions thérapeutiques. Une trace d'un élément, révélé par l'analyse spectrale seule, joue parfois un rôle aussi et même plus considérable qu'une proportion massive d'un sel comme le chlorure de sodium, les sulfates de sodium ou de magnésium. En d'autres termes, la dose d'un élément ne mesure en aucune façon l'importance de son rôle, et cela devient surtout évident pour des éléments tels que : lithium, cœsium, rubidium, bore, arsenic, manganèse, fer, fluor, cobalt, aluminium, zinc, etc.

L'eau de mer, qui possède des qualités très remarquables comme eau minérale, peut fournir une preuve expérimentale à ce sujet. Dans un travail très documenté, QUINTON a cherché à démontrer que l'eau de mer, milieu organique, constitue le milieu vital d'élection des cellules vivantes. En réalisant un liquide isotonique (par le mélange de 5 p. d'eau distillée à 2 p. d'eau de mer), on peut l'injecter par la veine, chez un chien, à la vitesse de 1 c. c. par minute et par kilogramme de poids, et de telle façon que la masse de liquide injecté s'élève au triple de la masse du liquide dans lequel vivent les cellules de ce chien, sans qu'il en résulte le moindre inconvénient. Au cours de l'expérience, le rein de l'animal élimine à la vitesse de l'injection. On peut aussi ramener à l'état normal, par une injection de ce liquide isotonique, un chien saigné à blanc au prealable[1].

Le chlorure de sodium est le principe minéralisateur le plus abondant de l'eau de mer. Or, l'injection de solution isotonique de NaCl produit de l'*hyperthermie*, tandis que la solution isotonique d'eau de mer produit de l'*hypothermie*, en même temps qu'une élimination rénale beaucoup plus abondante. L'eau de mer est, environ, deux fois moins toxique que la solution de NaCl.

Si l'on évapore au bain-marie une certaine quantité d'eau de mer, que l'on reprenne le résidu par l'eau distillée, en ayant soin de rétablir exactement le volume primitif, la nouvelle solution possède des propriétés qui ne sont exactement comparables ni à celles de l'eau de mer, ni à celles de la solution de NaCl. Enfin, la stérilisation de l'eau de mer à l'autoclave la rend relativement toxique pour le chien. De tout cela, il faut donc conclure que le chlorure de sodium n'est pas le seul élément actif de l'eau de mer.

Ces considérations vont me fournir une transition toute naturelle pour insister sur certaines propriétés médicamenteuses des eaux minérales et les rapprocher de ces actions si remarquables exercées par les métaux dissous, à l'état de traces, dans un liquide aqueux, actions que l'on a comparées à celles des zymases, en raison de leur déterminisme.

[1] *Cf.* G. POUCHET, *Action physiologique de l'eau de mer envisagée comme eau minérale et comme milieu organique, Progrès médical,* 3º série, t. XXI, 21 janvier 1905, p. 33.

La composition chimique de l'eau de mer ne suffit pas pour expliquer des résultats aussi nets; et, par composition chimique, nous devons seulement entendre la composition probable, celle que nous établissons un peu arbitrairement après avoir pesé les éléments dosables, car nous ignorons la véritable composition. Aussi me paraît-il indispensable de réserver, pour l'interprétation exacte des phénomènes, cette notion de *forme réelle* sous laquelle les éléments de l'eau de mer pénètrent dans l'organisme.

En dehors des éléments dosables, on doit reconnaître dans l'eau de mer l'existence d'éléments rares; les uns, bien déterminés, sont ceux que l'analyse chimique qualitative ou l'analyse spectroscopique permettent de caractériser, tels sont : le fer, le fluor, le bore, le lithium, le cœsium, etc.; d'autres dont l'existence me paraît, jusqu'ici du moins, seulement hypothétique, mais dont on est conduit par le raisonnement et la discussion des faits à soupçonner la présence; tels sont : le cobalt, l'arsenic, l'or, le zinc, etc. Autrefois, on eût expliqué l'action médicamenteuse du fer ou du fluor de l'eau de mer en admettant que ces éléments agissaient comme modificateurs de la nutrition des tissus animaux qui en contiennent normalement; actuellement, nous sommes obligés de modifier nos conceptions sur leur rôle à l'état de traces.

Comme une eau minérale, l'eau de mer est une solution en quelque sorte douée d'individualité et caractérisée par des mouvements moléculaires énergiques. Chaque eau minérale naturelle constitue une solution *sui generis* que rien d'autre ne peut remplacer. La simple constation d'un fait expérimental peut permettre de justifier cette assertion : la conductibilité électrolytique varie sensiblement entre deux eaux minérales aussi voisines que possible par leurs propriétés; elle varie encore pour une même eau minérale suivant les conditions auxquelles on l'a soumise : action de l'air, chauffage, etc. Il en résulte qu'il est aussi impossible de réaliser une eau de mer qu'une eau minérale artificielle.

Des expériences récentes de Albert Robin et Barlet montrent qu'à doses infinitésimales, des métaux dissous dans l'eau sont capables d'une très grande activité et que la nature du métal importe peu dans la genèse des phénomènes physiologiques intenses qu'ils provoquent.

Jusqu'à un certain point, on peut comparer cette extrême division des métaux dissous dans l'eau à l'état de la matière contenue dans le tube de Crookes. On sait que le vide détermine, dans les ampoules utilisées en radiologie, un état particulier de la matière que le chimiste anglais a dénommé *état radiant* et dans lequel les atomes, extrêmement dissociés, se trouvent en quelque sorte dégagés de toute influence réciproque, possèdent leur activité autonome, et manifestent ainsi leur maximum d'énergie. On a signalé, récemment, dans certaines eaux minérales, la présence d'éléments rares (argon, hélium, radium) a un état de division extrême, et il semble qu'il faille bien attribuer à ces substances rares et n'existant qu'en proportions impondérables, des effets thérapeutiques que la composition chimique élémentaire, appréciable par l'analyse, ne permettait pas d'interpréter. A ce degré d'extrême division, il semble qu'il n'existe plus d'individualité propre pour tel ou tel élément, mais qu'il s'agisse seulement de *matière radiante*; comme dans le tube de Crookes, peu importe la nature du gaz pourvu que la raréfaction soit suffisante.

On peut préparer ces solutions métalliques en faisant éclater, comme l'a fait Bredig, un petit arc électrique entre des électrodes métalliques (or ou argent ou platine) immergées dans l'eau distillée; les atomes du métal sont, en

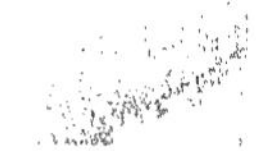

quelque sorte, libérés, autonomes dans leur activité et susceptibles de manifester toute leur énergie.

Les diverses solutions métalliques que l'on peut obtenir de cette façon présentent une richesse en métal variant de neuf centièmes à deux dixièmes de milligramme par centimètre cube de liquide (0 milligr. 09 à 0 milligr. 2). Ces solutions s'altèrent avec une assez grande facilité, et, spontanément, elles perdent plus ou moins rapidement leurs propriétés physiologiques, même lorsqu'on a soin de les tenir à l'obscurité et à l'abri de l'air, de la chaleur, en un mot, de toute influence physico-mécanique appréciable. Comme je viens déjà de le dire, il semble que ce ne soient pas l'or, l'argent, le platine, qui agissent en tant que corps spécifiques, mais bien de la *matière métallique à l'état radiant*. Absolument comme dans les ampoules électriques, il importe peu que le gaz raréfié soit de l'air ou de l'oxygène ou tout autre gaz ; la seule condition décisive, c'est que le vide soit poussé aussi loin que possible et que les atomes du gaz soient à leur maximum d'écartement.

Des artifices de préparation peuvent également permettre d'obtenir des solutions métalliques, altérables dans les conditions que j'indiquais précédemment, et TRILLAT a préparé des solutions de cuivre et de manganèse en précipitant un sel métallique par un alcali, en présence d'une substance colloïde comme l'albumine, la gélatine ou même simplement la gomme.

L'expérience a montré que ces solutions métalliques possèdent, vis-à-vis de la matière vivante, les propriétés des diastases organiques, oxydases, réductases, et que leurs réactions peuvent être inhibées ou accélérées par les agents physiques ou chimiques qui influencent de la même façon les diastases. A. ROBIN a poursuivi cette comparaison chez l'homme et, des résultats qu'il a obtenus, nous pouvons déduire que ces agents minéraux se sont conduits comme de véritables *ferments métalliques*.

Qu'on injecte, sous la peau, des solutions contenant quelques dixièmes de milligramme d'un métal tel que : palladium, platine ou or, on observera des manifestations d'ordre chimique ou physiologique parfois identiques, toujours très étroitement comparables à celles déterminées par des diastases, celles extraites des levures par exemple. Ces effets se traduisent de la façon suivante :

1° Une augmentation de l'urée, qui peut s'élever de 30 p. 100 de sa valeur normale et donner à l'urine la propriété de provoquer la formation d'un dépôt solide et cristallin d'azotate d'urée par addition d'acide nitrique. Cette élévation du taux de l'urée, variable dans son intensité, est presque constante dans tous les cas, sauf chez des cancéreux avancés et les cachectiques en général ;

2° L'augmentation du coefficient d'utilisation azotée ;

3° L'augmentation de l'acide urique qui peut atteindre des chiffres considérables (jusqu'au triple de la quantité initiale) ;

4° Une véritable décharge d'indoxyle urinaire. La présence d'un excès de cet élément dans l'urine, sous la seule influence de l'injection d'une solution métallique, nous permet d'affirmer que les théories qui rattachent la production en excès de l'indican à des fermentations intestinales ne sont plus exactes ;

5° Une diminution dans la quantité de l'oxygène consommé total sans abaissement parallèle de l'acide carbonique formé, d'où élévation du quotient respiratoire ;

6° Une élévation temporaire de la tension sanguine ;

7° De profondes modifications dans les éléments figurés du sang ; l'injection est suivie, en effet, d'une leucolyse véritable, variable avec l'état de l'individu : légère chez un individu sain, intense dans les infections s'accompagnant normalement de leucocytose.

La destruction leucocytaire se produit aux dépens des polynucléaires neutrophiles, et on observe, en même temps, une augmentation des mononucléaires, surtout des formes volumineuses exerçant la fonction macrophagique ; enfin il n'est pas rare de voir apparaître ou augmenter l'éosinophilie lorsque la réaction provoquée par la médication s'est effacée. Le nombre et la structure des globules rouges ne paraissent pas subir de modifications notables.

En soumettant des malades à un traitement par les eaux chloruro-sodiques, et mieux encore par les eaux alcalines mixtes, c'est-à-dire à la fois chlorurées et bicarbonatées-sodiques, nous pourrons constater, dans les phénomènes de nutrition, des modifications comparables à celles que viennent de produire ces solutions de ferments métalliques.

Il est rationnel de rapporter une partie, au moins, de ces modifications aux traces d'éléments rares que contiennent toutes ces eaux minérales. C'est donc, en définitive, le mouvement vibratoire, communiqué directement par la substance traversant l'organisme, ou provoqué au cours de métamorphoses se poursuivant dans l'économie animale, qui détermine les modications caractérisant les actions médicamenteuses.

Résumons, maintenant, pour essayer d'interpréter de façon satisfaisante l'action de l'eau de mer, les données que nous venons d'acquérir. Nous avons appris à connaître son action physiologique ; nous savons aussi qu'une solution de chlorure de sodium ne reproduit pas les mêmes effets. Doit-on, dès lors, attribuer l'action totale de l'eau de mer à l'action combinée du chlorure de sodium, des autres sels minéraux et des traces de métaux rares, agissant à la manière des ferments métalliques ? Cette conception est encore insuffisante, puisque nous avons vu qu'un volume déterminé d'eau de mer soumise à l'évaporation laissait un résidu salin qui, redissous dans une quantité d'eau distillée suffisante pour rétablir le volume primitif, fournit une solution ne possédant plus la même action physiologique.

Quelles sont donc les causes de ces différences ? A mon avis, il faut les rattacher à la *Forme* sous laquelle les éléments de l'eau de mer préexistent dans ce liquide. Lorsque nous évaporons de l'eau de mer, nous déterminons, dans l'équilibre des différents sels qui s'y trouvent en solution, des modifications dont nous ne pouvons mesurer exactement ni le sens ni la grandeur ; nous ignorons donc la composition chimique réelle de l'eau de mer. La composition probable est celle que nous établissons après avoir dosé les différents éléments, en recombinant arbitrairement par le calcul les divers éléments que les réactifs de précipitation nous ont permis de séparer. Les groupements des analyses sont donc essentiellement hypothétiques, malgré les données de la thermochimie ; et les nouvelles conceptions de la chimie physique, notamment la théorie des *ions*, rendent ces déterminations encore plus indécises.

Cette notion de *Forme* que je fais intervenir ici n'est pas une simple vue de l'esprit ; elle est justifiée par un grand nombre de faits actuellement connus. Ne savons-nous pas avec certitude que les combinaisons organiques du fer ne produisent pas les mêmes effets chez l'homme que la forme sous laquelle ce métal existe dans quelques aliments : lentilles, épinards, farine d'avoine, par exemple. Mais je ne crois pas qu'il existe d'exemple plus frappant de l'importance que revêt la forme des combinaisons, relativement à leur action physiologique, que la comparaison des effets produits sur l'activité biologique de la levure par les sels de potassium et les sels de sodium.

Préparons des solutions de chlorures, de bromures, et d'azotates de potassium et de sodium : à leur contact, la levure de bière ne peut plus décomposer le glucose lorsque ces sels existent dans la dissolution en proportions représentées par le double de leur poids atomique, soit 46 pour le sodium et 78 pour le potassium. En d'autres termes, la fermentation du glucose, sous l'influence de la levure, est empêchée lorsqu'il existe dans les dissolutions respectives :

Na Cl	117	grammes,
Na Br	206	»
Na Az O³	170	»
K Cl	149	»
K Br	238	»
K Az O³	202	»

par litre de dissolvant.

D'autre part, les solutions saturées de chlorate ($K\,Cl\,O^3$) et de sulfate ($K^2\,SO^4$) potassiques, celles de phosphate mono ($K\,PO^4\,H^2$) et bi ($K^2\,PO^4\,H$) potassiques n'entravent pas du tout la fermentation.

La solution saturée de sulfate de soude ($Na^2\,SO^4$) ne l'entrave pas non plus, tandis que le chlorate de soude ($Na\,Cl\,O^3$) et le phosphate monosodique ($Na\,PO^4\,H^2$) l'empêchent quand la solution renferme par litre deux atomes de sodium, c'est-à-dire à la dose de 213 grammes pour le chlorate et de 240 grammes pour le phosphate monosodique. Il faut donc faire intervenir ici une influence autre que la concentration moléculaire, à laquelle on ne pouvait s'empêcher de songer en remarquant que le titre des solutions empêchantes représente, sensiblement, dix fois le titre des solutions isotoniques ; et je n'hésite pas à attribuer cette autre influence à ce que je viens d'appeler la *Forme*, c'est-à-dire à la nature de l'élément ou du groupement électro-négatif auquel le métal est combiné. Nous savons, depuis longtemps déjà, qu'à poids égal de métal sodium, l'influence exercée pour le chlorure, le sulfate, le phosphate, le bicarbonate, est essentiellement et remarquablement différente.

EAUX MÈRES. — Les eaux-mères sont formées par le résidu liquide d'évaporation des salines soit à l'air libre, soit sous l'influence de la chaleur ; elles présentent une richesse extrêmement variable, allant, par exemple, de 20 grammes à près de 300 grammes par litre, pour le seul chlorure de sodium. Les eaux-mères constituent des liquides sirupeux, de coloration fauve ou brunâtre, de saveur âcre et très salée, d'une forte densité. Elles manifestent surtout une action propulsive et, à cet égard, les eaux bromochlorurées sont particulièrement remarquables. Ce sont, dans tous les cas, des agents thérapeutiques puissants et qui exigent une surveillance étroite.

Les signes de saturation sont utiles à connaître : ils consistent en courbature générale, sécheresse de la peau, principalement à la face palmaire des mains ; pouls fort et tendu ; céphalalgie, inappétence, embarras gastrique.

L'action stimulante trophique est très intense ; elle se traduit par des démangeaisons, de la cuisson, de la rougeur, parfois une éruption polymorphe ou, le plus souvent, de nature eczémateuse. Une sensation particulière de bien-être accompagne l'usage des doses optima et cette influence est grandement favorisée par l'exercice physique. On tire souvent d'heureux résultats de l'administration *intus et extra*. Par l'usage interne, on réalise une stimulation de la muqueuse stomacale, le réveil de l'appétit, le relèvement des forces, la suractivité des sécrétions glandulaires. Il se fait une véritable pénétration dans tout l'organisme ; et, pour employer une image, on pourrait dire que l'agent médicamenteux va fouiller l'intimité des tissus, pratiquer le lavage des humeurs. Cette influence se traduit par l'augmentation des sécrétions urinaire et cutanée, un pouls plus fréquent, il semble que les forces soient accrues ; mais si l'on prolonge un peu trop la médication, il survient de l'insomnie, de l'agitation avec irritabilité, de l'embarras gastrique, des vertiges, de la céphalée.

Les eaux mères apportent un obstacle aux coagulations fibrineuses et albumineuses, elles fluidifient le sang et les humeurs, activent la circulation générale, empêchent les stases sanguines, décongestionnent les tissus où le sang circulait difficilement. Cette dernière action est particulièrement remarquable en ce qui concerne la circulation des organes sous-diaphragmatiques ; on voit, par exemple, réapparaître des hémorrhoïdes supprimées, et des engouements passifs de l'utérus disparaître à la suite du retour de menstrues régulières et abondantes. Un certain nombre d'effets se montrent constants et très accentués : les glandes mucipares et lymphatiques sont détergées, les sécrétions fluidifiées, les muqueuses décongestionnées.

L'action des bains de mer se rapproche, dans une étroite mesure, de celle des bains d'eaux mères, et l'influence du climat ainsi que de l'inhalation de l'air marin intervient en plus. Les plages du nord conviennent aux formes torpides des manifestations scrofuleuses et lymphatiques, lorsque la réaction s'obtient facilement (le bain doit alors être court et suivi d'exercice) ; les plages du midi, à climat plus excitant, conviennent aux formes torpides quand la réaction s'opère lentement et difficilement. Non seulement l'augmentation de l'urée témoigne d'un accroissement de la désassimilation, mais encore l'accroissement du processus d'oxydation est démontré par l'augmentation de l'acide carbonique expiré pendant le bain salé.

Indications. — *Scrofule*. [Eaux minérales sulfureuses pour les déterminations périphériques, chlorurées pour la diathèse]. Lésions osseuses, altérations des tissus, chapelets de glandes inguinales ou cervicales et fistules succédant à leur fonte purulente, tumeurs blanches, mal de Pott. — *Applications secondaires*. Rhumatismes et névroses chez les scrofuleux. Affections chirurgicales : suites de fractures, luxations, entorses, altérations des tissus circonvoisins, cals volumineux. Hémiplégies. Certaines dermatoses. Pléthore abdominale et hypochondrie qui en dépend.

Eaux chloruro-sodiques fortes : rhumatisme articulaire chronique, engorgements abdominaux, plaies par armes à feu et leurs suites, ulcères anciens et rebelles. — *Eaux chloruro-thermales-carbonatées* : dyspepsies et gastralgies à forme catarrhale. Ces eaux sont contre-indiquées chez les sujets prédisposés aux congestions actives du cerveau, des poumons, ainsi que dans les maladies du cœur et des vaisseaux, la tuberculose.

PRINCIPALES EAUX MINÉRALES CHLORURÉES

A. CHLORURÉES SODIQUES SIMPLES

Eau de mer. F. [1]
Eaux mères des salines. F.
Balaruc (Hérault). T.
Bourbon-Lancy (Saône-et-Loire). T.
Bourbon-l'Archambault (Allier). T.
Bourbonne (Haute-Marne). T.
Lamotte-les-Bains (Isère). T.
Salins (Jura). F.
Salies-de-Béarn (Basses-Pyrénées).F.
Salins-Moutiers (Savoie). T.
Hammam-Melouane (Algérie). T.
Kreuznach (Prusse). F. et T.
Hombourg (Allemagne-Hesse). F.
Kissingen (Allemagne-Bavière). F.
Nauheim (Allemagne-Hesse). T.
Niederbronn (Allemagne-Alsace). F.
Soden (Allemagne-Nassau). F. et T.
Wiesbaden (Allemagne-Nassau). T.
Montecatini (Italie-Lucques). T.

B. CHLORURÉES SODIQUES SULFURÉES

Gréoulx (Basses-Alpes). T.
Uriage (Isère). F.
Aix-la-Chapelle (Prusse). T.
Archena (Espagne-Murcie). T.
Arro-Gate (Angleterre-Yorkshire). F.

C.CHLORURÉES SODIQUES BICARBONATÉES

La Bourboule (Puy-de-Dôme). F. et T.
Saint-Nectaire (Puy-de-Dôme).F.et T.

D. CHLORURÉES SODIQUES SULFATÉES

Santenay (Côte-d'Or) [*Lithinée*]. F.
Brides (Savoie). T.
Saint-Gervais (Savoie). T.
Baden-Baden (Allemagne). T.
Baden (Autriche). T.
Baden (Suisse-Argovie). T.
Lavey (Suisse-Vaud). T.
Cheltenham (Angleterre- Glocester-
   shire). F. et T.

BICARBONATE DE SODIUM. — Ce sel forme encore un des éléments nécessaires à la dissolution des substances albuminoïdes et à leur utilisation dans l'organisme. Il favorise les oxydations par sa réaction alcaline. L'alcalinité normale du sang oscille entre 270 et 360 milligrammes de CO^3NaH; elle augmente de 5 à 60 milligrammes au cours de la digestion. La valeur de cette alcalinité est diminuée dans un certain nombre de conditions morbides, notamment: l'arthritisme, le cancer de l'estomac, le diabète, la lymphadénie, l'anémie.

Les alcalins, et principalement le bicarbonate de sodium qui représente leur type normal dans l'organisme, constituent des agents trophiques, des nutritifs déperditeurs, s'il est permis de s'exprimer ainsi, c'est-à-dire des agents augmentant, simultanément, les phénomènes d'assimilation et de désassimilation, à la façon des exercices physiques, de l'hydrothérapie, du massage, des inhalations d'oxygène. Ils sont, de plus, les intermédiaires nécessaires pour les échanges nutritifs, favorisant l'introduction et la fixation des matériaux assimilables, ainsi que l'expulsion des matériaux de déchet.

Leur introduction en quantité trop considérable dans l'organisme,

[1] F signifie froide, c'est-à-dire dont la température ne dépasse pas 20°, et T signifie thermale, c'est-à-dire dont la température dépasse 20°.

aboutit à ce qu'on a appelé la *Cachexie alcaline*, syndrome dont on a beaucoup exagéré l'appréhension. Il doit intervenir alors une question de susceptibilité individuelle que l'on rencontre rarement. Les doses immodérées de bicarbonate sodique peuvent, en effet, produire une action déglobulisante par substitution du sodium au potassium dans les hématies, ou bien des lésions interstitielles accélérant l'évolution morbide et amenant l'anémie. Aux doses de 5 grammes *pro die*, on peut voir survenir parfois quelques troubles digestifs, mais ces troubles s'observent seulement si l'administration est contre-indiquée ou faite d'une façon intempestive. On a signalé, dans certains cas graves : la pâleur, une bouffissure générale, des hémorrhagies passives.

Pour amener des accidents chez les animaux, il est nécessaire d'employer des doses considérables. Ainsi, chez le chien, il ne faut pas moins de 15 à 60 grammes, *pro die*, pour amener, au bout de trois à cinq jours : vomissements, diarrhée, diminution de l'appétit, amaigrissement, alcalinisation intense de l'urine ; et on doit suspendre l'administration si l'on ne veut pas voir survenir une cachexie profonde aboutissant à la mort. Les lésions que l'on observe alors consistent en : gonflement et ramollissement des gencives, atrophie graisseuse du cœur ; anémie du foie, de la rate, des poumons ; hyperplasie des glandes de Peyer et des follicules solitaires ; dans la rate, les corps de Malpighi sont augmentés de volume et infiltrés d'éléments lymphoïdes. On trouve peu ou pas de sucre dans le foie.

L'action est très différente suivant qu'il s'agit de doses fortes ou faibles ; et lorsqu'on cherche à réaliser une alcalinisation du milieu sanguin, il est bien préférable de s'adresser à un sel sodique à acide organique, tartrate ou citrate, par exemple, sont la combustion, au sein même de l'organisme, donnera naissance à du bicarbonate qui sera utilisé *in situ*. On peut ainsi, sans avoir les inconvénients de la saturation plus ou moins complète du contenu gastrique, introduire dans l'économie des quantités considérables de bicarbonate sodique qui, pourrait-on dire, ne manifeste plus alors que ses influences avantageuses. Chez un individu normal, l'administration de citrate sodique, à la dose de 25 grammes *pro die*, pendant une période de quatre semaines, n'aurait eu nul inconvénient. Au reste, il est douteux qu'il soit possible d'accroître suffisamment l'alcalescence du sang pour arriver à augmenter dans une proportion par trop considérable les processus d'oxydation et élever le taux des échanges moléculaires. L'élimination rénale suffit à assurer les conditions nécessaires à l'intégrité de l'organisme.

Les effets fâcheux de la médication alcaline se manifestent surtout lorsqu'il y a contre-indication ou administration défectueuse. Les contre-indications, résident dans les affections rénales, même dans les cas où la nature du processus relève de la diathèse acide, et dans toute espèce de dégénérescence organique, même lorsqu'il s'agit d'une inflammation chronique simple. L'administration défectueuse détermine la saturation d'un suc gastrique déjà insuffisamment acide, ce qui se produit, par exemple, lorsqu'on administre le bicarbonate sodique au moment du repas ou pendant les repas. L'effet nocif moindre des eaux minérales alcalines, employées dans les mêmes conditions, tient à la présence des autres sels minéraux ainsi que de l'acide carbonique libre.

Les avantages du bicarbonate de sodium, comme sel alcalin, consistent dans sa faible réaction alcaline, sa faible solubilité (8,5 p. 100), son absence de propriétés astringentes et sa non-précipitation des albumines. En ce qui regarde l'appareil digestif, il intervient favorablement, par son alcalinité, dans la cavité buccale lorsque, par suite d'inflammation, les muqueuses de la langue, de la bouche et du pharynx sont recouvertes de cellules épithéliales desquamées et de mucus; on constate la dissolution de la mucine et la saturation des acides, ce qui peut mettre obstacle au développement de certains hyphomycètes, comme le champignon du muguet. Il se produit, en outre, une hypersécrétion salivaire sous l'influence de la saveur et de l'action déshydratante. Toutes les sécrétions, d'ailleurs, sont favorisées par les alcalins. A faible dose et avant les repas, on note une augmentation de la sécrétion du suc gastrique et un accroissement de son acidité, comme après l'administration de sel marin, et cela, précisément, par suite de la transformation du bicarbonate en chlorure de sodium. Cette influence est surtout marquée avec un estomac en cours de digestion. A signaler aussi la saturation immédiate de tous les acides anormaux, ainsi que la mise en liberté d'acide carbonique qui excite la musculature et la sécrétion, en même temps qu'il se fait un chargement des glandes par suite de la formation du chlorure de sodium.

Comme inconvénients, il faut compter : d'une part, la saturation complète du milieu et la disparition du rôle antiseptique de l'acide chlorhydrique, la diminution et la perturbation des échanges osmotiques sous l'influence de cette saturation, la création d'un milieu favorable pour la formation de l'acide butyrique (les ferments lactique et butyrique ne prospèrent qu'en milieu neutre ou légèrement alcalin) avec toutes les conséquences qu'elle entraîne; et, d'autre part, l'excitation de la sécrétion chlorhydrique, par suite, l'hyperchlorhydrie.

L'expérience et l'observation démontrent très nettement ces faits. Sous l'influence d'une faible dose administrée à jeun, on observe une hypersécrétion presque toujours accompagnée de pyrosis. Sous l'influence d'une dose faible administrée au cours de la digestion, on observe une notable diminution dans la sécrétion du suc gastrique, en même temps qu'un abaissement du titre de son acidité. Sous l'influence d'une forte dose administrée pendant la digestion, on voit que la sécrétion du suc gastrique est d'abord suspendue, puis, secondairement, excitée par suite de la formation du chlorure de sodium.

Comme effets éloignés, on doit noter l'action excitante sur la digestion pancréatique et la sécrétion biliaire, l'augmentation de la teneur du foie en glycogène et en sucre, la fluidification de la bile, la saturation des acides anormaux du sang, l'augmentation de la diurèse, les hypersécrétions glandulaires avec fluidification du mucus, la stimulation du mouvement des cils vibratiles ; dans une certaine mesure également, la dissolution des concrétions uratiques.

Au point de vue des échanges organiques, le bicarbonate sodique augmente, à la fois, l'assimilation et la désassimilation des substances azotées, comme le démontre la quantité plus considérable d'urée, d'acide urique et de sels minéraux éliminés par l'urine. Suivant les doses, on peut constater l'exagération ou le ralentissement des processus d'oxydation ; avec les petites doses, action excitante, augmentation de l'urée, maximum de désassimilation ; avec les fortes doses, diminution de ces mêmes phénomènes, par suite de l'action oxydante de l'alcali.

Ça n'est que sous l'influence de très fortes doses que l'on voit le bicarbonate sodique passer, en nature, dans le sang et les excrétions. Cette diminution des processus d'oxydation, de dédoublement et d'échange dans les phénomènes intimes de la nutrition est prouvée par l'augmentation importante, dans l'urine, du soufre dit neutre relativement au soufre acide. A doses médicamenteuses (même 5 grammes *pro die*) ces influences ne se manifestent pas ; on observe seulement l'augmentation des échanges, favorisée par suite de l'élimination des produits d'oxydation imparfaite. A l'inverse de ce qui se passe avec les amers, on ne constate pas de leucocytose.

L'élimination s'effectue principalement par les reins, mais aussi par les muqueuses et la bile. La quantité des urines est augmentée et l'on observe, suivant les doses, une variation dans l'excrétion de l'urée et de l'acide urique. Cependant, même aux fortes doses, la dénutrition des tissus n'est pas accrue, et l'on constate l'impossibilité de priver l'économie de ses acides inorganiques. Les éléments minéraux de l'urine n'éprouvent pas de modifications, sauf en ce qui concerne le chlore, le potassium et le sodium dont la proportion éléminée augmente, et l'on observe ce résultat remarquable que la quantité de sodium éliminée dépasse toujours la somme du sodium introduite plus le sodium normal, ce qui explique la genèse de certains accidents qui pourraient s'interpréter par cette *inanition sodique.*

Relativement à l'action exercée sur les glandes annexes du tube digestif, l'influence sur le foie est importante à considérer. En dépit des résultats fournis par l'expérimentation physiologique, résultats qui sont, d'ailleurs, sur ce point particulier de l'action cholagogue, presque toujours en contradiction avec ceux de l'observation chez l'homme, le bicarbonate sodique provoque, aux petites doses, une augmentation de la quantité de la bile avec faible diminution dans la proportion des éléments solides. Cette action est particulièrement remarquable avec certaines eaux alcalines naturelles, principalement celles de Vichy.

Le fonctionnement de l'appareil respiratoire n'est affecté que secondairement et le sens de cette influence dépend de l'action, heureuse ou fâcheuse, exercée sur le reste de l'organisme. Le bicarbonate sodique joue le rôle d'un véritable stimulant respiratoire, par suite de sa facile dissociation dans le sang en acide carbonique et carbonate neutre qui repasse à l'état de bicarbonate, d'où résulte une excitation des combustions et une augmentation de l'acide carbonique exhalé, en même temps que les oxydations se trouvent facilitées. La diminution de la glycosurie chez les diabétiques pourrait être interprétée de cette façon. L'action fluidifiante exercée sur les sécrétions muqueuses, la suractivité imprimée aux mouvements des cils vibratiles et aux fibres musculaires doivent également entrer en ligne de compte pour l'interprétation de l'influence exercée sur l'appareil respiratoire.

On emploie souvent la qualification d'*action altérante* pour interpréter l'influence exercée par les eaux minérales alcalines sur les éléments de l'organisme morbidement affectés par une diathèse. C'est une image dépeignant bien la succession des phénomènes, mais ça n'est pas une explication. On ne peut nier, cependant, la spécialisation, sinon la spécifité de certaines eaux minérales contre la goutte, le diabète, la gravelle, l'obésité. L'interprétation du mode d'action des eaux minérales sera toujours extrêmement délicate et difficile; elle est impossible pour le moment, malgré les lueurs que la connaissance de la radio-activité et des propriétés des solutions aqueuses de métaux (ferments métalliques) commence à jeter sur cette branche de la physiologie thérapeutique. Dans certains cas, cette action altérante se traduit par des troubles réalisés dans les échanges sous l'influence d'une amélioration de la digestion, en facilitant les éliminations et augmentant la diurèse. D'autre part, on est en droit de compter sur une action éloignée favorable dans toutes les circonstances où l'alcalinité du sang tend à diminuer : diabète, rhumatisme, goutte, toutes les intoxications par les acides ou des substances exerçant sur l'organisme une influence rappelant celle des acides (iode, hypochlorites, etc.). De même, l'observation et l'expérience démontrent que les alcalins exercent un rôle, très efficace, de protection et de défense des hématies contre les poisons tendant à mettre l'hémoglobine en liberté ou à la transformer (sulfonalides, oxydants et réducteurs énergiques). En dehors de ces cas, toutes les interprétations que l'on peut tenter, relativement à l'action des alcalins, ne sont que des hypothèses plus ou moins aventurées.

L'action topique exercée par les alcalins n'est pas moins importante à considérer. Dissolution des matières grasses, gonflement et hydratation des cellules superficielles, pénétration légère de l'épiderme et même de la couche superficielle du derme, non absorption des sels dissous, tels sont les faits les plus remarquables. Il se produit encore une action excitante de contact pouvant être suivie d'effet propulsif, soit d'ordre simplement tonique, soit de spécialisation plus accentuée, comme les modifications du système nerveux chez les hystériques. En outre, l'action de contact est capable de modifier directement la peau elle-même, et il est rationnel d'admettre que le décapage de la peau par les alcalins rend sans doute plus efficace l'influence subséquente des autres sels, d'où l'action plus marquée de certaines eaux minérales, comme celles, à la fois, alcalines et chloruro-sodiques.

EAUX MINÉRALES ALCALINES BICARBONATÉES. — On les divise en quatre classes : simples, chlorurées, sulfatées, sulfatées-chlorurées. Les eaux alcalines bicarbonatées simples se subdivisent elles-mêmes en : sodiques, calciques et mixtes. Ces eaux se rencontrent, principalement, dans le massif central de la France, en Auvergne, dans le département de la Loire ; il faut noter aussi spécialement les eaux sulfatées-chlorurées de Bohème. Au contact prolongé de l'air atmosphérique, la plupart subissent une décomposition partielle des sels en dissolution et on y observe la formation de dépôts. Elles sont thermales ou athermales. Leurs éléments principaux sont constitués par des bicarbonates de sodium, potassium, lithium, calcium, magnésium unis à des proportions très variables de chlorures, sulfates, phosphates, à des quantités infinitésimales de certains autres corps, tels que : arsenic, fer, manganèse, cobalt, cuivre, bore, fluor, etc., enfin, à des éléments rares et à peine connus, comme l'hélium, l'argon, le radium. Comme toujours, d'ailleurs, le réactif physiologique est infiniment plus délicat que les méthodes d'analyse physico-chimique et les variations de composition sont bien plus sensibles aux applications thérapeutiques. Les appropriations de ces eaux minérales sont moins en rapport avec la nature de la maladie qu'avec les conditions générales des malades et les conditions particulières de l'appareil digestif. Ce sont des agents multiples d'une médication identique et dont le maniement présente une très grande importance, en même temps qu'il est d'une extrême délicatesse.

On peut dire que chaque station possède une physiologie particulière dont la connaissance ne peut s'acquérir qu'au prix d'une observation minutieuse et prolongée. Les qualités physiques, la présence, même (on pourrait presque dire surtout) en proportion infinitésimale, de certains éléments, suffisent à imprimer à l'eau minérale une orientation particulière, si je puis ainsi dire, qui la fait répondre à des indications plus ou moins nettement établies. A Vichy, par exemple, les sources chaudes (Grande Grille, Hôpital) conviennent plus particulièrement aux affections hépatiques, les sources froides (Célestins, Hauterive) aux affections rénales ; les sources ferrugineuses et arsenicales (Lardy, Mesdames) ont comme indication principale l'anémie. Moins ces eaux déterminent d'effets physiologiques appréciables et plus leurs effets thérapeutiques sont tranchés. Celles dans lesquelles prédominent les bicarbonates alcalins et terreux sont surtout réservées pour l'usage interne, tandis que les bicarbonatées chlorurées et sulfurées servent surtout pour le traitement externe.

On observe rarement, dans l'emploi de ces eaux, la réaction appelée *fièvre thermale*. On voit, quelquefois, une réapparition passagère d'accès de goutte ou bien de coliques hépatiques ou néphrétiques. On note la régularisation, plutôt que la surexcitation, des fonctions digestives ; et ces eaux alcalines agissent comme des modificateurs puissants de la circulation abdominale, se conduisant en cela comme les eaux chlorurées sodiques, et peut-être à cause de la formation ultérieure de chlorure de sodium. Cette influence s'exerce plus particulièrement sur le système de la veine porte (réalisant ainsi ce que les anciens appelaient l'action désobstruante), d'où résulte une action résolutive et fondante sur l'obésité abdominale et tous les engorgements abdominaux ne présentant pas de caractère propre.

En ce qui concerne les dermatoses et les rhumatismes, ces eaux alcalines répondent à des indications dérivées de la constitution arthritique plutôt qu'à des actions spéciales, plus nettement déterminées par les eaux sulfureuses ou chlorurées. Les eaux alcalines sont beaucoup moins congestives et ménorrhagiques que les eaux chlorurées, et elles possèdent des vertus reconstituantes moindres que les sulfureuses et les chlorurées.

En d'autres termes, les eaux minérales sulfureuses et les eaux minérales chlorurées s'adressent plus particulièrement à ce que l'on pourrait qualifier les diathèses innées, comme le lymphatisme, la scrofule, tandis que les eaux minérales alcalines bicarbonatées s'appliqueraient de préférence aux diathèses acquises, c'est-à-dire aux manifestations ou aux tempéraments sanguins, bilieux, indifférents. Les modificateurs doivent être différents suivant la nature des terrains à modifier. L'action reconstituante des eaux sulfureuses et chlorurées se produit par suite d'une excitation générale, celle des eaux alcalines en raison de leurs propriétés assimilatrices. Ce sont là, bien certainement, des interprétations et des comparaisons incomplètes, mais vraies au fond.

L'influence des eaux chlorurées s'exerce surtout sur le système lymphatique, celle des eaux alcalines sur le système sanguin. Les eaux alcalines bicarbonatées sodiques possèdent une spécialisation formelle, elles s'adressent tout particulièrement aux diathèses caractérisées par une anomalie dans l'assimilation des principes immédiats (azotés, féculents, sucrés, gras), d'où leur efficacité dans les cas d'uricémie, diabète, obésité ; les métamorphoses incomplètes sont perfectionnées par l'action stimulante. Ces eaux minérales constituent le type de la médication altérante, s'exerçant dans l'intimité même des tissus et d'une façon silencieuse, ne se traduisant que par des effets curatifs propres et non par des phénomènes objectifs saisissables comme dans les effets obtenus à la suite de l'emploi des médications substitutive, dérivative ou révulsive. GUBLER qualifiait la médication de Vichy: *médication d'assimilation*. L'alcalinité est alors, sinon la cause même de l'action assimilatrice, au moins sa condition nécessaire, les alcalis constituant un élément indispensable des fonctions de nutrition et se trouvant liés à la conservation de l'individu au même titre que la respiration.

En raison de la provocation possible de la cachexie alcaline, les eaux minérales bicarbonatées sodiques, qui sont reconstituantes pour les anémiques et les atoniques, peuvent devenir nuisibles lorsque les états conditionnant l'indication ont revêtu la forme cachectique. Il en est ainsi pour les cachexies goutteuses, diabétiques, abdominales, lorsqu'elles ont abouti à l'hydropisie. Au contraire, en l'absence d'état hydrémique, elles sont puissamment efficaces dans les cachexies paludéennes et intestinales des pays chauds.

On observe un amoindrissement des actions altérantes, reconstituantes, résolutives, à mesure que la minéralisation et la prédominance du sodium diminuent. La qualité stimulante de la digestion persiste le plus longtemps. Les bicarbonatées-calciques se montrent moins irritantes et sont plus facilement supportées que les bicarbonatées-sodiques. Les bicarbonatées-sulfatées-chlorurées constituent une médication puissante.

PRINCIPALES EAUX MINÉRALES BICARBONATÉES

A. BICARBONATÉES SIMPLES

Bicarbonatées sodiques.

Andabre (Aveyron). F. [1]
Le Boulou (Pyrénées-Orientales). F.
Chateauneuf (Puy-de-Dôme). F. et T.
Sail-sous-Couzan (Loire). F.
Vals (Ardèche). F.
Vichy (Allier). F. et T.

Bicarbonatées calciques.

Alet (Aude), T.
Bondonneau (Drôme). F.
Foncaude (Hérault). T.
Oriol (Isère). F.
Rouzat (Puy-de-Dôme). F. et T.
Saxon (Suisse-Valais). T.

Bicarbonatées mixtes.

Avesne (Hérault). T.
Celles (Ardèche). F. et T.
Lamalou (Hérault). F. et T.
Pougues (Nièvre). F.

Saint-Alban (Loire). F.
Soulzmatt (Allemagne-Alsace). F.

B. BICARBONATÉES CHLORURÉES

Chatelguyon (Puy-de-Dôme). T.
Royat (Puy-de-Dôme). T.
Vic-le-Comte (Puy-de-Dôme). F. et T.
Vic-sur-Cère (Cantal). F.
Ems (Allemagne-Nassau). T.

C. BICARBONATÉES SULFATÉES

Contrexéville (Vosges). F.
Vittel (Vosges). F.
Martigny (Vosges). F.
Bussang (Vosges). F.
Sermaize (Marne). F.
Rippoldsau (Allemagne-Bade). F.

D. BICARBONATÉES CHLORURÉES
SULFATÉES

Karlsbad (Autriche-Bohême). T.
Franzesbad (Autriche-Bohême). F.
Marienbad (Autriche-Bohême). F.

[1] et [2] — F signifie froide, c'est-à-dire dont la température ne dépasse pas 20°, et T signifie thermale, c'est-à-dire dont la température dépasse 20°

PRINCIPALES EAUX MINÉRALES SULFATÉES

A. SULFATÉES SODIQUES

Villacabras (Espagne-Tolède). F.[2]
Miers (Lot). F.

B. SULFATÉES MIXTES ET MAGNÉSIENNES

Montmirail (Vaucluse). F.
Birmenstorf (Suisse-Argovie). F.
Friedrichshall (Allemagne - Saxe - Meiningen). F.
Hunyadi-Lazlo (Hongrie-Bude). F.
Pullna (Autriche-Bohême). F.
Sedlitz (Autriche-Bohême). F.

C. SULFATÉES CALCIQUES.

Audinac (Ariège). T.
Aulus (Ariège). F.
Bagnères-de-Bigorre (Hautes-Pyrénées). F. et T.
Capvern (Hautes-Pyrénées). F. et T.
Cransac (Aveyron). F.
Encausse (Haute-Garonne). T.
Saint-Amand (Nord). F. et T.

Hammam-Rhira (Algérie). T.
Bath (Angleterre). T.
Loèche (Suisse-Valais). T.
Wissenburg (Suisse-Berne). T.

EAUX OLIGOMÉTALLIQUES

Néris (Allier). T.
Plombières (Vosges). T.
Luxeuil (Haute-Saône). T.
Chaudesaigues (Cantal). T.
Saint-Laurent (Ariège). T.
Aix-en-Provence (B^{ches}-du-Rhône). T.
Ussat (Ariège). T.
Dax (Landes). T.
Mont-Dore (Puy-de-Dôme). F.
Evaux (Creuse). F.
Saint-Christau (Basses-Pyrénées). F.
Bagnoles (Orne). F.
Evian (Haute-Savoie). F.
Schlangenbad (Allemagne-Nassau).T.
Gastein (Autriche-Salzbourg). T.
Ragatz-Pfæffers(Suisse-Saint-Gall).T.
Acqui (Italie-Piémont). F.

Je dois mentionner, à ce sujet, et au point de vue de l'hygiène, l'abus des eaux minérales dites *de table*. Leur emploi réalise une habitude nuisible, transformant les conditions naturelles de la digestion stomacale, et finit par devenir une nécessité. Cela constitue un de ces besoins factices que la civilisation ou une prophylaxie mal entendue tendent de plus en plus à introduire dans notre existence et qui finissent par nous imposer une physiologie artificielle dont l'état hygide normal doit supporter les conséquences. La consommation de ces eaux minérales devrait être strictement et passagèrement bornée aux circonstances dans lesquelles on se trouve dépourvu d'eaux potables de bonne qualité, et encore, à la condition qu'il s'agisse d'eaux modérément gazeuses.

SELS DE POTASSIUM

Relativement à l'influence exercée par cet élément, il faut distinguer trois séries de sels : 1° ceux dans lesquels prédomine l'action du potassium (chlorure, carbonate, sulfate, nitrate, phosphate), 2° ceux dans lesquels l'action du potassium est plus ou moins profondément modifiée (bromure, iodure, sulfure, chlorate, chromate, manganate), 3° ceux dans lesquels l'action du potassium est complètement annihilée (cyanure, oxalate, émétique, arséniate).

Certaines propriétés physico-chimiques différencient le potassium du sodium : une affinité plus grande pour l'oxygène, une stabilité plus parfaite des carbonates et des oxydes, une avidité plus considérable pour l'eau. Les combinaisons de la potasse avec les albuminoïdes sont plus énergiques et plus stables, l'action caustique exercée sur les tissus plus intense, l'action irritante plus marquée. En d'autres termes, l'action caustique de la potasse est plus énergique que celle de la soude, et l'eschare offre l'avantage d'être molle.

On a beaucoup exagéré la toxicité du potassium relativement à son action sur le myocarde. C'est principalement par contact direct du sel de potassium (surtout le chlorure) avec le myocarde que cette toxicité se manifeste. Or, en raison des double-décompositions que les sels potassiques ne peuvent manquer de subir dans l'organisme, phénomène qui a comme corollaire l'élimination par les urines, il est impossible, sauf les cas d'ingestion de quantités considérables de sels de potassium, qu'il s'en trouve en circulation dans le liquide sanguin une proportion suffisante pour amener des accidents toxiques. L'action irritante sur la muqueuse gastro-intestinale se manifeste longtemps avant que le potassium ne traduise son impression fâcheuse sur le myocarde.

Le potassium ne devient énergiquement toxique que lorsqu'il est injecté directement dans le sang. On note alors une activité particulière du chlorure et du sulfate montrant l'importance primordiale qu'il faut attacher à la *forme* de la combinaison introduite dans l'organisme. Sans insister sur ce point, je rappellerai seulement combien est essentiellement et remarquablement dissemblable l'action exercée sur l'économie animale par des quantités de différents sels : chlorure, sulfate, phosphate, bicarbonate, renfermant le même poids de métal, même s'il s'agit d'un élément aussi peu offensif que le sodium.

En ce qui concerne l'organisme humain, la stimulation dénutritive l'emporte, sous l'influence du potassium, sur la stimulation nutritive ; aussi voit-on la quantité des différents matériaux éliminés par l'urine être plus considérable que sous l'influence du sodium.

Le rôle du potassium dans l'organisme animal est encore incomplètement élucidé. On sait que, chez les organismes végétaux, la présence du potassium est indispensable à l'élaboration de l'amidon dans les cellules à chlorophylle et qu'il intervient ainsi pour préparer l'assimilation du carbone. Il est certain que cet élément doit remplir, dans l'organisme animal, un rôle de premier ordre que nous ignorons encore. Comme le fer, le potassium joue, par rapport aux hématies, le rôle d'un composant indispensable et il doit sans doute être, comme lui, la condition nécessaire d'un processus. BUCHEIM a émis l'hypothèse que la substance contractile du muscle est une combinaison moléculaire du potassium avec une substance protéique; il est certain, en tous cas, que les sels de potassium et, surtout, les combinaisons de la potasse avec les albuminoïdes, exaltent l'activité de certaines zymases.

Le potassium exerce sur l'acide urique une action dissolvante notablement plus énergique que le sodium, mais il le cède encore beaucoup, à ce point de vue, au lithium. D'autre part, les sels de potassium sont inférieurs aux sels de sodium comme cholagogues.

Le potassium exerce sur le système nerveux une action irritante, qui a été bien vue par TRAUBE, et qui intervient en même temps que se produit une action irritante se manifestant également sur les muscles et, notamment, sur le myocarde. Lorsque le sang chargé de sel de potassium arrive au contact de l'endocarde, ce dernier subit une irritation qu'il transmet aux nerfs cardiaques, et l'élément musculaire subit, de son côté, l'influence du potassium. Il en résulte une action complexe, d'autant plus que le système nerveux est intéressé primitivement. On peut cependant provoquer, expérimentalement, une dissociation, évidente surtout chez les animaux à sang froid, et toutes réserves faites relativement aux questions de doses et d'isotonie.

Chez la grenouille, de fortes doses provoquent un arrêt subit du cœur en diastole; avec des doses moyennes, un affaiblissement des contractions en même temps que du ralentissement et on remarque que les contractions ventriculaires sont beaucoup plus faibles que les contractions auriculaires; avec des doses faibles, on constate seulement une diminution de fréquence accompagnée de régularisation et d'augmentation d'énergie. Des doses répétées produisent du ralentissement et des irrégularités.

Chez les animaux à sang chaud, la mort du cœur est lente et progressive; on ne constate pas d'influence spéciale sur les vagues, et le myocarde est inexcitable. La toxicité diminue avec la lenteur de l'absorption, en raison, évidemment, de la possibilité d'une élimination au moins partielle. Les petites doses produisent une stimulation de l'énergie avec augmentation de tension artérielle et diminution du nombre des contractions. Le contact direct détermine l'abolition de l'excitabilité musculaire; on voit se produire de l'affaiblissement, des irrégularités, des îlots de contractions localisées avec tendance à la contracture, un état diastolique de plus en plus accentué, la perte rapide de l'excitabilité.

Suivant que l'on envisage tel ou tel des effets produits par les sels de potassium, on est conduit à attribuer une part prépondérante au système nerveux, avec TRAUBE, ou au système musculaire, avec RANKE. La dépression du système nerveux est surtout remarquable chez les animaux à sang froid où elle se traduit par de la faiblesse, de l'inertie, de la paralysie du système nerveux central et périphérique avec perte plus ou moins complète de l'excitabilité. Chez les animaux à sang chaud, on voit prédominer la diminution de l'excitabilité musculaire ainsi que de la capacité au travail. La mort survient, primitivement, par la respiration.

L'influence exercée sur le tissu musculaire est encore prouvée par l'action vomitive des sels potassiques lorsqu'ils sont ingérés en quantité un peu considérable et par la diminution d'excitabilité du tissu musculaire du canal digestif par l'usage continu de solutions diluées.

L'action toxique paraît être, dans une certaine mesure, fonction de la diffusibilité, c'est-à-dire qu'elle varie suivant la nature de l'acide. Les sels les moins diffusibles sont le bicarbonate, le phosphate, le sulfate. L'iodure, le bromure, le chlorure présentent un degré moyen de diffusibilité. L'oxalate, l'acétate, l'azotate sont facilement diffusibles. Les sels se diffusant difficilement s'accumulent dans l'intestin grêle où ils exercent une action purgative, et ils s'éliminent avant d'être absorbés en quantité suffisante pour charger le sang.

Mais si un sel facilement diffusible vient à se trouver au contact de la muqueuse gastro-intestinale, l'intensité du courant de diffusion l'emportera sur la tension sanguine dans les capillaires et, pendant que la partie liquide du sang sera échangée contre une proportion beaucoup moindre de solution saline, il se fera, dans ces capillaires, une accumulation d'hématies qui en amènera la rupture; et ainsi s'expliquent l'inflammation du tube digestif, les ecchymoses de sa muqueuse, la douleur, les vomissements, le melœna. D'autre part, l'absorption du sel de potassium par le sang et sa circulation dans l'organisme pourront donner lieu à des accidents nerveux ou musculaires.

Il en résulte que l'on doit toujours s'efforcer de réduire l'absorption lorsqu'on est conduit à administrer des sels de potassium, soit en les diluant dans une suffisante quantité de liquide, soit en les faisant ingérer en même temps que les aliments. La nécessité de les diluer dans une proportion d'eau assez considérable est surtout importante lorsqu'on veut mettre à profit la sollicitation particulière exercée sur l'épithélium rénal par l'acétate ou l'azotate de potassium.

Modes d'administration. Doses. — Le mélange de 5 p. de potasse caustique avec 1 p. de chaux vive constitue le *Caustique de Filhos*, et le mélange de 5 p. de potasse avec 6 p. de chaux le *Caustique de Vienne*. L'acétate de potasse et l'azotate de potasse sont très utilisés, comme diurétiques, aux doses de 5 à 10 grammes ajoutés à un litre de tisane de chiendent, pariétaire, queues de cerises, etc. Édulcorer de préférence avec sirop des cinq racines (ache, asperge, fenouil, persil, petit-houx) dont les qualités apéritives et diurétiques viennent s'ajouter. (Voir : *Diurétiques*.)

Pâte caustique.

Potasse caustique pulvérisée . . . . } ââ 4 grammes.
Savon médicinal sec. . . . . }
Chaux éteinte pulvérisée. . . . . 30 grammes.

Bougies caustiques.

Potasse caustique. . . . . 0 gr. 1 à 1 gramme.
Extrait d'opium . . . . 0 gr. 5 à 2 grammes.
Silicate de potasse . . . . 30 grammes.

Potion de Rivière.

N° 1

Bicarbonate de potasse . . . . 2 grammes.
Eau distillée 50   »
Sirop de sucre 15   »

N° 2

Acide citrique . . . . 2 grammes.
Eau distillée 50   »
Sirop de limons 15   »

Pilules de Vicente.

Bichromate de potasse. . . . . } ââ 1 gramme.
Extrait d'opium . . . . }
Diviser en 100 pilules. Une pilule matin et soir.
(Syphilis, ulcère et cancer de l'estomac).

Pommade de Blashko.

Bichromate de potasse. . . . . 0 gr. 10
Axonge ou vaseline . . . . 15 grammes.
(*Usage externe*).
Caustique pour les verrues.

Poudre antiphlogistique.

Bitartrate de potasse. . . . . }
Azotate de potasse. . . . . } ââ 8 grammes.
Sucre pulvérisé . . . . }
Diviser en 12 paquets. Un toutes les heures.

Poudre tempérante laxative.

Bitartrate de potasse. . . . . } ââ 10 grammes.
Sucre pulvérisé . . . . }
Bicarbonate de soude . . . . 2 grammes.
Alcoolature de citron. . . . . X gouttes.
Par cuillerées à café dans un verre d'eau sucrée, toutes les demi-heures.

Mixture fondante.

Tartrate neutre de potasse . . . . 15 grammes.
Extrait de petite centaurée . . . . }
Extrait de gentiane . . . . } ââ 5 grammes.
Eau distillée. . . . . 200 grammes.

Cuiller à soupe toutes les heures.

Boisson tempérante.

Crème de tartre soluble . . . . 10 grammes.
Azotate de potasse . . . . 2 »
Sucre . . . . 50 »
Eau distillée. . . . . 1000 »

A prendre par verres.

CHLORATE DE POTASSIUM. — C'est un modificateur puissant des sialorrhées morbides ou médicamenteuses. Il se présente sous forme de lames hexagonales de couleur blanc-nacré, à peine sapides, et produisant alors une saveur fraîche et légèrement acerbe, plutôt agréable.

Il est peu soluble dans l'eau froide (1 p. 17), et donne des mélanges capables de faire explosion sous l'influence d'un choc ou de la chaleur, avec toutes les substances organiques et un assez grand nombre de produits minéraux, tels que : soufre, phosphore, sulfure d'antimoine, etc. Les poudres chloratées, actuellement utilisées pour un grand nombre d'armes à feu, sont des mélanges de chlorate alcalin avec du sucre ou du ferrocyanure de potassium (prussiate jaune).

Ce sel constitue une véritable réserve d'oxygène. Il est utilisé pour la préparation du peroxyde de chlore destiné à l'épuration et à la stérilisation des eaux. L'attention fut attirée sur son emploi en raison du rôle joué par l'oxygène dans la respiration. Peu de temps après sa découverte par BERTHOLLET, en 1786, SWEDIAUR chercha à l'appliquer au traitement des affections qu'il estimait caractérisées par la pénurie d'oxygène et auxquelles devait remédier la *tisane oxygénée de Swediaur*.

Le chlorate de potassium cède son oxygène, c'est-à-dire qu'il est réduit, dans un assez grand nombre de circonstances ; il se transforme alors en chlorure de potassium. Le pus frais et maintenu chaud à l'abri de la putréfaction, la levure de bière fraîche, le sang, déterminent cette réduction qui est encore plus énergique sous l'influence des phénomènes de putréfaction. Dans le sang vivant, cette réduction s'accompagne de la formation de méthémoglobine, ce qui la différencie de celle observée avec d'autres substances, les iodates, par exemple, qui ne provoquent pas de modifications de l'hémoglobine. Au cours de cette réaction, la diminution de l'alcalinité du sang facilite, dans une large mesure, l'apparition de la méthémoglobine. Il en résulte que l'action offensive du chlorate de potassium est plus à craindre dans toutes les circonstances où le sang peut s'enrichir en acide carbonique, telles que : fièvre, gêne de la respiration, etc.

Outre la formation de méthémoglobine, on constate la destruction globulaire par contact prolongé et l'extravasation du pigment ; les hématies dont la matière colorante a été ainsi attaquée doivent subir la régression et être éliminées de l'organisme, et les résidus de leur destruction s'accumulent dans la rate, la moelle des os, les reins, où l'on peut observer des coagulations multiples survenant pendant la vie au cours des intoxications aiguës. Sous l'influence des fortes doses, on voit survenir la mort par asphyxie, avec des globules rouges à structure intacte mais dont l'hémoglobine a été presque totalement transformée *in situ*. Les altérations rénales, causes des accidents urémiques, sont produites, à la fois, par l'élimination du sel alcalin et par celle des résidus d'altération des hématies.

Les accidents toxiques qui peuvent être déterminés par le chlorate de potassium sont assez rares, mais en revanche, d'une gravité remarquable, puisque la mortalité oscille entre 70 et 80 p. 100. Sauf chez les enfants, ces accidents résultent toujours d'une erreur de dose ou d'administration. On a rapporté plusieurs cas de mort à la suite de l'absorption de 15 grammes, en une seule fois, ou de 25 à 30 grammes à doses fractionnées trop rapprochées ; la mort tardive, après sept jours, d'un homme ayant absorbé la valeur de six cuillerées à café a été également signalée. Les enfants se montrent particulièrement sensibles à l'action toxique du chlorate de potassium : mort d'une fillette de quatre ans après l'ingestion de quelques cuillerées d'une potion à 4 grammes p. 120 de véhicule, accidents graves chez une fillette de sept ans après l'ingestion partielle d'un gargarisme. Dans tous les cas, il faut soigneusement tenir compte de l'état du filtre rénal, ainsi que des circonstances dans lesquelles, et à propos desquelles, s'effectue l'administration du médicament.

La dispersion dans l'économie et l'élimination du chlorate de potassium sont très rapides ; c'est un sel facilement diffusible. Cette élimination s'effectue, pour la majeure partie, par les reins ; elle commence au bout d'environ dix minutes, tandis qu'après cinq minutes seulement on peut déceler la présence du chlorate dans la salive. Il est à noter que le chlorate de sodium possède une action diurétique intense. Les glandes salivaires, buccales et pharyngiennes constituent une voie d'élection

POUCHET. — Précis de pharmacologie. 39

pour l'élimination du chlorate de potassium qui favorise, en même temps, la formation de nouvelles couches épithéliales : on peut s'expliquer ainsi l'action spécifique exercée par ce sel sur la stomatite ulcéro-membraneuse. L'élimination dure de quinze à quarante-huit heures; elle s'effectue aussi, mais en moindre proportion, par le mucus nasal, le lait, la sueur, les larmes, la bile. L'action cholagogue du chlorate de potassium paraît indéniable.

A titre d'action paradoxale, il faut signaler l'action sialagogue exercée par le chlorate de potassium lorsqu'il est administré à assez forte dose (8 grammes par exemple), et que l'on attribue à une influence substitutive.

Modes d'administration. Doses. — *Collutoire :* 5 grammes pour 50 grammes de sirop de mûres. — *Gargarisme :* 5 grammes pour 150 grammes d'eau et 50 grammes de sirop de mûres.

Gargarisme antiseptique.

Chlorate de potasse.	10	grammes.
Eau.	250	»
Mellite de roses.	50	»
Acide chlorhydrique.	2	»

Gargarisme contre stomatite mercurielle.

Chlorate de potasse	10	grammes.
Laudanum de Sydenham.	1	»
Eau distillée de laurier-cerise.	15	»
Infusion de feuilles de ronces	100	»

Poudre contre l'ozène.

Sous-nitrate de bismuth	10	grammes.
Chlorate de potasse	1	»

Solution contre l'ozène.

Chlorate de potasse	} ãã 5 grammes.	
Acide borique.		
Eau distillée.	150	»

Gargarisme.
(Stomatite ulcéro-membraneuse).

Chlorate de potasse	10	grammes.
Alcoolat de cochléaria	30	»
Sirop de quinquina	60	»
Décoction de quinquina	250	»

Potion.
(Phagédénisme, stomatite mercurielle).

Chlorate de potasse	6	grammes.
Sirop de framboises.	30	»
Eau distillée.	150	»

Par cuillerée à soupe.

LITHIUM. — Ce métal présente de très grandes analogies d'action toxique avec le potassium. Lorsqu'il est employé à fortes doses, ou introduit brusquement dans l'économie, il provoque le ralentissement puis l'arrêt du cœur. La mort a lieu par asphyxie primitive, puis paralysie du cœur qui s'arrête en diastole, après avoir présenté des suspensions diastoliques passagères que l'on peut empêcher par la section des vagues ou à l'aide de l'atropine, ce qui prouve que le lithium exerce une action excitante sur les noyaux d'origine du pneumogastrique, à l'inverse du potassium. Toutefois, l'excitabilité du myocarde persiste, sauf lorsqn'il y a eu contact direct avec le sel de lithium. On constate, en même temps, des troubles digestifs avec état nauséeux, des manifestations gastro-intestinales (diarrhée, vomissements) intenses et une diminution de la sécrétion biliaire. Les sels de lithium diminuent aussi l'excitabilité des nerfs, des centres nerveux et des muscles.

L'action sur le cœur et le tissu musculaire, sauf lorsqu'il y a contact direct, est moins accentuée que celle exercée par le potassium ; ainsi, à un degré avancé de l'intoxication, les nerfs périphériques ont perdu toute excitabilité tandis que l'on observe encore des contractions du myocarde. Le système nerveux est intéressé de la périphérie au centre. Après intoxication, le rétablissement est lent, les mouvements restent assez longtemps difficiles, ne s'exécutant qu'avec lenteur et par petites secousses ataxiques (clownisme).

Le lithium est un véritable médicament d'épargne, diminuant la destruction des tissus. Il impose le caractère de son action prépondérante à tous les composés auxquels il s'associe ou avec lesquels il entre en combinaison. Il est infiniment supérieur à tous les autres alcalins en ce qui concerne son action dissolvante de l'acide urique, ainsi que comme médicament de la goutte ; et, à ce dernier point de vue, on a vanté l'emploi de la cataphorèse pour amener le lithium au contact direct des tophus.

On a employé à peu près tous les sels de lithium, mais ce sont surtout les carbonate, benzoate et salicylate (aux doses de 10 à 50 centigrammes, *pro die*) qui donnent les meilleurs résultats. L'association du salicylate de lithine au benzoate de soude est tout particulièrement recommandable. On peut prescrire ce mélange sous forme des cachets : $0^{gr}20$ salicylate de lithine et $0^{gr}30$ benzoate de soude pour un cachet, à prendre avec un verre d'eau de Vichy, de Vals, de Vittel ou de Contrexéville. L'emploi de l'*eau de Santenay* (Côte-d'Or) est également l'un des meilleurs procédés d'administration du lithium. Cette eau minérale est, en effet, remarquable par sa richesse en lithine ($0^{gr}111$ de chlorure de lithium par litre), en même temps qu'elle constitue une eau chlorurée sodique et sulfatée sodique.

CALCIUM. — Au point de vue de son action physiologique, le calcium présente de grandes analogies avec le potassium. A petites doses, les sels de calcium déterminent un accroissement de l'énergie du myocarde et une accélération de ses contractions. A fortes doses, on constate une chute de la pression artérielle et la paralysie du cœur qui s'arrête en systole, sauf dans les cas de contact direct avec les sels alcalino-terreux. On observe l'affaiblissement, puis l'abolition des propriétés fonctionnelles des centres nerveux, ce qui se traduit par un état narcotique avec absence des réflexes ; la sensibilité est plutôt obtuse que paralysée. L'inertie motrice est d'origine centrale, car les nerfs périphériques conservent leur excitabilité qui ne disparaît que tardivement et sous l'influence de très fortes doses. L'excitabilité musculaire est diminuée.

Le myocarde est particulièrement sensible à l'action du calcium dont la présence, en petite quantité, est indispensable à l'entretien de ses propriétés rhythmiques, comme le démontrent les expériences de circulation artificielle avec le cœur des animaux à sang chaud. Dans l'action toxique, la mort se produit par paralysie du cœur. Au milieu de spasmes et de contractures, révélant l'action élective exercée par le calcium sur le tissu musculaire, on voit survenir de l'arhythmie, des intermittences ; les contractions myocardiques sont de plus en plus rares et affaiblies, jusqu'à l'arrêt définitif. La dose toxique du chlorure de calcium en injections hypodermiques, est de $0^{gr}70$ à 1 gramme par kilo pour le cobaye, de 7 centigrammes pour une grenouille de 25 à 30 grammes.

L'action médicamenteuse de certains composés du calcium était connue dans les temps les plus reculés. HIPPOCRATE recommande l'emploi du lait de chaux contre la lèpre ; on l'utilisait aussi pour le traitement des ulcères serpigineux et des brûlures. Les chimiâtres étendirent les applications des composés calciques et les employèrent à titre d'absorbants, d'anti-acides, de dissolvants des calculs, ainsi que dans les cas de scrofule, de diabète, d'hydropisie. Les sels de calcium constituent un élément absolument indispensable de l'organisme, dans lequel ils pénètrent avec les aliments et les boissons et, pour la majeure partie, sous forme de phosphates. La notion de *Forme* joue encore ici un rôle prépondérant, au point de vue de leur assimilation, et l'on voit le calcium alimentaire beaucoup mieux absorbé et utitisé que les préparations chimiques les plus variées. Le sulfate et les phosphates, sous la forme des combinaisons sous lesquelles ils existent, avec les albuminoïdes notamment, dans les différentes substances alimentaires et les boissons, constituent les composés les plus importants au point de vue analeptique. Les ingesta introduisent toujours dans l'économie une proportion surabondante de calcium que l'on retrouve dans les fèces ; le point critique, si l'on peut ainsi dire, réside dans le bon et régulier fonctionnement des phénomènes d'assimilation. L'inanition calcique peut avoir pour aboutissant l'ostéomalacie et le rachitisme. A signaler également, l'action si importante du calcium relativement à la coagulation du sang, du lait, de la lymphe, etc. (Voir : *Phosphore*).

L'eau de chaux (solution saturée contenant 1^{gr}30 de CaO p. 1000) détermine localement une action astringente, le resserrement des tissus, la constriction vasculaire, d'où diminution des sécrétions ; elle agit encore comme anti-acide, saponifiant des corps gras, et, surtout, comme dissolvant de la mucine. Le carbonate de calcium est un anti-acide précieux, un absorbant, un agent protecteur, et il faut même compter avec le dégagement d'acide carbonique qu'il est capable de produire et dont l'action analgésiante peut intervenir.

Au point de vue de son action dynamique, le calcium est un tonique reconstituant. Dans les cas d'inanition calcaire, il faut chercher surtout à réaliser des modifications de l'ensemble de l'organisme pour amener une utilisation efficace du calcium alimentaire. L'élimination s'effectue par les urines, principalement sous forme de phosphate chez les carnivores et de bicarbonate chez les herbivores. Le calcium des fèces constitue un résidu alimentaire ; sa proportion est vingt à vingt-cinq fois plus considérable que celle éliminée par les urines.

Modes d'administration. Doses. — La chaux vive, le peroxyde de calcium, l'hypochlorite de calcium servent, exclusivement, pour la pratique de la désinfection et de l'antisepsie. Le sulfure de calcium est réservé pour l'usage externe. Le sulfate (plâtre) sert à la confection des appareils inamovibles. L'eau de chaux s'emploie aux doses de 100 à 1000 grammes, *pro die*, comme anti-acide, absorbant, épaississant et disséminant, astrictif, antidiarrhéique, antialbuminurique, lithontriptique. Le carbonate de calcium est absorbant et neutralisant. Les phosphates bi et tricalcique sont absorbants, neutralisants, antirachitiques, antidiarrhéiques. Le bicarbonate de calcium n'est utilisé que par l'emploi des eaux minérales. Le chlorure et l'iodure de calcium sont utilisés à titre d'antiscrofuleux ainsi que dans le but de redonner de la plasticité au sang et de le rendre plus facilement coagulable [2 à 4 grammes *pro die*].

Le liniment oléo-calcaire, dont l'action est si remarquable pour le pansement des brûlures, s'obtient en mélangeant parties égales d'eau de chaux et d'huile d'amandes douces, ou d'huile de lin si l'on veut réaliser une action plus siccative. Le lavement antidiarrhéique se prépare en ajoutant à 100 ou 200 grammes d'eau de chaux X à XX gouttes de laudanum de Sydenham.

MAGNÉSIUM. — Ce métal constitue encore un élément essentiel de l'organisme où il prédomine dans les tissus riches en nucléines et nucléo-albuminates, tandis que le calcium prédomine dans les tissus riches en lécithines. Le magnésium paraît jouer un rôle prépondérant dans les échanges des cellules nerveuse, spermatique et musculaire. Sous l'influence de l'ingestion de magnésium en poudre, on voit se produire une augmentation [de la diurèse et des oxydations, avec un accroissement marqué dans l'élimination des déchets azotés. En ce qui concerne la biologie végétale, le magnésium est [un élément essentiel du leucite et un important agent de réduction. La magnésie dédouble l'aldéhyde formique en alcool méthylique et formiate.

L'action pharmacodynamique exercée par le magnésium sur le système nerveux est essentiellement périphérique et se rapproche, dans une assez étroite mesure, de celle exercée par le curare. On constate, toutefois, cette différence que le fonctionnement des muscles respiratoires est atteint plus tardivement qu'avec le curare. Alors que l'animal est complètement inerte, avec les nerfs périphériques tout à fait inexcitables, la respiration se montre haletante, continue mais ralentie, avec des intermittences et des pauses en expiration, cependant suffisante pour entretenir la vie. Le cœur est intéressé seulement par de très fortes doses et meurt alors en diastole. L'excitabilité musculaire diminue seulement sous l'influence des fortes doses et très tardivement.

Comme pour le calcium, le magnésium nécessaire à l'organisme humain lui est fourni par les aliments et les boissons.

Le pouvoir absorbant de la magnésie est considérable ; elle fixe plus de 1000 fois son volume de gaz carbonique. En raison de la facilité avec laquelle elle se combine aux acides pour former soit des sels insolubles, soit des sels solubles parfaitement neutres et purgatifs, la magnésie constitue un remarquable antidote dans une foule d'empoisonnements par les acides ou les sels métalliques, notamment les composés d'arsenic, d'antimoine, de cuivre, de plomb, de mercure. Il importe seulement de tenir compte de cette observation : dans le cas d'un empoisonnement par l'acide arsénieux, on doit se garder d'administrer la magnésie en même temps que du sucre, parce que l'arsenic se combine mal avec la magnésie en présence du sucre et que ce dernier dissout l'arsénite de magnésium. Dans tous les autres cas, le sucre, et surtout le miel, favoriserait l'action antidotique. (Voir : *Antidotisme*, p. 16.)

Les bons effets que l'on a pu retirer de l'emploi de la magnésie comme absorbant et neutralisant dans les cas de cancer ou d'ulcère de l'estomac ont amené à employer des quantités relativement considérables de ce médicament, ce qui n'est pas toujours sans inconvénients, en raison de la formation, dans le tube digestif, de composés insolubles aboutissant à la formation de concrétions, véritables bézoards capables d'oblitérer l'intestin.

A signaler aussi l'augmentation de solubilité de l'acide borique dans l'eau, en présence d'une petite quantité de magnésie : 1000 grammes d'eau distillée dissolvent normalement 40 grammes d'acide borique et 120 grammes après addition de 1^{gr}50 de magnésie calcinée.

Le boro-citrate de magnésium et de sodium (*Ludus Paracelsi*) jouit de propriétés remarquables pour la dissolution des calculs vésicaux : on l'administre aux doses de 0^{gr}50 à 2 grammes dans une limonade sucrée et gazeuse. Quant à l'action excitante du magnésium, à petites doses, sur la fibre musculaire, elle est fréquemment utilisée dans l'emploi de l'eau minérale de Châtelguyon qui doit son action la plus frappante au chlorure de magnésium dont elle renferme plus de 1^{gr}25 par litre.

Modes d'administration. Doses. — *Hydrocarbonate de magnésium* ou *magnésie blanche* [3 (CO^{3}Mg)MgO,4Aq] — *Oxyde de magnésium* ou *magnésie calcinée* [MgO] ; deux variétés : *magnésie légère* ou *magnésie française* (D 2,7 à 3) et *magnésie lourde* ou *magnésie anglaise* (D 3,5 à 3,8) ; ne diffèrent que par leur densité qui les rend plus ou moins facilement capables de réaliser les effets absorbants et neutralisants. — *Hydrate de magnésium* [Mg (OH)^2], léger, poreux, renferme 31 p. 100 d'eau, plus facilement soluble dans les acides, ne produit pas dans la bouche la sensation désagréable que donne la magnésie calcinée en s'hydratant aux dépens de l'eau de la salive. — *Magnésie noire de Récamier*, mélange de magnésie calcinée et de charbon (à distinguer de l'ancienne magnésie noire constituée par du bioxyde de manganèse). — Toutes ces préparations s'emploient seules ou mélangées avec de la rhubarbe, du charbon, du sous-nitrate de bismuth, du bicarbonate de soude, de la poudre de noix vomique, etc., etc., suivant les indications à remplir.

Médecine blanche.

Magnésie calcinée	8	grammes.
Sucre pulvérisé	50	»
Eau distillée	40	»
Eau de fleurs d'oranger	20	»

A prendre en une fois et ingérer aussitôt après le suc d'une orange. (12 à 24 heures d'effet purgatif).

Potion absorbante alcaline de Fonssagrives.

Magnésie calcinée		4 grammes.
Eau de chaux	}	ââ 60 grammes.
Eau distillée	}	
Sirop de fleurs d'oranger		30 grammes.

Une cuillerée à soupe toutes les heures.

Poudre antidyspeptique.

Magnésie blanche	80	centigrammes
Poudre de rhubarbe	50	»
Poudre de noix vomique	Trois	»

Pour une prise après le repas.

Poudre antigastralgique.

Magnésie blanche. . . . . 5 grammes.
Poudre de cannelle. . . . . 2 »
Poudre d'opium . . . . Cinq centigrammes.

Diviser en 10 cachets (Un à deux avant les repas).

Poudre contre la constipation

Magnésie anglaise. . . . .)
Soufre sublimé et lavé. . . . . } àâ 10 grammes.
Sucre de lait pulvérisé . . . .)

Cuiller à café le soir.

Poudre contre l'intertrigo chez les enfants.

Talc. . . . . 10 grammes.
Magnésie anglaise . . . . 5 »
Acide salicylique . . . . : . . . 2 »
Essence de lavande . . . . X gouttes.

Magnésie effervescente.

Carbonate de magnésie . . . .)
Sulfate de magnésie. . . . . |
Bicarbonate de soude . . . . } àâ 10 grammes.
Sel de Seignette . . . . |
Acide tartrique. . . . .)

Une cuillerée à café dans un verre d'eau.

Limonades purgatives.

	(3)	(2)	(1)
Acide citrique	30	24	48
Carbonate de magnésie	18	14,5	11
Eau distillée.	300	300	300
Sirop de sucre.	100	100	100
Alcoolature de citron	1	1	1

STRONTIUM. — Les composés de strontium sont fort intéressants pour la thérapeutique en raison de leur innocuité par rapport au strontium et parce qu'ils permettent d'introduire dans l'organisme des sels qui réalisent, sans aucun inconvénient ultérieur, les double-décompositions avec les sels du milieu sanguin, double-décompositions que je considère comme indispensables à la mise en train d'une action médicamenteuse, au moins pour ce qui regarde les composés minéraux.

C'est surtout relativement à l'administration de l'iode et du brome que cette propriété se manifeste le mieux ; le bromure et l'iodure de strontium permettant de faire tolérer, par un organisme déterminé, des quantités d'iode ou de brome que ne permettrait pas, sans inconvénients, parfois même sans dangers, l'emploi de l'iodure ou du bromure de potassium.

Le carbonate de strontium est un neutralisant parfois plus avantageux que le carbonate de calcium. Les sels de strontium n'exercent une action irritante que s'ils sont employés en quantités massives, et alors cette action est en rapport avec le degré de la concentration moléculaire. Leur toxicité est à peu près nulle; fort inférieure, dans tous les cas, à celle du calcium. Ils provoquent un accroissement de l'excrétion de l'urée, et Vulpian avait essayé de les employer dans le traitement du rhumatisme articulaire chronique, en utilisant leur propriété d'activer les combustions organiques et diminuer l'acide urique. Il prescrivait de 15 à 25 grammes, *pro die*, d'azotate de strontium. J'ai montré que l'administration du strontium, notamment sous forme de carbonate, permettait une véritable économie du calcium de l'organisme, dont la désassimilation se trouvait ralentie bien mieux que par l'administration de préparations calciques, et j'ai proposé d'employer les sels de strontium au cours du traitement de l'ostéomalacie et du rachitisme.

L'élimination du strontium dure de quatre à six jours par la voie urinaire. Le strontium intéresse également l'hygiène parce que les sels de ce métal sont utilisés dans la raffinerie du sucre et le déplâtrage des vins. Le seul inconvénient que ces pratiques puissent présenter réside dans l'état d'impureté des sels de strontium qui sont presque toujours mélangés à des proportions variables de sels de baryum, énergiquement toxiques.

BARYUM. — C'est le plus toxique de tous les métaux alcalino-terreux. Des troubles gastro-intestinaux (se traduisant par des vomissements et de la diarrhée ayant pour cause une excitation intense des fibres musculaires lisses), de la faiblesse, des troubles respiratoires terminés par l'asphyxie et la mort après quelques crises de convulsions cloniques, tels sont les principaux phénomènes qui caractérisent l'empoisonnement par les sels de baryum. Le tissu musculaire est particuliculièrement intéressé; on note des contractures suivies de faiblesse, puis d'inertie avec flaccidité complète et inexcitabilité. Chez les animaux à sang froid, on observe des crampes et une augmentation de la durée de décontraction. Le myocarde se fait remarquer par la lenteur et la diminution d'énergie de ses contractions; et le cœur s'arrête en systole. Avec des doses relativement fortes, on obtient une mort rapide par arrêt brusque du cœur. Les doses faibles portent primitivement leurs atteintes sur le système nerveux central, mais le système musculaire traduit son impressionnabilité par une modification intense de la contractilité qui s'affaiblit à un degré avancé de l'intoxication et disparaît rapidement par contact direct. On voit des contractions fibrillaires et des crampes précéder la paralysie des nerfs périphériques. Le myocarde manifeste une très grande susceptibilité. Une dose de 2 grammes par kilo, en injection hypodermique, est mortelle pour le cobaye ; une dose de 20 à 25 milligrammes est mortelle pour une grenouille de 30 grammes.

On a tenté d'employer les sels de baryum pour réaliser de déplâtrage des vins ; c'est là une pratique dangereuse qui a été absolument interdite. On a proposé, d'autre part, d'utiliser l'action altérante des sels de baryum dans la scrofule, le cancer, la paralysie agitante. C'est une médication peu employée actuellement.

PEROXYDES. — Les peroxydes des métaux alcalins et alcalino-terreux, ainsi que ceux d'un certain nombre de métaux proprement dits, ont reçu, dans ces dernières années, des applications médicales. On a utilisé : le peroxyde de sodium pour renouveler l'oxygène dans l'air confiné, le peroxyde de calcium (*Gorite*) pour épurer les eaux destinées à l'alimentation, le peroxyde de magnésium (*Hopogan*) pour réaliser l'antisepsie gastro-intestinale, le peroxyde de zinc (*Ektogan*) pour réaliser l'antisepsie des plaies et des cavités et remplacer l'eau oxygénée. Tous ces peroxydes ont pour caractère commun de donner la réaction de l'acide perchromique.

Le peroxyde de magnésium s'emploie sous forme de poudre, de comprimés, de pilules kératinisées ; on en administre de 15 à 25 centigrammes, *pro die*, dans les cas de fermentations gastriques ou intestinales. Dans un milieu légèrement acide, il se décompose en sel neutre de magnésium et en eau oxygénée qui est ensuite dissociée par les diastases. La décomposition est graduelle, et l'emploi des peroxydes permet une lenteur et une prolongation d'influence que l'on ne peut réaliser avec l'eau oxygénée, en raison de sa décomposition brusque et complète. Les pilules kératinisées sont destinées à traverser, intactes, l'estomac pour aller exercer leur action médicamenteuse dans le tractus intestinal.

Le peroxyde de zinc est surtout réservé pour les pansements, on l'emploie sous forme de poudre, de crayons, de bougies, de gaze : il donne d'excellents résultats comme antiseptique, absorbant, astringent, siccatif, et ne possède pas les propriétés irritantes ou toxiques d'une quantité d'autres substances antiseptiques d'énergie cependant moindre que la sienne. (Voir p. 499.)

PHOSPHORE

Le phosphore a été découvert dans l'urine par Brand, en 1669. Cent ans plus tard, Gahn signala sa présence dans les os, d'où on le retire actuellement. En 1844, Kopp obtint la variété allotropique de phosphore appelée *phosphore rouge* ou *amorphe*. On ne le rencontre jamais à l'état libre en raison de la grande énergie de ses affinités. Le composé du phosphore le plus répandu dans la nature est le phosphate de chaux, auquel les végétaux empruntent ce métalloïde pour lui donner la forme sous laquelle il sera utilisé ensuite par un grand nombre d'animaux. De même que pour les éléments minéraux dont il vient d'être question précédemment, il faut distinguer deux variétés de phosphore, au point de vue de l'action physiologique : le phosphore assimilable (c'est-à-dire celui devant faire partie intégrante de l'organisme), qui est fourni *exclusivement* par les substances alimentaires, le phosphore médicamenteux (c'est-à-dire celui agissant seulement en vertu de son action pharmaco-dynamique), représenté par les diverses combinaisons minérales ou organiques constituant les différentes préparations pharmaceutiques. Cette distinction est des plus importantes à établir, bien que, dans certaines circonstances, il n'y ait pas de différenciation tranchée entre l'action dynamique et l'action diététique, aussi bien pour le phosphore que pour le potassium, le sodium, le calcium, le magnésium, le fer, le chlore, le soufre, etc.

Les phosphates abondent dans les graines des céréales, surtout dans l'enveloppe, ce qui explique que le pain noir soit plus riche, à ce point de vue, que le pain blanc. Le phosphate de chaux fut proposé, pour la première fois, à titre médicamenteux, par Bonhomme, d'Avignon, en 1793; on essaya ensuite les phosphates alcalins, puis les hypophosphites, et on en vint, en dernier lieu, à la recherche de composés organiques du phosphore. Les observations de Horbaczewsky avaient montré la présence d'acide urique en quantité notable dans les urines des leucémiques ou, chez un individu normal, après ingestion de nucléines déterminant une augmentation passagère de leucocytes et l'exagération des défenses de l'organisme. Les nucléines sont absorbées malgré leur résistance à l'action solubilisante de la pepsine et, chez les tuberculeux, la phagocytose provoquée exerce une action révélatrice comme la tuberculine.

Mais si certains composés organiques du phosphore, comme les acides phosphoglycérique, phosphomannitique, phosphocarnique, les lécithines, les produits de réaction de l'acide phosphorique sur les albuminoïdes, sont plus facilement *absorbables* que les composés minéraux, ils ne sont pas beaucoup plus *assimilables*, quoique, cependant, les composés minéraux, sauf le phosphore en nature, montrent une plus grande résistance à se fixer et à contracter des combinaisons permettant leur circulation, puis leur utilisation dans l'organisme. C'est à cette préoccupation que répondaient, avant la recherche de composés organiques définis qui est toute récente, l'emploi de la *Phospholéine de Baud,* mélange de moelle allongée de bœuf avec du sucre, et la méthode de CONSTANTIN PAUL consistant à pratiquer des injections hypodermiques avec une émulsion aqueuse de la substance nerveuse.

Le phosphore est un élément indispensable de tout organisme vivant; il est très répandu dans l'économie de l'homme et constitue un tonique analeptique pour les tissus nerveux et osseux.

La proportion du phosphore, calculé en P^2O^5, n'est pas moindre de 1 600 grammes, pour un adulte, ainsi répartis : système nerveux 12 grammes, système musculaire 130 grammes, système osseux 1 400 grammes. Si l'on envisage le phosphore total de l'organisme, on trouve 87,5 p. 100 dans le squelette et 12,5 dans les parties molles, dont 8,1 pour le système musculaire. L'homme adulte élimine par ses urines 35 milligrammes de P^2O^5 par vingt-quatre heures et par kilo. Les échanges phosphorés sont plus intenses chez les enfants et chez les animaux de petite taille. L'élimination n'est pas sous la dépendance de la quantité de phosphore introduite par les aliments; c'est le phosphore du tissu musculaire qui en fournit la plus forte part. On observe une complète indépendance des métamorphoses subies par les substances nutritives azotées et phosphorées.

Comme pour les éléments minéraux dont nous venons de faire précédemment l'étude, la *Forme* sous laquelle le phosphore existe dans telle ou telle partie d'un organisme, animal ou végétal, de même que la forme sous laquelle il est présenté à son assimilation, joue un rôle des plus importants aux points de vues tant des propriétés physiologiques des tissus contenant ce métalloïde, que de son utilisation par les éléments anatomiques. Les sources du phosphore alimentaire sont : les graisses phosphorées (lécithines, jécorine, graisses phosphorées isolées du tissu nerveux par THUDICHUM), l'acide inosique, l'acide phosphocarnique (nucléone), les protéides (notamment les paranucléines [1]), l'acide

---

[1] Les nucléines et les paranucléines font partie de la subdivision des *Protéides* qui comprend : glucoprotéides, lécithalbumines, nucléoprotéides, et protéides à matières colorantes. Les protéides sont caractérisés par leur dédoublement en albumines et produits des groupes prosthétiques, c'est-à-dire : acides nucléiniques (dédoublables en hydrates de carbone, bases xanthiques, thymine et acide phosphorique) et acides paranucléiniques (dédoublables en hydrates de carbone, bases hexoniques et acide phosphorique).

anhydro-oxyméthylène-diphosphorique et, très probablement, des combinaisons encore indéterminées de l'acide phosphorique ou des phosphates minéraux avec des matières organiques.

En ce qui concerne différents aliments, on a constaté que, pour la viande de boucherie, l'utilisation atteint 92 à 94 p. 100 de la quantité du phosphore absorbée; pour le pain, l'utilisation atteint seulement 75 p. 100 et on en retrouve 25 p. 100 dans les fèces. Chez le nourrisson, on ne retrouve que 11 p. 100 du phosphore éliminé par les fèces, dans le cas d'alimentation avec le lait de femme, tandis que cette élimination atteint 47 p. 100 avec le lait de vache; or, il n'est pas sans intérêt de remarquer que, dans le lait de femme, la totalité du phosphore est à l'état de composés organiques [acide paranucléinique (caséine), acide phosphoglycérique (lécithine), acide phosphocarnique (nucléone)], tandis que dans le lait de vache, 42 p. 100 seulement s'y trouvent à cet état, le reste étant constitué par des phosphates minéraux. La viande de boucherie renferme 60 p. 100 du phosphore total à l'état de combinaisons organiques, et le jaune de l'œuf présente, comme le lait de femme, la totalité de son phosphore à l'état de combinaison organique. Ces considérations sont des plus importantes, au point de vue de la valeur alibile et de l'établissement des régimes; elles montrent jusqu'à quel point l'hygiène alimentaire pénètre la thérapeutique dans un grand nombre de circonstances.

Mais c'est principalement en ce qui regarde les aliments végétaux que la considération de l'état sous lequel s'y trouve le phosphore a pris, dans ces derniers temps, une importance de tout premier ordre, grâce aux observations de POSTERNAK sur la matière phospho-organique de réserve des plantes à chlorophylle. Cet observateur a montré que la matière phosphorée de réserve était constituée par un acide tétrabasique, l'*acide anhydro-oxyméthylène-diphosphorique*, se présentant sous l'aspect d'un liquide jaune, transparent, de consistance légèrement oléagineuse, inactif sur la lumière polarisée, ne réduisant pas la liqueur de Fehling, formant des sels bien cristallisés, d'une stabilité remarquable, inaltérable en présence des alcalis caustiques, soit à froid, soit à l'ébullition, inaltérable également, à froid, en présence des acides, mais se dédoublant à l'ébullition en acide phosphorique et inosite. L'acide anhydro-oxyméthylène-diphosphorique contient 26,08 p. 100 de phosphore. L'intégrité de la fonction chlorophyllienne est nécessaire à la synthèse de ce produit qui se forme dans les feuilles, puis est transporté vers les cellules parenchymateuses et embryonnaires de la plante, ainsi que vers les points de dépôt des matières de réserve.

Après avoir fait des phosphates minéraux, et principalement des phosphates de chaux, de véritables panacées, on tombe à présent dans l'exagération opposée, et l'on affirme qu'ils sont incapables de remplacer les combinaisons organiques phosphorées des aliments; les phospho-glycérates sont même déchus de toute propriété de ce genre. Les phosphates minéraux devraient être envisagés comme des produits excrémentitiels, résultat final de la métamorphose régressive des composés phospho-organiques naturels. Les phosphates minéraux, glycérophosphates, etc., seraient parfois absorbables, mais non assimilables, c'est-à-dire incapables de contribuer à la constitution des tissus ou de réparer les pertes journalières de phosphore. Je pense que c'est là une opinion beaucoup trop exclusive, et qu'en raison des analogies biologiques existant entre les cellules animales et végétales, ainsi que de l'identité de certains de leurs produits de synthèse et des réactions qui leur donnent naissance, on doit concevoir la possibilité, pour les cellules animales, d'utiliser les phosphates minéraux, dans des circonstances que je ne refuse pas de regarder comme exceptionnelles, mais qu'il ne faut pas déclarer irréalisables. Il s'agit encore ici d'une de ces réactions synthétiques beaucoup plus spéciales à la cellule végétale, comme la réduction de l'acide carbonique, plus adéquate à sa nature et sous la dépendance étroite de la fonction chlorophyllienne; mais il ne faut pas oublier que les cellules animales vivent surtout en anaérobies, se rapprochant ainsi, étroitement, des cellules végétales pour lesquelles l'assimilation du phosphore minéral est indiscutable.

Je reste convaincu de l'utilisation des phosphates minéraux par l'organisme animal, dans certaines circonstances encore indéterminées, et cela à très faibles doses, dans des conditions comparables à celles de l'utilisation du fer médicamenteux. Comme pour le fer, les formes organiques paraissent plus avantageuses; mais, dans tous les cas, on ne peut nier une action pharmacodynamique qui se traduit par une stimulation de la dénutrition azotée chez l'individu normal. Ce phénomène entraîne l'excitation de la nutrition normale des cellules, l'augmentation de l'appétit, en même temps qu'une utilisation plus parfaite de la ration alimentaire avec fixation subséquente des matériaux nutritifs et reconstitution des réserves.

Il faut même signaler, à ce point de vue, le rôle particulièrement important de l'acide phosphorique, en ce qui regarde l'assimilation des aliments, la minéralisation et la régénération cellulaires. Dans les cas d'hypoacidité normale, on constate le ralentissement des processus intimes de nutrition; la formation de dépôts phosphatiques est facilitée par insuffisance d'acidité et l'intervention de l'acide phosphorique comme agent modificateur est tout à fait logique et rationnelle. Vient-on à lui associer le phosphate sodique, on note l'augmentation de tonicité du myocarde, une influence vaso-motrice accentuée, une stimulation générale du système nerveux; c'est-à-dire une action dynamogénique marquée, se traduisant par une sensation de bien-être général, un accroissement de la puissance musculaire ainsi que de l'acuité mentale, de la gaieté, en un mot, une véritable sensation d'euphorie. Dans de semblables conditions d'emploi, l'acide phosphorique est un agent de premier ordre pour relever l'acidité générale, rétablir l'équilibre des oxydations, solubiliser les phosphates alcalino-terreux insolubles en milieu hypoacide. C'est, de plus, un stimulant de cet ensemble de phénomènes physico-chimiques dont la cellule vivante est le siège et que l'on caractérise par l'appellation de *propriétes vitales*. Enfin, il agit encore à titre d'antiseptique et d'agent constituant un terrain de plus grande résistance.

On peut répartir les combinaisons phosphorées en deux groupes de substances actives répondant à des préoccupations et à des indications différentes : 1° celles réalisant la fixation de quantités faibles ou nulles de phosphore dans l'organisme, mais déterminant une plus ou moins énergique stimulation nutritive; 2° celles réalisant la fixation de notables proportions de phosphore et la réparation du tissu osseux. L'alimentation phosphorée, si l'on peut se servir de cette expression, consiste pour l'organisme à opérer la synthèse, aux dépens du phosphore, soit alimentaire, soit médicamenteux, de combinaisons organiques plus ou moins éphémères, capables de le restituer, au fur et à mesure de leurs besoins, aux tissus qui en consomment continuellement. Les combinaisons phosphorées du second groupe peuvent être subdivisées elles-mêmes en deux catégories répondant à des indications particulières.

Supposons, par exemple, la médication phosphorée à opposer à une croissance juvénile déréglée : il s'agit de jeunes adolescents devenant brusquement apathiques, dont la constitution semble changer. Ces phénomènes sont attribuables à une croissance rapide et, en plus, à quelque défaut d'hygiène : alimentation mal appropriée ou péchant par insuffisance ou imparfaitement élaborée; air trop confiné, insuffisant pour les besoins nouveaux d'un organisme qui se modifie au cours d'une crise d'accroissement ; exercices physiques exagérés ou mal ordonnés. A ces sujets conviendront, plus particulièrement, les phosphates, l'acide phosphorique, la combinaison calcique et magnésique de l'acide anhydro-oxyméthylène-diphosphorique (combinaison connue, dans le commerce de la droguerie, sous la dénomination de *Phytine*); mais surtout les aliments phosphorés tels que : lait, œufs, poissons laités, pain, germes de froment, céréales, légumineuses, ces derniers présentant une heureuse association des hydrates de carbone à des combinaisons riches en phosphore, tous offrant à l'organisme ce phosphore sous une forme plus particulièrement alibile et susceptible de facile et prompte utilisation, tous générateurs de force, incitateurs d'actes nutritifs et d'échanges bien plus que plastiques directs.

Supposons maintenant l'indication de reconstituer du tissu osseux, soit dans un cas d'insuffisance de calcification (rachitisme), soit dans un cas de décalcification (ostéomalacie). Alors, les hypophosphites, le phosphure de zinc, le phosphore en nature, seront les médicaments de choix pour susciter, d'abord, le processus contraire, puis pour fixer les sels sur le tissu osseux. L'intervention des agents médicamenteux ou nutritifs de la catégorie précédente peut, en outre, être justifiée par leur action sur des troubles digestifs empêchant l'assimilation régulière des phosphates alimentaires, mais la modification de l'activité vitale du tissu osseux ne peut être obtenue que par l'influence du phosphore seul.

Les *Hypophosphites de sodium* et *de calcium* sont des agents oxydants énergiques déterminant une stimulation des phénomènes intimes de nutrition. Les doses fortes ou trop prolongées provoquent de l'affaiblissement, de l'insomnie, de la céphalalgie, des vertiges, des bourdonnements d'oreilles, la perte de l'appétit, des coliques, de la diarrhée, des hémorrhagies. Leur administration s'accompagne souvent de toutes les manifestations d'un état de pléthore. Ce sont des médicaments fort actifs et dont il ne doit pas être fait un emploi inconsidéré ; mais ce sont aussi des agents infidèles et n'offrant, en définitive, ni les avantages des phosphates minéraux, au point de vue de leur innocuité, ni ceux du phosphore, au point de vue de son activité spécifique.

Le *Phosphure de zinc* est un excellent succédané du phosphore : on pourrait l'appeler du phosphore maniable. Il renferme 25 p. 100, soit le quart de son poids, de phosphore en combinaison instable et dont la moitié se dégage lentement en présence des liquides de l'organisme. Ce composé a pour formule $P Zn^3$, il constitue des cristaux prismatiques ou une masse cristalline à cassure grenue, facilement soluble dans les acides et les alcalis, cédant la moitié de son phosphore à l'état d'hydrogène phosphoré, tandis que l'autre moitié forme des hypophosphites. On l'administre, sous forme de pilules, aux doses de 1 à 5 centigrammes *pro die*. En raison de sa beaucoup moindre altérabilité et de son dosage plus facile, il est bien plus aisément maniable que le phosphore en nature qui ne peut s'employer que sous forme de solution huileuse fraîchement préparée.

Il faut faire ici une remarque générale, à propos de l'emploi de ces
derniers médicaments : c'est que toutes les fois qu'on utilise les hypophosphites, le phosphure de zinc ou le phosphore, il ne faut pas les
administrer sans interruption au delà de quinze à vingt jours. Au bout
de ce temps, il convient de mettre un intervalle de repos de dix jours
au moins, que l'on pourra utiliser pour prescrire une autre médication,
dans le cas où elle serait indiquée, comme cela se présente, par exemple, dans la chlorose.

Phosphore en nature. — Le *phosphore amorphe*, c'est-à-dire
la variété connue vulgairement sous la dénomination de *phosphore
rouge*, est complètement inerte. Le *phosphore blanc* émet à l'air des
vapeurs irritant la conjonctive et la muqueuse des voies respiratoires,
ce qui se traduit par du larmoiement et de la toux, de l'inflammation
des muqueuses, du catarrhe bronchique et pulmonaire. Le contact du
phosphore avec les tissus, en présence de l'air, provoque une irritation
violente, suivie d'une action caustique secondaire due à la formation
d'anhydride phosphorique. En l'absence d'air, par exemple en insérant
un fragment de phosphore dans le tissu cellulaire sous-cutané, on
n'observe ni douleur, ni travail inflammatoire, mais seulement un
arrêt des processus de nutrition et de genèse avec transformation graisseuse consécutive.

Le phosphore peut pénétrer en nature dans l'économie : 1° sous forme
de vapeurs ; 2° en dissolution dans les graisses, la bile, tous les milieux
alcalins, les albuminoïdes. La dissolution par les corps gras constitue
le plus important de ces modes de pénétration. Il subit des métamorphoses partielles en hydrogène phosphoré, hypophosphites, phosphites, etc. Il est à noter que les acides hypophosphoreux et phosphoreux
facilitent la dissolution du phosphore. L'oxydation du phosphore en
nature réalise la condition toxique par excellence ; et l'observation ainsi
que l'expérimentation démontrent que, toutes les fois qu'on peut arriver
à empêcher cette oxydation, on rend le phosphore inoffensif. C'est précisément le rôle joué par l'essence de térébenthine employée à titre
d'agent prophylactique ; elle immobilise, en quelque sorte, le phosphore
dont elle empêche l'oxydation, comme le démontre l'abolition de la
phosphorescence. Ce phénomène est, en effet, le témoin de l'oxydation ;
et toutes les substances qui entravent ou empêchent complètement la
phosphorescence diminuent, dans une mesure proportionnelle, la toxicité du phosphore.

A dose faible [de 1 à 3 milligrammes], l'introduction du phosphore
dans l'organisme produit de l'excitation nerveuse et de l'éréthisme

vasculaire. Le pouls devient plus ample et plus fréquent, la température s'élève, la peau est moite malgré une augmentation de la diurèse, la face est congestionnée, il existe de la dilatation des capillaires à la périphérie, le sujet éprouve une sensation d'expansion, l'appétit augmente. Cet ensemble de phénomènes s'accompagne d'un accroissement de l'activité mentale et de la puissance musculaire, d'euphorie, de gaieté, d'exaltation de la sensibilité tactile. On note parfois de l'hyperesthésie à de l'aphrodisie. Après quelques jours, on voit assez souvent survenir des signes d'intolérance gastro-intestinale caractérisés par : digestion pénible, flatulence, éructations alliacées, tension du ventre ; puis, plus tard, douleurs, coliques, selles diarrhéiques, anorexie, teint jaunâtre, état saburral, nausées, vomissements ; enfin, premier symptôme d'une intoxication chronique, gingivite avec déchaussement des incisives. Il est à noter que le phosphore exerce une action inhibitrice sur les diastases digestives.

Sous l'influence, longtemps continuée, de petites doses assez faibles pour être tolérées, on voit se produire une action particulière sur le système osseux et, secondairement, sur le tissu interstitiel de l'estomac et du foie, provoquant une hypergenèse au lieu de la dégénérescence déterminée par les doses fortes qui exercent une action irritante sur les éléments parenchymateux spéciaux du foie, des reins, de l'estomac, des muscles et conduisant à la nécrobiose. Au début, dans tous les points où le cartilage donne normalement naissance à du tissu spongieux, on voit se former, au lieu de la substance habituelle contenant beaucoup de tissu médullaire rouge, un tissu dur, compact et présentant tous les caractères microscopiques du tissu osseux parfaitement développé. Sous l'influence de la continuation du phosphore, la substance compacte formée anormalement subit une fonte, et on constate, en définitive, que le tissu osseux a été le théâtre d'une ostéomyélite d'abord condensante, puis raréfiante.

Le tissu osseux formé par le périoste et constituant l'accroissement des os en épaisseur, subit des modifications semblables ; l'écorce osseuse devient plus épaisse, aux dépens de la largeur de la cavité médullaire. Chez les animaux adultes, la condensation de la substance spongieuse est parfois telle que la cavité médullaire se trouve entièrement oblitérée par de la substance solide. Chez les animaux en voie d'accroissement, si l'on vient à interrompre, puis à reprendre, l'administration de ces petites quantités de phosphore, on note la formation de couches alternatives de tissu condensé, compact, et de tissu à mailles larges, à partir du cartilage intermédiaire. La composition chimique des os reste inaltérée ; et la soustraction, dans l'alimentation, des sels minéraux nutritifs n'empêche pas la prolifération de la substance osseuse compacte anormale, elle est seulement constituée par un tissu ostéoïde extrêmement compact, tel que celui des os rachitiques.

Les influences vaso-motrices paraissent jouer un rôle fort important dans la genèse de ces phénomènes. Comme l'arsenic, le phosphore, à petites doses, restreint la prolifération vasculaire et maintient en contraction les vaisseaux nouvellement formés ; mais, à hautes doses, on observe la dilatation vasculaire et une prolifération vive. Ces phénomènes sont indépendants du système nerveux, car ils se manifestent également après section des nerfs. Aussi voit-on les doses relativement élevées de phosphore provoquer des phénomènes inflammatoires, un développement très intense des espaces médullaires dans la zone de condensation, tandis que la moelle est traversée par des cordons remplis de vaisseaux sanguins et ne renferme qu'un petit nombre de cellules graisseuses ; et le périoste, fortement hyperhémié, laisse déposer des végétations ostéoïdes sur la substance compacte. Dans ses expériences chez les poules, Kassowitz a pu constater la dissolution complète des épiphyses sur les os longs.

Lorsqu'elles agissent directement sur le périoste, les vapeurs de phosphore déterminent une périostite ossifiante aboutissant, à plus ou moins longue échéance, à la fonte du tissu et à la suppuration. C'est ce que l'on observe dans la nécrose des maxillaires (surtout du maxillaire inférieur) survenant chez les individus séjournant habituellement dans une atmosphère contenant des vapeurs de phosphore et présentant des dents cariées qui servent de porte d'entrée aux vapeurs toxiques.

Des doses à peine supérieures à celles provoquant une action sur le tissu osseux, c'est-à-dire des doses très faibles, variant de 1 à 3 milligrammes *pro die* déterminent une irritation du tissu conjonctif interstitiel du foie et de l'estomac, se traduisant par une gastrite indurative chronique, de l'hépatite interstitielle chronique avec ictère, puis fonte de la subsance hépatique. Comme lésions anatomiques, la paroi stomacale montre de l'hyperhémie, des infarctus hémorrhagiques, un épaississement extraordinaire de la muqueuse par suite d'un énorme développement du tissu conjonctif ; le foie présente de l'atrophie lobulaire ou granuleuse, des signes de cirrhose. L'inhalation des vapeurs de phosphore détermine souvent de la bronchite, parfois même des inflammations pleuro-pulmonaires.

Les échanges nutritifs sont énergiquement impressionnés. La désassimilation des albuminoïdes est augmentée, en même temps que les processus d'oxydation décroissent. La graisse produite, par suite de la forte désassimilation des albuminoïdes, ne peut pas être comburée et se dépose dans les tissus. On observe aussi l'arrêt, à diverses phases, des phénomènes de métamorphoses normales, ce que révèle l'apparition dans les urines de certains termes de dégradation des albuminoïdes tels que : leucine, tyrosine, matières extractives du groupe des leucéines, créatine, inosite, taurine, acide lactique, etc... On constate également une diminution de l'alcalinité du sang et de l'urine qui concorde bien avec les observations précédentes.

Sur le système nerveux, l'action du phosphore se traduit par une stimulation intense, désordonnée, et même par une tendance à l'inflammation (myélite). On observe une exagération de tous les actes et fonctions sous sa dépendance ; et les modifications que l'on peut constater du côté de la circulation sont, à peu près exclusivement, attribuables à cette influence.

Quand on administre de fortes doses aux animaux, on observe, d'emblée, une nécrobiose graisseuse qui survient sans inflammation préalable ou concomitante. Elle porte principalement sur les muscles striés, le cœur, les tuniques vasculaires, les reins, le foie et commence six à sept heures après l'ingestion pour s'achever dans l'espace de quatre à sept jours. En ce qui concerne le foie, cette nécrobiose est suivie, dans un cinquième des cas au moins, d'une atrophie présentant les plus étroites analogies avec l'atrophie jaune aiguë.

On a noté la mort, chez l'homme, à la suite de l'ingestion de 5 centigrammes de phosphore (dose minima), mais on a aussi observé la survie après l'ingestion de 50 centigrammes ; 10 à 20 milligrammes constituent une dose toxique non mortelle, mais capable de provoquer des accidents graves. La quantité de phosphore contenu dans une tête d'allumette est d'environ 2 à 3 milligrammes. Chez les enfants, qui sont très sensibles à l'action toxique, quelques milligrammes ont suffi pour déterminer la mort. Il ne faut pas oublier, d'autre part, que l'action toxique est facilitée par l'état de division et les conditions de solubilisation du phosphore ; les graisses jouent, notamment, par rapport à ce dernier point, un rôle de première importance, car on a pu voir un morceau compact de phosphore traverser l'organisme sans déterminer ni absorption, ni inconvénients. Les accidents d'intoxication peuvent débuter après plusieurs heures, rarement après un à deux jours. La mort a été observée rarement après quelques heures, le plus souvent après sept à neuf jours, quelquefois seulement après des semaines.

Empoisonnement. — On distingue trois formes : gastrique, syncopale, cérébrale. Au bout d'un temps variant de plusieurs heures à un ou deux jours après l'ingestion, le sujet éprouve une sensation de soif ardente, de brûlure dans la gorge, des douleurs lancinantes à l'épigastre, les parois abdominales sont sensibles à la pression, il existe parfois du tympanisme. On constate, à ce moment, une odeur alliacée de l'haleine. Puis surviennent des nausées, des vomissements (les matières vomies pouvant présenter le phénomène de phosphorescence, mais cela ne s'observe jamais après le deuxième jour), une diarrhée remarquable par la présence de masses glaireuses, sanguinolentes, offrant parfois, mais bien rarement, la propriété de luire dans l'obscurité, comme les matières de vomissement du début. La langue est fortement saburrale. Les douleurs épigastriques irradient vers le foie qui se tuméfie, plus rarement vers la rate, et exceptionnellement vers le rein. On voit alors apparaître de l'ictère et des taches ecchymotiques résistant à la pression. Parfois, on constate de l'atrophie du foie avec tuméfaction de la rate. Oligurie, parfois même, anurie ; l'urine peut contenir des pigments et des acides biliaires, de la graisse, des cylindres hyalins, de l'albumine ou des produits de métamorphose incomplète (bases et acides amidés, acides paraoxyphénylacétique, hydroparacoumarique, oxyamygdalique, sarcolactique).

Vers le deuxième ou le troisième jour, on voit survenir une amélioration qui est suivie soit de la guérison, soit d'une rechute. Dans ce dernier cas, les vomissements réapparaissent, il survient une céphalée térébrante, avec profond affaiblissement ; la peau se marbre de pétéchies et d'extravasats sanguins. Le manque de plasticité du sang se traduit par des hémorrhagies de toute espèce ; épistaxis, hémorrhagies gastriques, intestinales, vaginales. On constate des tressautements des muscles et des tendons, de la paralysie musculaire (quelquefois des sphincters), de la fièvre, des bourdonnements d'oreille, de la surdité, des scintillations, de l'amblyopie, du strabisme externe, des paresthésies, tous phénomènes sous la dépendance de l'atteinte portée sur le système nerveux central. Le sujet ressent, dans les extrémités, de violentes douleurs, dues à des hémorrhagies qui se sont effectuées dans le tissu conjonctif intermusculaire. Le pouls devient irrégulier, filiforme, intermittent ; on constate l'existence de souffles cardiaques, de la respiration de Cheyne-Stokes ; la température s'abaisse, le sujet s'engourdit et tombe dans un état comateux avec subdélirium et respiration stertoreuse. Parfois, on observe de l'excitation psychique et somatique, du délire furieux, des convulsions.

Dans quelques cas, on a observé la mort au bout de quelques heures à la suite de symptômes gastro-entériques intenses. Plus rarement encore, au cours d'une santé apparente complète, on a vu survenir un brusque affaiblissement cardiaque suivi de collapsus et de mort. Le fœtus est intoxiqué avec la mère et le nombre des avortements est considérable : 23 sur 27 empoisonnements. Les embryons présentent les mêmes lésions anatomo-pathologiques que les mères, notamment la dégénérescence graisseuse du foie et les ecchymoses de l'estomac, ce qui tendrait à prouver que le phosphore en nature traverse le placenta.

Dans l'intoxication chronique, ce sont les altérations osseuses et musculaires qui prédominent. Cette forme est provoquée surtout par l'inhalation des vapeurs de phosphore. L'action locale joue un rôle prépondérant par rapport aux manifestations osseuses qui sont les plus fréquentes, et il est nécessaire que la vapeur de phosphore trouve une porte d'entrée lui permettant de venir au contact direct du périoste. C'est ainsi que la carie pénétrante, déterminant la destruction de la pulpe ainsi que des prolongements radiculaires, permet au phosphore de cheminer jusqu'au périoste alvéolaire. Et c'est, en effet, toujours la périostite alvéolaire qui constitue le début de la nécrose du maxillaire. Après quelque temps, on voit s'établir une suppuration profuse par des fistules nombreuses, intra- et extra-buccales. Il existe, en même temps, de la stomatite. Chez les enfants, on a vu un phlegmon diffus du maxillaire inférieur s'accompagner d'état méningitique. L'ostéite multiple récidivante des tourneurs de nacre présente de très étroites analogies avec cette forme chronique de l'intoxication phosphorée [1].

Une autre forme de l'intoxication chronique est la *cachexie phosphorique* caractérisée par un teint livide, la perte de l'appétit, l'amaigrissement, de la diarrhée avec ténesme, la faiblesse des extrémités, la fièvre hectique et des douleurs erratiques. Elle peut être le résultat de l'introduction du phosphore en nature dans le sang, mais aussi celui de la souffrance, d'une suppuration épuisante, de la déglutition incessante du pus, de la difficulté de l'alimentation, et de la misère physiologique. Cette forme est toujours accompagnée de dégénérescence amyloïde des organes abdominaux.

Modes d'administration. Doses. — *Huile phosphorée*. — Il en existe deux au Codex : l'une au centième, réservée pour l'usage externe ; l'autre au millième, destinée à l'usage interne. Elles doivent être de préparation très récente, sans quoi le phosphore est plus ou moins complètement oxydé et, par conséquent, inactif. Il est inutile, et il peut même être nuisible, de dépasser 1 milligramme de phosphore *pro die* chez les rachitiques, strumeux, etc. Le meilleur mode d'administration consiste alors à prescrire deux à quatre cuillerées à café du mélange

> { Huile phosphorée au millième . . . . dix grammes.
> { Huile de foie de morue . . . . 90 »

dont une cuillerée à soupe représente 1 milligramme de phosphore et une cuillerée à café un tiers de milligramme. J'insiste sur ce que la solution de phosphore dans l'huile doit être très récente et effectuée à l'aide d'une huile préalablement chauffée à 250° pour assurer la conservation.

Phosphure de zinc (PZn^3). — Il réalise le procédé le plus commode et le plus certain pour l'administration du phosphore. On estime que 8 milligrammes de phosphure de zinc représentent un milligramme de phosphore en nature.

> (Phosphure de zinc pulvérisé. . . . . . Quarante centigrammes.
> { Poudre de réglisse . . . . 2 gr. 00.
> (Sirop de gomme . . . . Q. S.

Diviser en 100 pilules, chaque pilule correspond à un demi-milligramme de phosphore ; on peut en administrer de 2 à 6 *pro die*, exceptionnellement 10.

Hypophosphites. — L'hypophosphite de sodium est facilement soluble dans l'eau, celui de calcium, au contraire, difficilement soluble dans 6 parties d'eau, mais sa solubilisation est facilitée par addition de sucrate de calcium ou d'eau de chaux. L'hypophosphite de calcium peut s'administrer sous forme de cachets, aux doses de 10 à 50 centigrammes.

---

[1] Voir : *Traité de toxicologie* de Lewin, traduit et annoté par G. Pouchet, p. 191. Paris Doin, 1903.

Solution de Churchill.

Hypophosphite de chaux.	1 gramme.
Eau distillée.	30 »
Sucre blanc..	64 »
Eau de chaux..	6 »

De une à quatre cuillerées à dessert.

Sirop d'hypophosphite ferreux.

Sulfate ferreux.	45 grammes.
Hypophosphite de chaux.	9 gr. 25.
Eau distillée bouillie.	350 »
Sucre blanc	660 »

De une à trois cuillerées à soupe.

Quant à l'hypophosphite de sodium, on prescrit de deux à quatre cuillerées à café d'une solution de 5 à 10 grammes dans 150 grammes d'eau, en les diluant dans de l'eau ou une tisane sucrées.

Glycérophosphates. — Glycérophosphate de calcium $C^3 H^7 . P O^6$ Ca. 2 Aq. poudre légère, blanche, soluble dans 20 à 22 parties d'eau froide (solubilisation facilitée par les acides faibles), presque insoluble dans l'eau bouillante, insoluble dans l'alcool, décomposable par la chaleur. L'acide phosphorique est dissimulé. La solution aqueuse ne précipite ni par l'azotate d'argent, ni par la liqueur magnésienne, ni par le molybdate d'ammonium en solution azotique, ni par les sels d'uranium. [Les autres glycérophosphates s'obtiennent par double décomposition avec celui de calcium.] On le prescrit aux doses de 50 centigrammes à 2 grammes en cachets, en solution, sous forme de sirop, en ayant soin d'éviter les solutions alcooliques. On a recommandé le glycérophosphate de sodium sous forme d'injections hypodermiques, à la dose de 20 centigrammes par injection. Sauf pour les injections hypodermiques, il y a intérêt à se servir de solutions acidulées des glycérophosphates, l'action dynamophore est alors plus active et plus intense. On note, avec leur emploi, une très remarquable élévation du titre acidimétrique urinaire. L'action pharmacodynamique de ces médicaments est remarquable dans tous les cas de pertes exagérées en phosphates : diabète, anémie, scrofule, rachitisme, neurasthénie. On tire des avantages, dans ces circonstances, de l'association des différents glycérophosphates, comme dans la formule ci-après :

Glycérophosphate de calcium	30 centigrammes.		
» » sodium	10	»
» » potassium.	10	»
» » magnésium	10	»
» » fer	5	»
Poudre de fèves de Saint-Ignace.	3	»

Pour un cachet (deux à trois par jour).

Phosphates de calcium. — Le phosphate tricalcique $(P O^4)^2 Ca^3$ est surtout absorbant, neutralisant et antidiarrhéique. On l'administre à l'état de poudre impalpable, aux doses de 1 à 10 grammes et plus, en cachets ou en suspension dans un liquide approprié. On peut l'associer, suivant les indications, au charbon, au sous-nitrate de bismuth, au phosphate de fer, à la poudre de quinquina, etc. La forme suivante d'administration est particulièrement recommandable.

```
( Phosphate de chaux gélatineux. . . . . . . . . . . .   75 grammes.
{ Sirop simple. . . . . . . . . . . . . . . . . . . . . .  920    »
( Alcoolat de citron . . . . . . . . . . . . . . . . . .    5    »
        Par cuillerées à soupe.
```

Le phosphate bicalcique $(P O^4)^2 Ca^2 H^2$ ainsi que le phosphate monocalcique $(P O^4)^2 Ca H^4$ sont avantageusement remplacés par la solution de chlorhydro et de lactophosphate de chaux du Codex.

```
( Phosphate basique de chaux. . . . . . . . . . . .   12 gr. 50.
| Acide chlorhydrique officinal. . . . . . . . . . . .  10 grammes.
{ Eau distillée. . . . . . . . . . . . . . . . . . . . . 340   »
| Sucre blanc . . . . . . . . . . . . . . . . . . . . . 630   »
( Alcoolat de citron. . . . . . . . . . . . . . . . . .  10   »
```

En remplaçant, dans la formule ci-dessus, l'acide chlorhydrique officinal par 15 grammes d'acide lactique ou par 22 grammes d'acide phosphorique, on obtient des solutions sirupeuses qui représentent, par cuillerée à soupe, 25 centigrammes de phosphate calcique dissous.

Les phosphates et glycérophosphates de calcium sont incompatibles avec les bicarbonates, les sels alcalins et les sulfates solubles.

La formule suivante est particulièrement recommandable pour réaliser l'action dynamophore, stimulante des fonctions digestives et des processus de nutrition, que détermine l'emploi du phosphate sodique et de l'acide phosphorique :

```
( Phosphate disodique. . . . . . . . . . . . . . . .   200 grammes.
{ Acide phosphorique officinal . . . . . . . . . . . .   80    »
( Eau distillée. . . . . . . . . . . . . . . . . . . . . 1000    »
```

Deux à six cuillerées à soupe, par jour, diluées dans un demi-verre d'eau, sucrée ou non.

ARSENIC

L'arsenic se rencontre dans la nature à l'état natif, mais surtout à l'état de *sulfures* [orpiment $As^2 S^3$, réalgar $As^2 S^2$], d'*arséniosulfures* [de fer (mispickel), de nickel (nickel gris, disomose), de cobalt (cobalt gris, cobaltine, danaïte)], d'*arséniures* [de cobalt (smaltine), de cuivre (condurite), d'antimoine, d'argent et de fer], d'*arséniates* [de calcium (pharmacolite, arsénicite, Berzélite), de cuivre (olivénite, érinite, liroconite, aphanèse, euchroïte), de fer (pharmacosidérite, Beudantite, scorodite), de calcium et de fer (arséniosidérite), de nickel (nickeline, néoplase), de cobalt (érythrine, rhodoïse, rosélite)].

Son emploi médical ainsi que la connaissance de ses énergiques propriétés nocives remontent à la plus haute antiquité.

L'orpin en poudre était utilisé, chez les Grecs, pour le pansement des ulcères torpides. Le réalgar, ou sandaraque des Hippocratistes, était employé pour les mêmes usages ainsi que dans le traitement de l'hystérie. DIOSCORIDE indique

que la sandaraque calcinée avec du charbon jusqu'à changement de sa couleur et employée ensuite en frictions sur la peau l'irrite et fait tomber les poils. On savait également, sans connaître l'acide arsénieux, qu'on *exaltait* les propriétés médicamenteuses des deux sulfures d'arsenic en les chauffant dans un vase de terre jusqu'à ce qu'ils changeassent de couleur, et que les sujets affectés d'asthme ou de toux se trouvaient soulagés par la respiration de la vapeur arsenicale résultant de la combustion du bois de cèdre mélangé à l'orpiment. C'est seulement vers la fin du XIᵉ siècle que fut découvert l'acide arsénieux auquel on donna le nom de *metallum album*.

Pendant tout le moyen âge, les composés arsenicaux (surtout l'acide arsénieux que l'on obtenait plus ou moins inconsciemment au cours des manipulations effectuées pour la préparation des produits) ne furent guère utilisés qu'à titre de substances toxiques ; et c'est à l'arsenic que l'on doit la majeure partie des empoisonnements, si fréquents à cette époque. Au cours du XVIIIᵉ siècle, des discussions passionnées s'élevèrent à propos de l'emploi des remèdes arsenicaux qui furent surtout défendus contre la proscription infligée aux médicaments nouveaux, tels que l'antimoine et le quinquina, par le souvenir de leur emploi chez les anciens. Ce ne fut qu'à la fin du XVIIIᵉ et au commencement du XIXᵉ siècles que la médication arsenicale triompha définitivement sous l'impulsion de FOWLER en Angleterre, de HARLES en Allemagne, de FODÉRÉ et de BOUDIN en France, et malgré l'opposition de HUFELAND.

ACIDE ARSÉNIEUX. — ($As^2 O^3$). — On peut dire qu'il est le plus important des composés arsenicaux, tant au point de vue toxicologique qu'au point de vue thérapeutique. Il est dimorphe, en même temps qu'il se présente sous deux modifications physiques : l'état vitreux et l'état opaque ou porcelané. *L'acide arsénieux vitreux* forme des masse transparentes, constituées par des prismes orthorhombiques. D 3,75. Soluble dans 25 p. d'eau froide et 9 p. d'eau bouillante. A la longue, il se transforme dans la variété opaque qui est la plus stable. *L'acide arsénieux opaque* ou *porcelané* a un aspect mat, comme celui de la porcelaine ; il est constitué par des octaèdres réguliers. D 3,70. Soluble dans 80 p. d'eau froide, plus soluble dans l'eau bouillante en se transformant (entièrement par une ébullition suffisamment prolongée) dans la variété vitreuse.

L'anhydride arsénieux est encore soluble dans l'alcool, la glycérine, l'acide chlorhydrique. A la pression normale, il se volatilise sans fondre. C'est un acide peu énergique, décomposant lentement et assez difficilement les carbonates alcalins. Il se comporte comme un réducteur énergique, absorbant l'oxygène pour se transformer en acide arsénique.

Action pharmacodynamique. — L'acide arsénieux est, uniformément, très toxique pour les organismes supérieurs et très inégalement toxique pour les organismes inférieurs. Il favorise même la prolifération de certaines algues. Il n'exerce pas d'action coagulante sur l'albumine. A l'état anhydre, il est caustique et cette action s'exerce en raison directe de la vitalité des tissus morbides ou sains. C'est un caustique de choix pour les éléments jeunes et il respecte les cellules normales, saines, plus anciennes ; cette remarquable propriété l'a fait qualifier par l'appellation, aussi exagérée qu'enthousiaste, de caustique intelligent. Ce qu'il y a de certain, c'est que l'action destructive sur la molécule albuminoïde ne s'exerce que corrélativement avec la vie de la cellule, ce qui explique que l'influence caustique soit d'autant plus intense que l'activité vitale est, elle-même, plus énergique.

Sur le derme dénudé, l'acide arsénieux exerce une action énergiquement caustique, de même qu'à la surface d'une plaie, d'un ulcère, d'une muqueuse ; et il se produit, en même temps, une notable absorption de l'arsenic. Suivant l'intensité de l'action, il résulte une eschare superficielle ou profonde, accompagnée d'une inflammation éliminatoire durant de quatre à huit jours; l'eschare tombe du quinzième au trentième jour, laissant souvent une cicatrice achevée. Sur la peau saine, l'action caustique est peu marquée et lente ; elle est, au contraire, fort énergique sur les muqueuses. L'absorption est très intense dans ces conditions. Une gastro-entérite plus ou moins accentuée est toujours le résultat de l'ingestion de l'acide arsénieux, et la mort peut survenir avec des lésions très minimes. Au contact du tissu cellulaire sous-cutané, l'arsenic blanc détermine une inflammation légère, mais une vive douleur.

En présence de l'acide arsénieux, la molécule albuminoïde devient imputrescible; elle subit facilement la dégénérescence graisseuse (elle revêt volontiers la forme de l'adipocire), mais elle continue à rester capable de modifications en présence des diastases. Si aucune influence zymasique n'intervient, les tissus éprouvent peu à peu la momification. En définitive, l'acide arsénieux ne précipite pas les albuminoïdes solubles, il ne fait pas perdre ou ne modifie pas les réactions des albuminoïdes solubles ou insolubles, il ne modifie pas davantage leurs propriétés spéciales.

En raison de son pouvoir réducteur, l'acide arsénieux tend à s'oxyder aux dépens de l'oxygène libre ou combiné, c'est-à-dire faisant partie constituante de la molécule organique. D'autre part, l'acide arsénique, produit de cette oxydation, est susceptible de subir, au sein de l'organisme, une réduction le ramenant à l'état d'acide arsénieux. L'oxydation de l'acide arsénieux est produite seulement par le protoplasma vivant, tandis que la réduction de l'acide arsénique est produite aussi bien par les tissus morts que par les tissus vivants. Il s'agit là d'une simple action de présence, de nature encore inconnue, ne se caractérisant que par son résultat; mais, dans tous les cas, cela permet de concevoir l'activité de l'acide arsénieux en présence des éléments vivants, puisque nous savons, par l'observation et l'expérience, que toutes ces actions s'accompagnent d'une dynamisation, d'une suractivité des atomes d'oxygène mobilisés par suite de ces influences.

Il en résulte une double action : d'une part, asphyxiante, anhématosique, rappelant celles du phosphore, de l'acide pyrogallique, du bioxyde d'azote, de l'oxyde ferreux, qui, tous, s'oxydent aux dépens de l'oxygène libre ou faiblement combiné, comme il l'est, par exemple, dans l'hémoglobine ; d'autre part, une action décomposante de la molécule albuminoïde qui tend à se disloquer par suite de la soustraction d'oxygène. L'action destructive se trouve parachevée par l'oxydation violente, la combustion exagérée qui intervient grâce à l'oxygène restitué par la réduction de l'acide arsénique. Binz et Hugo Schulz, qui sont les protagonistes de cette théorie de l'action de l'acide arsénieux, la résument en disant qu'il se produit un transport, une mobilisation de l'oxygène dynamisé, puis un effondrement de la molécule, enfin sa combustion. Le sang se montre l'agent de réduction le plus énergique de l'acide arsénique, et cette propriété mérite d'être rapprochée de ce fait que la localisation de l'arsenic dans les hématies est faible et s'accompagne de métamorphoses de l'oxyhémoglobine. Aux doses thérapeutiques, on note la diminution du nombre des hématies, en même temps que l'augmentation de leur matière colorante.

L'influence antiseptique des composés arsenicaux peut s'interpréter par suite de la modification du terrain le rendant impropre à la pullulation, de même que l'action tonique peut s'interpréter par le fait d'une stimulation de la vie élémentaire ou par l'amélioration des processus de nutrition. Dans les deux cas, on peut trouver le type de ces *actions* dites *altérantes* déterminant la modification d'un élément morbidement influencé et ayant pour résultat le retour à l'état normal. La présence normale de l'arsenic dans l'organisme (j'entends par là *nécessaire*) me paraît encore fort hypothétique ; et, dans tous les cas, sa proportion infinitésimale doit lui faire attribuer un rôle physico-chimique, tel que celui dévolu aux zymases, plutôt que l'influence d'un élément propre comme les corps dont nous avons eu à nous occuper jusqu'ici, à titre de modificateurs de la nutrition.

L'absorption n'a pas lieu par la peau intacte, ainsi que le prouve ce fait d'un individu ayant pris un bain dans lequel on avait, par suite d'une erreur, fait dissoudre 500 grammes d'arséniate de sodium. La peau n'est même pas excoriée par l'application d'une pâte arsenicale. En revanche, on constate la destruction profonde des parties qui sont le siège d'ulcérations. Au début, il se produit une irritation accompagnée de douleur, de chaleur et de fluxion ; après un temps variable, mais en général assez court, ces phénomènes aboutissent à une escharification suivie d'inflammation éliminatoire. L'irritation et la mortification sont produites non pas grâce à une action chimique comparable à celle exercée par des agents soustrayant un élément simple ou composé ou bien provoquant la formation de produits de synthèse, mais par suite d'un obstacle apporté à l'échange de matériaux constituant l'essence même de la nutrition et par la provocation consécutive d'une inflammation ulcérative déterminant la séparation des tissus mortifiés. Une influence de même nature s'observe également de la part du tartre stribié et des cantharides.

L'acide arsénieux est sans action sur les organes et les tissus morts, tandis que les caustiques chimiques, tels que les acides, les alcalis, les chlorures de zinc ou d'antimoine, etc., détruisent indifféremment les tissus morts ou les tissus vivants. L'action de l'arsenic blanc se produit par suite de l'empêchement apporté à l'accomplissement normal des actes vitaux, d'où effets escharotiques d'autant plus prononcés que la vitalité est moindre. Ainsi, on voit se manifester des désordres plus profonds et plus rapides dans les tissus exsangues que dans ceux où une circulation active entraîne incessamment la substance toxique ; l'action est plus intense sur les épigenèses à destruction prématurée que sur les parties normales à nutrition régulière. L'observation permet de constater que l'acide arsénieux poursuit, en quelque sorte, les ramifications et les subdivisions d'une masse cancéreuse en respectant les cloisons de l'organe primitif dans les interstices duquel la tumeur a proliféré, tandis que les acides ou les alcalis, comme le fer rouge, détruisent aveuglément tout ce qu'ils rencontrent.

La vitalité et la longévité moindre des éléments histologiques morbides, ainsi que leur moindre vascularité, rendent l'action offensive de l'arsenic plus accentuée et la résistance moindre. L'acide arsénieux n'est donc pas le *caustique intelligent* que l'on a dit, sachant épargner les parties saines et s'en allant à la recherche, à la poursuite de la production nuisible jusque dans la profondeur des parties affectées ; mais il faut simplement le considérer comme un caustique dont l'action n'est pas assez intense et brutale pour être inévitable et dont l'influence peut même être variable suivant la résistance des tissus et les conditions plus ou moins favorables à la réalisation de ses effets. GUBLER estimait que l'eschare arsenicale dérivait d'une sorte de momification, plus voisine de l'état asphyxique présenté par la substance cérébrale au début du ramollissement par oblitération artérielle que de la masse informe et anhiste laissée par les caustiques chimiques.

Chez les sujets exposés aux poussières arsenicales, on constate, principalement sur les doigts et autour des ongles, des lésions pustuleuses ou des ulcères d'apparence chancreuse avec bords taillés à pic. Ces poussières paraissent favoriser le développement du favus. On observe aussi la perforation des cloisons des fosses nasales, comme chez les ouvriers manipulant le chromate acide de potassium. Les muqueuses sont plus facilement offensées, surtout la muqueuse gastro-intestinale.

L'acide arsénieux est à peu près complètement dépourvu de saveur, son ingestion détermine seulement, au bout de quelque temps, une sensation de chaleur et d'âcreté dans la gorge, l'œsophage, l'estomac, parfois suivie de gastrodynie, de nausées et de vomissements. A un très faible degré, ces manifestations occasionnent une stimulation utile et un accroissement de l'appétit, mais seulement d'une façon passagère ; le retour des fonctions digestives se trouve favorisé par la sédation de l'éréthisme circulatoire et calorifique. Mais l'anorexie complète ne tarde pas à se montrer avec la prolongation de l'emploi.

Dans les empoisonnements légers, on note une forte hyperhémie de la muqueuse gastro-intestinale, des ecchymoses, des érosions, très exceptionnellement de la cautérisation. L'action nocive porte principalement sur les glandes de l'estomac et de l'intestin (ce qui se traduit par : adénite parenchymateuse, gastrite glandulaire) dans lesquelles les échanges se font avec le plus d'activité. Il est à noter que la dégénérescence graisseuse des épithéliums et la nutrition défectueuse qui en est la conséquence facilitent l'action nocive de contact. Les mouvements péristaltiques de l'intestin sont d'abord exagérés, puis on observe ensuite un état de rigidité plus ou moins uniforme. La muqueuse est, en outre, remarquable par sa pâleur.

La désagrégation des albuminoïdes est exagérée. On observe une dégénérescence graisseuse, parfois presque aussi accentuée qu'avec le phosphore. Le foie augmente de volume ; les acini sont gorgés de graisse et le tissu se montre sans pigment. Les reins sont fortement augmentés de volume, avec les canalicules farcis de gouttelettes de graisse ainsi que les rares cellules épithéliales subsistant. L'épithélium des glandes stomacales est gonflé et plein de graisse. On a signalé la dégénérescence graisseuse du cœur et du diaphragme, ainsi que la disparition du glycogène hépatique, précédant souvent la dégénérescence graisseuse. La piqûre du plancher du quatrième ventricule, de même que le curare ne produisent plus la glycosurie d'une façon aussi marquée ; le sucre injecté daus le sang ne charge plus le foie et les muscles en glycogène, ce qui montre l'atteinte portée au système nerveux central dans ses influences trophiques.

Chez les animaux jeunes, notamment, on constate une suractivité intense d'accroissement épiphysaire et périostique, les os deviennent plus longs et plus épais, le tissu spongieux est transformé en tissu compact. On a vu les os du carpe et du tarse former une seule masse osseuse solide. Les corpuscules osseux de la couche compacte deviennent plus petits et moins nombreux, les canalicules de Havers présentent une étendue moindre et sont diminués en nombre.

Du côté du système nerveux, on observe un accroissement de l'excitabilité, puis la paralysie de la substance grise de la moelle avec disparition de la sensibilité et de l'excitabilité réflexe. L'excitabilité des nerfs moteurs et des muscles persiste plus longtemps, bien qu'affaiblie. Les centres nerveux sont atteints en premier lieu, puis les nerfs périphériques et enfin les muscles. Après une phase de stimulation, on constate une modération de l'activité circulatoire et des phénomènes de l'hématose. Il existe une indépendance remarquable des troubles de la circulation et de la respiration. L'énergie des contractions cardiaques s'amoindrit sans avoir éprouvé primitivement d'augmentation. Le myocarde auriculaire conserve très longtemps ses propriétés contractiles.

En ce qui concerne la nutrition, des doses extrêmement faibles d'acide arsénieux favorisent la suractivité des processus et n'exercent aucune influence sur la métamorphose des albuminoïdes et l'élimination de l'azote. Aux doses un peu plus considérables, on observe tous les désaccords possibles : diminution du nombre des hématies, d'où capacité moindre du sang pour l'oxygène et combustions moins actives, ainsi que modération de l'activité circulatoire et des phénomènes d'hématose ralentissant la dénutrition et la combustion des produits de désassimilation organique; ou bien désagrégation exagérée des albuminoïdes sans que les réactions d'oxydation et de dédoublement soient poussées à bout; ou bien encore oxydations exagérées par stimulation intense du système nerveux trophique, provoquant une augmentation de la désassimilation des albuminoïdes et des phénomènes de métamorphose au sein des cellules. Tout est question de dose et de susceptibilité individuelle. Toutefois, l'influence empêchante sur les métamorphoses des albuminoïdes est moins accentuée que celle du phosphore, comme en témoigne l'analyse de l'urine dans laquelle on n'a jamais constaté l'apparition de certains matériaux de déchet, tels que : leucine, tyrosine, acides gras et aromatiques, signalés dans l'urine au cours de l'intoxication phosphorée (Voir : p. 629.)

Les *signes d'intolérance* consistent en : sensation de pression à l'épigastre, troubles digestifs, sensation de constriction à la gorge, conjonctivite, érythèmes. Les enfants tolèrent bien la médication arsenicale, les vieillards sont, au contraire, intolérants. Les troubles digestifs constituent une contre-indication instante. On a pu dire de l'acide arsénieux qu'il constituait un protée pharmacodynamique réalisant entre des mains habiles de nombreux effets thérapeutiques relevant souvent de médications fort différentes. La quotité et l'opportunité de la dose revêtent une importance capitale ; elles entraînent la qualité de médicament ou de poison et provoquent une action physiologique absolument différente. Bien souvent, l'action physiologique, celle que l'on pourrait appeler l'action bienfaisante, reste latente et inaperçue, sauf sous l'influence du temps, tandis que l'action toxique est toujours évidente et assez constante dans ses manifestations.

La réaction est toujours d'autant plus sensible que les doses minimes auront été longtemps continuées. L'intolérance, les susceptibilités extrême ou exceptionnelle, la prolongation trop longue se manifestent alors par des phénomènes contraires à l'action utile et par la dépression de l'innervation de la vie organique.

Sous l'influence des doses faibles, c'est-à-dire en arrivant, au maximum et progressivement, à 1, 2, ou 3 centigrammes *pro die*, on voit les modifications latentes révélées par l'élaboration redevenue normale des humeurs, par l'arrêt des genèses pathologiques et la résolution des produits, par l'atténuation ou la disparition de l'état herpétique ou virulent. C'est bien là encore le type de l'*action altérante*. L'amaigrissement, les diffusions séreuses, la diarrhée, la langueur ou l'atonie des fonctions digestives, la cachectisation, l'état fébrile, la perte des forces sont des manifestations traduisant un excès d'action menant rapidement à l'intoxication chronique.

Le summum de l'action médicamenteuse et le début de l'action toxique sont ici, comme dans beaucoup d'autres circonstances et avec d'autres médicaments, séparés par des nuances extrêmement difficiles à saisir et conditionnés par des causes intercurrentes, la plupart du temps impossibles à prévoir. On peut, en schématisant, reconnaître ici à l'arsenic deux actions nettement différentes : 1° une action altérante caractérisée par des mutations spéciales, d'où résulte une électivité d'influence, soit en bien, soit en mal, sur les phénomènes intimes de la nutrition ; 2° une action modificatrice spéciale du système nerveux, excitante ou paralysante, suivant la dose, avec électivité d'action sur le système ganglionnaire et sur certains organes, tels que ceux de la respiration, de la locomotion, les organes génitaux, la peau, les capillaires.

Même après une application externe, l'arsenic s'élimine par la muqueuse gastro-intestinale. On constate la localisation d'abord et surtout dans les reins et le foie, puis dans les muscles, les os, la substance nerveuse. L'élimination s'effectue par les fèces, la bile, l'urine, la peau et les poils, la sueur, le lait. Elle commence dans les cinq premières heures et est à peu près terminée au bout de deux à trois jours quand il s'agit d'une dose moyenne ingérée en une seule fois. Au contraire, l'élimination est fort lente lorsqu'il s'agit des faibles doses répétées; je l'ai vue durer, dans mes expériences, plus de quarante jours. Mais il est bien difficile de donner à cet égard des chiffres absolument exacts, un certain nombre des conditions accessoires (degré de vitalité de l'organisme, régime, état d'activité ou de repos, parmi les plus importantes) faisant assez largement varier cette durée. On a noté une durée d'élimination de cinquante-huit jours après l'ingestion, répétée trois jours de suite, de 1 gr. 62 de liqueur de Fowler; de quatre-vingt-deux et quatre-vingt-treize jours, après l'ingestion de 4 gr. 10.

Il ne fut pas possible de déceler la présence de l'arsenic dans les organes d'un fœtus expulsé après un empoisonnement arsenical aigu de la mère ; et le fait a été vérifié par l'expérimentation sur une chienne. J'ai signalé, d'autre part, l'intoxication arsenicale d'un nourrisson par l'intermédiaire du lait de sa mère à laquelle on avait administré de l'arsenic.

En général, l'élimination est plutôt lente, lorsqu'il s'agit de doses surtout faibles, répétées, et on peut constater la présence de l'arsenic dans le foie pendant au moins quarante jours. L'élimination par l'urine, à l'état de traces, peut même continuer pendant des mois après la suppression de la préparation arsenicale et l'élimination par les fèces durant deux à trois semaines. J'ai démontré depuis longtemps la localisation persistante de l'arsenic dans le tissu osseux, surtout dans les os riches en tissu spongieux, notamment dans les cas d'intoxication chronique ; c'est le seul point de l'économie où l'on puisse encore déceler sa présence alors qu'il a complètement disparu de tous les autres organes.

Empoisonnement. — *Intoxication aiguë par l'acide arsénieux*. Peu de temps après l'ingestion, sensation de chaleur dans les régions stomacale et œsophagienne ainsi que de constriction au niveau de la gorge ; sécheresse des muqueuses, soif vive, douleurs épigastriques, nausées, vomissements, diarrhée avec évacuation de matières sanguinolentes ou de masses riziformes et accompagnée de ténesme extrêmement douloureux ; météorisme, refroidissement général, cyanose et bouffissure de la face, crampes dans les bras et les mollets ; pouls fréquent, filiforme, angoisse précordiale, respiration stertoreuse, délire, coma ; mort après un laps de temps variant de quelques heures à six ou neuf jours, plus rarement après seize à dix-huit jours. Parfois, mort subite par perforation de la muqueuse gastrique ou intestinale et péritonite suraiguë. La mort est produite par paralysie du myocarde et de l'appareil respiratoire. Les manifestations sont quelquefois tellement semblables au choléra, dans l'intoxication suraiguë, qu'on a qualifié ce syndrome par l'appellation de *choléra arsenical*. Le tégument est parfois recouvert d'éruptions vésiculeuses ou pétéchiales. L'oligurie et même l'anurie est la règle ; les urines renferment du sang, de l'albumine, des cylindres.

Les formes suraiguë et aiguë de l'empoisonnement sont presque toujours le résultat d'un suicide ou d'un crime ; les formes subaiguë et chronique sont, en général, le résultat d'un accident. La forme subaiguë est la plus commune. Quand elle résulte de l'absorption en une seule fois d'une quantité exagérée d'un composé arsenical, on voit se produire, dès le début, des vomissements très abondants et répétés qui cessent après un ou deux jours. Une amélioration apparente succède à ces premières manifestations toxiques, le ventre est indolent, la langue naturelle et la respiration normale ; mais la sensation d'âcreté dans la gorge, la soif, le refroidissement général persistent accompagnés d'une grande faiblesse et d'irrégularités cardiaques ; on note de l'oppression, de la dyspnée, de l'anurie. Le patient éprouve une constriction spasmodique de la gorge avec déglutition douloureuse et sensation de brûlure s'étendant de la bouche à l'anus. On observe souvent à cette période des phénomènes de réaction; le ventre devient dur et ballonné, sensible, la fièvre s'allume, le pouls est fréquent et fort ; il y a insomnie, et agitation spasmodique alternant avec des défaillances passagères. Le visage présente une altération particulière; il est comme gonflé, luisant, et la cyanose fait place à une teinte rouge-brun ; la langue est rouge, sèche, la soif devient inextinguible. Du deuxième au cinquième jour apparaissent des éruptions (pétéchies, vésicules, papules, urticaire, pustules) et parfois de l'ictère. L'intelligence reste intacte. Cette réaction dure peu ; le pouls faiblit, les sens s'obscurcissent, le sujet tombe dans le subdélirium, on constate le refroidissement des extrémités, des crampes, et la mort survient au bout de six à dix jours.

Quand cette forme d'intoxication subaiguë est produite par l'accumulation des doses, les phénomènes débutent par la sensation de brûlure à la gorge, de la salivation, des vomissements persistants avec douleurs térébrantes dans la région épigastrique, de la gêne de la déglutition, une soif ardente, de la tuméfaction de la langue, l'impossibilité d'alimenter le patient (impossibilité résultant de cet ensemble de symptômes), de l'accélération, des irrégularités, de la faiblesse du pouls, des troubles respiratoires, des exanthèmes, de l'engourdissement (parfois même paraplégie), de l'affaiblissement général. La mort peut se produire dans le coma avec dyspnée et cyanose, ou survenir au milieu d'accidents cérébraux dans un collapsus subit avec accidents épileptiformes.

Si l'on réussit à obtenir la guérison, on constate la persistance de divers phénomènes ; anorexie, catarrhe gastro-intestinal (d'où résulte un amaigrissement considérable), ulcérations ou gangrène de la peau, douleurs névralgiques, paralysies.

La dose toxique mortelle de l'acide arsénieux oscille entre 10 et 30 centigrammes ingérés en une seule fois ; mais on a observé des accidents plus ou moins graves d'intoxication avec des doses variant de 5 à 50 milligrammes. D'autre part, on a noté des cas d'empoisonnement suivi de guérison après l'ingestion de 10 grammes et de 15 grammes de liqueur de Fowler, soit 10 et 15 centigrammes d'acide arsénieux. L'absorption des solutions ingérées à jeun est très rapide. Contrairement à ce qui se produit avec le phosphore, les corps gras, au lieu de favoriser et hâter la dissolution de la substance toxique, la retardent ou l'empêchent ; et c'est à des causes de cet ordre qu'il faut, bien certainement, rapporter les faits, en apparence paradoxaux, de résultats si différents obtenus sous l'influence de mêmes doses. En outre, les actions réductrices (parmi lesquelles il faut compter, notamment, les fermentations intestinales) transforment les composés insolubles en composés solubles [mort en quelques heures après ingestion de 50 grammes et 90 grammes de *vert de Schweinfurt* (acéto-arsénite de cuivre) et après dix-neuf heures chez une femme qui en avait ingéré 4 cuillerées à café — accidents à la suite d'ingestion répétée des sulfures purs]. Ainsi que l'on pouvait le prévoir, le plus énergiquement toxique de tous les composés arsenicaux est l'hydrogène arsénié, en raison de son état gazeux et de sa rapide et facile absorption par la muqueuse respiratoire. Des intoxications mortelles ont été observées au cours d'expériences de laboratoire, et à la suite d'inhalation de gaz servant à gonfler des ballons (hydrogène préparé à l'aide de zinc et d'acide sulfurique arsenicaux).

Le tissu cellulaire sous-cutané absorbe facilement, même l'arsenic en nature. Le contact prolongé des composés arsenicaux avec les muqueuses détermine une douleur intense bientôt suivie d'une tuméfaction inflammatoire pouvant aller jusqu'à la suppuration. On a rapporté la mort, au bout de six semaines, d'un homme dans l'oreille duquel on avait introduit, pour faire un pansement, une pâte liquide composée d'acide arsénieux et de créosote. Le contact prolongé de poudres escharotiques arsenicales avec des surfaces absorbantes a également déterminé un certain nombre d'accidents. Ainsi la mort est survenue quatre-vingt-seize heures après l'application de 2 grammes de pâte du frère Côme sur une tumeur fongueuse de la région temporale. L'introduction d'acide arsénieux dans le vagin a provoqué la mort au bout du huitième jour après : œdème, pustules, exsudation fibrineuse, inflammation, gangrène. Chez un enfant, le pli de l'aine, excorié, fut saupoudré, par erreur, avec de l'acide arsénieux, l'enfant mourut le septième jour après avoir présenté une inflammation violente s'étendant rapidement jusqu'à l'ombilic, puis de la gangrène ; l'absorption se traduisit par : vomissements, diarrhée, météorisme.

On peut observer deux formes un peu différentes dans la symptomatologie des intoxications provoquées par action locale, suivant que prédominent les phénomènes révélant une absorption générale ou bien les accidents de nature inflammatoire et gangréneuse. Dans la plupart des cas de ce genre, il s'écoule une période de cinq à sept jours avant le début des symptômes d'irritation locale; puis, à ce moment, on voit apparaître une rougeur érysipélateuse accompagnée de vaso-dilatation favorisant l'absorption. Alors se montrent promptement : fièvre, chaleur générale, soif vive, vertiges, cardialgie et faiblesse syncopale. Les vomissements, l'anurie, les troubles nerveux, le délire, puis les éruptions caractérisent des étapes plus avancées de l'empoisonnement. Dans d'autres cas, dix à douze heures après l'application du topique, on voit brusquement survenir des nausées, puis des vomissements, une diarrhée sanguinolente, des hémorrhagies (notamment des épistaxis), des frissons, de la fièvre, une sensation d'ardeur à la gorge, une soif inextinguible, de l'anurie. La mort ou la guérison se produisent dans l'espace de six à dix jours et après une amélioration passagère suivie de guérison ou de rechute.

Intoxication chronique. — L'intoxication chronique intéresse plus spécialement l'hygiène, mais on a cependant rapporté des cas assez nombreux succédant à l'emploi thérapeutique de faibles quantités de composés arsenicaux. Elle est particulièrement insidieuse et, parfois, extrêmement difficile à dépister. Elle résulte de l'accumulation journalière de doses faibles et de la continuité de l'introduction dans l'économie. J'ai proposé[1] de répartir sous trois chefs les circonstances dans lesquelles pouvaient se produire des intoxications arsenicales chroniques. 1° *Arsenicisme fortuit*, résultant d'une erreur, de l'abus d'un médicament, de l'exposition accidentelle à une cause d'intoxication. C'est celui des trois chefs comprenant le nombre de cas le plus grand et les plus variés ; les manifestations revêtent assez facilement la forme subaiguë et peuvent servir de type de transition des formes chroniques aux formes subaiguës. 2° *Arsenicisme professionnel*, résultant de l'absorption journalière de doses extrêmement minimes de composés arsenicaux. 3° *Arsenicisme domestique* où la cause de l'intoxication réside dans la présence de l'arsenic à l'état de traces infinitésimales parmi les substances ou objets d'un usage nécessaire et continu : aliments, tentures, etc.

Chacun de ces chefs donne lieu à des manifestations symptomatiques fort diversifiées, en raison des conditions essentiellement variables qui président à la détermination des accidents. D'autre part, la susceptibilité individuelle joue encore ici un rôle prépondérant. Les accidents provoqués par les doses infinitésimales longtemps prolongées revêtent cependant deux formes d'élection : l'une caractérisée par des troubles nerveux, la seconde par des lésions extérieures telles que conjonctivites très rebelles, blépharite ciliaire, gingivite, angine, etc. ; les symptômes de gastro-entérite sont variables.

En schématisant pour rendre les choses plus évidentes, on peut diviser en quatre périodes la succession des phénomènes qui caractérisent l'évolution complète de l'intoxication arsenicale chronique.

1° *Période des troubles digestifs.*— Ces troubles sont constants et en rapport avec l'élimination de la substance toxique par la muqueuse digestive, surtout celle de l'intestin. Ils peuvent varier depuis le simple embarras gastrique jusqu'à l'entérite cholériforme. Une fièvre plus ou moins accentuée se montre parfois à cette même époque.

2° *Période des éruptions et du catarrhe laryngo-bronchique.*— Il faut faire ici une large part à la réactivité spéciale du sujet et distinguer les troubles locaux de cause externe des exanthèmes pouvant aussi résulter de l'ingestion. Ceux de cause externe (érythèmes ou ulcérations) sont dus au transport par les mains ou tout autre mode et au contact immédiat de la substance arsenicale avec les organes génitaux, les mains et les avant-bras, le cuir chevelu, la face, le cou. Les troubles causés par l'intoxication d'origine interne consistent en : érythèmes, papules, vésicules, pustules, rarement zona, exceptionnellement mélanodermie et kératose. Le tégument cutané et ses appendices sont des voies importantes d'élimination, mais aussi des voies d'absorption possible avec l'intervention d'une suractivité circulatoire. L'introduction répétée et les faibles doses favorisent l'apparition des œdèmes et des érythèmes, avec exfoliation furfuracée précoce, ainsi que celle de la mélanodermie (aines, région génitale, creux axillaire, cou), après quelques semaines, et de la kératose, après des mois ou même des années. L'érythromélalgie de Weir-Mitchel (névralgie rouge et douloureuse des extrémités) est également un symptôme assez fréquent de cette intoxication par de très petites doses longtemps continuées. L'ordre dans lequel on voit le plus habituellement se succéder ces manifestations est le suivant : érythème, pigmentation, puis desquamation du tégument cutané altéré dans sa nutrition.

---

[1] Voir : *Traité de toxicologie* de L. LEWIN, traduit et annoté par G. POUCHET, p. 213 ; (Paris, Doin, 1903).

L'élimination de l'arsenic par les muqueuses explique les altérations de la conjonctive ainsi que des muqueuses nasale, buccale, laryngée, pharyngienne, bronchique et, surtout, des glandes de la muqueuse gastro-intestinale. Le catarrhe (larynx, trachée, bronches) revêt parfois une importance qui détourne l'attention de l'empoisonnement. Dyspnée, toux fréquente, spasmodique, provoquant même parfois des vomissements ; crachats muqueux, quelquefois sanguinolents ; aphonie de durée plus ou moins considérable ; signes de congestion ou de bronchite à l'auscultation ; voilà autant de manifestations qui ne peuvent faire songer plus particulièrement à une intoxication arsenicale. Mais ces troubles sont passagers ; et, bientôt, ils cèdent ou s'accompagnent d'autres troubles plus manifestement en rapport avec cette intoxication, tels que ceux présentés par le rein ou le foie, ou, mieux encore, ceux de la période suivante, c'est-à-dire ceux portant sur le système nerveux.

3° *Période des troubles de la sensibilité.* — Elle précède celle des troubles de la motilité et s'observe d'une façon constante. Ses manifestations consistent en douleurs et troubles de la sensibilité générale, simultanés ou successifs, mais persistant ensemble. Le plus généralement, ce sont les douleurs qui débutent ; elles consistent en céphalalgies, fourmillements, picotements, crampes, cuissons, démangeaisons, engourdissements, douleurs fulgurantes, douleurs irradiant dans les membres en donnant la sensation de fer rouge, de déchirement, de broiement articulaire et rappelant les symptômes du pseudo-tabes. Les troubles de la sensibilité générale sont moins accentués, ils sont caractérisés par une diminution de la sensibilité au tact, à la douleur, à la température, accentuée surtout aux extrémités. A signaler, le retard dans la perception et l'inexactitude de la localisation. On note l'anaphrodisie, souvent précédée d'aphrodisie.

4° *Période des paralysies.* — Les troubles moteurs débutent lentement et progressivement. On les observe quelquefois après un ictus sans perte de connaissance. Ils envahissent d'abord les membres inférieurs, en débutant par les orteils, puis ils gagnent les membres supérieurs et les doigts ; ces troubles sont symétriques. Quelquefois, la paralysie gagne les muscles du tronc et se généralise. C'est là une question de susceptibilité et de réactivité des cellules nerveuses. On constate parfois une atrophie musculaire considérable, le plus souvent contemporaine de la paralysie, d'autres fois lui succédant.

Les troubles de l'intelligence sont absolument exceptionnels ; ce sont toujours des phénomènes surajoutés dont une recherche avisée et sagace arrive à faire dépister l'origine.

L'évolution précédente se réalise, le plus souvent, au cours de l'absorption de la substance arsenicale ; on l'a vue, cependant, se développer quelques mois après le début de l'intoxication. Les paralysies appartiennent surtout aux formes chroniques et subaiguës, elles durent de quelques semaines à plusieurs mois, parfois plusieurs années. La guérison en est lente, et l'on observe quelquefois la persistance de contractures ou de rétractions. Lorsque la cause de l'intoxication persiste et que la mort survient, elle est causée par des complications rénales ou par une cachexie progressive, une autre lésion organique s'étant développée parallèlement à celles du système nerveux. Sauf ces complications, intéressant principalement le foie et les reins, le pronostic de ces paralysies est bénin au point de vue de l'existence de l'individu, mais il est grave au point de vue des conséquences, car elles peuvent entraîner une infirmité persistante.

Modes d'administration. Doses. — *Sulfures d'arsenic* : mélangés à de la chaux, comme épilatoires ; on atténue l'action irritante en ajoutant de l'amidon ou un mélange de blanc d'œuf et de lessive des savonniers.

Acide arsénieux : utilisé pour les usages externe et interne.

Pâte du frère Côme ou de Rousselot.

Acide arsénieux porphyrisé . . . . 1 gramme.
Cinabre 5   »
Eponge calcinée. 2   »
(Un huitième de As^2O^3).

Poudre escharotique de Dubois.

Acide arsénieux porphyrisé . . . . 1 gramme.
Sangdragon 8   »
Cinabre 16   »
(Un vingt-cinquième de As^2O^3).

Liniment de Swediaur.

Acide arsénieux porphyrisé . . . . 1 gramme.
Huile d'olives 8   »
(Un neuvième de As^2O^3).

Poudre arsenicale de Dupuytren.

Acide arsénieux porphyrisé . . . . 40 centigrammes.
Calomel à la vapeur . . . . 32 grammes.
(Un quatre-vingtième de As^2O^3).

L'acide arsénieux sert encore à préparer les pâtes arsenicales pour la destruction des animaux nuisibles, le savon dit *savon de Bécœur* utilisé pour conserver les dépouilles d'animaux.

Pour l'usage interne : *granules de Dioscoride*, dosés à 1 milligramme et *pilules asiatiques*, dosées à 5 milligrammes d'acide arsénieux ; *liqueur de Boudin*, solution aqueuse d'acide arsénieux, au millième ; *liqueur de Fowler* (arsénite de potasse), solution d'acide arsénieux dans le carbonate potassique, au centième.

Liqueur de Pearson (arséniate de soude) renfermant 5 centigrammes d'arséniate de sodium pour 30 grammes d'eau. Pour l'administration de cette dernière solution, il faut se souvenir que les préparations d'arséniate sont bien moins actives ; en effet, 1 gramme d'arséniate sodique ne correspond qu'au tiers de son poids (exactement à 0 gr. 32) d'acide arsénieux.

Dans ces dernières années, on a beaucoup préconisé la substitution de composés organiques de l'arsenic aux composés minéraux, se basant sur ce que, dans ces combinaisons, l'arsenic est à l'état dissimulé et dénué de ses propriétés toxiques. Je ne puis comprendre l'utilisation exclusive de semblables composés au point de vue thérapeutique.

Si, en effet, l'arsenic reste dissimulé et traverse l'organisme à cet état, il est tout à fait dépourvu de propriétés pharmacodynamiques. Si la substance doit se décomposer dans l'organisme pour mettre en liberté de minimes proportions d'arsenic qui pourra alors exercer ses actions électives, autant vaut employer les anciens médicaments à doses suffisamment faibles et réfractées. Ma conviction s'affermissant de plus en plus, avec le temps, l'expérience et l'observation, que les corps n'agissent que par suite de leur mise en liberté, à l'état élémentaire, dans l'organisme, je ne saisis pas du tout l'utilité de ces combinaisons complexes dans lesquelles on s'évertue à enlever à une substance donnée les propriétés qui la caractérisent au point de vue toxique, mais qui la rendent, en même temps, utilisable au point de vue pharmacodynamique.

Cacodylate de soude : diméthylarsinate sodique, renferme 36,05 p. 100 d'arsenic. *Arrhénal* ; méthylarsinate disodique, renferme 33,19 p. 100 d'arsenic. L'acide arsénique étant représenté par la formule $AsO.(OH)^3$, l'acide cacodylique est $AsO.(CH^3)^2.OH$ et l'acide méthylarsinique est $AsO.CH^3.(OH)^2$.

Le phosphore et l'arsenic font partie, avec l'azote, le vanadium, l'antimoine et le bismuth, d'un groupe naturel, une famille chimique de composés fonctionnant comme éléments tri ou pentatomiques. Les deux derniers, antimoine et bismuth, peuvent être considérés comme des termes de transition entre les métalloïdes et les métaux. Ils déterminent tous des altérations organiques et fonctionnelles de l'économie présentant des ressemblances très étroites. On peut leur reconnaître une même action fondamentale qui est de provoquer la labilité et l'activation de l'oxygène, en même temps qu'une action désagrégeante sur la molécule albuminoïde. L'action altérante intime des faibles doses est tout à fait remarquable, elle entraîne des processus de dégénérescence d'organes importants tels que le foie, les reins, le cœur. A côté de la nocuité générale incomparablement moindre des composés de l'azote, il faut aussi noter la stabilité et l'innocuité relative des composés oxygénés de l'azote et du phosphore par rapport aux composés correspondants des autres éléments.

Ce que j'ai déjà dit du Vanadate sodique, à propos des apéritifs (voir p. 577), me dispensera de revenir ici sur le vanadium dont je me bornerai à signaler l'action énergiquement toxique. Quant au bismuth, son influence toxique ne peut s'exercer, comme celle du cuivre, que lorsqu'on le fait circuler dans l'organisme à l'état de composé en dissolution dans un milieu alcalin ou grâce à la présence concomitante d'un sel à acide organique (les citrates et les tartrates sont particulièrement à redouter dans ces cas), circonstance qui a pu se réaliser parfois et donner lieu à des accidents graves d'intoxication que l'on s'est évertué à attribuer à des impuretés, notamment l'arsenic, que le sel de bismuth aurait contenu : l'erreur était d'autant plus facile à commettre que beaucoup des symptômes de l'intoxication sont communs à l'arsenic et au bismuth. Il est donc important de se rappeler qu'il ne faut pas administrer de sous-nitrate de bismuth en même temps que des acides organiques, notamment les acides citrique ou tartrique, qui faciliteraient la dissolution et la résorption du bismuth, et qu'il faut éviter également que les composés bismuthiques se trouvent en macération dans un milieu chimiquement alcalin qui amènerait au même résultat, surtout en présence des matières albuminoïdes. Dès que la solubilisation du métal a pu se réaliser, le bismuth devient un élément énergiquement toxique dont l'influence se manifeste par de la stomatite, de l'affaiblissement général, de la glycosurie, de l'albuminurie, de la diarrhée, de l'hypothermie, des hémorrhagies multiples. On observe souvent un ensemble complexe de symptômes rappelant, à la fois, ceux de l'arsenicisme et de l'hydrargyrisme.

ANTIMOINE

Les propriétés des composés antimoniaux sont résumées dans celles du *tartre stibié* ou *émétique* (tartrate double d'antimonyle et de potassium) qui les possède au degré le plus élevé. Localement, l'émétique exerce une influence violemment irritante se traduisant par une éruption pustuleuse souvent très douloureuse. Les pustules sont ombiliquées comme celles de la variole. L'éruption se manifeste également sur les muqueuses (*aphtæ antimoniales* des anciens auteurs); on l'a envisagée comme le résultat de l'action irritante directe exercée sur les éléments vasculaires des glandes et des orifices glandulaires. L'élimination, par la peau, de l'antimoine ingéré produit un érythème généralisé.

Tous les composés antimoniaux solubles sont énergiquement irritants, mais cette action irritante locale ne s'exerce qu'à deux conditions : 1° l'existence d'une légère acidité; 2° la vitalité du tissu. Ainsi, on a signalé des accidents graves après des applications réitérées de pommade stibiée sur des tissus dont la vitalité, d'abord abaissée, avait repris ensuite son activité normale. JACOBI a rapporté le fait que des frictions stibiées sur la tête rasée de déments paralytiques ont pu provoquer, non seulement la destruction de l'aponévrose épicranienne, mais encore déterminer la nécrose de la paroi osseuse dans toute son épaisseur. Cette dernière condition rappelle la façon d'agir de l'arsenic et doit être rapprochée de l'action analogue exercée par l'huile de croton.

Le *trichlorure d'antimoine* ($Sb\,Cl^3$), *beurre d'antimoine*, est donc, tout à la fois, ce que l'on pourrait appeler un caustique chimique et un caustique vital.

L'action diffusée est caractérisée par une influence vomitive résultant, surtout, de l'influence exercée sur les extrémités gastriques des nerfs vagues. Le vomissement est plus lent à se produire qu'avec les sulfates de cuivre et de zinc, en raison de l'action dépressive plus intense exercée par les antimoniaux.

Après injection hypodermique ou veineuse de tartre stibié, le vomissement ne se produit que sous l'influence de doses plus fortes et on retrouve, dans les matières rejetées, la plus grande partie du sel injecté, ce qui démontre très nettement l'élimination de l'antimoine par la muqueuse gastro-intestinale. Mais s'il faut faire intervenir, et cela pour la plus forte part, le mécanisme de l'irritation périphérique provoquant un réflexe, pour expliquer le vomissement, cette influence n'entre pas seule en jeu, comme le prouve l'expérience de MAGENDIE. Chez un animal dont l'estomac a été enlevé et remplacé par une vessie de porc, l'administration de l'émétique provoque toujours le vomissement et il ne peut plus être question, dans ce cas, d'une action irritante exercée sur les extrémités périphériques des nerfs vagues; il faut, de toute nécessité, faire intervenir une influence d'origine centrale : l'excitation du centre vomitif. Et en effet, l'émétique est le type de ces vomitifs agissant, tout à la fois, par influence centrale et périphérique ; et ce qui achève de le démontrer, c'est que la paralysie du centre vomitif se montre soit sous l'influence de fortes doses d'emblée, soit après tolérance obtenue par l'emploi répété de doses faibles.

Le vomissement est caractérisé par l'acuité de l'état nauséeux ainsi que par l'état de dépression profonde du système nerveux et de l'appareil cardio-vasculaire. Ce n'est rien autre chose que le début de l'action toxique, et les centres sont constamment en imminence de paralysie succédant à leur excitation violente, désordonnée. Le vomissement constitue tellement ce que l'on pourrait appeler l'essence de l'action médicamenteuse des antimoniaux agissant, à certaine dose, sur les terminaisons nerveuses de la muqueuse gastrique, qu'on l'a vu être provoqué parfois après de simples frictions stibiées, lorsque l'absorption a pu s'effectuer grâce à une inflammation cutanée accompagnée d'éruption.

L'influence caractérisant les doses faibles, c'est-à-dire l'*action altérante*, affecte surtout les processus intimes de nutrition. Comme avec l'arsenic, on n'observe pas de phénomènes sensibles, sauf avec le temps. L'embarras gastrique que l'on constate parfois n'est que le terme de passage à des phénomènes visibles, mais toxiques. Cette action altérante peut agir dans un sens curatif sur un élément anatomique dévié par la maladie (diathèse, processus hypertrophique). On observe alors d'étroites ressemblances avec les actions produites par l'arsenic ; l'action est seulement plus tardive avec l'antimoine, ce qui tient à la lenteur plus grande de l'absorption.

La production de cette influence altérante est principalement recherchée lorsqu'on utilise certaines préparations antimoniales (kermès, oxyde blanc, soufre doré, etc.) qui ne laissent se dissoudre l'antimoine que lentement et graduellement, ou bien lorsqu'on emploie le tartre stibié à faible dose et en ingestions suffisamment espacées (émétique en lavages), de façon à obtenir tout au plus une action purgative au bout de quelques heures. Cette dernière méthode est celle préconisée par Rasori. Elle est à peu près complètement abandonnée maintenant; et nous ne pouvons nous représenter sans un certain étonnement les succès que l'on a dit avoir obtenus à son aide, aujourd'hui que l'on connaît mieux les actions toxiques des composés antimoniaux.

On ne saurait trop insister sur ce fait que la prétendue tolérance, réalisée par l'administration à doses réfractées de quantités assez considérables, n'est rien autre chose qu'un véritable état d'intoxication caractérisé par la paralysie des centres, en même temps que les nerfs et les muscles ont plus ou moins perdu leur excitabilité. L'action paralysante porte principalement sur les centres vaso-moteurs (diminution de pression artérielle), les centres de thermogenèse (abaissement de la température), les centres sensitifs et trophiques, les centres de l'excitabilité myocardique (intra et extracardiaques). D'autre part, la diminution de conductibilité médullaire et nerveuse favorise la diminution de sensibilité, et tout l'ensemble de ces phénomènes explique l'état de collapsus profond.

Élimination. — L'élimination de l'antimoine s'effectue par les muqueuses digestives et respiratoires (la muqueuse gastrique surtout), la bile, l'urine, la sueur, le lait. Sa localisation est différente de celle de l'arsenic. L'intoxication chronique se montre seulement à des doses notablement plus élevées que celles suffisant à réaliser l'intoxication arsenicale chronique. Mais l'antimoine semble faciliter et même exciter, si l'on peut ainsi dire, l'intoxication arsenicale, quand les deux poisons sont administrés simultanément.

Empoisonnement. — I. *Intoxication chronique*. — Deux courageux observateurs, Meierhofer et Nobiling, ont institué sur eux-mêmes une expérience dont les résultats sont des plus intéressants. Ils commencèrent par ingérer, journellement, 1 milligramme de tartre stibié et élevèrent graduellement la dose jusqu'à 1 centigramme. Les phénomènes observés furent les suivants : humeur difficile, sensation d'abattement dans les membres ainsi que de tiraillements et de déchirures dans les articulations, frissons, salivation avec langue pâteuse, soif avec sensation interne de chaleur, congestion céphalique, somnolence et sommeil agité de cauchemars, pouls fréquent, irrégulier, variable, vertiges, éblouissements, pâleur de la face. L'absorption étant continuée, on vit se produire : diminution de l'appétit, sensation de pression épigastrique, douleurs intestinales, nausées, état d'anxiété ; difficulté d'avaler, bâillements, dyspnée, sensation d'angoisse extrêmement pénible dans la région de la poitrine et principalement du cœur, tension de l'abdomen qui devenait douloureux, alternatives de diarrhée et de constipation, sensation de froid à la périphérie, augmentation de la sécrétion urinaire par suite de plus grande ingestion de boissons, battements du cœur de plus en plus faibles et lents, état de prostration générale et amaigrissement. A ce moment, la dose de 1 centigramme était atteinte.

Malgré les phénomènes fâcheux qui viennent d'être décrits, l'expérience, continuée quelque temps avec cette dose de 1 centigramme, permit de constater au bout de quelques jours : éructations, efforts de vomissement, selles fréquentes, liquides, muqueuses, bilieuses, augmentation de volume du foie avec douleur dans la région hépatique, coliques avec tranchées persistantes, démangeaisons, augmentation des sécrétions mucipares, stases dans la petite circulation, enfin apparition d'albumine dans les urines. L'expérience avait duré quatorze jours : la diminution du poids corporel avait atteint 3 500 grammes. L'appétit ne commença à réapparaître que trois jours après la cessation de l'ingestion, mais tous les phénomènes toxiques ne disparurent complètement qu'au bout de deux mois. Dans d'autres cas d'intoxication chronique, on a signalé de l'ictère, des syncopes, des éruptions.

II. *Intoxication aiguë.* — Elle peut se produire à partir de l'ingestion de 5 à 10 centigrammes d'émétique. Les phénomènes observés sont très analogues à ceux de l'intoxication arsenicale. Les symptômes cholériformes sont tellement accusés qu'on a qualifié la forme la plus fréquente par l'appellation de *choléra stibié*. A la période d'état, le sujet est plongé dans un collapsus profond avec pouls filiforme, fréquent, irrégulier, respiration superficielle, parésie motrice, sueur froide, cyanose. Au bout du quatrième ou cinquième jour, on peut voir apparaître des éruptions revêtant volontiers la forme ecthymateuse et démontrant l'élimination de l'antimoine par la peau. En raison de l'action directe exercée sur le myocarde, les doses même faibles ne sont pas sans danger lorsque le cœur est affaibli par une cause quelconque. On constate un rapide abaissement d'énergie et de nombre des contractions cardiaques et, à la limite, le cœur s'arrête en diastole. Ici encore, une partie de l'action produite doit être regardée comme d'origine réflexe, par suite de l'excitation des terminaisons des nerfs vagues. La fréquence du pouls augmente pendant la période de vomissements, puis diminue ensuite. On voit l'énergie et le nombre des contractions myocardiques se relever pendant la phase de réaction, alors que les vomissements ont cessé. On constate un abaissement énorme de la tension artérielle par suite de la diminution d'énergie du muscle, de la paralysie des centres vaso-moteurs et de l'hyperhémie veineuse de tous les organes. Cet abaissement brutal de la tension sanguine constitue l'un des plus grands dangers de l'intoxication par les antimoniaux. La température subit aussi un abaissement considérable. On l'a vu diminuer de près de 7°.

Le système nerveux est affecté directement, et secondairement par l'intermédiaire de la circulation. Chez les mammifères, les troubles circulatoires sont prédominants, mais l'action directe exercée sur le système nerveux peut être mise en évidence chez les batraciens où l'on constate la paralysie des centres cérébro-spinaux et la disparition de l'activité réflexe. C'est, d'ailleurs, cette paralysie des centres cérébraux et médullaires qui permet d'expliquer la tolérance dans l'emploi de la méthode rasorienne. La force musculaire subit une diminution considérable par suite de l'action locale exercée par l'antimoine sur l'élément musculaire.

La respiration est d'abord accélérée, superficielle, irrégulière, puis ralentie ; l'inspiration est rapide, convulsive ou extrêmement pénible, tandis que l'expiration est lente et plaintive. On voit une augmentation remarquable dans la sécrétion du mucus bronchique.

Le collapsus est l'un des effets les plus saillants de l'action toxique des antimoniaux, il est dû à la diminution de la pression artérielle et à l'affaiblissement du myocarde ainsi que de tout le système musculaire. La mort est causée par la paralysie cardiaque.

III. *Intoxication par l'émétique.* — On connaît plusieurs cas de mort, à la suite de doses relativement faibles d'émétique. On a rapporté un cas dans lequel la mort se produisit au bout de deux jours *après 10 centigrammes.* L'observation suivante, concernant un homme jeune et vigoureux, est particulièrement intéressante. Ce malade était affecté d'un érysipèle de la face occupant les joues, le nez et la racine des cheveux ; il était, en même temps, en proie à de l'insomnie, de l'abattement, mais ne présentait pas de symptômes gastrointestinaux. A son entrée à l'hôpital, on lui administra 10 *centigrammes* de tartre stibié à prendre dans un pot d'eau gommeuse. Il n'eut pas de vomissements, mais une purgation modérée ; on nota de l'insomnie avec extension de l'érysipèle aux oreilles et au cou. Les trois jours suivants, même médication, à la suite de laquelle on observa des selles liquides avec quelques vomissements bilieux. A ce moment, on signale la disparition de la rougeur, la cessation de la fièvre, une apparente convalescence. Mais le malade est subitement pris, à la fin du quatrième jour, d'inappétence, de nausées, de douleur épigastrique ; il rend d'abondantes selles liquides. Les jours suivants, cet état s'aggrava ; on observa la rétraction du ventre, la persistance de vomissements et des selles, du refroidissement, de la faiblesse croissante ; la voix était éteinte et le sujet se plaignait d'une sensation de brûlure intérieure. Après une semaine, il fut pris de vomissements violents avec selles hémorrhagiques, oligurie, on nota la rétraction des muscles droit et grand oblique, le ventre était creusé en bateau, la verge en état de demi-érection ; le pouls donnait 96 pulsations. Le lendemain apparut une éruption pustuleuse, de l'ictère, du hoquet, des vomissements et des selles sanguinolentes, un pouls filiforme, de l'anurie, de la cyanose des extrémités ; et la mort se produisit dans la soirée du lendemain, treize jours après la première ingestion d'émétique dont le malade avait absorbé 40 centigrammes en quatre doses réfractées de 10 centigrammes chacune. A l'autopsie, on trouva le foie augmenté de volume ; la muqueuse intestinale, remarquable par son injection vasculaire et des plaques de congestion hémorrhagique, était colorée en rouge à partir du jéjunum et jusqu'au-dessous du quart supérieur du gros intestin ; le foie, la rate et le myocarde présentaient un aspect graisseux.

Modes d'administration. Doses. — I. ANTIMOINE. — L'antimoine en nature était utilisé jadis pour la préparation des *pilules perpétuelles.* On utilisait encore autrefois le sulfure d'antimoine naturel, renfermant toujours de l'arsenic, dans la préparation de la *tisane de Feltz* et des *tablettes de Kunckel.* Actuellement, on emploie encore le *Soufre doré d'antimoine* ou pentasulfure, mais surtout le *Kermès,* mélange d'antimonite acide et de sulfo-antimonite de sodium. *L'antimoine diaphorétique,* les *fleurs argentines d'antimoine* sont à peu près inutilisées aujourd'hui, ce sont cependant des médicaments capables de rendre de très grands services.

Il est fort important de se rappeler que, pendant l'administration des composés antimoniaux, il faut absolument éviter l'emploi concomitant des boissons ou des aliments acides, notamment de ceux contenant des acides citrique et tartrique, sans quoi l'on provoquerait la formation de composés facilement et rapidement solubles, capables de donner lieu à des phénomènes d'intoxication.

Chlorure antimonieux. $SbCl^3$ [Trichlorure d'antimoine. Protochlorure d'antimoine. Beurré d'antimoine]. — Masse transparente, déliquescente, présentant l'aspect d'une matière grasse. Fond à 73°2. Bout à 223°. Décomposable en présence d'un excès d'eau en laissant précipiter de l'oxychlorure SbOCl (poudre d'Algaroth, poudre émétique). L'addition d'acide tartrique ou citrique empêche cette précipitation.

Sulfure antimonique. Sb^2S^5 [Soufre doré d'antimoine. Pentasulfure d'antimoine]. — Résultant de l'action de l'acide sulfurique dilué sur la solution du sulfo-antimoniate de sodium ou sel de Schlippe. Poudre rouge-orangé, inodore, insipide, insoluble dans l'eau et l'alcool, soluble dans les alcalis, les acides organiques, moins soluble dans les acides minéraux.

Oxysulfures d'antimoine [Verre d'antimoine. Foie d'antimoine. Crocus metallorum. Rubine d'antimoine. Vermillon d'antimoine]. — Produits de composition inconstante, maintenant inutilisés. Seul le Kermès, mélange de sulfoantimonite acide de sodium et d'antimonite acide de sodium est encore fréquemment employé. Le *Kermès officinal*, préparé par voie humide, est une poudre brune, amorphe, légère, d'aspect velouté, inodore, insipide; insoluble dans l'eau, l'alcool, l'ammoniaque; soluble dans l'acide chlorhydrique et dans la potasse. Les acides tartrique et citrique favorisent beaucoup sa solubilisation, surtout en présence des alcalis; ainsi l'absorption simultanée de kermès et de crème de tartre ou de sel de Seignette provoque des effets émétisants. Le *Kermès vétérinaire*, obtenu par voie sèche, est de couleur plus rouge, moins fin et moins velouté que le kermès officinal; il colore l'ammoniaque en jaune par suite de la présence de pentasulfure d'antimoine.

Anhydride antimonieux. Sb^2O^3 [Oxyde d'antimoine. Fleurs argentines d'antimoine]. — Cristaux blancs, jaunissant sous l'influence de la chaleur, fusibles au rouge et volatils. Dimorphe (prismes rhomboïdaux droits ou octaèdres cubiques). Soluble dans la potasse, la soude, les acides organiques (tartrique surtout); insoluble dans l'eau et l'ammoniaque.

Antimoniate acide de potassium. $Sb^2O^6KH.2Aq$ [Oxyde blanc d'antimoine. Antimoine diaphorétique lavé]. — Poudre amorphe, blanche, insoluble dans l'eau et les acides minéraux, un peu soluble dans les alcalis, plus soluble encore dans les acides organiques (tartrique et citrique).

L'anhydride antimonieux est beaucoup plus actif à cause de sa plus facile solubilité.

Arséniate d'antimoine. Poudre blanche, amorphe, insipide, insoluble dans l'eau et les acides faibles, soluble dans les alcalis et les acides organiques (tartrique surtout).

Tartrate d'antimonyle et de potassium. $C^4H^4 (SbO.K) O^6.Aq$ [Emétique. Tartre stibié]. — Octaèdres transparents s'effleurissant à l'air, solubles dans 2 p. d'eau bouillante et 14 p. d'eau froide. Dévie à droite le plan de la lumière polarisée. Solution aqueuse rougissant faiblement le tournesol, de saveur un peu styptique et âcre.

Caustique de Canquoin.

⎧	Trichlorure d'antimoine	30 grammes.	
⎨	Chlorure de zinc	60	»
⎩	Farine	150	»

Caustique de Canquoin du Codex.

{
Chlorure de zinc. . . . . 32 grammes.
Oxyde de zinc. 8 »
Farine. . . . . 24 »

Potion expectorante.

{
Oxyde blanc d'antimoine. . . . . 50 centigrammes.
Teinture de digitale . . . . 40 »
Julep gommeux. . . . . 60 grammes.

Cuiller à soupe toutes les deux heures.

Potion béchique.

{
Oxyde blanc d'antimoine . . . . 4 grammes.
Extrait thébaïque . . . . Cinq centigrammes.
Sirop de baume de tolu . . . . 40 grammes.
Infusion d'hysope . . . . 90 »

Cuiller à soupe toutes les deux heures.

Looch contro-stimulant.

{
Antimoine diaphorétique. . . . . 5 grammes.
Looch blanc. . , ... 150 »

Cuiller à soupe toutes les deux heures.

Poudre altérante (Plummer).

{
Soufre doré d'antimoine . . . . } ââ
Calomel à la vapeur . . . . }

De 10 à 50 centigrammes, *pro die*, en deux à dix prises,
Ou sous forme de pilules :

{
Soufre doré d'antimoine . . . . 3 centigrammes.
Calomel à la vapeur . . . . 3 »
Résine de gaïac . . . . 6 »

Potion au Kermès.

{
Kermès officinal . . . . 10 à 50 centigrammes.
Sucre. 5 grammes.
Eau distillée de laurier-cerise. . . . . . 10 »
Sirop de baume de tolu. . . . . 30 »
Infusé de polygala . . . . 150 »

Cuiller à soupe toutes les deux heures.

Looch kermétisé.

{
Kermès officinal . . . . 10 à 50 centigrammes.
Looch blanc . . . . 150 grammes.

Cuiller à soupe toutes les deux heures.

Pommade stibiée.

(Pommade d'Autenrieth).

{
Emétique porphyrisé . . . . 1 p.
Axonge benzoïnée . . . . 3 p.

Emplâtre stibié.

{ Emétique . . . . 0 gr. 50 à 2 grammes.
{ Emplâtre simple. . . . . Q. S.

Emétique en lavage.

{ Tartre stibié . . . . Dix centigrammes.
{ Eau distillée . . . . 1000 grammes.
    Par verrées en un jour.

Eau de casse avec les grains.

{ Casse en gousse . . . . 60 grammes.
{ Sulfate de magnésie. . . . . 30 »
{ Emétique. . . . . Quinze centigrammes.
{ Eau distillée . . . . 1000 grammes.
    Par verrées en un jour.

Eau bénite.

{ Tartre stibié. . . . . Trente centigrammes.
{ Eau distillée . . . . 250 grammes.
    En six à huit fois, dans de la tisane.

Vin émétique.

{ Tartre stibié . . . . Un gramme.
{ Vin de Malaga . . . . 300 grammes.
    De 20 à 30 grammes par jour.

Vin émétique trouble.

{ Oxysulfure d'antimoine. . . . . 30 grammes.
{ Vin d'Espagne . . . . 720 »
    15 à 30 grammes en lavement.

II. Bismuth. — On n'emploie que le sous-nitrate, le salicylate et le gallate basiques.

Azotate basique de bismuth. $AzO^3.Bi(OH)^2$ [Sous-nitrate de bismuth]. Poudre d'un blanc mat, inaltérable à l'air et à la lumière qui ne le noircit que s'il contient des matières organiques. Insoluble. La solubilisation s'effectue plus ou moins difficilement en présence des acides organiques (tartrique et citrique surtout) ou de matières organiques (surtout les albuminoïdes) dans un milieu alcalin. Agit comme topique, absorbant, et antiseptique par la mise en liberté de l'acide azotique.

Salicylate basique de bismuth. $C^6H^4.OH.CO.O\,Bi(OH)^2$. — Poudre blanche, cristalline, inodore et insipide, insoluble. Facilement décomposable et dégageant son acide salicylique. — Un composé voisin du précédent, mais beaucoup plus complexe, est le *thioforme* ou dithiosalicylate basique de bismuth. C'est une poudre inodore, de couleur jaune-brunâtre, insoluble, moins facilement décomposable que le salicylate. Elle est antiseptique, hémostatique, analgésiante.

Gallate basique de bismuth. $C^6H^2.(OH)^3.CO.O\,Bi(OH)^2$ [Dermatol]. — Poudre jaune, amorphe, inodore, ou petits cristaux de couleur jaune-citron, insoluble, sauf dans les alcalis. — L'*airol* est un iodogallate basique de bismuth qui se présente sous forme d'une poudre jaune-verdâtre, inodore, insoluble, mais décomposable au contact de l'eau en donnant un produit de couleur rouge. Plus antiseptique que le dermatol, à cause de l'iode.

Il faut encore mentionner, parmi les composés de bismuth utilisé comme topiques internes ou externes : le *dermol* ou chrysophanate de bismuth, et l'*érythrol* ou iodure double de bismuth et de cinchonidine. Le sous-nitrate, le salicylate et le gallate suffisent à remplir toutes les indications dans lesquelles on peut avoir à utiliser le bismuth.

Bols antidiarrhéiques.

Sous-nitrate de bismuth	
Diascordium	ââ 5 grammes.

Diviser en 20 bols à prendre en un jour.

Lavement antidiarrhéique.

Sous-nitrate de bismuth	20 grammes
Eau gommée au vingtième ou mucilage de pépins de coing	160 »

Mixture de Trousseau.

Sous-nitrate de bismuth	ââ 2 grammes.
Bicarbonate de soude	
Laudanum de Sydenham.	V gouttes.
Mucilage de gomme	100 grammes.

En deux fois, un quart d'heure avant le repas.

Mixture contre l'ulcus.

Sous-nitrate de bismuth	ââ 5 grammes,
Craie préparée	
Chloroforme très pur	1 »
Eau distillée de menthe	150 »

Cuiller à soupe toutes les heures.

Potion antidiarrhéique.

Sous-nitrate de bismuth	10 grammes.
Laudanum de Sydenham.	X gouttes.
Hydrolat de menthe	10 grammes.
Infusion de bistorte	70 »
Sirop de ratanhia	30 »

En trois fois dans la journée.

Potion antidiarrhéique.

Salicylate de bismuth	12 grammes.
Glycérine pure.	60 »
Elixir parégorique.	15 »
Hydrolat de menthe	150 »

Cuiller à soupe toutes les heures.

Poudre antidiarrhéique.

Sous-nitrate de bismuth.	10 grammes.
Poudre de quinquina.	5 »
Poudre d'opium brut	Vingt centigrammes.

Diviser en 10 paquets à prendre dans les vingt-quatre heures.

PLOMB

Les préparations de plomb sont, actuellement, tout à fait abandonnées pour l'usage interne ; seul, le sous-acétate de plomb est encore utilisé, sous forme d'eau blanche ou d'eau de Goulard, à titre de résolutif, astringent, siccatif. Ce métal intéresse surtout l'hygiène (en raison de son emploi dans les arts, l'industrie, l'économie domestique) par le caractère particulièrement grave et insidieux des phénomènes d'intoxication chronique qu'il détermine. Dans ces conditions, il peut être envisagé comme un type des actions altérantes et des modifications profondes que l'intervention de doses presque infinitésimales d'une substance active peut faire subir à l'évolution des phénomènes intimes de la nutrition. On constate même ce fait que les influences modificatrices sont bien plus accentuées et plus intenses par la répétition longtemps continuée de doses très faibles, en apparence inoffensives, que par l'intervention brutale de doses plus considérables. Il se produit, au sein de l'économie, des phénomènes d'accumulation qui rappellent étroitement ceux que l'on constate avec la digitaline. L'intoxication saturnine chronique est caractérisée par des manifestations très diversifiées qui consistent en : 1° troubles de la nutrition générale et des échanges ; 2° troubles de la sensibilité générale et spéciale ; 3° troubles cérébraux ; 4° troubles moteurs.

A. *Troubles de la nutrition générale et des échanges*. Ce sont les troubles gastro-intestinaux qui débutent avec la dyspepsie, les coliques, la constipation. Un amaigrissement notable est contemporain de leur évolution. Au début, les désordres sont causés surtout par l'irritation mécanique des muqueuses ; plus tard, ils dérivent de l'imprégnation de l'organisme, de l'élimination, de l'irritation des extrémités nerveuses terminales. Le nombre des hématies et la quantité de l'hémoglobine sont diminués. A ces premières manifestations, on voit succéder des troubles broncho-pulmonaires : asthme aigu et chronique, spasme laryngé, parfois même pneumonie chronique, pneumoconiose scléreuse. Ces troubles coïncident avec l'altération de la muqueuse, l'obstruction des alvéoles, la dégénérescence atrophique des nerfs récurrents. Certaines lésions valvulaires, telles que le rétrécissement mitral, ont même été mises sur le compte des troubles de nutrition générale occasionnés par le plomb.

Des douleurs avec contractures, des crampes et des tremblements musculaires, des arthralgies, la goutte saturnine, les fongosités des tendons et des synoviales, la dégénérescence granulo-graisseuse avec atrophie des fibres musculaires sont encore autant de témoignages des troubles profonds survenus dans les phénomènes intimes de la nutrition et dont témoigne l'examen des urines qui dénote une augmentation considérable de l'urée, des chlorures, des matières dites extractives, du phosphate de chaux ; fréquemment, élimination de produits de métamorphose du pigment sanguin (hématoporphyrine).

En plus de la frigidité et de l'impuissance, il faut noter des troubles de la génération caractérisés, chez la femme, par des avortements multiples, ainsi que la mortalité infantile. A plusieurs reprises, j'ai pu constater la présence du plomb dans le placenta et le lait chez des femmes saturnines et chez des femelles d'animaux intoxiquées expérimentalement ; et BALLAND a fait, sous la direction du professeur Pinard et la mienne, une thèse très documentée dans laquelle il a étudié l'influence du saturnisme sur la marche de la grossesse, le produit de la conception et l'allaitement. Débilité de la mère, intoxication du produit de la conception qui se trouve directement touché par l'intoxication maternelle, telles sont les causes des nombreux accidents qui signalent la grossesse et ses suites chez les femmes exposées au saturnisme, notamment chez les typographes ; et les conséquences du saturnisme sur le fœtus et sur la mère sont en rapport direct avec le degré d'intoxication, ce qui permet de comprendre que, chez une même femme, il se produit tantôt des avortements, tantôt des accouchements prématurés, tantôt des accouchements normaux avec des enfants naissant plus ou moins viables.

B. Troubles des sensibilités générale et spéciale. — Ils comprennent : 1° les coliques de plomb, pouvant récidiver à intervalles éloignés sans que le malade se soit exposé de nouveau à l'action nocive du plomb ; 2° les arthralgies saturnines, caractérisées par la douleur rémittente ressentie surtout dans les muscles fléchisseurs des membres inférieurs, plus rarement dans les fléchisseurs des membres supérieurs, mais qui peuvent frapper aussi d'autres muscles, des articulations, des os ; 3° les trophonévroses saturnines à forme fréquemment bulleuse ; 4° les névralgies et anesthésies superficielles ou profondes, les hémianesthésies avec phénomènes ataxiques ; 5° l'amaurose et l'amblyopie saturnines, les troubles de l'ouïe, de l'odorat, du goût. Tous ces phénomènes sont en rapport avec des lésions nerveuses.

C. Troubles cérébraux (Encéphalopathie saturnine). — Ils peuvent se montrer seuls, mais ils accompagnent le plus généralement d'autres désordres. L'alcool les rend particulièrement intenses, précoces et graves. Ils se présentent sous quatre aspects différents : forme délirante, forme mélancolique avec conceptions hallucinatoires, forme comateuse, forme convulsive (épilepsie ou éclampsie saturnines). Ces troubles sont l'indice d'une altération rénale profonde et de l'imprégnation de la substance nerveuse de l'encéphale ; leurs manifestations affectent surtout le domaine des nerfs pneumogastrique, facial, acoustique, glossopharyngien, très rarement celui du grand hypoglosse. La mémoire, l'intelligence et la volonté sont touchées. Le saturnisme est capable de provoquer l'éveil et la manifestation de certaines névropathies telles que l'hystérie, l'épilepsie, etc. ; on a même parlé d'une neurasthénie saturnine.

D. Troubles moteurs. — La paralysie est l'expression la plus intense de cet ordre de troubles ; elle est exceptionnellement généralisée. Le plus souvent, elle intéresse seulement les membres supérieurs, parfois d'un seul côté, et chez les gauchers, de préférence, le bras gauche. Ce sont les extenseurs de l'avant-bras qui sont atteints. L'ordre de succession, remarquable, est le suivant : extenseur commun des doigts, extenseurs propres de l'index et du petit doigt, long extenseur du pouce, cubital postérieur, long radial, court extenseur du pouce, long extenseur du pouce. Le long supinateur et l'anconé sont respectés. Quand les membres inférieurs sont intéressés, les adducteurs et les abducteurs se trouvent affectés de préférence.

Les recherches histologiques ont montré l'existence de myélites centrales occupant les cornes antérieures, et, plus spécialement, les parties moyennes. La lésion nerveuse, primitivement périphérique, au moins dans la plupart des cas, devient ensuite centrale, avec les progrès et la permanence de l'intoxication.

On a reconnu également une action directe du plomb sur les muscles qui deviennent le siège d'une prolifération nucléaire, comme dans la myosite suraiguë, et comme cela se produit lorsqu'on réalise la soustraction du muscle à l'action nerveuse. Le muscle intoxiqué se fatigue rapidement, le courant

induit ne réussit pas à la tétaniser et, à la limite, l'excitabilité est abolie; il
présente la réaction de dégénérescence. On observe aussi, fréquemment, l'inversion des formules électriques. La perte de la contractilité électrique précède
la perte de la contractilité volontaire et on remarque une notable lenteur dans
la décontraction. De plus, avec l'excitation galvanique, la secousse de fermeture du courant l'emporte sur celle de rupture. Le saturnisme musculaire peut
présenter trois modalités : tremblement, paralysie, atrophie.

Symptomatologie. — La première des manifestations est une anémie profonde reconnaissant pour cause la diminution du nombre des hématies, leur
épaississement, avec ductilité moindre, les réduisant à parcourir péniblement
les capillaires (un millième d'acétate de plomb ajouté à du sérum ralentit son
passage à travers un tube capillaire). D'autre part, les parois vasculaires
deviennent plus rigides (le plomb est un agent puissant d'athéromasie), les
artérioles d'un moindre calibre et la membrane cellulaire des vaisseaux
s'épaissit. La destruction des globules est révélée par l'apparition de leur matière
colorante qui se trouve mélangée au plasma, modifiée, et éliminée par l'urine.
Objectivement, ces modifications sont caractérisées par l'ictère hémaphéique.
D'autre part, les organes hémopoétiques, surtout le foie, sont toujours profondément atteints, d'où production amoindrie des hématies. En plus de la décoloration des tissus, cette anémie entraîne l'amaigrissement, la diminution des
forces, la coloration subictérique de la peau, la sensation d'une saveur à la
fois sucrée et styptique, la fétidité de l'haleine, l'apparition du liseré gingival
de Burton. Ce liseré peut présenter des apparences variables suivant les conditions dans lesquelles il a pris naissance : au début de l'affection, c'est un liseré
noir formé par dépôt superficiel du plomb sur le rebord gingival, blanchis-
sant au contact de l'eau oxygénée; plus tard, c'est un liseré ardoisé constituant
un véritable tatouage professionnel par imprégnation des cellules épithéliales;
dans d'autres circonstances où il n'apparaît que tardivement, il est dû à l'élimination du plomb par la salive.
.On voit ensuite apparaître les coliques de plomb, caractérisées par des douleurs violentes partant de l'ombilic et irradiant vers les lombes et les organes
génitaux; le visage est grippé, les yeux caves, le ventre rétracté en bateau; on
observe de la constipation, des nausées, des éructations et des vomissements;
les urines sont rares, denses, colorées, parfois albumineuses. A une période
plus avancée se montrent les accidents d'imprégnation profonde révélée par
l'encéphalopathie saturnine, la néphrite interstitielle, l'hépatite. On note des
convulsions épileptiformes, irrégulières et intermittentes, alternant avec des
périodes de délire ou de stupeur; l'anesthésie et l'analgésie sont beaucoup plus
fréquentes que l'hyperesthésie, réserves faites pour les cas d'arthralgie. Il peut
y avoir retard, diminution, disparition de la sensibilité. Les cylindres hyalins
et granuleux apparaissent dans les urines dans lesquelles on décèle encore la
présence de l'albumine et des pigments biliaires ou de leurs produits de métamorphose. Ces manifestations de l'encéphalopathie peuvent être remplacées par
la paralysie des extenseurs (aux poignets et aux doigts principalement), une
amblyopie ordinairement passagère.
La cachexie saturnine est caractérisée par : anémie profonde, paralysies,
néphrite interstitielle entraînant l'albuminurie et les hydropisies, accidents
cérébraux. Elle peut amener la mort dans le marasme ou dans un accès aigu
d'encéphalopathie. La goutte est très fréquente chez les saturnins. La néphrite

systématique glandulaire aboutit à la sclérose. En résumé, le plomb provoque la dégénérescence spécifique des organes, agit sur les vaisseaux sanguins, diminue l'élasticité des parois artérielles, donne naissance à des foyers inflammatoires et à la néoformation du tissu conjonctif.

La précocité, l'intensité et la fréquence des crises sont en rapport avec le degré d'acuité de l'intoxication. Les sujets manipulant directement le plomb, et de telle façon qu'une partie assez considérable de leur tégument soit en contact immédiat avec le métal toxique, peuvent être atteints dès le premier mois et présenter des accidents aigus tels que : épilepsie, délire, coma, amaurose ; c'est ce que l'on observait autrefois chez les fabricants de céruse, de minium et ce qui tend à reparaître chez les électriciens fabricants d'accumulateurs qui malaxent constamment la céruse et le minium. Les accidents chroniques, tels que les coliques, la goutte, le petit rein contracté, sont plutôt l'apanage des individus chez lesquels l'intoxication met un temps assez long à se manifester, parfois plusieurs années, comme les peintres en bâtiment, les typographes, les plombiers, les étameurs.

Je rappellerai que le saturnisme peut avoir pour origine les causes les plus variées, ce qui rend parfois son diagnostic extrêmement délicat et difficile. Conserves alimentaires, soudures, étamages, siphons, récipients culinaires, poteries vernissées, eaux de boisson (soit par les conduites, soit par les joints), boissons alcooliques, papier dit d'étain et servant d'enveloppe à des substances alimentaires, colorants artificiels, émaux et vernis, alliages, enduits ou mastics, sont les sources les plus habituelles de ces intoxications chroniques pour les manifestations desquelles la susceptibilité individuelle joue encore un rôle prépondérant.

CUIVRE

Les sels de cuivre sont utilisés à titre d'antiseptiques et de désinfectants. Ce métal intéresse beaucoup plus l'hygiène, par le reverdissage des conserves alimentaires de légumes, mais il est bien loin de présenter, à ce point de vue, l'importance du plomb. Le sulfate de cuivre est, quelquefois, employé comme émétique (voir : *Vomitifs*). Sa solution diluée est astringente, douloureuse, mais elle produit, au moins secondairement, la dilatation vasculaire. La solution concentrée est coagulante et caustique, et son emploi peut déterminer la formation de thromboses et d'embolies. On a signalé, par exemple, un cas de mort par syncope à la suite d'une injection intra-utérine ; 150 grammes de la solution avaient été retenus dans la cavité de l'utérus. L'action des diastases est plus ou moins énergiquement atténuée, même empêchée, par l'intervention de tous les composés cupriques.

La toxicité du cuivre qui était regardée autrefois comme un fait indiscutable est actuellement niée d'une façon à peu près unanime. Sauf dans des conditions tout à fait exceptionnelles et qui paraissent devoir se réaliser bien rarement, l'ingestion massive des divers composés de cuivre n'est jamais suivie d'accidents graves, et l'on n'a pu, jusqu'ici et malgré que l'attention fût tout spécialement attirée sur ce point, mettre en évidence le moindre syndrome, nettement déterminé, caractéristique d'une intoxication chronique. Ça n'est pas que l'on ne puisse arriver à provoquer la mort d'animaux soumis à l'action de certains sels de cuivre ; et les expériences de HARNACK, de FELTZ et RITTER, de RABUTEAU, de FILOMUSI-GUELFI, etc., sont tout à fait convaincantes à cet égard. Mais il est nécessaire, pour que l'action toxique du cuivre puisse s'exercer à coup sûr, que ce métal circule dans le sang afin de pouvoir aller, par son intermédiaire, impressionner les éléments anatomiques sur lesquels il est capable d'exercer son action élective. Or, cette condition n'est que très difficilement et rarement réalisée.

Dans la plupart des cas, l'action violemment irritante du sel de cuivre détermine très rapidement soit son rejet, soit la mort de l'élément anatomique au contact duquel il se trouve et, par suite, empêche l'absorption ultérieure. Cette action irritante peut même devenir parfois assez intense pour déterminer des altérations profondes et provoquer la mort qu'il serait alors inexact d'attribuer à l'action toxique immédiate du cuivre. Dans d'autres circonstances, l'action réductrice exercée sur les sels de cuivre par certains tissus ou par des composés chimiques bien déterminés tels que beaucoup de sucres, peut soustraire l'organisme à l'action du composé toxique et c'est, bien certainement, un mécanisme des plus importants à prendre en considération. Enfin, le foie joue ici, à titre d'antitoxique, un rôle tout particulièrement remarquable, en raison de l'électivité de localisation du cuivre dans le foie et d'élimination par la bile. Toutes ces conditions réunies expliquent comment les faits certains d'intoxication *exclusivement cuprique* sont d'une rareté telle que l'on est en droit de se demander, après les avoir attentivement étudiés et discutés, s'il en existe un seul bien et incontestablement avéré.

Il existe cependant des conditions dans lesquelles le cuivre se montre comme une substance toxique extrêmement active; mais ces conditions sont tellement artificielles, si je puis ainsi dire, qu'il n'y a pas à compter avec elles au point de vue de la pratique. Lorsqu'on fait pénétrer le cuivre par voie d'injection veineuse et sous forme d'albuminate dissous dans une liqueur faiblement alcaline, il manifeste alors des propriétés violemment toxiques qui se traduisent, *grosso modo*, par de la paralysie musculaire et une asphyxie déterminant la mort. Le sel de cuivre peut alors se diffuser librement dans l'organisme et exercer son action nocive sur les éléments anatomiques. J'ai déjà appelé l'attention à propos du bismuth (voir p. 646) sur cet artifice permettant d'introduire et de faire circuler la substance toxique dans l'économie et d'en imprégner l'organisme. Ce sont les phénomènes de paralysie motrice qui constituent les symptômes les plus marqués de l'intoxication cuprique ainsi provoquée; la sensibilité paraît seulement atténuée. Après une période très passagère d'hyperexcitabilité musculaire, il survient d'abord de la parésie et bientôt une véritable paralysie qui suit une marche progressive ascendante. Les membres postérieurs sont affectés en premier lieu, puis les membres antérieurs, enfin les muscles du thorax et l'on voit alors s'établir la dyspnée à laquelle succombe bientôt l'animal en expérience. Les contractions cardiaques persistent quelque temps après l'arrêt de la respiration. Quant aux troubles nerveux, il doit certainement en exister, mais ils manquent de netteté et de caractère spécifique.

La toxicologie du cuivre est donc, en définitive, une question presque absolument théorique; et les nombreuses discussions auxquelles a donné lieu, dans ces dernières années, le reverdissage des conserves de légumes au moyen des sels de cuivre, n'ont pas été inutiles pour fixer définitivement cette question de la toxicité[1]. Sous l'empire de faits que l'on peut qualifier de légendaires, non pas

---

[1] Voir notamment à ce sujet : GALLARD, *Rapports sur le reverdissage des conserves*

tant à cause de l'époque à laquelle ils remontent que par cette raison que personne ne s'était donné la peine de les vérifier et d'en étudier le déterminisme, on admettait comme une sorte de dogme toxicologique la vénénosité du cuivre en nature, aussi bien que de ses composés, et les hygiénistes admettaient même l'existence de maladies professionnelles imputables au cuivre seul. Il était cependant bien simple et bien facile d'observer les faits sans parti pris et l'on aurait vu alors que bien des ouvriers en cuivre, comme cela a été constaté chez ceux de Durfort (Tarn) et de Villedieu-les-Poéles (Normandie), absorbent peu à peu une telle quantité de cuivre que leurs cheveux, leur peau et même leurs os prennent une coloration bleuâtre ou verdâtre, et que leur urine contient assez de métal pour colorer en vert les murs ou le sol qui la reçoivent journellement. On a cependant signalé, chez ces ouvriers : des coliques, de la sécheresse de la gorge, une saveur styptique, du ptyalisme, de la soif, de la chaleur à la peau, voire de la fièvre, de l'abattement et une sorte de cachexie que l'on a cru devoir attribuer à l'action répétée du cuivre. Mais ces phénomènes, cependant assez bénins pour la plupart, ne peuvent pas, sans la moindre hésitation, être mis sur le compte *exclusif* de l'action exercée par le cuivre. Tant de causes étrangères peuvent intervenir et compliquer les modes de manifestation d'une seule et même cause de nuisance dans une industrie qu'il est au moins prudent de ne pas se prononcer sans une certitude complète qui fait précisément défaut en ce qui regarde le cuivre.

Bien que, pour ma part, je considère comme absolument inoffensives, au sens étroit du mot, les quantités de cuivre pouvant être contenues dans les conserves de légumes reverdies, je suis pourtant l'adversaire irréductible de ce procédé, mais pour des raisons très différentes de celles invoquées le plus généralement, je veux dire de l'action nocive du cuivre. En admettant même, comme je le fais, une innocuité complète de ces petites quantités de cuivre, il n'est pas moins certain que ce cuivre joue, dans la conservation des légumes, un rôle antiseptique facile à constater et qu'il s'oppose, par conséquent, dans une certaine mesure, aux modifications que cette conserve doit subir ultérieurement de la part des sucs digestifs. J'ai eu, à maintes reprises, l'occasion d'insister sur ces faits, à propos de l'application à la conservation des aliments d'antiseptiques variés : l'instabilité de la substance organique est une des conditions essentielles des échanges nutritifs, et toutes les substances, comme toutes les pratiques qui auront pour résultat de rendre cette matière organique plus difficilement métamorphosable dans l'appareil digestif ne devront pas être tolérées, la répétition de ces phénomènes, si bénins qu'ils puissent paraître au premier abord, ne pouvant manquer de finir par entraîner une perversion plus ou moins grave des actes fonctionnels de la digestion. Lorsqu'une fonction est troublée, d'une façon légère et passagère mais répétée d'une façon sinon constante, au moins très fréquente, on trouve réunies les meilleures conditions pour aboutir à une lésion définitive. C'est la raison pour laquelle, bien que n'admettant pas l'influence toxique du cuivre, je réprouve absolument son addition aux substances alimentaires.

de légumes; Recueil des travaux du comité consultatif d'hygiène publique, t. XI, 1881, p. 362 et t. XII, 1882, p. 270 ; — Du Moulin, La toxicologie du cuivre (tirage à part de la discussion soulevée devant l'Académie de médecine de Belgique), 1886.

FER

Le fer est un des éléments absolument indispensables à l'organisme animal; chez l'homme adulte, la proportion totale de ce métal s'élève de 7 à 12 grammes. Le sang, composant ferrugineux le plus riche de l'économie n'en renferme que 5 dix millièmes, soit 0 milligramme 5 par gramme. C'est le plus lourd des corps simples constituants de l'organisme; et il est, pour sa plus grande partie, contenu dans une substance essentielle complexe, l'hémoglobine. Comme le manganèse, mais avec une intensité beaucoup moindre, le fer remplit dans l'économie le rôle d'une *oxydase*, c'est-à-dire qu'il constitue un agent d'oxydation pour les matières organiques, par un mécanisme présentant quelques-uns des caractères fondamentaux de l'action exercée par les ferments solubles; c'est un *agent catalytique*. Mais ici l'action catalytique n'a rien de mystérieux; le fer emprunte à l'atmosphère l'oxygène qu'il cède ensuite pour comburer la matière organique et son rôle se borne à être un intermédiaire servant à fixer et à activer l'oxygène disséminé partout. C'est par une série d'oxydations et de réductions successives, que le fer condense l'oxygène neutre, puis le restitue à l'état actif et capable d'effectuer une oxydation.

Ainsi que les autres éléments constituants de l'organisme, le fer doit être considéré sous deux états différents : le fer minéral, le fer dissimulé, c'est-à-dire : celui sous lequel il est décelé par les réactifs chimiques, et celui sous lequel il échappe à ces réactifs. Les recherches de SOCIN ont montré, les premières, que les composés ferrugineux minéraux n'étaient pas absorbables par l'intestin chez les mammifères, tandis que les composés du fer dissimulé, du fer organique seraient absorbés; ce sont ces composés organiques qui fourniraient le *fer alimentaire*, et joueraient, par rapport à l'assimilation du fer, le rôle de l'acide anhydro-oxyméthylène-diphosphorique par rapport au phosphore (voir p. 621). Le premier groupe (fer salin, fer minéral, fer non alimentaire) comprend tous les sels minéraux, ferreux et ferriques; le second groupe (fer dissimulé, fer organique, fer alimentaire) comprend l'hémoglobine, les nucléo-albumines ferrugineuses, notamment l'*hématogène de Bunge*, et toutes les combinaisons dans lesquelles on est obligé de détruire la molécule pour déceler la présence du fer. Mais il est nécessaire de constituer un troisième groupe dans lequel figureraient les composés ne donnant les réactions du fer avec les réactifs ordinaires (sulfure d'ammonium en solution alcaline, et ferrocyanure de potassium en solution acide) qu'au bout d'un temps plus ou moins long, et après que la combinaison organique aurait été dissociée, partiellement au moins, sous l'influence persistante de l'acide ou de l'alcali : la *ferratine de Marfori et Schmiedeberg*, la *ferrine de Dastre et Floresco*, seraient les types de ce groupe dans lequel il faudrait aussi ranger certaines combinaisons du fer avec des peptones, des albumines, des composés nucléiniques.

Comme les autres éléments primordiaux des tissus, le fer n'est pas immuable dans l'organisme; il est puisé dans les aliments qui en contiennent toujours une provision suffisante pour couvrir les dépenses, il s'incorpore pour une durée variable et indéterminée en se fixant dans la chromatine cellulaire ou dans le cytoplasma des éléments anatomiques (particulièrement dans le sang, le foie et la rate), puis il est rejeté par les émonctoires, notamment les fèces, la bile, l'urine et les desquamations épidermiques. On remarque une indépendance complète du fer des organes vis-à-vis du fer des aliments, c'est-à-dire que la proportion du fer retenu et fixé dans l'organisme, dans le foie en particulier, n'est pas en rapport avec son abondance dans le milieu extérieur ou alimentaire. Quoique soluble et assimilable, le fer contenu dans les aliments paraît, en général, peu absorbé. Comme pour le manganèse, l'absorption par la muqueuse gastro-intestinale est nulle pour les composés minéraux et faible pour les composés organiques, tandis que l'élimination s'effectue électivement par cette voie.

Les analyses les plus minutieusement conduites ne permettent pas de déterminer avec certitude la fixation, dans l'organisme d'un sujet normal, d'une quantité même très minime de fer ajouté, *sous une forme quelconque*, à la ration alimentaire. On en a conclu que le fer n'était pas absorbé et qu'il n'agissait, dans certains cas, qu'en vertu d'une action latente, mais révélée d'une façon certaine par les succès obtenus dans le traitement de la chlorose et de diverses anémies. Il faut remarquer ici qu'il est impossible d'établir, dans les fèces, une distinction entre le fer excrété et le fer résiduel, c'est-à-dire contenu dans les résidus alimentaires et non absorbé. Or, si minime que soit cette quantité capable de rentrer transitoirement dans le circulus de l'économie, elle n'est pas négligeable, et les données actuellement acquises, relativement aux actions thérapeutiques indéniables exercées par des quantités infinitésimales de substances actives, ne permettent pas de rejeter cette conception; bien plus, elles la rendent seule plausible pour interpréter ces phénomènes indiscutables de l'action thérapeutique, parfois si accentuée, des ferrugineux.

La nucléo-albumine ferrugineuse du jaune d'œuf, désignée par Bunge sous la dénomination d'*hématogène*, constitue la forme la plus parfaite des composés ferrugineux, au point de vue de leur assimilation et de leur utilisation ultérieure. L'hématogène contient 0,29 p. 100 de fer (l'hémoglobine en renferme 0,33 p. 100). Les combinaisons ferrugineuses de ce genre sont abondantes dans la plupart des aliments d'origine animale ou végétale; ce sont les sources du fer de l'organisme. Bunge et Socin, chez les mammifères, Dastre et Floresco, chez les invertébrés, ont montré, par des expériences indiscutables, le rôle et le côté indispensable de ces combinaisons alimentaires, les seules qui aient été compatibles avec le maintien de la vie chez les animaux soumis à l'expérimentation.

Au point de vue de la localisation, le foie présente une remarquable électivité. D'après Jacobi, une injection veineuse de tartrate ferricosodique, en solution neutre, permet de voir qu'au bout de deux à trois heures, le fer a complètement disparu du milieu sanguin; 10 p. 100 du fer injecté est éliminé par les urines, la bile et la sécrétion intestinale, la plus grande partie s'est déposée dans les tissus : environ 50 p. 100 dans le foie, le reste dans les autres organes (rate, reins, intestin). La moelle osseuse et les granulations des leucocytes éosinophiles constituent également des centres d'accumulation du fer dans l'organisme. Dastre pense que le fer ainsi fixé dans le foie remplit deux sortes de fonctions : la première, *fonction martiale*, serait une fonction d'oxydation; la seconde, *fonction hématique*, servirait à la reconstitution de l'hémoglobine.

Bunge a imaginé une théorie séduisante pour interpréter les effets de la médication ferrugineuse. L'*aliment-fer* indispensable à la vie animale est représenté par les nucléo-albuminoïdes du type hématogène (auxquels il convient d'ajouter les composés comme la ferratine, la ferrine, les peptonates, nucléinates, etc., formes plus ou moins intensément absorbables et utilisables) qui subissent, au cours de leur circulation dans l'organisme, une série d'atteintes plus ou moins accentuées et énergiques, tendant à séparer le fer à l'état inerte, sous forme de sulfure principalement. Dans tous les troubles digestifs, notamment, lorsque le suc gastrique est devenu impuissant à détruire les microorganismes des aliments et à s'opposer aux fermentations secondaires, il se produit des réactions réductrices qui concourent déjà pour leur part à la destruction des composés ferrugineux normaux et, en outre, donnent naissance à de l'hydrogène et à de l'hydrogène sulfuré qui immobilisent le fer. L'ingestion de médicaments martiaux, même non absorbés, n'aurait alors d'autre résultat que de fixer ces produits de décomposition et d'épargner la destruction du fer alimentaire, c'est-à-dire de la combinaison ferrugineuse indispensable au maintien du fonctionnement normal et régulier de l'économie. En définitive, les préparations ferrugineuses utilisées à titre médicamenteux protègent le fer organique de nos aliments contre certaines actions décomposantes et lui permettent ainsi d'être absorbé et de remplir son rôle dans l'organisme; et cela explique, en outre, l'utilité de l'emploi de quantités si considérables de préparations martiales, en comparaison de la si minime quantité de fer à épargner, car il faut des proportions notables de composés ferrugineux pour fixer les produits résultant des fermentations anormales et les empêcher de s'attaquer au fer que l'on pourrait qualifier de vital.

Les effets de l'administration du fer à titre médicamenteux sont peu prononcés, on peut même dire à peu près, nuls, sur l'organisme sain; ils sont, au contraire, extrêmement nets et marqués dans certains états pathologiques, de telle sorte qu'il paraîtrait absolument paradoxal d'instituer une médication dont on sait pertinemment que les produits actifs ne sont pas absorbés si l'ingénieuse hypothèse de Bunge ne venait permettre de se rendre compte de ce phénomène. Que ce soit en fixant directement les produits capables de détruire le fer alimentaire, ou seulement après que les composés martiaux introduits dans l'organisme auront effectué, avec les milieux dans lesquels ils seront mis en conflit, des double-décompositions amenant la formation de dérivés organo-métalliques capables de se substituer au fer des aliments, et de l'épargner, par conséquent, d'une façon détournée (ce que, pour ma part, je croirais plus volontiers), il n'en est pas moins vrai que l'action pharmacodynamique des composés ferrugineux n'est pas possible à interpréter en dehors de cette supposition.

La fixation du fer dans l'organisme est indiscutable, dans certaines conditions; mais il est impossible, pour le moment tout au moins, de savoir si ce métal provient du fer alimentaire ou d'une combinaison organo-métallique réalisée aux dépens du fer médicamenteux dans les conditions dont je viens de parler. L'observation a appris de façon certaine que, dans les anémies post-hémorrhagiques, le pouvoir de sanguification de l'organisme est exalté et que le fer alimentaire suffit alors à la reconstitution sanguine; mais, dans la chlorose et l'anémie chroniques, l'intervention du fer médicamenteux est absolument nécessaire, car si le nombre des hématies vient à augmenter, elles restent petites et pâles en dehors de cette intervention. On a pu constater expérimentalement que des chloro-anémiques avaient gagné deux millions d'hématies, dans l'espace d'un mois, à la suite de la médication ferrugineuse, et que ce gain avait coïncidé avec la fixation de $1^{gr}20$ de fer sous forme d'hémoglobine. Cette intervention du fer médicamenteux est utile et efficace dans tous les cas d'affaiblissement de l'hémopoèse; elle rend normales la nutrition et l'évolution des hématies. Il n'est pas sans intérêt de remarquer, à ce propos, que le fer est également capable de rappeler la formation de la chlorophylle chez les végétaux étiolés. L'observation clinique a encore appris que si l'association au fer de l'arsenic, de l'huile de foie de morue, du phosphore, du manganèse peuvent aider à la restauration, leur emploi exclusif ne peut pas remplacer l'influence si remarquable exercée par le fer.

D'autre part, l'expérimentation démontre que lorsqu'on introduit du fer en quantité sensible dans le torrent circulatoire, il agit à la façon d'un corps étranger toxique. Ainsi des injections hypodermiques de tartrate ferrico-sodique, de pyrophosphate citro-sodique, de fer dialysé, d'albuminates ou de peptonates de fer (préparées de telle façon que leur mélange au milieu sanguin ne détermine aucune précipitation) agissent à la façon de substances toxiques. Les accidents peuvent même devenir mortels par voie d'injection veineuse : on constate la production de gastro-entérite, de néphrite et de paralysie des centres nerveux. Mais, sans aller jusqu'à ces accidents toxiques occasionnés par l'intervention brutale de doses énormes de fer, relativement à sa teneur normale dans l'organisme, on peut constater que ce métal relève l'activité de toutes les fonctions, surtout celles déprimées par la maladie, qu'il se comporte comme un excitant cellulaire sur les organismes inférieurs, et que cette action s'exerce sur le protoplasma cellulaire et, notamment, nucléaire. On note une surexcitation dans la combustion des hydrates de carbone, comme par l'exercice musculaire. Le fer paraît être l'excitant le plus adéquat à l'organisme cellulaire animal, comme il se montre un excitant remarquable pour la formation de la chlorophylle dans les végétaux.

Toutefois, cette action pharmacodynamique du fer peut arriver à être nocive, lorsqu'il est administré en l'absence de toute indication. On voit alors apparaître : des troubles digestifs caractérisés surtout par de la pesanteur d'estomac et une constipation opiniâtre, des troubles circulatoires (tachycardie, congestions, constriction gastrique, agitation, accès d'angoisse précordiale), de l'insomnie, des exanthèmes (acné, conjonctivite, érythèmes cutanés) avec prurit ; ces phénomènes coïncident avec une endurance plus grande pour la fatigue, une diminution du besoin de sommeil, suivies, après la cessation du médicament, d'affaissement, de malaise et de somnolence, comme après la suppression d'un excitant énergique du système nerveux central. Chez la femme, le fer se comporte comme un excitant spécial de l'appareil génital.

Modes d'administration. Doses. — Comme conséquence des données qui viennent d'être exposées, il résulte que les faibles doses des combinaisons ferrugineuses circulant dans le sang sont celles capables de produire le plus grand effet thérapeutique, et que l'action thérapeutique sera aussi manifeste avec les sels ferreux qu'avec les sels ferriques, le métal lui-même, ou les combinaisons organo-métalliques : c'est, en effet, ce que vérifie une observation attentive. Quelle que soit la forme sous laquelle une combinaison ferrugineuse se trouve introduite dans l'estomac (c'est le seul mode convenable d'administration), elle trouvera toujours dans les sucs digestifs les éléments nécessaires pour opérer une solubilisation suivie de double-décompositions et de combinaisons rendant le fer assimilable et susceptible de fixer les matériaux devant servir soit à sa localisation, soit à son élimination. Aussi l'expérience et l'observation apprennent-elles que les combinaisons organiques de fer ne sont pas supérieures, au point de vue pharmacodynamique, aux combinaisons minérales. Les cas dans lesquels on ait intérêt à augmenter la solubilisation sont extrêmement rares, si tant est qu'il en existe ; et cela permet de comprendre comment tous les composés ferrugineux ont pu être, tour à tour, préconisés, avec plus ou moins de raison et de vérité, comme des panacées. Les meilleurs résultats ont toujours été réalisés par l'administration prolongée de doses faibles.

L'association à d'autres agents, plus ou moins énergiques modificateurs de la nutrition, comme l'arsenic, le mercure, le phosphore, l'huile de foie de morue, les amers, les purgatifs, les diaphorétiques, ainsi qu'à des agents physiques comme les climats d'altitude et marin, le massage, exalte toujours dans une large mesure les actions médicamenteuses du fer relativement à la reconstitution du sang. Au point de vue de l'action oxydante et mobilisatrice de l'oxygène, les sels ferreux peuvent présenter quelque avantage sur les sels ferriques, et encore est-ce quelque peu discutable. Sauf le cas des combinaisons organo-métalliques, les préparations ferrugineuses insolubles sont toujours les mieux supportées. Mais si l'on veut faire assimiler du fer à l'organisme, rapidement et sans inconvénients, le meilleur de tous les procédés consiste encore à prescrire des aliments riches en fer : c'est la forme naturelle qui est, ici encore, la mieux appropriée et que nulle préparation ne saurait égaler. Ces aliments riches en fer assimilable sont : les jaunes d'œufs, les épinards, l'avoine, les lentilles, les fèves, les haricots.

Comme agents médicamenteux, on a utilisé principalement, parmi les composés ferreux : safran de mars apéritif, lactate, oxalate, phosphate, chlorure (l'oxalate serait la préparation de choix) ; parmi les composés ferriques : chlorure, pyro-phosphate double de sodium et de fer, oxyde ferrique dialysé, benzoate, tartrates, citrates ; parmi les composés organiques : albuminates, peptonates, caséinate et nucléo-albuminate, hémoglobine et ses dérivés. Les teintures éthérées de perchlorure et d'acétate ferrique ont joui, sous les dénominations de *teinture de Bestucheff* et de *teinture de Klaproth*, d'une réputation aussi universelle qu'usurpée. Dans l'administration des préparations ferrugineuses, il ne faut pas oublier que la qualité styptique, astringente des sels solubles est parfois un obstacle à leur emploi ; aussi se trouve-t-on beaucoup mieux, le plus généralement, de l'administration de petites doses renouvelées de composés insolubles. Le fer métallique est un excellent mode d'administration, surtout de la façon suivante qui empêche la constipation.

Fer réduit par l'hydrogène	2 gr. 50
Poudre de rhubarbe	5 grammes.
Extrait mou de quinquina	Q. S.

Diviser en 50 pilules (deux par jour).

MERCURIAUX

Mercure.— Métal liquide à la température ordinaire, d'un blanc d'argent, D 13,6. Se solidifie à — 40°; bout à 360°. Le mercure est à peu près insoluble dans l'eau, mais l'agitation prolongée de ces deux liquides suffit à rendre l'eau, séparée du mercure et filtrée, toxique pour les organismes inférieurs. De même, un courant électrique, traversant une colonne d'eau par l'intermédiaire d'électrodes en mercure, permet la dissolution d'une quantité appréciable, quoique infinitésimale, de métal. J'ai déjà appelé l'attention sur ces *solutions métalliques*, appelées *ferments métalliques*, par ALBERT ROBIN et BARDET. (Voir p. 590.) Le mercure est soluble, à froid, dans l'acide nitrique concentré; soluble, avec l'aide de la chaleur, dans l'acide sulfurique monohydraté; à peu près inattaquable par l'acide chlorhydrique. Il se combine énergiquement avec un grand nombre de métalloïdes : chlore, brome, iode, soufre; et il donne, avec la plupart des métaux, des alliages connus sous le nom d'*amalgames*. L'oxygène ne contracte de combinaison avec lui qu'au voisinage de sa température d'ébullition, à 350°.

Le mercure émet des vapeurs constamment et à toute température, même lorsqu'il est à l'état solide, ainsi que l'a constaté MERGET; ses vapeurs sont très diffusibles et on les retrouve dans toute l'atmosphère d'une enceinte, si vaste soit-elle, dans laquelle on a exposé du mercure[1]. Les propriétés toxiques du mercure en font un antiparasitaire et un antiseptique très énergique; il agit, à la fois, en tuant les parasites et en modifiant le milieu dans lequel ils évoluent, mais, bien souvent, la modification subie par ce milieu est tellement profonde et durable que sa réalisation l'emporte en nocivité sur l'avantage résultant de la mort du parasite. C'est le médicament spécifique dans les cas de syphilis. Il est employé soit en nature, soit à l'état de sels.

Calomel (*Protochlorure de mercure, chlorure mercureux, mercure doux, précipité blanc*) Hg^2Cl^2. — Se présente sous trois états différents, suivant son mode de préparation : 1° *cristallisé*, lorsqu'il est préparé par sublimation, il se présente alors sous forme de cristaux microscopiques constitués par des prismes droits à base carrée; 2° *précipité blanc*, lorsqu'il est obtenu par précipitation d'une solution de nitrate mercureux avec du chlorure de sodium; 3° *calomel à la vapeur*, lorsqu'il est sublimé par entraînement dans un courant de vapeur d'eau. Cette dernière forme est la seule qui doive être employée lorsqu'on administre le calomel à l'intérieur. Le précipité blanc contient toujours des sels mercuriques solubles entraînés au cours de la précipitation; il est, par conséquent, beaucoup plus actif et doit être réservé pour les usages externes, et avec cette restriction que son application peut être irritante. Le calomel à la vapeur est une poudre blanche, fine, très dense, présentant au microscope un aspect cristallin. Le précipité blanc est une poudre blanche, amorphe, onctueuse au toucher, très divisée, encore plus dense que la précédente.

Le chlorure mercureux, quel que soit son état physique, est insoluble dans l'eau, l'alcool, l'éther; il se volatilise sans fondre, entre 440° et 500°; l'action

---

[1] Voir pour les détails relatifs à ces expériences ; LEWIN, *Traité de toxicologie*, traduit et annoté par G. POUCHET, p. 302 (Paris, Doin, 1903).

prolongée de l'eau bouillante le dissocie en mercure et sublimé et la lumière produit, lentement, le même résultat. C'est la raison pour laquelle le calomel noircit à la lumière au bout d'un certain temps. Les alcalis le colorent en noir; les réducteurs en séparent du mercure métallique; les carbonates et bi-carbonates alcalins, la plupart des acides minéraux, notamment l'acide azotique, les iodures, les cyanures, le chlore, provoquent la formation de chlorure mercurique et la séparation de mercure métallique, ce qui est décelé par le noircissement du mélange. J'ai déjà appelé l'attention sur les incompatibilités absolues, dangereuses, existant entre le calomel et les alcalis et carbonates alcalins, les iodures, cyanures, etc. (Voir : *Incompatibilités*, p. 12 et 14). La chaux, le sucre et un certain nombre de matières organiques, triturées avec du calomel, possèdent également la propriété de réduire une partie du mercure et de donner naissance à la formation de sublimé.

Par contre, je ne saurais trop insister sur une prétendue incompatibilité à propos de laquelle on a l'habitude de s'étendre, je veux parler du mélange de calomel avec les chlorures et, notamment, le sel marin. Dans nombre de traités, anciens et récents, on recommande instamment de ne jamais laisser coïncider l'administration du calomel avec celle d'aliments salés (bouillon, lait, etc.). Cette précaution est absolument inutile ; les chlorures, pas plus que les bromures ne sont capables de provoquer, dans les conditions normales de température et de contact, une décomposition accentuée du calomel à la vapeur préparé avec tous les soins désirables; et, s'il fallait éviter absolument la mise en présence de ce calomel avec des quantités appréciables de sel marin, il faudrait commencer par priver les éléments anatomiques et les humeurs de l'organisme de celui qu'ils renferment, c'est-à-dire provoquer leur mort, puisque le sel marin est toujours un élément indispensable à la vie et au fonctionnement régulier des cellules.

Il est très important de savoir reconnaître, dans le calomel, la présence d'un sel mercurique soluble, capable, celui-là, de déterminer des accidents. 1° Le calomel, pur et bien préparé, traité par l'eau bouillante, doit donner un filtrat ne noicissant pas en présence de l'hydrogène sulfuré ou d'un sulfure alcalin. 2° Le calomel en poudre, déposé sur une lame de cuivre bien décapé et humecté d'alcool ou d'éther; ne doit pas laisser de tache noire sur cette lame (cette tache devient argentée par frottement et disparaît sous l'influence de la chaleur). 3° Le calomel traité par l'éther, laisse dissoudre dans ce véhicule le sublimé qui pourrait lui être mélangé; la solution éthérée soumise à l'évaporation, ne doit donc pas abandonner de résidu, et, dans le cas où l'éther aurait dissous un composé mercurique, le résidu de son évaporation noircirait par addition d'hydrogène sulfuré ou d'un sulfure alcalin.

Sublimé. — (*Bichlorure de mercure, chlorure mercurique, sublimé corrosif*). $HgCl^2$. — Petits cristaux blancs, octaédriques, anhydres, fondant à 265°, bouillant à 298°, solubles dans 15 p. d'eau froide, 2 p. d'eau bouillante, 3 p. d'alcool froid à 90°, 4 p. d'éther et 14 p. de glycérine. Un litre d'eau dissout 70 grammes de chlorure mercurique à la température de 15°. L'éther l'enlève à sa solution aqueuse. Les chlorures alcalins, l'acide chlorhydrique et les acides organiques facilitent sa dissolution dans l'eau. Les solutions aqueuses s'altèrent à la lumière et déposent du chlorure mercureux qui finit par se réduire. La présence d'alcool, d'acide tartrique, de chlorures alcalins empêche cette réduction; c'est la raison pour laquelle la liqueur de van

Swieten renferme de l'alcool. Les matières organiques, de même que les agents réducteurs, provoquent la même réaction. L'albumine, les peptones donnent avec la solution de sublimé un précipité soluble dans un excès d'albumine ou de peptone, ce que l'on ne doit jamais perdre de vue lorsqu'on veut faire usage d'une solution albumineuse comme antidote, dans les cas d'empoisonnement accidentel. Le sublimé doit être complètement volatil et soluble dans 5 p. d'éther. Ses solutions, ainsi que tous les mélanges dont il fait partie doivent toujours être maniés avec précaution.

L'ammoniaque donne avec la solution de sublimé un précipité blanc de chlorure de mercure-ammonium (*précipité blanc des Allemands*) ne virant pas au noir sous l'influence des alcalis. L'appellation de *sel d'Alembroth* désigne un chlorure double de mercure et d'ammonium $HgCl^2.(AzH^4Cl)^2.H^2O$ que l'on obtient en mélangeant parties égales de sublimé et de sel ammoniac. Il forme des cristaux s'effleurissant à l'air et très solubles dans l'eau (1 dans 0,7 d'eau).

Protoiodure. (*Iodure mercureux*) Hg^2I^2. — Poudre amorphe, lourde, de couleur jaune-verdâtre (le sel pur peut être obtenu cristallisé, il est alors de couleur jaune), insoluble dans l'eau et l'alcool. Soumise à l'action de la chaleur, cette poudre rougit vers 70° et fond à 290° en un liquide noir bouillant à 310°, complètement volatil. La lumière fait passer sa couleur au vert foncé, puis au noir. Les iodures alcalins la transforment en iodure mercurique (qui se dissout dans l'iodure alcalin) et en mercure métallique (qui colore le mélange en gris noirâtre). L'alcool bouillant agissant sur le chlorure mercureux ne doit pas, après évaporation, abandonner de résidu rouge (ce qui indiquerait l'existence de biiodure) et la couleur de la poudre doit être franchement vert-jaunâtre.

Biiodure. (*Iodure mercurique*) HgI^2. — Poudre amorphe, d'un beau rouge étincelant, lourde, très peu soluble dans l'eau ; plus soluble dans l'alcool, les corps gras, certains hydrocarbures (benzine), les chlorures alcalins, l'acide chlorhydrique bouillant (qui le laisse déposer, par refroidissement, en cristaux doués d'un éclat adamantin) ; extrêmement soluble dans les solutions d'iodures alcalins. Fond à 250°. Le biiodure est dimorphe : octaèdres aigus à base carrée, rouges, par voie humide ; prismes rhomboïdaux droits, jaunes, par voie sèche. Les cristaux jaunes deviennent rouges par frottement. Il forme des sels doubles avec les iodures et les chlorures alcalins (iodo-mercurates et chloro-iodo-mercurates). Ce composé doit être entièrement volatil, et soluble sans résidu dans l'alcool et dans la solution d'iodure de potassium. Il est beaucoup plus toxique que le protoiodure, et c'est même le plus énergiquement toxique de tous les composés mercuriels. Appliqué sur la peau, il est violemment irritant et même caustique.

Sulfures. 1° *Sulfure mercureux* Hg^2S, sulfure noir, *Éthiops minéral* ; 2° *sulfure mercurique* HgS, sulfure rouge, *Cinabre* lorsqu'il est en fragments, *Vermillon* lorsqu'il est en poudre. Inusités. Non toxiques, lorsqu'ils sont purs, surtout le vermillon, par suite de leur insolubilité dans les dissolvants habituels. Ne peuvent donner lieu à des accidents qu'après solubilisation du mercure par double-décompositions ; et le vermillon résiste à l'acide nitrique bouillant. L'éthiops est plus facilement décomposable.

Oxyde mercurique (*Bioxyde de mercure*) HgO. — Se présente sous deux états allotropiques, suivant son mode de préparation : 1° *Oxyde rouge* ou *précipité rouge*, obtenu par voie sèche, par calcination de l'azoate mercurique; 2° *oxyde jaune* ou *précipité jaune*, obtenu par voie humide, par précipitation d'une solution de sublimé au moyen de la potasse. Le turbith minéral est aussi appelé parfois précipité jaune, ce qui peut occasionner des erreurs. L'oxyde rouge est une poudre cristalline, d'une belle couleur rouge, dont la teinte passe à l'orange par pulvérisation ; la chaleur fait passer cette coloration au rouge vif, puis au noir. L'oxyde jaune est amorphe, d'une belle couleur jaune. Tous deux se colorent en noir sous l'influence de la lumière, par suite de la réduction du mercure à l'état métallique; la chaleur les dissocie vers 400°, en oxygène et mercure métallique, ce qui entraîne leur volatilisation complète; ils se comportent comme des oxydants énergiques. Ces deux oxydes doivent être volatils sans résidu et ne rien céder à l'eau bouillante.

Sulfates. — On en utilise deux : 1° Le *Sulfate mercurique* SO^4Hg, poudre blanche, cristalline, très lourde, inaltérable à l'air, mais noircissant à la lumière, très peu soluble dans l'eau qui la transforme en sulfate basique et acide sulfurique. La chaleur le décompose en mercure, acide sulfureux et oxygène, sans laisser aucun résidu fixe. Il sert à la préparation du sublimé, du turbith minéral, et pour actionner les piles Marié-Davy. 2° Le *sulfate mercurique basique* $SO^4Hg. 2HgO$, appelé aussi *turbith minéral*, est obtenu en traitant le sel précédent par l'eau bouillante. C'est une poudre amorphe, de couleur jaune d'or, insoluble dans l'eau, inaltérable à l'air, mais se réduisant sous l'influence de la lumière et décomposable par la chaleur en mercure, acide sulfureux et oxygène, sans laisser de résidu fixe. On l'emploie exclusivement en pommade.

Azotates. — Trois sels de ce groupe sont utilisés. L'*azotate mercureux* $Hg^2(AzO^3)^2.2Aq$ constitue des cristaux prismatiques incolores, de réaction acide, solubles dans l'acide azotique dilué et que la chaleur décompose en vapeurs nitreuses et oxyde mercurique. En présence d'un excès d'eau, ce sel se dissocie en azotate neutre $Hg(AzO^3)^2$ et azotate basique insoluble. A froid, le précipité est blanc; à chaud, il est jaune et constitue le *Turbith nitreux* $Hg^2(AzO^3)^2.Hg^2O.Aq$ qui se présente sous forme d'une poudre amorphe, jaune-verdâtre, insoluble dans l'eau, soluble dans l'acide azotique, complètement volatile. On emploie le turbith nitreux en pommade, et l'azotate mercureux sert exclusivement à sa préparation. L'*azotate mercurique liquide* est un mélange de plusieurs sels mercuriques plus ou moins basiques; il se présente sous forme d'un liquide incolore, très dense, très caustique, décomposable par l'eau en excès et fournissant alors un azotate tribasique jaune que l'on a confondu avec le turbith nitreux. Il est utilisé comme caustique; ses effets sont violents et très douloureux. Il forme la base de la pommade citrine.

Sels organiques. — On a encore proposé l'emploi d'un grand nombre de sels à acides organiques, cherchant à obvier aux inconvénients que présentent certains sels à acides minéraux, en raison de leur action irritante et coagulante des albuminoïdes; et l'on a même pensé que les combinaisons du mercure avec des corps à fonctions acides en quelque sorte dissimulées, comme certaines amides, par exemple, rempliraient encore mieux ce but. C'est ainsi que l'acétate, le benzoate, le salicylate parmi les sels, le peptonate, l'amido-propionate, l'oxycyanure, le tannate, les dérivés phényliques, le bichlorure éthyle, la formiamide, la carbamide, la succinimide mercuriques parmi les combinaisons plus ou moins bien définies, ont été successivement préconisés comme n'offrant pas les inconvénients des sels minéraux.

Cyanures. — Le cyanure $Hg(CAz)^2$ cristallise en prismes anhydres à base carrée, transparents, inodores. Il est soluble dans 10 p. d'eau froide et 3 p. d'eau bouillante, dans 20 p. d'alcool et 4 p. de glycérine. Il est très stable, ne s'altère pas à l'air ni à la lumière. La chaleur le décompose en mercure et cyanogène. Le mercure est à l'état presque complètement dissimulé dans ce composé; sa solution ne précipite pas avec l'iodure de potassium, mais donne cependant du sulfure sous l'influence d'un courant d'hydrogène sulfuré. La toxicité est fortement amoindrie, en raison, précisément, de cet état dissimulé du mercure. Ce composé donne facilement des sels doubles avec les cyanures ou avec les sels haloïdes.

On a beaucoup vanté, à un moment donné, l'*oxycyanure de mercure* à titre d'antiseptique, préoccupé par cette idée, d'ailleurs complètement inexacte, que l'on pouvait diminuer le pouvoir toxique du mercure sans diminuer proportionnellement sa capacité antiseptique. On a décrit sous le nom d'oxycyanure plusieurs composés dont les principaux sont représentés par les formules : $Hg(CAz)^2.HgO$ [RICHAUD], $Hg^3(CAz)^2.HgO$ [HOLDERMANN]. Ces produits sont, d'ailleurs, assez instables et moins solubles dans l'eau que le cyanure. A partir de 80° à 100°, leurs solutions se troublent et laissent déposer de l'oxyde jaune. La majorité, sinon même tous les produits commerciaux dénommés oxycyanure de mercure sont, à peu près exclusivement, constitués par du cyanure.

Action générale des mercuriaux. — Au point de vue de son emploi thérapeutique, les applications du mercure, sous toutes ses formes, sont innombrables et universelles. Elles ont même été tellement multipliées qu'il est nécessaire de ne tenir compte que des résultats certains et confirmés par une expérience suffisamment longue et réitérée. L'interprétation des heureux effets obtenus sous son influence peut, dans un assez grand nombre de cas, être fournie par les diverses modalités de son action physiologique ramenée à des types généraux cadrant avec les groupes d'indications : action modificatrice sur les sécrétions, la nutrition, la circulation, le système lymphatique, le système nerveux, action parasiticide.

A. *Suractivité sécrétoire*. — Sous l'influence du mercure et de ses composés, on observe une modification remarquable de l'activité des glandes, notamment de celles qui entrent dans la constitution anatomique du tube digestif ou qui y sont annexées; et cette influence s'exerce encore plus particulièrement sur les glandes salivaires et le pancréas. Le ptyalisme est le signe, et en quelque sorte la mesure, de l'imprégnation, quoique la susceptibilité individuelle se traduisant par ce ptyalisme soit extrêmement variable. Cette salivation est provoquée avec plus de rapidité et de certitude par le mercure à l'état de métal (vapeurs, frictions, fumigations). Elle s'accompagne de gonflement et de turgescence des glandes, de saveur métallique, de fétidité de l'haleine, de gonflement des gencives et elle aboutit à la stomatite. Cette stomatite se produit plus facilement chez les femmes, surtout chez les femmes enceintes. Elle est favorisée par un certain nombre de conditions : usage du tabac, malpropreté, tartre dentaire, stomatites antérieures, évolution de la dent de sagesse, carie dentaire. Elle est extrêmement rare chez les enfants et les vieillards qui n'ont pas ou n'ont plus de dents.

L'inflammation débute derrière la dernière molaire, du côté sur lequel le malade dort le plus habituellement, ou au niveau de chicots; et elle est plus marquée à la mâchoire inférieure. ALFRED FOURNIER a insisté sur le décollement rétro-molaire que l'on observe en ce point. Le patient perçoit une saveur métallique, son haleine est fétide, ses gencives sont molles, gonflées, saignantes, ses dents ébranlées et même déchaussées. Il est en butte à une salivation continuelle dont la quantité peut atteindre trois à quatre litres par jour. Dans la stomatite aiguë, on observe l'œdème de toutes les parties de la bouche et du pharynx, la langue est extrêmement volumineuse, la déglutition impossible, la salive s'écoule constamment et en abondance par les commissures labiales; lé sujet meurt épuisé par cette salivation, l'insomnie, l'inanition. Dans la stomatite chronique, on observe des ulcérations persistantes, la chute des dents, la nécrose partielle des maxillaires.

J'ai eu l'occasion, à plusieurs reprises, d'attirer l'attention sur la présence d'une quantité notable d'albumine dans la salive des individus affectés de stomatite mercurielle; et je pense qu'il s'agit, dans ces cas, d'une altération de l'épithélium des glandes salivaires comparable à celle de l'épithélium des tubuli rénaux dans la néphrite albumineuse. Dans les deux cas, la lésion semble avoir pour cause l'élimination du mercure par les reins et les glandes salivaires. Cette stomatite paraît sous la dépendance d'une modification dans la nutrition de la muqueuse sous l'influence de l'imprégnation mercurielle, modification qui produirait une adaptation à la culture des bactéries. La guérison de la stomatite par application locale de préparations mercurielles semble venir confirmer cette interprétation.

En plus des vapeurs de mercure qui occupent incontestablement le premier rang au point de vue étiologique, le calomel possède à un remarquable degré la propriété de déterminer le ptyalisme et la stomatite. L'administration de petites doses assez longtemps prolongées de calomel conduit fatalement à la salivation. On a signalé l'apparition, au bout de quelques heures, de stomatites suraiguës phlegmoneuses, à la suite d'injections intra-musculaires massives. Des frictions, durant dix minutes par jour, avec plus de 4 grammes d'onguent napolitain, amènent presque infailliblement la salivation. La stomatite déterminée par les frictions est plus brusque dans son apparition et plus intense d'emblée que celle déterminée par l'ingestion. La salivation et la stomatite succèdent presque fatalement à l'ingestion de 3 à 5 centigrammes de biiodure (3 à 5 cuillerées à soupe de sirop de Gibert), de 5 à 7 centigrammes de sublimé, de 15 à 20 centigrammes de protoiodure, répartis en trois à quatre prises dans la journée.

Cet inconvénient peut être efficacement combattu, atténué et même empêché par des soins appropriés de la bouche (enlèvement des chicots, pansement et obturation des dents cariées, grattage du tartre, etc.) ainsi que par l'emploi de certains médicaments (quinquina, borax, chlorate de potassium) en gargarismes et en collutoires. Le chlorate de potassium, notamment, présente une utilité réelle contre la stomatite établie; il possède, en outre, une action préventive tout à fait remarquable, et cela, sans diminuer l'efficacité du mercure. Il faut ajouter, d'ailleurs, qu'un traitement tonique général (diète, exercice, douches, massages, etc.) est le complément obligé de l'action spécifique du mercure, principalement dans son emploi pour le traitement de la syphilis.

Quant à l'hypercrinie pancréatique, hépatique et intestinale, elle est prouvée par la diarrhée spéciale, avec sensation de plénitude et douleur dans la région du pancréas, qui s'observe le plus souvent avant l'apparition de la stomatite. A ce point de vue, et malgré les assertions contraires, il faut encore attribuer au calomel une action spéciale sur l'hypersécrétion biliaire.

L'urine est légèrement augmentée comme quantité, et sa composition indique une suractivité des processus de dénutrition et d'élimination des matériaux de déchet. La néphrite albumineuse est un accident fréquent des doses élevées et trop longtemps continuées des sels de mercure. Le calomel se fait encore remarquer ici par ses qualités diurétiques supérieures à celles des autres mercuriaux.

Le lait est sécrété plus abondamment, mais la proportion d'eau en est plus considérable et on y constate la présence du mercure, ce qui a été précisément utilisé pour le traitement de certains nourrissons.

B. Nutrition. — Les mercuriaux exercent une influence éminemment antiplastique; ils ralentissent les actes de formation organique en même temps qu'ils exagèrent le mouvement de dénutrition; de sorte que l'économie se trouve en butte à deux causes d'appauvrissement :

réparation languissante, dépense exagérée. Ce mouvement rapide de destruction et d'élimination atteint peut-être encore plus énergiquement les tissus morbides, ainsi que tend à le faire admettre la disparition très rapide des tissus épigénétiques dus à la syphilis. L'ancienne thérapeutique attribuait aux mercuriaux des propriétés incisives, désobstruantes, fluidifiantes, en raison de son action antiplastique sur les éléments solides, fluidifiante sur les liquides. Le sang est moins visqueux, moins facilement coagulable, et on attribuait autrefois une importance considérable à ces phénomènes. Le nombre des hématies augmente sous l'influence des faibles doses, il diminue, au contraire, avec les doses élevées ou par la prolongation de l'emploi. Les matières dites *extractives* augmentent par suite du trouble apporté dans les métamorphoses des albuminoïdes.

Un fait très remarquable est l'action décalcifiante exercée sur le tissu osseux par les doses toxiques; on voit les épiphyses devenir mobiles sur les diaphyses, et les tubuli rénaux se montrent obstrués par des cristaux d'oxalate de chaux provenant de cette fonte du tissu osseux.

Sous l'influence d'une action prolongée, on voit survenir l'amaigrissement, le marasme, tandis que les lymphatiques de l'aine, de l'aisselle, les ganglions mésentériques, les glandes parotides, le pancréas, le foie, les testicules deviennent le siège d'une sorte d'hypertrophie. Les symptômes nerveux sont explicables par un épuisement rapide en rapport avec l'hypoglobulie; l'altération des albuminoïdes, des globules, du plasma, rendant le sang impropre à son rôle nutritif normal.

C. Circulation. — Pour les thérapeutes des xvie et xviie siècles, le mercure était un *médicament froid*, n'excitant ni la circulation, ni la calorification. En dehors de la fièvre hectique, due aux progrès de la déchéance de l'individu, la fièvre est, en effet, fort exceptionnelle au cours des accidents d'hydrargyrisme; et elle se manifeste alors par un pouls petit, modérément accéléré, une chaleur médiocre, un teint pâle. La fièvre est presque toujours un effet secondaire, un épiphénomène.

On constate le ralentissement de l'activité circulatoire, l'affaiblissement de l'impulsion cardiaque, le pouls est petit et ralenti; les pulsations cardiaques deviennent tumultueuses sous l'influence de la moindre émotion.

D. Système lymphatique. — Le mercure exerce sur lui une action élective; il augmente sa vitalité, réveille ses fonctions. C'est un modificateur des plus efficaces des engorgements torpides ainsi que des séreuses, ce qui lui a fait attribuer les qualités de : résolutif, fondant.

E. Système nerveux. — Les phénomènes que le mercure est capable de provoquer du côté du système nerveux sont déterminés surtout par son absorption lente et continue. Ainsi, dans l'emploi des doses thérapeutiques, on remarque un état particulier de timidité et de perplexité des malades après un traitement de longue durée. Les manifestations portant, plus particulièrement, sur le système nerveux cérébral se traduisent par : céphalalgie, insomnie, hallucinations nocturnes, vertiges, convulsions épileptiformes. Elles sont, en général, assez facilement conjurées par un traitement hygiénique et le régime; mais elles peuvent atteindre un degré et revêtir une forme justifiant la création, par DIETERICH, de l'hypochondrie mercurielle. Ces phénomènes peuvent s'interpréter par une dénutrition rapide du système nerveux.

F. Action parasiticide. — C'est un des faits les mieux établis, tant par l'observation que par l'expérimentation. Cette action s'exerce avec d'autant plus d'énergie que les organismes sont plus inférieurs dans la série animale; elle s'exerce également sur les œufs. Au reste, l'action toxique provoquée par le mercure est universelle : les expériences de SPALLANZANI, DE SAUSSURE, BOUSSINGAULT l'ont mise en évidence pour les organismes végétaux, et CHAUVEAU a montré que le vaccin pouvait être rendu stérile. BOUCHARDAT avait déjà constaté que l'addition, à un litre d'eau, de 1 milligramme d'iodure mercurique (biiodure) dissous à l'aide de 1 milligramme d'iodure de potassium, était capable de déterminer, au bout de trois quarts d'heure, la mort de cyprins qui y étaient immergés. Les mercuriaux exercent donc une des plus énergiques et des plus infaillibles actions toxiques que nous connaissions.

Le sublimé fut mis en faveur par KOCH, en 1881, comme antiseptique. En raison de sa solubilité et de ses propriétés chimiques, c'est un des plus maniables parmi les innombrables composés mercuriels successivement préconisés à titre d'antiseptiques. Il est, à la fois, microbicide, modificateur du terrain, et modificateur des sécrétions. Le grand écueil relativement à l'utilisation des mercuriaux comme antiseptiques, réside dans l'influence profonde et durable que le mercure exerce sur les tissus vivants dont il diminue la vitalité au point que le dommage résultant de cette action dépasse parfois l'avantage présenté par l'action antiseptique. En diminuant la résistance, en amoindrissant les moyens de défense propres à chaque élément cellulaire, le mercure les met en état d'infériorité vis-à-vis de l'organisme microbien cherchant à vivre à leurs dépens ; et une antisepsie exagérée n'a souvent d'autre résultat que la mort du tissu que l'on cherchait à protéger.

Comme parasiticides, les mercuriaux se montrent parfois fort dangereux, l'organisme inférieur étant plus résistant que la cellule qui lui sert de support ou d'habitat ; et le mercure doit céder le pas aux parasiticides végétaux.

Circulation dans l'organisme. — Pour étudier fructueusement les conditions dans lesquelles le mercure peut s'absorber, circuler dans l'organisme et s'éliminer, il est indispensable d'envisager d'abord l'action exercée sur l'organisme vivant par les vapeurs de ce métal.

Action des vapeurs de mercure. — L'action nocive des vapeurs de mercure était connue dès la plus haute antiquité. DIOSCORIDE, parlant de l'exploitation des mines de mercure en Espagne, rapporte que les ouvriers se recouvraient le visage d'un masque fait avec une vessie pour se préserver des vapeurs suffocantes dégagées pendant les opérations. Cette influence nocive des vapeurs fut étendue jusqu'au mercure lui-même que DIOSCORIDE accuse de tuer lorsqu'on le prend à l'intérieur, parce qu'il déchire les viscères en raison de son poids, et que GALIEN place au premier rang des substance ennemies du corps humain et ne devant jamais figurer dans aucun médicament, en aussi faibles proportions que ce soit. Il fallut arriver jusqu'au x\ siècle pour que les travaux des médecins arabes missent fin à ces préventions en prouvant l'innocuité du mercure coulant. RHAZÈS la démontra en expérimentant sur un singe auquel il fit ingérer, sans inconvénient, d'assez fortes doses de ce métal. Une épigramme d'AUSONE avait cependant déjà mentionné une tentative d'empoisonnemen effectuée sans succès par ingestion de mercure, mais ce fait avait échappé à l'attention des médecins grecs et romains. Je rappelle à ce propos que c'est à RHAZÈS et à MESUË que l'on doit les premières formules d'onguents mercuriels.

DESBOIS, de Rochefort, cite la mode, adoptée au commencement du xviii\ siècle à Londres et à Edimbourg, d'ingérer tous les matins 5 à 10 grammes de mercure métallique pour prévenir la goutte, la pierre, la gravelle. Sa vogue, prolongée pendant plusieurs années, est bien de nature à prouver sa complète innocuité. Une autre preuve de l'indifférence absolue du mercure métallique, lorsqu'il n'est pas à l'état de vapeurs, résulte de cette observation bien des fois répétée : lorsque les ouvriers des mines de mercure veulent soustraire impunément ce métal, ils en avalent de très fortes proportions et le récupèrent parmi les produits d'évacuation des selles, sans que cette pratique, très fréquemment renouvelée par quelques-uns, ait jamais entraîné pour eux le moindre inconvénient.

Pour que le mercure puisse être absorbé et subir les métamorphoses qui, le transformant en sels solubles, le rendront violemment offensif, il faut, comme cela résulte des expériences de RINDFLEISCH que la muqueuse soit le siège d'une inflammation plus ou moins intense, ou d'ulcérations. Ce savant administrait à des chiens du mercure métallique sous forme de pilules de mercure divisé, et il put constater la présence du métal dans les leucocytes des glandes mésentériques seulement quand la muqueuse intestinale était exulcérée. Et, point fort important, quant il put observer ces ulcérations, elles se présentaient avec un type bien défini, présentant tous les caractères de celles résultant de l'action du chlorure mercurique; d'où il faut conclure que c'est précisément cette formation partielle de sublimé qui ouvre la voie à l'absorption du mercure métallique. Un certain nombre d'agents chimiques favorisent d'ailleurs l'attaque du mercure extrêmement divisé, et les conditions voulues pour la formation de chlorure mercurique sont aisément réalisées dans toutes les régions de l'organisme animal, grâce à la présence du chlorure de sodium. Je reviendrai tout à l'heure sur ce point.

Avec AVICENNE apparaissent, en même temps que les premières notions thérapeutiques sur l'emploi des vapeurs de mercure, les premières indications précises relativement à leur action toxique : paralysies, tremblements, mouvements convulsifs, fétidité de l'haleine sont autant de symptômes signalés nettement par cet observateur. CONSTANTIN L'AFRICAIN signale et observe très exactement les effets des vapeurs mercurielles isolées et introduit le premier en Europe, en 1087, l'usage du mercure et des médicaments empruntés à ce métal. L'abus des frictions et, surtout, des fumigations mercurielles, remarquable principalement à la fin du xvᵉ et au début du xvıᵉ siècles, lors de l'extension à allure épidémique de la syphilis, contribua à mettre hors de toute contestation l'influence nocive des vapeurs de mercure, mais, en même temps, compliqua la question par l'intervention de causes adjuvantes telles que : existence d'autres produits volatils, rancidité des produits mis au contact de l'épiderme et déterminant son effraction, condensation partielle du mercure sous forme de vésicules d'une ténuité extrême et à un état de division facilitant son absorption et la formation de sels solubles; toutes conditions qui n'ont pas été nettement et exactement séparées de l'action *exclusive* des vapeurs de mercure avant les remarquables et persévérantes recherches de MERGET. Cette action des vapeurs mercurielles fut étudiée, surtout, à partir du milieu du xvıᵉ siècle, chez les ouvriers des mines de mercure, les doreurs et les autres artisans que leur profession exposait à l'inhalation ou au contact du mercure et de ses composés. Mais, ici encore, les faits se compliquaient de l'inhalation de fines poussières; et il faut arriver jusqu'au fait si démonstratif arrivé sur le vaisseau anglais le *Triumph*, pour voir des accidents plus ou moins graves, quelques-uns même mortels, provoqués exclusivement par des vapeurs de mercure et dans des conditions telles que la sursaturation et la condensation partielles fussent impossibles.

Dans ce cas, en effet, ces accidents étaient dus, *exclusivement*, à l'action du mercure volatilisé à la température ordinaire et introduit sous cette forme de vapeurs dans des organismes dont la température, supérieure à celle de l'atmosphère ambiante, ne permettait pas la condensation. Cette observation a été le point de départ de recherches entreprises en 1821 par GASPARD, sur des œufs, des germes et des fœtus à diverses phases de leur évolution. Ses expériences aboutirent à la démonstration certaine de l'influence toxique exercée par les seules vapeurs du mercure.

Les travaux de MIALHE de VOÏT, de BLOMBERG et d'OVERBECK, pour ne citer que les principaux, tout en apportant de précieux éléments nouveaux d'interprétation, relativement à l'action toxique exercée par les mercuriaux introduits dans l'organisme, vinrent en quelque sorte embrouiller de nouveau cette question des vapeurs mercurielles en confondant, comme on l'avait fait déjà, l'action due à l'influence des sels de mercure avec celle des vapeurs de ce métal. On engloba sous la dénomination de ***mercurialisme*** ces deux ordres d'effets dont MERGET s'efforça, au contraire, de faire ressortir les différences. De très précis et utiles éléments d'appréciation résultaient cependant de travaux publiés par différents observateurs, tels que le mémoire de Mérat et ceux dus aux savants allemands qui pouvaient observer de nombreux cas de mercurialisme professionnel dans les services hospitaliers de centres industriels importants comme les mines d'Idria et les grandes fabriques de glaces de Furth, d'Erlangen, de Prague et du Bomerwald. Ces derniers travaux ont été utilisés par Küssmaul dans son traité du *mercurialisme constitutionnel*.

Il est cependant indispensable de tenir compte du mécanisme par l'intermédiaire duquel le mercure pénètre dans l'organisme ; et ce mécanisme peut être réduit à deux modes produisant, sinon des effets thérapeutiques, au moins des effets toxiques très différents. Le métal peut être introduit à l'état de sel, soit directement, soit par suite de la transformation de particules métalliques dans un état de division extrême en sels solubles, sous l'influence des composés chimiques contenus dans les sécrétions ou les divers tissus ; ou bien le métal peut être introduit à l'état de vapeurs conservant cette constitution physique de fluide élastique. L'absorption du mercure et de ses composés par les voies digestives, l'inhalation des poussières, celle des vapeurs métalliques émises à température élevée et subissant par ce fait une condensation au moins partielle en arrivant à la température de l'organisme rentrent dans le premier cas. L'inhalation des vapeurs métalliques émises à la température ordinaire et au-dessous réalise seule les conditions permettant au mercure de se maintenir à l'état gazeux, l'échauffement qu'elles subissent en pénétrant dans les organismes sur lesquels elles vont agir s'opposant à leur condensation.

L'expérimentation sur les animaux, aussi bien que l'observation de sujets placés dans certaines conditions particulières, démontre avec la plus entière certitude que les effets toxiques sont forts différents dans ces circonstances dissemblables ; et l'on est en droit de se demander si les effets thérapeutiques seront également différents, en d'autres termes, s'il est nécessaire, utile tout au moins, de risquer d'obtenir, de supporter certaines manifestations plus ou moins atténuées de l'action toxique pour en tirer le maximum d'action thérapeutique. C'est là une question délicate et à laquelle, au premier abord, il paraît assez difficile de répondre avec quelque certitude. Un certain nombre de faits, qu'il serait hors de propos de reproduire ici en détail, permettent cependant de se faire une opinion sur ce point ; et si la question de spécificité du traitement mercuriel dans la syphilis ne paraît plus laisser de doute, on peut pousser l'investigation plus avant et se demander si, quel que soit le procédé à l'aide duquel ce mercure est introduit dans l'organisme, son mode d'action se rattache à une façon uniforme de l'impressionner, je veux dire si la forme par l'intermédiaire de laquelle s'exerce cette influence spécifique est constamment la même et s'il est indispensable qu'elle se trouve réalisée dans l'économie pour que cette action spécifique se produise.

La vaporisation du mercure est un phénomène continu qui n'est même pas interrompu par la solidification du métal. Les vapeurs émises ont un pouvoir de diffusion considérable dont la valeur, sans être exactement mesurable, paraît cependant ne pas trop s'écarter de l'ordre de grandeur que lui assignent, à *priori*, les déductions de la théorie dynamique des gaz. Des faits extrêmement probants concordent avec ces considérations. Dans des locaux très vastes et très élevés, on peut déceler la présence des vapeurs de mercure uniformément disséminées depuis le plancher jusqu'au plafond ; et cela, même avec des surfaces évaporatoires de faible étendue. Merget rapporte avoir très nettement démontré leur existence dans l'atmosphère d'un grand amphithéâtre de cours publics, d'une capacité de 2.500 mètres cubes et contenant une cuve à mercure ; cette cuve étant restée découverte pendant trois jours, la présence des vapeurs de mercure fut constatée dans tous les points de la salle. Le même expérimentateur put en démontrer également la présence dans toutes les pièces d'un bâtiment qui renfermait un atelier d'étamage de glaces. Le pouvoir diffusif des vapeurs mercurielles est tellement considérable, en raison de la vitesse avec laquelle se meuvent leurs molécules, que des obstacles d'apparence insurmontables, tels que du bois (dans le sens des fibres), de la pierre, du plâtre, des briques, des étoffes, du papier n'arrêtent pas cette diffusion qui est à peine retardée par eux. On a rapporté d'assez nombreux exemples d'intoxications provoquées par des vapeurs de mercure chez des individus habitant des pièces contiguës ou voisines d'ateliers où s'employait ce métal. Bien plus, certains corps poreux exercent sur les vapeurs mercurielles une action condensante tout à fait identique à celle qu'ils exercent sur les autres fluides élastiques et sont capables de les restituer ensuite au milieu ambiant, soit lorsqu'on les place dans une atmosphère non saturée, soit lorsqu'on les chauffe ; ils peuvent, dans ces conditions, devenir la cause d'accidents dont l'origine est parfois bien difficile à soupçonner.

Il est d'ailleurs plutôt rare de trouver, dans la pratique, des accidents dus *exclusivement* à l'action des vapeurs mercurielles ; il y a bien plus souvent confusion des accidents provoqués par l'influence des poussières ou de l'ingestion des mercuriaux avec ceux déterminés par les vapeurs seules. Lorsque le mercure est introduit dans l'organisme par le fait de son maniement habituel ou qu'il est inhalé sous forme de fines poussières, il n'y pénètre qu'à l'état de combinaisons ; et nous verrons plus tard quelle est la succession des phénomènes qui caractérise ce mode d'introduction. Il est, dans tous les cas, certaines manifestations qu'il faut se garder de confondre avec les accidents toxiques provoqués par le mercure, qu'il agisse à l'état de vapeurs ou à l'état de combinaisons salines, ce sont les phénomènes inflammatoires, dont le retentissement peut s'étendre au reste de l'économie et provoquer ainsi des troubles généraux assez graves pour déterminer la mort à échéance plus ou moins prochaine. Dans la production de ces phénomènes inflammatoires, les vapeurs mercurielles condensées en très fines particules, ou bien les fines poussières jouant le rôle de corps étrangers, n'entrent pour rien, en tant que mercure, dans ces manifestations de nature purement traumatique ; et les conséquences qui en découlent ne sauraient être imputables aux vapeurs ou aux autres composés mercuriels. Au contraire, certains phénomènes sont, avec toute certitude, imputables à l'absorption des mercuriaux mais non plus à l'état exclusif de vapeurs métalliques : tels sont la stomatite et la salivation provoquées par l'inhalation des poussières, les troubles gastro-intestinaux provoqués par l'ingestion.

Il eût été impossible, sans l'intervention des résultats de l'expérimentation physiologique, de faire la part qui revient à chacune de ces causes dans les manifestations, parfois extrêmement complexes, qui caractérisent l'intoxication mercurielle subaiguë et chronique. Il y a, la plupart du temps, une véritable confusion entre les phénomènes déterminés par l'absorption des vapeurs métalliques et ceux qui relèvent de l'introduction dans l'économie de composés mercuriels solubles, sans compter les phénomènes accessoires de traumatisme que je viens de rappeler. Une expérimentation sagace et rigoureusement conduite pouvait seule dissocier ces phénomènes et déterminer leur influence particulière. La technique expérimentale employée par MERGET lui a permis de réaliser les conditions dans lesquelles pouvait s'exercer *exclusivement* l'influence des vapeurs métalliques en utilisant les vapeurs émises par des toiles imprégnées de mercure réduit très divisé ou, mieux encore, par des lames de cuivre amalgamées. Ces vapeurs, intimement mélangées à l'air ambiant, participent alors aux échanges gazeux de l'appareil pulmonaire et leur mode de pénétration dans le sang ne diffère en aucune façon de celui des gaz qu'elles accompagnent. MERGET a démontré la présence de vapeurs mercurielles dans le sang des animaux en le faisant chauffer avec de l'acide nitrique et en suivant la méthode que j'ai décrite ailleurs en détail, mais qu'il serait hors de propos de reproduire ici [1]. Ce fait que la présence du mercure ne peut être démontrée dans le sang s'il n'a pas été préalablement traité, à l'ébullition, par l'acide nitrique prouve bien qu'il s'agit de mercure à l'état de vapeur et non pas d'un sel ou n'importe quel autre composé soluble qui aurait pris naissance par attaque du mercure sous l'influence des divers agents chimiques avec lesquels il s'est trouvé en contact. Si on laisse séjourner du sang défibriné ou du sérum sur du mercure parfaitement purifié, qu'on décante ensuite ces liquides avec soin et qu'on les traite par les réactifs les plus sensibles des sels mercuriels, les résultats obtenus sont constamment négatifs. Mais il n'en est plus de même si le liquide soumis à l'analyse est préalablement traité par l'acide nitrique bouillant ou par le chlorate de potasse et l'acide chlorhydrique; il donne alors très nettement la réaction caractéristique du mercure par le procédé du fil de cuivre et du papier à l'azotate d'argent ammoniacal. Le sang et le sérum ayant séjourné seulement vingt-quatre heures sur du mercure en contiennent des proportions facilement appréciables et qui vont en augmentant, comme on peut en juger par la teinte de plus en plus foncée des empreintes, à mesure que la durée du séjour se prolonge. Cette augmentation atteint promptement sa limite, d'ailleurs peu élevée, par agitation du mélange.

Il en est de même pour l'*eau mercurielle* ou *décoction mercurielle* qui ne donne rien lorsqu'on l'essaye directement par les réactifs propres à déceler la présence des sels mercuriels, tandis qu'elle est très nettement sensible à ces mêmes réactifs lorsqu'elle a été préalablement traitée par l'acide nitrique ou par le chlore et le chlorure d'ammonium, ce qui permet la métamorphose du métal en composés solubles. Dans ces cas, qu'il s'agisse du sang des animaux, du sérum ou de l'eau, le mercure existe en mélange à l'état de *vapeurs diffusées*, comme l'ont prouvé les expériences de MERGET sur le sang et celles de plusieurs observateurs, notamment de ROYER qui a pu démontrer que les vapeurs mercurielles se diffusent dans les liquides comme dans les gaz.

A la condition que la respiration de ces vapeurs s'opère d'une manière continue, elles manifestent toujours une action mortelle sur les animaux; et leur toxicité est d'autant plus considérable que leur abondance est plus grande. La toxicité des vapeurs mercurielles émises à saturation à des températures plus basses que celles des organismes dans lesquels elles pénètrent se manifeste par des accidents d'autant plus intenses et plus hâtifs que les animaux sont de plus petite taille (les cobayes et les petits oiseaux se montrent particulièrement susceptibles) et, en ce qui concerne les animaux d'une même espèce, la

---

[1] Voir : *Traité de toxicologie* de L. LEWIN, traduit et annoté par G. POUCHET, p. 301 (Paris, Doin, 1903).

résistance à l'action toxique est d'autant moindre que les animaux sont plus jeunes.

Les symptômes déterminés par cette forme d'intoxication sont les suivants : 1° amaigrissement rapide, d'autant plus prononcé que la respiration est plus active, et se produisant malgré la persistance de l'appétit : on constate en même temps une déperdition plus considérable d'azote par la sécrétion urinaire dont la quantité est également augmentée, ce qui prouve une suractivité dans les combustions et les échanges intimes des tissus; 2° tremblements, agitation et convulsions sans rhythme bien caractérisé, atteignant tous les membres, mais d'abord et à un degré très marqué les membres postérieurs, et qui sont d'autant plus prononcés que la mort est plus prochaine; 3° paralysie précédée d'ataxie. Jamais on n'observe, *même au plus faible degré*, ni stomatite, ni salivation, ni manifestations gastro-intestinales, telles que vomissements ou diarrhée. D'ailleurs la nécropsie aboutit à des constatations absolument négatives ; tous les organes : poumons, foie, reins, intestins, rate, cerveau, moelle, nerfs se montrent dans un état d'intégrité parfaite, aussi bien à l'œil nu qu'à l'examen microscopique. Les globules sanguins conservent leur forme et leur couleur, leur nombre ne varie pas sensiblement, le sang n'est nullement altéré. Cette absence de lésions paraît être une particularité symptomatiquement caractéristique de l'intoxication par les vapeurs mercurielles émises à basse température et agissant *exclusivement* à l'état de fluide gazeux, sans mélange possible de gouttelettes liquides provenant de leur condensation. Ces vapeurs mercurielles réalisent essentiellement un poison du système nerveux, mais on ne sait pas encore par quel mécanisme le système nerveux se trouve si profondément troublé dans l'exercice de ses propriétés fonctionnelles. Elles agissent lentement sur les animaux de grande taille ; et les accidents nerveux, à leur début, cèdent assez facilement et d'une façon rapide quand les animaux sont replacés dans l'air pur. La respiration intermittente de ces vapeurs semble à peu près inoffensive; et elles cessent même d'être toxiques, quoique respirées avec continuité, lorsqu'elles sont émises en proportions suffisamment faibles.

Ces faits expérimentaux, ont permis d'interpréter des observations, en apparence paradoxales, de *Mercurialisme constitutionnel* ou *professionnel* dans lesquelles on voyait des sujets, affectés de tremblements à plusieurs reprises, n'avoir jamais présenté de stomatite, de salivation, de troubles gastro-intestinaux, et d'autres se montrer comme des individus bien portants, après trente ans et plus de travail au contact de vapeurs de mercure, ainsi que ROUSSEL, confirmant d'ailleurs une observation déjà faite autrefois par A. DE JUSSIEU, l'a rapporté au sujet d'un certain nombre des mineurs d'Almaden. Rappelons encore à ce sujet qu'ANTONIO DE ULLOA, parlant des mineurs de l'Amérique du Sud, rapporte que ces ouvriers quittent la mine dès qu'ils sont pris de tremblements et vont travailler la terre dans une vallée dont la température élevée provoque chez eux une sudation abondante, ce qui leur permet de se remettre promptement et de revenir à leur travail primitif.

Au contraire, l'action du mercure métallique introduit dans la circulation à l'état de division extrême, de façon à ne pas provoquer d'embolies avec toutes les conséquences qui en découlent, est nulle, ou du moins sans effets immédiats, comme le prouvent constamment les injections veineuses ou artérielles de mercure à l'état de division convenable. On peut constater l'accumulation du métal dans certains organes, ainsi que son élimination par les diverses sécrétions glandulaires, sans qu'il en résulte le moindre trouble fonctionnel. Seule, l'administration de mercure longtemps continuée par ce procédé finit par déterminer une action toxique sur le système nerveux et l'apparition du tremblement symptomatique. Ce cas rentre alors dans celui de l'absorption exclusive des vapeurs mercurielles, la saturation toxique s'étant produite sous l'influence de la continuité de la vaporisation du mercure disséminé dans l'organisme.

Les vapeurs de mercure ne peuvent pénétrer à travers la peau intacte, comme le prouve l'expérience suivante de MERGET, confirmant et perfectionnant une expérience antérieure de FLEISCHER, d'Erlangen. Il introduisit dans des flacons à col étroit du mercure très finement divisé ou réduit par réaction chimique à la surface de corps poreux, capable, par conséquent, d'émettre d'abondantes vapeurs à la température ordinaire; ces flacons furent hermétiquement bouchés à l'aide de fragments de peau de lapin, et des papiers-réactifs au chlorure de palladium et à l'azotate d'argent ammoniacal, placés au-dessus de ces obturateurs, ne donnèrent absolument aucun indice de réaction. Lorsque les vapeurs de mercure peuvent subir une condensation partielle, par exemple, lorsqu'elles ont été émises à haute température et que les téguments jouent, par rapport à elles, le rôle de corps froid, on a pensé (et telle était l'opinion de GUBLER) que les gouttelettes, à l'état d'extrême division, condensées sur les parois des cavités et des conduits des glandes cutanées à l'intérieur desquelles les vapeurs s'étaient introduites par diffusion, se transformaient en sels solubles sous l'influence des agents chimiques contenus dans les sécrétions fournies par les organes glanduleux de la peau; mais MERGET estime que cette attaque, cette solubilisation du mercure est au moins contestable, et que, si elle se produit, elle est toujours assez faible et assez lente pour rendre à peu près nul le danger d'absorption qui en résulterait. Les expériences de FÜRBRINGER ont démontré que, contrairement à l'opinion soutenue par GUBLER, les vapeurs mercurielles même émises à haute température, c'est-à-dire avec un excès de tension accroissant considérablement leur puissance de diffusibilité, sont incapables de pénétrer dans les cavités glandulaires de la peau. L'avant-bras, préalablement desséché avec soin, d'un individu qui voulut bien se prêter à cette expérience, fut exposé, pendant un temps assez long aux vapeurs de mercure chauffé. La peau se recouvrit d'un dépôt gris-clair, au milieu duquel on distinguait à la loupe, principalement au fond des sillons épidermiques, de petits globules miroitants; cette sorte de voile gris, examiné au microscope, se montra composé d'une quantité considérable de fines gouttelettes mercurielles. Après un nettoyage aussi parfait que possible de la surface cutanée, un petit lambeau de peau fut excisé, plongé immédiatement dans de l'alcool absolu, et les coupes pratiquées sur ce lambeau, rendues transparentes par immersion dans la glycérine additionnée d'acide acétique ou dans une solution de potasse, furent soumises à l'examen microscopique. FÜRBRINGER trouva des globules de mercure isolés, adhérents à la surface externe de l'épiderme et qui étaient des restes du dépôt primitif, mais il ne put en découvrir ni entre les cellules de la couche cornée, ni dans le réseau de Malphigi, ni dans les canaux excréteurs des glandes cutanées, ni dans les follicules pileux. Ces vapeurs se condensent donc exclusivement sur la surface épidermique, et MERGET assure que les gouttelettes provenant de cette condensation ne sont absorbées ni mécaniquement, ni chimiquement. Pour que l'absorption puisse se produire, il est indispensable que le tégument cutané soit plus ou moins énergiquement lésé; et une irritation, même assez faible, de la peau, suffit pour déterminer un commencement d'absorption. J'ai déjà exposé les résultats des observations, très probantes, faites à ce sujet par Rindfleisch sur la muqueuse de l'intestin chez les chiens.

C'est par la muqueuse pulmonaire que se fait l'absorption des vapeurs mercurielles, les autres muqueuses jouant un rôle, sinon absolument nul, du moins tout à fait négligeable. Mais tandis que certains savants, avec Mialhe, Overbeck, Gubler, estiment que ces vapeurs, introduites dans le sang grâce aux échanges gazeux respiratoires, y trouvent des conditions les rendant attaquables et susceptibles de fournir des composés solubles se transformant finalement en chloralbuminates, d'autres, avec Lewald, Michaelis, Hermann, Kirchgasser, Fürbringer, nient toute possibilité d'échanges gazeux entre les fluides élastiques du sang et les vapeurs mercurielles par suite de la faible tension de ces dernières, et ils en reviennent à l'hypothèse d'une condensation en gouttelettes très fines sur la muqueuse pulmonaire, gouttelettes qui seraient alors solubilisées par les agents chimiques contenus dans les sécrétions glandulaires, aidés des conditions physico-chimiques permettant leur oxydation. Nothnagel et Rossbach, adoptant une opinion mixte, pensent que le mercure introduit dans le sang par inhalation des vapeurs se transforme, pour une part, en albuminates solubles, tandis que l'autre partie reste à l'état métallique susceptible de reparaître tel dans les sécrétions et les excrétions. Les expériences de Merget ont nettement démontré qu'il ne pouvait y avoir condensation que lorsque l'élément anatomique avec lequel la vapeur de mercure venait en contact jouait le rôle d'un corps froid ; aucune muqueuse ne possède un pouvoir condensant spécifique, et à cet égard, les essais pratiqués à l'aide de diverses membranes, animales ou végétales, de tranches de poumons frais de chiens, de lapins, d'oiseaux, ont fourni des résultats tout à fait probants. Le même savant fait remarquer que, relativement à la diffusion des gaz, ça n'est pas la tension qui joue le rôle prépondérant, mais la vitesse de translation des molécules, et que cette vitesse, atteignant 180 mètres par seconde pour les vapeurs mercurielles, est d'un ordre de grandeur qui la rend comparable à celle des autres gaz; on ne peut donc établir de différence entre les gaz du sang et les vapeurs mercurielles, en ce qui regarde la production des phénomènes d'échange par voie de diffusion réciproque, et il n'y a pas de raison qui puisse faire refuser d'admettre qu'elles participent, comme l'air inspiré, aux échanges gazeux respiratoires. Merget a d'ailleurs démontré expérimentalement que l'épithélium pulmonaire est directement perméable aux vapeurs mercurielles, comme il l'est aux gaz contenus dans l'atmosphère.

Pour cet observateur, le mercure en vapeur circulerait à cet état dans l'organisme où il ne subirait aucune modification, comme le prouve notamment la différence des plus tranchées entre l'absence des phénomènes toxiques, ou seulement offensifs immédiats, après l'introduction dans l'économie du mercure parfaitement pur, soit à l'état de métal, soit à l'état de vapeur, et les manifestations toxiques, toujours très graves, succédant rapidement à l'introduction des composés mercuriels susceptibles de se solubiliser. Le sang n'est altéré ni dans sa constitution chimique ni dans sa constitution histologique par le mercure liquide ou à l'état de vapeur ; et, quand le sang est saturé de vapeurs mercurielles, ce qui arrive rapidement, le mercure en excès tend à se fixer dans la trame des tissus auxquels ce sang le cède par diffusion d'autant plus marquée que le point de saturation est plus proche. En d'autres termes, les vapeurs mercurielles pénètrent, par la voie de la circulation sanguine, dans tous les territoires de l'économie et il semble que l'élimination se fasse à ce même état de vapeurs par les différents émonctoires, pourvu que le point de sursaturation ne soit pas dépassé. Les reins, le foie et les poumons des animaux intoxiqués par le mercure à l'état de vapeurs ne contiennent pas la moindre trace de *sels solubles* de ce métal qui reste intimement fixé dans les éléments cellulaires, d'où il ne peut être retiré que par l'attaque au moyen de l'acide nitrique bouillant ou du mélange d'acide chlorhydrique et de chlorate de potassium. MERGET pense que le mercure se trouve fixé dans les organes à l'état de métal et il rappelle, à l'appui de cette opinion, les faits rapportés par un certain nombre d'observateurs (LACARTERIE, BEIGEL, FRERICHS) qui ont reconnu la présence de mercure métallique dans des calculs biliaires de syphilitiques traités par la méthode des frictions.

L'action physiologique du mercure, débarrassée de toute action concomitante déterminant une influence énergique et altérante sur les éléments anatomiques et exercée par les sels solubles, serait donc une action purement dynamique, et ce serait en se fixant en nature sur les éléments anatomiques qu'il se comporterait comme un modificateur plus ou moins actif de leur vitalité. Les organes de structure relativement grossière tels que le foie, les reins, les poumons, le cœur n'éprouveraient pas de troubles profonds et accentués dans l'exercice de leurs propriétés fonctionnelles, tandis que les organes de structure particulièrement délicate, comme le système nerveux, seraient l'objet de modifications provoquant les désordres tels que les tremblements, les convulsions, les paralysies. Les progrès réalisés au cours de ces dernières années dans la technique pour l'étude histologique du système nerveux permettront peut-être de donner à cette interprétation une sanction expérimentale analogue à celle obtenue pour élucider le mécanisme de l'action de certains hypnotiques (chloroforme, éthers, chloral, morphine) ou celle de la production de l'amaurose déterminée par la quinine.

Action des composés mercuriels. — Jusqu'à 1843, époque à laquelle MIALHE fit ses premières recherches, aucun observateur ne s'était préoccupé de savoir comment et sous quelle forme le mercure circulait dans l'organisme. Seul, HUNTER, dans son *Traité des maladies vénériennes* publié en 1786, avait émis l'hypothèse que ce métal devait se trouver sous une forme unique et toujours la même dans la circulation générale; mais il ne chercha pas à déterminer exactement la nature de cette forme ultime dont l'intervention constituait pour lui la condition *sine quâ non* de l'efficacité de toute médication mercurielle. En 1857, les travaux de VOÏT et de BLOMBERG, en 1861 ceux d'OVERBECK parurent élucider et résoudre définitivement la question. Repoussant tout à fait l'opinion émise avant eux par nombre d'observateurs de la pénétration du mercure en nature dans l'économie, ces savants crurent avoir démontré d'une façon péremptoire que tous les modes d'administration, soit du mercure, soit des mercuriaux, revenaient en définitive à la pénétration dans l'appareil circulatoire de sels solubles résultant de la combinaison du chlorure mercurique avec les albuminoïdes et les chlorures alcalins (chloralbuminates de Mialhe, Voït et Overbeck) ou de l'oxyde mercurique avec ces mêmes composés (oxychloralbuminates de Blomberg) (voir p. 678). Cette théorie, modifiée seulement en quelques points d'importance tout à fait secondaire, fut à peu près généralement adoptée jusqu'à ce que les recherches très précises de MERGET vinssent en montrer la complète inexactitude. Ce savant prouva, en effet, que les combinaisons solubles du mercure avec les peptones ou les albuminoïdes, en présence ou en l'absence des chlorures et autres sels alcalins de l'organisme, sont immédiatement précipitées dès qu'elles se trouvent en présence d'une solution d'hémoglobine. Ce précipité renferme la presque totalité du mercure contenu dans la combinaison, et ce mercure s'y trouve en partie combiné et pour la plus grande partie à l'état libre ; on trouve également du mercure à l'état de liberté dans le sang qui n'a pas participé à la réaction. Le sang veineux, ou l'hémoglobine réduite, précipitent plus rapidement et le précipité obtenu est de coloration plus foncée. Avec le sang frais, à hématies normales, la précipitation n'est pas immédiate et n'apparaît qu'après vingt-quatre heures environ, lorsque l'hémoglobine a abandonné le stroma globulaire. L'observation directe des hématies montre que, sous l'influence des albuminates et peptonates de mercure en solution dans des liqueurs contenant un excès d'albumine et de chlorures alcalins, elles deviennent sphériques et se détruisent promptement, surtout à la température de 37°-38°. Dans tous les cas, on ne peut jamais démontrer l'existence d'une trace d'un sel mercuriel en dissolution si la quantité d'hémoglobine est en léger excès par rapport à la proportion des composés mercuriques ; la totalité du mercure est précipité par l'hémoglobine, soit sous forme de mercure réduit, soit sous forme de mercure combiné.

Il faut donc conclure, avec MERGET, que l'administration des mercuriaux ne peut jamais avoir pour effet d'introduire dans le sang une combinaison de peptonate ou d'albuminate mercurique en dissolution et que, quand ces composés, formés par métamorphose dans l'organisme, pénètrent dans l'appareil circulatoire, ils sont immédiatement détruits en formant avec l'hémoglobine un précipité insoluble entraînant la totalité du mercure qui se retrouve, dans ce précipité, en partie sous forme de mercure libre, en partie sous forme de mercure combiné.

Exceptionnellement, certains sels, comme le cyanure mercurique, l'iodure double de potassium et de mercure, le chlorure double de sodium et de mercure ne précipitent ni le sérum, ni l'hémoglobine ; et les solutions d'hémoglobine conservent, en présence de ces composés, leurs propriétés optiques. Le lactate mercurique acide ne précipite pas non plus l'hémoglobine ; mais on observe au spectroscope le spectre de l'hématine acide. Toutefois, les mélanges de sérums ou de solutions d'hémoglobine avec les composés ci-dessus précipitent du mercure réduit, instantanément à la température de l'ébullition, plus ou moins rapidement suivant le degré d'élévation relative de la température, avec l'intervention de quantités même extrêmement minimes d'alcalins. L'action d'un alcali minéral, même énergique, le carbonate sodique par exemple, n'étant pas suffisante, dans certains cas, pour produire la décomposition de la combinaison mercurielle, il faut en conclure que les produits ulmiques provenant de la réaction des matières organiques en présence des alcalis, jouent, dans cette précipitation et dans cette réduction, un rôle prépondérant. Les milieux de l'organisme possédant, pour la plupart, une réaction plus ou moins énergiquement alcaline, on peut trouver dans ce fait, joint à la présence de matières organiques facilement réductrices et à l'élévation de la température, et sans même parler des influences ressortissant à l'évolution des phénomènes physico-chimiques dont la résultante constitue la vie, tous les éléments nécessaires pour se convaincre que cette apparente exception rentre dans le cadre des réactions que je viens d'exposer précédemment.

Ces considérations nous ramènent à la théorie, déjà soutenue, mais avec des preuves insuffisantes, par RABUTEAU, de l'action du mercure en nature. RABUTEAU avait pressenti ce que des procédés imparfaits de technique ne lui avaient pas permis de prouver; et il s'était appuyé, pour le reste, sur des faits alors nettement démontrés. Les sels mercureux se réduisaient dans l'organisme en mercure libre et sels mercuriques; et ces derniers subissant une action réductrice encore plus intense donnaient des sels alcalins et du mercure libre, comme les sels correspondants d'or, de platine et d'argent. Il faut revenir à cette interprétation qui est péremptoirement démontrée aujourd'hui par les belles et multiples expériences de MERGET. Ce savant a prouvé, en effet, que le mercure introduit dans l'organisme par inhalation des vapeurs, suivant des conditions bien déterminées, y conserve sans aucune altération son état métallique et qu'il exerce, dans ces conditions, une action curative indéniable sur la syphilis. Par suite, la valeur, l'efficacité thérapeutique d'un composé mercuriel dépendront, dans une très étroite mesure, de la facilité avec laquelle sa réduction en mercure libre s'accomplira dans l'organisme, en même temps qu'il faudra tenir grand compte des manifestations offensives exercées sur cet organisme pendant l'évolution des métamorphoses aboutissant à cette réduction. Une partie de l'interprétation de MIALHE, VOÏT, OVERBECK, BLOMBERG, est, en effet, exacte ; le mercure métallique et tous ses composés doivent subir soit une attaque, soit une métamorphose par voie de double-décomposition qui amène, en fin de compte, à la formation de chlorure mercurique puis de chloralbuminate. C'est cette dernière combinaison qui, réduite par l'hémoglobine du sang, fournira le mercure métallique à l'état d'extrême division, dont la vapeur va se disséminer dans l'organisme, le saturer et y exercer son action dynamique spécifique.

Un point très intéressant relativement à la toxicologie des composés mercuriels, réside dans ce fait que les lésions anatomiques, et par conséquent les manifestations les plus intenses de l'action toxique, sont justiciables du contact des éléments anatomiques avec le chlorure mercurique. Les observations de RINDFLEISCH, que j'ai déjà eu l'occasion de citer, viennent à l'appui de cette assertion ; celles de MERGET, de BLAREZ et d'autres expérimentateurs ont démontré que le mercure, à l'état d'extrême division, était facilement transformé, *au contact de l'air*, en sels solubles, sous l'influence d'une infinité de substances, en apparence indifférentes, telles que : gomme, sucre, amidon, extraits végétaux, solutions de sel marin, etc. En dehors de la pénétration dans l'économie du mercure à l'état de vapeurs émises à une température inférieure à 37°, pénétration qui ne donne lieu qu'à des accidents nerveux tardifs et s'il y a absorption continue (l'absorption intermittente permettant l'élimination par les diverses glandes qui n'éprouvent alors aucune modification apparente dans leur fonctionnement physiologique normal), le mercure métallique et tous ses composés doivent subir soit une attaque, soit une métamorphose par voie de double-décomposition qui amène, en fin de compte, à la formation de chlorure mercurique puis de chloralbuminate. Or, c'est précisément pendant cette série de métamorphoses, de double-décompositions, de formation de sels doubles, etc., que les composés mercuriels exercent leur action néfaste sur les éléments anatomiques ; et l'agent principal, sinon même exclusif, de cette altération est le chlorure mercurique.

Les expériences de MERGET l'ont prouvé avec toute l'évidence nécessaire : lorsque du mercure, en vapeurs émises à une température inférieure à celle de l'organisme, pénètre dans l'économie d'une façon *non continue*, de manière que cet organisme ait le moyen et le temps de l'éliminer, il n'en subit absolument aucun dommage. L'effet nuisible ne commence à se produire que lorsque l'entrée est supérieure à la sortie, si je puis ainsi dire ; mais, dans tous les cas, les symptômes manifestant l'entrée en jeu de l'action toxique sont très différents de ceux qui caractérisent l'intervention des composés mercuriels solubles. Les effets déterminés par les *seules vapeurs* de mercure sont éminemment et rapidement curables, tandis que les atteintes portées à l'intégrité des éléments anatomiques par le contact des composés mercuriels solubles

sont irrémédiables. Pour ne citer, à l'appui, que ce seul exemple, dans
toutes les intoxications mercurielles, tant accidentelles qu'expérimentales, il est très facile de reconnaître *toujours* les lésions inflammatoires
et ulcéreuses que détermine le sublimé corrosif, et cela, quel que soit le
composé mercuriel ayant provoqué l'intoxication.

La composition des divers milieux de l'organisme humain est telle
que, quelle que soit la forme sous laquelle le composé mercuriel lui
sera présenté, les réactions chimiques aboutiront toujours à la formation de chlorures mercureux et mercuriques. L'étude des métamorphoses
subies par ces deux sels suffit donc à révéler l'odyssée des composés
mercuriels dans l'organisme. Très stable dans un assez grand nombre
de circonstances, et notamment, contrairement aux assertions de MIALHE,
en présence des solutions de chlorures alcalins, le calomel est altéré
par l'eau distillée, à la condition que l'on fasse intervenir l'action de
l'air et une certaine élévation de température; le calomel attaqué dans
ces conditions se transforme en chlorure mercurique avec formation
correspondante de mercure métal, et la proportion de sublimé produite
varie avec la quantité d'eau entrant en réaction, la durée du contact,
l'agitation et l'élévation de la température. L'eau ordinaire exerce une
action décomposante plus intense par l'intermédiaire des bicarbonates
alcalino-terreux. Cette action décomposante est portée au maximum par
les carbonates alcalins. Les albuminoïdes facilitent également l'action
décomposante de l'eau, mais dans une proportion beaucoup moindre
que les bicarbonates alcalins. En présence également des albuminoïdes,
les chlorures alcalins exercent une action décomposante appréciable,
due, sans doute, à la tendance à la production de chloralbuminates aux
dépens du chlorure mercurique formé, car ces mêmes chlorures alcalins entravent, au contraire, l'action décomposante des carbonates alcalins.

Il va sans dire que la réunion de ces différentes causes : eau, agitation,
intervention de l'oxygène de l'air, température relativement élevée,
albuminoïdes, chlorures et bicarbonates alcalins, active très manifestement la décomposition du calomel. Quant au chlorure mercurique, abstraction faite de son action locale irritante, caustique, les tissus vivants,
tant animaux que végétaux, réduisent le sublimé à l'état de calomel et
on observe l'acidification, conséquence de l'acide chlorhydrique produit
simultanément. L'action irritante de cet acide chlorhydrique qui favorise l'absorption et provoque l'hypersécrétion glandulaire vient s'ajouter à celle produite, au premier contact, par le chlorure mercurique. En
présence des alcalins, le calomel qui a pris naissance se dédouble en
chlorure mercurique et en mercure métallique à l'état d'extrême divi-

sion qui, grâce à l'action irritante déterminée dans la phase précédente,
pénètre dans les capillaires sanguins dénudés et se trouve ainsi introduit dans la circulation générale où il va pouvoir se vaporiser et imprégner l'organisme. D'autre part, une certaine quantité de chlorure mercurique pourra, grâce aux albuminoïdes et aux chlorures alcalins avec
lesquels ce sel se trouve en contact, fournir un chloralbuminate immédiatement résorbé par les capillaires sanguins et sur lequel l'hémoglobine viendra exercer son action réductrice. Dans tous les cas, on aboutit
toujours à la production de mercure métallique infiniment divisé, ce
qui favorise sa dissémination à l'état de vapeurs.

Si l'action agressive déterminée sur le système nerveux et caractérisée
par le *tremblement mercuriel* peut être considérée jusqu'à un certain
point, comme caractéristique de l'influence exercée par le mercure, il
n'en est plus de même de la plupart des autres manifestations. L'altération du sang provoquée par les chloralbuminates peut fort bien être
considérée, ainsi que le pensait GUBLER, comme la cause prochaine de
désordres fonctionnels tels que : phlogoses, hyperhémies, congestions
sanguines, troubles nutritifs. D'autre part, l'injection veineuse de ces
mêmes chloralbuminates reproduit identiquement, quant à ses manifestations toxiques, l'action générale du chlorure mercurique ; mais ces
lésions ne se rattachent pas exclusivement à la présence du mercure,
car on les retrouve, absolument identiques, avec les composés solubles
du platine, de l'or, de l'arsenic, et même avec le bismuth et le cuivre
lorsqu'ils sont introduits dans l'organisme à l'état de solutions alcalines.
Aucune de ces lésions, ni par conséquent des modifications fonctionnelles qu'elles entraînent, n'est donc pathognomonique de l'intoxication mercurielle ; et, comme je le disais précédemment, ces phénomènes
viennent se surajouter à ceux ressortissant à la seule influence des
vapeurs du mercure.

En définitive, quelle que soit la forme sous laquelle du mercure
divisé ou bien un composé mercuriel, soluble ou insoluble, pénètrent
dans l'économie, les manifestations consécutives à cette absorption
seront justiciables de deux ordres de causes : 1° action spécifique du
mercure agissant à l'état de vapeurs, forme à laquelle doit toujours
aboutir l'introduction d'un composé mercuriel quel qu'il soit ; 2° modifications plus ou moins marquées des éléments anatomiques au cours
des métamorphoses subies par les composés mercuriels, ou en raison
d'une simple action traumatique ; ce dernier ordre de causes l'emportant
la plupart du temps, de beaucoup sur le premier par l'importance et
l'éclat de ses manifestations.

Il semble donc que l'on doit s'ingénier, pour réaliser l'optimum des

propriétés pharmacodynamiques du mercure, à réduire ses sels à l'état
métallique au sein de l'économie ; et la question doit se borner, à mon
avis, à mettre le mieux et le plus facilement ce mercure métallique très
divisé en liberté dans l'organisme, tout en réduisant à leur strict minimum les effets nocifs sur les divers éléments anatomiques dus à la série
de métamorphoses que je viens d'esquisser. En conséquence, un composé mercuriel sera d'autant plus avantageux dans le traitement de la
syphilis qu'il réalisera mieux cette mise en liberté de mercure réduit
et avec le moins possible d'offense pour les éléments anatomiques avec
lesquels il seras mis en contact. Le sérum bichloruré (formule de Ché-
ron) paraît assez bien remplir quelques-unes de ces indications : en
empêchant la coagulation, même passagère, des albuminoïdes au contact de la solution mercurielle, il évite la formation d'un nodus ainsi
que les phénomènes d'irritation qui en sont la conséquence inévitable,
et il facilite ainsi la formation d'un chloralbuminate rapidement résor-
bable, produisant la mise en liberté, dans le sang, du mercure réduit
sous l'influence de l'hémoglobine.

Mais une grave difficulté qu'il ne faut pas se dissimuler, c'est l'inégale
impressionnabilité et l'inégale réactivité des individus qui sera toujours
cause qu'ici, comme en toute autre tentative thérapeutique, il sera
impossible de formuler une règle absolue de conduite. Cette variation
d'impressionnabilité, non seulement d'un sujet à un autre, mais encore
pour le même individu dans des conditions dont le déterminisme nous
échappe jusqu'à présent, constitue ce que je me plais à appeler le *côté
d'art* de la thérapeutique, pour l'appréciation duquel il faut la collaboration nécessaire de tout le tact du clinicien accompli avec la connaissance la plus parfaite de l'action physiologique exercée par les
substances médicamenteuses.

Absorption. — **Élimination**. — La peau intacte n'absorbe pas
les vapeurs de mercure, à la tension ordinaire, comme je l'ai déjà fait
ressortir précédemment, d'après les expériences de MERGET (voir p. 683);
et l'absorption est encore plus irréalisable pour ce qui regarde les solutions salines. On connaît, par exemple, le cas d'un malade qui prit des
bains avec 500 grammes de sublimé sans éprouver aucun phénomène
toxique. Mais l'absorption s'effectue fort bien pour les solutions salines,
et à plus forte raison pour les vapeurs, dès que l'intégrité de l'épiderme
n'est plus absolument parfaite. C'est ce qui permet de comprendre l'efficacité des frictions mercurielles, ainsi que leur activité et leur rapidité
d'action.

Pour ce qui regarde la muqueuse gastro-intestinale, l'absorption

des vapeurs de mercure est nulle, comme l'a démontré depuis longtemps l'innocuité de l'ingestion du mercure métallique. Bien mieux,
en raison de l'existence, à l'état normal ou pathologique, de ce courant
osmotique du vaisseau vers la surface interne de l'intestin, la muqueuse
gastro-intestinale constitue pour le mercure, comme d'ailleurs pour
toutes les substances toxiques, une importante voie d'élimination. Les
humeurs baignant cette muqueuse sont les premiers agents des double-
décompositions et des métamorphoses que les mercuriaux doivent subir
dans l'organisme, à la fois agent réducteur des plus énergiques et agent
d'oxydation concomitante.

La voie hypodermique ne peut guère être utilisée, en raison de la
douleur intense due à l'action coagulante des sels de mercure. Lorsqu'on
veut obtenir une action énergique et rapide, on doit recourir à la méthode des injections intra-musculaires profondes, permettant une rapide
absorption avec le minimum d'influence irritante locale.

L'activité du travail de destruction moléculaire est en rapport avec
l'élimination ; et les hypersécrétions causées par le mercure ouvrent les
voies à cette élimination. Elle s'effectue par l'urine, la surface intestinale,
la salive, le lait, la sueur, la bile, le pus, la peau même, puisqu'il a été
possible de recueillir du mercure par électrolyse d'un individu placé
dans un bain. Certains organes : foie, reins, muscles, cerveau, sont des
centres d'accumulation. La majeure partie s'élimine, au début, par
l'urine et, après quelque temps, par les fèces. Pour une seule dose,
l'élimination est rapide et complète au bout de vingt-quatre heures, le
séjour dans l'organisme ne s'observe qu'à la suite d'un traitement mercuriel prolongé ; ainsi, chez des malades absorbant 1 centigramme de
sublimé pendant douze jours, on a pu retrouver du mercure dans l'urine
cinq jours après la cessation.

Le mercure est capable de se fixer en très petite quantité dans l'orga
nisme et d'y séjourner pendant un temps assez considérable. Küssmaul
et Gorup-Besanez ont pu déceler la présence du mercure dans le foie d'une
ouvrière qui, depuis un an, ne respirait plus de vapeurs mercurielles,
ainsi que dans le foie et les reins d'une tuberculeuse morte six mois et
demi après avoir quitté une fabrique de glaces ; ils l'ont également
retrouvé chez des syphilitiques. Küssmaul l'a signalé dans le foie, les
reins, le cerveau, chez un malade qui n'absorbait plus de mercure
depuis quatre mois et avait pris plus de 60 grammes d'iodure de potassium dans l'espace d'un mois. Comme pour le plomb, l'influence exercée
par l'iodure de potassium réside dans la désintégration des albuminates
qui ont permis la fixation du mercure. Il se fait une solubilisation
brusque qui peut même provoquer des accidents d'intoxication aiguë.

On a cité un certain nombre de cas de revivification du mercure dans l'organisme. Quelques observateurs, comme SALMERON, MALDORE, ont rapporté des faits ayant permis d'observer la présence de métal libre dans certains organes à la suite de traitements mercuriels variés. On a constaté la présence du mercure dans les viscères d'un fœtus né d'une mère en cours de traitement mercuriel, ce qui est plus intéressant au point de vue des applications thérapeutiques. D'un autre côté, les faits de localisation et de séjour plus ou moins prolongé dans l'organisme présentent une importance capitale au point de vue des incompatibilités et de l'administration médicamenteuse.

J'insiste ici sur certaines incompatibilités déjà signalées d'une façon générale (p. 14), et j'appelle tout particulièrement l'attention sur les accidents pouvant résulter de l'administration de l'iode et des iodures à l'intérieur, concurremment avec l'emploi topique des mercuriaux. C'est ainsi qu'on a noté des accidents plus ou moins graves dans les cas suivants : emploi d'une pommade iodurée pour une orchite après frictions mercurielles, calomel en insufflations oculaires et iodure de potassium à l'intérieur. Les cyanures sont aussi rigoureusement incompatibles.

Mercurialisme aigu. — Il reconnaît, comme condition étiologique principale, l'introduction brusque de quantités assez considérables de mercure, quelle que soit la forme sous laquelle il pénètre dans l'organisme : vapeurs, fumigations, préparations solubles ou insolubles. Les vapeurs, surtout lorsqu'elles sont à une tension voisine de la saturation, manifestent une activité particulièrement remarquable. Ainsi, des récipients remplis de mercure métallique s'étant brisés à bord d'un vaisseau qui les transportait, deux cents hommes furent atteints d'accidents aigus, dans l'espace de trois semaines, et deux succombèrent à l'empoisonnement. On a également signalé des intoxications aiguës à la suite de la combustion, dans un poêle, d'une sébile en bois ayant renfermé du tain à glaces, ainsi qu'à la suite du ramonage de la cheminée chez un doreur.

La *susceptibilité individuelle* joue ici, comme dans toutes les intoxications, un rôle capital. De plus, cette réceptivité est variable et susceptible de se modifier chez le même individu. Ainsi, on a signalé des éruptions scarlatiniformes à la suite d'une seule onction avec 3 grammes d'onguent napolitain, de l'ingestion d'une seule pilule de 5 centigrammes de protoiodure, d'une cautérisation avec le nitrate acide, de lavages avec des solutions de sublimé à un demi p. 1 000. BOUCHARD a même relevé une intoxication mortelle après frictions avec 4 grammes d'onguent napolitain chez un individu dont le rein était déjà malade. GUBLER a rapporté un cas de glossite parenchymateuse, avec lésions de la bouche et de l'isthme guttural, ayant mis la vie en danger, après une friction hypogastrique chez une femme atteinte de péritonite puerpérale. On a encore signalé de rares exemples de gangrène à la suite d'applications locales.

Symptômes. — Saveur métallique, sensation de constriction et de chaleur à la gorge (on a vu la mort provoquée par gangrène du pharynx), nausées, vomissements de matières filantes et sanguinolentes, diarrhée souvent sanguinolente aussi (les évacuations alvines sont plus fréquentes que dans les empoisonnements par les autres substances métalliques). L'abattement est profond, il y a du ralentissement et de l'affaiblissement des contractions cardiaques, du refroidissement, de l'algidité. Le pouls est petit, serré et fréquent, la respiration ralentie. Une sueur froide et visqueuse couvre le patient qui est en butte à des syncopes et tombe bientôt dans le collapsus. La mort peut survenir après vingt-quatre à trente-six heures.

Dans la forme aiguë, on observe de la salivation, les gencives sont rouges, tuméfiées; il existe des coliques avec ténesme et évacuations alvines fréquentes souvent sanguinolentes, l'anurie est presque complète, on constate fréquemment de l'albuminurie et de l'hématurie, il se produit des hémorrhagies polymorphes par altération du sang, d'autres fois des thromboses par augmentation de sa plasticité; et la mort survient, du dixième au quinzième jour, dans un état de cachexie profonde avec palpitations et hoquet.

La gastro-entérite violente témoigne de l'élimination par la muqueuse digestive que l'on trouve parsemée de suffusions sanguines, d'ecchymoses disséminées à la surface de l'intestin, dans l'épaisseur du mésentère et l'épiploon. Ces lésions, siégeant principalement dans le côlon ascendant, l'S iliaque, le rectum, sont de nature ulcéreuse et tout à fait identiques, comme l'a montré Wirchow, avec celles de la dysenterie. Elles affectent surtout la dernière partie de l'intestin grêle et le gros intestin. Le plus souvent, l'intestin grêle est atteint dans la seconde moitié de l'iléon, sur une hauteur très variable; parfois, la valvule iléocæcale est seule touchée. Sur le gros intestin, la distribution est inégale. On trouve la muqueuse d'abord infiltrée, puis envahie par une nécrose superficielle disséminée formant une couche gris clair, ou une infiltration d'apparence diphthérique constituant des îlots ou de grandes plaques. Les ulcérations sont superficielles, à contours sinueux, à bords épaissis et comme taillés à l'emporte-pièce, elles sont peu étendues mais profondes; c'est un véritable phlegmon de la muqueuse.

Ces lésions, ainsi que celles que l'on observe dans le tissu rénal, sont très caractéristiques de l'intoxication mercurielle aiguë. Du côté des reins, on constate une inflammation granuleuse avec dégénérescence analogue à celle du mal de Bright, une vive injection du parenchyme, surtout au niveau des glomérules de Malpighi; les cellules épithéliales sont déformées, granuleuses, obstruant les canalicules et on trouve des cristaux d'oxalate de calcium accumulés dans les tubuli : les tubes droits sont envahis d'abord, puis les tubes contournés, la substance médullaire est respectée. Il n'est pas inutile de rappeler que les intoxications par le bismuth, l'aloès, l'acide chromique, le phosphore produisent des lésions plus ou moins identiques, en provoquant, comme le mercure, la décalcification des os.

Mercurialisme chronique. — C'est le résultat de l'introduction prolongée et à faibles doses de mercure dans l'organisme. D'après Fernel, c'était autrefois une intoxication fréquente chez les médicastres effectuant les frictions à l'aide des mains nues et comme on les pratiquait à cette époque. Aujourd'hui, c'est, presque exclusivement, une intoxication professionnelle (ouvriers des mines de mercure, doreurs, miroitiers, bien que la dorure et l'étamage des glaces au mercure soient de moins en moins pratiqués, fabricants de baromètres et d'ampoules à lumière électrique, sécréteurs de poils, etc.).

Les premiers symptômes consistent en des troubles vagues de la santé générale et de l'innervation : état subdyspnéique, légère oppression épigastrique, appétit inégal et capricieux, quelquefois diarrhée, fatigue prompte et facile, irrégularités et affaiblissement cardiaque, pâleur, amaigrissement, céphalalgie presque toujours violente, vertiges, bourdonnements d'oreilles, douleurs articulaires. On remarque, à cette période, une exaltation particulière de la sensibilité psychique; les sujets manifestent une joie ou une tristesse exagérées et tout à fait hors de proportions avec les causes déterminantes. On constate aussi du tremblement de la pointe de la langue et des doigts, des cauchemars. La salive jaillit involontairement hors de la bouche.

Appareil digestif. — Les manifestations les plus frappantes consistent en : stomatite avec salivation moins abondante, haleine moins fétide et douleurs moins vives que celles accompagnant la stomatite des intoxications subaiguë ou aiguë. On observe aussi des ulcérations de la muqueuse. La présence des dents, surtout de celles qui sont en mauvais état, joue un rôle occasionnel fort important, car l'observation a permis d'arriver à cet aphorisme, chez les mineurs d'Almaden : plus de dents, plus de mal dans la bouche. Il existe du catarrhe gastro-intestinal et même, si l'action du mercure est prolongée, de la gastro-entérite qui se traduit par : coliques, épreintes, ténesme, sensation de brûlure dans le rectum et à l'anus. Ces manifestations résultent de l'action spéciale exercée par le sublimé sur l'appareil digestif (voir p. 687).

Système nerveux. — L'atteinte portée au système nerveux est la caractéristique la plus nette du mercurialisme chronique. Elle se manifeste par des tremblements, des paralysies, des troubles de la sensibilité et de l'innervation encéphalique. Le mercure détermine une transformation régressive des éléments nerveux. Dans l'empoisonnement expérimental des animaux, à l'aide du sublimé, on constate la phlegmasie chronique et la dégénérescence graisseuse des centres nerveux, comme dans le saturnisme. Du côté des nerfs périphériques, on note la destruction progressive de la myéline avec conservation du cylindre-axe.

Le symptôme le plus frappant consiste dans le tremblement mercuriel. Il débute par les membres supérieurs, puis s'étend, graduellement, à tous les muscles. Il ne se manifeste que sous l'influence et à l'occasion de mouvements volontaires, comme celui de la sclérose en plaques, et il est exagéré par l'émotivité. Ce tremblement peut rendre la parole saccadée, irrégulière, hésitante, ou, au contraire, lente avec bégaiement et impossibilité de siffler. La fatigue et les excès alcooliques l'augmentent, bien qu'il puisse disparaître pendant la période de l'ivresse. Il cesse pendant le sommeil, et, quelquefois, le réveil est signalé par une secousse convulsive. Ce tremblement peut coïncider avec toutes les apparences de la santé. On observe souvent des phénomènes convulsifs et la prédominance des fléchisseurs sur les extenseurs. Sous l'influence de l'augmentation du pouvoir excito-moteur de la moelle, les excitations d'intensité inégale parties du centre donnent des secousses d'amplitudes différentes ne pouvant se fusionner et produire le tétanos physiologique. Aux mines d'Almaden, ces accidents convulsifs cloniques ont été désignés par l'appellation de *calambres*.

L'amélioration par décroissance est très lente; le tremblement peut persister indéfiniment et, même après guérison, il reste une tendance à trembler sous l'influence des émotions. On a noté du tremblement congénital chez certains descendants d'ouvriers intoxiqués chroniquement par le mercure. Pour l'école de la Salpêtrière, ce tremblement serait de nature hystérique, et le mercure jouerait seulement le rôle d'agent provocateur.

A titre de phénomènes très rares et survenant à peu près exclusivement chez les ouvriers des mines, il faut encore signaler la paralysie, l'anesthésie et l'atrophie mercurielles. On remarque une difficulté dans l'accomplissement des mouvements volontaires, en opposition avec la complète intégrité de la force musculaire. La paralysie est tardive et précédée d'abord de parésie ; quelquefois, elle est seulement passagère et porte alors de préférence sur les extenseurs. Contrairement à ce que l'on observe dans la paralysie saturnine, la contractilité électrique est conservée, il ne se produit pas d'amyotrophie et on constate la persistance des réflexes tendineux. Il faut observer, toutefois, que l'atrophie musculaire échappe facilement à l'observation chez les cachectiques.

L'exaltation de la sensibilité est plus fréquente que l'anesthésie ; elle est signalée par des douleurs lancinantes dans la tête, les bras, les épaules, les jambes, par des fourmillements, des sensations de froid ; et il convient d'y ajouter les bourdonnements d'oreilles ainsi que les altérations de la vue et de l'ouïe. La sensibilité psychique est singulièrement exaltée et ses manifestations peuvent aller de la simple émotivité aux terreurs imaginaires et jusqu'à l'excitation maniaque.

Nutrition générale. — Les troubles de la nutrition générale sont caractérisés par de la pâleur, une prostration extrême, une tuméfaction œdémateuse remarquable surtout à la face et aux extrémités, du purpura, de l'hémophilie. L'appétit est nul, la diarrhée fréquente. On voit les malades tomber dans un état de marasme analogue à celui de la cachexie scorbutique. La phthisie est fréquente chez les mercurialisés professionnels, en raison de l'abaissement de la capacité de résistance cellulaire. On a signalé aussi la fréquence des avortements et des accouchements prématurés. Les facultés génésiques persistent.

Intoxication par le sublimé employé comme antiseptique. — L'extrême fréquence de l'utilisation du sublimé à titre d'antiseptique a, en quelque sorte, nécessité la création d'un chapitre spécial relatif à l'intoxication thérapeutique par ce composé. On pourrait dire, en effet, que le sublimé constitue l'antiseptique par excellence si sa grande toxicité ne venait pas limiter considérablement le champ de ses applications thérapeutiques. Aussi, dans les premiers temps, surtout, de la mise en vigueur des procédés d'antisepsie, l'abus, et même un usage rationnel de la solution de Van Swieten, ont-ils pu déterminer un certain nombre d'accidents dont la symptomatologie, assez caractéristique, est nécessaire à bien connaître, afin d'éviter des accidents plus graves, mortels même, qui pourraient résulter de la continuation de l'emploi de ces procédés. On peut distinguer deux formes : forme légère, forme grave.

I. *Forme légère.* — Les symptômes qui la caractérisent sont constitués par des coliques intestinales, de la diarrhée, de la gingivite donnant la sensation que les dents sont branlantes et allongées ; il existe un liseré gingival livide débutant sur le collet des incisives. (Lorsque le sublimé est employé comme antiseptique chez les femmes en couches, il faut songer à la diarrhée et à la gingivite qui peuvent se montrer chez elles spontanément et en dehors de toute cause d'origine mercurielle.)

Les applications locales de solutions de sublimé déterminent fréquemment des éruptions dont les caractères et l'évolution permettent de diagnostiquer l'origine hydrargyrique. Au début, la peau devient rugueuse et comme desséchée, l'épiderme s'épaissit et s'exfolie assez souvent. Puis apparaît un érythème, suivi seulement d'une légère desquamation si l'on suspend à ce moment l'usage de la solution antiseptique, mais qui, dans le cas contraire, se recouvre de petites élevures rouges, de papules, ou bien de nombreuses vésicules remplies de sérosité. Cette forme d'éruption est, d'ailleurs, très fréquente à la suite de l'emploi de l'onguent napolitain en frictions.

Quelquefois, on observe une forme particulière d'éruption, plus ou moins généralisée comme dans les intoxications graves, et qui ressemble aux éruptions cutanées causées par l'administration du mercure à l'intérieur. Ce sont des taches rouges, lenticulaires, à contours nets, formant parfois un léger relief, accompagnées de sécheresse de la peau, de prurit intense. Cet érythème se généralise en suivant, presque toujours, une marche constante et régulière : hypogastre, face interne et antérieure des cuisses, poitrine, partie interne des jambes ; puis, beaucoup plus tard, les membres supérieurs et la face externe des jambes ; presque toujours, le visage, les mains et les pieds restent indemnes. Les taches, de couleur rouge-vif s'effacent par la pression ; parfois elles sont isolées et offrent alors l'apparence des taches de la rougeole ou de l'urticaire ; plus souvent, ce sont de larges nappes diffuses rappelant la scarlatine. Ces éruptions forment des poussées successives ou se généralisent en quelques heures. Elles s'effacent progressivement, en commençant par les points intéressés en premier lieu et, souvent, les taches qui se sont montrées les premières ont déjà pâli ou même disparu alors que l'érythème continue encore sa marche envahissante. L'effacement est complet après quatre à dix jours, la peau reste sèche et rugueuse, il se produit quelquefois une desquamation furfuracée.

Habituellement, on n'observe pas de réaction générale ; quelquefois, cependant, surtout chez les sujets nerveux, on note du malaise, de la céphalalgie, de la surexcitation nerveuse, une sensation de chaleur mordicante à la gorge, des sueurs abondantes et une fièvre modérée.

II. *Forme grave.* — Les troubles digestifs prennent ici une grande importance. Les accidents gastro-intestinaux sont caractérisés par des selles glaireuses, sanguinolentes, fétides, contenant des débris de muqueuse gangrénée ou des lambeaux de fausses membranes. La palpation provoque, dans les fosses iliaques, des douleurs en rapport avec les ulcérations du gros intestin ; les selles deviennent involontaires et de plus en plus fréquentes, la diarrhée épuise le patient qui succombe dans le coma.

La stomatite apparaît plus tardivement que la diarrhée ; elle est toujours plus ou moins intense, assez souvent peu apparente et doit être recherchée avec soin. A l'autopsie, on a fréquemment retrouvé des plaques gangréneuses de la bouche non soupçonnées pendant la vie. En détachant la fausse membrane, parfois peu apparente, qui recouvre les parties malades, au niveau des grosses molaires, à la face interne des joues, on trouve dessous une muqueuse enflammée, rugueuse, laissant après sa chute une ulcération saignante, peu profonde, à bords irréguliers et sinueux ; et la chute de l'eschare peut s'accompagner d'une hémorrhagie importante.

Les urines sont d'abord troubles, épaisses, sanguinolentes ; elles sont albumineuses et contiennent des cylindres hyalins et des cylindres épithéliaux, ainsi que des cellules épithéliales de la vessie. Lorsque l'intoxication affecte une certaine gravité, l'anurie est toujours plus ou moins complète.

Assez fréquemment, on observe de la congestion pulmonaire caractérisée par de la bronchite ou de la broncho-pneumonie. Les symptômes généraux peuvent même être assez accusés pour simuler une fièvre typhoïde. Les altérations du sang déterminent des hémorrhagies multiples, surtout des épistaxis, le patient est plongé dans un état de torpeur profonde ; le pouls est fréquent (100-120) et faible, les contractions cardiaques affaiblies et irrégulières, la température plutôt abaissée ; on voit même de l'agitation, de l'insomnie et quelques troubles passagers de l'intelligence.

Dans cette forme grave, les éruptions sont plus confluentes et à marche inverse de celle de l'hydrargyrie légère, c'est-à-dire qu'elles débutent par les membres et se terminent par le tronc.

En définitive, stomatite, troubles gastro-intestinaux, néphrite (parfois assez tardive, mais toujours accentuée et d'une importance considérable par rapport à l'issue des accidents), tels sont les phénomènes qui caractérisent plus spécialement l'évolution des empoisonnements par le sublimé.

D'ailleurs, il existe une extrême variabilité des symptômes qui s'explique par les circonstances très différentes dans lesquelles l'intoxication peut se produire : quantité de sublimé employée, titre de la solution, répétition de l'absorption, prolongation de l'usage, région au niveau de laquelle se fait l'absorption (muqueuses utérine ou vaginale, plaie, peau plus ou moins intacte), pénétration directe dans le torrent circulatoire (sinus ou lymphatique utérin, séjour des solutions dans les plaies saignantes). En outre, il faut compter avec la susceptibilité individuelle et avec la résistance variable suivant le plus ou moins bon état de l'organisme, notamment, du tube digestif. TARNIER a fait une magistrale étude de l'action antiseptique et toxique du sublimé chez les femmes en couches.

Modes d'administration. Doses. — On peut dire que toutes les combinaisons possibles du mercure ont été successivement employées et préconisées dans le traitement de la syphilis ou à titre d'antiseptique. Certains thérapeutes, préoccupés seulement de l'action spécifique du mercure, ont surtout recommandé les combinaisons renfermant la plus forte proportion de métal, sans s'apercevoir qu'il est absolument illogique et contraire à l'expérience de faire dépendre le degré d'activité d'un composé mercuriel, soit au point de vue thérapeutique, soit au point de vue toxique, de la proportion de mercure métallique qu'il renferme. Bien que l'on puisse encore discuter cette interprétation, il semble bien, et pour ma part je l'admets sans réserves, que le mercure agisse à l'état de métal extrêmement divisé, ce qui semblerait donner raison à l'emploi des composés les plus riches en métal. Mais l'expérience me paraît avoir démontré que le mercure actif, si je puis ainsi dire, doit être mis en liberté dans les profondeurs de l'économie, au cours de réactions assez complexes et pour la réalisation desquelles il faut nécessairement faire intervenir la solubilisation des composés mercuriels et leur circulation dans l'organisme (voir p. 677 à 685).

C'est méconnaître les phénomènes les mieux établis et les plus tangibles de la thérapeutique et de la toxicologie que de vouloir comparer les différents composés d'un même corps en ne tenant compte que d'un seul des composants. Ainsi, l'iodure mercurique ou biiodure est, incontestablement, le plus toxique des composés mercuriels et il n'est pas, à beaucoup près, le plus riche en mercure. L'observation et l'expérience apprennent que la solution d'iodure mercurique dans l'iodure de potassium constitue, de toutes les solutions mercurielles, celle qui se maintient le mieux en présence des humeurs de l'organisme. La solubilisation, dans l'iodure de potassium en excès, des combinaisons albumino-mercurielles, ainsi que des combinaisons du mercure avec la plupart des composés organiques, en facilite la diffusion dans l'organisme, et cette diffusion est, elle-même, encore facilitée par l'action lymphagogue particulièrement remarquable de l'iodure alcalin.

Le sel mercuriel ainsi administré pénètre plus sûrement dans tous les territoires de l'organisme, *le fouille mieux*, si l'on peut ainsi dire; et, en même temps, il est mis dans l'impossibilité de se déposer à l'état insoluble, de se localiser (probablement à l'état de composé albumino-mercuriel peu ou pas soluble) dans certains organes où il reste, en quelque sorte, à l'état latent, jusqu'à ce qu'une cause accidentelle vienne rendre possible sa solubilisation. C'est ainsi que l'intervention inopportune de l'iodure de potassium peut déterminer des accidents d'hydrargyrisme. Ces considérations s'accordent parfaitement avec les résultats remarquables du traitement mixte de la syphilis par les frictions mercurielles et l'iodure de potassium, ainsi qu'avec les faits, surabondamment démontrés, de l'heureuse influence exercée par l'intervention de l'iodure de potassium dans les accidents de mercurialisme chronique. Grâce encore à cette très grande, et pour ainsi dire infinie diffusibilité, la solution d'iodure mercurique dans l'iodure de potassium constitue, à la fois, la plus toxique et la plus facilement éliminable de toutes les solutions mercurielles.

D'une façon générale, les résultats obtenus paraissent montrer que les *composés mercureux* constituent des médicaments à plus longue portée, à action plus durable mais moins rapide, offrant l'avantage de réaliser une sorte de réserve médicamenteuse. Les *composés mercuriques* sont plus rapidement répandus dans l'intimité des tissus et vont fouiller l'organisme, ils peuvent mieux parer à un danger pressant.

Les injections mercurielles, trop prônées par les uns et trop décriées par les autres, doivent toujours rester une médication d'exception, commandée par des indications ou des circonstances, en somme, assez rares quant à leur caractère impérieux. On a signalé de brillants succès, aussi bien que des accidents, avec toutes les techniques et par l'emploi de tous les composés, solubles ou insolubles; et c'est bien ici le cas de répéter ce que je disais précédemment relativement au côté d'art de la pratique médicale.

Le traitement par les injections musculaires, et notamment par l'huile grise, est incontestablement, à l'heure actuelle, le procédé de beaucoup le plus commode pour traiter une syphilis chez tous les individus occupés, peu soigneux, ainsi que chez tous ceux qui veulent cacher leur maladie. On pratique, à une semaine d'intervalle, six à huit injections d'huile grise, de 5 à 7 centigrammes de mercure métallique chaque fois, en prenant toutes les précautions aseptiques requises. Il est même bon d'espacer de plus de huit jours les trois ou quatre dernières injections. Après un repos de deux mois, on recommence une nouvelle série d'injections. Si l'on veut faire usage d'injections solubles, on devra donner la préférence au biiodure. Ce dernier mode paraît être la méthode de choix.

Le mercure en nature a été employé pour surmonter un obstacle comme dans les cas de hernie, de volvulus, d'iléus, ou bien pour dissoudre des pièces de monnaie introduites dans le tube digestif, en utilisant sa propriété de faire des amalgames fluides avec les métaux. A l'état de division extrême, de *mercure éteint*, suivant l'expression consacrée, il réalise un agent médicamenteux d'une activité remarquable et d'une absorption rapide et complète que l'on emploie tant pour l'usage interne que pour l'usage externe.

Préparations pour l'usage externe. — Onguent napolitain, composé de parties égales d'axonge et de mercure métallique. Onguent gris, renfermant seulement le huitième de son poids de mercure (1 d'onguent napolitain pour 3 d'axonge benzoïnée). Emplâtre de Vigo, renfermant un peu moins du cinquième de son poids de mercure. Emplâtre résolutif ou des quatre fondants, composé de parties égales d'emplâtres de savon, diachylon, de Vigo, de ciguë. Épithèmes argileux. Emplâtre de caoutchouc au mercure de Unna. Flanelles mercurielles de Merget.

Préparations pour l'usage interne. — Pilules de Belloste, renfermant, par pilule et en milligrammes : mercure 50, aloès 50, rhubarbe 25, scammonée 17, poivre noir 8. Pilules de Sédillot et pilules bleues ou pilules mercurielles simples, renfermant aussi 50 milligrammes de mercure.

Pilules de Belloste.

Mercure purifié	}
Miel blanc.	} ââ 60 grammes.
Poudre d'aloès.	}
Poivre noir pulvérisé.	10 grammes.
Rhubarbe	30 »
Scammonée d'alep pulvérisée	50 »

F. S. A. Diviser en pilules de 20 centigrammes.

Pilules de Sédillot.

Pommade mercurielle à parties égales, récente .	30 grammes.
Savon médicinal pulvérisé.	20 »
Poudre de réglisse.	10 »

F. S. A. Diviser en pilules de 20 centigrammes.

Pilules bleues.

Mercure purifié..	2 grammes.
Conserve de roses	3 »
Poudre de réglisse.	1 »

F. S. A. Diviser en 40 pilules.

Un excellent mode d'administration par voie gastrique consiste dans l'emploi du produit désigné, dans l'ancienne pharmacopée, sous l'appellation de *mercurium cum cretâ* ; c'est du mercure métallique éteint à l'aide de craie en poudre. Il se présente sous la forme d'une poudre d'un gris sale, dans laquelle le mercure est à l'état de division extrême ; cette poudre renferme le tiers de son poids de mercure. Elle permet de réaliser la médication hydargyrique avec une très grande facilité et en toute quiétude chez les individus susceptibles ou impressionnables : enfants, femmes, nourrices, nerveux, etc.

Voici, d'autre part, deux formules d'injections :

Huile grise.

Mercure purifié.	}
Lanoline.	} ââ 3 grammes.
Huile d'olive	4 »

Un centimètre cube représente 35 à 40 centigrammes de mercure.

Préparation de Neisser.

Mercure purifié	20 grammes.
Teinture éthérée de benjoin	5 »
Huile de vaseline	}
Vaseline solide	} ââ 20 »

Parmi les sels mercuriels le plus fréquemment employés, je rappelle que le sublimé est le plus difficilement réductible dans l'économie ; et c'est également ment celui qui détermine le plus tardivement la salivation.

Le *calomel* s'emploie comme topique : sous forme de pommade à 10 p. 100, sous forme de collyre sec, mélangé à son poids de sucre de lait pulvérisé finement. Ce sel étant fort lourd, on le mélange toujours à du sucre de lait pour augmenter son volume et rendre son emploi plus pratique. A l'intérieur, il est purgatif aux doses de 30 à 80 centigrammes chez l'adulte, de 10 à 60 centigrammes, suivant l'âge, chez l'enfant.

Le *sublimé* s'emploie le plus souvent sous forme de liqueur de van Swieten qui possède la composition suivante et renferme 1 milligramme de sublimé par centimètre cube, soit 15 milligrammes par cuillerée à soupe.

Chlorure mercurique.	1 gramme.	
Alcool à 90°	100	»
Eau distillée.	900	»

L'alcool est ajouté afin d'empêcher l'action réductrice de la lumière qui donne naissance à la formation de calomel et de mercure réduit, ce que l'on reconnaît à la production d'un trouble grisâtre dans la liqueur. A noter que les métaux usuels : cuivre, fer, argent, étain, réduisent cette liqueur, au bout de peu de temps, et en précipitent le mercure à l'état de métal formant une poudre noire ou gris-foncé.

Une cuillerée à café de liqueur de van Swieten ajoutée à du lait constitue un procédé facile et efficace pour la mise en œuvre du traitement mercuriel. La matière albuminoïde du lait réalise la formation d'une combinaison chloro-albumino-mercurielle qui permet aux individus susceptibles de tolérer plu s facilement la médication.

On a également employé le sublimé en pilules, comme dans la formule suivante :

Pilules de Dupuytren.

Chlorure mercurique	Trente centigrammes.	
Extrait d'opium	Quinze	»
Extrait de gaïac	1 gr. 50	

F. S. A. Diviser en 30 pilules.

On utilisait fréquemment, autrefois, en lotion détersive et légèrement irritante *l'eau phagédénique* qui n'était autre chose que de l'oxyde mercurique récent, l'eau de chaux ajoutée à la solution du chlorure mercurique précipitant de l'oxyde mercurique jaune.

Eau phagédénique.

Chlorure mercurique	Quarante centigrammes.	
Eau distillée	12 grammes.	
Eau de chaux.	125	»

Pour les bains, on utilise la propriété que possèdent les chlorures alcalins de stabiliser la solution aqueuse de sublimé et on prescrit 20 à 50 grammes d'un mélange, à parties égales, de sublimé et de chlorhydrate d'ammoniaque, à dissoudre dans les 200 à 250 litres d'eau du bain. Il faut avoir soin de se servir d'une baignoire en bois pour éviter la réduction du métal.

Le *protoiodure* est un excellent médicament pour l'administration par voie gastrique, bien que, chez certains sujets, l'intolérance soit encore plus marquée avec les iodures qu'avec les chlorures. On l'emploie le plus souvent suivant la formule de RICORD.

Pilules de Ricord.

Protoiodure (récemment préparé). . . .	Cinquante centigrammes.
Extrait thébaïque	Dix »
Poudre de réglisse.	0 gr. 50
Miel blanc.	Q. S.

F. S. A. Diviser en 10 pilules molles.

Chaque pilule renferme 5 centigrammes de protoiodure ; on peut, suivant les susceptibilités individuelles, varier la dose d'extrait thébaïque qui n'agit ici que comme correctif de l'action irritante.

Le *biiodure* est employé soit en injections, soit sous forme de sirop de Gibert préférable à la forme pilulaire.

Sirop de Gibert.

Iodure mercurique.	Un gramme.
Iodure de potassium.	50 »
Eau distillée.	50 »
Sirop de gentiane	2400 »

Une cuillerée à soupe correspond à 1 centigramme de biiodure et à 50 centigrammes d'iodure de potassium ; la cuillerée à café correspond à 3 milligrammes de biiodure et à 15 centigrammes d'iodure de potassium.

Pour les injections intra-musculaires, on emploie la solution huileuse. L'huile d'amandes douces, préalablement stérilisée par chauffage, dissout $0^{gr}40$ p. 100 de biiodure ; chaque centimètre cube représentera donc 4 milligrammes de sel. Afin de rendre ces injections moins douloureuses, ont doit y ajouter 3 grammes de gaïacol synthétique p. 100 de la solution huileuse. La solution huileuse gaïacolée peut se conserver, après stérilisation par la chaleur, en ampoules scellées, pourvu qu'on les garde à l'abri de la lumière. Tous les jours ou tous les deux jours, suivant les cas, on pratique dans la région fessière une injection profonde, de 1 à 2 centimètres cubes ; puis, au bout de dix à quinze jours, on laisse reposer le patient durant un mois ou six semaines et on recommence. Ainsi que je l'ai déjà dit précédemment, ce procédé paraît être le procédé de choix pour la pratique des injections.

Il faut noter que les sels mercureux, calomel et protoiodure, déterminent plutôt de l'intolérance intestinale se manifestant par de la diarrhée et des coliques, tandis que les sels mercuriques, sublimé et biiodure, déterminent plutôt de l'intolérance gastrique se traduisant par de la gastralgie, des troubles dyspeptiques, des vomissements. Les phénomènes d'intolérance sont peut-être encore plus marqués avec les iodures, sauf en ce qui concerne le sirop de Gibert et les injections d'huile biiodurée gaïacolée. L'opium constitue un excellent correctif de ces inconvénients.

Les oxydes (rouge et jaune) ne doivent être employés que comme topiques, en pommades. Les sulfures n'ont d'intérêt qu'au point de vue de l'hygiène. Le sulfure mercurique naturel ou *cinabre* renferme du mercure à l'état de métal très finement divisé, aussi est-il fort actif, alors que le sulfure artificiel ou *vermillon* est remarquable par son inertie. Il en est de même pour les sulfures mercureux noirs : l'éthiops minéral préparé par trituration du mercure avec du soufre est actif parce qu'il renferme du métal libre à l'état de division extrême, le sulfure préparé par voie humide, en précipitant un sel de mercure par un courant d'hydrogène sulfuré, est complètement inactif. On utilisait autrefois le cinabre sous forme de fumigations.

Les propriétés toujours plus ou moins énergiquement irritantes des sels minéraux du mercure ont conduit à tenter la préparation de combinaisons non caustiques, ne coagulant pas l'albumine, ne précipitant pas en présence des alcalis, ne contractant pas de combinaisons avec les tissus ou les humeurs, n'agissant sur l'organisme qu'après décomposition. On s'est efforcé de réaliser ce desideratum avec les albuminates et les peptonates qui permettent, en effet, de faire tolérer le traitement mercuriel à des sujets susceptibles, mais qui ne présentent pas d'avantages marqués sur le sirop de Gibert ou les injections, convenablement employés. J'ai déjà cité (voir p. 672) les préparations telles que : benzoate, salicylate, tannate, amidopropionate, combinaisons avec les phénols, les amides, etc., cyanure et oxycyanure. Mises en présence de composés mercuriels solubles, l'albumine et la peptone semblent atténuer, dans une large mesure, l'action irritante, surtout celle du sublimé, et permettre une tolérance plus grande de l'organisme, peut-être seulement à cause du retard dans la dissociation du composé albumino-mercuriel aboutissant à la formation de mercure métallique.

Les réactions de ces deux groupes de combinaisons ne sont pas les mêmes. Le précipité produit par la dissolution de sublimé dans une solution albumineuse se dissout dans un excès d'albumine, tandis que le précipité formé dans une solution de peptone ne se dissout pas dans un excès de peptone. Le chlorure d'ammonium dissout très facilement le précipité peptonique et le maintient dissous dans un milieu légèrement acide; le chlorure de sodium, qui dissout également bien les précipités albumineux et peptonique, les laisse précipiter de nouveau, surtout l'albuminate, en présence de traces d'acide, même d'acides organiques faibles. Il en résulte que lorsqu'on veut administrer les albuminates ou les peptonates de mercure par voie gastrique, il ne faut pas les additionner de chlorure de sodium, puisque la combinaison chloro-albumino-mercurique doit se trouver en milieu acide (on doit alors prescrire des pilules à enveloppe de gluten), et quand on veut les administrer par voie hypodermique, il est indiqué, au contraire, de les additionner de chlorure de sodium, puisque la combinaison chloro-albumino-mercurique doit se trouver en milieu alcalin.

Ces combinaisons doivent toujours contenir un excès d'albumine ou de peptone. La préparation la plus simple est donnée par la formule suivante : on dissout dans une quantité suffisante d'eau distillée, d'une part, 1 gramme de sublimé, d'autre part, 1 gramme de peptone, on mélange les solutions en y ajoutant une solution de 2 grammes de sel marin de façon à avoir une liqueur parfaitement limpide ; on évapore dans le vide et pulvérise le résidu de l'évaporation qui renferme le quart de son poids en sublimé. La formule de DELPECH donne également de bons résultats.

Peptone hydrargyrique de Delpech.

Peptone sèche pulvérisée.	1 gr. 50	
Chlorure d'ammonium pur.	1 gr. 50	
Sublimé.	Un gramme.	
Eau distillée.	80	»
Glycérine pure.	20	»

Un gramme de cette solution correspond à 1 centigramme de sublimé.

Il est bon de se rappeler, toutes les fois qu'on pratique une injection hypodermique (peptonate ou albuminate) ou intra-musculaire (huile grise, huile
biiodurée, etc.) que l'on peut toujours se trouver en présence de conditions,
impossibles à prévoir, déterminant des métamorphoses rapides en même temps
qu'une absorption intense et continue que l'on ne peut parvenir à entraver et
d'où résultent des accidents d'intoxication qui peuvent être mortels. Ces
considérations sont surtout importantes en ce qui regarde les injections de
composés insolubles. Parfois, on a vu se former, à l'intérieur du muscle, une
sorte de poche kystique isolant le liquide injecté ; en présence des sécrétions,
il se produit une modification du contenu aboutissant à un abcès, à pus stérile,
le plus généralement, mais toujours fort douloureux, et laissant souvent des
indurations persistantes. L'huile grise introduite sous l'épiderme peut provoquer
facilement du décollement de la peau, suivi de sphacèle.

Comme le recommande FOURNIER, la méthode des injections ne doit être
utilisée qu'à titre de méthode d'exception en raison de sa brusquerie et de sa
rapidité d'action : 1º quand on a éprouvé un échec avec les autres méthodes ;
2º lorsqu'il y a intolérance des voies digestives ou nécessité de respecter les
voies digestives pour l'administration d'autres médicaments et que la peau supporte mal les frictions ; 3º quand il s'agit de cas graves nécessitant une mercu-
rialisation rapide. Cette méthode doit toujours être étroitement surveillée.

IODE ET IODURES

L'iode est un métalloïde extrêmement répandu dans la nature et formant l'un
des constituants normaux de l'organisme humain. Comme l'ont montré le
expériences de A. GAUTIER et de BOURCET, l'iode se trouve en petite quantité
dans l'air ; l'eau des mers en contient sous forme organisée et organique et non
à l'état d'iodure, et ce sont spécialement certaines espèces de la flore marine
qui sont chargées de le localiser. Un certain nombre d'eaux minérales, celles
de Heilbroun, de Challes, de Bondonneau, de Saxon, contiennent de 2 à 10 centigrammes d'iodures par litre. A l'état de traces, ou tout au moins de quantités
à peine sûrement appréciables par les procédés analytiques les plus délicats, ce
corps simple se retrouve dans presque tous les produits animaux et végétaux
ainsi que dans une grande quantité de substances minérales.

Les plantes de la classe des *Algues*, et notamment celles appartenant aux
genres : *Fucus, Laminaria, Gelidium, Ulva, Gigartina,* etc.; sont les plus riches
en composés iodés et cette richesse est d'autant plus considérable que la plante
est plus jeune. Parmi les plantes habitant les eaux douces, le cresson [*Sisym-
brium nasturtium, Nasturtium officinale*] est remarquable par sa richesse en
iode.

Convenablement purifié, l'iode se présente sous l'aspect de lames rhomboï-
dales de couleur gris violacé, à reflet métallique, exhalant une odeur particulière et caractéristique, provoquant sur la muqueuse buccale une saveur chaude
et piquante avec un arrière-goût amer et même quelque peu atramen-
taire. Ce corps est peu soluble dans l'eau froide dont il faut près de 6 litres
pour dissoudre un gramme (1 gramme dans 5 525 d'eau à 15º) ; néanmoins cette
solution, appelée *eau iodée*, est irritante et constitue, dans bien des cas, un
excellent médicament iodé. Un certain nombre de composés organiques sont

de remarquables dissolvants de l'iode, tels que : l'alcool, l'éther, la glycérine, la benzine, le chloroforme, le sulfure de carbone. Les huiles et les graisses sont également de bons dissolvants, mais il est à remarquer qu'une assez notable proportion d'iode est soustraite pour donner naissance à une combinaison organique dans laquelle l'iode est dissimulé. Ce fait présente de l'intérêt au point de vue de la médication iodique, d'une part, et au point de vue de l'interprétation des influences exercées par l'iode sur l'organisme, d'autre part. La coloration de ces différentes dissolutions d'iode n'est pas la même : violette avec la benzine, le chloroforme, le sulfure de carbone, cette coloration est brun-rouge ou jaune-brun avec les autres dissolvants. Les solutions aqueuses d'acide iodhydrique et, surtout, des iodures alcalins constituent encore d'excellents dissolvants de l'iode ; et ces dissolutions ne laissent pas précipiter d'iode par l'addition d'un excès d'eau, tandis que les dissolutions d'iode dans les liquides organiques avec lesquels l'eau est miscible en toutes proportions, tels que : alcool, glycérine, etc., laissent précipiter de l'iode pulvérulent par addition d'un excès d'eau suffisant. En raison de l'action irritante, voire caustique, de l'iode en nature, c'est là un fait qu'il ne faut jamais perdre de vue lorsqu'on veut utiliser une solution iodurée dans la pratique médicale. L'addition d'eau doit déterminer la précipitation de cette solution alcoolique appelée teinture d'iode (1 p. d'iode pour 12 p. d'alcool à 90°), et lorsque cette précipitation ne se produit pas, cela indique la formation, dans la teinture et sous l'influence du temps aidé par la lumière, d'une certaine quantité d'acide iodhydrique qui maintient l'iode en dissolution dans l'eau, mais dont la présence peut offrir des inconvénients, en raison de ses propriétés irritantes et caustiques encore supérieures à celles de l'iode en nature.

Au point de vue de ses propriétés chimiques, l'iode possède des affinités beaucoup moins énergiques que le brome et, surtout, que le chlore. En présence des liquides alcalins, il donne naissance à des iodures et à des iodates.

L'*Iodure de potassium* se présente sous forme de cristaux en trémies cubiques, volumineux, transparents lorsqu'ils sont purs, mais jaunissant rapidement, opaques lorsqu'ils sont impurs et mélangés à un carbonate alcalin. Il possède une saveur à la fois âcre, amère et salée ; il se dissout dans 0,8 p. d'eau froide, dans 18 p. d'alcool froid à 90° et dans 2,8 p. de glycérine. Sa solution aqueuse ne doit pas se colorer en présence de l'acide acétique pur.

L'*Iodure de sodium* cristallise sous forme de cristaux cubiques anhydres dans l'eau au-dessus de 40°. Lorsque la cristallisation s'est opérée au-dessous de 40°, il donne des prismes clinorhombiques contenant 17,58 p. 100 d'eau. Le premier est seul officinal. Cet iodure est très déliquescent. Il possède une saveur analogue à celle de l'iodure de potassium, mais un peu moins âcre.

On a également utilisé, mais moins souvent, les iodures suivants : L'*iodure d'ammonium*, sel déliquescent, moins stable que les précédents, de saveur désagréable, très soluble dans l'eau et l'alcool, insoluble dans l'éther. L'*iodure de calcium*, sel soluble dans l'eau, mais peu stable ; il se décompose facilement à l'air en dégageant de l'iode. L'*iodure de strontium*, sel cristallisé en tablettes hexagonales, facilement soluble dans l'eau.

Action locale. — L'action locale de l'iode est celle d'un irritant et d'un caustique. Facile à réduire en vapeurs, doué d'une grande diffusibilité et d'affinités chimiques assez énergiques, l'iode en nature pénètre profondément les tissus et contracte avec leurs éléments des combinaisons qui amènent leur mortification. Les tissus avec lesquels il vient en contact prennent une coloration variant du jaune au rouge-brun; l'épiderme en est imprégné dans toute son épaisseur et complètement mortifié. Sous l'influence de la chaleur, l'iode émet d'abondantes vapeurs violettes, auxquelles il doit son nom, et sa tension de vapeur est encore suffisante, à la température ordinaire, pour donner une légère coloration violette à l'atmosphère des flacons dans lesquels on place quelques-uns de ses cristaux. Les vapeurs d'iode sont assez énergiquement irritantes, influence qui se traduit sur les muqueuses par une sensation de picotement capable d'arriver jusqu'à la brûlure et par une sécrétion plus ou moins abondante de liquide.

Les iodures sont peu irritants, mais leur décomposition facile dans certaines conditions met en liberté de l'iode qui agit alors à l'état libre et exerce son influence irritante. Le badigeonnage de la peau saine avec de la teinture d'iode détermine un véritable *érysipèle iodique*. Lorsqu'on recouvre la patte d'un lapin d'une couche de teinture d'iode, on constate après quelques heures une abondance de leucocytes dans le tissu cellulaire sous-cutané, le chorion, entre les muscles, sous le périoste et même dans la moelle osseuse. J'insisterai, à propos de l'action générale exercée par l'iode sur le tissu lymphoïde, sur la nature et l'importance de cette diapédèse leucocytaire. Après une semaine, les leucocytes se montrent en pleine régression; ils tendent à être remplacés par de fins globules graisseux, et, en même temps, les éléments environnants prennent part à cette dégénérescence. Cet ensemble de phénomènes permet de comprendre la disparition de certaines tumeurs que l'on voit survenir à la suite d'applications iodées, comme à la suite de vrais érysipèles. On s'explique aussi les actions dérivative, révulsive, contre-irritante et vaso-motrice provoquées par la teinture d'iode.

Une action du même genre, et même encore plus intense, est exercée sur les muqueuses; à moins que l'iode ne s'y trouve en présence d'albuminoïdes épuisant plus ou moins efficacement son activité. Cette dernière condition se réalise surtout dans les cas d'injections intra-parenchymateuses et elle explique comment et pourquoi ces injections sont d'ordinaire si facilement supportées, surtout lorsque l'iode est dissous grâce à l'intervention de l'iodure de potassium.

L'action locale exercée par l'iode se complique toujours d'une action générale, parce que, en raison de sa volatilité et de sa diffusibilité, une certaine proportion du métalloïde pénètre dans l'organisme et détermine alors son action diffusée. Cette absorption est facilitée, en outre, par les modifications que l'iode fait éprouver à l'épiderme, ainsi que par la combinaison qu'il contracte avec les albuminoïdes, et qui le fait pénétrer sous cette forme dans la circulation.

Son pouvoir antiseptique participe, à la fois, de l'action locale et de l'action diffusée. Ce pouvoir est considérable, et l'iode constitue un précieux agent d'antisepsie, autant par son influence stérilisante sur le terrain que par son action antitoxinique sur les produits d'élaboration cellulaire. Certaines combinaisons, comme le trichlorure d'iode, possèdent un pouvoir microbicide intense. Une solution à 1 p. 1 000 suffit pour détruire en quelques minutes les bactéries pathogènes les plus résistantes et même leurs spores.

Par suite de cette activité, et grâce à la dilution qu'elle permet d'atteindre, la toxicité des solutions antiseptiques de trichlorure d'iode est beaucoup moindre que celle des solutions de même valeur de sublimé et de phénol ; mais, d'autre part, ce trichlorure d'iode se montre caustique en solution concentrée et, de plus, il possède la propriété fâcheuse d'être instable et de détériorer les instruments, ce qui fait que son emploi répond seulement à quelques indications très restreintes.

L'iode métallique, maintenu en solution aqueuse par l'addition de deux fois son poids d'iodure de potassium, possède un pouvoir antiseptique très énergique encore, quoique moindre que celui du trichlorure d'iode. La proportion de 25 centigrammes d'iode par litre suffit à rendre le bouillon imputrescible. Les recherches de TARNIER et VIGNAL ont montré qu'avec le streptocoque et le staphylocoque, la proportion de 90 centigrammes d'iode par litre de bouillon est suffisante pour empêcher la prolifération, mais il faut 1^{gr}20 pour tuer le microbe dans un litre de culture de streptocoque âgée de vingt-quatre heures. A la dose de 3 grammes par litre, la valeur antiseptique de l'iode est comparable à celle du sublimé, et l'on obtient la destruction du streptocoque en l'espace de huit minutes dans du bouillon, celle du vibrion septique en vingt minutes sur des tissus imprégnés d'une solution albumineuse puis séchés à basse température sous un exsiccateur.

Son action est également très énergique sur les diastases dont les propriétés sont entravées par des doses variant de 1 p. 1 000 à 1 p. 2 400.

Absorption. — L'iode en nature s'absorbe d'une façon marquée, grâce à la grande facilité avec laquelle il émet des vapeurs. Les membranes séreuses et muqueuses permettent une très active absorption tant de l'iode que des iodures, mais les solutions d'iodures ne traversent pas la peau lorsqu'elle est intacte. Le badigeonnage de la peau avec la teinture d'iode ne permet l'absorption du métalloïde que par suite de la formation de vapeur traversant facilement les couches superficielles de l'épiderme.

Les iodures, qui s'éliminent en partie par la surface cutanée ainsi que par la sueur, éprouvent, à la surface du tégument cutané, une décomposition, au moins partielle, mettant l'iode en liberté.

RABUTEAU a montré que les pommades à l'iodure de potassium étaient partiellement décomposées par la peau et que l'iode mis en liberté pouvait être absorbé et éliminé ultérieurement par l'urine.

RAMPOLD, le premier, affirma l'identité d'action de l'iode en nature et de l'iodure de potassium; et il en avait tiré la conclusion que ce dernier devait être décomposé dans l'organisme.

L'influence exercée par les iodures est, principalement, d'ordre physique lorsque les iodures restent intacts, mais des actions physiologiques plus profondes commencent à intervenir lorsque ces iodures se décomposent, mettant en liberté leur iode. Cette décomposition, niée par un certain nombre d'auteurs, est nettement prouvée à l'heure actuelle. Les iodures métalliques s'éliminent, en effet, après double décomposition; et, pour l'iodure de fer, par exemple, l'iode s'élimine par l'urine, le fer par la voie intestinale. Les expériences de BINZ ont montré que les iodures se décomposaient facilement en présence de l'oxygène actif, et qu'ils étaient même capables de se dissocier en présence de la cellule vivante au contact de l'acide carbonique sous pression. Serrant de plus près la question, j'ai pu mettre en évidence que cette décomposition s'opérait sous l'influence des diastases oxydantes végétales et animales. Les tissus à réaction acide tels que l'estomac et les reins, l'écorce cérébrale sont ceux dans lesquels cette décomposition des iodures se fait le plus facilement. L'iode, mis ainsi en liberté, possède une tendance remarquable à se fixer sur les matières albuminoïdes pour donner ainsi naissance à des produits plus ou moins stables dans lesquels l'iode se trouve à l'*état dissimulé*. La fixation d'une certaine quantité d'iode par de l'albumine ne diminue pas immédiatement son alcalinité; par conséquent, l'iode ne se substitue pas à l'hydrogène de la molécule, mais forme au contraire un produit d'addition.

BINZ a montré que, dans ces conditions, l'alcalinité du milieu n'était pas un obstacle à la réalisation de ces combinaisons albuminoïdiques. C'est à l'état d'iodalbuminate que l'iode circule dans les liquides à réaction alcaline et qu'il peut imprégner les divers éléments cellulaires. En raison de leur facile diffusibilité, les iodures alcalins permettent une pénétration plus intime et une circulation plus active; il se produit une mise en liberté lente et continue d'iode à l'état naissant, et parfois même des accidents toxiques surviennent par suite de la présence, dans un

temps donné, d'une trop grande quantité d'iode libre. Les molécules
albuminoïdes ainsi modifiées sous l'influence de l'iode se dédoublent
beaucoup plus facilement et subissent dans l'organisme une désintégration plus rapide et plus complète, prématurée même. Les iodalbumi-
nates, en effet, ne sont pas stables et, au bout d'un certain temps, subissent fatalement une rupture d'équilibre dans leur molécule, par suite de
phénomènes d'oxydation provoqués dans leur intérieur par l'iode qui
passe à l'état de produit de substitution; puis, ces produits iodés eux-
mêmes sont dédoublés à leur tour; finalement, l'iode est éliminé à
l'état d'iodure.

L'albumine morte subit encore beaucoup plus facilement ces phénomènes de régression, sous l'influence de l'iode; et c'est pour cette raison
que les albuminoïdes iodés proposés comme médicaments ne présentent
aucun avantage sur les iodures. Ces phénomènes de régression des
albuminoïdes sous l'influence de l'iode sont indirectement prouvés par
l'action de ce métalloïde sur la nutrition. On sait, en effet, que les iodiques constituent d'énergiques désassimilateurs des albuminoïdes qui se
dissocient en une molécule azotée s'éliminant par la voie urinaire et
une molécule hydrocarbonée qui se fixe d'abord dans les tissus, sous
forme de graisse, puis disparaît plus ou moins rapidement.

Dans l'organisme, l'albumine iodée agit à titre de corps étranger
excitant les leucocytes à exercer leur pouvoir chimiotactique, influence
qu'il faut aussi rapprocher de la leucocytose provoquée par les iodures.
La synthèse de l'action exercée par les iodiques sur les éléments vivants
se résume en une dépression vitale dont il faut rechercher la cause dans
la suractivation des processus intimes caractérisant la vie des éléments
anatomiques. A cet égard, la localisation et la répartition de l'iode dans
les différents tissus sont fort intéressantes; cela constitue ce que l'on
pourrait appeler l'ordre d'affinité des tissus pour l'iode. La glande
thyroïde, les mamelles, les testicules, les glandes salivaires, les glandes
lymphatiques, les reins, les poumons sont les organes montrant le
plus d'affinité pour l'iode et dans lesquels on en retrouve la plus forte
proportion. La localisation est faible dans le foie, la rate, les muscles, le
pancréas ; elle est à peu près nulle dans le tissu nerveux.

Élimination. — L'élimination de l'iode se fait par différents
émonctoires, et un certain nombre de causes exercent sur cette élimination un retentissement considérable.

L'influence des doses est surtout importante en ce qui concerne les
iodures capables d'effectuer des double-décompositions avec les sels
contenus dans les humeurs de l'organisme. Par exemple, pour l'iodure

de potassium : avec de petites doses, on observe une transformation totale en iodure de sodium et l'élimination est, relativement, peu rapide; avec les doses moyennes, la transformation en iodure de sodium est proportionnelle à la valeur de la dose et l'élimination plus active; avec les doses fortes, la transformation est d'autant plus considérable que la quantité proportionnelle du potassium est elle-même plus grande et l'élimination est très active. En d'autres termes, l'intensité avec laquelle s'effectue la double-décomposition entre l'iodure de potassium absorbé et le chlorure de sodium de l'organisme est d'autant plus accentuée que la dose d'iodure de potassium est plus considérable.

Cette élimination se fait surtout par l'urine, mais aussi par la salive, le mucus bronchique, la bile, le lait, la sueur. L'élimination par l'urine atteint 60 à 70 p. 100 de l'iode à la suite de l'administration d'iodures alcalins. Quant à la durée de l'élimination, elle est également assez variable avec le mode d'administration et la nature de la substance médicamenteuse.

Elle est fort active en ce qui concerne les iodures alcalins et, au bout de trois minutes après l'absorption, on peut déceler l'iode dans l'urine, la salive, le mucus nasal et celui des voies respiratoires. La majeure partie s'élimine dans l'espace de vingt-quatre heures; c'est la partie qui traverse l'organisme à l'état d'iodure alcalin, d'iodure de sodium presque exclusivement, qui n'y subit pas de décomposition et n'exerce au cours de son passage qu'une action osmotique plus ou moins accentuée suivant les circonstances. La partie qui subit une décomposition et met en liberté de l'iode vraiment actif, celui qui se combinera principalement aux albuminoïdes, séjourne un peu plus longtemps dans l'économie.

La présence de l'iode dans les principales humeurs peut être reconnue pendant une durée de trois à dix jours, suivant le rhythme de l'administration. La durée de l'élimination est beaucoup plus longue avec les composés organiques de l'iode. On a noté soixante-dix jours après les injections intra-musculaires d'huile iodée.

On a observé aussi que l'élimination se trouvait ralentie sous l'influence de la fièvre et qu'elle était plus prolongée par la salive que par toute autre voie.

Une plus grande quantité d'iode se trouve retenue dans l'organisme lorsqu'on emploie de petites doses, et ce fait est en rapport avec la production de l'iodisme ainsi qu'avec l'action lymphagogue exercée par les iodiques.

Le tableau ci-dessous rend compte des modifications qui peuvent se produire dans l'élimination, sous l'influence du mode d'administration des iodures, lorsqu'on pratique sur un même animal une injection hypodermique de 2 centigrammes d'iodure de potassium.

NATURE DE LA SOLUTION	DURÉE DE L'ÉLIMINATION	QUANTITÉ ÉLIMINÉE
Dissous dans l'eau.	72 heures	le quart
Dissous dans du sérum sanguin	6 jours	le tiers
Dissous dans une solution albumineuse.	6 jours	le tiers
Dissous dans l'eau et après altération préalable du rein par l'acide chromique.	4 jours	la presque totalité

Enfin, on constate une élimination de l'iode par la muqueuse digestive quelle que soit la voie d'introduction de la substance médicamenteuse, même lorsqu'elle a lieu par des injections hypodermique ou veineuse. L'élimination est sous la dépendance des double-décompositions qui s'effectuent au sein de l'organisme, ainsi que de l'activité de résorption du liquide transsudé. Cette résorption ultime permet également d'interpréter l'action diurétique qui succède assez fréquemment à l'administration des iodures. Elle permet aussi de comprendre la suractivité dans l'élimination du métal toxique chez les sujets affectés d'hydrargyrisme ou de saturnisme chroniques, l'iode provoquant, à la fois, une plus facile désagrégation des albuminates métalliques et la formation d'iodures doubles plus solubles, comme l'ont montré les recherches de MELSENS à propos du mercure et les miennes à propos du plomb.

Action sur la circulation. — Rien n'a été plus discuté que l'action exercée par les iodiques sur l'appareil circulatoire, en raison de la diversité des circonstances dans lesquelles les expérimentateurs se sont placés. Lorsqu'on aborde cette étude, il faut considérer d'une façon très absolue, d'une part les résultats thérapeutiques, d'autre part les résultats physiologiques, ou plutôt pharmacodynamiques, obtenus avec les diverses préparations d'iode.

En effet, à doses thérapeutiques, l'iode et les iodures administrés à des individus sains ne modifient pas sensiblement leur tension sanguine. Au contraire, dans divers états pathologiques, ils provoquent un abaissement de la tension sanguine et des modifications importantes du rhythme cardiaque, mais seulement dans des cas bien déterminés ; et à ces doses médicamenteuses l'action exercée par l'iode et les iodures est surtout le résultat des modifications que cet agent thérapeutique exerce sur le système lymphatique et sur le sang dont il diminue la viscosité, provoquant ainsi une amélioration de la circulation capillaire périphérique.

Dans tous les autres cas où l'iode et les iodures agissent comme hypotenseurs, c'est à la suite d'un commencement d'action toxique et en produisant une action dépressive exercée directement sur le cœur lui-même et amenant une action perturbatrice sur les vaso-moteurs centraux.

Comme l'ont montré les expériences de DE CYON, BARBERA, LAUDENBACH, comme le montrent également les tracés que j'ai publiés, l'iode est un agent hypertenseur à doses thérapeutiques; et, à doses fortes ou toxiques, un hypotenseur par suite de son action dépressive sur le cœur.

L'action est très différente suivant que l'on emploie l'iode à l'état libre ou en solution dans les iodures alcalins (en particulier dans l'iodure de sodium, l'iodure de potassium), ou bien l'iode en combinaison organique, et, surtout, l'iode en combinaison albuminoïdique.

Lorsqu'on injecte aux animaux de l'iode à l'état libre, en solution dans de l'iodure de sodium, on constate une légère accélération des contractions cardiaques, accompagnée d'une faible augmentation de la pression sanguine, sans changement appréciable de l'énergie cardiaque si l'on opère avec des doses médicamenteuses.

Si les doses sont fortes et deviennent toxiques, on voit alors se produire de l'accélération des contractions cardiaques avec abaissement de la tension sanguine, en même temps qu'une diminution de l'énergie de la contraction myocardique; un peu plus tard apparaissent des troubles de l'appareil vaso-moteur, caractérisés par de longues et lentes oscillations de la pression, coïncidant avec des alternances d'accélération et de ralentissement des contractions myocardiques, dont l'énergie subit également des oscillations.

A une période plus avancée de l'intoxication, on voit se produire une exagération de ces phénomènes; puis, l'accélération s'accroît, la pression sanguine tombe de plus en plus et, à la période prémortelle, on voit se produire des phénomènes d'arhythmie. C'est la lutte ultime de l'élément myocardique.

Cette action dépressive, toxique, de l'iode sur le cœur peut être mise en évidence d'une façon très nette sur le cœur des animaux à sang froid. On voit d'abord se produire toute une série de phénomènes dus à l'action irritante, inévitable, de la substance sur le myocarde et les accélérateurs du cœur. Puis, lorsque cette action s'est atténuée, on voit survenir une période où l'iode agit, au contraire, comme tonique du cœur, et pendant laquelle s'effectue le retour à la normale avec légère exagération de l'énergie des contractions cardiaques. A doses faibles, cette action se maintient assez longtemps, puis tout rentre dans l'ordre; mais si les doses sont fortes et toxiques, cette période est de peu de durée et on assiste bientôt à des phénomènes de dépression cardiaque profonde; la contraction cardiaque s'effectue de plus en plus difficilement, n'est plus marquée que par une ligne légèrement sinueuse, et le cœur meurt totalement inexcitable.

Avec l'iodure de potassium, les choses se passent un peu différemment, en raison de la présence du potassium dans la molécule. Germain Sée et Lapicque ont décrit, dans l'action de ce sel sur l'appareil circulatoire, deux phases distinctes : la phase de l'alcali et la phase de l'iode. Les phénomènes décrits par ces auteurs sont exacts, mais leur interprétation est défectueuse.

Lorsqu'on étudie l'action de l'iodure de potassium chez les animaux à sang froid, on voit se produire d'abord une phase de dépression circulatoire due à l'irritation causée par cet agent sur le cœur tout entier; puis plus tard, au contraire, une phase de renforcement des contractions cardiaques dont l'énergie devient de beaucoup supérieure à la normale, tandis que le nombre des contractions cardiaques est égal ou même légèrement supérieur au chiffre de l'état normal. Cette phase est due à l'action combinée de l'iode et du potassium, qui agissent tous deux comme toniques et stimulants. Mais, à partir de cet instant, c'est l'action du potassium qui devient prédominante, et l'on retrouve nettement les mêmes phénomènes que ceux provoqués par le chlorure de potassium dans les mêmes conditions.

L'énergie des contractions cardiaques persiste, mais on voit se manifester de l'arhythmie : la fréquence des battements diminue, puis l'énergie elle-même décroît progressivement et, finalement, le cœur s'arrête, contracturé, totalement inexcitable. Il ne faut pas en conclure que l'iode ne manifeste pas son action toxique à cette période, mais cette action est, en quelque sorte, masquée et pervertie par suite de l'action toxique plus énergique exercée par le potassium sur le système nerveux central.

Chez les animaux à sang chaud, la scène est encore plus complexe; le potassium a le rôle prépondérant dans la première période, l'action de l'iode est prédominante dans les phases successives. Dès le début, il se produit une accélération passagère avec augmentation du nombre des pulsations cardiaques et diminution de l'énergie myocardique (phénomènes qui paraissent devoir être attribués à une influence irritante), puis on voit se produire rapidement une chute progressive de la tension, avec ralentissement des contractions cardiaques qui deviennent plus énergiques. A cette période, également passagère, fait suite une réascension de la pression sanguine, le ralentissement des contractions cardiaques et leur énergie restant presque constants ; puis surviennent des alternatives d'accélération et de ralentissement.

Jusqu'ici l'influence du potassium est prédominante, mais bientôt l'action toxique de l'iode se fait jour ; on assiste alors à un abaissement lent et progressif de la pression, les pulsations augmentent de nombre, mais diminuent d'énergie. Un peu plus tard, l'accélération va en s'accentuant et l'énergie diminue encore ainsi que la pression sanguine ; les oscillations de troisième ordre se manifestent, et la scène se termine d'une façon identique à celle décrite à propos de l'iode en solution dans l'iodure de sodium.

La première période (phase du potassium de Germain Sée) constitue donc la seule différence existant entre les effets de ces deux expérimentations. Les autres phénomènes indiqués par les divers expérimentateurs, et en particulier par Henrijean et Corin, sont des phénomènes d'irritation dus, en grande partie, à des modifications physico-chimiques des tissus et du sang par suite de l'emploi de solutions exagérément hypertoniques.

Il n'y a donc pas d'inconvénients à désigner cette première phase par la qualification de phase de l'alcali, mais en la restreignant au seul cas de l'emploi de l'iodure de potassium. Dans les autres cas, elle est inexacte, les troubles constatés parfois sont dus exclusivement à des phénomènes d'irritation et peuvent s'éviter en prenant certaines précautions opératoires. Pour synthétiser l'action de l'iode au point de vue purement pharmacodynamique, on peut, avec des doses toxiques, distinguer trois périodes au cours desquelles se constatent les modifications suivantes :

Tension artérielle et rhythme. — Immédiatement, légère accélération ; puis, la pression restant la même, on observe du ralentissement avec augmentation de l'amplitude. Ensuite, la pression ne variant pas sensiblement, on note une diminution d'énergie, le nombre des pulsations cardiaques restant d'abord à peu près invariable. Un peu plus tard, survient de l'accélération, accompagnée d'une diminution encore plus accentuée d'énergie, et une baisse assez considérable de la pression. Au cours de cette période, on voit apparaître les grandes oscillations traduisant les perturbations des vaso-moteurs ; puis l'accélération s'accroît, la pression baisse de plus en plus. Survient enfin la période ultime de l'intoxication : l'arhythmie, dernier effort du myocarde. Le cœur meurt en diastole, totalement inexcitable.

Tension artérielle périphérique. — La pression périphérique monte d'abord légèrement, puis redevient normale, pour remonter ensuite de nouveau légèrement. Elle finit par baisser parallèlement à la tension artérielle centrale et à subir les mêmes variations.

Tension veineuse. — Pendant tout ce que l'on pourrait appeler la première et la seconde période, on observe une augmentation lente et progressive de la tension veineuse, qui ne commence à fléchir qu'à la période toxique, au moment où apparaît la diminution d'amplitude et d'énergie des contractions cardiaques.

Quel est donc le mécanisme de l'action des iodures?

Avec des doses médicamenteuses répétées, on constate un abaissement plus ou moins accentué et prolongé des tensions artérielles, centrale et périphérique, ainsi que de la tension veineuse, avec une légère accélération et sans diminution marquée d'énergie. Peut-être faut-il trouver dans la fixation de l'iode par les albuminoïdes de l'organisme l'explication de cette action, en apparence paradoxale. Nous verrons, en effet, dans la suite, que les albuminoïdes iodés se conduisent absolument comme l'iodothyrine et possèdent des actions antagonistiques de celle de l'iode (que, par opposition, j'appelle *iode minéral*) sur le système nerveux central et le système nerveux extra-cardiaque en particulier.

Quoi qu'il en soit, les actions nerveuses exercées dans ces conditions par l'iode et les iodures sont faibles et difficiles à mettre en évidence. Par contre, l'action lymphagogue de ces agents se manifeste très nettement : c'est à elle, c'est aux modifications subies par le sérum sanguin (concentration suivie de dilution, diminution de viscosité) qu'il faut surtout attribuer les modifications circulatoires, lentes et progressives, que l'on peut constater. C'est surtout dans l'amélioration de la circulation périphérique et dans l'augmentation de l'élimination urinaire qu'il faut chercher la clef de ce problème, en se souvenant que cette action hypotonique de l'iode ne se produit que lentement et au bout de plusieurs jours, avec des doses réellement médicamenteuses.

Avec des doses fortes, cette action hypotonique, comme l'a signalé DE CYON, se produit encore, mais par un tout autre mécanisme. C'est la dépression cardiaque, due à l'action toxique de l'iode, qui entre en jeu et vient contre-balancer et au delà l'action nettement hypertonique de l'iode, due à l'excitation du sympathique et des appareils vaso-moteurs et à la dépression du pneumogastrique.

Cette action sur l'appareil circulatoire se produit de la même façon avec certains dérivés organiques de l'iode, dans lesquels ce métalloïde fait partie intégrante de la molécule, mais s'en dégage assez facilement sous l'influence des métamorphoses subies dans l'organisme par ces composés. Il faut alors que cette molécule soit dissociée dans l'organisme ; sans cela, comme on peut le constater avec l'iodoforme, la molécule agit pour son propre compte et l'iode n'intervient pas comme agent pharmacodynamique exclusif.

Avec ces composés organiques, la décomposition se produit d'une façon lente et continue ; l'iode est mis progressivement en liberté dans l'économie, et utilisé de suite. L'action lymphagogue est moins prononcée, l'action circulatoire plus faible mais plus durable, et l'hypotension se produit plus facilement qu'avec l'emploi des iodures alcalins.

Les seules conclusions que l'on puisse tirer, actuellement, de l'expérimentation effectuée avec l'iode et les iodiques, en ce qui concerne leur action sur le cœur et la circulation, c'est que cette action revient à celle exercée par de très minimes quantités d'iode libre et qu'elle consiste en une influence excitante sur les nerfs vaso-constricteurs et les nerfs accélérateurs cardiaques, tandis que les nerfs vaso-dilatateurs et les nerfs modérateurs subissent une diminution, plus ou moins accentuée, de leur excitabilité. En d'autres termes, exagération de l'excitabilité des nerfs du système sympathique ainsi que des nerfs accélérateurs et vaso-constricteurs, diminution de l'excitabilité des nerfs vaso-dilatateurs, dépresseurs et pneumogastriques, telles sont les influences manifestement exercées par l'iode en nature, ainsi que, à des degrés plus ou moins accentués, par les différents iodiques, en raison de la mise en liberté de leur iode dans l'organisme. Ces actions se manifestent avec d'autant plus de netteté et d'intensité que la décomposition de l'iodique est plus active, c'est-à-dire que la quantité d'iode mise en liberté est plus considérable et dégagée dans un espace de temps plus restreint.

A l'inverse de l'opinion généralement accréditée et reproduite par la plupart des auteurs, *l'iode constitue donc un agent hypertonique* ; et ça n'est que grâce à une action en quelque sorte secondaire, consécutive, dans tous les cas, à l'action hypertonique, que peut s'observer la modération de la tension sanguine, par un mécanisme que va nous révéler complètement l'étude de l'action lymphagogue.

Action lymphagogue. — L'importance de l'action lymphagogue exercée par l'iode est tout à fait primordiale, et il convient de rechercher si sa production n'est pas liée aux modifications cardio-vasculaires déterminées par les iodiques. Cette importance de la transsudation est bien démontrée par la provocation, à volonté, d'œdème pulmonaire chez les animaux ; ce qui prouve, en même temps, que les causes capables de provoquer l'éclosion de certains phénomènes, dont le groupement constitue le syndrome de l'iodisme, existent au même degré chez tous les individus. L'examen des conditions dans lesquelles se montre cette action lymphagogue va nous éclairer sur le mécanisme de sa production.

Tout d'abord, en ce qui concerne l'œdème pulmonaire, le ralentissement cardiaque causé par l'irritation des nerfs vagues sous l'influence de l'accumulation de l'acide carbonique ne peut être mis en cause, puisque cet œdème se produit aussi bien après section des pneumogastriques. La vaso-dilatation que l'on observe à une certaine période n'est pas non plus une cause efficiente puisque, avec les progrès de l'asphyxie, la pression se relève par suite de l'irritation du centre vaso-moteur sous l'influence de l'acide carbonique. Il faut remarquer aussi que les doses élevées, toxiques, d'iode, provoquent non plus l'excitation, mais la paralysie des nerfs vagues et des nerfs dépresseurs, ainsi que je l'ai déjà fait ressortir précédemment. D'ailleurs, en employant, pour ces expériences, différents iodures métalliques, on constate les modifications les plus variées et les plus contradictoires du côté de la circulation, modifications dues aux éléments combinés à l'iode et qui n'influencent en rien la genèse de l'œdème pulmonaire que l'on voit se produire d'autant plus facilement que la solution injectée est plus riche en iode libre ou que les réactions provoquées chez l'animal sont plus capables de dégager l'iode de ses combinaisons. C'est donc bien à ce métalloïde qu'il convient de rapporter cette action lymphagogue, et l'on ne saurait alors faire intervenir autre chose qu'une action propre sur la paroi vasculaire.

Cette transsudation est sous la dépendance de certaines conditions physiques. La concentration de la solution, d'une part, la quantité totale de sel injecté, d'autre part, ainsi que la plus ou moins grande rapidité avec laquelle les solutions se trouvent mises en circulation dans un territoire vasculaire déterminé, enfin la nature même du sel injecté constituent autant de causes capables de faire varier les résultats dans de notables proportions.

D'après les observations de HEIDENHAIN et celles de DE VRIES, les composés salins les plus diffusibles sont ceux qui excitent le plus la transsudation, c'est-à-dire ceux qui possèdent au plus haut degré l'action lymphagogue. Dans une même série de métaux, et à égal degré de concentration, les sels les plus lymphagogues sont ceux qui possèdent le poids moléculaire le moins élevé : ainsi le chlorure de sodium, dont le poids moléculaire est 58,5 détermine encore plus facilement l'œdème pulmonaire que l'iodure de sodium dont le poids moléculaire est 150. Il en résulte que des solutions de même concentration, préparées avec différents sels d'un même métal, seront d'autant plus diffusibles et, par conséquent, lymphagogues, que leur poids moléculaire sera moins élevé, et qu'une solution d'un sel quelconque sera d'autant plus lymphagogue qu'elle sera plus concentrée. La transsudation dépend donc, dans une étroite mesure, de la nature du sel et du degré de concentration de la solution.

Il s'établit ainsi, d'une façon plus ou moins active, une transsudation de la partie liquide du sang dans les espaces lymphatiques, ce qui amène une baisse de pression sanguine d'autant moins accentuée, mais aussi d'autant plus durable, que l'action lymphagogue ayant été moins intense, la transsudation sera moins importante. Dans les cas où cette action lymphagogue aura été énergique, la chute de la tension artérielle sera plus considérable, mais aussi plus éphémère, et on pourra constater un degré appréciable d'œdème des tissus.

D'autre part, le contenu des espaces lymphatiques, plus riche en sels qu'il ne l'est normalement par suite de cette transsudation de la partie liquide du sang va exercer une action osmotique sur les tissus environnants, enlever de l'eau soit à ces tissus, soit aux exsudations pathologiques, puis il rentrera dans le torrent circulatoire, et les matériaux étrangers entraînés en dissolution seront éliminés par les différents émonctoires.

Lorsque cet ensemble de phénomènes se maintient dans de certaines limites, on obtient ce qui constitue les résultats utiles, thérapeutiques, de l'action des iodures ; mais quand la transsudation est exagérée, notamment lorsque les espaces lymphatiques pulmonaires seront gorgés de liquide qui pourra déborder jusque dans les alvéoles, alors on arrive aux manifestations fâcheuses, aux phénomènes d'iodisme. L'action que l'on pourrait dire bienfaisante de la médication iodurée s'accompagne encore de modifications des parois des capillaires pouvant, au niveau de certains organes très vascularisés, amener soit une désassimilation exagérée, soit même la résorption des tissus. L'action sur la paroi vasculaire est surtout remarquable de la part de l'iode en nature; aussi les solutions iodo-iodurées se montrent-elles les plus actives, de même que les solutions des sels fort instables, comme les iodures de baryum et d'ammonium. Les double-décompositions favorisent, dans une certaine mesure, les effets de transsudation par le concours de leur influence lymphagogue propre ; et l'intensité avec laquelle se réalisent, chez un sujet, ces double-décompositions est un des facteurs les plus importants pour la production de l'iodisme et constitue la susceptibilité individuelle. Les phénomènes de transsudation ne sont pas à craindre par accumulation des doses, car HEIDENHAIN a prouvé que l'influence lymphagogue va en s'amoindrissant et, la transsudation devenant moins active, la pression artérielle tend à se relever alors qu'en même temps s'établit la diurèse.

Comme action spéciale sur le sang, il faut reconnaître à l'iode la propriété de dissoudre les hématies et de mettre en liberté la matière colorante, ce que démontrent la coloration des exsudats pleurétiques et celle de l'urine. Il ne faut pas oublier, d'autre part, qu'au point de vue particulier de l'iodure de potassium, l'action propre du potassium l'emporte la plupart du temps sur celle de l'iode ; surtout lorsque les doses sont élevées ou, mieux encore, et comme cela s'observe dans l'expérimentation sur les animaux, lorsque l'introduction dans l'économie a lieu par la voie veineuse.

Prévost et Binet avaient conclu de leurs expériences que les iodures introduits par voie stomacale, à dose médicamenteuse, n'exerçaient pas d'action réelle sur la pression sanguine et que la baisse de pression ultérieure n'était qu'une conséquence de leur action lymphagogue.

Action sur la respiration. — L'iode manifeste une triple action sur l'appareil respiratoire : 1° la période de transsudation, suivie de l'hyperhémie qui caractérise la période de vaso-dilatation, détermine une hypersécrétion bronchique ayant pour conséquence la liquéfaction des exsudats visqueux et leur plus facile expulsion, l'air pénètre mieux dans l'appareil respiratoire, les échanges gazeux sont facilités, et l'on peut expliquer ainsi les bons effets de l'emploi des iodiques dans l'asthme ; 2° par suite de la plus grande activité de la circulation intra-pulmonaire, les stases veineuses sont résolues, d'où les avantages obtenus chez les cardiaques, sans préjudice du véritable drainage effectué par la résorption du liquide transsudé ; 3° l'activité imprimée à la circulation et aux échanges gazeux diminue la proportion relative d'acide carbonique contenu dans le sang, d'où résulte une diminution de l'influence excitante exercée par le sang sur le bulbe. D'autre part, la déplétion sanguine réalisée par la transsudation favorise les actes respiratoires ; et le drainage consécutif de l'organisme par la résorption du liquide transsudé, suivie de l'élimination des substances étrangères à la composition normale du plasma sanguin, entraîne les matériaux de déchet qui interviennent, pour une large part, dans les modifications apportées au fonctionnement régulier des deux grandes fonctions circulatoire et respiratoire. On pourrait invoquer également, pour interpréter les effets eupnéiques des composés iodés, une influence exercée directement sur le bulbe, mais aucun fait positif ne permet d'accepter cette manière de voir.

Les doses élevées intéressent plus particulièrement l'appareil respiratoire en provoquant une congestion pulmonaire intense avec tendance aux hémorrhagies. Cette congestion s'accompagne de l'apparition d'une grande quantité de leucocytes éosinophiles. L'iode en nature est moins congestionnant que les iodures et, à cet égard, l'iodure de potassium joue le rôle le plus actif. De là, précisément, le danger de l'emploi des iodiques chez les tuberculeux chez lesquels on a pu le comparer aux résultats obtenus avec la tuberculine. Sous l'influence de la médication iodurée, des signes stéthoscopiques indiscutables peuvent apparaître, révélant ainsi l'existence d'une tuberculose latente; et l'on a maintes fois signalé des congestions plus ou moins intenses, des hémoptysies, en un mot une aggravation des symptômes pulmonaires chez les tuberculeux avérés.

Les troubles respiratoires observés sous l'influence des doses toxiques rappellent ceux que l'on constate dans l'empoisonnement par les acides dilués. Ils ont été attribués par PELLACANI à la soustraction du potassium, parce que les iodates et l'iodoforme ne les provoqueraient pas.

Action sur le tissu lymphoïde. — L'action élective la plus remarquable de l'iode est celle qu'il exerce sur le tissu lymphoïde qui est énergiquement stimulé et sur les séreuses où cette action s'accompagne d'une *leucocytose mononucléaire* abondante. Les recherches récentes de LORTAT-JACOB montrent que cette hyperactivité se manifeste par une surproduction de cellules lymphatiques allant jusqu'à encombrer les tissus et à donner aux ganglions un aspect de nappe réticulée diffuse. Les effets produits sont différents suivant la valeur des doses et en raison de la durée de la médication. Avec des doses faibles et pendant un temps assez court, on n'observe que des effets de stimulation et des conséquences utiles; avec des doses fortes ou trop longtemps prolongées, on constate un degré de sclérose plus ou moins prononcée, manifeste surtout sur la rate et le système ganglionnaire.

Dans tous les cas, l'activité du tissu lymphoïde des ganglions et de la rate est conservée, on note même très fréquemment la congestion assez accentuée de ces organes, la réaction plus ou moins accusée des cellules fixes du réticulum, enfin l'absence des cellules éosinophiles. Cette activité est même parfois exagérée, et l'on peut constater une production tellement abondante de cellules lymphatiques que les sinus s'en trouvent encombrés. On peut encore saisir ici certaines différences bien accentuées entre l'action de l'iode et celle des iodures. Tandis que les iodures déterminent, dans les intoxications aiguës, une véritable éosinophilie ganglionnaire et splénique, l'iode libre fait, au contraire, disparaître les éosinophiles du tissu lymphoïde. La congestion est plus marquée dans les intoxications par l'iode et les solutions iodo-iodurées, la réaction des cellules fixes est plus accentuée et leur prolifération des plus marquée dans les intoxications prolongées; et, d'un autre côté, les hémorrhagies sont plus abondantes avec les iodures, notamment avec l'iodure de potassium.

L'expérimentation sur les animaux révèle une desquamation endothé-

liale des cellules des séreuses, dont là phagocytose est intense, de sorte
que c'est exactement par un processus analogue à celui qui s'exerce au
niveau du ganglion lymphatique, c'est-à-dire par stimulation fonctionnelle et excitation de la phagocytose, que l'iode agit sur les séreuses.

Les leucocytes paraissent chargés de la répartition de l'iode dans l'organisme. Ils l'absorbent d'abord dans leur protoplasma qui se colore en
jaune roussâtre, puis il est ensuite dissimulé à l'état d'iodalbuminate.
Les gros leucocytes mononucléaires apparaissent surtout lorsqu'on met
de l'iode en contact avec une membrane séreuse et l'iode constitue, en
définitive, un efficace agent de mononucléose. Ce fait a une grande importance, car on sait à l'heure actuelle toute la valeur de la mononucléose dans la production de l'immunité et dans le processus de défense
de l'organisme.

Action sur la nutrition. — L'iode imprime aux processus intimes
de la nutrition une suractivité remarquable, et l'on constate, sous son
influence, une notable augmentation des échanges et de la désassimilation. Comme les iodures se montrent tout à fait indifférents vis-à-vis des
albuminoïdes, c'est encore là une preuve indirecte de la mise en liberté
de l'iode au sein de l'organisme. On constate une plus grande labilité
des albuminoïdes et des corps gras en combinaison avec l'iode, ce qui
expliquerait l'amaigrissement, ainsi que, jusqu'à un certain point, la
fonte de certains éléments glandulaires ; et WINTERNITZ a montré qu'on
ne peut réussir à obtenir l'engraissement d'animaux en leur faisant
ingérer des graisses iodées que si ces corps gras sont peu riches en iode,
par exemple, s'ils n'en contiennent pas plus de 0,25 p. 100.

Quant à la désintégration de la molécule albuminoïde, elle est prouvée
par l'augmentation constante de l'azote urinaire total. L'évaluation de
l'urée conduit à des résultats tout à fait contradictoires, en raison de
circonstances occasionnelles, et le chiffre de l'urée éliminée ne peut, en
aucune façon, renseigner exactement sur la quantité d'albuminoïdes
détruits. Ainsi s'explique l'apparente divergence des expérimentateurs
qui avaient signalé, les uns une augmentation, les autres une diminution
de l'urée sous l'influence des iodiques. Il n'est pas sans intérêt de remarquer ici que le rapport entre la quantité d'azote et d'iode éliminés par
l'urine n'est jamais constant, ce qui semble un argument à opposer à
l'hypothèse d'une ioduration de la molécule albuminoïde par l'intermédiaire de ses groupements azotés.

Toutefois, cet argument ne saurait avoir qu'une faible valeur, en
raison de ce que l'on ne peut faire la part, dans la totalité de l'iode
éliminé par l'urine, de ce qui est afférent à l'iode ayant fait partie d'une

combinaison iodo-albuminoïde et de ce qui est afférent aux iodures alcalins n'ayant pas subi de décomposition, c'est-à-dire dont l'iode n'a pas contracté passagèrement de combinaison avec les éléments organiques. D'autre part, la totalité de l'iode n'est pas éliminée par l'urine ; et l'expérience a montré que la décomposition des albuminoïdes iodés s'accompagnait d'une mise en liberté d'iode capable de reconstituer une combinaison avec une nouvelle proportion d'albuminoïde. Il ne saurait donc exister un rapport constant entre la quantité d'iode provenant de la destruction des iodo-albuminoïdes et la quantité d'azote éliminé par suite de cette métamorphose, puisqu'une certaine proportion de l'iode provenant de cette destruction rentre dans le cycle de métamorphoses des albuminoïdes ; et l'expérience montre, en effet, que la proportion d'azote éliminé par l'urine est de beaucoup supérieure à celle correspondant à l'iode capable de provoquer la désintégration de l'albumine représentée par ce chiffre d'azote.

Dans l'étude de l'influence exercée par l'iode sur les phénomènes de la nutrition, il importe essentiellement de tenir compte de l'action propre due à l'élément ou au groupe d'éléments combiné à l'iode. L'influence exercée par l'élément ou le groupe électro-positif peut n'être qu'accessoire, mais elle est parfois prédominante. On peut en acquérir la preuve en étudiant l'élimination de l'acide phosphorique par les urines chez des sujets ou des animaux soumis à la médication iodurée à l'aide des iodures alcalins et alcalino-terreux. Tandis que la proportion d'acide phosphorique éliminé par l'urine augmente dans le même sens que l'azote total, avec les iodures alcalins ou les combinaisons organiques d'iode, elle diminue, au contraire, avec l'emploi des iodures alcalino-terreux ou de l'iodure de lithium et, dans ce dernier cas, on observe même une restriction de la quantité d'albumine détruite, effet que l'on doit, incontestablement, rapporter à l'intervention du lithium. Ces différences sont surtout remarquables durant les premiers jours.

L'appauvrissement de l'organisme en phosphore, sous l'influence des iodures alcalins, n'est que passager, car, au bout de quelques jours, il est compensé par une diminution proportionnelle dans l'élimination de l'acide phosphorique. Avec les iodures alcalino-terreux, la diminution dans l'excrétion phosphorée du début n'est qu'apparente, car elle est compensée, et même au delà, par l'élimination des phosphates par la voie intestinale. L'iodure de lithium réalise seul une véritable action d'épargne sur les phénomènes intimes de la nutrition.

La constance du rapport entre l'azote et le phosphore dans l'élimination urinaire semble indiquer que la désassimilation porte sur certains tissus déterminés ne différant pas de ceux qui sont intéressés normalement et qu'il s'agit d'une simple exagération du courant ordinaire de désassimilation chez un sujet normal. Ce qui confirme cette présomption, c'est que si l'on fait intervenir l'inanition, le rapport de Az à P^2O^5 s'abaisse, P^2O^5 l'emportant, comme à l'état normal, en dehors de l'influence de l'iode. On ne peut donc, à l'état normal, admettre une affinité spéciale des iodiques pour certains tissus qui seraient plus rapidement désintégrés et désassimilés. L'affinité plus considérable de l'iode se révèle seulement pour certains tissus de néoformation, notamment les gommes et les exostoses syphilitiques.

L'élimination exagérée des chlorures par l'urine — leur quantité est parfois plus que triplée — est en concordance parfaite avec l'action lymphagogue, suivie du drainage des tissus, sur laquelle j'insistais précédemment. Sous l'influence de l'iode, le sang subit une véritable action spoliatrice et s'appauvrit en eau ainsi qu'en sels solubles dont les chlorures représentent la plus forte proportion ; puis, après suspension de l'iodique, on observe une fixation du chlore qui tend à rétablir l'équilibre normal. Cette élimination exagérée du chlore est indépendante des autres éléments constituants de l'urine et on la constate également avec tous les iodiques. L'iodure de lithium lui-même, tout en restreignant la désassimilation des phosphates et la désintégration des albuminoïdes, n'empêche pas l'élimination exagérée des chlorures.

On observe assez fréquemment des troubles de la nutrition causés par les perturbations que les iodiques déterminent dans les fonctions digestives. Cela résulte de leur action sur les diastases ; action en rapport très étroit, d'ailleurs, avec cette propriété qualifiée d'*antitoxinique*.

Si l'on tient compte de ce fait, vérifié expérimentalement, que l'iode s'élimine, au moins partiellement, par la muqueuse digestive, même lorsqu'il a été introduit dans l'organisme sous forme d'injections hypodermiques ou veineuses, il est facile de s'expliquer la fréquence des manifestations que l'on pourrait appeler de tolérance insuffisante. Aussi faut-il surveiller attentivement les fonctions digestives au cours de l'administration des iodiques.

L'influence exercée sur la nutrition se traduit encore par des modifications remarquables des échanges respiratoires. Au début, on constate une augmentation du quotient respiratoire. Dans les expériences de HENRIJEAN et CORIN, cette augmentation persistait durant une période de plus de vingt-quatre heures, ce qui permet de conclure que des corps riches en oxygène se sont réduits pour former des corps pauvres en oxygène et de l'acide carbonique indépendant de l'oxygène absorbé, comme dans les expériences de HANRIOT sur l'assimilation des hydrates de carbone. Les composés ainsi formés ne peuvent être que des graisses ;

aussi, chez les animaux longtemps soumis aux doses quotidiennes élevées d'iodures, on peut constater des dégénérescences graisseuses évidentes, principalement du côté du foie et des reins. L'élévation simultanée du quotient respiratoire et de l'élimination azotée montre, de plus, que cette production de graisse s'effectue aux dépens des albuminoïdes, ce que vient encore confirmer l'élévation de ce quotient respiratoire au-dessus même de ce qu'il était chez un animal normal en pleine digestion, lorsqu'on vient à lui administrer des iodiques après une période de jeûne de trente-six heures.

Après un certain temps, le quotient respiratoire revient à la normale et peut même tomber au-dessous. Chez les animaux soumis au jeûne prolongé, le quotient respiratoire atteint, après la suppression des iodiques, une valeur notablement plus faible que celle à laquelle on arrive chez le même animal lorsqu'on ne lui administre pas d'iode. Cette chute du quotient respiratoire indique que l'animal, après avoir utilisé les hydrates de carbone de son alimentation, consomme ensuite les albuminoïdes, en même temps que l'intensité des combustions va en diminuant.

La modification des échanges respiratoires ne retentit pas sur la production de chaleur parce que la formation endothermique de graisse, puis sa combustion ultérieure, expliquent la compensation qui s'établit au point de vue de la production de chaleur.

En résumé, désassimilation plus facile et plus rapide de la molécule albumineuse par suite de sa combinaison transitoire avec l'iode, affinité particulière pour certains albuminoïdes pathologiques ou de néoformation, dissociation en un groupement azoté qui s'élimine par les urines et un groupement gras qui se combure ultérieurement, augmentation au début, puis retour à la normale ou même diminution du quotient respiratoire, telles sont les modifications caractérisant l'influence de l'iode sur la nutrition.

Action sur les sécrétions et les excrétions. — Les iodiques provoquent l'hypersécrétion de la plupart des glandes, mais surtout celle des glandes salivaires, buccales, pharyngiennes, nasales et lacrymales, dont la sécrétion atteint parfois, dans les accidents que nous étudierons plus tard sous le nom d'*iodisme*, une intensité remarquable. L'élimination de l'iode s'effectue, sinon pour une forte proportion, du moins pendant un temps assez considérable, par ces sécrétions, et l'on peut, par exemple, le caractériser dans la salive pendant plusieurs semaines. La sueur, bien que sa sécrétion ne soit pas augmentée dans la même proportion, constitue aussi une voie assez constante d'élimination, comme le prouvent les manifestations cutanées, que nous envisagerons à propos de l'iodisme, et qui sont dues à l'action irritante de l'iode mis en liberté à la surface du tégument. On a noté également l'augmentation de la sécrétion spermatique ainsi que celle des glandes utérovaginales.

Par contre, la sécrétion lactée est diminuée, et l'iode peut même déterminer son tarissement.

Action sur le système nerveux. — L'influence exercée sur le système nerveux paraît relever surtout des modifications circulatoires. On a signalé, à la suite des doses toxiques de composés iodiques, une céphalalgie violente et parfois même térébrante, des douleurs contusives, de la prostration, de la titubation, des vertiges, de l'agitation, de l'insomnie, de l'affaiblissement de la mémoire, de l'hébétude; on a même rapporté des exemples d'hallucinations et de délire. D'un autre côté, certaines manifestations, très constantes avec les doses élevées d'iodures, telles que : tremblements généralisés ou localisés, convulsions toniques ou cloniques, atténuation de la réflectivité, paraissent devoir être attribuées à une action spéciale sur les éléments anatomiques du tissu nerveux, ce que semblerait justifier l'expérience de Binz sur les cellules ganglionnaires fraîches dont il a noté la coagulation du protoplasma en présence des solutions d'iodures alcalins. On a également constaté une localisation accentuée de l'iode dans le tissu nerveux, dans les cas d'intoxication expérimentale chez les animaux. D'autre part, certains phénomènes, tels que l'hémiplégie et la paralysie alterne, qui ont été relevés comme symptômes toxiques à la suite de l'iodure de potassium, paraissent plutôt justiciables d'une apoplexie séreuse résultant de la transsudation de la partie fluide du sang. Les accidents connus sous la dénomination d'*ivresse iodique* sont encore des témoins de l'influence exercée par l'iode sur le système nerveux et dont la provocation peut s'interpréter aussi bien, sinon même mieux, comme résultant de modifications dans la circulation cérébrale et bulbaire que de l'action spéciale exercée sur une région déterminée du cerveau.

Iodisme. — Sous le nom d'*Iodisme*, on désigne un ensemble de phéno-mènes d'intoxication déterminés par les iodiques.

A s'en tenir strictement aux manifestations provoquées par l'introduction dans l'organisme de doses toxiques d'iode, on pourrait dire que l'iodisme est dû à une transsudation exagérée de la partie liquide du sang, transsudation facilitée par certaines conditions accessoires, telles que : la concentration des solutions, la rapidité de l'absorption, la lenteur de l'élimination. La résorption ultérieure du liquide transsudé expliquerait la disparition des phénomènes toxiques. Mais, ici, comme dans toute action médicamenteuse, il faut compter avec la susceptibilité individuelle que rien ne permet de prévoir et qui a démontré, dès le début, que l'administration des iodiques n'était pas toujours sans inconvénients et que l'intensité des effets toxiques ne répondait en rien aux doses ingérées.

S'il est incontestable que certaines conditions de moindre résistance, comme celles réalisées par les affections digestives, cardiaques, rénales, nerveuses, facilitent le déterminisme de ces accidents; il est, d'autre part, non moins certain que l'augmentation d'intensité des phénomènes physiologiques, de même que la physionomie particulière, le cachet spécial revêtus par les accidents, dépendent surtout de l'individualité, en d'autres termes des aptitudes innées ou acquises du sujet.

Chaque sujet traduit à sa manière son intolérance médicamenteuse; c'est lui et non l'agent toxique qui détermine la formule des accidents. Chez les uns, l'intolérance est absolument invariable, quels que soient la forme, la dose et le moment de la médication. Chez d'autres, les accidents du début s'amendent par la continuation du traitement ioduré. Chez d'autres enfin, l'intolérance apparaît brusquement, alors que la médication iodurée était bien supportée jusque-là. Le mode d'introduction du composé iodique peut également exercer une influence décisive; l'état des voies digestives permettant, par exemple, la production de manifestations que l'on ne verrait pas se réaliser en administrant une dose égale du même composé par voie hypodermique. Enfin, la prédisposition de certains individus est un fait que l'on ne peut nier, bien que son explication soit encore absolument impossible.

Les inconvénients de la médication iodique apparurent en même temps que sa vulgarisation et GOINDET lui-même les signala. Il fut amené à distinguer deux ordres de phénomènes, les uns, localisés, déterminés par une action irritative directe, les autres, généraux, dus à une dissémination de l'iode dans l'organisme. Il avait d'abord attribué ces accidents à des lésions de la muqueuse gastrique, mais il ne tarda pas à constater que ces phénomènes se montraient parfois à la suite de l'emploi de doses infinitésimales. GUERSANT, le premier, incrimina une action spécifique sur les glandes thyroïdiennes et mammaires. BAUP attribuait aux iodiques une action élective sur le système lymphatique. RÖSER estimait que l'iodisme, qui se rencontrait surtout chez les goitreux, était simplement la manifestation de la résorption du goitre. RILLIET distingua deux sortes d'intoxication : l'une produite par les doses élevées et s'observant chez tous les individus, à tout âge et dans toutes les régions, et dérivant d'une irritation stomacale; l'autre, qu'il appelait l'*iodisme constitutionnel*, était liée à une prédisposition spéciale du sujet, consistant surtout en une perturbation nerveuse. La fréquence des accidents d'iodisme constatés en Suisse s'expliquait, pour lui, par la pauvreté des eaux et de l'air en iode. CHATIN, du reste, quelques années auparavant, avait attiré l'attention sur la relation entre la production du goitre et le défaut d'iode dans les eaux d'alimentation et l'air. Il est évident, maintenant, qu'il y a une relation entre les accidents de l'iodisme provoqués par l'exagération des composés albuminoïdiques iodés et ceux produits par leur insuffisance dans l'organisme chez les goitreux ou les thyroïdectomisés; et les expériences de DE CYON ont montré l'importance de ces corps pour le fonctionnement normal des appareils régulateurs cardiaques et, spécialement, des pneumogastriques et des dépresseurs.

L'iodisme vrai, c'est-à-dire l'ensemble des phénomènes résultant de la réaction plus ou moins vive d'un organisme impressionnable vis-à-vis d'un composé iodé, présente des manifestations très variables suivant les individus et le composé iodé employé. Mais, ce qui caractérise d'une façon constante les phénomènes, c'est, par l'intervention d'une cause encore inconnue, une désassimilation exagérée des albuminoïdes iodés normaux accompagnée d'une suractivité considérable dans les échanges des albuminoïdes des organes. La consomption ne tarde pas à être la conséquence de cet état pour peu qu'il se prolonge.

Chez l'animal, chez lequel on peut provoquer à volonté des phénomènes graves en augmentant les doses de l'iodique, on constate de l'œdème pulmonaire et de l'inflammation des voies respiratoires supérieures. Chez l'homme, sauf de rares exceptions, fort heureusement, ce sont des symptômes d'un ordre moins avancé, si l'on peut ainsi dire : du catarrhe naso-guttural, de la laryngo-bronchite, de l'acné ; plus rarement, de l'iodisme cutané hémorrhagique, de l'œdème de la glotte, des hémorrhagies pulmonaires (fréquentes surtout aux périodes de début de la tuberculose), de l'œdème pulmonaire, des névralgies articulaires. Ce sont là les formes relevant surtout de l'influence exercée par le composé minéral, c'est-à-dire par l'administration des iodures minéraux ou organiques, les iodiques dans lesquels le métalloïde agit par son action propre, tandis qu'avec d'autres composés tels que l'iodoforme, d'une part, les albuminoïdes iodés, d'un autre côté, on voit se produire des manifestations particulières, très différentes de celles imputables à l'iode seul.

Le plus généralement, tout se borne aux manifestations légères du début, et l'évolution des phénomènes est entravée par la suspension du médicament iodique, suivie de la rapide disparition des accidents. C'est presque toujours au début, parfois cependant après un plus ou moins long traitement, que ces accidents apparaissent. Les manifestations les plus communes consistent en un catarrhe des muqueuses pituitaire et conjonctive, accompagné d'embarras cérébral, avec céphalalgie plus ou moins violente; il existe, en même temps, de la rougeur de la conjonctive, de l'œdème palpébral, de l'érythème facial, parfois un peu d'étourdissement et de légers vertiges. Cet ensemble de phénomènes constitue le syndrome dénommé *coryza iodique*. Assez souvent, on constate un léger degré de fièvre, d'origine probablement catarrhale. Même avec les faibles doses de médicaments iodiques, on ressent dans la bouche une saveur métallique et amère particulière qui s'accompagne, dans les cas d'iodisme léger, d'une salivation salée, métallique, et d'angine érythémateuse avec œdème plus ou moins généralisé.

Les éruptions constituent l'une des formes les plus fréquentes des manifestations de l'iodisme. Il s'agit, le plus généralement, d'acné; mais on peut également observer l'urticaire, des papules, des bulles, voire du purpura.

Il peut exister soit de l'anorexie, soit de la boulimie ; on a noté fréquemment des douleurs épigastriques violentes avec sensation de brûlure, des nausées, des vomissements, de la diarrhée ou de la constipation. Le pouls se montre, en général, fortement accéléré, faible, dépressible. D'ordinaire, la respiration est peu affectée, parfois, cependant, on a constaté de la dyspnée, de l'asthme, de la laryngite striduleuse. Comme accidents graves, il faut noter l'œdème de la glotte, dont l'issue est le plus souvent mortelle, et des hémoptysies, fréquentes dans les cas de tuberculose. En raison de sa consistance particulièrement fluide, le sang peut donner lieu à des hémorrhagies de nature variée : épistaxis, hémoptysies, gastrorhagies, entérorhagies, hématuries, maladie de Werlhof.

Grâce à l'acidité du tissu rénal favorisant le dégagement de l'iode des iodures, il se produit assez fréquemment une action offensive caractérisée par un certain degré de néphrite. Les femmes et les enfants se montrent particulièrement sensibles à cette influence ; et, chez ces derniers, on a signalé une albuminurie persistante à la suite de simples badigeonnages avec de la teinture d'iode. Les composés iodiques les plus facilement décomposables sont aussi ceux qui provoquent le plus facilement de la néphrite. Tels sont, par exemple, les iodates pour lesquels il faut compter, en outre, avec une action propre au sel lui-même en tant qu'iodate.

Comme phénomènes nerveux, il faut signaler, outre la céphalalgie : les étourdissements, l'apathie, la prostration, les lipothymies, les syncopes, les troubles sensoriels, le délire, en un mot, tout cet ensemble de phénomènes qualifié par l'appellation d'*ivresse iodique;* ces arthrites que l'on a vu se produire chez les rhumatisants, ainsi que des phénomènes convulsifs ou comateux relevés dans certaines observations.

Enfin, j'appellerai encore l'attention sur l'influence spéciale exercée par les iodiques sur les organes glandulaires appartenant à la vie de l'espèce : testicules, ovaires, mamelles, que l'on a prétendu éprouver une véritable dissolution. Ces manifestations relèvent surtout de l'action exercée par les albuminoïdes iodés et rentrent dans la catégorie des troubles de nutrition qui se caractérisent par de l'amaigrissement, d'abord lent, auquel fait bientôt suite une véritable fonte des tissus, et notamment des tissus glandulaires.

On connaît actuellement une quarantaine de cas d'accidents d'iodisme suivis de mort. Un seul a été l'objet d'une observation précise et complète accompagnée d'autopsie, c'est le cas rapporté par Edwin Rose. La mort fut assez longue à se produire (10 jours) et elle survint avec cyanose, refroidissement des extrémités, affaiblissement du cœur, pouls faible et irrégulier. A l'autopsie, on put déceler seulement la présence de l'iode dans le canal intestinal et dans les poumons où on le retrouva en grande quantité. Les reins étaient congestionnés, particulièrement la substance médullaire ; l'épithélium de la substance corticale paraissait sain, les bassinets présentaient un pointillé hémorrhagique. L'urine, qui avait permis de reconnaître la présence d'un peu d'albumine seulement le huitième jour, contenait beaucoup d'iode au début et peu à la fin. La vessie était rétractée, plissée, un peu congestionnée, et l'enveloppe fibreuse du rein adhérente. Le système cérébro-spinal, le cœur, les poumons (sauf un peu de congestion hypostatique) furent trouvés normaux.

La production de l'œdème pulmonaire et des transsudations exagérées, ainsi que la leucocytose suivie de leucolyse, expliquent les différentes manifestations de l'iodisme et les accidents aigus suivis de mort à brève échéance. On a observé également la mort presque subite et des accidents violents dus à la coagulation du sang, sous l'influence de doses massives d'iode injectées dans les vaisseaux.

Les expériences paraissent prouver avec une entière évidence que les inflammations locales sont dues à l'existence de l'iode libre. Pour expliquer cette décomposition des dérivés iodés circulant dans les différentes humeurs de l'organisme, Ehrlich avait admis une décomposition des iodures par l'acide nitreux ou, pour parler plus exactement, par les nitrites en présence des acides faibles, comme l'acide carbonique. Roehmann et Malachowsky ont supposé que l'iode était mis en liberté par suite de la présence de substances énergiquement réductrices dans la salive, ce qui entraînait la formation d'oxygène actif et la décomposition ultérieure de l'iodure : cette hypothèse expliquerait la localisation des accidents à la muqueuse respiratoire où se constate seulement la présence de ces substances réductrices. OPPENHEIMER attribué l'influence décomposante à des *sécrétions stagnantes* qui seraient le siège de phénomènes continuels d'oxydation et de réduction. Que chacune de ces causes intervienne pour sa part dans la production des phénomènes d'iodisme, cela ne me semble pas douteux ; mais aucune de ces théories n'est en mesure d'interpréter tous les faits parce que leur raison d'être est surtout d'ordre individuel, ce que prouvent bien ces observations que l'empêchement apporté à l'hypersécrétion de la muqueuse naso-pharyngienne, ou la suractivation de l'élimination rénale ne peuvent entraver le développement des accidents.

D'un autre côté, l'œdème des voies respiratoires ne résulte pas d'une cause mécanique telle que la stase veineuse provenant soit de la faiblesse des contractions cardiaques par suite d'une action exercée directement ou par excitation des centres des nerfs vagues, soit du ralentissement circulatoire par suite d'une vaso-dilatation directe ou consécutive à une paralysie des centres vaso-moteurs, car le ralentissement se produit aussi bien après section des deux nerfs pneumogastriques et, en faisant intervenir l'asphyxie, la pression se relève comme d'habitude par irritation du centre vaso-moteur principal sous l'influence de l'acide carbonique. Enfin, d'autre part, la production ou l'absence de modifications du système vasculaire, ou les altérations les plus diverses de son fonctionnement normal, sous l'influence des éléments ou des composés électro-positifs combinés à l'iode, n'exercent aucun empire sur la genèse de l'œdème.

On est donc obligé d'incriminer une action directe exercée par l'iode sur la paroi vasculaire, et provoquant la transsudation, mais, surtout, la rapidité avec laquelle s'effectue cette transsudation, ainsi qu'un certain nombre de causes déterminantes telles que : la concentration de la solution, la quantité du sel en circulation, la nature de ce sel, la lenteur de l'élimination. Ce sont là les causes occasionnelles jouant un rôle prépondérant. La résorption du liquide transsudé explique la disparition des phénomènes d'iodisme. Les solutions iodo-iodurées, c'est-à-dire contenant de l'iode libre se conduisent comme des solutions concentrées d'iodures. En d'autres termes, je dirai qu'un sujet est d'autant plus particulièrement susceptible de présenter des accidents d'iodisme que la mise en liberté de l'iode s'effectuera plus facilement et en plus grande quantité dans son organisme ; mais c'est là définir le phénomène et non l'expliquer.

Au point de vue des applications pratiques, il importe de remarquer que les solutions à faible pouvoir lymphagogue détermineront une baisse de pression peu considérable mais d'assez longue durée, parce que le liquide transsudé restera plus longtemps répandu dans les espaces lymphatiques sans provoquer une osmose plus ou moins intense, suivie de résorption. Si, au contraire, son pouvoir diffusif est assez considérable, la solution ne pourra pas être entraînée dans la circulation générale avant d'avoir provoqué une transsudation exagérée dans les capillaires pulmonaires et des désordres consécutifs dans le parenchyme ; il se produira un véritable débordement de liquide des espaces lymphatiques dans les alvéoles, réalisant ainsi l'œdème pulmonaire.

Résumé et interprétation de l'action exercée par les iodiques. — En résumé, l'iode agit : par stimulation du tissu lymphoïde, par action spéciale sur la nutrition, enfin par une action, accessoire si l'on peut ainsi dire, sur le cœur, la circulation et la respiration. Cet ordre représente l'ordre d'importance décroissante en ce qui regarde l'action physiologique.

Les iodiques exagèrent l'activité du tissu lymphoïde donnant naissance à ces éléments que l'on a appelés *macrophages* et dont le rôle intervient, à la période tardive des affections, pour débarrasser l'organisme des déchets cellulaires ou microbiens produits par les infections ou par les intoxications. Par ce mécanisme, ils suscitent et exaltent les moyens de défense de l'organisme, en déterminant, à la fois, une atténuation par leurs propriétés antitoxiniques, et, surtout, une mise en état de suractivité de ces moyens normaux de défense. Un remarquable exemple de cette action nous est fourni par l'influence exercée sur les toxines du tétanos et de la diphthérie par le trichlorure d'iode. Dans toutes leurs applications, les iodiques se montrent toujours comme plus efficaces antitoxiniques et stérilisateurs du terrain que microbicides.

Ce qui caractérise l'action spéciale exercée sur la nutrition, c'est l'accroissement marqué des processus de désassimilation, l'augmentation notable de labilité des albuminoïdes et des graisses, qui s'accompagne d'une augmentation parallèle dans la désassimilation des phosphates. Le quotient respiratoire reste sensiblement normal. Dans certaines conditions expérimentales, il augmente au début, par suite de la fixation des graisses, et diminue ensuite lors de leur combustion. Au point de vue de la production de la chaleur et de la consommation de l'oxygène, ces deux phénomènes se compensent. Le produit de synthèse le plus important est l'albumine iodée qui dissémine l'iode dans toutes les parties de l'organisme et joue le rôle d'élément étranger excitant l'action chimiotactique; il en résulte une abondante leucocytose bientôt suivie de leucolyse.

Cette action exercée sur les phénomènes intimes de la nutrition intervient activement pour arrêter les processus de dégénérescence consécutifs à des troubles dans la désassimilation. Le redressement d'un vice de nutrition peut être obtenu en rendant la molécule albuminoïde plus facilement et plus complètement oxydable.

L'hydrémie consécutive à l'action des iodures détermine un véritable drainage des tissus et de leurs éléments anatomiques, débarrassant ainsi les cellules des déchets de la nutrition. Les chlorures exercent le même effet et à un degré encore supérieur, mais, de la part des iodures, il vient s'y ajouter une influence spéciale exercée sur les albumines et sur le tissu lymphoïde. Les combustions s'effectuent d'une façon plus complète dans l'organisme, en même temps qu'il se produit un désencombrement, accompagné de fluidification des exsudats. C'est ainsi que l'on peut s'expliquer les bons effets des iodiques dans l'asthme.

Les modifications circulatoires et respiratoires, quoique moins accentuées que les actions que je viens de résumer, interviennent cependant d'une façon qui n'est pas à négliger. L'abaissement de la tension sanguine modifie le myocarde soit directement, soit en diminuant le travail du cœur. Le drainage qui accompagne la transsudation de la partie liquide du sang enlève les déchets de la nutrition et favorise la disparition des œdèmes après les avoir momentanément augmentés. La lymphe, plus riche en sels qu'à l'état normal, exerce une action osmotique et enlève l'eau soit aux éléments des tissus, soit aux exsudations pathologiques. Les modifications réalisées dans les cas d'affections cardiovasculaires sont dues, à la fois, aux variations de la pression sanguine, à l'action lymphagogue, et à l'action sur la nutrition. Enfin, il n'est pas jusqu'aux modifications imprimées à l'irrigation des divers tissus qui n'intervienne, plus ou moins activement, dans les phénomènes déterminés par les iodiques.

Une application fort importante de la médication iodurée consiste dans l'élimination des métaux toxiques accidentellement fixés dans l'économie. Les expériences de MELSENS à propos du mercure, celles de ANNUSCHAT à propos du plomb, avaient déja établi ce fait; je l'ai vérifié pour le plomb et j'ai précisé les conditions dans lesquelles devait être institué le traitement ioduré. C'est, précisément, en agissant sur la molécule *albumine-métal* dont il provoque la désintégration, que l'iode permet la solubilisation du métal, puis son élimination. On s'explique ainsi qu'il puisse se produire des accidents aigus d'hydrargyrisme ou de saturnisme, à la suite d'une brutale destruction du composé albuminométallique, suivie de la solubilisation du métal en quantité suffisante pour exercer une influence toxique.

Dans certains cas, les iodiques agissent, à la fois, comme modificateurs de la nutrition et comme modificateurs locaux, par exemple dans certaines dermatoses où intervient l'influence exercée localement par l'iode mis en liberté et s'éliminant par la peau et ses annexes. Dans tous les cas, l'influence que les iodiques exercent à titre de modificateurs de la nutrition constitue une action lente et prolongée, ce que permet de comprendre la fixation de l'iode à l'état d'albuminoïde iodé, suivie de sa décomposition avec mise en liberté d'iode qui forme une nouvelle combinaison, et ainsi de suite. L'élimination si intense et si accentuée qui accompagne le début de l'administration des iodiques ne porte, en réalité, que sur l'excès n'intervenant pas dans les mutations utilisées par l'organisme.

Modes d'administration. Doses. — L'iode a été administré pour l'usage externe, comme révulsif, surtout sous forme de *teinture d'iode*, solution de 1 partie d'iode dans 12 parties d'alcool à 90°. Un gramme de cette préparation donne LXI gouttes au compte-gouttes normal et renferme 77 milligrammes d'iode. Il a été également utilisé comme antiseptique soit en solution dans la glycérine, soit dissous dans l'eau grâce à la présence d'un iodure alcalin. TARNIER l'a surtout employé en obstétrique. Il prescrivait :

Iode métallique.	3 grammes.	
Iodure de potassium	6	»
Eau distillée	1000	»

Solution pour l'usage externe ou les injections vaginales.

Dans les cas de métrorrhagies ou en injection dans les séreuses (hydrocèle) on emploie.

Teinture d'iode.	20 à 40 grammes.	
Iodure de potassium	4 grammes.	
Eau distillée	100	»

Pour l'usage interne, l'iode est surtout prescrit sous forme de solution de Lugol :

Iode métallique.	0 gr. 20
Iodure de potassium	0 gr. 40
Eau distillée	1000 grammes.

ou sous forme de teinture d'iode dissimulée dans un peu de lait.

Il existe au Codex un sirop de Raifort iodé, très usité dans la médecine infantile, qui renferme 2 centigrammes d'iode par cuillerée à soupe.

Iode	1 gramme.	
Alcool à 90.	15	»
Sirop de Raifort composé.	985	»

On associe également l'iode au tannin pour faire le sirop iodo-tannique qui contient, par cuillerée à soupe : $0^{gr}02$ de tannin et $0^{gr}02$ d'iode.

Presque tous les dérivés de l'iode ont été employés dans un but thérapeutique.

Parmi les iodures métalliques, ceux de potassium, de strontium, de sodium, de fer, de baryum, de mercure, de plomb, d'or, de lithium, de calcium, d'ammonium, ont été préconisés dans différentes circonstances. Les iodures de mercure sont, surtout, des médicaments mercuriels ; l'iodure de plomb, assez fréquemment employé autrefois sous forme de pommade, est à peu près inutilisé maintenant ; comme les iodures de mercure, l'iodure d'or emprunte surtout ses propriétés pharmacodynamiques à son élément électropositif. Les iodures de soufre et d'arsenic ont été préconisés par BIETT dans le traitement des affections cutanées ; ils forment la base de la pommade dite pommade de Biett.

L'iodure de potassium est le plus employé et possède une action thérapeutique bien plus accentuée que celle des autres iodures, en raison de la double-décomposition qu'il effectue dans l'organisme, mais aussi en raison de l'action secondaire du potassium.

On l'emploie aux doses de 0gr50 à 1gr50 par jour comme cardio-vasculaire ;
et à des doses de 4, 6 et même 10 grammes par jour, comme altérant dans la
syphilis.

En raison de son action irritante sur la muqueuse gastrique, il doit toujours
être prescrit en solution, et sa saveur désagréable peut être avantageusement
masquée soit par de l'anisette, soit par du sirop d'écorces d'oranges amères,
soit par de la bière. Comme formule générale, on peut employer la suivante :

> Iodure métallique. . . . .   20 grammes.
> Eau distillée   300   »
>   1 gramme d'iodure par cuillerée à soupe.

Elle est applicable aux iodures de potassium, de sodium, de strontium,
d'ammonium, de calcium. L'iodure de baryum est toxique à cause du baryum
et il ne doit s'employer qu'à dose faible : 10 à 15 centigrammes ; il semble un
médicament peu recommandable. L'iodure de strontium est assez souvent utilisé, il présente, comme l'iodure de potassium, l'avantage de provoquer des
double-décompositions, il détermine des modifications avantageuses de l'appétit
et de la digestion et entraîne une suractivité des combustions, de même sens
que celle exercée par l'iode ; en outre, il ne possède pas les inconvénients, souvent
accentués, dus à l'introduction du potassium dans l'économie.

Les iodures se prescrivent souvent aussi dans une potion complexe, les formules suivantes peuvent servir de type.

Potion iodurée (asthme).

> Iodure de potassium . . . .
> Teinture de lobélie . . . .   ââ 10 grammes.
> Teinture de polygala. . . . .
> Extrait d'opium. . . . .   Dix centigrammes.
> Eau distillée . . . .   300 grammes.

Lait ioduré mixte.

> Iodure de potassium . . . .   ââ 0 gr. 50
> Bromure de potassium. . . . .
> Chlorure de sodium. . . . .   1 gramme.
> Sucre vanillé.   10   »
> Crème fraîche   100   »

Sous le nom d'*iodipine* on a utilisé en thérapeutique un liquide huileux,
jaune clair, résultant de l'action de l'iode sur l'huile de sésame et qui contient
25 p. 100 de son poids d'iode. On l'a utilisé pour l'usage interne, par voie gastrique, aux doses de 2 à 4 cuillerées à café dans du lait ou de la bière. L'absorption a lieu dans l'intestin, et l'iodipine se fixerait en nature et ne serait décomposée que lentement et progressivement. On l'a également utilisée en injections
intra-musculaires aux doses de 10 à 25 centimètres cubes. Les indications sont
les mêmes que celles des iodures.

Les combinaisons iodo-tanniques sont surtout recommandables chez les
sujets susceptibles, c'est-à-dire dans l'organisme desquels la décomposition des
iodiques et la mise en liberté de l'iode s'effectue avec une intensité et une rapidité particulières, ou bien lorsqu'il s'agit d'instituer un traitement prolongé.
Elles s'absorbent bien, ne sont pas irritantes, possèdent une action lymphagogue moins énergique que les iodures ; malheureusement, ce sont des combi-

naisons non chimiquement définies, et les préparations commerciales diffèrent sensiblement les unes des autres.

Les combinaisons dites albuminoïdiques d'iode peuvent également rendre parfois des services ; mais, dans la plupart des cas, ce ne sont, par suite de l'action de l'iode sur la molécule albuminoïdique, que des préparations iodurées dans lesquelles la combinaison primitive de l'iode avec l'albuminoïde a subi une décomposition plus ou moins profonde, conduisant à la formation de produits de métamorphose qui ne possèdent plus l'action modificatrice intense des phénomènes de la nutrition que manifestent les albuminoïdes-iodés véritables dont le type est l'*iodothyrine* [1].

Incompatibilités. — Tout d'abord, les acides sont, pour la plupart, capables de décomposer les iodures et de mettre en liberté, par une réaction secondaire, de l'iode qui pourrait agir comme irritant intense et provoquer des accidents plus ou moins accusés.

Il en est de même pour d'autres substances telles que : l'eau oxygénée, les peroxydes, la paraldéhyde, qui possèdent la propriété de dégager rapidement l'iode de ses combinaisons.

D'une façon générale, tous les sels des métaux lourds sont incompatibles avec les iodures. D'ordinaire ils donnent naissance à des iodures insolubles dans l'eau mais qui, souvent, se dissolvent dans un excès de solution d'iodures alcalins, comme c'est le cas, par exemple, pour l'iodure mercurique ; et le sirop de Gibert n'est autre chose que cette solution d'iodure mercurique dans un excès d'iodure de potassium.

Relativement au plomb, et surtout au mercure, cette formation d'iodures métalliques prête à des remarques particulièrement intéressantes au point de vue de la pratique. Si, en effet, dans le cas de métaux autres que le plomb et le mercure, cette double-décomposition s'effectuant entre le sel métallique et l'iodure alcalin n'a d'autre inconvénient que de soustraire, en tout ou en partie, le médicament iodique, dans le cas du mercure ou du plomb, les inconvénients peuvent être beaucoup plus graves, par suite de la solubilisation possible d'un composé mercuriel ou plombique insoluble.

L'iode s'élimine, en proportion notable, par la salive, la sueur et les larmes, sous forme d'iodures alcalins ; et, on a constaté des accidents d'ophthalmie violente (et même dans un cas la perte d'un œil), chez des sujets auxquels on pratiquait dans les yeux des insufflations de poudre de calomel (collyre sec au calomel), en même temps qu'ils étaient soumis à un traitement ioduré. L'iodure mercureux, qui prend naissance par le mélange du calomel avec l'iodure alcalin, est peu irritant par lui-même ; mais, en présence d'un excès d'iodure alcalin, il est décomposé en mercure réduit et en iodure mercurique dont l'action est extrêmement irritante. C'est pour la même raison que l'on a vu survenir des phénomènes d'irritation intense du tégument cutané chez des sujets soumis à un traitement ioduré et chez lesquels on pratiquait, en même temps, des frictions mercurielles.

Les solutions d'iodures alcalins possèdent encore la propriété de précipiter les solutions d'un certain nombre d'alcaloïdes. Parmi ces derniers, le sulfate neutre de quinine (improprement appelé sulfate acide) et le sulfate

---

[1] Voir : G. Pouchet, Bulletin de l'Académie de médecine, t. LIV, 1905 ; et *L'iode et les iodiques*, Paris, Doin, 1906.

de spartéine méritent une mention spéciale. En ce qui regarde le sulfate neutre de quinine, il y a, à la fois, précipitation de l'alcaloïde et mise en liberté de l'iode par le sel à réaction fortement acide; et en ce qui regarde le sulfate de spartéine, il y a précipitation de l'alcaloïde à l'état d'iodure insoluble. De telle sorte que le pharmacien qui exécute une prescription de ce genre, est dans l'obligation de délivrer, soit un mélange trouble et d'aspect désagréable soit de le filtrer et alors d'en séparer l'alcaloïde.

Enfin il y a encore incompatibilité, mais de bien moindre importance, entre les iodiques et les préparations galéniques riches en tannin, telles que, teintures et, surtout, extraits en raison de leur richesse en principes astringents.

CORPS THYROÏDE

La principale réserve iodée de l'économie est la glande thyroïde qui renferme des albuminoïdes particuliers dont l'importance n'a été mise en évidence que dans ces dernières années. Les observations de BAUMANN avaient attiré l'attention sur la richesse relative en iode de cette glande ainsi que sur la stabilité de ces dérivés iodés. Les recherches de TAMBACH ont montré que 96 p. 100 de l'iode existant dans la glande thyroïde s'y trouvaient à l'état de combinaison albuminoïde, et que l'*iodothyrine* de Baumann n'y existe pas en liberté; cette substance serait unie, dans la glande, à deux substances albuminoïdes. Pour GAUTIER, cet iode serait associé à l'arsenic et entrerait dans la constitution d'une nucléo-albumine spéciale. A la vérité, l'iode est engagé dans cette glande dans plusieurs combinaisons, dont l'une est susceptible de fournir l'iodothyrine de Baumann, par digestion pepsique ou pancréatique. OSWALD a isolé de ce même corps thyroïde une globuline iodée, qu'il a désignée sous le nom de *thyréoglobuline*, qui possède une teneur en iode de 1,6 p. 100 et à laquelle il attribue également des propriétés thérapeutiques énergiques. A côté de ces substances iodées, FRANKEL a isolé de la glande une substance active qu'il appelle la *thyro-antitoxine* et à laquelle il attribue la formule $C^6H^{11}Az^3O^5$.

La teneur en iode de la glande thyroïde est variable suivant les individus et suivant les espèces. La glande des carnivores contient moins d'iode que celle des herbivores, ce qui est sans doute dû à l'alimentation végétale plus riche en principes iodés de ces derniers animaux; aussi emploie-t-on surtout en thérapeutique la glande du mouton.

Thyroïdectomie. — Les phénomènes qui font suite à la disparition de la glande varient selon que l'insuffisance ou la disparition complète de la sécrétion se trouvent réalisées brusquement ou progressivement. Toujours la nutrition est profondément troublée dans tous ses modes, au point que l'on peut dire qu'aucun élément anatomique n'échappe à cette perturbation. Les accidents qui forcent l'attention peuvent être divisés en accidents précoces et tardifs. Les accidents précoces consistent en troubles cérébraux (notamment des troubles psychiques parmi lesquels la manie aiguë occupe le premier rang) et en tétanie; souvent, on voit éclater l'hystérie ou un rappel de cette affection. Les accidents tardifs constituent le syndrome dénommé *cachexie strumiprive*. Les premiers phénomènes consistent en : pâleur, lassitude, affaiblissement, maladresse et pesanteur des membres, douleurs erratiques, gonflement du visage et des extrémités. A cela viennent se joindre des phénomènes intellectuels caractérisés surtout par une diminution de l'activité cérébrale revêtant des formes particulières et différant du crétinisme vrai. On constate de l'affaiblissement des contractions cardiaques, parfois des palpitations, de la dyspnée; souvent une constriction du pharynx amenant quelquefois de la gêne de la déglutition. Le faciès présente un aspect tout à fait caractéristique, avec coloration blafarde particulière de la peau. Chez les sujets jeunes, on observe l'arrêt de la croissance.

L'un des premiers, Schiff, pratiquant, en 1856, sur des animaux, l'ablation de la glande thyroïde, fit voir que ces sujets succombaient, en général, entre le quatrième et le vingt-septième jour, après avoir présenté des troubles nerveux de forme convulsive.

Après l'opération, l'animal devient somnolent, apathique, affaibli; ses mouvements sont lents, ses muscles, animés d'abord de contractions fibrillaires, ne tardent pas à être le siège de tremblements puis de crampes tétaniques, et la mort arrive, le plus souvent, au milieu de cette période de convulsions, du sixième au neuvième jour. D'autres fois, la paralysie envahit peu à peu les membres postérieurs. La sensibilité est émoussée, on constate des troubles vaso-moteurs manifestes, un grand abaissement de tension vasculaire et quelquefois des œdèmes. Le chat supporte mieux la thyroïdectomie que le chien; et le rat ainsi que le lapin peuvent facilement survivre.

L'accumulation de la mucine dans le sang et l'envahissement de l'organisme par cette substance, observés par Horsley surtout chez les sujets jeunes, lui fit donner l'appellation de *métabolisme mucineux* à cet ensemble de phénomènes, caractérisé par la non-transformation de la mucine, que l'on observe également dans l'affection dénommée *myxœdème* ou *cachexie pachydermique*. Le rôle des iodiques dans la nutrition du système nerveux central fut soupçonné par Schiff dont les expériences en fournissaient une démonstration indirecte et qui émit, le premier, je crois, l'hypothèse que le corps thyroïde sécrète une substance détruisant ou annihilant dans l'organisme un poison qui prendrait lui-même naissance dans l'économie et dont l'action néfaste s'exercerait surtout sur le système nerveux; mais l'intervention indispensable, relativement à l'influence trophique exercée par le système nerveux central, des iodalbuminoïdes localisés dans la glande thyroïde fut surtout démontrée récemment par les accidents obtenus à la suite d'ingestion de corps thyroïde, soit chez l'homme, soit chez les animaux.

La cachexie strumiprive succédant parfois à l'extirpation complète du goitre comme elle est une conséquence inévitable de l'extirpation totale du corps thyroïde et caractérisée par de l'amaigrissement, une anémie considérable, de la bouffissure de la face, de la diminution de l'activité cérébrale, un état crétinoïde, n'est pas non plus sans présenter d'étroites analogies avec les accidents que l'on peut observer sous l'influence de l'excès ou du défaut de ces dérivés iodés dans l'organisme.

Les iodalbuminoïdes du corps thyroïde paraissent destinés, d'après les résultats des expériences de E. de Cyon, à entretenir les nerfs régulateurs cardiaques, les pneumogastriques et les dépresseurs, dans un parfait état de fonctionnement et à combattre les influences morbides ou toxiques qui menacent ce fonctionnement; leur absence ou leur insuffisance, comme aussi leur excès, provoquent des troubles cardiaques accentués. Chez les sujets goitreux ou thyroïdectomisés, l'excitabilité des dépresseurs est notablement diminuée, sinon même totalement abolie, tandis que celle de leurs antagonistes, les accélérateurs et vaso-constricteurs, est augmentée.

Chez les animaux, quand ils ne succombent pas rapidement, surtout à la tétanie dont on peut entraver la production et les effets grâce à l'administration de bromure de potassium, on constate une dégénérescence graisseuse du foie et du cœur ; on trouve la rate et les poumons congestionnés ; la muqueuse intestinale est le siège d'une entérite intense ; on observe des altérations rénales profondes caractérisées par de la néphrite interstitielle (expliquant l'albuminurie constatée avant la mort), l'épaississement des capsules de Bowmann et la rétraction des glomérules. Ces lésions seraient attribuables à des toxines intestinales qui ne sont pas détruites, en raison de l'absence ou de l'insuffisance de sécrétion du suc thyroïdien ; et on a voulu en trouver une preuve dans ce fait que la survie est notablement plus longue avec une alimentation exclusivement lactée.

On a pu réaliser un état d'infantilisme chez les animaux jeunes en déterminant la sclérose de la glande, par exemple, en injectant du naphtol dans l'artère thyroïdienne ; et, d'autre part, la suppression de la sécrétion interne de la glande thyroïde, réalisée au moyen de la ligature des vaisseaux, a déterminé des lésions nerveuses indubitables. En outre, si l'on a pu provoquer du retard dans le développement des jeunes animaux à la suite de la thyroïdectomie, on a pu, ultérieurement, arrêter ce retard au moyen de l'administration d'extrait ou, mieux encore, de suc thyroïdiens ; et même, chez l'individu jeune et normal, on a pu, grâce à la médication thyroïdienne, accélérer le développement, sans toutefois dépasser les limites de la taille de l'espèce. Enfin, il est important de noter que, chez l'homme, l'excitation du fonctionnement du corps thyroïde au moyen des rayons X a pu déterminer des troubles nutritifs analogues à ceux que provoque l'ingestion de glande fraîche.

Action physiologique. — En plus de son rôle comme régulateur de l'irrigation sanguine, dans la moitié supérieure du corps et plus spécialement le cerveau, ainsi que comme glande hémato-poétique, le corps thyroïde possède une influence primordiale sur la nutrition du système nerveux central soit directement, soit par la neutralisation ou par l'obstacle apporté à la formation de produits encore indéterminés des échanges organiques, produits qui, en s'accumulant dans le sang, exercent une action délétère sur le système nerveux central. Dans les cas d'insuffisance thyroïdienne, l'emploi de la glande thyroïde fraîche, ou des préparations de glande thyroïde, peut atténuer, dans une certaine mesure, et même quelquefois totalement supprimer les accidents toxiques.

L'activité de la glande fraîche serait due à la résorption des combinaisons iodées ainsi qu'à la formation d'iodothyrine par décomposition des iodalbuminoïdes au sein de l'organisme. Ces dérivés iodés posséderaient la propriété de se combiner avec certaines toxalbumines formées normalement dans l'organisme ; et cette ioduration constituerait le début du mécanisme de destruction de ces produits nocifs, par oxydation et dédoublements successifs ultérieurs. Le corps thyroïde serait

ainsi chargé de détruire un certain nombre de toxines, surtout celles
d'origine intestinale, qu'il rendrait inoffensives par introduction d'iode
dans leur molécule. Ce rôle primordial de dépuration paraît peu compatible avec l'opinion de quelques physiologistes qui refusent au corps
thyroïde les propriétés de glande sécrétante, tout en lui reconnaissant
le pouvoir de débarrasser le sang de certains produits toxiques. Les
faits, tant d'observation que d'expérimentation, plaident, au contraire,
en faveur des propriétés sécrétoires de la glande thyroïde; et l'on doit
reconnaître que l'hypothèse (corroborée par des faits expérimentaux
très précis) d'une sécrétion interne permet d'interpréter beaucoup plus
exactement et certainement les actions multiples et importantes exercées
par cet organe.

Les préparations fraîches de glande thyroïde, c'est-à-dire celles dans
lesquelles se trouve l'iodalbuminoïde normal, provoquent une désassimilation exagérée de l'azote et du phosphore, de l'amaigrissement, la
perte des forces, de la lévulosurie, et la mort si l'administration en est
trop longtemps prolongée. Il faut remarquer que tout l'iode introduit à
l'état de substance thyroïdienne se retrouve dans les excreta. Les extraits
thyroïdiens possèdent une action sensiblement de même sens, mais
incomparablement moins énergique. Sur certains appareils, l'influence
se montre même fort différente. L'injection veineuse d'extrait thyroïdien
de l'homme, préparé à froid et à l'aide de la solution physiologique de
NaCl, de même que le suc de glandes thyroïdes des animaux, produit,
chez l'animal, un abaissement de tension artérielle avec accélération du
cœur; au contraire, certaines préparations de glandes thyroïdes déterminent de la vaso-dilatation avec hypertension.

La part revenant au système nerveux dans cette action est compliquée
d'une influence exercée sur le myocarde lui-même. En ce qui concerne
l'extrait thyroïdien, les expériences de HASKOVEC et d'autres observateurs ont semblé démontrer l'excitation directe des accélérateurs; tandis que la chute de pression devait être attribuée à une paralysie *partielle* des centres vaso-constricteurs bulbaires et spinaux. Il faut dire
paralysie partielle, car la destruction du bulbe et de la moelle, pas plus
que la ligature des organes abdominaux, n'empêchent pas l'abaissement
de pression artérielle; et, d'autre part, l'écoulement du sang par la
veine jugulaire est diminué pendant la phase d'hypotension.

Les centres vaso-constricteurs de la périphérie des viscères abdominaux, ni ceux de la périphérie générale n'interviennent donc pas essentiellement dans la production de cette chute de pression artérielle; et, si
l'on tient compte, en outre, de la faiblesse marquée des ondées cardiaques à cette même période, il faut bien trouver dans la coexistence de

ces phénomènes la preuve d'une action exercée sur le myocarde lui-même dont l'énergie serait diminuée.

La *thyroïdine,* ou *extrait glycériné de glande fraîche,* détermine une hyperglobulie assez notable, sans augmentation appréciable des leucocytes comme le font, au contraire, l'administration d'une préparation iodée ou bien l'*iodothyrine* de Baumann, produit de décomposition des iodalbuminoïdes normaux.

Les préparations de glande thyroïde exercent une action tout à fait spéciale sur l'appareil circulatoire. De Cyon et Oswald ont nettement reconnu l'existence d'un antagonisme physiologique entre les effets de l'iode et ceux des iodalbuminoïdes thyroïdiens sur le système nerveux du cœur et des vaisseaux. Cet antagonisme se montre avec toutes les préparations iodées, quelle que soit leur nature.

D'après les expériences de de Cyon, l'*iodothyrine,* introduite directement dans le sang, exalte l'excitabilité des nerfs dépresseurs et pneumogastriques quand celle-ci est normale ou diminuée ; elle tend à la ramener à la normale lorsque, pour une cause quelconque, par exemple, à la suite de goitre ou de thyroïdectomie, cette excitabilité est abolie. Cette action de l'iodothyrine s'exerce sur les deux terminaisons des nerfs régulateurs du cœur ; et, même après la section des dépresseurs et des pneumogastriques, l'injection intraveineuse de cette substance augmente ou ralentit instantanément l'excitabilité. L'iodothyrine diminue notablement l'excitabilité des nerfs accélérateurs et vaso-constricteurs, soit par voie indirecte, en renforçant leurs antagonistes, soit par action directe sur le sympathique. Les deux actions sont probables.

Quand l'excitabilité des nerfs régulateurs, dépresseurs et pneumogastriques est diminuée ou abolie par suite d'un empoisonnement par l'iode, l'atropine ou la nicotine, l'introduction de l'iodothyrine par voie intraveineuse est à même de la rétablir : ainsi une injection de 2 cc. d'iodothyrine (qui renferme 1 milligr. 8 d'iode) suffit souvent, chez le lapin, pour neutraliser l'effet de 2 grammes d'iodure de sodium, c'est-à-dire de plus d'un gramme d'iode. Quant à l'excitabilité des pneumogastriques abolie par la nicotine ou l'atropine, l'iodothyrine ne la rétablit pas intégralement ; elle rend les pneumogastriques susceptibles de provoquer des ralentissements des battements cardiaques avec augmentation de leur amplitude, mais ces nerfs ne peuvent plus amener un arrêt complet du cœur.

Pour terminer ce qui a trait à l'étude des iodalbuminoïdes du corps thyroïde, il faut signaler l'ingénieuse interprétation que Hertzberger a donnée de leur rôle, à la fois, dépuratif et éliminateur. Il estime que les substances inutiles ou nuisibles formées dans le protoplasma de toutes les cellules, sous l'influence des échanges, ne pourraient en sortir que si la sécrétion thyroïdienne vient en déterminer l'issue, par suite de la formation de composés nouveaux.

La globuline iodée jouirait d'un pouvoir d'attraction chimiotactique, vis-à-vis de l'albuminoïde toxique qui se trouverait ainsi, d'abord neutralisée, puis entraînée à subir des métamorphoses en amenant la destruction. Cette combinaison, à laquelle on a donné, un peu prématurément, la dénomination de *thyréotoxine,* se dédoublerait, avec le temps, par transformation de sa molécule en deux substances inoffensives, nucléoprotéide, d'une part, et globuline iodée, d'autre part, dont la combinaison avec l'iode, devenue instable, permettrait la régénération, au moins partielle, du métalloïde.

Le rôle physiologique opposé des iodiques et de ces iodalbuminoïdes permet, précisément, d'expliquer les différences que l'on a pu observer dans un grand nombre de cas confondus sous la dénomination d'iodisme, car les manifestations seront différentes suivant qu'il s'agira d'une accumulation exagérée de l'iode ou des iodures qui se manifestera, surtout, par l'action lymphagogue propre à ces composés, ou que la cause occasionnelle des accidents sera constituée par une production exagérée d'iodalbuminoïdes dont l'influence fâcheuse se traduira par le syndrome d'*iodisme constitutionnel de Rilliet.* Il ne faut pas oublier non plus que l'on a rapporté le myxœdème (ou la cachexie strumiprive) à une diminution de l'activité fonctionnelle de la glande thyroïde, tandis que le goitre exophthalmique (ou maladie de Basedow) serait consécutif à une exagération de cette même activité fonctionnelle, ce qui revient à rattacher ces affections à une insuffisance ou à un excès des iodalbuminoïdes. Bien que la question ne paraisse pas encore définitivement tranchée, on ne peut s'empêcher de remarquer que l'ingestion par le chien de grandes quantités de corps thyroïdes ne provoque chez lui ni la tachycardie, ni l'exophthalmie, ni le goitre ; et que les accidents résultant chez l'homme d'une médication thyroïdienne intempestive ou excessive n'ont, en général, qu'un rapport assez éloigné avec la maladie de Basedow.

Accidents d'intoxication. — A la suite d'une médication thyroïdienne exagérée ou intempestive on a pu voir survenir des accidents, parfois fort graves.

L'expérimentation chez les animaux montre que l'action porte, principalement, sur le système nerveux central. On a constaté des lésions consistant surtout en dilatations vasculaires avec hémorrhagies capillaires. Les accidents n'apparaissent qu'à partir d'une certaine dose, variable avec la susceptibilité individuelle, et cela, quelque soit le produit thyroïdien à l'aide duquel on expérimente et le mode d'absorption : injection veineuse ou sous-cutanée, ou ingestion de sucs, d'extraits, de glandes en nature. Dans les cas d'intoxication aiguë, les troubles portent principalement sur les appareils circulatoire, moteur et sensitif; ils consistent en : tachycardie, vaso-dilatation, dépression artérielle, hyperthermie, troubles sensitifs, convulsions, coma, enfin mort survenant fréquemment par syncope. Dans l'intoxication chronique, on note des troubles rappelant les formes graves du diabète, avec ou sans glycosurie : polyurie, polydipsie, azoturie, phosphaturie, polyphagie, amaigrissement, consomption graduelle. L'impressionnabilité à l'action toxique ne se montre qu'à partir d'un certain degré d'imprégnation et d'accumulation; le produit actif se comporte comme les toxines des cultures bactériennes en ce qui regarde le mécanisme de cette action cumulative.

Chez l'homme, MOSSÉ, ABELOUS et FRANÇOIS-FRANCK répartissent entre deux grandes subdivisions les accidents observés : 1° Accidents aigus d'ordre nerveux, caractérisés par : instabilité du pouls puis tachycardie (170 battements et plus), vertiges, bouffées congestives à la face, céphalalgie, troubles psychiques, hyperthermie (d'origine vaso-motrice), insomnie, fatigue (mentale et musculaire), tremblement, anxiété respiratoire, douleurs dans les membres, prurit cutané sans éruption. Les troubles cardiaques sont assez précoces et ils persistent longtemps après la suppression de la médication thyroïdienne; ils peuvent même s'aggraver et aboutir à une syncope, le plus souvent passagère, mais qui peut aussi entraîner la mort. 2° Accidents subaigus et chroniques, d'ordre nutritif, caractérisés par : amaigrissement (parfois très rapide), dépression des forces, dépression mentale, polyurie avec phosphaturie, azoturie, chlorurie, lévulosurie, quelquefois albuminurie. Ici, les troubles portent principalement sur l'innervation, la circulation, la nutrition; et il importe de remarquer la perte d'eau considérable subie par l'organisme, appauvrissement aqueux constituant le principal facteur de la diminution de poids, et qui n'est pas sans exercer une influence fâcheuse sur l'activité normale de certains éléments anatomiques, notamment les cellules nerveuses, qui sont encore intéressées dans les pertes en azote et en phosphore. On peut même supposer l'existence d'altérations des fibres musculaires et, surtout, myocardiques.

C'est principalement dans l'application de la médication thyroïdienne au traitement de l'obésité que l'on a pu observer des accidents, parfois fort graves et persistant longtemps après. Les cas mortels sont probablement assez nombreux.

Dans tous les cas, toutes les préparations thyroïdiennes, même l'iodothyrine, doivent être administrées avec une extrême prudence et sous condition d'une surveillance constante. Le cœur doit avoir été reconnu parfaitement normal; et il faudra supprimer, immédiatement, la médication si l'on voit survenir des indices de vaso-dilatation, de l'excitabilité nerveuse, des troubles gastro-intestinaux ou rénaux. La tolérance des différents individus pour la médication thyroïdienne est extrêmement variable. Il ne se produit jamais d'accoutumance et le fait de supporter, sans action offensive apparente, un traitement assez prolongé n'exclut pas l'éventualité d'une intoxication rapide ou progressive.

Modes d'administration. Doses. — Les glandes thyroïdes sont, assez fréquemment, utilisées en nature; on emploie celles du mouton que l'on dessèche et pulvérise avec les soins et précautions voulus et dont on administre de 10 à 50 centigrammes en trois ou quatre fois, par période de vingt-quatre heures.

La *thyroïdine* ou *extrait glycériné* représente, environ, sept fois son poids de glandes fraîches : on l'administre dans les mêmes conditions de doses, mais avec une extrême prudence, comme d'ailleurs toutes les préparations de ces organes. Son action se rapproche de celle de divers iodiques. On peut modérer son activité par l'association avec quelques gouttes de liqueur de Fowler.

La *thyroiodine* ou *iodothyrine* (il vaut mieux, pour éviter une confusion possible avec l'extrait, se servir de la seconde dénomination) constitue le produit iodé constant de la décomposition des iodalbuminoïdes normaux de la glande thyroïde, c'est le produit isolé par BAUMANN et dont on tire à peine 1 à 2 p. 1 000 de glande.

On emploie l'iodothyrine diluée avec du sucre de lait, de telle façon que le mélange représente son propre poids de corps thyroïde frais. Son usage ne paraît pas présenter de grands avantages sur les iodiques.

Le *thyradène*, assez analogue à la thyroïdine, s'obtient en épuisant les corps thyroïdes par l'eau salée, filtrant, évaporant et additionnant de sucre de lait le résidu de l'évaporation. La *thyroglandine* s'obtient en traitant les corps thyroïdes par l'eau froide, ce qui entraîne la dissolution de l'iodoglobuline, puis le résidu est traité par une solution alcaline faible de soude, ce qui détermine la dissolution de l'iodothyrine ; on neutralise cette dernière liqueur, on l'évapore avec précaution et on ajoute au résidu celui de l'évaporation de la solution aqueuse. On en administre, *pro die*, une quantité de 18 à 30 centigrammes, représentant, à peu près, la moitié du poids moyen d'un corps thyroïde frais.

C'est, surtout, depuis l'application par BOUCHARD, en 1891, du suc thyroïdien au traitement du myxœdème, que les diverses préparations des corps thyroïdes ont été utilisées, d'abord dans les cas de myxœdème franc, puis leur emploi fut étendu au traitement du crétinisme, de l'obésité, de certaines affections utérines, de l'infantilisme, ainsi que de certains symptômes de cet état comme : l'incontinence nocturne d'urine, le défaut de synergie des muscles moteurs de l'œil.

SOUFRE ET SULFURES

L'action modificatrice de la nutrition, altérante, du soufre peut être envisagée comme la plus importante de ses qualités médicamenteuses, et c'est pourquoi je le fais figurer dans ce groupe. Le soufre en nature agit comme laxatif (voir : *Purgatifs*) et produit en même temps un certain degré d'antisepsie de l'intestin par suite de la formation de dérivés qui prennent naissance par le contact du métalloïde avec les gaz et les liquides du milieu intestinal. Il semble que le soufre doive passer d'abord à l'état d'hydrogène sulfuré ou de sulfure pour exercer ensuite ses actions médicamenteuses.

Le soufre est un élément indispensable à la constitution normale de l'organisme ; il fait partie des matières albuminoïdes et de leurs dérivés excrétés par la bile (taurine et acide taurocholique), par l'urine, et le tégument (cystine). La majeure partie du soufre provenant des métamorphoses subies par les albuminoïdes s'élimine, sous forme minérale, à l'état d'acide sulfurique, ou sous forme d'acides sulfoconjugués dont la présence en plus ou moins forte proportion dans l'urine permet de se faire une idée sur l'intensité des putréfactions intestinales.

Lorsqu'il a été absorbé, l'influence du soufre se traduit par une excitation générale dont témoignent l'accélération du pouls et l'augmentation de la chaleur, ainsi que des combustions intimes comme le montre l'accroissement du chiffre de l'urée dans l'urine. L'élimination s'effectue principalement par la surface pulmonaire et par la peau ; les sécrétions bronchiques et sudorales sont augmentées. L'excitation générale se traduit par une sorte de coup de fouet, d'où résulte une amélioration de toutes les fonctions, principalement des fonctions digestives ; il paraît même se dessiner une influence cholagogue.

HYDROGÈNE SULFURÉ. H^2S. — C'est un composé très énergiquement toxique, mais non moins énergiquement antiseptique quand il est mélangé à l'air inhalé dans des proportions compatibles avec la vie. Il est péristaltogène lorsqu'il existe seulement en petite quantité dans le tractus intestinal. UNNA lui attribue l'efficacité des préparations sulfureuses dans les maladies de la peau ; il le considère, à la fois, comme un kératolytique et un kératoplastique. Lorsqu'il est introduit à très petites doses dans le sang, l'hydrogène sulfuré s'oxyde progressivement pour arriver à l'état d'acide sulfurique, c'est-à-dire de sulfate alcalin, qui pourrait être appelé la forme inerte du soufre. A ce titre de mobilisateurs de l'oxygène et d'excitant de son activité, on s'explique l'influence stimulante des sulfures qui subissent les mêmes modifications.

Mais, pour peu que les doses soient élevées, il se produit une fixation de l'hydrogène sulfuré sur les centres nerveux ainsi que sur la matière colorante du sang. Les effets toxiques se manifestent dès que l'air inhalé contient 1 millième de H^2S ; et il serait même dangereux de séjourner dans des locaux dont l'air contiendrait seulement 0,6 p. 1000. L'action sur le sang se traduit par l'apparition d'une bande étroite, entre les raies C et D du spectre, bande due à la sulfo-hémoglobine ; son apparition indique une imprégnation profonde de l'organisme, une intoxication irrémédiable.

SULFURES ALCALINS. — Ce sont les agents les plus actifs et les plus efficaces de la médication sulfureuse. C'est, presque exclusivement, sous forme d'eaux minérales que leur utilisation doit être faite. Les eaux sulfureuses renferment surtout : 1° du sulfure de sodium, (Na^2S) ; 2° du sulfhydrate sodique ($Na\,HS$) qui en dérive par dissociation ; 3° du sulfure de calcium (CaS) qui est parfois le résultat de la réduction du sulfate ; 4° de l'hydrogène sulfuré (H²S) dont la présence caractérise ces eaux ; 5° de l'oxysulfure de carbone (COS) ; 6° des chlorures, dans des proportions parfois assez considérables pour faire hésiter à classer l'eau minérale parmi les sulfureuses ou les chlorurées sodiques. De là, trois grands groupes entre lesquels peuvent être réparties toutes les eaux sulfureuses. 1° Eaux sulfurées sodiques, 2° eaux sulfurées calciques ou sulfhydriquées, 3° eaux sulfureuses chloruro-sodiques.

Eaux sulfurées sodiques. — Ce sont les plus importantes et les plus nombreuses ; elles comprennent presque toutes les sources de la région pyrénéenne, ont, en général, un haut degré de thermalité et leur sulfuration est proportionnelle à leur température. La plupart sont très riches en matière organique ; et elles n'exhalent d'odeur sulfureuse que par suite de leur décomposition par l'air ou par les acides. L'intensité de leur odeur sulfureuse n'est pas en rapport avec leur richesse en soufre, mais avec la rapidité de leur décomposition. Elles sont limpides à leur origine et ne tardent pas à se troubler ; ce sont des eaux éminemment altérables dont l'emploi doit être fait à la source même pour donner tous ses effets.

Ces eaux sont fortement alcalines et contiennent, en outre : des chlorures, des silicates, des sulfates ; on y trouve, à côté du sodium : du calcium, du magnésium, du potassium, du fer, de l'aluminium ; enfin des éléments dits *rares* : argon, hélium, radium, qui jouent sans doute un rôle fort important dans leurs actions thérapeutiques. Dans tous les cas, l'altération de l'eau minérale, et notamment du principe sulfureux, commence dès le premier contact avec l'air, peut-être même avant, dès que la pression et, surtout, la température de l'eau viennent à diminuer dans son parcours.

Il existe trois variétés d'eaux sulfurées sodiques : 1° le type des eaux de *Cauterets*, dont la minéralisation est constituée par du monosulfure de sodium Na²S, 2° le type *Eaux-Bonnes*, dont la minéralisation est constituée par un mélange de monosulfure de sodium Na²S et de sulfhydrate sodique NaHS, 3° le type *Luchon*, dont la minéralisation est constituée par un mélange de sulfhydrate sodique avec des hyposulfites, ce qui explique l'aspect lactescent de l'eau minérale. Les eaux de Barèges se rapprochent de celles du type de Cauterets, mais elles sont peu carbonatées et assez fortement alcalines, ce qui rend compte de leur stabilité plus grande. Barèges est encore caractérisée par la présence de polysulfurés qui lui communique une teinte jaune-verdâtre et lui confère une activité thérapeutique toute particulière.

Le soufre précipité spontanément dans certaines eaux (*eaux blanches de Luchon, eaux bleues d'Ax*) est à un état de division extrême et manifeste des propriétés thérapeutiques spéciales qui font utiliser ces eaux comme sédatives.

Je ne ferai que mentionner ici, sans y insister, les substances dénommées : barégine, glairine, le philothion de REY-PAILHADE, ainsi que les sulfuraires. Si le rôle de ces agents est acceptable en ce qui concerne la genèse des eaux sulfhydriquées, dites aussi *eaux sulfureuses accidentelles*, il ne saurait être admis pour les eaux sulfureuses proprement dites dont l'origine doit être attribuée aux réactions qui se passent dans les profondeurs de la terre, à des températures extrêmement élevées.

D'ailleurs, le rôle joué par certaines de ces substances a été envisagé de façons absolument différentes, opposées même. Ainsi, tandis que les uns, avec FONTAN, regardent les sulfuraires comme les agents de la réduction des sulfates et de leur transformation en sulfures, les autres, avec WINOGRADSKY, les envisagent, au contraire, comme des agents d'oxydation et leur attribuent l'altération de certaines sources, la décomposition rapide de quelques autres, avec oxydation des sulfures jusqu'à leur transformation en sulfate et précipitation concomitante du soufre, c'est-à-dire la production de ces eaux dites *dégénérées*, beaucoup moins excitantes, parfois même hyposthénisantes. Toutes ces eaux dégénérées sont, en même temps, fortement siliceuses.

Quant aux influences réductrices qui se rencontrent dans toutes les décompositions de matières organiques, elles sont suffisantes pour pouvoir provoquer la transformation des sulfates, notamment du sulfate de calcium, en sulfures; et c'est bien là le mécanisme de la genèse du plus grand nombre des eaux sulfurées accidentelles.

Au point de vue de l'utilisation des eaux sulfureuses, il est nécessaire de se rappeler que les eaux sulfureuses, surtout chaudes, sont très excitantes et hémorrhagipares, déterminant avec une grande facilité la fièvre thermale caractérisée : par une excitation nerveuse analogue à celle produite par les caféiques, par des manifestations cutanées (furoncles), par des congestions broncho-pulmonaires qui peuvent être désastreuses chez les bronchitiques et les tuberculeux. Les eaux dégénérées sont plutôt sédatives, notamment des systèmes vasculaire et nerveux, propriétés qui sont encore plus accentuées dans les eaux sulfurées calciques ou sulfhydriquées.

1° Eaux sulfurées sodiques.

Thermales.	Froides.
Amélie (Pyrénées-Orientales), 31 à 63°.	Bagnères-de-Bigorre ou Labassère (Hautes-Pyrénées), 14 à 18°.
Ax (Ariège), 24 à 77°.	
Barèges (Hautes-Pyrénées), 18 à 44°.	Cadéac (Hautes-Pyrénées), 12 à 15°.

1° *Eaux sulfurées-sodiques.*

Thermales.

Cauterets (Hautes-Pyrénées), 24 à 56°.
Eaux-Bonnes (Basses-Pyrénées), 22 à 32°.
Eaux-Chaudes (Basses-Pyrénées), 10 à 36°.
Les Escaldas (Pyrénées-Orientales), 17 à 42°.
Guagno (Corse), 37 à 52°.
Luchon (Haute-Garonne), 17 à 66°.
Moltig (Pyrénées-Orientales), 21 à 38°.
La Preste (Pyrénées-Orientales), 37 à 45°.
Saint-Sauveur (Hautes-Pyrénées), 22 à 34°.
Le Vernet (Pyrénées-Orientales), 34 à 58°.

Froides.

Challes (Savoie), 10°.
Marlioz (Savoie), 14°.
Olette (Pyrénées-Orientales), 17°.
Heustrich (Suisse), 6°.
Schimbergbad (Suisse), 11°.

2° *Eaux sulfurées calciques ou sulfhydriquées.*

Thermales.

Aix (Savoie), 45 à 46°.
Bagnols (Lozère), 42°.
La Caille (Savoie), 30°.
Cambo (Basses-Pyrénées), 15 à 21°.
Castera-Verduzan (Gers), 25°.
Acqui (Italie), 39 à 51°.
Schinznach (Suisse), 36°.

Froides.

Enghien (Seine-et-Oise), 10 à 14°.
Cauvalat-lès-le-Vigan (Gard), 15°.
Les Fumades (Gard), 14°.
Guillon (Doubs), 13°.
Montmirail (Vaucluse), 16°.
Pierrefonds (Oise), 12°.
Weilbach (Nassau), 14°.

3° *Eaux sulfureuses chloruro-sodiques.*

Thermales.

Saint-Honoré (Nièvre), 26 à 31°.
Aix-la-Chapelle (Westphalie) 44 à 60°.
Mehadia (Hongrie), 44°.
Hélouan (Egypte), 31°

Froides.

Allevard (Isère), 16°.
Uriage (Isère), 17°.
Lostorf (Suisse), 15°.

Modes d'administration. Doses. — On ne doit employer pour l'usage interne que le soufre sublimé et lavé, et il serait même préférable de n'utiliser que le *soufre précipité* ou *magistère de soufre* dont l'état de division favorise les métamorphoses. Les pommades se font à 10—15 pour 100. La meilleure forme est la *Pommade d'Helmerich*, célèbre dans le traitement de la gale, et fort active parce que le soufre y est à l'état de sulfure alcalin. Voici sa formule :

Soufre sublimé et lavé.	10	grammes.
Carbonate de potasse	5	»
Eau distillée.	5	»
Huile d'amandes douces	5	»
Axonge . . . . :	35	»

Les sulfures de potassium, sodium, calcium sont utilisés à titre de succédanés des eaux minérales. Je n'ai pas besoin, après ce que je viens de dire, relativement aux eaux minérales sulfureuses, d'ajouter que ce terme de succédané ne saurait être pris ici dans son sens grammatical. Aucun mélange n'est capable de remplacer une eau minérale naturelle, quelle qu'elle soit, à plus forte raison, sulfureuse.

Le *Foie de soufre* est un mélange dans lequel prédomine le trisulfure de potassium K^2S^3. On emploie ce produit en solution à 2 p. 100 pour la *lotion sulfurée;* à la dose de 100 grammes pour un *bain sulfuré*, et, en ajoutant 250 grammes de gélatine concassée, on a le *bain sulfuro-gélatineux*. Le bain dit *de Barèges* se prépare avec 120 grammes d'un mélange à parties égales de monosulfure de sodium et de chlorure de sodium, auquel on ajoute 30 grammes de carbonate de soude desséché.

Il existe un monosulfure de calcium, blanc, phosphorescent, très altérable, et un polysulfure ou *Foie de soufre calcaire* riche surtout en quintisulfure. Ce dernier produit est surtout utilisé comme épilatoire. Il est fortement irritant, même caustique.

OPOTHÉRAPIE

L'opothérapie ou organothérapie est une nouvelle méthode thérapeutique qui consiste dans l'emploi des *sucs* extraits de glandes, de parenchymes, de tissus animaux pour combattre les phénomènes morbides dus à l'absence, à l'altération ou à l'insuffisance des organes ou tissus correspondants de l'homme, ou pour obtenir un rôle de suppléance à l'égard d'organes physiologiquement synergiques comme le thymus et la glande thyroïde, par exemple.

La médication opothérapique relève, à la fois, des modificateurs du système nerveux et des modificateurs de la nutrition. Pour quelques-uns de ses représentants (capsules surrénales, hypophyse) les influences cardio-vasculaires dominent nettement les modifications imprimées à la nutrition ; pour d'autres, au contraire (glande thyroïde notamment) les influences exercées sur la nutrition paraissent prépondérantes. Dans tous les cas, les phénomènes de nutrition intime sont profondément modifiés, et c'est la raison pour laquelle j'ai cru devoir placer ce chapitre en annexe aux modificateurs de la nutrition.

Le suc d'un grand nombre d'organes (foie, rate, thymus, muscles, rein, testicule, ovaire, moelle osseuse, substance nerveuse) a été préconisé dans le traitement de diverses affections, mais les résultats obtenus sont encore trop indécis pour qu'il soit possible de fixer les conditions de leur emploi ; et la composition chimique de ces sucs est encore à peu près totalement inconnue. Ces recherches ne sont pas encore sorties de la période d'essai ; aussi me bornerai-je à les citer ici en insistant seulement sur quelques-uns de ces médicaments dont l'action physiologique commence à être un peu mieux élucidée.

L'opothérapie est utilisée depuis fort longtemps et les anciennes pharmacopées sont remplies de formules réalisant, d'une façon inconsciente, cette méthode thérapeutique. Elle ne trouva une base scientifique, qu'à la suite des travaux de Brown-Sequard, qui, en 1887, empruntant à Claude Bernard et à Schiff la notion première des sécrétions internes, essaya d'employer ces produits de sécrétion, physiologiquement destinés à être repris par la circulation et à être utilisés d'une manière spéciale. Les substances opothérapiques peuvent intervenir, soit comme modificateurs de la nutrition, directement ou indirectement par l'intermédiaire du système nerveux, soit comme antitoxiques, certaines d'entre elles peuvent posséder, à la fois, ces deux propriétés et joindraient même à leur pouvoir protecteur contre les auto-intoxications la faculté d'intervenir dans la résistance aux infections et dans l'établissement de l'immunité.

Aucune des théories actuellement admises ne rend un compte absolument exact du trouble déterminé par l'altération pathologique d'un organe à sécrétion interne, ni de l'effet thérapeutique variable des divers agents opothérapiques, parce que l'on ne connaît pas du tout le rôle de la plupart de ces sécrétions internes dans la coordination des actes de la nutrition générale. Il est évident que l'introduction de ces diverses substances dans l'organisme sain ou malade y provoque des modifications importantes de la nutrition et de la circulation, mais le mécanisme de ces divers phénomènes nous est, à l'heure actuelle, presque totalement inconnu. Les expériences de PUGLIESE ont montré qu'il existait dans les divers tissus animaux une série de substances qui, injectées dans l'organisme, jouissaient de propriétés dépressives et vasodilatatrices ou, au contraire, de propriétés vaso-constrictives et toniques sur l'appareil circulatoire. Dans un certain nombre de cas, il a pu mettre en évidence l'existence, dans un même tissu, de corps des deux groupes. Nous sommes actuellement dans l'incertitude la plus absolue sur la nature de ces substances et, seule, une étude physiologique systématique des organes utilisés ainsi que des produits de dédoublement de leurs sucs sera susceptible d'éclairer la question.

Dans ces dernières années, la découverte, dans les capsules surrénales, d'une substance cristallisée, chimiquement définie, douée de propriétés vaso-constrictives énergiques, a fait faire un grand pas à la question, quoique le rôle physiologique joué par cette substance dans l'organisme soit encore loin d'être exactement fixé.

CAPSULES SURRÉNALES. ADRÉNALINE. — Les capsules surrénales produisent une sécrétion interne qui paraît, d'une part, exciter la contractilité musculaire, spécialement celle du cœur et des vaisseaux, et, d'autre part, détruire ou neutraliser certains poisons, particulièrement les poisons musculaires. P. LANGLOIS, CYBULSKI, OLIVER et SCHÆFER, en particulier, avaient étudié l'action physiologique de l'extrait de capsules surrénales et les nombreux travaux qui se sont succédés sur la question ont conduit TAKAMINE à la découverte de l'*adrénaline* (1901). On ne connaît encore d'une façon exacte, ni la constitution chimique ni le poids moléculaire de cette substance, mais elle possède cependant des propriétés physico-chimiques constantes. Elle se présente sous forme de petits cristaux prismatiques, brillants, assez solubles dans l'eau froide, plus solubles dans l'eau chaude, fondant à 207°. Elle possède une saveur légèrement amère, laissant une sensation d'engourdissement sur la pointe de la langue. Dans le commerce, on la rencontre le plus souvent sous forme de solutions chlorhydriques, sous le nom de chlorhydrate d'adrénaline. Elles sont généralement titrées à 1 p. 1000 et additionnées d'une petite quantité de chlorure de sodium ainsi que de chlorétone. Malgré cette addition, elles se conservent fort mal, prennent rapidement au contact de l'air une coloration rose, et deviennent inactives par suite de la transformation de l'adrénaline en oxyadrénaline, dénuée de propriétés vaso-constrictives, mais cependant toxique. C'est cette même transformation qui s'opère dans l'économie, et c'est pour cette raison que l'action de l'adrénaline est toujours fugace.

Action locale. — Appliquée, en solution au millième, sur la peau et les muqueuses, l'adrénaline provoque une vaso-constriction intense qui persiste pendant dix à quinze minutes. Ce phénomène est surtout remarquable sur la conjonctive pour laquelle, d'après DARIER, l'anémie peut durer pendant une heure et même deux heures. Il existe, en même temps, un léger rétrécissement pupillaire, mais il n'y a ni modification de l'accommodation ni augmentation de la tension intra-oculaire.

Employée en injection sous-cutanée, l'adrénaline provoque également une vaso-constriction locale intense, mais ce mode d'administration ne doit jamais être utilisé en raison des phénomènes de gangrène aseptique qui peuvent survenir, le spasme musculaire des vaisseaux étant suffisamment persistant pour produire des troubles trophiques analogues à ceux constatés à la suite de l'emploi de préparations contenant de la sphacélotoxine.

Cette remarque tend à faire condamner l'association, très préconisée récemment, de l'adrénaline avec les analgésiques locaux ne possédant pas de propriétés vaso-constrictives.

Toxicité. — La toxicité de l'adrénaline cristallisée est à peu près constante, elle est d'environ un dixième de milligramme par kilogramme d'animal, chez le cobaye, en injection intra-péritonéale. Par contre, les solutions du commerce possèdent une toxicité variable qui dépend surtout de leur mode de préparation et du temps depuis lequel elles sont préparées.

L'action de l'adrénaline se manifeste par une dyspnée intense et des phénomènes de prostration qui se montrent presque immédiatement après l'injection. En même temps, on constate une accélération du pouls avec diminution de son énergie et élévation passagère de la pression sanguine ; puis, on voit survenir de la paralysie du train postérieur et, finalement, la mort se produit accompagnée de convulsions asphyxiques. A l'autopsie, on ne constate généralement que des lésions banales de congestion.

Action sur l'appareil circulatoire. — Injectée par voie intra-veineuse l'adrénaline détermine tout d'abord un ralentissement des battements cardiaques, un abaissement de la tension sanguine et un ralentissement respiratoire. Puis, très rapidement, on voit la pression monter, par de grandes oscillations brusques, au-dessus de la normale ; les battements du cœur deviennent précipités et présentent des irrégularités. Cette augmentation de la pression sanguine persiste pendant six à huit minutes ; puis, au bout de ce temps, la pression baisse progressivement, et on constate de nouveau un ralentissement des battements cardiaques avec faux pas du cœur et chute brusque de la pression. Cette dernière tombe au-dessous de la normale, puis remonte légèrement. A ce moment, réapparaît l'accélération ; et la pression, si la dose n'a pas été trop considérable, redevient progressivement normale. Si la dose injectée est toxique, à une élévation considérable de pression, succède un fort abaissement de la pression qui ne remonte plus et arrive au contraire à 0 après quelques alternatives de reprises partielles. L'accélération cardiaque est toujours très prononcée dans ce cas, mais l'énergie diminue de plus en plus et le cœur finit par s'arrêter en systole.

Des injections faibles et successives d'adrénaline provoquent chaque fois la réascension de la pression sanguine qui peut, dans certains cas, se maintenir au-dessus de la normale. L'injection sous-cutanée ne détermine que d'une façon très faible l'augmentation de la tension sanguine. Administrée à l'intérieur, l'adrénaline ne donne que des résultats très incertains, attendu qu'elle perd toutes ses propriétés au contact des tissus et, en particulier, des tissus glandulaires. Les expériences de Camus, de Chevalier, de Mathieu, et de Plumier ont montré que l'adrénaline possédait une action complexe. Elle agit, d'abord et surtout, en provoquant de la vaso-constriction périphérique par excitation des parois musculaires des vaisseaux, mais aussi comme excitant des centres bulbaires, et le ralentissement des battements cardiaques est d'origine centrale; l'accélération cardiaque est due, au contraire, à une perte passagère de l'excitabilité des appareils modérateurs périphériques du cœur, primitivement excités. Enfin, l'adrénaline agit comme un tonique du myocarde et renforce les contractions cardiaques du cœur isolé.

Action sur l'appareil respiratoire. — En raison de l'action élective exercée par l'adrénaline sur les centres bulbaires, la respiration est fortement influencée et l'on voit se produire, d'abord, de l'augmentation des mouvements respiratoires, puis de la dyspnée. A petites doses, on constate une augmentation des échanges gazeux; à fortes doses, au contraire, elle les diminue, en même temps qu'elle abaisse la température. La mort, lorsqu'elle survient, est due en grande partie à l'asphyxie par paralysie bulbaire.

Action sur la nutrition. — A petites doses, l'adrénaline provoquerait une augmentation des oxydations intimes de l'organisme, accompagnée d'une élévation de la température; de fortes doses amèneraient, au contraire, un ralentissement de la nutrition. Cette étude est entièrement à reprendre. Il est certain que l'adrénaline, en raison de son action énergique sur le système nerveux central, est susceptible d'influencer fortement la nutrition; Herter et Richard ont même signalé la production d'une glycosurie persistante à la suite de l'injection intra-péritonéale d'adrénaline, mais nous n'avons aucun renseignement précis sur son mode d'action dans l'économie. Les travaux d'Abelous, Langlois, Albanese ont montré que l'ablation des deux capsules surrénales amène rapidement la mort des animaux, par suite de l'établissement d'une paralysie générale progressive portant sur les plaques terminales motrices, et que l'injection soit d'extrait aqueux de capsules surrénales, soit d'adrénaline, ne détermine qu'une survie passagère.

On admet que les capsules surrénales ont pour fonction de verser dans le sang une substance capable de maintenir le tonus vasculaire et de s'opposer à l'accumulation dans cette humeur de substances toxiques paralysantes; mais, en définitive, ni l'extrait de capsules surrénales, ni l'adrénaline n'ont donné de résultats cliniques satisfaisants dans les divers cas de maladie d'Addison ainsi traités.

Modes d'emploi. — En conséquence, l'emploi interne de l'adrénaline doit être proscrit et elle doit être seulement utilisée en solution à 1 p. 1000 ou 1 p. 5000 suivant les cas, en applications locales ou en badigeonnages, comme vaso-constricteur temporaire. Il y a intérêt à utiliser des solutions diluées qui provoquent moins facilement la vaso-dilatation paralytique consécutive à une action vaso-constrictrice trop énergique. Elle est employée, surtout, en rhinologie et en laryngologie.

L'action cardio-vasculaire de la *glande thyroïde* et de l'*iodothyrine* ont été traitées avec l'iode, en raison de la connexité de leur action et de celle de cette substance (Voir p. 735).

Parmi les autres sucs organiques exerçant une action importante sur la pression sanguine, il faut citer l'extrait *ovarien* qui produit une diminution de la pression artérielle et une accélération du pouls; l'extrait de cerveau et de foie qui augmentent la pression sanguine, mais surtout l'extrait d'hypophyse qui a été plus étudiée et manifeste ses propriétés d'une façon plus énergique.

HYPOPHYSE. — Le corps pituitaire ou hypophyse paraît exercer une suppléance fonctionnelle à l'égard du corps thyroïde. COMBE a constaté qu'il s'hypertrophiait lorsqu'il y avait atrophie de cette dernière glande. Il y aurait, de plus, analogie dans le rôle antitoxique de ces deux glandes. Son action est pourtant encore assez obscure et l'extirpation totale de cet organe, chez les animaux, n'amène pas d'accidents; on sait, cependant, d'après un certain nombre de faits cliniques bien observés, que ses lésions provoquent rapidement de l'apathie de la débilité musculaire et de l'incoordination motrice. Cette glande contient une substance excitante, l'*hypophysine* de DE CYON, qui agit tout particulièrement sur la force et le nombre des battements cardiaques et dont l'action élective se porte sur les pneumogastriques, ainsi qu'une autre substance impressionnant de préférence les vaso-constricteurs. Dans cette glande, les deux principes antagonistes ont été mis en évidence, mais il ne faudrait pas considérer ce fait comme exceptionnel; il est, au contraire, probable que, dans tous ces organes glandulaires, il existe en même temps des antagonistes dont les effets sont masqués par l'action du corps qui prédomine physiologiquement, mais dont l'action régulatrice se fait sûrement sentir et joue un rôle important dans les états pathologiques.

IIIᵉ CLASSE. MODIFICATEURS DES SÉCRÉTIONS ET DES EXCRÉTIONS

STIMULANTS SÉCRÉTOIRES

A. — DIURÉTIQUES

Je divise les diurétiques en deux groupes : les *diurétiques directs* ou cellulaires, agissant par stimulation de l'épithélium rénal, les *diurétiques indirects* ou vasculaires, agissant par variation de la tension et, surtout, de la vitesse du courant sanguin.

I. DIURÉTIQUES DIRECTS. — Ils comprennent les stimulants directs de l'épithélium rénal : sels de potassium, essences balsamiques et résines, irritants phlogogènes comme la cantharide. Parmi les sels de potassium, le sulfate, le nitrate et, surtout, l'acétate manifestent de remarquables propriétés diurétiques. Certaines plantes, dès longtemps réputées diurétiques, ne doivent cette propriété qu'à leur richesse en sels de potassium, telles sont : pariétaire, bourrache, sabline, racine de bugrane, chiendent, stigmates de maïs. Les cloportes et les armadilles, utilisés autrefois, paraissent également ne devoir leur action diurétique qu'à leur richesse en nitrate de potasse. C'est encore à l'influence des sels de potassium qu'il faut attribuer l'action diurétique du cidre, du raisin et d'un grand nombre d'autres fruits. Les racines désignées dans l'ancienne pharmacopée sont la dénomination d'*espèces diurétiques* : fenouil, petit houx, asperge, ache, persil, servent à préparer le *Sirop des cinq racines* du Codex, dont l'action diurétique est due, à la fois, aux sels de potassium, aux essences et aux principes résineux contenus dans ces racines.

Le calomel est à rapprocher de ces diurétiques minéraux ; et son efficacité comme excitant de la sécrétion urinaire est trop souvent négligée. C'est un des meilleurs et des plus inoffensifs diurétiques.

Il en est de même de certains composés de l'azote, notamment les acides nitreux et nitrique. Elle-même, l'eau chargée de protoxyde d'azote exerce une influence manifestement diurétique ; mais cette action est encore bien plus marquée lorsqu'on s'adresse aux composés plus oxygénés. L'acide azotique alcoolisé, l'éther nitreux de la pharmacopée anglaise sont des diurétiques fort accentués ; et, pour tous ces dérivés oxygénés de l'azote, l'action ne se borne pas à la sollicitation de l'épithélium rénal, il faut encore faire intervenir la vaso-dilatation active provoquée par l'acide nitreux, ainsi que les variations de vitesse du courant sanguin qui en sont la conséquence.

Parmi les médicaments d'origine organique, l'urée et certains représentants du groupe xanthique, de même que le lactose ou sucre de lait et le lait en nature constituent d'excellents stimulants de la sécrétion urinipare ; il en est encore ainsi du koumys et du képhyr pour lesquels cette influence est, en outre, aidée par la présence d'une petite quantité d'alcool. Certains alcaloïdes et glucosides semblent capables d'action urinipare déterminée par une influence hypersécrétante sous la dépendance du système nerveux ; telle est la cocaïne qui exerce une action diurétique pouvant persister pendant plusieurs jours lorsqu'elle a été administrée, d'emblée, à doses toxiques.

Parmi les substances douées d'une action diurétique efficace, attribuable aux résines et aux essences ou à l'une de ces substances seulement, je citerai : les turions d'asperge, les racines de salsepareille et de squine, le gayac, le sassafras qui sont également sudorifiques, les sommités d'ulmaire, les feuilles de buchu, les baies de genièvre, les bourgeons de sapin, les oléo-résines de la série des térébenthines (notamment térébenthine et copahu). Quelques produits assez nettement différenciés, comme la scoparine de la fleur de genêt, possèdent également d'énergiques propriétés diurétiques. Enfin, un grand nombre d'alcaloïdes et de glucosides, surtout de ces derniers, provoquent, soit directement, soit par l'intermédiaire de leurs produits de métamorphose, au moment où ils sont éliminés de l'économie par l'urine, une irritation de l'épithélium rénal d'où résulte une influence diurétique plus ou moins accentuée.

Il est indispensable, pour que cette influence diurétique se produise, qu'elle soit aidée par l'administration concomitante d'une certaine quantité d'eau. Négliger cette remarque, c'est aller au-devant d'un échec et, en même temps, fatiguer l'épithélium rénal par un travail inutile ; c'est une dépense de force non employée qui se traduit par l'offense faite à l'élément anatomique. Dans de récentes recherches histologiques, RETTERER a obtenu des résultats confirmant entièrement cette manière de voir que j'ai toujours enseignée. Cet expérimentateur répartit des cobayes et des lapins en deux lots aussi égaux que possible ; il donne à chacun des deux la même quantité d'un diurétique déterminé (urée, acétate de potasse, etc.) et il alimente l'un des lots avec une nourriture riche en eau, feuilles de chou, carottes, etc., tandis que l'autre reçoit une nourriture plutôt sèche et constituée surtout par du son.

La quantité d'urine émise par les animaux est très différente, relativement considérable pour le lot ayant reçu l'alimentation aqueuse ; mais les animaux sacrifiés au bout de dix jours présentent des résultats des plus intéressants quand on fait l'examen histologique de leurs reins. Tandis que l'épithélium rénal des animaux nourris avec la verdure est resté normal, celui des animaux à l'alimentation sèche présente des altérations témoignant que l'élément anatomique s'est, en quelque sorte, épuisé et altéré à essayer de réaliser une action diurétique pour l'accomplissement de laquelle lui manquait un élément essentiel : le liquide.

Ces expériences justifient ma manière de voir et permettent d'interpréter ce fait, d'observation très ancienne, que l'influence des diurétiques est aidée, dans une très large mesure, par l'ingestion d'une quantité d'eau suffisante. On a même été jusqu'à prétendre que l'eau était seule diurétique dans les infusions de bourrache, pariétaire, etc., sans réfléchir que si elle augmente alors la quantité de l'urine, c'est précisément à la suite de la mise en train, si je puis ainsi dire, de l'influence diurétique, à la suite de la sollicitation exercée sur l'épithélium rénal par les sels, et surtout ceux de potasse, contenus dans ces infusions. Il ne faut pas oublier que l'eau absolument pure est un poison pour tout élément anatomique, qu'elle ne devient un dissolvant de certains composés que grâce à la présence de sels minéraux (voir : sels de sodium, potassium, etc., p. 581 et suiv.), et qu'enfin elle est beaucoup moins diffusible qu'une solution saline faible.

Les sels de soude sont bien inférieurs aux sels de potasse, comme diurétiques ; l'élément métallique potassium semble jouer ici, sur l'épithélium rénal un rôle spécifique analogue à l'action qu'il exerce sur la cellule musculaire. A ce point de vue, les sels à acides organiques sont très nettement supérieurs aux sels à acides minéraux, la métamorphose en bicarbonate potassique au sein de l'économie venant, sans doute, ajouter son influence à celle exercée directement par le potassium.

L'excitation de l'épithélium spécifique du rein détermine une dilatation réflexe, active, des artérioles rénales, et l'influence des variations de vitesse du courant sanguin entre secondairement en jeu. Il est d'ailleurs impossible que l'activité du courant sanguin ne soit pas influencée, à un moment donné de l'action exercée par les diurétiques ; de sorte que, comme toujours, lorsqu'il s'agit de classification, la division des diurétiques en directs et indirects est un peu artificielle, le mécanisme propre à chacune de ces subdivisions intervenant, avec plus ou moins d'évidence, à une période bien caractérisée de l'action médicamenteuse.

II. DIURÉTIQUES INDIRECTS. — On voit très souvent invoquer, pour expliquer l'action diurétique de telle ou telle substance, l'action vasoconstrictive plus ou moins intense qu'elle détermine ; c'est là un bien mauvais argument, et même une erreur au point de vue physiologique, car des expériences très nettes ont montré que cette augmentation de la tension artérielle constitue bien plutôt un obstacle à la diurèse qu'elle n'est capable de la favoriser. Il est, en effet, facile de comprendre que, sous l'influence d'une augmentation de la tension sanguine et de l'effacement du calibre des artères rénales, il passe beaucoup moins de sang, dans un espace de temps donné, à travers les capillaires du rein que lorsque cette artère rénale possède son diamètre habituel ou même un diamètre exagéré. Les expériences sur les animaux sont absolument précises à cet égard et concordent parfaitement avec les résultats des observations faites chez l'homme. En déterminant une élévation persistante de la tension artérielle, on diminue la diurèse et on peut même voir survenir tous les signes de l'infection par rétention urinaire.

LAUDER-BRUNTON et POWER ont montré qu'après une injection de digitale chez le chien, on notait une élévation de la pression artérielle, mais, en même temps, une diminution, voire un arrêt de la sécrétion urinaire. Les artères rénales, fort contractées, mettent obstacle à la circulation du sang dans le rein, et l'on peut voir apparaître un faible degré d'albuminurie, comme après la ligature ou la compression de l'artère rénale. Le rétablissement de la diurèse coïncide avec l'abaissement de la tension artérielle, de sorte que la quantité d'urine émise est minima alors que la pression sanguine est maxima.

La variation de vitesse du courant sanguin est très différente comme résultat au point de vue de la diurèse. Les expériences de DUTROCHET et celles de GRAHAM ont appris que, dans le cas d'augmentation de la vitesse du courant sanguin, l'endosmose était extrêmement facilitée, tandis qu'au contraire c'est l'exosmose qui se trouve favorisée lorsque les conditions contraires sont réalisées. Cette augmentation de vitesse du courant sanguin — ou plutôt ces variations de vitesse, car, pour ma part, je suis beaucoup plus disposé à attribuer à des variations de vitesse, d'ailleurs corrélatives des variations de tension du courant sanguin, une importance considérable dans la provocation de la diurèse, — ces variations de vitesse sont les véritables causes pour lesquelles la diurèse s'établit si facilement dans certaines circonstances, mais il faut encore pour cela que l'osmose puisse s'exercer. Une expérience de LAUDER-BRUNTON montre avec netteté l'exactitude de cette conception : quand on fait passer du sang à travers un rein excisé, le courant s'accélère si le sang est additionné d'urée. J'appelle, en outre, l'attention sur ce fait qu'il existe, dans les variations de pression sanguine déterminées par le spasme artériel suivi du relâchement des artérioles favorisant la diurèse, un *point critique,* analogue à celui que l'on observe dans la liquéfaction des gaz, au-dessus ou au-dessous duquel l'action diurétique est plutôt entravée.

Aussi voyons-nous tous les médicaments possédant une influence certaine sur l'appareil circulatoire exercer, en même temps, une action diurétique plus ou moins prononcée. Je n'ai pas à revenir ici sur les circonstances particulières qui font de la digitale le diurétique par excellence chez les individus infiltrés ; j'insiste seulement sur la nécessité de l'existence de l'œdème pour entraîner la diurèse digitalinique, ce qui réunit précisément les conditions de variations de vitesse et de tension sanguines, ainsi que d'osmose, que je viens de préciser (Voir : digitale, p. 366).

Les agents physiques sont également capables de déterminer des modifications circulatoires d'où peut résulter la diurèse et, à cet égard, le bain froid ainsi que les lotions aromatiques froides jouent un rôle de tout premier ordre. La station debout, la marche, l'exercice musculaire sont encore autant de stimulants de la fonction rénale. Il n'est pas besoin d'insister sur le parti avantageux que l'on peut tirer de l'emploi de ces procédés, car il faut toujours avoir pour but de provoquer la diurèse en congestionnant le rein le moins possible.

Modes d'administration. Doses. — *Tisanes diurétiques.* Infusion de : pariétaire, chiendent, racines de fraisier, de benoite, de bistorte, de tormentille, feuilles d'uva ursi, queues de cerises, sommités de reine des prés, fleurs de genêts ; additionnée de 0 gr. 50 à 4 grammes de nitrate de potasse ou de 1 à 10 grammes d'acétate de potasse ; on pourra édulcorer avec sirop des cinq racines ou de pointes d'asperges.

Poudre diurétique, ou poudre des voyageurs, ou tisane sèche.

Azotate de potasse.	10	grammes.
Poudre de gomme.	60	»
» guimauve.	10	»
» réglisse.	20	»
Sucre de lait.	60	»

Pour l'usage, 10 grammes dans un litre ou une cuillerée à café dans un verre d'eau.

Calomel ; à doses de 20 centigrammes, répétées quatre fois par jour et pendant trois à quatre jours.

Vin de digitale composé de l'Hôtel-Dieu ; correspond, par dose de 20 grammes, à : 10 centigrammes poudre de feuilles de digitale, 15 centigrammes poudre de squames de scille, 1 gramme d'acétate de potasse.

Vin diurétique amer de la Charité ; correspond, par dose de 20 grammes, à : 7 centigrammes de scille (se rappeler que le *vin de scille du Codex* est dix-sept fois plus riche en principes actifs que le vin de la Charité ; 20 grammes correspondent à 1 gr. 20 de scille).

Voir : scille, digitale, genêt, muguet, ergot de seigle, etc.

Vin de Debreyne.
(Hydragogue, purgatif et diurétique).

Jalap concassé.	8	grammes.
Scille concassée	8	»
Nitrate de potasse	15	»
Vin blanc	1000	»

(Trois à neuf cuillerées à soupe *pro die*).

La liqueur d'Hoffmann, l'acide azotique alcoolisé, l'éther nitreux des Anglais s'administrent aux doses de 2 à 10 grammes dans un litre d'infusion appropriée (pariétaire, chiendent, etc.).

Les *feuilles de buchu* (fournies par diverses variétés de *Barosma*, Rutacées-Diosmées), les *stigmates de maïs*, s'emploient en infusion à 10 p. 1000. Ces infusions sont, non seulement diurétiques, mais encore analgésiantes, grâce à une huile volatile actuellement peu étudiée. L'infusion de stigmates de maïs est particulièrement sédative de l'irritation vésicale.

Enfin, certaines eaux minérales : Contrexéville, Vittel, Martigny, Evian, sont remarquables par l'action diurétique douce et complètement dépourvue d'inconvénients qu'elles exercent ; les eaux minérales chargées d'acide carbonique et les eaux sulfureuses manifestent une action encore plus accentuée, suffisamment parfois pour devenir offensante ; il en est de même pour certaines substances qui font partie du régime alimentaire (vins, blancs et rouges, notamment, dont l'influence diurétique est due, tout à la fois, à l'alcool, aux éthers et aux principes astringents).

STIMULANTS DES SÉCRÉTIONS GASTRIQUES ET INTESTINALES

PURGATIFS

A ne considérer que leur résultat final, on peut diviser les purgatifs en : eccoprotiques ou exonérateurs, laxatifs, purgatifs proprement dits et drastiques. Parmi les substances qui rentrent dans chacune de ces catégories, les unes provoquent l'action ecbolique (ou éjectrice) par simple action de présence, soit en déterminant le plus facile glissement du bol fécal, soit en modifiant sa constitution physique, ou bien en agissant à titre de corps étranger qui sollicite l'action péristaltique de la tunique musculaire, comme le fait la diète végétale en augmentant la proportion des résidus alimentaires; les autres provoquent l'action purgative en vertu d'une influence plus complexe, s'exerçant, à la fois, sur la puissance sécrétoire des glandes intestinales, le pouvoir péristaltogène du système nerveux, le pouvoir osmotique de la muqueuse (courant exosmotique de l'intérieur des vaisseaux à la surface interne de l'intestin), la meilleure part de cette influence dépendant de la puissance catharogène du purgatif.

Certaines substances, agissant d'une façon élective sur la fibre musculaire lisse de la tunique intestinale, figurent à bon droit dans cette classe des purgatifs ; il en est ainsi pour l'atropine, la nicotine, la caféine, la muscarine, ou les produits végétaux dont ces alcaloïdes constituent les principes actifs. Mais, avant d'utiliser cette propriété, il importe de considérer que cette action sur la fibre lisse n'est souvent que l'expression de l'influence médicamenteuse poussée au point où elle se tranforme en action toxique. Parmi les substances que je viens de citer, une seule, la belladone possède des qualités précieuses, mais alors, en raison de son action inhibitrice sur les nerfs splanchniques, dont il a déjà été question à propos de l'étude de ce médicament comme antispasmodique (voir p. 523).

Le plus souvent, l'action est fort complexe, et les diverses théories qui ont été proposées pour interpréter l'action purgative ont presque toutes, comme toujours, le défaut capital d'être exclusives et de vouloir expliquer tous les résultats par un seul mécanisme. La première en date, la *théorie de l'osmose*, proposée par Poiseuille était appuyée par quelques faits expérimentaux semblant confirmer son exactitude : de l'eau de Sedlitz placée dans un endosmomètre plongeant dans du sérum sanguin, détermine la formation d'un courant prédominant du sérum vers l'endosmomètre; et certaines substances, par exemple la morphine, capables de restreindre la production et l'éjection des fèces, affaiblissent ou détruisent la propriété endosmotique. D'autre part, des expériences de Rabuteau, de Moreau, de Leven, montrent que l'introduction de purgatifs salins, tels que sulfate ou phosphate sodiques, par la voie veineuse amène de la constipation au lieu de l'action purgative, parce que, pensaient ces observateurs, le courant osmotique s'établit alors en sens inverse, de l'intestin vers le sang.

Mais si ces résultats expérimentaux sont indiscutables, ils sont loin de suffire pour l'explication de l'action purgative et sont valables, tout au plus, pour interpréter l'influence exercée par certains purgatifs salins. Encore, ainsi que l'avait fait remarquer Claude Bernard, cette théorie est-elle au moins incomplète, car le sucre, dont l'équivalent osmotique est très élevé, ne possède pas d'action purgative et, en revanche, beaucoup de substances ne possédant aucune propriété dialytique sont purgatives. La *théorie de la diffusion*, de Bucheim, admet que l'influence purgative est due à un obstacle apporté à la résorption normale des liquides intestinaux et, comme dans la théorie de l'osmose, les corps les moins diffusibles seraient également les plus purgatifs. Ainsi, le chlorure de sodium, en raison de sa très grande diffusibilité, n'est pas purgatif et son principal rôle dans l'organisme paraît être de favoriser l'absorption et l'écoulement des liquides. A l'appui de cette interprétation, Schmiedeberg fait observer que nombre de purgatifs végétaux renferment des colloïdes empêchant, par leur absence de diffusibilité, la résorption du principe cathartique auquel est dû l'action purgative.

Pour Thiry et Radzijewsky l'action des purgatifs est due seulement à une *surexcitation du péristaltisme*, comme cela semble résulter de l'identité de composition des selles purgatives et des selles normales. L'action purgative serait alors la conséquence de la non-absorption des liquides normalement sécrétés à la surface interne du tube digestif. Il ne faut pas oublier, en effet, que la quantité de liquide épanché dans la cavité intestinale et réabsorbé ensuite atteint la quantité d'au moins 10 kilos par vingt-quatre heures. On a essayé de mesurer l'action péristaltogène en évaluant la force et la rapidité avec lesquelles un ballon de caoutchouc, introduit par une fistule gastrique, était entraîné à travers l'intestin jusqu'à l'anus. HESS, BRAND, TAPPEINER ont constaté que, sous l'influence des purgatifs, la force peut acquérir une valeur double ou triple de la valeur normale, et la rapidité, une valeur variant du double au septuple. La péristalse de l'intestin grêle est si rapide que son contenu est encore liquide à la fin de l'iléon ; le bol fécal ne prend de forme et de consistance que dans le gros intestin, ce qui donnerait une importance prépondérante à la façon dont il est impressionné par les divers purgatifs.

VULPIAN a proposé la *théorie de l'irritation catarrhale* qui admet une action irritante, toujours plus ou moins accusée, entraînant à sa suite des actions osmotiques, hypersécrétoires et péristaltogènes. L'intestin dans lequel on a introduit des substances purgatives se montre turgescent, cylindrique, congestionné. Lorsqu'on l'incise, au bout d'un certain temps, on y constate la présence d'un liquide abondant, de nature inflammatoire, riche en leucocytes, en hématies et en cellules épithéliales dont un grand nombre se fait remarquer par l'existence d'un noyau vésiculeux et de vacuoles, altération symptomatique, d'après RANVIER, de l'irritation de l'épithélium ou des tissus sous-jacents. La muqueuse se montre tuméfiée, hyperhémiée, et recouverte d'un mucus épais, opaque. En un mot, on peut voir se développer toutes les altérations propres à l'entérite, y compris l'hypersécrétion glandulaire concomitante. Cette action irritante détermine des modifications de l'épithélium intestinal, ainsi qu'une excitation des extrémités périphériques des nerfs intestinaux centripètes qui est portée jusqu'aux ganglions thoraciques inférieurs et intra-abdominaux (ganglions des plexus solaire et mésentérique, des plexus de Meissner et d'Auerbach), puis réfléchie par les nerfs vaso-moteurs sur les vaisseaux des parois intestinales, et par les nerfs sécréteurs sur les éléments anatomiques de la muqueuse, notamment sur les glandes de Lieberkühn.

Comme conséquences de cette action, il se produit une congestion (par vaso-dilatation réflexe) plus ou moins vive de la muqueuse intestinale, une desquamation épithéliale avec production rapide et abondante de mucus, parfois diapédèse de leucocytes, une sécrétion active du suc intestinal qui vient se mélanger aux produits de transsudation profuse (eau et sels du sang) due au travail exagéré et vicié dont les éléments anatomiques de la membrane muqueuse intestinale sont le siège. Parfois même, l'excitation peut devenir assez vive pour franchir les ganglions, être transmise jusqu'à la moelle, et alors il en résulte de la douleur (coliques). L'action irritante, révulsive, se manifeste au maximum avec les purgatifs drastiques ; et c'est également avec eux que se produisent les coliques et les sensations douloureuses que l'on retrouve comme témoins de l'élimination par la muqueuse intestinale d'un certain nombre d'autres substances toxiques (colchique, aconit, digitale, plomb, etc.).

Mais l'inflammation de la muqueuse n'est pas seulement le résultat d'une action locale ; les lavements et même, comme l'ont montré les expériences de Luton et Carville, les injections hypodermiques de substances purgatives, pratiquées dans certaines conditions, sont capables de provoquer le catarrhe purgatif de l'intestin grêle. L'influence du système nerveux a été prouvée par l'expérience d'Armand Moreau montrant qu'une solution saline enfermée dans une anse intestinale préalablement énervée n'a plus d'effet purgatif. Enfin, il faut encore compter avec l'épithélium de la muqueuse intestinale auquel il est rationnel d'attribuer un rôle particulier, analogue à celui si nettement caractérisé pour l'épithélium vésical et l'épithélium rénal, rôle qui serait particulièrement important en ce qui regarde l'absorption, mais qui n'est peut-être pas négligeable dans le mécanisme de l'action purgative.

Pour ce qui est des purgatifs salins, ces substances irritent, par leur contact, les muqueuses intestinale et stomacale et déterminent, dans l'équilibre osmotique, un trouble se traduisant par la coagulation de l'albumine, la déshydratation de certains composés. Par voies réflexe et directe, cette excitation provoque une sécrétion exagérée de suc gastrique, de suc intestinal et de mucus, en même temps qu'elle met obstacle à la résorption. L'intensité et la durée de l'action excitante sont directement proportionnelles au pouvoir déshydratant et inversement proportionnelles à la vitesse avec laquelle le sel disparaît de l'intestin. Au cours de ces phénomènes, il y a provocation mécanique et chimique de mouvements péristaltiques ; et la sécrétion du suc intestinal se tarit dès que se produit une inflammation prononcée de la muqueuse. Lœwy a montré que, sous l'influence des purgatifs salins, les échanges gazeux étaient accélérés, sans changement du quotient respiratoire, c'est-à-dire du rapport entre l'oxygène absorbé et l'acide carbonique exhalé. De plus, le sulfate de soude, sans action sur l'usure des albuminoïdes, accélère nettement l'usure des graisses, d'où son efficacité dans la cure de l'obésité.

En résumé, chacune des théories proposées peut concourir à l'inter-

prétation des phénomènes de l'action purgative. La part prépondérante
revient, certainement, à la théorie de l'irritation catarrhale de Vulpian,
mais les phénomènes de diffusion et d'osmose, ainsi que l'action péristaltique directement exercée sur les éléments musculaires, peut-être
aussi une influence particulière sur l'épithélium intestinal, ne doivent
pas être négligés. C'est même précisément la prédominance de l'action
spéciale exercée dans tel ou tel de ces sens par un purgatif donné qui
devra le faire choisir dans une circonstance déterminée. D'autre part,
le résultat que l'on veut obtenir doit être un guide impérieux dans le
choix du purgatif à employer. Suivant que l'on cherchera à réaliser une
modification dans la consistance du bol fécal, ou dans l'état de sécheresse
de la muqueuse intestinale, ou dans la péristalse de la tunique musculaire, ou bien s'il faut lutter contre un spasme, les procédés à employer
seront très différents et relèveront de l'emploi du régime, des purgatifs
huileux, ou salins, ou cholagogues, des stimulants, ou des antispasmodiques, combinés avec les procédés hygiéniques.

ECCOPROTIQUES ET LAXATIFS

Ils comprennent les purgatifs sucrés, dont la plupart sont plutôt du ressort
de l'hygiène alimentaire : pruneaux, fleurs de pêcher et de rose pâle, casse,
tamarin, sureau, manne, miel, glycérine, petit-lait, graines de moutarde blanche, de lin, de psyllium, soufre en fleurs.

Le *miel* est laxatif à la dose de 40 à 60 grammes, et cette action laxative est
d'autant plus marquée qu'il est plus ancien, le sucre de canne qu'il contient se
transformant peu à peu en sucre interverti. On prescrit, en lavements,
120 grammes de miel dans 300 à 400 grammes d'eau. Il faut savoir que le miel
peut devenir toxique lorsque les abeilles le recueillent sur certaines fleurs ; je
citerai principalement : les différentes variétés d'*Aconit*, de *Rhododendron*, de
Kalmia, *Datura Stramonium*, *Gelsemium sempervirens*, *Magonia pubescens*,
Azalea nudiflora, *Serjana lethalis*, *Andromeda mariana*, etc.

La *glycérine* est laxative à la dose de 10 à 40 grammes. On l'emploie aussi en
lavements et en suppositoires.

La *manne* est un suc que l'on recueille sur le *Fraxinus ornus* (variété *rotun-
difolia*), plante de la région orientale et septentrionale du bassin méditerra-
néen. Dans la Pouille, la Sicile et la Calabre, on cultive des arbres sur lesquels on pratique des incisions donnant issue au suc qui se concrète. On
distingue trois sortes : la manne en larmes ou en stalactites, la plus pure,
recueillie pendant l'été, la manne en sortes, plus molle, récoltée pendant l'automne, et la manne grasse qui est la plus active. Les mannes du commerce
renferment de 10 à 15 p. 100 de sucre (mélange de sucre interverti et de sucre
cristallisable), et de 12 à 38 p. 100 de mannite ; on y trouve en outre, de la
dextrine et une matière résineuse à laquelle il semble que l'on doive surtout
attribuer les propriétés purgatives, car elles sont proportionnelles à cette
richesse des mannes en substances résineuses ; la manne en larmes qui en contient peu est la moins active, la manne en sortes qui est plus riche purge mieux,

la manne grasse qui est encore plus riche est la plus laxative mais possède une saveur désagréable qui la fait rejeter. On l'administre dissoute dans du lait : chez les enfants, aux doses de 20 à 40 grammes, chez les adultes, aux doses de 40 à 100 grammes.

Cette appellation de manne sert, d'ailleurs, à désigner un certain nombre de corps de saveur douceâtre, contenant des sucres ou des principes immédiats analogues à la mannite, et provenant, généralement, d'exsudations spontanées ou provoquées par des incisions : manne de Briançon provenant du *Pinus laryx*, manne du Liban provenant du cèdre du Liban, manne du Sinaï ou des Hébreux provenant d'un tamarix, manne du Caucase provenant de diverses espèces de chênes, manne de Perse provenant d'une légumineuse. manne d'Australie provenant d'un eucalyptus.

Le *tamarin* est le fruit d'une Légumineuse, *Tamarindus indica,* originaire des Indes orientales. Ce fruit est une gousse noirâtre, recourbée en forme de yatagan, de 6 à 15 centimètres et plus de longueur sur 2 à 3 de largeur; elle est aplatie et présente un certain nombre de renflements correspondant aux points où se trouvent les graines; le mésocarpe est spongieux et rempli d'une pulpe brunâtre, c'est la partie utilisée. Cette pulpe possède une odeur vineuse, une saveur aigrelette et sucrée, elle renferme : du sucre, des acides tartrique, citrique, malique, acétique et autres acides gras volatils, de la gomme, de la pectine. Le produit frais doit renfermer un principe particulier, encore inconnu, qui rendrait compte des propriétés cathartiques de la pulpe fraîche. Cette pulpe est laxative et rafraîchissante aux doses de 20 à 60 grammes; elle est fort utilisée en Italie, pendant l'été, comme boisson rafraîchissante.

La *casse* est le fruit d'une autre Légumineuse, un arbre croissant aujourd'hui en Egypte, le *Cassia fistula.* C'est une gousse de couleur noire, ligneuse, cylindrique, longue de 20 à 60 centimètres sur 2 centimètres de diamètre, terminée en pointe mousse à l'une de ses extrémités, l'autre étant constituée par une surface arrondie portant le point d'attache du pédoncule. Des cloisons transversales divisent la cavité intérieure en loges remplies d'une pulpe noirâtre, de saveur douceâtre, légèrement aigrelette, au milieu de laquelle se trouve une graine, ovoïde ou elliptique-comprimée, de couleur marron. Cette pulpe contient du sucre, de la gomme, un tannin spécial et une matière colorante. Elle est laxative à partir de 5 à 8 grammes; purgative à doses élevées (50 à 60 grammes) en produisant des coliques et des flatuosités.

Les graines du lin (*Linum usitatissimum*), de la moutarde blanche (*Sinapis alba*), de l'herbe aux puces (*Plantago Psyllium*) laissent transsuder, au contact de l'eau, une substance mucilagineuse qui, jointe à l'action du corps étranger sollicitant le péristaltisme, détermine facilement l'exonération intestinale. On les administre aux doses d'une à deux cuillerées à soupe, avec un verre d'eau. La graine de moutarde blanche contient le même ferment que la graine de moutarde noire, la myrosine; mais, au lieu de contenir, comme cette dernière, du myronate de potasse qui se dédouble sous l'influence de la myrosine et donne lieu à l'action irritante, elle contient de la *sinalbine*, alcaloïde qui se dédouble en névrine et acide sinapique. Les semences de psyllium sont les plus mucilagineuses et les plus émollientes. Quant aux semences de lin, il faut avoir soin de ne pas les contuser, encore moins les employer sous forme de farine en raison de l'existence de la *Linamarine* glucoside capable de se dédoubler, en présence d'un ferment, contenu également dans la graine, en acide cyanhydrique, glucose et cétone.

La fleur de soufre, aux doses de 10 à 30 grammes, et, mieux encore, un mélange de parties égales de fleur de soufre et de crème de tartre, forme avec le miel, en quantité suffisante, un électuaire laxatif des plus efficaces.

PURGATIFS DRASTIQUES

On peut subdiviser ce groupe en : sels minéraux (augmentant surtout les sécrétions intestinales), purgatifs proprement dits (augmentant les sécrétions intestinales et produisant une excitation modérée des mouvements péristaltiques), drastiques (produisant surtout l'excitation, plus ou moins violente et prolongée, de la péristalse), cholagogues (dont l'action purgative s'accompagne d'une hypersécrétion surtout biliaire).

SELS MINÉRAUX. — *Le sulfate de magnésium*, $SO^4Mg.7Aq$, sel de Sedlitz, sel d'Epsom, est, avec le sulfate sodique, le type des sels minéraux purgatifs. Il a été considéré comme le purgatif salin modifiant le plus heureusement la surface intestinale déviée de ses fonctions normales. Ce sel se diffuse lentement; il est très soluble dans l'eau (presque poids pour poids), son amertume ainsi que son action légèrement irritante sur la muqueuse intestinale contribuent à exciter le péristaltisme; il exerce une action déshydratante sur les albuminoïdes des tissus vivants. Son passage dans le sang détermine une modification des échanges organiques et un drainage qui se traduit par une concentration du sang et une spoliation de sa partie liquide. Le sulfate de magnésium passe dans le lait des nourrices et peut provoquer de la diarrhée chez les nourrissons, tandis que les purgatifs colloïdes tels que : jalap, cascara, aloès ne passent pas. On l'emploie aux doses de 15 à 60 grammes; la dose moyenne est 25 grammes. Comme correctifs de sa saveur amère, on peut utiliser : l'eau de cannelle, le sirop d'écorces d'oranges, le suc de réglisse, les acides tartrique ou citrique.

Le citrate de magnésium, préparé au moment même de son emploi, par mélange d'une solution d'acide citrique à de l'hydrocarbonate de magnésie, est la base de la limonade purgative de Rogé.

Le chlorure de magnésium est remarquable par l'action énergiquement péristaltogène qu'il exerce. L'eau de Châtelguyon en contient, environ, $1^{gr}25$ par litre.

L'hydrocarbonate de magnésie et la magnésie sont également employés à titre de laxatifs. La magnésie calcinée est purgative aux doses de 8 à 12 grammes et on l'emploie aussi, comme absorbant, aux doses de $0^{gr}50$ à 2 grammes. En raison de la légèreté de ces produits et du volume considérable qu'il faudrait en absorber, on a préparé des magnésies lourdes en comprimant fortement la magnésie calcinée ou l'hydrocarbonate.

Le *sulfate de sodium*, $SO^4Na^2.10Aq$, sel admirable de Glauber, forme la presque totalité de certaines eaux minérales, telles que Rubinat et Villacabras. Il est un peu plus facilement diffusible que le sulfate de magnésium, sa solubilité dans l'eau est moins considérable (1 p. 3), son amertume moindre. Il réalise le drainage des tissus, et l'augmentation des déchets urinaires; il détermine la concentration du sang, l'augmentation de son alcalinité, une augmentation passagère de la sécrétion biliaire. J'ai déjà signalé, à propos des généralités sur les purgatifs, la suractivité des échanges gazeux (sans changement du quotient respiratoire) se faisant aux dépens des graisses et non des albuminoïdes. Son action sur les échanges moléculaires, si remarquable dans certaines affections abdominales chroniques : la cholélithiase, le diabète, est démontrée par l'augmentation de l'hydrogène sulfuré dans les selles. Son association avec le bicarbonate sodique est particulièrement recommandable comme correctif de la saveur et donne des effets thérapeutiques se rapprochant, dans une certaine mesure, de ceux obtenus avec l'eau de Carlsbad.

Aux doses de 2 à 5 grammes, dans une assez grande quantité d'eau, il est diurétique. L'effet purgatif ne se montre qu'à partir de 10 grammes, et à la condition que la solution ne soit pas trop diluée. Une solution de 10 grammes de sulfate sodique dans 100 grammes (environ un demi-verre) d'eau de Vichy constitue un purgatif léger, efficace, et d'une saveur presque complètement dépourvue d'effet désagréable. On l'utilise comme purgatif énergique aux doses de 20 à 60 grammes, dissous dans 300 à 500 grammes de liquide.

Le *phosphate de sodium*, $PO^4Na^2H.10Aq$, est purgatif aux doses de 10 à 15 grammes, dissous dans un sirop ou du bouillon. Il favorise l'assimilation des graisses et dissout l'acide urique. Le plus souvent, on ne cherche à utiliser que son action tonique, eupeptique, reconstituante, stimulante de l'hématose ainsi que des phénomènes d'assimilation et de désassimilation, diurétique; on l'administre alors au moment des repas, aux doses de 20 à 60 centigrammes chez les enfants, de 2 à 5 grammes chez les adultes (voir p. 632).

Le *tartrate neutre de sodium* est un purgatif agréable à cause de son insapidité; il est assez soluble et peu diffusible. On l'obtient extemporanément, sous forme de limonade gazeuse (limonade de Desvignes), en mélangeant 22 grammes de bicarbonate de soude avec 20 grammes d'acide tartrique et en dissolvant dans 500 grammes d'eau aromatisée avec du citron et édulcorée à l'aide de sirop de groseilles ou de limons; on administre ce mélange par verres, à un quart d'heure d'intervalle.

Le *tartrate double de potassium et de sodium*, sel de Seignette, est diurétique aux doses de 2 à 4 grammes et purgatif aux doses de 20 à 60 grammes. A doses moyennes, c'est un excellent laxatif, en même temps qu'un stimulant des processus de nutrition et un alcalinisant par suite de sa transformation en bicarbonates alcalins dans l'organisme.

Les sels de potassium jouissent de propriétés très nettement diurétiques, à petites doses; à doses plus élevées, ils deviennent purgatifs, mais présentent l'inconvénient de pouvoir exercer sur les systèmes musculaire et nerveux des actions fâcheuses (voir p 603).

EAUX MINÉRALES PURGATIVES. — On peut diviser les eaux minérales purgatives en : sulfatées magnésiennes, sulfatées sodiques, sulfatées mixtes, chlorurées sodico-magnésiennes.

Sulfatées magnésiennes. — Les eaux de Sedlitz (Bohême), de Birmenstorf (Suisse), d'Epsom (Angleterre), sont les meilleurs représentants de ce groupe. Leur minéralisation efficace est représentée, surtout, par le sulfate de magnésium; elles contiennent des proportions variables, mais faibles, de sulfate de sodium; l'eau de Birmenstorf, la plus riche, en contient seulement 7 grammes par litre contre 22 grammes de sulfate de magnésie.

Sulfatées sodiques. — Les eaux de Rubinat et de Villacabras (Espagne), de Carlsbad, Marienbad et Franzesbad (Bohême), Tarasp (Basse-Engadine), Elster

(Saxe) sont les principaux et les plus riches représentants de ce groupe. La proportion du sulfate sodique varie de 2 à plus de 100 grammes par litre (Carlsbad 2^{gr}5, Villacabras 122 grammes); et on y trouve, en même temps, des proportions variables d'autres éléments minéraux dont l'intervention est parfois même prédominante. Les eaux de Carlsbad, Marienbad, Franzesbad, sont aussi des eaux alcalines bicarbonatées; et l'eau de Tarasp est chlorurée sodique (4 grammes NaCl). L'eau de Carlsbad est fortement thermale (73°).

Sulfatées mixtes. — Ce sont les eaux de Püllna, de Saidschutz (Bohême), d'Apenta, de Bude (Hongrie), l'eau verte de Montmirail (France, Vaucluse), auxquelles on pourrait ajouter, comme terme de transition avec le groupe suivant, l'eau de Friedrichshall (Allemagne), qui est, à la fois, sulfatée sodique, sulfatée magnésienne, chloruro-sodique et chloruro-magnésienne. La station de Miers (France, Lot), possède des sources dont la minéralisation est constituée par : sulfate de sodium, sulfate de magnésium, sulfate de calcium en quantités presque égales (1^{gr}20 à 1^{gr}50 de chaque); elle est, en même temps, bicarbonatée calcique. On pourrait aussi en rapprocher l'eau de Brides (Savoie) dont la place est bien plus nettement indiquée dans le groupe suivant.

Chlorurées sodico-magnésiennes. — La plus importante de ces eaux est celle de Châtelguyon (Puy-de-Dôme) si remarquable par sa minéralisation spéciale et ses applications thérapeutiques. Sa caractéristique minéralisatrice, si l'on peut ainsi dire, est le chlorure de magnésium dont elle renferme 1^{gr}30 par litre. Ce sel exerce une remarquable action excitante sur le péristaltisme intestinal. Châtelguyon est, en même temps, une eau chloruro-sodique et bicarbonatée calcique. Brides-les-Bains (Savoie) fournit une eau laxative, à la fois chlorurée sodique, sulfatée sodique, sulfatée calcique et contenant, en outre, 0^{gr}5 par litre de sulfate de magnésie. Les eaux de Kissingen (Bavière), dont la minéralisation varie de 6 à 12 grammes pour le chlorure de sodium et de 0^{gr}5 à 3 grammes pour le chlorure de magnésium, rentrent aussi dans cette catégorie.

En raison de sa grande diffusibilité, le chlorure de sodium ne peut manifester une influence laxative que si sa proportion est assez considérable, de telle sorte que plus sa quantité augmente et moins il est résorbé. Le degré de température (la résorption diminue avec l'abaissement de température), la présence de gaz et l'association à d'autres sels minéraux, modifient aussi considérablement le coefficient de résorption. Il faut ajouter que, lorsque ces eaux minérales sont administrées à titre de médicament altérant, leur action laxative devient un précieux adjuvant (voir p. 589).

PURGATIFS PROPREMENT DITS. — I. *Groupe des Euphorbiacées*. - HUILE DE RICIN. — Extraite par pression, à froid, des graines du *Ricinus communis*, après séparation de l'enveloppe testacée et de l'épisperme. La plante, originaire de l'Inde et acclimatée dans nos pays, porte vulgairement le nom de Palma Christi. L'huile est aussi désignée par les appellations d'huile : de Castor, d'Amérique, de Paume-Dan, de Cerva. Le fruit est formé de trois coques épineuses se séparant à la maturité et libérant des semences, très variables comme dimension, présentant une coloration inconstante ; les taches que montre la cuticule extérieure sont également très diverses. Ces graines sont, en général, ovales-oblongues, légèrement comprimées sur une des faces, convexes sur l'autre ;

l'extrémité supérieure est surmontée d'une petite caroncule grisâtre. La surface
est lisse, d'une teinte grise ou gris-rougeâtre, elle porte des mouchetures dont
la couleur varie du brun au noir. L'enveloppe superficielle se détache facilement par macération; on trouve au-dessous une seconde enveloppe de couleur
noire, dure, crustacée, et une troisième enveloppe de couleur blanchâtre,
mince, entoure l'albumen dont les cellules sont très riches en matières grasses.

L'action purgative de l'huile de ricin est due, surtout, à une *substance résinoïde*, fort peu soluble dans l'huile et qui reste dans les tourteaux, après expression. Cette huile renferme également un acide gras particulier, l'acide ricinoléique, auquel on attribue des propriétés laxatives. Le dédoublement du glycéride ricinoléique s'effectue par l'intermédiaire du suc pancréatique, et ce serait
après son dédoublement que l'acide ricinoléique, devenu libre, agirait sur la
muqueuse intestinale. L'enveloppe testacée de la graine contient une albumose
énergiquement toxique, la *Ricine,* insoluble dans l'eau, l'alcool, l'éther, soluble
dans les solutions salines faibles, notamment, la solution de NaCl, provoquant
l'hémolyse et entraînant la mort à très petite dose. C'est à elle qu'il faut attribuer les cas de mort survenus chez des enfants après l'ingestion de cinq à six
graines de ricin. Cet albuminoïde, ainsi que d'autres produits s'en rapprochant,
plus ou moins étroitement: l'abrine extraite des graines de l'*Abrus precatorius*
ou *Jéquirity,* la phalline extraite de l'*Amanita phallcïdes*, les albumoses
dont j'ai signalé la présence dans plusieurs espèces de champignons vénéneux
et le latex de certains végétaux toxiques (euphorbe, chélidoine), peuvent être
considérés comme des types de ces substances, non ou mal déterminées, que
l'on a qualifiées par l'appellation de *toxines,* qui prendraient naissance au
cours de l'évolution vitale de certaines cellules. On a pu, en effet, immuniser
des animaux contre leurs effets toxiques, comme on le fait contre les poisons
sécrétés par les microbes. La toxicité de tous ces produits est énormément
plus considérable lorsqu'ils sont introduits dans l'organisme par voie d'injections veineuse ou hypodermique que par ingestion.

L'huile de ricin est un liquide visqueux, incolore ou à peine coloré en jaune-
verdâtre, d'odeur presque nulle, de saveur fade et désagréable, mais dépourvue
d'âcreté. Densité (0,964) supérieure à celle des autres huiles. Complètement et
facilement soluble dans l'alcool absolu d'où elle est précipitée par addition
d'eau. L'influence catarrhale s'exerce surtout sur l'intestin grêle. Elle est également anthelminthique. La dose efficace est de 10 à 15 grammes ; les doses
plus élevées sont tout à fait inutiles et ne peuvent que provoquer des inconvénients tels que l'indigestion, les vomissements. Il faut seulement avoir soin de
diluer le moins possible cette quantité de 10 à 15 grammes d'huile et prescrire
l'abstention de toute boisson pendant au moins les deux heures suivantes. Le
meilleur correctif du goût est le suc d'une orange.

Solvines ou sulforicinolates alcalins. L'acide sulfurique se combine avec l'huile
de ricin (le mélange doit être effectué en évitant l'élévation de température) et
donne un dérivé sulfoconjugué constituant, après saturation par un alcali
(soude ou ammoniaque), les solvines ou polysolves, appellation destinée à rappeler leurs propriétés. Le sulforicinolate sodique constitue un dissolvant universel, traversant les membranes animales qu'il imbibe comme la lanoline, non
absorbable cependant par la peau ni même par l'hypoderme, très irritant, mais
surtout très toxique, et possédant des propriétés hémolytiques qui le rapprochent, à la fois, des saponines et des albumoses dont il vient d'être question.
C'est un énergique dissolvant des hématies, produisant le laquage du sang et

provoquant la dégénérescence granuleuse des muscles striés, ainsi que du myocarde. Bien que l'usage de ce produit, proposé comme dissolvant de composés insolubles dans l'eau, tels que les phénols, paraisse de plus en plus abandonné, j'ai cru intéressant de rappeler son existence en raison de la similitude de ses propriétés toxiques avec celles des saponines et de la ricine.

EUPHORBES. — Les graines d'Epurge (*Euphorbia Lathyris*) sont employées, comme purgatif, dans l'Europe méridionale où cette plante croît spontanément. Elles mesurent de 5 à 6 millimètres, sont de forme ovoïde, subanguleuse, avec les extrémités tronquées et, l'une, surmontée d'une petite caroncule. La surface extérieure, d'aspect réticulé, offre une teinte variant du gris-bleu au brun. Elles contiennent une résine fortement irritante. Au delà de 1 gramme pour un adulte, leur emploi peut occasionner des accidents. Dans nos régions, les graines du Réveille-matin (*Euphorbia Helioscopia*) sont, quelquefois, employées dans le même but.

Les *Mercuriales*, plantes de nos régions, sont utilisées, surtout la mercuriale annuelle (*Mercurialis annua*), dont le nom vulgaire de *Foirolle* indique suffisamment les applications. La mercuriale vivace (*Mercurialis perennis*) est trop énergique et pourrait occasionner des accidents. On prépare avec la mercuriale annuelle le *Miel de mercuriale* qui entre dans la composition du lavement laxatif du Codex et se prescrit à la dose de 50 à 60 grammes.

Il faut se rappeler que toutes les euphorbes indigènes constituent des plantes douées de propriétés énergiques, surtout lorsqu'il s'agit de leur latex ; et l'usage inconsidéré soit des plantes en nature, soit de leurs graines, soit même de l'huile obtenue par l'expression de ces graines a donné lieu à des accidents graves, mortels même. Chez les euphorbiacées tropicales, cette action acquiert une intensité qui les rend redoutables.

II. *Groupe de l'anthracène.* — Certains dérivés anthracéniques possèdent, suivant la remarque de Tschirch, des propriétés eccoproticophores ; il en est de même pour un grand nombre de cétones quinoniques. Les quinones des séries benzénique, anthracénique, naphtalénique, se rencontrent dans la plupart des produits végétaux à action purgative, et c'est à leur présence qu'il faut attribuer cette action. Les recherches de Tschirch et de son école ont mis en évidence le rôle prépondérant des oxyméthylanthraquinones, notamment de leurs éthers méthyliques et méthyléniques, dans l'action purgative des drogues végétales qui en renferment. Le prétendu principe actif que l'on avait qualifié par l'appellation d'*acide cathartinique* et que l'on croyait exister dans un certain nombre de purgatifs n'a pas d'existence propre ; celui de la rhubarbe est un mélange de tannins particuliers avec des glucosides anthracéniques, celui du séné contient du chrysophanol et de l'émodine. Le *chrysophanol*, dérivé de la dioxyméthylanthraquinone, se trouve en petite quantité dans les diverses variétés de rhubarbe et de casse ; l'*émodine*, dérivé de la trioxyméthylanthraquinone, se trouve dans les rhubarbes, les casses, le nerprun, la bourdaine, le cascara, les sénés, les aloès ; la *rhéine*, dérivé de la tétraoxyméthylanthraquinone, se trouve dans les rhubarbes. L'action purgative se montre, en outre, fonction de la durée du séjour dans l'intestin, du contact avec la paroi intestinale, les substances facilement absorbables manifestant une action purgative sensiblement moindre ; et l'on comprend ainsi le double rôle primordial des substances mucilagineuses contenues dans le plus grand nombre des produits végétaux purgatifs : ces colloïdes s'opposent, d'une part, à l'absorption rapide des principes actifs, et ils atténuent, d'autre part, l'action trop énergique que leur contact direct avec la muqueuse pourrait déterminer.

C'est, dans la plupart des cas, sous forme de glucosides que ces dérivés anthracéniques sont contenus dans les végétaux ; nous allons voir tout à l'heure que les purgatifs drastiques renferment également des glucosides dont les produits de dédoublement sont fort différents. Enfin, je signalerai, car c'est là un fait important au point de vue pratique, que l'action purgative des drogues végétales est, environ, le double de celle exercée par la dose correspondante de leur principe actif. C'est encore là un argument en faveur de la supériorité des produits naturels sur les principes actifs. Il y a encore, dans les produits naturels, des principes ou des associations qui nous échappent ; ainsi, l'expérimentation a montré que les fruits du séné possèdent une action moins accentuée que celle des feuilles et ils sont cependant plus riches (de un quart à un tiers environ) en principes actifs. L'influence astringente et tonique exercée par les tannins joue un rôle des plus importants dans l'action résultante de la drogue entière ; et, de plus, des expériences très concluantes de H. MEYER ont montré combien l'état de division d'un purgatif importait pour provoquer un résultat.

BOURDAINE. — L'écorce du *Rhamnus frangula* est un excellent purgatif produisant, au bout de quelques heures, des évacuations abondantes, sans coliques. Son meilleur mode d'emploi est le suivant : on fait bouillir dans 250 grammes d'eau 3 grammes d'écorce de bourdaine et le zeste d'une moitié d'orange, on laisse réduire jusqu'à 100 centicubes et on ingère le décocté le soir au moment du coucher. On peut également utiliser la poudre, en cachets, à la dose de 1 gramme à 1 gr. 50. L'effet purgatif se produit au bout de huit à dix heures. La bourdaine est une Rhamnacée très commune dans nos régions.

CASCARA. — L'écorce de *Cascara sagrada*, ou écorce sacrée, est fournie par une Rhamnacée américaine, le *Rhamnus Purshiana*, arbuste qui se rencontre sur les côtes du Pacifique. Elle est assez riche en glucoside chrysophanique, aussi est-il de beaucoup préférable de l'employer en nature. Sous forme de cachets, la poudre de cascara est laxative à la dose de 25 centigrammes, purgative aux doses de 75 centigrammes à 1 gramme. En Amérique, on emploie beaucoup l'extrait fluide, correspondant à son poids d'écorce.

NERPRUN. — On utilise les baies du *Rhamnus catharticus*, plante très commune en Europe, et dont certaines variétés fournissent leurs fruits utilisés dans la teinturerie sous la dénomination de graines d'Avignon et de graines de Perse. On prépare, à l'aide de parties égales de suc et de sucre, un sirop, purgatif aux doses de 30 à 60 grammes, qui sert, le plus souvent, à édulcorer les mixtures purgatives, comme l'eau-de-vie allemande.

Un certain nombre d'autres représentants de la famille des Rhamnacées possèdent également des propriétés purgatives, mais ils ne sont pas employés.

RHUBARBE. — C'est la racine d'une Polygonacée, le *Rheum palmatum* ou *officinale*, provenant de la Chine et de la Tartarie. C'est surtout la rhubarbe de Chine qu'on trouve dans le commerce, sous forme de morceaux cylindriques ou ovoïdes, de la grosseur d'une noix à celle du poing, plans-convexes, tachetés de marbrures sur la face plane, et montrant un fin réseau blanc sur la face convexe. Son odeur est forte et caractéristique ; sa poudre, de couleur jaune-orangé clair, colore la salive en jaune-orangé et donne une saveur amère, désagréable. Une coupe fait apercevoir une disposition rayonnée du centre à la circonférence, ainsi que la présence de petites étoiles et de cellules renfermant beaucoup d'amidon avec des cristaux d'oxalate de chaux. On désigne sous le nom de *Rhapontic* ou rhubarbe indigène, la racine d'un rheum originaire de Sibérie et devenu indigène, qui sert à falsifier la rhubarbe médicinale. Le rhapontic se présente sous forme de morceaux cylindriques, de couleur plus mate, d'un tissu plus spongieux, montrant des rayons médullaires réguliers et ne renfermant pas de cristaux d'oxalate de chaux. Son odeur est faible, sa poudre de couleur rougeâtre.

Aux doses de 5 à 25 centigrammes, la rhubarbe agit comme amer-apéritif ; elle est laxative aux doses de 30 à 50 centigrammes, purgative aux doses de 1 à 4 grammes. On l'administre en cachets, au début des repas. La rhubarbe torréfiée à perdu ses propriétés purgatives et gagne en propriétés toniques. Elle peut s'associer, très avantageusement, à un grand nombre de substances médicamenteuses, notamment pour corriger l'action constipante de certains médicaments (ferrugineux, quinquina). La rhubarbe constitue le principe le plus actif du sirop de rhubarbe ou de chicorée composé, si fréquemment utilisé dans la médication infantile.

SÉNÉ. — La série des Cassiées, famille des Légumineuses, groupe des Cœsalpiniées, se subdivise en trois sections : casses proprement dites ou canéficiers, casses à sénés et casses à propriétés diverses. Les canéficiers fournissent leur pulpe dont il a déjà été question (voir p. 762). Les sénés sont les fruits (follicules) ou les feuilles de trois espèces de *Cassia* appartenant à la section *Senna*, les : *S. acutifolia, angustifolia* et *obovata*. Le premier fournit le séné de la Palte ou d'Alexandrie et de Tripoli, le second, le séné de la Mecque et de Tinevelly, le dernier le séné d'Alep. Les feuilles sont plus actives que les follicules. Les feuilles sont souvent mélangées : 1° à celles du *Cynanchum arguel*, ce qui est sans inconvénients, les feuilles de cette Asclépiadacée étant purgatives et non toxiques, 2° à celles du redoul, *Coriaria myrtifolia*, famille des Rutacées, série des Coriariées, qui renferme la *coriamyrtine*, un glucoside très toxique, convulsivant et appartenant au groupe de la strychnine et de la picrotoxine. Les feuilles de redoul sont ovales, glabres, très entières, longues de 2 à 5 centimètres, larges de 7 à 25 millimètres ; outre la nervure médiane, elles présentent des nervures longitudinales allant de la base au sommet de la feuille en suivant une direction parallèle aux bords.

Au doses de 3 à 5 grammes, les feuilles déterminent des selles accompagnées de coliques ; aux doses de 10 à 15 grammes, les coliques deviennent plus violentes et on observe même des nausées et des vomissements. Les selles sont d'abord molles, puis diarrhéiques. Les coliques paraissent être surtout occasionnées par une substance résinoïde que l'on peut écarter par une macération préalable dans l'alcool, sans enlever aux feuilles leurs propriétés purgatives. Ces coliques sont dues à des contractions violentes de la tunique musculaire, et si la dose du séné est assez élevée, l'excitation des fibres musculaires peut même s'exercer sur les organes voisins: vessie, utérus, portion terminale du gros intestin et l'on peut voir se produire des hémorrhoïdes. L'effet purgatif se fait encore sentir le lendemain ; et, même avec les hautes doses, il n'est pas suivi de constipation. Chez les animaux, on peut obtenir l'action purgative par l'injection de l'infusé, sans doute par suite d'une excitation exercée sur les ganglions moteurs de l'intestin. Les principes du séné passent rapidement dans l'urine ainsi que dans le lait des nourrices auquel ils communiquent des propriétés purgatives. Les faits que je viens d'indiquer précisent les conditions dans lesquelles l'emploi du séné est contre-indiqué. On utilise le séné en nature et sous forme d'infusion. Le séné entre dans la composition du *Sirop de Desessartz* ou d'*ipéca composé*.

ALOÈS. — Il est constitué par le suc épaissi, desséché, d'apparence résineuse, fourni par les feuilles charnues d'un certain nombre de Liliacées, série des Aloïnées. C'est un des plus anciens médicaments connus. Les *Aloe* se rencontrent sur la côte orientale d'Afrique, depuis la mer Rouge jusqu'au Cap, et on les cultive avec succès dans les régions chaudes (Espagne, Indes, Antilles). Les feuilles, grandes, épaisses et charnues, contiennent deux sucs différents : l'un, aqueux, insipide, inerte, l'autre, amer et foncé, qui donne l'aloès par sa dessiccation ; ce dernier suc, le seul utile, est contenu dans des cellules particulières, situées dans une zone intermédiaire entre la couche cellulaire externe verte et la couche moyenne incolore, formées par des phytocystes accompagnant les faisceaux fibro-vasculaires. On distingue trois sortes d'aloès : 1° l'*aloès soccotrin* originaire de l'île de Socotora à l'entrée du détroit de Bab-el-Mandeb, 2° l'*aloès des Barbades* provenant des Antilles anglaises (appelé aussi *aloès de la Jamaïque*, lieu d'où il est expédié en Europe), 3° l'*aloès du Cap* provenant de l'Afrique méridionale, c'est l'aloès officinal, le seul communément utilisé, à moins de mention expresse. Tous ces produits possèdent une saveur excessivement amère et plus ou moins nauséeuse, ils fondent sous l'influence de la chaleur et brûlent avec une flamme fuligineuse en laissant un faible résidu minéral. Ils sont solubles dans l'alcool, le chloroforme, le sulfure de carbone, incomplètement solubles dans l'eau froide, complètement solubles dans l'eau bouillante, dont il se sépare, après refroidissement, une substance à laquelle on a donné le nom de résine d'aloès.

L'*Aloès du Cap* se présente en masses d'un brun-foncé, à reflets verdâtres caractéristiques ; sa cassure est brillante, conchoïdale ; il est peu translucide sous une assez forte épaisseur, mais, en lames minces, il est transparent et de couleur rouge-foncé ; sa saveur est très amère, son odeur forte, sa poudre d'un jaune verdâtre. Il est fourni par l'*Aloe spicata* et ses nombreuses variétés. L'*Aloès des Barbades* forme des masses opaques, de couleur brun-chocolat ou couleur de foie, devenant à la longue presque noires ; sa cassure est terne et cireuse ; sa poudre, d'un jaune-rougeâtre, est incomplètement soluble dans l'alcool ; il possède une odeur particulière, rappelant, à la fois, celles de la myrrhe et de l'iode. Il est fourni par l'*Aloe vera*. L'*Aloès soccotrin* était, autrefois, le plus estimé des aloès africains ; on ne le rencontre plus maintenant que d'une façon accidentelle dans le commerce de la droguerie. Une variété translucide constitue le véritable aloès soccotrin, et une autre variété, opaque, est dite aloès hépatique. Sa couleur est grenat ou rouge-hyacinthe ; la partie extérieure est dure et sèche, tandis que la partie centrale peut encore être molle et même fluide ; sa cassure est conchoïdale et brillante, sa poudre d'un jaune doré ; son odeur rappelle, à la fois, celles de la myrrhe et du safran. Il existe encore des sortes dites : aloès moka, aloès caballin, de qualités tout à fait inférieures.

On trouve dans ces différents produits deux isomères : la *Barbaloïne* et l'*Isobarbaloïne*, répondant à la formule $C^{21}H^{20}O^9$, susceptibles de se dédoubler en un noyau anthraquinonique commun, la méthylisoxychrysazine, et en un sucre de la famille des pentoses. Ce sont aussi des isomères de la *franguline*, glucoside émodique (c'est-à-dire que son noyau anthraquinonique est constitué par l'émodine) de certaines rhamnacées ; mais, tandis que la franguline est un véritable glucoside dédoublable par les acides étendus, les aloïnes ne se dédoublent qu'en présence des alcalis parce que ce sont des éthers-oxydes. C'est pour bien caractériser cette importante différence que Brissemoret a proposé la dénomination d'*Anthra-glucosides* pour désigner les produits comme la *franguline*, la *purshianine*, la *cuspidatine*, la *glucosennine*, etc., capables de se dédoubler facilement en présence de diastases ou des acides faibles, tandis que les éthersoxydes ne se dédoublent que plus difficilement et en présence des alcalis [1]. L'aloès du Natal renferme deux aloïnes différentes : la *Nataloïne* $C^{23}H^{26}O^{10}$ et l'*Homonataloïne* $C^{22}H^{24}O^{10}$ dont le noyau anthracénique est constitué par l'éther méthylique d'une trioxyméthylanthraquinone.

Aux doses de 10 à 25 centigrammes, l'aloès produit, en général au bout de dix à vingt-quatre heures, une ou deux évacuations accompagnées ou non de légères coliques, mais toujours d'un certain degré de ténesme. A doses plus fortes, 30 à 60 centigrammes, les coliques deviennent intenses, les selles sont bilieuses et l'on observe parfois des symptômes d'une assez vive irritation intestinale portant principalement sur l'extrémité du gros intestin. On peut constater : sensations de chaleur et de cuisson à l'anus et dans le rectum, selles sanguinolentes, hémorrhoïdes chez les sujets prédisposés, dysurie, douleurs utérines chez les femmes. Les organes pelviens sont énergiquement congestionnés, et l'emploi répété de doses moyennes, ou même faibles, d'aloès est un procédé fréquemment utilisé pour provoquer l'avortement dans les premières semaines suivant la fécondation. Aussi, faut-il rigoureusement s'abstenir de donner des préparations aloétiques aux femmes en état de gestation, à celles qui sont sujettes aux métrorrhagies, ainsi qu'aux hémorrhoïdaires.

L'aloès est un cholagogue vrai et la présence de la bile est nécessaire au complet développement de son action. Ainsi, un lavement aloétique n'est pas plus actif qu'un lavement ordinaire ; mais, si l'on vient à lui ajouter de la bile de bœuf, aussitôt le gros intestin s'irrite et s'enflamme. Ce que je viens de dire au sujet de la décomposition des éthers-oxydes permet d'interpréter ce fait, d'observation déjà fort ancienne ; et j'ai démontré que l'action irritante, même drastique à fortes doses, des dérivés anthracéniques, tels que le chrysophanol, était due aux métamorphoses que ces produits éprouvent en présence des alcalis, j'ajouterais volontiers maintenant, aidés par les diastases des sucs intestinaux (bile, sucs pancréatique et intestinal).

L'aloès ne doit pas être employé seul ; *solus viscera lœdit*, disait l'Ecole de Salerne, et le nombre est considérable des préparations plus ou moins complexes dont l'aloès est le principal agent. Il possède aussi de très remarquables et trop négligées propriétés vulnéraires et antiseptiques, dont témoigne l'antique réputation du *Baume du Commandeur*. Suivant les doses, l'aloès est stomachique, apéritif, laxatif ou purgatif. Comme stomachique et apéritif, les doses de 5 à 10 centigrammes par jour sont suffisantes ; au delà, il devient rapidement laxatif, puis purgatif. Chose curieuse, le fer augmente ces propriétés purgatives. Il ne faut jamais perdre de vue l'irritation et la congestion intesti-

---

[1] Conf. Brissemoret, *Contribution à l'étude des purgatifs organiques*. Thèse de Paris, 1903.

nales qui sont les conséquences inévitables de son emploi tant soit peu prolongé et à des doses dépassant 20 centigrammes *pro die*. J'ai insisté déjà sur la
congestion des organes pelviens.

L'aloès fait partie des médicaments suivants : pilules ante-cibum, pilules
écossaises ou d'Anderson, pilules de Bontius, élixir de longue vie (teinture
d'aloès composée), élixir de Garus.

DRASTIQUES. — L'aloès peut servir de terme de transition entre les purgatifs proprement dits et le groupe des drastiques. L'action drastique, que l'on
pourrait appeler l'excès de l'action purgative, est caractérisée par une inflammation plus ou moins intense de l'intestin, s'accompagnant presque toujours
d'une influence hypersécrétoire, et par la provocation de contractions péristaltiques et antipéristaltiques violentes qui occasionnent de vives douleurs.
L'action phlogogène est parfois tellement intense que la muqueuse intestinale
toute entière est ramollie, épaissie, de couleur rouge foncé, parsemée d'érosions
et de suffusions sanguines, montrant même en certains points des ulcérations
plus ou moins profondes et étendues.

L'action drastique s'exerce, en général, sur un point limité de l'intestin, sur
le gros intestin presque exclusivement. Le drastique est plus phlogogène, plus
irritant que catarrhogène, et l'on pourrait trouver dans ce fait un élément de
différenciation entre les drastiques et les purgatifs proprement dits, quoique
cependant, pour tous les composés anthracéniques l'action drastique n'est qu'une
question de doses, ainsi qu'il est facile de le vérifier par l'expérience, en utilisant
les produits reconnus comme principes actifs, que l'on peut manier à des doses
rendant impossible l'emploi d'un poids correspondant des drogues naturelles.

Cependant, ces dérivés anthracéniques n'atteignent jamais l'intensité d'action manifestée par les anhydrides d'acides, ces glucosides complexes, non
anthracéniques, que l'on a pu isoler de certaines plantes de la famille des convolvulacées.

La *Jalapine*, extraite de la résine de scammonée, est, à la fois, un éther-sel et
un glucoside d'acide-alcool. L'eau de baryte la dédouble en acide valérianique
et acide jalapique qui, sous l'influence des acides minéraux dilués, se scinde
à son tour en glucose et acide jalapinolique qui est un acide-alcool. De même,
la *Convolvuline*, extraite de la résine de jalap, se dédouble en acides valérianique et convolvulique, puis, ce dernier en glucose et acide convolvulinolique.
Les glucosides d'autres convolvulacées, l'*Ipomœine*, la *Turpéthine*[1], subissent des
métamorphoses semblables ; et la nécessité du milieu alcalin, voire des éléments
de la bile, pour amorcer la décomposition et les métamorphoses successives de
ces éthers-sels, s'explique fort bien maintenant et prouve que l'action irritante
est corrélative et contemporaine de ces transformations dans l'organisme.

La valeur purgative de ces glucosides complexes est différente ; chez l'homme,
on a trouvé que le plus actif était la convolvuline, puis viennent, par ordre
décroissant, la turpéthine, l'ipomœine et la jalapine. La *Bryonine* de la bryone
la *Linine* du lin cathartique, la *Colocynthine* de la coloquinte, l'*Elatérine* du
concombre sauvage, l'*Evonymine* du fusain, la *Globularine* de la globulaire, sont
des substances étroitement analogues aux précédentes, moins bien connues

---

[1] (Ipomœine : acide méthylcrotonique, acide ipomœique, glucose, acide ipomœolique. — Turpéthine : acide isobutyrique, acide turpéthique, glucose, acide turpétholique).

quant à leur constitution chimique, mais dont l'action drastique est prouvée depuis longtemps.

Les drastiques constituent donc des purgatifs extrêmement énergiques, parfois même dangereux, qui doivent toujours être maniés avec précaution et dont l'emploi doit être attentivement surveillé, surtout lorsqu'il y a nécessité de prolonger leur usage dans le but de provoquer, à titre de dérivation, l'irritation de l'intestin. Comme pour l'aloès, leur influence s'exerce principalement sur la portion terminale du tube digestif, elle exige l'intervention de diastases et d'un milieu alcalin que réalisent au mieux la bile et le suc intestinal; enfin, ils exercent une action congestionnante sur les organes pelviens. Le jalap, le thurbith, la scammonée, la gomme-gutte, l'huile de croton sont les plus employés.

JALAP. — Il en existe trois sortes : le *Jalap officinal* ou *tubéreux*, le *Jalap léger* ou *fusiforme*, le *Jalap de Tampico* ou *digité*. Le jalap officinal est plus ou moins arrondi, lourd, à cassure nette montrant de nombreuses cellules réunies en rangées concentriques ; il est fourni par l'*Exogonium Jalapa*, herbe vivace du Mexique occidental. Les *Exogonium* sont voisins des *Convolvulus* et des *Ipomœa*. Les racines adventives épaissies, qui constituent la partie employée comme drogue, peuvent varier beaucoup dans leurs dimensions : depuis la grosseur d'une noix, jusqu'à une longueur de 10 centimètres sur 4 à 5 centimètres de largeur. Cette racine contient un mélange de jalapine et de convolvuline.

Le jalap fusiforme est fourni par l'*Ipomœa orizabensis*, plante des mêmes régions que la précédente. Sa racine est fusiforme, d'un diamètre de 5 à 10 centimètres ; sa surface corticale, de couleur grisâtre tirant sur le noir ou le brun, est rugueuse et porte des sillons longitudinaux assez profonds ; la cassure n'est pas nette comme celle du jalap tubéreux, mais fibreuse. Cette racine ne contient que de la jalapine.

Le jalap de Tampico est fourni par l'*Ipomæa simulans*. Sa racine présente une forme digitée ; sa surface extérieure est sillonnée de rides longitudinales profondes et irrégulières ; sa dimension est plus petite que celle des racines précédentes ; sa cassure est cornée ou amylacée, non fibreuse. Il ressemble plutôt au jalap tubéreux dont il se distingue par sa légèreté et sa moindre richesse en résine. Cette racine contient de l'ipomœine et de la jalapine.

On a substitué parfois aux racines précédentes celle des faux-jalap, *Mirabilis Jalapa* (*longiflora* et *dichotoma*), plantes de la famille des Nyctaginacées, cultivées dans nos jardins sous le nom de Belles-de-nuit. On a également essayé de substituer au jalap : la racine de bryone, le fruit de la coloquinte, ou l'élatérium, suc du fruit du concombre sauvage. L'inconstance dans la richesse de ces drogues en principes actifs est le principal obstacle à leur emploi qui a occasionné, précisément de ce chef, des accidents parfois graves.

Le jalap de bonne qualité renferme, environ, 9 à 15 p. 100 d'une résine odorante, âcre, irritant les muqueuses avec lesquelles elle vient à se trouver en contact, formée d'un mélange de *jalapine* soluble dans l'alcool et l'éther, et de *convolvuline* soluble dans l'alcool mais insoluble dans l'éther. Le jalap officinal doit contenir, au moins, 10 p. 100 de résine. Il est très riche en amidon et se colore en bleu sous l'influence de l'eau iodée.

La poudre de racine de jalap est purgative aux doses de 40 à 60 centigrammes; avec 1 ou 2 grammes, on constate des selles liquides avec coliques et ténesme. Cette poudre est d'un gris foncé, d'une odeur spéciale, un peu nauséeuse et d'une saveur très âcre. Elle contient de 16 à 18 p. 100 de résine. On l'administre, mélangée à du miel, aux doses de 50 centigrammes à 2 grammes. La résine se prescrit aux doses de 10 à 50 centigrammes. Elle purge moins efficacement que la poudre qui doit être employée de préférence. On associe fréquemment le jalap et le calomel; l'action du composé mercuriel est accélérée et le ptyalisme moins à craindre. Le jalap est formellement contre-indiqué lorsque la muqueuse intestinale est enflammée. La forme la plus commune d'emploi du jalap est la *Teinture de jalap composée* ou *Eau-de-vie allemande*, qui possède la composition suivante :

Racine de jalap	80 grammes.
» turbith	10 »
Scammonée d'Alep	20 »
Alcool à 60°	960 »

On l'administre aux doses de 10 à 30 grammes, le plus habituellement mélangé à quantité égale de sirop de nerprun. Une cuillerée à soupe d'eau-de-vie allemande, équivalant à 10—12 grammes, est largement suffisante pour provoquer une action purgative énergique; on l'additionne d'une cuillerée de sirop de nerprun.

TURBITH. — Racine de l'*Ipomæa Turpethum*, Convulvacée de l'Inde et de la Malaisie, se présentant sous forme de morceaux droits ou, plus souvent, contournés sur eux-mêmes, longs de 15 à 20 centimètres et de 1 à 3 centimètres de diamètre. Elle renferme environ 10 p. 100 de résine, presque uniquement composée de *turpéthine*, soluble dans l'alcool et insoluble dans l'éther. On associe toujours le turbith à d'autres purgatifs, comme dans l'eau-de-vie allemande.

SCAMMONÉE. — Racine du *Convolvulus Scammonia*, plante originaire de Grèce, Crimée, Syrie et Asie Mineure. La plus réputée est la scammonée d'Alep. Le produit employé en droguerie sous le nom de scammonée n'est pas la racine, mais un suc lactescent qu'on extrait de ces racines, au moyen d'incisions, et qui est recueilli dans des coquilles, à mesure qu'il s'écoule, ou bien dans une cupule, creusée au sommet de la racine, dans laquelle le latex s'accumule peu à peu. Parfois même, on soumet à l'évaporation le suc exprimé de la racine. Ces divers modes d'obtention expliquent les différences d'aspect et de composition des scammonées commerciales.

La *Scammonée d'Alep* est la plus pure. La *Scammonée de Smyrne* est mélangée de substances étrangères, compacte, peu friable, brun-noirâtre à l'extérieur et présentant une cassure terne, tandis que la scammonée d'Alep se présente sous forme d'un suc concret, divisé en fragments irréguliers, secs, légers, poreux, très friables, de couleur gris foncé à l'extérieur et montrant une cassure noire et brillante. Lorsqu'on frotte cette scammonée avec le doigt mouillé, elle devient laiteuse et blanchâtre. La saveur est d'abord amère, puis âcre; sa poudre est de couleur grisâtre; elle donne avec l'alcool une teinture brun pâle; un fragment de cette résine frotté et chauffé avec l'haleine exhale une odeur de brioche. La scammonée d'Alep renferme, environ, 75 p. 100 de résine pure, tandis que la scammonée de Smyrne n'en renferme que 25 à 30 p. 100. En réalité, la richesse des scammonées du commerce en résine pure varie de 5 à 95 p. 100. La résine pure est très riche en *jalapine*.

On rencontre également dans le commerce la *Scammonée de Montpellier* fournie par une Apocynacée, le *Cynanchum Monspeliacum*. C'est un produit à rejeter.

La scammonée, comme le turbith, ne s'emploie que mélangée à d'autres
substances de même nature : jalap, turbith, gomme-gutte, aloès, etc. Voici
les caractères distinctifs des trois racines. *Racine de jalap* : tubériforme, montrant sur la coupe transversale des couches concentriques plus ou moins résineuses. — *Racine de turbith* : cylindrique, tordue sur elle-même, renfermant, dans l'écorce, des faisceaux ligneux très poreux, résine jaunâtre. Son
aspect rappelle étroitement celui des câbles télégraphiques formés par la tor-
sion de plusieurs fils parallèles. — *Racine de Scammonée* : généralement cylindrique, droite ou tordue, sans faisceaux ligneux dans l'écorce[1].

CUCURBITACÉES. — A côté de ces trois principaux drastiques, et comme
succédanés, en quelque sorte, on pourrait placer les Cucurbitacées de nos
régions qui sont quelquefois utilisées. Alors que les sucs des plantes alimentaires sont doux et sucrés (melon, pastèque, concombre), ceux des cucurbitacées
purgatives renferment des oléo-résines drastiques dont l'action est due à des
glucosides-anhydrides analogues à la convolvuline, la jalapine, etc.

La *racine de bryone* est très grosse et charnue, cylindroïde. Dans le commerce de la droguerie, elle existe sous forme de rondelles d'un demi-centi-
mètre d'épaisseur et de diamètre fort variable. La surface de section est
remarquable par des stries concentriques très accentuées et de nombreuses
lignes rayonnant du centre à la circonférence. La surface latérale, de couleur
gris-jaunâtre, est très rugueuse et profondément ridée. La saveur est âcre,
amère et désagréable. On a signalé des accidents graves occasionnés par
l'usage d'une cuillerée à soupe de suc de racine fraîche, principalement lorsque
ce suc était recueilli à l'automne, époque où l'activité de la racine est particulièrement remarquable.

La *coloquinte* est le fruit du *Cucumis Colocynthis*, plante originaire de l'Asie
Mineure et cultivée en Espagne. Elle est de la grosseur d'une petite orange, de
consistance spongieuse et légère, de couleur blanche, l'enveloppe extérieure du
péricarpe étant généralement enlevée alors que le fruit est frais. Elle est creusée intérieurement d'une cavité étroite divisant le fruit en trois secteurs réunis
par leur partie périphérique. Chaque secteur est composé de deux comparti-
ments remplis de substance spongieuse très amère, dans laquelle sont plon-
gées de nombreuses graines. C'est la partie charnue qui est utilisée. La poudre
de coloquinte s'emploie aux doses de 20 à 80 centigrammes ; [son extrait s'emploie aux doses de 5 à 25 centigrammes. Il est encore préférable de se servir de
la drogue en nature. Elle est utilisée dans la préparation des *Pilules de coloquinte composées du Codex*. Elle est cholagogue et diurétique. On a observé la
mort, chez l'homme, après ingestion de 4 grammes de poudre de coloquinte.

L'*Elaterium* est le suc du fruit du concombre sauvage *Ecballium Elaterium* contenant, environ, 40 p. 100 du principe actif *Élatérine,* violemment drastique et nécessitant, pour la mise en jeu de son action, l'intervention d'un milieu alcalin et
des diastases intestinales. C'est un produit d'activité fort irrégulière et dangereux.

GOMME-GUTTE. — C'est le latex, jaune, gommo-résineux, solidifié, d'un certain
nombre de Garcinia mais principalement du *Garcinia Hanburyi*, plante cambod-

---

[1] Les représentants, dans nos régions, de la tribu des *Convolvulus,* notamment le
liseron des haies (*Convolvulus sepium*) et la soldanelle (*Convolvulus soldanella*), contiennent aussi un latex doué de propriétés drastiques qui l'a fait substituer parfois au
jalap et à la scammonée. On a utilisé la teinture comme succédané de l'eau-de-vie
allemande.

gienne, de la famille des Clusiacées. La plus usitée est la gomme-gutte de Siam. Il en existe deux sortes principales : la gomme-gutte en canons, la plus pure et la plus estimée, et la gomme-gutte en gâteaux. Comme les drastiques précédents, la gomme-gutte renferme un glucoside-anhydride d'acide, dédoublable sous l'influence de la bile et des sucs intestinaux. Elle détermine, en même temps que l'action drastique, la congestion des organes pelviens à un degré au moins aussi considérable que l'aloès. Elle n'est pas cholagogue. La gomme-gutte n'est jamais utilisée isolément, on l'associe toujours à un ou plusieurs autres purgatifs du groupe des drastiques. Ses doses varient de 10 à 30 centigrammes. On l'a prescrite en plus forte quantité pour tâcher de réveiller l'excitabilité de l'intestin après des atteintes d'hydropisie ou d'apoplexie. C'est une substance dangereuse : on a observé la mort, chez l'homme, après ingestion de 4 grammes, et des accidents assez graves chez des enfants qui dessinaient au lavis avec la gomme-gutte et portaient fréquemment leur pinceau à la bouche.

HUILE DE CROTON. — Cette huile est retirée par expression des graines du *Croton Tiglium*, plante de la famille des Euphorbiacées, originaire de l'Hindoustan et des Moluques, cultivée dans les Indes, la Cochinchine et la Chine. Les graines de croton sont de couleur jaunâtre, parfois tachées de noir par suite de la persistance de l'enveloppe extérieure; elles ont la grosseur des graines de ricin (longueur 10 à 15 millimètres, largeur 7 à 9, épaisseur 6 à 8), une forme ovale-oblongue, avec deux faces également convexes portant chacune une saillie mousse qui la subdivise en deux plans, d'où résulte une section transversale presque régulièrement quadrangulaire. Cette graine est appelée parfois *Petit pignon d'Inde*, mais il faut se garder de la confondre avec le véritable pignon d'Inde, semence du *Curcas purgans* ou *Jatropha Curcas*, le médicinier.

L'huile est, pour la majeure partie, un glycéride de *l'acide tiglique*, acide aliphatique-éthylénique dont les propriétés purgatives ont été mises en évidence par les travaux de BUCHEIM. Mais son action énergiquement drastique est due à la *Résine de Croton*, étudiée par W. DUNSTAN et Miss BOOLE, dans laquelle ces observateurs ont reconnu l'existence soit d'une fonction anhydride d'acide, soit d'une fonction lactone, ce qui rend compte de l'action drastique par suite des rapports étroits que cette résine présente, au point de vue de sa constitution chimique, avec les principes actifs des purgatifs drastiques qui viennent d'être étudiés. Enfin, la présence de la *Ricine* (voir : huile de ricin, p. 765) a été signalée dans le tégument de la graine.

L'huile de croton doit présenter une couleur jaune-orangé avec reflets bleuâtres, une odeur désagréable, une saveur âcre et caustique persistante, elle doit être entièrement soluble dans l'éther à 62° et l'alcool à 90° (l'alcool absolu n'en dissout que le trentième de son volume; il dissout surtout l'acide tiglique libre). La falsification par l'huile de ricin se reconnaît à sa facile solubilité dans l'alcool à 95°. Son emploi doit être exclusivement réservé pour l'usage externe, en raison de sa violente influence irritante et de son inconstance d'action.

Les huiles de semences de Médicinier (*Jatropha Curcas*) et d'Epurge (*Euphorbia Lathyris*) possèdent des propriétés irritantes permettant de les rapprocher, dans une certaine mesure, de l'huile de croton.

CHOLAGOGUES. — L'épithète de cholagogues est applicable aux purgatifs provoquant des évacuations dans lesquelles la proportion de bile est augmentée. Je considère comme un peu artificielle, quoique nécessaire, la division en bilio-excréteurs et bilio-sécréteurs que l'on a voulu établir entre eux; c'est là une question d'espèce, de susceptibilité individuelle et d'opportunité. Cette considération qu'une substance peut être cholagogue de deux manières : 1° en favorisant ou en provoquant l'expulsion de la bile déjà formée; 2° en excitant directement l'appareil sécréteur, cette considération me semble un peu spécieuse et je crois tous les purgatifs plus ou moins cholagogues, ne serait-ce que par excitation réflexe. Néanmoins, il existe entre eux, à cet égard, des différences très tranchées; et c'est une des raisons pour lesquelles il est utile de conserver cette subdivision des cholagogues.

D'ailleurs, le fait d'une sécrétion plus abondante de bile n'entraîne pas, nécessairement, une élimination plus considérable par la voie intestinale; cette bile hypersécrétée pouvant être résorbée soit dans les canaux biliaires, soit à la surface du duodénum. On connaît des substances, comme la toluylènediamine, capables de provoquer, par excitation du parenchyme hépatique, une hypersécrétion considérable sans que la bile s'élimine par la voie des fèces; mais il en résulte un ictère avec présence de matières colorantes et d'acides biliaires dans les urines, sans catarrhe des canaux biliaires ni dissolution des hématies. Cette distinction en bilio-excréteurs et bilio-sécréteurs est donc logique, tout en forçant un peu, comme toutes les schématisations, le tableau des phénomènes. Comme le fait très justement remarquer SOULIER, de Lyon, dans de semblables circonstances, l'intervention d'un agent capable de provoquer l'expulsion de cette bile hypersécrétée sous une autre influence, pourrait éviter à l'organisme les inconvénients ou les dangers de l'ictère. Tel serait, par exemple, le rôle du calomel, représentant par excellence des bilio-excréteurs. SOULIER ajoute : si le calomel est efficace dans les affections hépatiques, c'est précisément parce que, tout en étant un excitateur de l'appareil d'*excrétion* biliaire, il exerce, en même temps, une action sédative sur l'appareil de *sécrétion* biliaire.

Les expériences de RUTHERFORD, effectuées en introduisant dans le duodénum de chiens les substances dont il voulait étudier le pouvoir bilio-sécréteur, ont montré l'importance capitale du rôle de la bile dans le développement complet de ces propriétés. Ainsi, le podophyllin additionné de bile est représenté, dans ces expériences, par le coefficient 1,01 tandis que le même podophyllin sans addition de bile n'est plus représenté que par le coefficient 0,47. Sa valeur biliosécrétoire a donc diminué de plus de moitié. De même pour l'aloès : avec addition de bile, le coefficient de l'aloès est 0,93; sans addition de bile, il n'est plus que 0,69. PRÉVOST et BINET ont également montré, au cours de leurs recherches sur le même sujet, que la bile est le plus constant et le plus efficace des cholépoétiques, et ce rôle est à rapprocher de celui que j'ai signalé plus haut, notamment à propos des purgatifs drastiques. Du reste, les substances même énergiquement cholépoétiques ne sont pas nécessairement purgatives, par exemple, le salicylate et le benzoate de sodium.

L'accord est, d'ailleurs, loin d'être établi entre les expérimentateurs; et tels médicaments envisagés par les uns comme des excitants de la sécrétion biliaire sont, au contraire, envisagés par d'autres comme inactifs ou même comme des modérateurs. On doit bien se persuader qu'il est impossible de considérer comme normal un animal sur lequel on a pratiqué les délabrements nécessités pour l'institution de ces expériences, et il est impossible qu'il n'intervienne pas des conditions secondaires, créées par des modifications dans la maîtrise exercée par le système nerveux, capables de faire varier les résultats dans des proportions inattendues. Il faut donc se placer, exclusivement, sur le terrain de l'observation et ne tenir compte que des phénomènes nettement démontrés au cours de la pratique thérapeutique. On arrive de la sorte à établir que tous les purgatifs possèdent une action plus ou moins nettement cholagogue, le maximum étant atteint par les purgatifs drastiques et le minimum par les purgatifs salins. En tenant compte de ces deux faits, bien certainement démontrés, que la bile est excrétée sous une faible pression à l'état normal, de telle sorte que le plus léger obstacle à son écoulement (catarrhe du duodénum ou des conduits biliaires) en cause la rétention ; que, d'autre part, le péristaltisme de la région duodéno-iléale est excité, plus ou moins énergiquement, à un moment donné de l'influence purgative, on comprendra sans peine l'action cholagogue comme, en quelque sorte, inhérente, secondairement, à l'action purgative.

Il reste à passer en revue ici quelques substances purgatives plus particulièrement douées de propriétés cholagogues.

PODOPHYLLE. — Fourni par une plante de la série des Podophyllées, famille des Berbéridacées, le *Podophyllum peltatum* de l'Amérique du Nord. La portion employée en médecine est la tige souterraine représentée, à l'état frais, par des cordons de la grosseur d'une plume d'oie, renflés tous les 4 à 8 centimètres en un nœud d'où partent, inférieurement, d'assez nombreuses racines adventives, grêles, à ramifications lâches, de couleur jaune-pâle et, supérieurement, un ou plusieurs bourgeons dont le plus âgé devient le rameau aérien. Le rhizome frais est brun-rougeâtre à la surface ; il possède une odeur narcotique peu agréable, une saveur amère, âcre et nauséeuse. On en extrait une résine appelée *Podophyllin* ou podophylline.

La plante porte, en Amérique, le nom de *Calomel végétal* qui dépeint bien les qualités qu'on lui attribue. On a décrit plusieurs substances : *picropodophylline*, *podophyllotoxine*, *podophyllorésine*, comme constituant les principes actifs de la drogue. D'après DUNSTAN et HENRY, la podophyllorésine serait le principe drastique le plus énergique, la picropodophylline posséderait une fonction lactone, ce qui la rapprocherait des anhydrides tels que la convolvuline ; j'ajouterai que la podophyllotoxine est une saponine, également capable, par conséquent, d'agir par irritation sur la muqueuse intestinale et de provoquer l'hypersécrétion biliaire. Le podophyllin renferme, en outre, de la berbérine. Une variété, le *Podophyllum Emodi*, contient encore plus de podophyllorésine.

L'action bilio-sécrétoire est d'autant plus intense que l'action purgative est plus modérée ; et, en activant la sécrétion biliaire, le [podophyllin accroît en même temps la proportion de ses éléments fixes.

La poudre de podophylle est peu employée ; on la prescrit aux doses de 50 centigrammes à 1 gramme. La résine (*Podophyllin*) s'administre en pilules, aux doses de 1 à 5 centigrammes. On l'associe à la poudre et à l'extrait de belladone pour éviter les coliques que déterminerait son ingestion isolée (Podophyllin 2 centigrammes ; poudre de belladone et extrait de belladone de chaque 1 centigramme ; pour une pilule — 1 à 2 par jour).

ÉVONYMINE. — La série des Évonymées, de la famille des Célastracées, renferme les Fusains, dont l'un, *Evonymus atropurpureus*, fournit son écorce, d'où on a extrait l'*évonymine*, substance très voisine du podophyllin au point de vue de ses actions médicamenteuses. C'est aussi un purgatif drastique cholagogue, dont l'influence bilio-sécrétoire est en raison inverse de l'action purgative. L'évonymine commerciale est l'extrait hydro-alcoolique de l'écorce ; il en existe trois variétés: une brune, une verte, une liquide. On emploie surtout la variété brune, sous forme de pilules contenant de 5 à 15 centigrammes d'évonymine. Cette drogue a été également préconisée à titre d'anti-syphilitique.

Parmi les autres cholagogues, plus ou moins doués, en même temps, de propriétés purgatives, je mentionnerai : l'*Iridine* substance résinoïde extraite du rhizome de l'*Iris versicolor* (Iridacées), la *Phytolaccine* extraite des fruits du *Phytolacca decandra* (Phytolaccacées), la *Leptandrine* extraite du *Leptandra virginica* (Scrofulariacées), la *Juglandine* extraite du *Juglans cinerea* noyer cendré des Américains (Juglandacées), l'*Hydrastine* (substance résinoïde qu'il ne faut pas confondre avec l'alcaloïde cristallisé portant le même nom) extraite de l'*Hydrastis canadensis* (Berbéridacées), la *Baptisine* extraite du *Baptisia tinctoria* (Légumineuse-Papilionacée, série des Podalyriées). La plupart de ces produits sont des mélanges de ces substances que j'ai englobées sous la dénomination de **Résinoïdes** avec des saponines. Leurs actions irritante et cholagogue s'expliquent donc fort bien.

CALOMEL. — (Voir p. 668). C'est un purgatif doux, à action essentiellement péristaltogène, par excitation des ganglions intestinaux, et, en même temps, un antiseptique, un anthelminthique, purgeant sans coliques, comme l'huile de ricin. C'est donc le purgatif de choix lorsque l'intestin est malade, ou bien lorsqu'on veut réaliser, simultanément, l'antisepsie intestinale. Sur la peau intacte, l'action du calomel est nulle ; sur une plaie ou une muqueuse, le chlorure mercureux subit, sous l'influence de l'air et des liquides sécrétés à la surface, des modifications d'où résulte de l'irritation ; c'est là, sans doute, le mécanisme de son action purgative. De plus, le calomel décongestionne le foie, et son association à une substance nettement excitante de la sécrétion biliaire, le podophyllin, par exemple, peut rendre les plus signalés services. Son action antiseptique s'exerce énergiquement sur les ferments figurés, tandis qu'il est dépourvu d'action sur les diastases: ainsi s'expliquent les avantages de son emploi dans les cas de fièvre typhoïde, de dysentérie, dans les états pyrétiques inflammatoires, en général, ainsi que dans les affections intestinales. Les fermentations putrides des albuminoïdes sont entravées, tandis que l'action sur les ferments gastriques et intestinaux est nulle.

Les évacuations provoquées par le calomel montrent une apparence particulière : elles sont molles, d'une couleur vert d'herbe, par suite de l'hyperexcrétion de pigments biliaires non transformés. Une action diurétique vient encore s'associer à ces influences purgatives et modificatrices, rendant ainsi le calomel un médicament précieux dans un très grand nombre de circonstances

La dose purgative, même pour un nourrisson, ne doit pas être abaissée au-dessous de 3 centigrammes. On prescrit, en général, 5 centigrammes par année d'âge ; 50 centigrammes et au-dessus à partir de dix ans ; 80 centigrammes à 1 gramme pour un adulte. La dose prescrite doit être diluée dans du sucre de lait finement pulvérisé. Il faut se rappeler que les enfants tolèrent le calomel bien mieux que les adultes et à doses proportionnellement plus élevées. Lorsqu'on veut administrer le calomel à doses réfractées, il faut formuler de la façon suivante :

{ Calomel à la vapeur . . . .   Dix centigrammes.
{ Sucre de lait pulvérisé. . . . .   2 grammes.

    Mêlez et divisez en 10 paquets.

Ou bien encore :

(Calomel à la vapeur . . . .   Dix centigrammes.
{ Scammonée d'Alep pulvérisée. . . . .   0 gr. 30
(Sucre de lait pulvérisé . . . .   4 grammes.

    Mêlez et divisez en dix paquets. (Un toutes les heures, jusqu'à effet.)

En raison de l'importance des accidents qui pourraient en résulter, je rappelle les incompatibilités du chlorure mercureux qui ne doit jamais être administré conjointement avec : alcalis, poudres métalliques, iodures, et, surtout, cyanures, eau distillé de laurier-cerise, ou mélanges capables de dégager de l'acide cyanhydrique, tels que looch et lait aux amandes amères.

VOMITIFS

Les vomitifs sont des agents médicamenteux dont le maximum d'action consiste à expulser le contenu de l'estomac en provoquant des contractions antipéristaltiques violentes, mais qui peuvent aussi agir, à doses moindres, soit comme nauséeux, soit même seulement comme excitants modérés de la muqueuse gastrique qu'ils modifient en provoquant un effet sécrétoire. Cette dernière influence, qui réalise l'action altérante, est, au moins, aussi fréquemment sollicitée que l'influence émétique et, à part l'ipécacuanha, dont le caractère de modificateur sécrétoire prime toutes les autres applications, nous avons déjà rencontré parmi les modificateurs de la nutrition la majeure partie des vomitifs.

La modification de la muqueuse gastrique déterminée par les vomitifs employés à faibles doses consiste, principalement, dans une hyperhémie entraînant une surexcitation des nerfs gastriques. Portée jusqu'à un certain degré, cette influence amène la sensation nauséeuse, siégeant dans le pharynx et s'accompagnant d'aversion pour les aliments, de malaise général, de vertiges, de bourdonnements d'oreilles, de dyspnée, d'angoisse précordiale, de salivation, d'hypersécrétion gastro-intestinale, de sueurs.

Le vomissement qui constitue la terminaison presque fatale d'un état nauséeux croissant est un acte réflexe dont le centre se trouve situé dans le bulbe. Chez le chien, on peut empêcher le vomissement, sous n'importe quelle influence, en détruisant les couches profondes du milieu du bulbe, dans les environs du *calamus scriptorius*. Certaines des substances capables d'amener le vomissement à faibles doses, déterminent, à des doses notablement supérieures, une paralysie du centre vomitif empêchant absolument toute action émétique : le sulfate de zinc et le sulfate de cuivre sont particulièrement remarquables à ce point de vue.

Cet acte du vomissement s'accomplit en deux phases : la première est une phase préparatoire, mais essentielle, caractérisée par une forte contraction du diaphgramme et des muscles des parois abdominales, qui élève beaucoup la pression intra-abdominale et produit une forte inspiration. MAGENDIE a montré le rôle primordial de ces muscles en enlevant l'estomac à un chien et le remplaçant par une vessie mise en communication avec l'œsophage ; après avoir recousu les parois abdominales, l'injection veineuse d'un vomitif provoquait des efforts de vomissement suffisants pour vider la vessie d'une certaine quantité d'eau qui y avait été introduite. Dans la seconde phase du vomissement, ou phase expulsive, le contenu de l'estomac est rejeté au dehors par le mécanisme de l'effort. A la suite de l'inspiration provoquée au cours de la première phase, le thorax s'immobilise par la contraction des muscles inspirateurs et la glotte se ferme, en même temps que le voile du palais se relève pour obturer les fosses nasales. Sous l'influence de la contraction des muscles expirateurs, la pression intra-thoracique s'élève et les matières se trouvent projetées hors du canal œsophagien. Dans quelques cas d'efforts violents, les matières vomies peuvent forcer le voile du palais et se trouver ainsi projetées non seulement dans la cavité buccale, mais encore dans les fosses nasales.

La tunique musculaire de l'estomac joue un rôle fort important au cours de l'évolution de ces phénomènes. C'est grâce à elle que le pylore se contracte, de manière à empêcher le passage du contenu de l'estomac dans l'intestin, et que l'orifice cardiaque se dilate. Cette dilatation du cardia ne se produit que si l'estomac est intact, et, dans l'expérience de MAGENDIE dont il vient d'être question, l'expulsion du contenu de la vessie substituée à l'estomac ne se réalise que si la suture avec l'œsophage a été pratiquée au-dessus du cardia, c'est-à-dire si l'on a enlevé le cardia en même temps que l'estomac. L'exploration de la pression thoracique démontre que la brusque contraction du diaphragme augmente le vide thoracique, l'œsophage devient alors béant, et c'est au cours de cette dilatation que le cardia cède à la pression du contenu de l'estomac qui se répand ainsi dans l'œsophage, d'où il est encore rapidement expulsé.

Le vomissement peut être provoqué par excitation soit directe, soit réflexe du centre vomitif voisin du calamus. Des impressions psychiques comme certains spectacles révoltants, la vue d'une personne qui vomit, le souvenir d'une saveur ou d'une odeur provoquant un profond dégoût, l'inflammation des méninges, les tumeurs cérébrales, sont capables de déterminer le vomissement, aussi bien que l'intoxication du centre vomitif par du sang urémique ou des agents infectieux ou médicamenteux. Mais l'excitation de ce centre par voie réflexe l'emporte, de beaucoup, en importance sur son excitation directe ; et cela aussi bien au point de vue de la pathologie générale que de l'intervention thérapeutique.

L'innervation motrice de l'estomac se répartit entre : le pneumogastrique dont l'excitation du bout périphérique détermine des contractions rhythmiques plus fortes et plus fréquentes, et le splanchnique dont l'excitation du bout périphérique détermine le ralentissement ou l'arrêt de ces mouvements. En réalité, la distinction n'est pas aussi absolue, et les nerfs vagues contiennent des filets d'arrêt comme les splanchniques contiennent aussi quelques filets moteurs. L'excitation réflexe du centre par l'intermédiaire d'un grand nombre de nerfs sensitifs peut aboutir à l'acte du vomissement.

L'excitation des branches pulmonaires du pneumogastrique au niveau de leurs ramifications terminales dans la muqueuse de l'appareil respiratoire (vomissement provoqué par une toux violente, par la coqueluche, etc.), l'excitation des branches gastriques du même nerf vague au niveau de leurs terminaisons dans la muqueuse stomacale (vomissements dans les diverses affections de l'estomac), l'excitation des rameaux du splanchnique innervant le foie et la vésicule biliaire (vomissements dans les affections du foie, les coliques hépatiques), l'excitation des splanchniques, constituant les nerfs mésentériques, au niveau de leurs extrémités terminales dans l'intestin et le péritoine (vomissements dans la péritonite, la hernie étranglée, l'iléus, les affections intestinales), l'excitation des filets innervant le bassinet, l'uretère, la vessie, mais, surtout, l'excitation des extrémités terminales des nerfs utérins, sont tout autant de causes capables de provoquer, par action réflexe, des vomissements, parfois incoercibles. De même, l'excitation mécanique des terminaisons nerveuses s'épanouissant à la base de la langue, du voile du palais (luette), provoque le vomissement avec une grande facilité, et ces procédés sont souvent mis en œuvre quand on veut éviter les inconvénients secondaires des vomitifs.

Quelle qu'en soit la cause, le vomissement entraîne toujours des modifications importantes de la circulation et de la respiration. Chez l'homme, les nausées précédant le vomissement s'accompagnent d'une pâleur remarquable, indice d'excitation du principal centre vaso-moteur, en même temps que le pouls devient serré, plus ou moins dur et de fréquence variable, mais toujours plus.grande qu'à l'état normal. Cette augmentation de fréquence doit tenir à l'excitation de nerfs accélérateurs, tandis que la diminution de fréquence est sous la dépendance de l'excitation des vagues. Pendant l'acte du vomissement, et aussi longtemps que le contenu de l'estomac n'a pas été expulsé dans l'œsophage, tandis que le diaphragme reste en inspiration et la glotte spasmodiquement fermée, il se produit un état de cyanose persistant jusqu'à ce que le contenu stomacal soit rejeté. Après le vomissement, le pouls devient fréquent, mais petit et mou, la tension artérielle diminue, et la respiration, qui était plus fréquente durant la période des nausées et s'était suspendue au moment du vomissement, augmente de fréquence et reste superficielle pendant quelque temps. Une sensation très accusée de fatigue se fait ressentir, en même temps qu'un sentiment de détente ; et la mollesse ainsi que la fréquence du pouls persistent encore quelque temps après que les vomissements ont cessé.

Le mécanisme de la production du vomissement permet un classement des vomitifs, suivant qu'ils mettent en jeu tel ou tel procédé : 1° vomitifs dont l'action est, à peu près exclusivement, périphérique, c'est-à-dire, provoquant le vomissement par irritation de la muqueuse stomacale, autrement dit par voix réflexe (vomitifs minéraux, sulfate de zinc, sulfate de cuivre, alun, chlorure de sodium, etc., et produits agissant par irritation locale : moutarde et tous irritants); 2° vomitifs dont l'action est mixte, c'est-à-dire pouvant, en plus, agir directement sur le centre vomitif (tartre stibié, ipécacuanha, groupe des saponines) ; 3° vomitifs agissant surtout par action sur le centre et dont le type nous est fourni par l'apomorphine. Cette classification n'a, d'ailleurs, qu'un intérêt très secondaire, bien qu'il ne soit pas indifférent, dans certaines circonstances, de solliciter le vomissement par tel ou tel mécanisme. Il importe de retenir que la muqueuse gastro-intestinale constitue une très importante voie d'élimination et que, grâce à cela, l'excitation par voie réflexe vient toujours prendre une part plus ou moins active dans la production des phénomènes. Cette remarque vise plus particulièrement l'apomorphine que l'on utilise fréquemment en injection hypodermique.

Au point de vue pratique, on ne doit considérer comme des émétiques vrais que les médicaments provoquant le vomissement d'une façon constante, infaillible en quelque sorte, et sans donner lieu à des troubles concomitants trop accentués. J'insiste encore sur ce point que, dans nombre de cas, principalement dans le traitement des intoxications, l'emploi inconsidéré des vomitifs peut devenir extrêmement préjudiciable, en raison des phénomènes secondaires, surtout sur le cœur et l'appareil circulatoire; et qu'il faut, dans la plupart des circonstances, s'ingénier à vider l'estomac par un procédé mécanique (pompe, tube de Faucher). La diminution de la tension artérielle, le ralentissement des échanges organiques, l'abaissement de la température, sont précisément les phénomènes qui faisaient tenir les vomitifs, l'émétique principalement, en si haute estime parmi les agents de la médication contro-stimulante. Il serait superflu de faire ressortir, actuellement, les inconvénients d'une médication aussi énergiquement dépressive.

En raison des phénomènes de congestion dus à la circulation en retour, il est formellement contre-indiqué d'employer les vomitifs chez les sujets prédisposés à l'apoplexie cérébrale.

IPECACUANHA

Sous la dénomination générale d'*Ipéca*, abréviation du mot, brésilien *ipéca-cuanha*, on désigne les racines de différentes Rubiacées, toutes douées de propriétés vomitives. Les racines non officinales constituent les faux ipécas. Les ipécas vrais comprennent trois sortes : l'*ipéca annelé*, l'*ipéca ondulé*, l'*ipéca strié*. Tous les ipécas sont produits par des espèces différentes du genre *Uragoga*. On n'emploie en France que l'ipéca annelé, le seul officinal, la véritable *Racine d'or*, fourni par l'*Uragoga* ou *Cephælis Ipecacuanha* du Brésil. L'ipéca strié, récolté surtout à Carthagène, dans la nouvelle grenade, est fourni par le *Psychotria emetica* du Pérou; l'ipéca ondulé, par le *Richardsonia brasiliensis* de la Vera-Cruz et de la Colombie.

L'ipéca annelé se présente sous forme de cordons plus ou moins longs, tortueux, noueux, annelés, c'est-à-dire présentant des étranglements et des renflements circulaires successifs. Sa surface externe présente une teinte variant du gris-roux au gris-noir. Son odeur est forte et nauséeuse, sa saveur amère et âcre. Si l'on casse un fragment de cette racine, on aperçoit au centre une zone blanchâtre, dont le diamètre représente environ le cinquième du diamètre total de la racine, entourée d'une écorce très épaisse. Cette partie médullaire peut se présenter sous forme d'un petit cylindre dur, ligneux, de couleur jaune-pâle, appelé *méditulum*, lorsque la cassure ne s'effectue pas d'une façon nette et franche.

L'ipéca renferme une huile volatile, d'odeur nauséabonde, douée d'une action énergiquement irritante, un tannin spécial, deux alcaloïdes : la *Céphé-line* $C^{14}H^{20}AzO^2$, et l'*Émétine* $C^{15}H^{22}AzO^2$, enfin une saponine qui joue bien certainement un rôle important dans l'action de la drogue entière. L'émétine est de la céphéline dans laquelle un groupe CH^3 a été substitué à un atome d'hydrogène.

L'émétine et la céphéline possèdent des propriétés irritantes intenses. La poudre d'ipéca est, elle-même, fortement irritante, tant par la présence de ces deux alcaloïdes que par celle de la saponine. Le séjour dans une atmosphère contenant des poussières de poudre d'ipéca a suffi pour provoquer des accès d'asthme avec quintes de toux violentes et bronchite consécutive, ainsi que de la conjonctivite. L'action émétique de la céphéline est notablement plus énergique que celle de l'émétine; en revanche, les propriétés expectorantes de cette dernière sont supérieures à celles de la céphéline.

Comme le tartre stibié, ces deux alcaloïdes provoquent le vomissement aussi bien par action directe que par action réflexe, c'est-à-dire qu'introduits dans l'organisme par voie d'injection veineuse, ils irritent directement le centre vomitif avant d'exercer une influence d'ordre réflexe lors de leur élimination par la muqueuse gastrique. On doit également faire dépendre de cette excitation bulbaire l'accélération des mouvements respiratoires et l'hyperhémie pulmonaire considérable que l'on constate à l'autopsie des animaux qui ont succombé après une injection veineuse. Dans ses nombreuses expériences relatives au mécanisme de l'action physiologique des vomitifs, TUMAS a montré qu'on pouvait déterminer le vomissement, chez les mammifères, en déposant les principes actifs de l'ipéca, au niveau de l'angle postérieur de la fosse rhomboïde.

Comme le tartre stibié, l'ipéca diminue la fréquence des contractions du myocarde et abaisse la tension artérielle. Les graphiques des contractions cardiaques, présentent une très étroite analogie avec ceux que déterminent les saponines, dont l'existence a été reconnue dans un certain nombre de médicaments cardiaques tels que digitale, scille, saponaires.

Cependant, le vomissement provoqué par l'ipéca diffère, sous certains rapports, de celui provoqué par le tartre stibié : l'irritation gastrique est moindre, le vomissement se produit plus lentement, il y a moins de nausées, la dépression générale est moins forte, les vomissements cessent plus rapidement. Aussi son emploi est-il préférable à celui de l'émétique chez les sujets affaiblis, les vieillards, les enfants, ainsi que dans les cas où il existe de la diarrhée. L'émétine possède, en outre, une action contracturante sur les fibres musculaires lisses et, lors de ses manifestations toxiques, c'est-à-dire à fortes doses, une action paralysante sur les fibres musculaires striées. L'intoxication expérimentale par l'ipéca se rapproche étroitement, quant à ses manifestations sur le tissu musculaire, de l'intoxication expérimentale par le plomb.

La muqueuse gastro-intestinale est intéressée par l'ipéca de la même façon que par le tartre stibié. De fortes doses produisent son gonflement, des phénomènes inflammatoires manifestes, des suffusions sanguines, des hémorrhagies, voire des ulcérations. Ces phénomènes sont à rapprocher de ceux déterminés dans les mêmes conditions par les saponines; ils sont corrélatifs de l'élimination par la muqueuse des principes actifs de l'ipéca. De même encore que les saponines, ces principes déterminent sur le sang une action hémolytique qui ne peut entrer en ligne de compte, comme l'influence sur le tissu musculaire, qu'en ce qui regarde les résultats de l'intoxication expérimentale. Il en est autrement de l'irritation subie par l'épithélium rénal, qui se traduit par une influence diurétique et, dans les cas d'intoxication, par de la néphrite. Les principes actifs de l'ipéca s'éliminent, en effet, par les reins et la peau, en plus de la muqueuse gastro-intestinale, voie principale d'élimination, ce qui rend compte de leur influence diaphorétique.

L'influence nettement déprimante exercée par l'ipéca sur les fonctions du système nerveux central, explique les propriétés contro-stimulantes qui le rapprochent encore du tartre stibié. On trouve une application de cette propriété atténuante du pouvoir excito-réflexe de la moelle dans son emploi comme anti-convulsivant, par exemple, dans les cas de toux spasmodique (sirop de Desessartz dans la coqueluche), d'entérite (ipéca à la brésilienne), etc. Il faut se souvenir que l'appareil respiratoire est particulièrement sensible à l'influence de l'ipéca : anémié aux doses faibles, il est fortement congestionné par les hautes doses. Les sécrétions des muqueuses trachéale, bronchique, nasale sont énergiquement stimulées par l'émétine.

Modes d'administration. Doses. — On emploie la poudre d'ipéca aux doses de 50 centigrammes à 1 gramme, en suspension dans une tisane appropriée. Comme vomitif, le meilleur mode d'emploi consiste à prescrire 1 gr. 50 de poudre d'ipéca en suspension dans 50 grammes de sirop d'ipéca; on administre ce mélange en deux ou trois fois, à un quart d'heure d'intervalle, en favorisant le vomissement, au début des nausées, par l'ingestion d'un peu d'eau *tiède* (20 grammes de sirop d'ipéca correspondent à 20 centigrammes d'extrait et à 60 ou 80 centigrammes de poudre). Si les vomissements apparaissent après la première ou la seconde prise, on s'abstiendra de faire ingérer le reste.

Le *sirop de Desessartz* est préparé d'après la formule suivante :

Ipécacuanha concassé	30 grammes.
Feuilles de séné	100 »
Serpolet	30 »
Fleurs de coquelicot	125 »
Sulfate de magnésie	100 »
Vin blanc	750 »
Eau de fleurs d'oranger	750 »
Eau distillée bouillante	3000 »
Sucre blanc	Q. S.

Après avoir fait macérer l'ipéca et le séné dans le vin blanc pendant douze heures, on passe avec expression, et le résidu, ajouté aux autres ingrédients, est mis à infuser dans l'eau bouillante; on filtre, réunit la liqueur vineuse au produit de l'infusion et on fait dissoudre, à froid, du sucre dans la proportion de 180 grammes de sucre pour 100 de liqueur. On l'administre chez les enfants à la dose de 30 à 60 grammes *pro die*.

La *poudre de Dower* possède la composition suivante :

Ipécacuanha pulvérisé................	āā 10 grammes.
Opium officinal séché et pulvérisé.......	
Nitrate de potasse.................	āā 40 »
Sulfate de potasse.................	

L'*ipéca à la brésilienne* s'emploie de la façon suivante : on verse 300 grammes d'eau bouillante sur 2, 4, 6 ou 8 grammes de poudre de racine d'ipécacuanha, on laisse macérer douze heures, on décante, et le liquide obtenu est administré par fractions à courts intervalles. La même poudre qui vient d'être traitée par l'eau bouillante subira quatre fois le même traitement, et le malade ingérera chaque matin la macération ainsi préparée. Le liquide de la première infusion détermine, habituellement, un effet éméto-cathartique plus ou moins violent, celui des autres infusions ne fait presque jamais vomir et, dans les cas de dysentérie, diminue le nombre des selles en les modifiant. D'ailleurs, l'effet vomitif n'est que rarement utile, et il peut être atténué ou même prévenu par l'addition d'une eau distillée aromatique ainsi que par le fractionnement des doses. Les doses faibles (2 à 4 gr.) paraissent avoir une action aussi efficace que les doses élevées.

L'emploi de l'ipéca, à doses réfractées, donne de remarquables résultats dans la plupart des cas d'hémorrhagies (hémoptysies, hémorrhagies gastriques et intestinales, métrorrhagies, flux hémorrhoïdaux, épistaxis), dans la bronchite capillaire infantile, l'embarras gastrique, les dysentéries, certaines diarrhées. Ses propriétés pharmacodynamiques en font, dans tous ces cas, un modificateur précieux.

TARTRE STIBIÉ (ÉMÉTIQUE). — Voir p. 647 et 652.

APOMORPHINE. — Voir p. 190.

SULFATE DE CUIVRE. SULFATE DE ZINC. — Voir p. 659 et 499. Comme vomitif, on utilise la forme suivante :

Sulfate de zinc *ou* sulfate de cuivre......	1 gramme.
Poudre d'amidon................	4 »

Mêlez très exactement et divisez en 10 prises, dont on administre une toutes les cinq minutes, délayée dans un demi-verre d'eau tiède, jusqu'à production du vomissement. Il est essentiel de se souvenir que, au delà de 1 gramme, le vomissement n'a plus lieu, par suite de la paralysie du centre vomitif. Avec les doses exagérées, on obtient seulement une diarrhée intense, voire une gastro-entérite cholériforme.

IVᵉ CLASSE. PARASITICIDES

Les parasiticides constituent les agents médicamenteux employés pour lutter contre les parasites, animaux ou végétaux. La vie des parasites dépend, essentiellement, de la réalisation de conditions déterminées et de l'existence de substances définies. Un trouble apporté dans ces conditions ou une transformation des substances résultant d'une modification moléculaire dans la structure du protoplasma, sont incompatibles avec le maintien de la vie. Le but de la thérapeutique consiste à débarrasser l'organisme de ce parasite, en le détruisant, et à faire cesser ses inconvénients, voire ses dangers, ou bien à le rendre inoffensif par l'emploi de substances provoquant, à doses presque infinitésimales et par suite de processus chimiques intimes, la paralysie ou l'excitation d'appareils d'un ordre déterminé.

Quant aux moyens à employer pour obtenir ce résultat, tout dépend de l'endroit de l'organisme où siège le parasite et de la nature même de ce dernier. On doit veiller à une pénétration aussi faible que possible du parasiticide ou de l'antiparasitaire dans le *milieu intérieur* ; et il est bon de se rappeler, à ce sujet, que tous les médicaments sont beaucoup plus toxiques pour le milieu intérieur que pour les parasites. D'autre part, la nature du parasite importe beaucoup, son degré d'organisation pouvant aller d'un schizomycète à un organisme animal assez compliqué, et la différenciation des organes ainsi que la complication de structure rendant les parasites plus délicats et plus impressionnables aux influences toxiques. Les organismes inférieurs nécessitent l'emploi de processus chimiques grossiers.

La destruction ou l'éloignement du parasite remplit l'indication causale ; mais il reste encore à mettre l'organisme en état de résistance contre les substances nuisibles, les *toxines* ainsi qu'on les a désignées, mises en liberté au cours des processus vitaux des parasites et absorbées par l'organisme porteur de ce parasite. Il ne s'agit plus, alors, d'une action parasiticide ou antiparasitaire, mais d'une médication anti-infectieuse, d'une thérapeutique, à la fois, pathogénique, symptomatique et physiologique, utilisant judicieusement les données acquises par la pathologie et la thérapeutique générales, ainsi que par l'étude pharmacodynamique des substances médicamenteuses.

En effet, les ferments, comme les champignons supérieurs, transforment les groupements moléculaires complexes en molécules plus simples en donnant naissance, au cours de ces métamorphoses, à des albuminoïdes toxiques, des résinoïdes, ou même à des produits cristallins comprenant des représentants des alcaloïdes ou des glucosides, toutes substances qui continuent l'influence destructive commencée par le parasite, modifient la nature du terrain et le rendent apte à sa prolifération, quand elles ne se conduisent pas, d'emblée, comme toxiques. Ce sont les phénomènes secondaires de l'empoisonnement ; secondaires quant à leur ordre d'évolution, mais bien souvent d'importance primordiale. C'est surtout dans ces circonstances que, pour faire de bonne et utile thérapeutique, il faut savoir et prévoir, en même temps que mettre en œuvre les connaissances acquises par l'étude de la pharmacologie.

Un antiparasitaire parfait devrait répondre à trois conditions : 1° tuer ou éloigner le parasite ; 2° annuler les effets des produits sécrétés et introduits dans l'organisme ; 3° éliminer tous les produits anormaux. Or, il est impossible de réaliser toutes ces indications avec un seul agent médicamenteux.

Les hasards, les surprises de l'expérimentation, aussi bien que les recherches systématiques faites en vue d'élucider l'action des antiseptiques, permettent d'entrevoir la possibilité d'obtenir, pour chaque organisme déterminé, un antiparasitaire spécifique, en tant qu'action sur la vie du parasite ; l'exemple le plus typique est fourni par l'argent vis-à-vis de l'*Aspergillus niger*. Mais il est des parasites directement inaccessibles, depuis les microbes jusqu'à la trichine musculaire et à l'échinocoque du foie ou du cerveau ; et il est peu probable qu'on puisse arriver, sans inconvénients, voire sans dangers, à saturer suffisamment l'organisme humain d'une substance déterminée, pour que cette dernière puisse jouer un rôle efficace et tuer le parasite en respectant l'individu. C'est pour cette raison qu'il est absolument indispensable de bien connaître les manifestations toxiques des agents actifs employés comme parasiticides ou antiparasitaires, afin de pouvoir immédiatement reconnaître à coup sûr les accidents dus à leur absorption.

En raison des considérations qui précèdent, cette classe des parasaticides se subdivise, tout naturellement, en anthelminthiques et antizymotiques comprenant les antiseptiques et les désinfectants.

GROUPE I. — ANTHELMINTHIQUES

L'emploi de tous les anthelminthiques doit être précédé d'une sorte de cure préparatoire, de vingt-quatre à soixante-douze heures de durée,

ayant pour but de modifier les conditions de l'entozoaire et de le rendre
plus facilement vulnérable par les médicaments employés. On a remarqué qu'une alimentation dans laquelle interviennent les viandes salées,
les harengs marinés, l'ail, les oignons, l'échalote et, en général, tous
les condiments fortement sapides, exerçait une très heureuse influence
sur l'issue de la cure. D'autre part, on cherche à éviter, le plus possible,
l'absorption et le passage dans la circulation générale de certaines substances constituant les principes actifs de plusieurs des médicaments utilisés dans ces cas ; et l'état particulier, si favorable à l'absorption ultérieure, conditionné par la diète lactée que l'on trouve recommandée
avec insistance par maints auteurs, est en complète contradiction avec
ce que l'on doit s'efforcer d'obtenir. Aussi, quel que puisse être le |peu
d'appétence du sujet pour les condiments à essences sulfurées (ail, échalote, etc.) et les aliments de haut goût (viandes fumées, poisson mariné,
caviar, etc.), il faut suivre les préceptes de BÉRENGER-FÉRAUD et prescrire
cette alimentation spéciale, au moins dans les vingt-quatre heures précédant l'ingestion de l'anthelminthique. Enfin, l'administration des
anthelminthiques doit toujours être, à bref délai, suivie de celle d'un
purgatif destiné à expulser l'antozoaire tué ou déprimé, anesthésié
pourrait-on même dire, par le vermifuge ou le vermicide. Le calomel
est, alors, le purgatif de choix.

Je crois devoir insister ici sur un point trop souvent négligé. *On
ne devrait jamais utiliser, dans la pratique, les principes actifs des
anthelminthiques tirés du règne végétal.* D'abord, parce que leur
absorption est beaucoup plus facile et beaucoup plus intense quand ils
sont introduits dans le tube digestif sous forme de principe isolé que
sous la forme de la combinaison suivant laquelle la nature les présente ;
en second lieu, parce que, dans la drogue en nature, ces principes actifs
sont associés à des substances synergiques, quant à leur action vermicide ou vermifuge, et que ces associations naturelles sont toujours infiniment supérieures, aux points de vue de l'activité et des avantages, à
toutes celles que peut réaliser l'art le mieux exercé.

Cela est si vrai et si implicitement reconnu, que ceux-là même qui
recommandent l'emploi des principes actifs, comme la santonine, la
pelletiérine, cherchent aussitôt à empêcher leur absorption et leur passage dans la circulation générale, ainsi qu'à se rapprocher des conditions naturelles de leur existence, en les administrant mélangés à du
tannin. Alors pourquoi ne pas se servir tout simplement du produit
naturel, ici encore, comme dans beaucoup d'autres cas, bien supérieur
au produit artificiel. L'emploi des anthelminthiques est, en effet, une
des meilleures et des plus indiscutables preuves que l'on puisse donner

de la supériorité des préparations galéniques (irréprochables, cela va
sans dire) sur les principes actifs retirés des drogues simples. Il n'est
pas d'enfant auquel on ne puisse arriver à faire ingérer, en sachant s'y
prendre, les drogues en nature; et l'on sera sûr d'éviter ainsi des
alertes ou même des surprises, parfois dangereuses pour le sujet en traitement, toujours fort désagréables pour le praticien.

Il faut toujours songer que le médicament doit, autant que possible,
exercer son action sur le parasite et non pas sur celui qui l'héberge. Le
médicament destiné à agir sur l'entozoaire et qui ne peut l'intoxiquer,
ou tout au moins l'impressionner, sans se dissoudre au préalable dans
les liquides du tube digestif s'absorbera nécessairement, en plus ou
moins faible quantité, et agira aussi sur l'individu. On doit s'ingénier
à réduire cette absorption au minimum, et s'y opposer par tous les procédés possibles. Les colloïdes, auxquels les principes actifs se trouvent
mélangés dans les produits naturels, jouent ici un rôle fort important.
C'est précisément à cette absorption, impossible à éviter complètement,
qu'il faut attribuer les céphalalgies et les troubles plus ou moins accentués du système nerveux central qui accompagnent toujours, avec les
manifestations dues à une action locale (diarrhée, nausées), l'administration, même très correcte, des anthelminthiques.

SEMEN-CONTRA. — Ce produit est constitué par les sommités fleuries, non épa-
nouies, en d'autres termes, les capitules peu développés de quelques variétés de
l'*Artemisia maritima* plante de la famille des Composées. On le récolte dans
différentes régions, d'où plusieurs espèces commerciales, dont la plus estimée
et la meilleure est le *Semen-contra d'Alep* ou *d'Alexandrie*. Cette substance se
présente sous forme de petits capitules ovoïdes, fermés, allongés, mesurant 2
à 3 millimètres de longueur sur 1 de largeur, mélangés à quelques débris de
feuilles et de tiges. Sa couleur est verdâtre quand il a été récemment récolté;
à la longue, il rougit. Son odeur forte, aromatique, est plutôt agréable. Sa
saveur est amère et aromatique.

Le semen-contra renferme comme principes actifs : 1º la *Santonine* $C^{15}H^{18}O^3$,
anhydride, ou lactone, de l'acide santonique, qui constitue le produit le plus
important, par ses propriétés thérapeutiques autant que par sa quantité;
2º une *huile essentielle* (*Oleum cinæ*) constituée par un mélange de terpène
liquide, le *cinène* et de camphène solide, le *cinéol*. Ces deux principes sont également actifs, comme anthelminthiques, et comme toxiques.

L'action anthelminthique de l'huile essentielle est irréfutablement prouvée
par l'efficacité de l'emploi d'une variété d'Artemisia d'Algérie qui ne contient
pas de santonine et ne renferme que de l'huile essentielle. Mais son rôle me
paraît encore plus important lorsqu'on tient compte de ce fait que, comme
toutes les huiles essentielles, elle inhibe momentanément l'absorption, de telle
sorte que, non seulement elle vient ajouter son influence anthelminthique propre à celle de la santonine, mais encore elle empêche l'absorption de cette
dernière, déjà rendue difficile parce qu'elle se trouve à l'état de tannate dans le
semen-contra. Autrement dit, le danger d'une intoxication par la santonine

est beaucoup atténué quand cette substance se trouve associée à une huile
essentielle, et il est encore moindre quand ces deux principes actifs se trouvent
associés sous une forme que nous ne connaissons pas encore, mais que réalise
de la façon optima le produit naturel. De plus, l'expérience clinique apprend
que les ascarides sont mieux et plus rapidement expulsés par l'administration
du semen-contra que par celle de la santonine. Ces considérations me paraissent plus que suffisantes pour justifier l'emploi *exclusif* du semen-contra en
nature. L'action toxique de cette huile essentielle se traduit par de la narcose
et l'abolition plus ou moins accentuée de l'excitabilité réflexe, précédés, le plus
souvent, d'une période d'excitation. J'ai déjà attiré l'attention sur les propriétés énergiquement toxiques de ces essences (Voir p. 167).

La Santonine est un dérivé de l'hexahydronaphtaline. Son ingestion provoque une coloration jaune intense de l'urine qui devient rouge sous l'influence
des alcalis, comme après ingestion de dérivés anthracéniques (rhubarbe notamment). Il est cependant facile, par des réactions très simples, de distinguer ces
deux colorations. L'urine alcalinisée et colorée en rouge par la santonine
abandonne sa matière colorante à l'alcool amylique, ce que ne fait pas l'urine
colorée en rouge par un dérivé anthracénique. Les carbonates alcalins colorent
en rouge l'urine contenant des dérivés de l'anthracène tandis qu'ils ne colorent pas l'urine contenant de la santonine. Enfin, traitée par un lait de chaux,
l'urine donne, après filtration, un liquide coloré en rouge dans le cas de la
santonine, un liquide incolore dans le cas de l'anthracène. Leurs spectres
d'absorption permettent également de différencier ces deux matières colorantes.

L'action pharmacodynamique de la santonine est caractérisée par une
influence en partie dépressive, narcotique, en partie convulsivante. Chez les animaux à sang froid, on constate, à la fois, de la paralysie et de la contracture;
l'excitabilité réflexe est augmentée et on peut même observer des convulsions.
Chez les animaux à sang chaud, l'action convulsivante est particulièrement
remarquable; on observe surtout des convulsions cloniques, rarement toniques,
ayant pour origine une excitation du système nerveux central, car cette
influence convulsivante ne s'accompagne d'aucune modification dans les fonctions des nerfs périphériques ni des muscles. L'excitation porte principalement
sur les appareils moteurs de la moelle et, surtout, du cerveau, ainsi que sur
les centres réflexes, l'excitation des centres moteurs constituant le phénomène
capital. Il est intéressant de rapprocher cette action épileptisante de la santonine de l'action de même nature exercée par certaines huiles essentielles de
plantes provenant de la famille des composées (armoise, absinthe, tanaisie, etc.) (Voir p. 167).

Chez l'homme, les cas légers d'empoisonnement, autrement dit les accidents
thérapeutiques sont caractérisés par : céphalalgie, nausées et vomissements,
parfois aphasie, ralentissement du pouls et de la respiration, abaissement de
température, secousses convulsives dans les membres, xanthopsie. La stupeur,
la narcose, le coma sont des manifestations des empoisonnements graves. La
xanthopsie, phénomène assez fréquent lorsqu'on a dépassé les doses modérées
de semen-contra et, surtout, de satonine, paraît devoir être attribuée à une modification de la coloration des milieux réfringents de l'œil. Chez les enfants, les
convulsions sont parfois tellement violentes, qu'elles suggèrent l'idée d'une
affection méningitique. Le syndrome de l'intoxication chez les enfants peut,
d'ailleurs, être fort variable; on a constaté tantôt de la dyspnée, de la cyanose,
de l'érythème et de l'hémoglobinurie, tantôt de la diarrhée, de l'œdème des

paupières, de l'albuminurie, accompagnant les autres symptômes précédemment énumérés. On a observé un cas d'empoisonnement après l'administration de 25 milligrammes de santonine à un enfant de six mois.

La santonine, appelée aussi *Artémisine*, se trouve dans un grand nombre de représentants du genre Artemisia, la tanaisie, la camomille, le séneçon, ainsi que dans le kousso, ce qui rend compte des propriétés de ces différentes drogues.

Mode d'administration. Doses. — Le semen-contra s'administre aux doses de 50 centigrammes à 10 et 12 grammes, suivant l'âge (dose moyenne ; 2 à 4 grammes), dans du miel, de la confiture, du sirop, ou bien encore dans des cachets, ou en dragées, sous forme d'anis de Verdun. Il faut administrer de petites doses, d'une façon répétée, et plusieurs jours de suite. La prescription suivante est très avantageuse : poudre de semen-contra 5 grammes, sirop ou miel 50 grammes ; une cuillerée à café matin et soir. On aura soin de prescrire en même temps des boissons acidules, un milieu alcalin ayant la propriété de dissoudre la santonine et de favoriser son absorption.

La forme de lavement peut aussi être employée. Le mieux est alors de prescrire l'infusion à 10 p. 120 d'eau bouillante, sous forme de lavement tiède, au moment du coucher, et pendant plusieurs jours consécutifs. Ce mode d'administration est des plus recommandables chez les jeunes enfants. Dans tous les cas, on prescrira le calomel comme purgatif, à la fin de l'administration du vermifuge.

On doit se souvenir qu'à doses moyennes (6 grammes) le semen-contra est souvent nauséeux, émétique et cathartique.

MOUSSE DE CORSE. — Parmi les nombreux succédanés du semen-contra qui ont été proposés, la mousse de Corse est, incontestablement, l'un des meilleurs, car les infusions d'aurone, de tanaisie, etc., ont une saveur tellement répugnante qu'elles sont difficiles à faire accepter par les enfants. La *mousse de Corse* est un mélange d'algues appartenant au groupe des Floridées, dont la principale est l'*Alsidium Helminthocorton* (*Gigartina Helminthocorton*) et dont la composition varie avec le lieu de la récolte qui se fait surtout en Provence et dans l'île de Corse. Sa saveur est salée ; son odeur, désagréable, rappelle celle des plantes marines.

Sa composition chimique permet de l'envisager comme nutritive (elle est fortement gélatinipare), voire comme diurétique, mais ne permet pas d'interpréter ses incontestables propriétés anthelminthiques déjà connues des anciens et utilisées par eux. BOUCHARDAT prescrivait, pour un enfant de deux ans, la potion vermifuge suivante : mousse de Corse 5 grammes, faire infuser dans 100 grammes de lait bouillant et ajouter 20 grammes de sucre (à prendre le matin à jeun). On peut administrer, dans ces conditions, de 5 à 30 grammes de mousse de Corse.

La *poudre vermifuge composée* est un mélange de : mousse de Corse et semen-contra ãã 10 grammes, rhubarbe 5 grammes, dont on administre de 1 à 5 grammes en électuaire.

Le Codex désigne sous le nom d'*Espèces anthelminthiques* un mélange à parties égales de sommités sèches de : grande absinthe, tanaisie, capitules de camomille et de semen-contra. On l'emploie sous forme de lavement : 8 grammes en décoction dans 120 grammes d'eau.

FOUGÈRE MÂLE. — C'est le rhizome ou souche souterraine traçante, improprement appelé racine, d'une plante dont ADANSON avait fait le genre *Dryopteris* et qui est devenu le genre *Nephrodium*. La plante est appelée indifféremment : *Polypodium Filix-mas, Nephrodium Filix-mas, Aspidium Filix-mas, Polystichum Filix-mas, Lastræa Filix-mas.* C'est une herbe vivace, dont le rhizome frais paraît épais de 6 à 8 centimètres parce qu'il est entouré des bases des frondes qui persistent à la surface. Tel qu'il est livré par le commerce, le rhizome se présente sous forme de tronçons coniques de 10 à 15 centimètres de longueur, dont la surface est recouverte par la base des frondes, par des débris de racines adventives et par des écailles. Il existe une variété, connue sous le nom de Fougère en doigt, qui se présente sous forme d'écailles épaisses, courbées en forme d'arc, de couleur brune, constituées par les bases des frondes détachées du rhizome. Pour l'usage médical, on ne doit employer que les rhizomes frais ou, tout au moins, de récolte assez récente pour que l'intérieur du parenchyme présente une teinte jaune-verdâtre.

Comme principes actifs, le rhizome de fougère mâle contient une huile essentielle douée de qualités anthelminthiques, une huile grasse, un tannin spécial et la *Filicine*, éther diisobutyrique de la phloroglucine, le plus actif vermicide, mais capable, en raison même de son activité, de donner lieu à des accidents. En présence des alcalis, cette filicine donne naissance, par oxydation et hydratation, à de l'*acide filicique*, très actif sur l'organisme humain. Elle est facilement soluble dans les corps gras et les huiles, comme l'acide filicique son principal produit de dédoublement, ce qui contre-indique absolument l'emploi des purgatifs huileux (huile de ricin, notamment) à la suite de l'administration de fougère mâle, la solubilisation de la filicine permettant son absorption, puis son dédoublement avec formation d'acide filicique, en présence des milieux alcalins de l'économie. La composition du rhizome varie, d'ailleurs, avec l'époque de la récolte ; le mois de juillet paraît être le moment le plus favorable.

On a substitué à la Fougère mâle, la Fougère femelle *Aspidium* ou *Asplenium Filix-fœmina*, ainsi que les *Aspidium spinulosum* et *Oreopteris*, mais ils n'en ont pas les propriétés médicamenteuses. Les *Aspidium* sont, au surplus, botaniquement distincts des *Dryopteris*, par leurs indusies orbiculaires, sans repli ni encoche qui les rende réniformes et aussi en ce que les bases des frondes portées par leurs rhizomes sont pourvues de deux faisceaux fibro-vasculaires, tandis qu'il en existe huit dans les *Dryopteris*. D'après BÉRENGER-FÉRAUD, la fougère mâle du Jura et des Vosges serait très supérieure à celle de Normandie.

Le rhizome frais s'altérant rapidement et perdant, par suite, ses propriétés, on prépare avec ce rhizome frais un *Extrait éthéré* qui jouit des propriétés du produit naturel, les principes actifs étant solubles dans l'éther. C'est cet extrait éthéré que l'on emploie presque exclusivement. Le rhizome frais donne de 8 à 12 p. 100 d'extrait éthéré se présentant sous forme d'une masse fluide, de consistance huileuse, de couleur verte, d'odeur forte et peu agréable. Il renferme des substances cireuses, l'oléo-résine, l'huile essentielle dans laquelle prédomine le cinéol (camphène correspondant au carbure terpénique cinène), le tannin spécial à la fougère mâle (acide aspido-tannique) et ses produits de dédoublement, des substances résineuses, de la filicine, et de l'acide filicique produit du dédoublement de cette dernière. Cette composition explique l'activité de l'extrait éthéré de fougère mâle, activité d'autant plus remarquable et intense que l'extrait est plus récemment préparé.

Les accidents consécutifs à l'emploi des purgatifs huileux, administrés presqu'immédiatement après la fougère mâle ou son extrait éthéré, sont assez nombreux et quelques-uns ont même pu déterminer la mort. La contre-indication est donc formelle et je ne saurais trop y insister. La symptomatologie des accidents est la suivante. Après une période d'excitation passagère, on voit survenir de la faiblesse musculaire généralisée, des convulsions tétaniques, de l'ictère, de l'albuminurie, l'affaiblissement du cœur, le coma et la mort. L'excitation, la faiblesse musculaire et les convulsions, symptômes d'une intoxication peu accentuée, on été très fréquemment observées.

La filicine et ses produits de dédoublement, notamment l'acide filicique, manifestent une toxicité énergique vis-à-vis des tænias, du bothriocéphale, de l'ankylostome, du cysticerque celluleux. Dans l'ankylostomiase, elle se montre très supérieur au thymol à cause des troubles gastro-intestinaux et vésicaux, parfois fort intenses, que ce phénol peut provoquer chez des sujets très affaiblis.

Mode d'administration. Doses. — Quand on possède du rhizome frais, on peut en administrer de 10 à 15 grammes, en poudre; puis, une heure après, administrer un purgatif composé de : calomel à la vapeur et scammonée ãã 30 centigrammes, gomme-gutte 10 centigrammes. Mais il est beaucoup plus rationnel de se servir de l'extrait éthéré, de la façon suivante :

Extrait éthéré de fougère mâle	8 grammes.	
Poudre de fougère mâle	6	»
Calomel à la vapeur	1	»

Diviser en 20 bols dont on administrera un toutes les dix minutes jusqu'au nombre de dix, puis un de demi-heure en demi-heure jusqu'à effet. S'il s'agit de tænia ou de bothriocéphale, le sujet devra se présenter à la garde-robe sur un vase plein d'eau, de façon à éviter la rupture du ver lors de son expulsion.

Le rhizome de fougère mâle sert également à la préparation d'un *sirop vermifuge* dont voici la composition.

Rhizome de fougère mâle	50 grammes.	
Feuilles de séné	15	»
Mousse de Corse	25	»
Fleurs de pêcher	6	»
Ecorce de citron	5	»
Eau bouillante	200	»

On laisse infuser douze heures, on passe avec expression et on fait dissoudre, à froid, dans le liquide, 250 grammes de sucre blanc. On administre, aux enfants, de quatre à six cuillerées à café par jour, de quart d'heure en quart d'heure.

ÉCORCE DE RACINE DE GRENADIER. — Le grenadier, *Punica granatum* (Myrtacées), fournit à la matière médicale : sa fleur, ses fruits, l'écorce du fruit et l'écorce de la racine qui est le produit, de beaucoup, le plus important. C'est un arbuste de l'Europe méridionale ; la majeure partie de l'écorce médicinale est fournie par le Portugal. Cette écorce de racine se présente en petits fragments très irréguliers, les uns plus ou moins roulés, les autres incurvés, d'autres plats, ne dépassant pas un millimètre d'épaisseur, à bords taillés en biseau. La surface extérieure est grise, gris-jaunâtre, gris-brunâtre, généralement rugueuse, marquée de fissures ; la surface interne est d'un jaune roux, lisse ou, plus souvent, striée longitudinalement. Cette écorce est inodore, elle possède une saveur amère et astringente ; sa cassure est nette.

Tanret en a isolé quatre alcaloïdes : *Pelletiérine*, liquide, lévogyre, et *Isopelletiérine*, liquide, inactive, deux isomères de formules $C^8H^{15}AzO$, *Methylpelletiérine*, liquide, dextrogyre, $C^9H^{17}AzO$, et *Pseudopelletiérine*, solide, inactive, $C^9H^{15}AzO$. La pelletiérine domine dans les tiges et la méthylpelletiérine dans les racines. La pelletiérine peut être séparée de l'isopelletiérine au moyen de leurs sulfates : le sulfate de pelletiérine est cristallisable, celui d'isopelletiérine est incristallisable. La méthylpelletiérine, peut s'obtenir par hydrogénation (au moyen de l'amalgame de sodium) de la pseucopelletiérine, base du groupe des acétonamines. Ces deux derniers alcaloïdes sont inactifs au point de vue de l'emploi médicamenteux ; la pelletiérine et l'isopelletiérine manifestent seules une action tænicide, mais tous quatre sont capables de provoquer des accidents d'intoxication chez l'homme, grâce à une influence que la pelletiérine possède au plus haut degré.

L'action physiologique de la pelletiérine est caractérisée par la paralysie des appareils périphériques de la locomotion ; aussi faut-il toujours prévenir le sujet auquel on administre l'écorce de racine de grenadier, qu'il éprouvera, du côté des membres inférieurs, des phénomènes pouvant aller jusqu'à l'impotence fonctionnelle.

Les phénomènes que l'on peut observer dans l'expérimentation sur les animaux présentent de l'analogie, à la fois, avec ceux provoqués par le curare et ceux provoqués par la vératrine. On constate un retard dans l'allongement et, surtout, le raccourcissement de la fibre musculaire, moins accentué toutefois qu'avec la vératrine. Cette influence est supprimée après ligature de l'artère du membre, ce qui montre qu'il s'agit bien d'une action exercée sur la cellule musculaire. D'autre part, le pouvoir excito-moteur disparaît assez rapidement, et la transmission d'une excitation pratiquée sur la continuité du nerf s'effectue difficilement, ce qui rapproche la pelletiérine du curare. Il y aurait donc, à la fois, action sur le tissu musculaire et sur la substance unissante des nerfs moteurs, ce qui expliquerait l'arrêt respiratoire précoce, grâce à la prompte paralysie musculaire. Les fibres musculaires lisses sont excitées au début, puis paralysées.

Chez les animaux à sang froid, (grenouilles) la pelletiérine agit d'une façon plus marquée sur le système nerveux central dont l'excitabilité réflexe se trouve augmentée au point qu'on voit parfois se produire du tétanos. Sous l'influence de doses de 1 à 2 centigrammes, on voit l'exagération d'excito-motricité atteindre son apogée du second au troisième jour et cesser entre les cinquième et sixième jours. Les accès tétaniques se montrent même après section du bulbe, ce qui prouve que l'action de la pelletiérine s'exerce sur la substance grise du cerveau et de la moelle. Lorsque la dose administrée est considérable, on voit succéder à l'augmentation d'excitabilité réflexe un état d'épuisement général, avec dépression du système nerveux central, et la paralysie musculaire. On peut, suivant les doses, obtenir des effets strychnisants ou curarisants, les faibles doses déterminant l'excitation des appareils moteurs centraux, et les fortes doses la paralysie des appareils moteurs périphériques. La pelletiérine ralentit les contractions cardiaques, et cela indépendamment des pneumogastriques, car ce phénomène se produit aussi sur le cœur atropinisé ; elle réveille les contractions du myocarde arrêté en systole sous l'influence de la muscarine, en déterminant la paralysie des extrémités terminales des nerfs vagues.

Chez les animaux à sang chaud, on peut constater également une exagération de l'excitabilité réflexe, des troubles de la locomotion et de la station, dénotant l'ingérence du cervelet, une excitation du centre vaso-moteur principal ; puis, survient la paralysie des terminaisons des nerfs vagues, les mouvements deviennent de plus en plus difficiles, l'animal ne peut se maintenir en équilibre ; enfin, la mort survient au milieu de phénomènes caractérisant une paralysie généralisée, avec arrêt de la respiration.

Ce qui est plus intéressant, c'est que, chez l'homme, à la suite de l'administration de petites doses, on observe constamment des vertiges, des troubles de la vue, une sensation particulière de faiblesse dans les membres inférieurs, parfois aussi des nausées, des vomissements, des tiraillements et des contractions dans certains groupes musculaires, notamment dans les muscles du mollet.

Mode d'administration. Doses. — L'écorce de racine de grenadier contient une proportion considérable de tannin (25 à 30 p. 100), à tel point qu'on l'a utilisée pour la tannerie. Ce tannin présente, au point de vue de l'emploi de la drogue, un intérêt considérable, car c'est grâce à lui que les alcaloïdes toxiques ne sont pas rapidement absorbés. Les tannates d'alcaloïdes, et surtout les tannates naturels, constituent, en effet, des colloïdes dont l'absorption ne peut s'effectuer qu'à la suite d'une décomposition par les milieux acides ou alcalins de l'organisme. Ici donc, comme avec le semen-contra et la fougère mâle, il y a tout intérêt à employer la drogue en nature plutôt que les alcaloïdes dont la valeur vénale est très élevée et qu'il faut, pour l'administration, retransformer en tannates.

Le mode d'administration donnant les résultats les plus efficaces est le macéré-décocté. Pour un adulte, on laisse macérer, à froid, pendant vingt-quatre heures, 60 grammes de poudre d'écorce de racine de grenadier dans 1 litre d'eau ; au bout de ce temps, on réduit par évaporation à feu doux (pour éviter l'ébullition qui entraînerait la perte des alcaloïdes par volatilisation) à un volume de 300 centimètres cubes environ, on passe sur une toile, et on administre le liquide en trois ou quatre fois dans l'espace de trois heures, en ajoutant, au besoin, du sirop d'écorces d'oranges amères pour masquer l'amertume.

On doit prescrire, quelques heures après, un purgatif. L'huile de ricin ne présente pas ici les mêmes inconvénients que dans le cas de la fougère mâle. Le sujet devra se présenter à la garde-robe sur un vase plein d'eau pour éviter la rupture du parasite.

On a préconisé un grand nombre d'autres tænifuges, notamment le **Kousso** constitué par les fleurs du *Hagenia abyssinica* (*Brayera anthelminthica*), de la famille des Rosacées-Agrimoniées, arbre des parties montueuses de l'Abyssinie. On distingue deux variétés : le *Kousso rouge* constitué par les inflorescences femelles, c'est la variété la plus estimée, et le *Kousso vert* constitué par les inflorescences mâles. On en aurait retiré un principe actif que les uns disent

voisin de la santonine, les autres de l'acide filicique. L'emploi de cette drogue
ne peut être efficace que si l'on fait usage de la plante fraîche. On l'emploie en
infusion à la dose de 10 à 20 grammes. Le **Kamala,** la ***Noix d'Arec*** ont encore
été préconisés comme anthelminthiques, mais ils ne présentent aucun avantage sur ceux qui ont été décrits. Le Kamala est constitué par des glandules
formées d'un grand nombre de phytocystes rayonnants et formant une poussière de couleur rouge à la surface des fruits d'une plante de la famille des
Euphorbiacées-Jatrophées, un *Rottlera* du genre *Echinus.* On l'emploie à la
dose de 4 à 12 grammes. La noix d'arec est le fruit d'un Palmier, l'*Areca catechu,* très estimé des Asiatiques comme masticatoire. Elle est riche en tannin
et renferme une très petite quantité d'un alcaloïde fort actif, l'*arécoline.* On
administre la poudre, récemment préparée, à la dose de 4 grammes.

GROUPE II. — ANTIZYMOTIQUES

ANTISEPTIQUES ET DÉSINFECTANTS

Après avoir passé par une phase d'engouement durant laquelle on a
abusé de toutes les substances que l'on pouvait croire susceptibles d'exercer une action antiseptique, on en est revenu, corrigé par les leçons
de l'expérience, à une plus saine appréciation du rôle de ces médicaments que CLAUDE BERNARD regardait déjà comme incapables de neutraliser les ferments (entendu ici dans le sens de bactéries), parce que cela
ne pourrait être obtenu qu'en changeant les propriétés du sang à tel
point qu'il ne serait plus apte à l'entretien de la vie. La question est, en
effet, extrêmement délicate, car l'antisepsie, si facile à réaliser dans un
milieu privé de vie, se trouve incompatible avec le fonctionnement normal des cellules de notre organisme ; mais, d'autre part, s'il est presque
toujours impossible de tuer, sans danger pour le malade, les microbes
dont il est l'habitat, il est possible, parfois même assez facile, d'influencer le nombre des microbes en ralentissant leur pullulation.

Deux conditions primordiales sont nécessaires pour qu'une infection
se développe : le terrain, le germe ; mais ces deux conditions nous indiquent aussi le sens dans lequel il faut diriger nos efforts. Nous devons
chercher à modifier le terrain, le germe, et la réceptivité, c'est-à-dire
l'aptitude de l'organisme à servir de milieu de culture à l'élément vivant
d'une contagion. Certains faits expérimentaux très précis démontrent
que cette conception de l'antisepsie peut être réalisable, car il existe des
substances qui, à une dose déterminée, sont toxiques pour tel microbe

particulier et ne le sont pour aucune des cellules de l'organisme humain. Cela pose, en même temps, la question sur son véritable terrain en prouvant que *la qualité antiseptique est essentiellement contingente et relative à une espèce déterminée*, de telle sorte qu'on pourrait presque affirmer, *a priori*, que chaque substance naturelle ou artificielle, simple ou composée, doit pouvoir jouer le rôle d'antiseptique vis-à-vis d'un organisme déterminé.

Le cas du liquide de Raulin est très démonstratif à cet égard[1]. En prenant pour unité le poids de culture d'*Aspergillus niger* poussant normalement, dans un temps donné, sur ce liquide, on constate qu'en supprimant les sels de potassium, le poids de l'aspergillus ne sera que la vingt-cinquième partie du poids primitif, c'est-à-dire qu'il tombera de 25 à 1 ; si l'on supprime l'ammoniaque, ce poids tombera de 150 à 1 ; si l'on supprime l'acide phosphorique, il tombera de 200 à 1. Cela n'a, en apparence, rien d'extraordinaire, en raison du rôle important que jouent dans la nutrition générale les éléments dont il vient d'être question ; mais le phénomène prend des proportions beaucoup plus intéressantes, relativement à la question de l'antisepsie, lorsqu'on vient à rechercher quelle peut être l'utilité du fer ou du zinc. Par la suppression du zinc, la récolte est dix fois moindre, elle tombe de 25 à 2,5 ; et l'analyse arrive à constater que ce métal permettait la formation d'un poids de plante 700 fois supérieur au sien dans un liquide où sa quantité de 32 milligrammes se trouve diluée au 50 000e.

Pour le fer, son influence n'est pas moins intéressante. Si les cultures faites dans un liquide privé de ce métal ne paraissent pas, au premier abord, souffrir de son absence, on s'aperçoit bientôt, cependant, que son rôle est indispensable, car le liquide reste stérile après le deuxième ou le troisième ensemencement. L'analyse apprend alors que la liqueur renferme de l'acide sulfocyanique, élément toxique pour l'aspergillus. Le rôle du fer semble donc consister à mettre obstacle à la sécrétion de cet acide sulfocyanique ou, tout au moins, à sa libre existence. C'est là un

---

[1] Voici la composition de ce milieu de culture : pour 1 500 grammes d'eau.

Sucre candi	70 grammes.
Acide tartrique	4 »
Azotate d'ammonium	4 »
Phosphate d'ammonium	0 gr. 60
Carbonate de potassium	0 gr. 60
Carbonate de magnésium	0 gr. 40
Sulfate d'ammonium	0 gr. 25
Sulfate de zinc	0 gr. 07
Sulfate de fer	0 gr. 07
Silicate de potassium	0 gr. 07

remarquable exemple de la modification du terrain ; et il devient rationnel de dire, avec DUCLAUX, que la santé et la maladie ne sont plus que des questions de nutrition, étroitement liées soit à la disparition d'un élément utile, le zinc, soit à l'apparition d'un élément nuisible, l'acide sulfocyanique, dans les exemples que je viens de citer pour l'aspergillus.

Mais voici où la question de l'antisepsie atteint son maximum d'intérêt et d'importance. Le liquide de Raulin placé dans un vase d'argent et ensemencé avec des spores d'aspergillus reste stérile ; or, les procédés chimiques les plus délicats sont impuissants à déceler la quantité de ce métal que peut renfermer le liquide contenu dans un vase d'argent et, si l'on vient à rechercher, à l'aide d'expériences appropriées, la dose d'argent nécessaire à la stérilisation, nous trouverons qu'elle est de *un seize cent millième*. De même *un cinq cent millième* de sublimé, *un huit millième* de chlorure de platine, *un deux cent quarantième* de sulfate de cuivre, sont capables de s'opposer à la prolifération de l'aspergillus niger dans le liquide de Raulin, c'est-à-dire dans un milieu où l'ascomycète trouve tous les éléments nécessaires à son développement et à son entretien, à un degré si parfait qu'il tue rapidement toutes les autres mucédinées qui pourraient tenter de proliférer dans ce milieu.

En transportant maintenant, et c'est là une hypothèse fort plausible, ces résultats dans le domaine de la pathologie humaine, nous voyons que, s'il était un parasite humain, l'aspergillus périrait, dans l'organisme d'un homme de 65 kilos, sous l'influence de 40 milligrammes d'azotate d'argent ; qu'en l'assimilant à la bactéridie charbonneuse capable de se développer seulement dans le sang, il suffirait d'injecter dans le torrent circulatoire, 5 milligrammes de ce sel pour annihiler complètement la prolifération du parasite, pour vacciner, en quelque sorte, pour immuniser contre cette bactérie. Ces faits ne permettent-ils pas de concevoir l'espérance de pouvoir réaliser un jour, pour les bactéries pathogènes et dans l'organisme, ce que l'on peut réaliser au laboratoire pour les cultures d'aspergillus ?

Si complexes et variables que soient les réactions pharmacodynamiques dans l'organisme humain, on ne peut s'empêcher de croire à la possibilité de mettre un composé déterminé en circulation dans l'économie, en quantité telle qu'elle corresponde aux chiffres cités plus haut, par conséquent, dans les conditions nécessaires et suffisantes pour déterminer la mort du parasite ou empêcher sa pullulation, sans nuire aux cellules et aux milieux capables de servir de terrain de culture à ce parasite. Et, d'autre part, je ne puis m'empêcher d'établir un rapprochement et une comparaison entre ces doses infinitésimales de substances

capables de s'opposer au développement de l'aspergillus et les doses de
même ordre de grandeur, plus faibles même encore, de ces substances
qui ont été désignées par l'appellation d'*antitoxines* et qui neutralisent
dans l'économie, l'action de cultures virulentes.

L'expérience nous a appris qu'un milieu, normalement réfractaire, peut
être adapté par les microbes au moyen de sécrétions spéciales et qu'un
milieu favorable peut être rendu réfractaire. Mais les antiseptiques (je
veux dire par là les substances auxquelles on attribue d'une façon banale
la qualité d'antiseptiques) ne jouent qu'un rôle des plus médiocres, pour
ne pas dire nuisible, dans ce cas; et il y a déjà longtemps, DUJARDIN-
BEAUMETZ avait remarqué que, chez les typhiques provenant de l'hôpital
du Midi, où ils avaient été soumis à un traitement mercuriel suivi, l'évolution de la maladie était notablement plus grave que chez les sujets
venant du dehors, et il attribuait le degré de virulence plus élevé chez
les premiers à ce fait qu'ils étaient saturés de mercure qui, loin d'exercer l'influence antiseptique à laquelle on aurait pu s'attendre, mettait, au
contraire, leur organisme dans un état d'infériorité, se traduisant par
une augmentation de virulence de la bactérie typhique. On dut, en effet,
bientôt reconnaître que, même dans beaucoup de cas d'affections chirurgicales, l'usage immodéré des antiseptiques avait pour principal résultat de diminuer la vitalité des tissus et de leur enlever la force de résister
à l'envahissement. Dans nombre de cas, l'organisme était beaucoup plus
affecté que le microbe.

Il faut donc éloigner toute idée de parallélisme entre les qualités antiseptique et toxique ; *la qualité toxique est absolue et la qualité antiseptique essentiellement relative.* L'antiseptique sera, en conséquence, tout
ce qui impressionne directement la vie, ou la multiplication, ou le fonctionnement d'un microbe, à dose inoffensive pour l'homme; ce qui revient
à dire que rien n'est antiseptique dans le sens abstrait du terme, mais
que tout peut être antiseptique pour certain organisme et dans certaines conditions étroitement déterminées. En réalité, on fait de l'antisepsie quand on modifie la vitalité des cellules d'un organisme en réalisant
une médication modificatrice de la nutrition ou altérante. Aussi, la plupart des agents de la médication antiseptique ont-ils déjà été étudiés à
titre de modificateurs de la nutrition, comme l'iode et le mercure. Il ne
reste plus qu'à envisager leur action brutale, si je puis ainsi dire, plutôt
à titre de **Désinfectants**, c'est-à-dire dans ces circonstances où l'on
n'a que peu ou pas à se préoccuper de la nuisance exercée par les agents
médicamenteux sur les cellules d'un organisme qu'il faut protéger
contre les parasites.

Aussi, autant l'*action désinfectante* est facile à réaliser, autant l'*ac-*

tion antiseptique est difficile et aléatoire, car, en définitive, aucune des substances employées à titre d'antiseptiques ne peut être considérée comme ayant une action destructive absolue sur les microbes et les spores. D'une part, leur action irritante modifie les tissus et diminue l'activité nutritive des cellules ; d'autre part, surtout chez les individus affectés de lésions rénales, leur emploi n'est pas exempt des dangers d'absorption toujours à redouter dans de pareilles circonstances. Il n'y a donc pas d'antiseptique vrai, aucun médicament de ce nom n'étant capable de détruire le microbe ou d'arrêter complètement le développement du parasite et de neutraliser l'action des produits solubles, une des conséquences de l'activité vitale du microbe.

Les considérations précédentes montrent combien sont inutiles et illusoires les classifications basées sur la valeur comparative des antiseptiques. Pour ne citer qu'un seul exemple, le sublimé est antiseptique au 100 000e pour la bactérie du choléra, au 15 000e pour la bactérie typhique, au 4 000e pour le streptocoque, le staphylocoque et le vibrion septique. Tout au plus peut-on baser quelques considérations générales sur leur constitution chimique. Les métalloïdes montrent une activité antiseptique en rapport avec leur affinité pour l'hydrogène, d'où résulte, par suite de leur mise en présence de l'eau, un dégagement d'oxygène à l'état naissant. Les sels minéraux manifestent des qualités antiseptiques en rapport inverse avec leur abondance dans les tissus vivants. Les alcalis, bien que constituant pour quelques-uns des milieux normaux de l'économie, se montrent, dans certains cas, d'énergiques antiseptiques. Les acides possèdent ces qualités à un degré encore plus marqué.

Pour les substances organiques, la valeur antiseptique est, en général, en relation avec leur atomicité, et principalement avec le groupement et le nombre des atomes. Dans une même série, il est directement proportionnel au nombre de groupes hydrocarburés ou de groupes halogènes substitués. Le pouvoir bactéricide augmente avec les homologues et avec la complication moléculaire ; il paraît en relation étroite avec le nombre de fois que les groupes substitués sont contenus dans la molécule. Mais ces considérations ne doivent être tenues que pour approximatives ; et, dans un grand nombre de cas, l'expérience vient les infirmer. Il est à noter aussi que, parmi les substance isomères, l'une peut offrir une valeur antiseptique indiscutable, tandis que l'autre est tout à fait dépourvue de cette qualité : tel est le cas, par exemple, pour l'acide salicylique (orthoxybenzoïque) et son isomère l'acide para-oxybenzoïque.

Les mélanges de différents antiseptiques sont excellents, à condition que des réactions chimiques secondaires n'interviennent pas entre eux. Il faut songer aussi aux réactions chimiques capables de se produire entre les liquides de l'organisme et les solutions antiseptiques que l'on veut employer.

ANTISEPTIQUES MINÉRAUX

EAU OXYGÉNÉE. — Au maximum de concentration, l'eau oxygénée renferme 475 volumes d'oxygène capable d'être mis en liberté. C'est alors un liquide incolore, de consistance sirupeuse, encore liquide à — 30°, de densité 1,452. Sa saveur est nauséeuse, son odeur rappelle, à la fois, celle du homard et des produits nitreux. Ce liquide est sans action sur l'albumine, la caséine, les peptones, les graisses. les diastases. Dans la pratique, on se sert seulement d'une dilution telle que la quantité d'oxygène capable d'être mis en liberté corresponde, au maximum, à 12 volumes. Souvent même, on n'utilise que l'eau à 5 ou 10 volumes. Un très léger degré d'acidité facilite sa conservation.

L'eau oxygénée à 10 volumes est sans action sur les ferments solubles, mais très active sur les ferments organisés. Elle est inactive sur le virus morveux. Les bactéries non sporulées sont très rapidement détruites. Les spores du charbon résistent quinze minutes dans l'eau oxygénée légèrement acide, trente minutes au moins dans l'eau neutre. Les spores de Bacillus subtilis résistent plusieurs heures dans l'eau oxygénée à 15°, de trente à quarante-cinq minutes dans l'eau à 50°. Les germes secs se montrent beaucoup plus résistants.

En injection veineuse chez les animaux, l'eau oxygénée (à 10 - 12 volumes) détermine une tendance au sommeil, de l'anesthésie généralisée, du ralentissement des contractions cardiaques et des mouvements respiratoires. La matière colorante du sang montre une tendance à se transformer en hématine. Le dégagement brusque de gaz, au contact du sang, provoque souvent des embolies mortelles causées par la mousse. Comme actions locales, il faut noter l'emphysème sous-cutané après les injections hypodermiques, le blanchissement et la desquamation des muqueuses, l'épaississement de certaines sécrétions, comme la salive.

Modes d'administration. — On emploie l'eau oxygénée à 1 ou 2 volumes pour le pansement des plaies récentes ; à 2 ou 3 volumes dans les cas d'ophthalmie purulente, de blennorrhagie ; à 7 ou 10 volumes dans les cas de muguet, de diphthérie ; à 10 volumes pour le pansement et la stimulation des ulcères torpides (Voir aussi : *Peroxydes*, p. 618).

CHLORE ET HYPOCHLORITES. — En raison de ses affinités chimiques puissantes, le chlore est un antiseptique et, surtout, un désinfectant des plus énergiques. Il a été jadis employé en nature dans les *Fumigations Guytoniennes* préconisées par GUYTON DE MORVEAU. Son action irritante est telle qu'on doit le réserver pour la désinfection ; mais il n'est guère employé à cause des difficultés de son maniement. L'optimum de son action se réalise en présence de l'eau, et il faut compter avec l'action secondaire de l'acide chlorhydrique formé dans ces conditions, ainsi que de l'oxygène à l'état naissant. Le pouvoir bactéricide et désinfectant augmente avec la température.

Localement, le chlore exerce une action caustique qui s'accompagne d'éruptions papuleuses et vésiculeuses, d'infiltration érysipélateuse ; il se forme une eschare molle et superficielle. L'eau chlorée saturée, renfermant deux fois et demi son volume de gaz, provoque sur la peau de la douleur et une rubéfaction rapide. Le gaz exerce une action des plus violemment irritante sur la muqueuse de l'appareil respiratoire : au millionième, cette action est déjà très sensible, à 0,8 p. 1 000, la mort arrive rapidement. Les phénomènes traduisant l'action générale consistent en : conjonctivite, salivation, broncho-pneumonie, trachéite pseudo-membraneuse, obnubilation intellectuelle, somnolence, action dépressive sur les centres respiratoire, cardio-vasculaire et thermique. L'emploi de l'eau de chlore, en solution extrêmement diluée, accélérerait les phénomènes normaux de la digestion.

C'est surtout sous forme d'hypochlorites alcalins ou alcalino-terreux que le chlore est utilisé. Ces composés sont facilement maniables et rendent de très grands services à titre de désinfectants. L'hypochlorite de sodium est la *Liqueur de Labarraque*, l'hypochlorite de potassium est l'*Eau de Javelle*, l'hypochlorite de calcium est appelé *Chlorure de Chaux* et même simplement *Chlore*. Ce dernier est particulièrement avantageux parce que l'action de la chaux, à laquelle il est toujours mélangé, vient se joindre à celle du chlore. Sa solution au 100ᵉ est plus active qu'une solution au 1000ᵉ de sublimé en liqueur légèrement acide. Son influence est très rapide sur les organismes sans spores. Chose remarquable, le pouvoir antiseptique des solutions plus concentrées décroît, de telle sorte que la solution au centième constitue la solution de choix. Le pouvoir antiseptique augmente avec la température.

ACIDE SULFUREUX. — C'est un des plus précieux agents de désinfection quand il est convenablement employé. Une quantité de 5 grammes d'acide sulfureux par mètre cube neutralise le vaccin liquide, 10 grammes par mètre cube est insuffisante pour la plupart des microbes pathogènes, 20 grammes par mètre cube neutralise le vaccin sec, la morve, la tuberculose, le chancre mou; mais il faut employer au moins 40 grammes par mètre cube, et en présence de vapeur d'eau, pour être certain de l'efficacité. C'est un désinfectant de premier ordre qui vient immédiatement après la vapeur sous pression. Il agit sur les fermentations putrides beaucoup plus activement que le phénol, le nitrile formique, l'acide arsénieux. Il agit également sur les diastases.

Son efficacité est facile à comprendre quand on songe que son influence s'exerce : 1° par action toxique directe, 2° par action oxydante avec ozonisation de l'oxygène, 3° par action réductrice en présence de l'eau et des corps poreux, 4° par action déshydrogénante, 5° par action hydrogénante corrélative de l'action désoxydante, c'est-à-dire de sa transformation en acide sulfurique.

Les sulfites et les hyposulfites manifestent aussi d'énergiques qualités antiputrides et entravent l'action de tous les ferments. On constate une remarquable résistance à la putréfaction des cadavres d'animaux ayant ingéré avant leur mort de fortes doses de sulfites ou d'hyposulfites, ou tués par injection veineuse de ces sels. L'action de l'hyposulfite est plus profonde et plus durable.

ACIDE BORIQUE. — Écailles blanches, nacrées, légères, grasses au toucher, de saveur acidule, solubles dans 25 parties d'eau froide, 3 parties d'eau bouillante, 16 parties d'alcool, 5 parties de glycérine. Un mélange à parties égales de borax et d'acide borique se dissout dans l'eau dans la proportion de 16 p. 100. On prépare, à l'aide des borates d'alcaloïdes, des collyres dépourvus d'action irritante.

L'acide borique ne possède pas, par lui-même, une valeur microbicide bien considérable, mais il réalise un mauvais terrain, voire un milieu stérile et présente, à ce point de vue, de grands avantages, en raison de sa faible nocuité quand il n'est pas introduit dans la circulation. C'est, par exemple, un excellent moyen d'entretenir l'asepsie réalisée, au préalable, par des moyens ou des agents efficaces. L'acide borique agit comme analgésiant local. Il exerce une action marquée sur les diastases animales et végétales, aussi son addition aux substances alimentaires, à titre de conservateur, doit-elle être rigoureusement proscrite. Il ne coagule pas les albuminoïdes et le pus, ce qui le rend précieux pour le lavage et la désinfection des cavités.

L'acide borique, inactif sur les moisissures et les algues, exerce une action élective sur le champignon du muguet, l'*Oidium albicans*, vis-à-vis duquel il se comporte comme l'antiseptique le plus efficace et le plus énergique. On l'emploie alors en collutoire (1 à 3 p. 100). En opposition à cette action antiseptique si intense et si parfaite, on voit le bacille de la septicémie puerpérale résister pendant plus d'une heure à une solution saturée imprégnant les linges et les objets de pansement. Dans les cas de cystite, on a obtenu de bons effets du lavage de la vessie avec une solution à 20 p. 1 000.

Mais, dans tous les cas, il est indispensable d'éviter l'absorption dans la circulation générale; des accidents pourraient alors se montrer, parmi lesquels on a signalé : des embolies capillaires par altération des hématies, de la dyspepsie (gastrique ou intestinale) par suite de l'action exercée sur les diastases, des éruptions cutanées. C'est dans les cas d'emploi de l'acide borique en pansements vaginaux que se sont montrés les accidents les plus caractérisés. Les symptômes ont été les suivants : fourmillements aux extrémités, état de prostration, sensations de brûlure, tuméfaction de la peau, coloration foncée du tégument puis exfoliation, pouls faible, respiration difficile, desquamation furfuracée.

Une excellente association antiseptique consiste à unir l'acide borique au thymol et à l'essence de girofle.

SULFURE DE CARBONE. — Les effets en sont très différents suivant le degré de pureté. Le sulfure de carbone brut renferme : du soufre, de l'acide sulfureux, de l'hydrogène sulfuré, du disulfométhylène, des sulfures divers; c'est un composé extrêmement toxique. Le sulfure de carbone commercial renferme surtout de l'hydrogène sulfuré, comme impureté. Le sulfure de carbone pur est un liquide incolore, très mobile, réfringent, d'une odeur de chloroforme devenant désagréable par suite de son mélange avec l'air, sans action sur le papier de tournesol et l'acétate neutre de plomb, très volatil, d'une densité de 1,27. Il est inflammable, et sa vapeur, diluée dans l'air, fournit un violent mélange explosif. C'est un dissolvant des cires, des graisses, d'un grand nombre de composés organiques, notamment alcaloïdes et glucosides. Il est peu soluble dans l'eau, environ 2,5 p. 1000. Sa solution aqueuse constitue un antiseptique des plus énergiques qui, ingérée d'une façon un peu prolongée, détermine la désodorisation et la perte de septicité des matières fécales.

Le sulfure de carbone est absorbé par la peau, les muqueuses, le tissu cellulaire sous-cutané, les voies respiratoires; il est éliminé par tous les émonctoires et principalement par les poumons. Sa toxicité est faible, en ce qui concerne les accidents d'intoxication aiguë; pour le cobaye, elle est du millième de son poids. Les lésions les plus apparentes consistent en congestion des organes thoraciques et abdominaux ainsi que des centres nerveux, et en taches violacées disséminées à la surface des poumons. On voit les animaux succomber, au bout de quatre à huit semaines, à la suite d'injections hypodermiques de sulfure de carbone dissous dans l'huile, en présentant une mélanémie et une mélanose dues à l'accumulation d'un pigment ferrugineux dans la rate, le foie, la moelle osseuse. On a cité des cas dans lesquels la mort n'est pas survenue, chez l'homme, à la suite de l'ingestion de 12, 31 et 57 grammes de sulfure de carbone. Des animaux ont pu être alimentés, sans accidents, avec de l'eau sulfocarbonée. On a seulement constaté des phénomènes de nutrition insuffisante et de la fatigue musculaire.

Toute autre est l'influence exercée par les inhalations de sulfure de carbone. Lorsqu'il est absolument pur, il se comporte comme un hypno-anesthésique faible; quand il est impur, il se montre extrêmement toxique.

L'intoxication chronique par les vapeurs de sulfure de carbone est caractérisée par deux périodes. Dans la première, on constate une céphalalgie gravative, des éblouissements, des vertiges, des douleurs musculaires, coïncidant avec une exagération de l'appétit. Puis, apparaissent de l'agitation, de la loquacité, une grande mobilité d'esprit, de l'irritabilité, de l'insomnie, de l'excitation génitale. On note généralement, au cours de cette phase, de la toux, de l'oppression, des palpitations. La seconde période, de dépression, est caractérisée par des troubles digestifs (perte d'appétit, nausées, vomissements), des troubles de la vision et de l'audition (surtout de la vision), de l'analgésie ou de l'hyperesthésie cutanée, de la fatigue musculaire, de la paralysie motrice (atrophie musculaire avec persistance de la contractilité électrique), de l'affaiblissement des fonctions intellectuelles (tristesse, découragement, indifférence), de l'affaiblissement de la mémoire (difficulté de trouver les mots), de la frigidité et de l'impuissance. Cette période aboutit à la cachexie. Les phénomènes nerveux que l'on observe sont remarquables par leur nature hystérique. Quelques-unes des paralysies sont dues à des névrites périphériques.

L'intoxication aiguë est très rare; elle est caractérisée par des troubles analogues à ceux de l'ivresse alcoolique, accompagnés de diarrhée et d'état comateux, avec abaissement de température.

Au point de vue de l'action locale, le sulfure de carbone se conduit comme un irritant intense; c'est un rubéfiant des plus énergiques quand son évaporation est empêchée; il détermine une douleur insupportable. On peut réaliser l'analgésie locale par pulvérisation, à cause du refroidissement qui accompagne l'évaporation. L'injection dans le tissu cellulaire sous-cutané détermine la formation d'une eschare. Les plaies et les muqueuses sont plus ou moins fortement irritées. L'influence sur l'appareil digestif se traduit par du malaise, des éructations, des vomissements. La respiration s'arrête progressivement comme avec le chloroforme et les hypno-anesthésiques généraux. Le sulfure de carbone attaque la vitalité des hématies et précipite leur usure physiologique; on constate des déformations variées, mais pas de méthémoglobinhémie ni d'hémoglobinurie. On voit se produire des embolies capillaires à la suite des injections intra-veineuses.

Modes d'administration. Doses. — La solution aqueuse saturée de sulfure de carbone pur (*Eau sulfo-carbonée*) est le meilleur procédé d'administration; elle constitue un excellent antiseptique des voies digestives dans les cas de fièvre typhoïde, diarrhée putride, affections stomacales avec fermentations putrides. On agite fréquemment un mélange de : sulfure de carbone pur 10 grammes, eau distillée 500 grammes et essence de menthe V gouttes, de façon à saturer l'eau, et on prescrit de 5 à 15 cuillerées à soupe, *pro die*, dans un demi-verre d'eau rougie ou de lait. On peut aussi faire dissoudre 10 grammes de sulfure de carbone dans 90 grammes d'alcoolat de menthe et prescrire V à X gouttes de cette solution dans du lait, trois fois par jour. On a beaucoup préconisé les lavements gazeux réalisés en faisant barbotter un courant d'acide carbonique dans du sulfure de carbone pur.

Il faut se rappeler, dans toutes les applications de ce produit, qu'il est inflammable et capable de donner naissance à des mélanges explosifs au contact d'un corps en ignition.

*
* *

Un certain nombre de bases et de sels métalliques jouissent encore de propriétés antiseptiques ou désinfectantes plus ou moins prononcées. La chaux possède, par exemple, un pouvoir microbicide remarquable sur les bactéries typhique et cholérique. Dans les cas de fièvre typhoïde, typhus, dysentérie, choléra, on peut obtenir la désinfection des selles, en une demi-heure, au moyen d'un lait de chaux à 4 p. 1 000, ce que l'on ne peut réaliser ni avec le sublimé à 1 p. 5 000 en solution acide, ni avec l'hypochlorite de chaux (chlorure de chaux) à 1 p. 1 000. La chaux, sous forme d'eau de chaux (l'eau dissout 1,3 de chaux p. 1 000) ou de lait de chaux, rend les plus précieux services pour la désinfection des selles, des linges, des pièces de pansement, etc. Elle dissout la mucine et les fausses membranes.

Les sels métalliques forment des combinaisons insolubles avec les albuminoïdes ; ils sont toujours fortement toxiques pour le sang et les tissus. Certains, le permanganate et le bichromate de potasse, agissent comme oxydants. Un certain nombre est capable de réaliser des combinaisons avec les produits de désassimilation des bactéries et de soustraire ainsi l'organisme à leur influence nuisible.

CHLORURE DE ZINC. — C'est un des désinfectants les plus usités. Sel extrêmement avide d'eau, onctueux, de saveur brûlante, fortement caustique. Utilisé comme antiseptique en solution à 25 p. 1 000, comme désinfectant à 100 p. 1 000 et au-dessus. Le produit appelé *Burnett's fluids* est une solution de 100 grammes Zn Cl² dans 200 grammes d'eau ; *l'Eau de Saint-Luc*, une solution de 77 grammes Zn Cl² dans 100 grammes d'eau. C'est un désodorisant utile et efficace, employé pour la conservation des cadavres et des pièces anatomiques.

SULFATE DE CUIVRE. — Supérieur au chlorure de zinc comme microbicide, impuissant contre les spores de bactéries banales. Ses propriétés antiseptiques sont connues et utilisées depuis longtemps. En solution à 10 p. 1 000, il stérilise les matières fécales fraîches ; à 30 p. 1 000, il stérilise le contenu des fosses d'aisances. Son pouvoir antiseptique est notablement augmenté par addition d'acide sulfurique. Son emploi n'est pas exempt d'inconvénients. Il est impossible de savonner les mains ou les parties à mettre en contact avec la solution cuprique, il produit une coloration des albuminoïdes coagulés, une adhérence de ce coagulum donnant un aspect désagréable ; enfin on a observé des accidents d'intoxication lorsque les conditions nécessaires pour réaliser une dissolution du cuivre en milieu alcalin ont pu se trouver réalisées (Voir p. 646 et 660).

SULFATE DE FER. — Désinfectant énergique, à condition d'être employé en quantité suffisante; dans tous les cas, bien inférieur au sulfate de cuivre. Son action coagulante est intense et c'est plutôt un désodorisant. Il présente de grands avantages lorsqu'il s'agit de désinfecter des mélanges renfermant des sulfures, parce que le sulfure de fer formé s'oxyde au contact de l'air en se retransformant en sulfate, et le sel de fer agit ainsi comme vecteur et mobilisant de l'oxygène, en plus de ses propriétés astringentes et précipitantes.

FLUORURE DE SODIUM. SILICATE DE SODIUM. — Ces composés, de même que le fluorure de calcium, ont été proposés comme antiseptiques. Ils sont surtout remarquables par leur action nocive et toxique. On a préconisé, pour les pansements, la solution au millième de silico-fluorure de sodium.

PERMANGANATE DE POTASSE. — Ce sel se présente sous forme de cristaux prismatiques de couleur brun-violacé, à reflets mordorés et métalliques, tachant la peau en violet, puis en brun, par suite de la réduction et de la formation de bioxyde de manganèse. Son action est immédiate, mais passagère; il n'empêche pas la virulence des liquides sécrétés ultérieurement. Il est encore plus efficacement désodorisant qu'il n'est antiseptique. C'est un oxydant fort énergique; on peut le regarder comme de l'oxygène condensé solide, mais il ne vaut pas, à ce point de vue, les bioxydes dont il a été question à propos des sels alcalins et alcalino-terreux (voir p. 648).

Son pouvoir antiseptique est extrêmement variable, suivant les bactéries et les conditions de son emploi : il faut une solution à 3,50 p. 1 000 pour empêcher la putréfaction du bouillon par les bactéries banales de l'atmosphère; une solution à 1 p. 1 500 empêche le développement du bacille charbonneux, qu'une solution de richesse moitié moindre (1 p. 3 000) entrave notablement et peut même arrêter; une solution à 0,25 p. 1 000 détruit, au bout de trente minutes, la virulence du staphylocoque, du streptocoque et du vibrion septique sur des tissus secs ou imprégnés de matières albumineuses. C'est un antiseptique excellent dans les cas de traumatismes étendus, de plaies anfractueuses offrant de grandes surfaces d'absorption. Il permet la désodorisation des lochies fétides et son emploi, en injections intra-utérines, donne d'excellents résultats dans les cas de rétention de caillots, membranes, débris de placenta. Son emploi bien conduit donne des effets qui surpassent les prévisions expérimentales.

La solution au millième détermine une sensation de brûlure plus ou moins accentuée; au-dessus de cette dose, les solutions deviennent irritantes et même caustiques. Les solutions agissent sur les hématies, et l'hémoglobine subit des métamorphoses, aussi bien à l'intérieur qu'à l'extérieur des globules; mais cette action est instantanée et ne se réalise que par contact immédiat.

On a préconisé l'emploi du permanganate de potasse à l'intérieur comme antidote : du phosphore, de l'acide cyanhydrique, de la muscarine, de la strychnine, de la colchicine, de l'essence de sabine, de l'acide oxalique, de la morphine, du venin des serpents; mais les résultats obtenus ne paraissent pas encourageants.

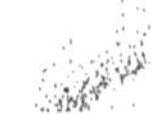

On utilise pour les irrigations uréthrales, dans les cas de blennorrhagie, les solutions à 0,25 p. 1 000, en portant, progressivement leur richesse à 0,50 et même 1 p. 1 000. Ces solutions doivent être faites avec de l'eau distillée, l'eau ordinaire entraînant une réduction partielle du permanganate et la formation d'un dépôt brun de bioxyde de manganèse hydraté.

La solution de permanganate (de 2 à 5 p. 1 000) constitue un excellent moyen de réaliser l'asepsie des mains. Après un lavage soigneux dans cette solution, on fait disparaître la coloration brune de l'épiderme, due au dépôt de l'oxyde de manganèse hydraté, par une immersion de quelques secondes dans une solution de bisulfite de sodium. La surface du tégument, ainsi que ses replis et ses cavités, sont parfaitement stérilisés et devenus rigoureusement aseptiques par l'emploi de ce procédé.

— Pour ce qui est relatif à l'emploi du brome, de l'iode, des sels mercuriels comme antiseptiques, voir : brome, iode, mercure.

ANTISEPTIQUES ORGANIQUES

PHÉNOLS. — On trouve, dans les goudrons, une série de composés se conduisant, tantôt comme des acides, tantôt comme des alcools, ce sont les phénols, caractérisés par une fonction chimique spéciale et doués de propriétés antiseptiques très caractérisées. Ces composés peuvent avoir une structure très simple ou très compliquée, suivant qu'ils dérivent d'un hydrocarbure cyclique lui-même simple ou compliqué; il existe aussi des phénols à fonction mixte, c'est-à-dire qui sont, tout à la fois, phénol et acide, phénol et aldéhyde, phénol et acétone, etc. L'atomicité des phénols est évaluée d'après le nombre des substitutions du groupe oxhydryle à un atome d'hydrogène du noyau cyclique.

Parmi les phénols mono-atomiques, le *phénol ordinaire* qui dérive du benzène, le *crésylol* qui dérive du toluène ou méthylbenzène, le *thymol* qui dérive du cymène ou méthylpropylbenzène, le *naphtol* qui dérive de la naphtaline, sont les plus importants représentants du groupe. Les phénols diatomiques sont représentés par les trois diphénols isomériques dérivant du benzène : résorcine, pyrocatéchine, hydroquinone. Leurs propriétés médicamenteuses sont surtout topiques, et ces qualités sont encore plus accusées chez les représentants du groupe des phénols triatomiques : pyrogallol et chrysophanol, qui sont devenus des agents franchement irritants. Il semble que le nombre croissant des substitutions atténue la qualité antiseptique et augmente la qualité irritante.

Certains produits complexes, comme les goudrons, la créosote, doivent leurs énergiques propriétés antiseptiques aux phénols, simples et composés, qu'ils renferment. Quant aux dérivés sulfonés et sulfurés des goudrons ou de leurs composants (ichthyol, thiol, tuménols, thilanine) ils prennent place, avec les phénols di et tri-atomiques, parmi les modificateurs locaux (voir p. 849).

Le **Phénol ordinaire**, improprement appelé autrefois : acide phénique, acide carbolique, a été découvert par RUNGE, en 1834, dans le goudron de houille, et étudié par LAURENT. Il était connu depuis longtemps à l'état impur et confondu avec la créosote. Le produit brut, extrait des huiles légères de goudron de houille, est coloré et fortement odorant; il renferme environ 80 p. 100 de phénol pur mélangé à des hydrocarbures, des phénols d'homologues supérieurs du benzène, etc. C'est un antiseptique très énergique. Le phénol pur forme de longues aiguilles incolores, d'une odeur vive et pénétrante, de saveur brûlante, hygrométriques. Il est soluble dans 16 parties d'eau froide, en toutes proportions dans l'alcool et l'éther, très soluble dans la glycérine et les huiles. Il donne, par oxydation à l'air, un produit coloré appelé *acide rosolique*.

Il se combine, comme tous les phénols, avec le camphre en donnant un produit liquide, soluble, en toutes proportions, dans les huiles, l'axonge, la vaseline, l'alcool, l'éther, et dont la valeur antiseptique est très remarquable. Le phénol exerce sur les albuminoïdes une action coagulante qui explique les accidents déterminés par son contact immédiat avec les tissus. C'est le plus ancien des antiseptiques méthodiquement employés. Il fut utilisé par LEMAIRE, en 1860, à la suite des observations de BÉCHAMP sur son action antifermentescible. Après les expériences de DÉCLAT, MAISONNEUVE, DEMARQUAY, GIRALDÈS, son emploi fut réglé par LISTER, en 1867, et LUCAS-CHAMPIONNIÈRE vulgarisa en France la méthode de l'éminent chirurgien anglais.

Tandis que les uns voulaient faire du phénol l'antiseptique par excellence, les autres, s'appuyant sur les progrès de la bactériologie et l'exactitude apportée dans l'étude des antiseptiques ainsi que des procédés de stérilisation, voulaient le reléguer au rang des désinfectants. C'était là un excès dans deux sens opposés; et les qualités antiseptiques du phénol correctement manié l'emportent certainement sur ses qualités désinfectantes.

Les diastases sont touchées par le phénol et leur action est entravée; elle peut même être annulée et la diastase détruite par des solutions suffisamment concentrées. Les saprophytes sont plus ou moins fortement entravés dans leur développement par des solutions d'une richesse de 1 à 5 p. 1 000; mais leur pouvoir de prolifération n'est influencé que par des solutions beaucoup plus riches, 40 à 50 p. 1 000. Pour ce qui regarde les bactéries pathogènes, l'action est assez énergique sur les bactéries sans spores, mais les solutions à 5 p. 1 000 ne détruisent pas la vitalité des spores, même après plusieurs jours de contact. La lymphe variolique ne devient inactive que sous l'influence des solutions à 20 p. 1000.

Le pouvoir antiseptique subit une augmentation considérable par l'élévation de la température, l'addition d'acides minéraux ou organiques, tandis qu'il diminue par l'intervention de l'alcool, des alcalis, de la glycérine, des huiles.

Les sporés du charbon, qui résistent plusieurs jours à l'influence d'une solution aqueuse à 5 p. 1 000, à la température ordinaire, sont tuées au bout de trois heures quand on élève la température à 38°; l'addition de 1 à 2 p. 1 000 d'acides sulfurique ou chlorhydrique ou tartrique exalte le pouvoir antiseptique à peu près dans les mêmes proportions. C'est là un point très important à prendre en considération dans la pratique. En même temps, ces solutions additionnées d'alcool ou d'acides sont plus énergiquement caustiques.

Action physiologique. — Le phénol s'absorbe très facilement et très rapidement par la peau, les plaies, les muqueuses, le tissu cellulaire sous-cutané. Il subit une décomposition dans l'organisme : une partie est oxydée et transformée en hydroquinone, pyrocatéchine, paracrésol, acides oxalique et carbonique, une autre partie est transformée en dérivés conjugués. L'élimination s'effectue, pour la majeure partie, par l'urine, sous forme de dérivés sulfo-conjugués, de traces de phénol en nature et de produits de transformation et d'oxydation qui colorent l'urine en vert-olive ou en brun noirâtre, sans que cette coloration soit en rapport avec l'intensité des phénomènes physiologiques ou toxiques. L'élimination est complétée par la sueur, la salive, la muqueuse respiratoire. L'influence exercée sur le rein peut se traduire par une néphrite toxique avec oligurie.

Il importe de se rappeler que le phénol est un des termes constants des métamorphoses subies par les albuminoïdes dans le tube digestif, aussi la présence dans l'urine de dérivés sulfo-conjugués du phénol n'a-t-elle rien d'anormal, mais ces produits ne doivent s'y trouver qu'en très faible proportion ; leur quantité augmente par suite du ralentissement du cours des fèces, et avec l'intensité des putréfactions intestinales. Le phénol apparaît au cours des métamorphoses subies par les albuminoïdes sous l'influence des processus de putréfaction, plus spécialement, par suite de la destruction de la molécule tyrosine.

La toxicité du phénol est assez considérable. On a vu des accidents graves succéder à l'ingestion de 1 à 2 grammes, mais ces doses peuvent être mortelles si elles sont introduites par voie intestinale, sous forme de lavement. La mort a pu résulter de l'ingestion de 5 grammes. L'empoisonnement phéniqué chirurgical, réalisé à la suite du pansement des plaies, tue parfois rapidement par collapsus. Les solutions diluées, ne précipitant pas l'albumine, sont le plus rapidement absorbées. Cette question de la toxicité est, d'ailleurs, assez complexe et influencée par un certain nombre de causes telles que : degré de pureté du phénol, susceptibilité individuelle, âge, sexe, état pathologique, mode et région d'absorption.

L'impureté du phénol favorise la toxicité et l'éclosion des accidents par suite de la présence des phénols polyatomiques et de produits irritants. La susceptibilité individuelle est tellement marquée qu'elle permet de dire que la dose mortelle oscille entre 5 et 20 grammes ; on a constaté des accidents graves à partir de 50 centigrammes. Relativement à l'âge et au sexe, les enfants présentent une susceptibilité extrême et d'autant plus accentuée qu'ils sont plus jeunes, les femmes sont plus susceptibles que les hommes. En ce qui regarde l'état pathologique, un état de dépression accroît la susceptibilité dans une très large mesure ; c'est ainsi qu'on a vu la mort survenir, après quelques heures, à la suite d'un lavement, contenant 1 gramme de phénol, administré à un typhique. Les alcooliques, cependant, se montrent plus résistants.

Le mode et la région d'absorption paraissent jouer le rôle le plus important. Le plus grand nombre des accidents s'est montré à la suite du séjour d'une solution phéniquée sur une surface activement absorbante ou dans une cavité close ; ainsi, beaucoup de cas graves se sont révélés à la suite du contact de solutions phéniquées avec le tissu cellulaire péri-rectal.

L'évolution des accidents est très rapide ; on a vu la mort survenir au bout de douze minutes, dans le coma, par arrêt de la respiration et du cœur, à la suite de l'absorption de 8^{gr}50. L'action dépressive sur le système nerveux, se traduisant par du coma et de l'insensibilité, est très marquée ; et cette constance des phénomènes montre qu'il faut attribuer une grande importance à l'action exercée par le phénol sur le système nerveux central. Dans les intoxications à évolution lente, on a signalé la fréquence de la pneumonie qui paraît devoir être également attribuée à une influence trophique, sous la dépendance du système nerveux central.

L'action physiologique du phénol peut se traduire soit par des effets locaux, soit par des effets généraux. Le phénol est un caustique énergique, un irritant, employé même en solution diluée; mis en contact avec les tissus, il les désorganise rapidement et laisse une cicatrice dure, scléreuse, et dont le temps ne fait pas disparaître les traces. La peau des mains immergées dans des solutions phéniquées au titre de 25 à 50 p. 1000, pâlit rapidement, phénomène dû à la contraction des capillaires. A cette pâleur de l'épiderme succède l'engourdissement des mains, puis de l'avant-bras ; les parties atteintes sont le siège de fourmillements prolongés; les membres, lourds, perdent leur force; enfin la sensibilité tactile est fort émoussée. Employé au pansement des plaies, administré en injection, le phénol détermine une prompte sensation de picotement; le point touché est bientôt le siège d'une vive chaleur, de brûlure, puis survient une sensation de fraîcheur que suit un profond soulagement, dû à l'action anesthésique du phénol. Se trouve-t-il en contact avec une muqueuse, sa présence se traduit par une eschare blanche. Au point d'application, le malade éprouve une sensation de brûlure, bientôt atténuée par l'action anesthésique. Dans le cas d'absorption par la voie gastro-intestinale, les muqueuses du tube digestif sont le siège d'une inflammation locale plus ou moins prononcée; des phénomènes de gastralgie ne tardent pas à éclater, suivis de coliques violentes, de nausées, de vomissements, de diarrhée ; très souvent même, comme conséquence de son action locale, on voit apparaître du sphacèle.

Les effets généraux déterminés par le phénol, en tenant compte des symptômes observés, sont les mêmes, à peu de chose près, chez les animaux à sang chaud ou à sang froid et chez l'homme, dans les cas d'intoxication accidentelle. Les doses toxiques varient, il est vrai, avec l'espèce animale; mais elles sont constamment très faibles : 5 à 10 milligrammes suffisent à tuer une grenouille; 10 à 20 centigrammes constituent une dose mortelle pour un lapin ; 50 centigrammes sont toxiques pour un chat; de 2 à 3 grammes le sont également pour un fort chien, qu'on ait eu recours, pour l'administration, à la voie gastro-intestinale ou à la voie d'injection sous-cutanée. L'animal frissonne, est inquiet, se remue sans cesse. L'affaiblissement du train postérieur ne tarde pas à succéder à ces premiers symptômes, affaiblissement auquel succède rapidement la paralysie progressive de tous les membres. L'animal essaie en vain de réagir, il trébuche, il tombe. Des secousses convulsives, cloniques, secouent les muscles de ses membres, parcourent le tronc, la face, les yeux; les différents muscles sont le siège de trépidations successives, comparables à celles que déterminerait le passage d'un courant électrique, mais ne présentant entre elles aucune synergie, synergie caractéristique de l'intoxication par les poisons tétaniques vrais. Ces secousses sont exagérées par le pincement ou par une excitation quelconque. L'animal pousse des cris convulsifs, inarticulés, dus aux secousses des muscles du larynx; les glandes sudoripares et salivaires sont le siège d'une hypersécrétion abondante. La force des muscles intoxiqués est considérablement amoindrie; le pouls est ralenti, la pression sanguine augmentée. La température s'abaisse bien au-dessous de la normale; toutefois, on a signalé de l'hyperthermie dans le cas d'ingestion du phénol, mais à doses physiologiques; je reviendrai plus tard sur ce point.

La physionomie des phénomènes se modifie suivant l'issue qu'aura l'empoisonnement. Dans le cas d'une issue mortelle, aux convulsions dont je viens de parler succède peu à peu la paralysie des muscles de la vie de relation, puis de ceux de la respiration. Les mouvements respiratoires et cardiaques s'affaiblissent progressivement, le cœur a des irrégularités. Le pouls est fréquent, petit; la tension artérielle s'abaisse progressivement; la température est fort au-dessous de la normale; la mort survient dans un coma profond. On a signalé un certain nombre de cas dans lesquels la mort ne s'est produite qu'au bout de quelques jours, à la suite de complications pulmonaires. Dans les cas où la guérison doit survenir, on remarque une diminution d'intensité des convulsions cloniques et de leur fréquence ; les muscles récupèrent leur énergie, les mouvements volontaires de la tête réapparaissent les premiers, puis viennent ceux des membres antérieurs et, en dernier lieu, ceux du train postérieur. L'animal se réchauffe progressivement; et l'évolution vers la guérison est d'autant plus rapide que la quantité de phénol ingéré a été plus faible. Dans les cas mortels, les lésions anatomiques trouvées à l'autopsie manquent de netteté. On a noté, comme altérations locales, celles que présentent la muqueuse œsophagienne, la muqueuse stomacale et la muqueuse intestinale ; l'hypoderme est parfois désorganisé. Le sang est noir, incoagulable ; on y remarque la présence de méthémoglobine en quantité notable ; le cœur est flasque et décoloré. On a signalé également de l'hyperhémie des centres nerveux (cerveau et moelle) et des poumons, et souvent même des noyaux de pneumonie lobulaire ; enfin, le foie et les reins sont en voie de dégénérescence granulo-graisseuse.

La coloration noire des urines ne s'observe pas dans l'expérimentation physiologique, quand le phénol a été introduit dans l'organisme par la voie digestive ou en injections sous-cutanées ; tout au plus a-t-on signalé ce phénomène, exceptionnellement chez l'homme, après ingestion de phénol. Il est fréquent, par contre, après l'administration de lavements phéniqués, ou quand l'absorption du phénol a lieu par les téguments cutanés.

Chez l'homme, l'administration du phénol à doses faibles provoque un étourdissement passager, des vertiges, des bourdonnements d'oreilles, des fourmillements dans les doigts ; parfois même l'individu éprouve une sensation de faiblesse intense. A ces phénomènes succède, après quelques minutes, l'hyperhémie de la face ; puis surviennent une abondante salivation, des sueurs profuses ; le pouls diminue de fréquence, enfin la température s'abaisse de quelques dixièmes. Les convulsions constituent un phénomène exceptionnel, observé seulement dans les empoisonnements suraigus ; très rarement on constate des nausées et, plus rarement encore, des vomissements.

Deux théories jusqu'à présent ont essayé, en interprétant ces phénomènes, d'expliquer le mode d'action du phénol. La première en date, ou théorie nerveuse, est celle de P. Bert et Jolyet ; elle fait du phénol un poison agissant à la manière de la strychnine : en effet, les phénomènes provoqués chez un animal par l'administration du phénol, présentent de grandes analogies avec ceux qu'on a pu observer dans l'intoxication strychnique. La sensibilité, augmentée au début de l'intoxication, s'émousse rapidement puis finit par être abolie complètement ; les convulsions, exagérées à chaque mouvement respiratoire, suscitées par la moindre excitation accidentelle, sont arrêtées par la section du nerf moteur ou par le chloroforme, le chloral, l'éther, le curare. De là à admettre l'augmentation du pouvoir excito-moteur ou de l'excitabilité réflexe de la moelle par le phénol, comme par la strychnine, il n'y avait qu'un pas. D'ailleurs, chez les grenouilles décapitées, comme chez les grenouilles intactes, ces convulsions se produisent; ce qui élimine d'emblée l'intervention du cerveau dans la production de ces phénomènes. Ce serait là un point de ressemblance de plus avec l'empoisonnement par la strychnine. Mais cette théorie ne suffit pas à expliquer les phénomènes d'intoxication accidentelle qu'on a pu observer chez l'homme. Chez l'homme, en effet, les convulsions font presque toujours défaut. La seconde théorie ou théorie sanguine, celle de GUBLER et FERRAND, ne nie pas l'action du phénol sur le système nerveux, mais elle interprète cette action comme la résultante de l'influence du phénol sur le sang. Pour les partisans de cette théorie, le phénol impressionne, de prime abord, le globule rouge et c'est le globule rouge altéré qui, réagissant sur l'appareil d'innervation, détermine les phénomènes convulsifs observés. L'incoagulabilité du sang serait due à son défaut d'oxygénation, et l'action du phénol sur les hématies se manifesterait par une rétraction de celles-ci qui présenteraient, dès lors, des contours sombres, se désagrégeraient, prendraient l'état granuleux et laisseraient transsuder leur matière colorante, en même temps que diminuerait leur capacité respiratoire. On a voulu expliquer par cette altération du globule la coloration noire que prennent les urines des individus intoxiqués par le phénol. Mais il a toujours été impossible de déceler la présence de méthémoglobine dans de pareilles urines. Au reste, cette mélanurie est exceptionnelle, aussi bien dans l'expérimentation physiologique que dans les cas d'intoxication accidentelle, lorsque l'empoisonnement est le résultat de l'introduction du phénol par les voies digestives supérieures. A l'appui de cette théorie, vient encore ce fait que l'on peut empêcher la diapédèse en mettant le mésentère d'une grenouille en contact avec une solution très diluée de phénol (1 p. 1 600). Pour ma part, il me semble plus logique d'admettre qu'il se produit une combinaison du phénol avec les albuminoïdes, et que l'élimination incomplète ou nulle de ce nouveau composé détermine les accidents qui viennent d'être exposés.

Je rapprocherai la formation de ces composés de phénol et d'albumine de celle que j'aurai occasion de citer à propos de l'iodoforme; et l'analogie de ces composés se poursuit encore plus loin, quand on étudie les phénomènes d'intoxication qu'ils provoquent et qui présentent entre eux la plus grande ressemblance. Du reste, cette hypothèse concorde mieux avec les faits observés dans les cas d'intoxication survenue après application de pansements phéniqués. Ces intoxications peuvent être caractérisées par des accidents locaux et des accidents généraux. Les accidents locaux sont peu importants; ils sont, pour la plus grande partie, la conséquence de l'action caustique du phénol; et cette causticité se trouve toujours en rapport avec le degré de concentration de la solution phéniquée ainsi que l'état de finesse et de sensibilité du tégument, en rapport également avec l'état diathésique du sujet. LISTER l'avait bien fait ressortir en considérant les solutions phéniquées fortes comme capables de produire, à elles seules, la suppuration, ce qu'il exprimait par ces deux phrases : « L'antiseptique exclut la putréfaction. » « Le protective exclut l'antiseptique. » Ces accidents locaux se traduisent par des érythèmes. Les érythèmes phéniqués peuvent être simples ou fébriles. Simples, ils sont constitués par une lésion toute locale, apparaissant deux ou trois jours après le pansement, caractérisée par une plaque rouge non saillante, disparaissant momentanément sous la pression du doigt, en continuité directe et insensible avec la peau saine, se montrant surtout sur les points où la peau est plus particulièrement fine et délicate, tels que la région mammaire, le cou, les membres du côté de la flexion. Le malade éprouve dans les parties en contact avec le pansement phéniqué une sensation de chaleur et, parfois même, de cuisson et de vive démangeaison. Vient-on à supprimer le pansement, les surfaces pâlissent, environ quarante-huit heures après la suppression ; une légère desquamation épidermique survient peu après.

Les érythèmes fébriles débutent par un brusque malaise, de l'inappétence qui va jusqu'à l'anorexie ; le sommeil est agité, la température est plus élevée le soir, de 1° à 1°5 ; le pouls est rapide et vibrant ; le malade éprouve de vives démangeaisons ; enfin, survient une éruption, en général vésiculeuse, à sérosité citrine, quelquefois bulleuse, analogue en ce cas à celle que produirait l'application d'un vésicatoire. Cette éruption disparaît au bout de trois à quatre jours ; les vésicules se dessèchent et desquament, les bulles suppurent, crèvent, se recouvrent de croûtes minces et leur guérison est assez lente. Il est toujours important de pouvoir faire le diagnostic différentiel de ces érythèmes d'avec l'érysipèle : ce diagnostic s'appuiera sur l'état des ganglions, sur la surélévation des plaques érythémateuses (bourrelet érysipélateux), sur l'intensité plus ou moins grande des phénomènes généraux, et notamment des phénomènes gastriques. On a observé parfois, à la suite de pansements phéniqués, des poussées eczémateuses véritables, mais survenant sur des sujets rhumatisants, c'est-à-dire sur des sujets prédisposés. Chez ces individus, ces poussées eczémateuses sont remarquables par leur ténacité et la fréquence des récidives. On a accusé la paraffine et les résines contenues dans la gaze de Lister de donner lieu à ces accidents ; on a également incriminé les impuretés du phénol, principalement ces gouttelettes insolubles qui nagent à la surface des solutions phéniquées préparées avec du phénol altéré par oxydation. Les gangrènes limitées, la mortification des doigts, le sphacèle des muqueuses peuvent survenir également après l'application locale de solutions phéniquées, incomplètement homogènes ; enfin, on a noté, chez des diabétiques, du sphacèle cutané.

Si les accidents locaux sont, en général, peu graves, il n'en est plus de même des accidents généraux : ceux-ci peuvent être aigus ou chroniques. Un symptôme commun à ces différentes formes de l'intoxication est la coloration de l'urine, coloration qui atteint son maximum d'intensité plusieurs heures après son émission ; la couleur peut varier du vert-olive au brun-sale, au brun noirâtre et même au noir ; cette coloration peut persister, parfois, longtemps après la suppression du pansement phéniqué. La réaction de l'urine est acide, mais cette urine subit cependant très promptement la fermentation ammoniacale ; son poids spécifique augmente, alors que diminue le volume d'urine excré tée. L'apparition de ces deux nouveaux facteurs, augmentation de la densité, diminution de volume du liquide, en rapport avec l'intensité de la coloration de l'urine, présente une importance considérable. Il y a dès lors une indication de suppression immédiate du pansement phéniqué : la coloration seule de l'urine ne présente aucune importance par elle-même. La mélanurie s'observe, le plus souvent, dans les cas de grandes suppurations, avec état général grave ; elle manque dans l'empoisonnement par la voie stomacale et dans l'expérimentation physiologique. Elle se manifeste surtout chez des individus dont l'activité de réparation des tissus est très grande, chez ceux qui présentent des plaies bourgeonnantes, de larges surfaces de réparation. C'est là un point de ressemblance très étroit avec l'une des principales causes déterminant l'intoxication iodoformique. On a attribué cette coloration à une méthémoglobinurie par altération du sang. Je ferai remarquer, à ce propos, que la présence de méthémoglobine dans l'urine, ainsi que je le disais précédemment, n'a pas été observée jusqu'ici avec une certitude suffisante. Cette coloration de l'urine est toujours accompagnée de l'apparition d'hydroquinone, de pyrocatéchine et de la diminution des sulfates urinaires, qui peuvent même disparaître complètement dans les cas d'intoxication grave.

La rapidité d'apparition des phènomènes d'intoxication aiguë est tout à fait comparable à celle qu'on observe dans les accidents causés par l'iodoforme. Dans les formes légères, la tête est lourde, le malade éprouve de la céphalalgie frontale ; puis éclatent des phénomènes gastriques (inappétence, dégoût des aliments, nausées et parfois vomissements). Cette forme légère d'intoxication peut s'observer même chez des individus ayant simplement séjourné dans une atmosphère phéniquée (chirurgiens pratiquant leurs opérations sous le spray phéniqué). Les formes graves se révèlent par des manifestations cérébrales dont l'apparition est plus ou moins rapide, l'intensité plus ou moins marquée. Le malade est plongé dans un collapsus profond, une sueur visqueuse suinte sur la peau devenue d'une pâleur livide; les extrémités sont froides, la sensibilité est éteinte, la cornée ne réagit pas au contact; les réflexes sont entièrement ou partiellement abolis, phénomène que n'explique pas l'hypothèse de P. BERT. Très rarement, on observe quelques convulsions généralisées, plus souvent, ces convulsions partielles que je signalais précédemment et qui sont tout à fait comparables aux trémulations fibrillaires produites par le passage d'un courant faradique; ces convulsions sont, au contraire, très fréquentes dans les empoisonnements déterminés par l'ingestion du phénol et dans l'expérimentation sur les animaux. A cette période, apparaissent les troubles digestifs, circulatoires et respiratoires. Le malade est en proie à des vomissements bilieux verdâtres (comme dans la péritonite), quelquefois même noirâtres et d'odeur phéniquée, se reproduisant à la moindre tentative de déglutition, et persistant parfois plusieurs jours après la disparition des autres symptômes alarmants. Souvent une diarrhée abondante, noire, fétide, accompagne ces vomissements. Il y a de la dysphagie et de l'hypersécrétion salivaire. La face est d'une pâleur cadavéreuse; une sueur abondante couvre le corps, les extrémités sont refroidies, le pouls est petit, filiforme, d'une fréquence extrême. La température s'abaisse d'autant plus que l'intoxication est plus grave et la dose de toxique absorbée plus considérable. Une température de 36° est fréquente dans ce cas (on a même noté un abaissement de 5 degrés); on a observé, parfois, au début de l'intoxication, une élévation passagère de la température. Les inspirations sont fréquentes, courtes, laborieuses, entrecoupées de pauses plus ou moins prolongées et, à la dernière période de l'intoxication, elles sont considérablement affaiblies et accompagnées de râle trachéal. L'iris est immobile, insensible aux excitations lumineuses. Dans beaucoup de cas, on voit survenir une néphrite albumineuse. Le collapsus s'aggrave; le pouls est filiforme, impossible à compter, la respiration est dyspnéique. La mort survient par arrêt de la respiration et du cœur; en moyenne, au bout de quatre à trente-six heures.

Dans les cas de guérison, le malade traverse des périodes d'amélioration et de rechute; le retour à la santé est lent, graduel et dure de huit à dix jours, au moins. La pneumonie, le catarrhe vésical, le sphacèle sont toujours des complications à redouter. Le pronostic est grave dans tous les cas, la mort survenant, en moyenne, dans 45 à 50 p. 100 des cas d'intoxication aiguë.

L'intoxication chronique, qu'il serait beaucoup plus exact d'appeler
« intoxication lente », est constituée, surtout, par des phénomènes d'intolérance. Les premiers symptômes peuvent apparaître, en effet, à une
époque déjà éloignée de l'application initiale et s'aggraver à chaque
nouvelle application de pansement phéniqué. Les enfants présentent
des troubles cérébraux, les adultes des troubles gastriques ou de nature
fébrile. Un malaise général, une céphalalgie tenace, de l'inappétence,
des nausées, des vomissements rebelles, parfois aussi de la paralysie
vésicale, constituent les symptômes de l'intolérance. Les urines sont
modifiées ; la température s'élève de 1° à 2°.

Cette forme lente de l'intoxication est très importante à reconnaître
à son début, afin d'éviter les erreurs de diagnostic et d'attribuer à une
affection intercurrente des symptômes relevant exclusivement de
l'intoxication phéniquée. Les symptômes disparaissent rapidement par
la seule suppression du phénol. Je signalerai aussi les dangers particuliers que présentent l'emploi des solutions phéniquées en pansements, mais
surtout en irrigations, vis-à-vis des plaies abdominales, des séreuses
(surtout la plèvre), des larges surfaces fraîchement saignantes, des cavités
articulaires, et des espaces médullaires des os. D'une part, l'action irritante du phénol sur le sympathique abdominal et même sur la plèvre
peut se traduire, comme toutes les irritations exercées sur ces organes,
par une syncope cardiaque. D'autre part, l'absorption est singulièrement
facilitée par le contact des solutions phéniquées avec les séreuses et les
larges surfaces saignantes ; mais cette absorption acquiert une intensité
encore bien plus considérable dans les cavités articulaires, dans les
espaces médullaires des os, et, dans ce dernier cas, elle devient aussi
rapide que par introduction directe dans le sang.

En résumé, le phénol se révèle comme un antiseptique efficace, mais
de moyenne activité, et qui doit être employé à doses relativement
fortes, parfois dangereuses en raison de leur toxicité. Deux solutions
sont employées couramment dans la pratique : la solution forte à
50 grammes par litre, la solution faible à 25 grammes par litre. La solution forte est irritante, excerce sur les muqueuses une action caustique
et ne peut être employée ni pour les injections dans les cavités closes
(injections vaginales), ni pour le lavage des mains sur lesquelles elle
détermine des accidents d'irritation trop intense. Quant à la solution
faible, son action est souvent encore trop irritante, notamment au point
de vue de son emploi pour l'antisepsie obstétricale. La solution
à 15 p. 1 000 se montre insuffisamment active sur les bactéries ; elle
nécessite, en effet, pour les détruire, un contact prolongé tout à fait
irréalisable dans la pratique. Le titre minimum des solutions à employer

doit être de 10 p. 1 000. Au point de vue antiseptique, l'avantage de l'emploi du phénol consiste, surtout, dans l'action qu'il exerce sur les bactéries pathogènes en diminuant leur virulence; et c'est là ce qui classe, en définitive, cette substance dans la catégorie des antiseptiques vraiment efficaces.

Modes d'administration. Doses. — L'emploi du phénol nécessitant la mise en œuvre de volumes assez considérables de solutions phéniquées, et les accidents d'intoxication pouvant se produire dans des circonstances assez nombreuses, il importe de choisir de bonnes formules de préparation pour les solutions mères qui serviront à obtenir les solutions diluées, faibles ou fortes. La formule suivante répond à toutes les exigences:

Phénol cristallisé.	300 grammes
Alcool ou glycérine.	600 »

Pour qu'il ne se produise pas une précipitation de phénol liquide par le mélange d'une solution concentrée avec de l'eau, il est indispensable que la quantité de phénol employé soit additionnée du double de son poids d'alcool ou de glycérine. Un pareil mélange ne laissera plus précipiter de gouttelettes de phénol par l'addition d'une quantité d'eau quelconque. 3 cuillerées à soupe de la solution obtenue avec la glycérine, 4 cuillerées à soupe de la solution préparée avec l'alcool, mélangées à un litre d'eau, donnent une solution phéniquée à 20 p. 1 000.

Je ferai remarquer, en passant, que l'alcool augmente la causticité du phénol et que, dans la préparation des solutions phéniquées à l'aide de ces solutions mères, il est extrêmement important d'assurer le mélange parfait du liquide alcoolique ou glycériné avec l'eau. Il est indispensable d'éviter que, par suite d'une dissolution imparfaite, une quantité plus ou moins considérable de la solution phéniquée forte ne reste au fond du vase, sans se dissoudre, et ne vienne, à un moment donné, par suite de son contact avec les téguments, causer les accidents dont j'ai relaté plus haut la physionomie.

Pour éviter avec toute certitude ces mélanges imparfaits, il est encore préférable, ainsi que le recommandait TARNIER, de faire préparer des séries de petits flacons renfermant la dose nécessaire pour la préparation d'un litre de solution, ce qui permet en même temps un contrôle facile de la quantité de solution phéniquée employée. On devra alors formuler:

Phénol cristallisé	20 grammes
Alcool ou glycérine.	40 »

A diluer dans un litre d'eau.

L'usage du phénol à l'intérieur et même en lavements est complètement abandonné aujourd'hui. On possède de bien meilleurs et de moins dangereux antithermiques. Aussi, dans ce but, a-t-on cherché, dans ces dernières années, à obtenir des dérivés du phénol, en espérant qu'ils ne présenteraient pas les inconvénients de ce composé. Ces dérivés sont nombreux et appartiennent à des catégories chimiques très différentes; pour pouvoir en donner une vue d'ensemble, j'ai tracé le tableau suivant dans lequel j'ai groupé ces différents composés dans l'ordre que leur assigne, d'une part, leur constitution chimique, d'autre part, leur rôle thérapeutique.

MONOPHÉNOLS	ISOMÈRES	DÉRIVÉS substitués à composition bien définie	ACIDES	ÉTHERS	DÉRIVÉS IODÉS	COMBINAISONS comparables aux sels métalliques	COMBINAISONS plus ou moins bien définies
Phénol $C^6H^5.OH$	Ne peuvent exister	Trichlorophénol Tribomophénol Trinitrophénol Aseptol Sozoiodol Oxyquinaseptol Sozol	Salicylique Diiodo salicylique	Salol Salophène Salacetol Anisol	Aristols phénoliques	Sodium Mercure Caféine	Camphre
Cresylol $C^6H^4 \begin{cases} CH^3 \\ OH \end{cases}$	Ortho Méta		Crésotique	Crésalol	Losophane Europhène	Sodium Mercure	Camphre Lysol Créolines Solutol Solvéol
Thymol $C^6H^3 \begin{cases} CH^3 \\ OH \\ C^3H^7 \end{cases}$	Carvacrol				Aristol Iodure de carvacrol	Sodium Mercure	Camphre
Naphtol $C^{10}H^7.OH$	Naphtol α	Hydronaphtol	Oxynaphtoïque	Bétol Benzonaphtol Asaprol	Aristols naphtoliques	Sodium Mercure	Camphre Microcidine

La recherche de nouvelles substances antiseptiques a présenté de l'intérêt au moment où l'on s'imaginait pouvoir lutter efficacement, grâce à leur intervention, contre les bactéries pathogènes en cours de prolifération dans un organisme vivant ; maintenant, l'expérience et l'observation ayant démontré que, dans beaucoup de circonstances, l'emploi des antiseptiques était plus nuisible qu'utile, en déterminant une diminution de l'activité vitale des cellules et un amoindrissement de leur capacité de résistance, il est inutile de s'appesantir sur l'étude de produits, en somme très voisins les uns des autres par leurs propriétés pharmacodynamiques, et dont le détail ne pourrait que faire naître une confusion fâcheuse. Je me bornerai donc à envisager les plus importants de ces produits.

THYMOL. — C'est le phénol du méthylpropylbenzène. Il cristallise spontanément dans l'essence de thym, où il existe en même temps que son isomère, le carvacrol, ou méthylisopropylphénol, et d'où on peut encore l'extraire par épuisement à l'aide d'une solution de soude caustique dans laquelle il est soluble et d'où on le précipite par neutralisation avec un acide. Il cristallise sous forme de prismes rhomboïdaux, d'une odeur rappelant celle du thym, de saveur piquante, poivrée, peu solubles dans l'eau, très solubles dans l'alcool, l'éther, l'acide acétique cristallisable, les alcalis. L'eau saturée d'acide borique en dissout 3 p. 1 000 et ce mélange constitue un bon antiseptique pour opérer des lavages et des pansements. Il est peu soluble dans la glycérine (1 p. 120). Lorsqu'on veut effectuer des solutions hydro-alcooliques telles que l'addition d'eau ne les précipite pas, il faut employer autant de grammes d'alcool que de centigrammes de thymol. La solution ainsi obtenue est irritante et même caustique. Le thymol est soluble dans les corps gras, les huiles, la vaseline, à condition de chauffer légèrement pour effectuer la dissolution.

Le thymol se montre environ dix fois moins toxique que le phénol chez les animaux. L'intoxication chronique est caractérisée par : amaigrissement, cachexie, paralysie motrice, diminution du nombre et de l'énergie des mouvements cardiaques et respiratoires, abaissement de température. D'après Lewin, l'ingestion de 10 centigrammes suffirait, chez l'homme, à empêcher les fermentations gastriques anormales. Avec 2 grammes, on a constaté une sensation de chaleur épigastrique, des douleurs gastralgiques, des nausées. Les accidents provoqués par l'absorption d'une trop forte dose consistent en : bourdonnements d'oreilles, sensation de constriction dans la région temporale, hypothermie, ralentissement respiratoire, accélération puis ralentissement du pouls, sueurs profuses, diarrhée, salivation. L'élimination a lieu par la muqueuse respiratoire et les urines, qui sont albumineuses et sanguinolentes dans les cas d'empoisonnement.

Le thymol est irritant et caustique comme le phénol et, comme lui aussi, anesthésique local. Il irrite les muqueuses et n'est pas toléré par le tissu cellulaire sous-cutané. Il présente l'avantage d'être un antiseptique énergique et efficace à dose beaucoup plus faible que le phénol. En outre, c'est un parasiticide très recommandable dans les cas d'ascarides, d'oxyures et d'ankylostomiase. On emploie alors sa solution huileuse en lavements : de 0gr50 à 2 grammes et plus dans 200 d'huile. Bozzolo, de Turin, a employé jusqu'à 10 grammes en solution huileuse, dans l'espace de vingt-quatre heures, pour le traitement de l'ankylostomiase. Le thymol se comporte encore comme un analgésique très efficace dans les cas de pulpite dentaire.

Le *thymol camphre* résulte du mélange de 5 p. de thymol avec 1 p. de camphre.

NAPHTOL. — Il en existe deux variétés désignées par les lettres α et β. Le naphtol α se présente sous forme d'aiguilles fondant à 94°, tandis que le naphtol β constitue des lamelles nacrées, fusibles à 123°. La variété α est moins toxique et d'une valeur antiseptique supérieure à celle de la variété β. Toutes deux sont très peu solubles dans l'eau (0gr20 p. 1 000) et cette solubilité est notablement augmentée par la saturation de l'eau avec l'acide borique (l'eau saturée d'acide borique en dissout 0gr80 p. 1 000). Le naphtol α est moins facilement transformé dans l'organisme en dérivé sulfoconjugué ; de là, sans doute, son action plus efficace.

On utilise surtout le naphtol pour réaliser l'antisepsie intestinale, c'est-à-dire à titre de modificateur du terrain, en même temps que l'action antiseptique et désinfectante s'exerce, à la fois, sur le contenu putride de l'intestin, sur les toxines et sur les bactéries. Il semble se produire une modification soit de la toxicité des produits absorbés, soit du pouvoir dialysant de la muqueuse intestinale. Dans la grande majorité des cas, l'observation montre que les selles diminuent et perdent leur odeur, la température s'abaisse, l'auto-infection s'atténue, l'état typhoïde décroît.

Le naphtol gagne beaucoup à être associé, notamment, avec le salicylate de bismuth et le charbon, ou la magnésie. La meilleure forme d'administration consiste à prescrire des cachets de 0gr50 à 1 gramme d'un mélange à parties égales de : naphtol, salicylate de bismuth, magnésie, en ne dépassant pas 6 grammes par vingt-quatre heures. L'association au bromhydrate de quinine, à la cannelle, à la rhubarbe est également recommandable.

Le *naphtol camphré* résulte du mélange de 2 p. de naphtol avec 1 p. de camphre ; c'est un liquide sirupeux, doué de propriétés antiseptiques locales très remarquables, mais d'une application douloureuse.

ÉTHERS PHÉNOLIQUES. — Dans le but d'éviter l'action parfois trop énergiquement irritante des phénols, on a proposé de leur substituer des éthers phénoliques. Les plus importants sont : le salol, le salophène, le salacétol, l'anisol, les salicylates de crésylols, de naphtols, les benzoates de phénol, de naphtol et de para-crésol.

Le *salol* est un salicylate de phényle ; il résulte de l'action du perchlorure de phosphore sur un mélange de salicylate sodique et de phénol sodé. Il est constitué par des cristaux aciculaires, doués d'une odeur et d'une saveur fortement aromatiques, et donnant au toucher la sensation d'un corps résineux. Le salol renferme 40 p. de phénol et 60 p. d'acide salicylique. Il est insoluble dans l'eau, la glycérine, les huiles lourdes ; soluble dans l'alcool (1 p. 10), la benzine, les essences, les huiles fixes, les huiles essentielles, l'éther, le chloroforme, la vaseline liquide. Il se dédouble, en présence des alcalis, en ses composants : phénol et acide salicylique. Ce dédoublement qui exige *in vitro* l'emploi de solutions alcalines bouillantes, s'effectue facilement en présence de ce concours de conditions que nous sommes encore réduits à appeler l'activité vitale des cellules ; et, précisément, l'inconstance de cette action décomposante des cellules de l'organisme sur le salol, jointe à son insolubilité, en fait un médicament dangereux à fortes doses.

Le *benzonaphtol* résulte de l'action du chlorure de benzoïle sur le naphtol. Il se décompose, dans l'organisme, en acide benzoïque et naphtol, ce qui le rend beaucoup moins offensant que le salol. C'est un bon antiseptique intestinal, jouissant, en même temps, de propriétés diurétiques et ne possédant ni les inconvénients du phénol, ni ceux de l'acide salicylique. Comme le salol, il est dédoublé seulement dans l'intestin où doit intervenir non seulement l'alcalinité du milieu, mais encore les diastases du tractus intestinal. Le benzonaphtol est moins actif que le salicylate de bismuth sur les complications de la putridité intestinale. Il cristallise en fines aiguilles, presque complètement insolubles dans l'eau (0,1 p. 1 000). On l'administre en cachets, par fractions de 20 à 30 centigrammes, aux doses de 5 grammes *pro die* pour les adultes et de 2 grammes pour les enfants.

GOUDRONS. CRÉOSOTE. GAIACOL. — Il existe trois variétés de goudrons : goudron végétal, goudron de houille, goudron animal.

Le *goudron végétal* est, exclusivement, réservé pour l'usage interne. Il provient de la distillation sèche, en vase clos et à haute température, de bois de conifères, plus particulièrement, en France, du pin maritime (*Pinus Pinaster*), ainsi que des débris les plus pauvres en résine. Le *goudron de Norvège* est fourni par

Pinus rubra. Il se compose d'un grand nombre de substances qui se forment par réaction pyrogénée dans la distillation du bois : monophénols [phénol ordinaire, les trois crésylols (méthylphénols correspondant au toluène), phlorol (diméthylphénol correspondant au xylène), pseudocuménol (triméthylphénol correspondant au pseudocumène), xylol (triméthylphénol correspondant au mésitylène)], diphénols (pyrocatéchine et ses éthers méthyliques : gaïacol et créosol), triphénols (éthers de dérivés du pyrogallol), carbures d'hydrogène (paraffine dont la présence le différencie du goudron de houille, naphtaline), résine empyreumatique, enfin alcools de la série grasse [alcool méthylique (esprit de bois)], et acides [acide acétique (acide pyroligneux)] qui impriment à ce goudron végétal ses caractères distinctifs. Sa réaction est nettement acide au papier de tournesol.

Le *goudron de houille* ou *coaltar* est constitué surtout par des hydrocarbures, des ammoniaques composées, des phénols. Sa réaction est faiblement acide ou même alcaline, et son odeur très différente de celle des deux autres variétés. Il renferme des hydrocarbures (de la série grasse : du pentane à l'octane ; de la série aromatique : du benzène aux carbures complexes les plus élevés à plusieurs noyaux benzéniques, tels que : anthracène, phénanthrène, fluoranthène), des dérivés hydrogénés et sulfurés de ces hydrocarbures (thiophène, méthylthiophène, etc.), des phénols mono et poly-atomiques (mais pas d'éthers, surtout d'éthers méthyliques, de ces phénols), des ammoniaques composés (amines phénoliques, aniline, toluidines, etc.), des composés pyrroliques, des bases pyridiques (depuis la pyridine jusqu'aux bases en C^{12}) et quinoléiques, ces derniers produits faisant du goudron de houille un produit tout à fait différent du goudron végétal et considérablement plus toxique. On ne l'emploie que comme désinfectant et pour l'usage externe.

Le *goudron animal*, appelé encore *Huile animale de Dippel*, possède une réaction fortement alcaline et une odeur tout à fait particulière. Il est caractérisé par la présence d'ammoniaque et d'ammoniaques composés, de bases pyridiques et quinoléiques, de cyanures (nitriles d'acides gras et cyanures alcooliques), de composés pyrroliques, de phénols (surtout mono-atomiques), d'hydrocarbures (surtout de la série du benzène), d'acides gras supérieurs. Les bases pyridiques et quinoléiques y prédominent.

Le goudron végétal s'emploie sous forme d'eau de goudron, obtenue en laissant séjourner de l'eau sur du goudron : il faut avoir soin de ne pas employer d'eau séléniteuse, parce que le sulfate calcique subirait une réduction donnant naissance à de l'hydrogène sulfuré. Cette eau de goudron possède des propriétés efficaces comme modificateur des muqueuses respiratoire et urinaire et comme antiseptique intestinal. On peut aussi l'administrer en pilules : goudron purifié et baume de tolu $\bar{a}\bar{a}$ 10 centigrammes, poudre de Dower 15 centigrammes (pour une pilule) ; ou encore : goudron purifié, benjoin de Siam, iodoforme $\bar{a}\bar{a}$ 10 centigrammes (pour une pilule). L'émulsion de goudron s'obtient, soit avec le goudron végétal, soit avec le coaltar, au moyen de la teinture de Quillaya (bois de Panama) : goudron 20, alcool 100, teinture de Quillaya 100, eau 780. On emploie aussi le goudron en pommade, au dixième et même au quart. Dans ce cas, on se sert de préférence de l'*Huile de cade* qui est le goudron du *Juniperus oxycedrus*.

Le goudron de houille est un produit énergiquement désinfectant, de même que les huiles lourdes de houille provenant de la distillation de ce goudron. En raison de leur violente toxicité, ces produits ne doivent jamais être utilisés pour l'usage interne ; leur odeur et leur saveur ne permettraient, d'ailleurs, pas facilement un semblable emploi. L'huile animale de Dippel n'a pas d'applications thérapeutiques ou hygiéniques.

CRÉOSOTE. — La *Créosote* fut isolée, en 1830, par REICHENBACH, des produits de la distillation sèche du goudron de hêtre. Il existe dans le commerce deux variétés de créosote : la créosote de houille, composée surtout de phénol et de crésylols, à réaction acide, dont l'usage doit être réservé pour la désinfection, et la créosote de bois ou créosote officinale, parfaitement neutre, qui est remarquable par sa richesse en gaïacol (éther méthylique de la pyrocatéchine) et en créosol (méthylgaïacol ou éther méthylique de homopyrocatéchine). C'est un liquide huileux, de couleur jaune, se colorant en rouge-brun à l'air, très caustique, d'une odeur forte, tenace et désagréable, à peu près insoluble dans l'eau à laquelle il communique cependant son odeur, soluble dans l'alcool, l'éther, les huiles et la plupart des dissolvants hydrocarbonés. La créosote dissout l'iode, le phosphore, le soufre, un certain nombre d'acides organiques (oxalique, tartrique, citrique, benzoïque, stéarique), la plupart des résines et des graisses. Elle coagule l'albumine ; c'est un toxique corrosif violent. Son nom lui fut donné parce qu'au moment de sa découverte on lui attribua la propriété de préserver les viandes de la putréfaction sans les rendre impropres à l'alimentation.

La créosote est quatre à douze fois plus antiseptique que le phénol, quoique moins toxique. Elle a été très employée pour l'usage interne, à la suite des travaux de BOUCHARD et GIMBERT en 1874. Pour obtenir un résultat efficace, il faut employer des doses assez élevées : on a pu arriver à faire tolérer jusqu'à 4 et 5 grammes par vingt-quatre heures. Elle a joui d'une réputation excessive dans le traitement de la tuberculose, et on a cherché à réaliser la sauration de l'économie par tous les procédés : ingestion, lavements, injections huileuses, inhalations. Elle possède des propriétés manifestement apéritives, et modificatrices des sécrétions bronchiques ; mais les expériences effectuées sur des lapins et des cobayes, à l'aide d'injections de produits tuberculeux, n'ont pas démontré l'action anti-bacillaire qu'on lui avait attribuée. Il est juste d'ajouter que les animaux succombent alors à une tuberculose miliaire aiguë qui n'est pas comparable à l'infection réalisée habituellement chez l'homme. Le gaïacol paraît, dans ce cas, plus efficace que la créosote. Cette dernière possède, en revanche, des propriétés remarquables comme antifermentescible dans la dyspepsie flatulente.

Les recherches expérimentales ont offert, néanmoins, cet avantage de montrer que la dose thérapeutique, suffisamment active pour affecter la vitalité du bacille de la tuberculose, sinon pour le tuer, était de 6 centigrammes par kilo de substance vivante, alors que la dose toxique, 17 centigrammes, est environ trois fois plus forte.

Modes d'administration. Doses. — Une excellente forme d'administration de la créosote est l'huile de foie de morue créosotée. On additionne 950 grammes d'huile de foie de morue de 50 grammes de créosote de hêtre bien pure, et on prescrit une à deux cuillerées à soupe matin et soir ; chaque cuillerée représente 60 centigrammes de créosote. La forme pilulaire, en utilisant le savon amygdalin comme excipient, permet une remarquable tolérance dans l'administration par voie gastrique. On formule : créosote pure de hêtre

10 grammes, poudre de savon amygdalin 25 grammes, masse à diviser en 100 pilules dont on prescrit de 8 à 15 et même 20 par jour.

Il faut, en effet, arriver à 2 grammes au moins de créosote, *pro die*, pour obtenir un résultat. On peut y arriver en combinant les différents modes d'introduction dans l'organisme : ingestion, lavements ou suppositoires, inhalations, injections ou frictions. Les inhalations se réalisent facilement en abandonnant de la créosote à l'évaporation spontanée dans la pièce habitée par le malade, ou en projetant dans l'atmosphère la vapeur d'un pulvérisateur de Lucas-Championnière, alimenté avec une solution hydro-alcoolique de créosote à 20 p. 100 et d'essence d'eucalyptus à 5 p. 100. Les injections se pratiquent avec une solution huileuse à 1 p. 15. Les frictions se pratiquent sous les aisselles, en avant et en arrière du thorax, avec 5 grammes de créosote incorporée à 75 grammes d'un mélange à parties égales de : lanoline, axonge, huile. Pour les lavements, on fait dissoudre 2 à 4 grammes de créosote dans 25 grammes d'huile d'olive, on émulsionne avec un jaune d'œuf, et on ajoute 200 grammes d'eau ou de mucilage de guimauve.

GAIACOL. — Ce produit étant le plus actif et le plus abondant de tous ceux contenus dans la créosote, on a cherché à l'employer seul, en utilisant une substance parfaitement pure, le gaïacol obtenu par synthèse. Toutefois, l'observation semble montrer que la créosote de hêtre, parfaitement pure et convenablement employée, donne des résultats supérieurs à ceux obtenus avec le gaïacol. Le seul avantage que présenterait ce dernier consisterait dans la certitude, facile à acquérir, de sa pureté. Le gaïacol se présente sous forme de cristaux prismatiques, fondant à 28°5, solubles dans l'alcool, l'éther, les huiles et un grand nombre d'autres dissolvants organiques, soluble en toutes proportions dans la glycérine anhydre, dans 7 parties de glycérine officinale à 28° B., soluble dans 60 fois son poids d'eau.

On emploie le gaïacol en pilules, aux doses de 10 à 30 centigrammes, *pro die*, fractionnées en 5 à 10 centigrammes par pilule. On peut aussi l'employer en solution dans l'huile de foie de morue (10 à 20 p. 1 000) ou dans un mélange d'eau et d'alcool. On injecte des solutions huileuses à 20 p. 100 et on y associe fréquemment l'iodoforme et l'eucalyptol.

L'application locale de gaïacol est anesthésiante et détermine un notable abaissement de la température centrale; mais cet abaissement thermique est bientôt suivi d'une réascension accompagnée de frissons, de sueurs profuses et de sensation de malaise tellement désagréable qu'on a promptement dû renoncer à son emploi, d'autant plus que le degré de température suivant la réascension dépasse parfois le degré de température initiale dont on avait cherché à obtenir l'abaissement au moyen du badigeonnage de gaïacol. Mélangé à la glycérine, le gaïacol est seulement analgésique.

Sous la dénomination de *Gaïacyl*, on a préconisé le sel calcique du dérivé sulfoné du gaïacol (sulfogaïacolate de chaux) dont les solutions aqueuses, de couleur rouge-violet, ne sont ni irritantes ni toxiques. On emploie les solutions à 5 et 10 p. 100 comme analgésique local et astringent, sur les muqueuses notamment.

ARISTOLS. — Lorsqu'on fait agir l'iode, en dissolution dans l'iodure de potassium, sur une solution alcaline d'un phénol, on obtient la formation d'un dérivé iodé désigné par l'appellation générique d'*aristol*. Tous ces produits iodés, qu'ils proviennent du phénol, de la résorcine, de l'acide salicylique, du sozoiodol, du carvacrol, du naphtol, du crésylol, de l'anthranol, etc., jouissent des mêmes propriétés et sont absolument comparables. Ils agissent surtout comme iodiques, contrairement à l'iodoforme qui ne doit pas être considéré comme un iodique et possède des propriétés pharmacodynamiques tout à fait particulières. Ce qui distingue précisément les aristols de l'iodoforme, c'est la facilité avec laquelle ils perdent leur iode sous les influences les plus légères.

Le terme d'aristol s'applique, plus spécialement, au dérivé iodé du thymol; c'est le dithymol iodé. Il constitue une poudre amorphe, de couleur rouge-brun clair, perdant peu à peu sa coloration par suite du dégagement lent et continu de l'iode. Il est très altérable par la chaleur et la lumière; soluble dans l'éther, le chloroforme, la benzine, les huiles fixes, la vaseline; très peu soluble dans l'alcool, insoluble dans l'eau et la glycérine. L'aristol est peu toxique, son élimination est rapide. On l'emploie avec avantages à titre de cicatrisant, et il a donné d'excellents résultats dans le traitement des ulcères atoniques, ainsi que pour le pansement des plaies tuberculeuses.

En général, l'aristol est moins antiseptique que l'iodoforme; il ne contracte pas, comme lui, de combinaisons avec les matières albuminoïdes. Sa qualité antiseptique est due, surtout, au dégagement lent et continu d'iode. En revanche, il possède sur l'iodoforme l'avantage de ne pas provoquer d'accidents toxiques.

IODOFORME

L'iodoforme est un dérivé du méthane correspondant au chloroforme, c'est le méthane ou formène triiodé CHI^3. Il a été découvert en 1822 par Sérullas, étudié par Dumas et Bouchardat, appliqué à la thérapeutique par Lazanski et von Mosetig-Moorhof. Il prend naissance lorsque de l'iode se trouve, en présence d'un alcali, au contact d'une foule de matières organiques, notamment : l'alcool, l'éther, l'acétone, la dextrine, le sucre de canne, le glucose, les gommes, les matières albuminoïdes, etc.

L'iodoforme renferme 96,70 p. 100 d'iode. Il se présente sous forme de petites tables hexagonales ou de paillettes d'une couleur jaune-soufre, douées d'une odeur spéciale, désagréable et tout à fait caractéristique. Il fond à 120° et se volatilise en subissant une décomposition partielle. Il est presque insoluble dans l'eau (1 p. 5 000), peu soluble dans l'alcool (alcool à 90° : 1 p. 80 à froid, 1 p. 12 à l'ébullition), plus soluble dans l'éther (1 p. 6). Sa solubilité dans l'alcool et l'éther augmente en présence du camphre. Il est encore soluble dans le chloroforme, la benzine, les huiles fixes et volatiles.

L'iodoforme est très altérable, surtout en solution, par les radiations lumineuses; et des traces de pyrogallol, d'hydroquinone, d'aniline, d'aldéhyde empêchent cette décomposition. L'eau distillée, agitée avec de l'iodoforme en poudre, puis filtrée et traitée par une solution d'azotate d'argent ne doit pas donner de réduction après vingt-quatre heures. On a remarqué que les variétés donnant lieu à une réduction du nitrate d'argent occasionnaient plus facilement des phénomènes d'intoxication, de même que l'iodoforme altéré par un séjour au contact de la lumière.

Bouchardat eut, le premier, en 1836, l'idée de l'employer en médecine, à

cause de sa richesse en iode. RIGHINI reconnut, en 1853, son pouvoir désinfectant. Ses propriétés thérapeutiques, relativement à la résolution des engorgements glandulaires, au traitement de la tuberculose, à son action désinfectante
et analgésique locale sur les plaies, à l'accélération de la cicatrisation, à l'action modificatrice des plaies ulcéreuses et atoniques, avaient été mises en évidence par l'Ecole française (MORÉTIN, DEMARQUAY, ADRIEN MAITRE, HUMBERT,
FÉRÉOL, LAILLER, BESNIER, etc.) quand les observations de VON MOSETIG-MOORHOF,
de MICKULICZ, de BILLROTH, venant confirmer et étendre celles de MOLESCHOTT
(de Turin), lui imprimèrent, à propos du pansement des plaies, un essor qui le
fit utiliser en quantités telles que des accidents nombreux et graves d'intoxication ne tardèrent pas à se montrer et à jeter la défaveur sur son emploi.

En réalité, son pouvoir antiseptique est faible, et s'il était permis d'employer
ici cette expression, on pourrait dire, à titre d'image tout au moins, qu'il ne fait
qu'engourdir, hypno-anesthésier les bactéries et provoquer un retard dans leur
évolution. Cela serait vrai surtout pour le bacille tuberculeux qui resterait
capable de revenir à son évolution normale dès qu'il ne se trouve plus en présence d'un milieu de culture imprégné d'iodoforme. Un fait qui paraît ressortir nettement des expériences effectuées sur les animaux, c'est la modification
de la virulence du bacille qui ne peut plus provoquer qu'une maladie expérimentale atténuée. Son action antiseptique est plus accentuée sur les microbes
de la putréfaction. L'état soluble augmente notablement le pouvoir antiseptique.

Antiseptique médiocre *in vitro*, l'iodoforme devient très actif lorsqu'il se
trouve dans des conditions telles que sa décomposition ou sa combinaison avec
certains principes immédiats de l'organisme puisse s'effectuer. A ce point de
vue, comme on peut aussi le remarquer dans maintes circonstances analogues,
l'activité vitale des cellules, les réactions physico-chimiques intra et juxta-cel-
lulaires jouent un rôle prépondérant. La diminution ou la suppression des
sécrétions dans les plaies, une sorte de vernis protecteur qui se forme avec la
sérosité, la mise en liberté de petites quantités d'iode au sein des tissus, la formation de combinaisons insolubles et inactives de l'iodoforme ou de l'iode avec
les toxines, les ptomaïnes, etc., sont autant de conditions qui permettent d'interpréter les bons effets des doses modérées. C'est un agent excellent pour empêcher l'infection, mais insuffisant pour la faire disparaître. Il est précieux pour
les pansements devant rester à demeure.

Absorption. Métamorphoses. Élimination. — Grâce à sa
propriété d'émettre des vapeurs à la température ambiante, l'iodoforme
est absorbé par la peau ; il l'est encore plus facilement par les muqueuses,
la surface des plaies ; l'absorption devient remarquablement active s'il
s'agit de tissu adipeux, comme celui des mamelles : elle est alors favorisée par l'intervention des matières grasses, ainsi que cela arrive
également dans l'intestin.

L'iodoforme subit une décomposition partielle dans l'économie, car
une petite quantité d'iode s'élimine à l'état d'iodure alcalin par les
urines. On a émis l'hypothèse de la formation, au moins transitoire, de
dérivés iodés des albuminoïdes. Mais la majeure partie de l'iodoforme

est absorbée en nature, sous forme de combinaison organique spéciale, *car la symptomatologie des accidents de l'intoxication iodoformique n'est pas du tout identique à celle de l'intoxication par l'iode.*

On a voulu expliquer l'intoxication par la formation d'un dérivé albuminoïde iodé, prenant naissance par dédoublement de l'iodoforme dans le tissu cellulaire sous-cutané ou à la surface des séreuses ou dans l'intestin, qui pénétrerait ensuite dans le sang et s'y décomposerait en provoquant les phénomènes caractéristiques de l'intoxication. Mais, dans cette hypothèse, la symptomatologie devrait encore être la même que celle de l'intoxication par les iodiques. On ne peut méconnaître des différences capitales entre les symptômes de l'iodisme et ceux de l'iodoformisme ; les dégénérescences graisseuses et les effets narcotiques ne s'observent pas avec l'iode, et on doit noter que l'iodoforme affecte surtout le cerveau et le cœur. De plus, dans les cas d'empoisonnement iodoformique, on ne retrouve pas ou très peu d'iode dans l'urine, à l'état d'iodure minéral, tandis qu'il y en a dans les cendres, ce qui prouve l'existence d'un dérivé organique à iode dissimulé. L'hypothèse la plus vraisemblable me paraît être la formation d'une combinaison d'iodoforme avec les albuminoïdes, analogue à celle que réalise le phénol et possédant sensiblement les mêmes propriétés toxiques.

L'élimination a lieu par tous les émonctoires : urine, salive, sueur, larmes, lait, mucus nasal, flux menstruel, matières fécales, eaux de l'amnios, humeur vitrée, poils et plumes, air expiré. Les iodures minéraux apparaissent dans l'urine quelques heures après l'application du premier pansement et à peine une heure après l'absorption par voie gastro-intestinale. La quantité ainsi éliminée ne représente qu'une très petite quantité de l'iode existant dans l'iodoforme. La cessation de cette élimination d'iode à l'état d'iodure minéral, en rapport étroit avec les accidents plus ou moins graves d'intoxication, est également en rapport avec la rétention de l'iodoforme dans l'organisme et la formation des combinaisons albumino-iodoformiques ou l'absence ou l'insuffisance de leur destruction dans l'organisme.

Action physiologique. — La toxicité de l'iodoforme est variable avec les espèces animales, chez le cobaye 2 grammes, chez le lapin 3 grammes, chez le chien 4 grammes d'iodoforme, administrés à l'intérieur, suffisent pour provoquer des manifestations toxiques et, quelquefois, la mort. L'action locale irritante à la suite d'un contact très prolongé est surtout une question de prédisposition individuelle et tient, sans doute, à une plus ou moins active décomposition de l'iodoforme. L'action analgésique locale est des plus marquées; on peut même observer une action anesthésique générale assez incomplète et accompagnant seulement les phénomènes toxiques.

L'action sur l'appareil digestif dépend du véhicule et de la durée de l'administration. Quant à l'influence sur le système nerveux, elle ne devient évidente qu'aux doses toxiques. Des doses modérées produisent le ralentissement des contractions cardiaques; des troubles de la circulation et de la respiration se montrent aux doses toxiques, et on note l'arrêt paralytique du cœur chez les animaux intoxiqués. Chez les grenouilles, on constate la diminution du nombre des contractions cardiaques et l'augmentation de leur énergie, puis une accélération considérable et enfin l'arrêt en diastole. La contractilité de la fibre cardiaque persiste. Après destruction du bulbe, on n'observe plus de troubles cardiaques; l'action de l'iodoforme s'exerce donc, principalement, sur le centre bulbaire du pneumogastrique, l'influence sur la fibre musculaire cardiaque et les ganglions intrinsèques est tout à fait secondaire. La respiration s'arrête avant le cœur. Souvent, on note une reprise de l'activité myocardique après un premier arrêt.

D'ailleurs, l'iodoforme est remarquable par sa variabilité d'action. Chez les chats et les chiens, une dose de 50 centigrammes à 1 gramme par kilo détermine du *narcotisme* que l'on n'observe pas chez les lapins et les cobayes, même à dose toxique; chez ces derniers animaux, on constate une sorte d'anesthésie généralisée sous l'influence de l'inhalation des vapeurs. Chez l'homme, on a pu administrer 1 gr. 50 à 2 grammes en vingt-quatre heures sans voir se produire de narcose. La solubilisation de l'iodoforme favorise beaucoup la production des accidents; aussi est-ce, principalement, dans les cas où l'on a utilisé l'huile iodoformée, ou bien lorsque des pansements avec l'iodoforme pulvérulent ont été effectués dans des régions riches en graisse, que l'on a vu survenir des phénomènes toxiques. En général, ces accidents ne se produisent qu'avec des doses élevées et sont favorisés par l'âge, l'état de cachexie, le cancer.

L'emploi simultané du phénol et de l'iodoforme pour les pansements augmente les chances d'intoxication; par suite de l'action fâcheuse que le phénol exerce sur le rein, il se produit, sans doute, une élimination insuffisamment rapide de la combinaison toxique, en même temps que, d'autre part, les actions offensives sur l'économie des combinaisons albumino-phénoliques et albumino-iodoformiques s'ajoutent, et même, s'exaltent.

Les règles qui doivent présider à l'emploi de l'iodoforme en pansement sont les suivantes : doses aussi faibles que possible, ne pas trop serrer le pansement, ne pas laver la plaie pour appliquer ensuite l'iodo-

forme sur une surface bourgeonnante (les bourgeons charnus absorbent
et décomposent plus activement qu'une plaie récente), ne pas employer
(au moins en grande quantité) l'iodoforme porphyrisé et se servir de
préférence de l'iodoforme en cristaux dont l'action est plus lente et plus
continue. On a vu des doses de 2 à 3 grammes produire, dans le voisinage d'une plaie, des phénomènes rappelant l'érysipèle et le phlegmon.

Intoxication. — Les symptômes de l'intoxication iodoformique sont communs aux différentes formes, mais d'acuité fort différente.

Forme bénigne. — Ses manifestations consistent en un léger malaise, des nausées, de la céphalalgie, quelquefois des vomissements, la sensation d'une
saveur et d'une odeur particulières et fort désagréables, se produisant notamment par le contact d'un métal (surtout l'argent) avec la muqueuse de la
bouche. On a voulu faire de ce signe, dit signe de l'argent, la caractéristique
du début de l'intoxication, mais rien n'est plus inexact, cette saveur étant
éprouvée, dans un grand nombre de cas, par des individus ayant à peine touché à de l'iodoforme ou seulement respiré ses vapeurs. Et je ferai remarquer,
en outre, que ces sujets ne sont pas particulièrement susceptibles à l'influence
toxique, puisqu'on a pu employer chez eux l'iodoforme en pansement, durant
une période de temps assez prolongée, sans qu'il en résultât autre chose que ce
désagrément auquel quelques sujets finissent même par s'habituer. Il ne me
paraît avoir d'importance que parce qu'il entraîne le dégoût et des difficultés
très sérieuses dans l'alimentation de certains individus, ce qui peut constituer
une cause grave d'affaiblissement. L'embarras gastrique peut être plus marqué,
avec langue saburrale, répulsion pour les aliments, mais sans élévation de
température.

A ces phénomènes viennent se joindre une excitation intense, une mobilité
extrême, une insomnie presque absolue, souvent du délire nocturne. Au contraire, pendant le jour, on observe un état particulier d'apathie et de mélan-
colie que l'on a vu aboutir à la lypémanie. On a constaté du délire chez les
alcooliques, des accidents méningitiques chroniques chez les aliénés. Le malade
est en proie à la tristesse et à l'inquiétude; il est sujet à une crise de larmes
pour les causes les plus futiles. Le pouls est faible et fréquent (110 — 120 et parfois plus). On remarque un défaut de parallélisme entre le pouls et la température.

On voit se produire des éruptions polymorphes accompagnées de vives
démangeaisons et de sensations de brûlure (érythème des préparateurs de gaze
iodoformée). Le plus souvent, ce sont des érythèmes papuleux montrant des vésicules citrines comme dans l'eczéma, parfois des éruptions confluentes rappelant la
rougeole et la scarlatine. Ce sont de véritables feux de paille, dans la grande
majorité des cas, sans la moindre gravité. Ces éruptions varient depuis la
simple irritation jusqu'à l'exanthème aigu généralisé qui est alors accompagné
de phénomènes généraux. On observe un contraste saisissant entre le bel
aspect de la plaie et l'inflammation, plus ou moins intense, de la peau saine
environnante.

Le plus généralement, ces éruptions ne s'observent que chez des sujets
offrant une prédisposition individuelle ou ayant présenté des affections cutanées antérieures. Cependant TAYLOR a vu des individus devenir eczémateux à
la suite d'un usage réitéré et prolongé de l'iodoforme. Il est nécessaire que le

tégument présente une lésion servant de porte d'entrée; cette lésion peut être suffisamment réalisée par la compression ou par une irritation prolongée comme celle amenant les érythèmes professionnels, mieux encore par une action irritative concomitante (emploi des caustiques). La conjonctive présente une tolérance remarquable.

Quelquefois, ces éruptions apparaissent tardivement. On a noté le polymorphisme sur le même individu : érythème aux mains, éruption vésiculeuse aux avant-bras, éruption rubéolique sur le tronc; mais elles se rapportent surtout à trois types : rubéolique, scarlatiniforme, ortié; rarement elles revêtent le type du purpura. Le type scarlatiniforme débute avec élévation de température. Il faut, en outre, que la plaie réunisse certaines conditions de surface, d'activité réparatrice, de contact prolongé avec l'iodoforme, et que le terrain soit préparé par l'idiosyncrasie, la dépression, la misère physiologique. Toutefois, dans certains cas (ulcères atones, tuberculeux), cette action stimulante exercée par l'iodoforme est utile pour la guérison.

Tous ces phénomènes disparaissent rapidement par suppression du pansement ou des causes d'absorption de l'iodoforme. On observe une extrême irrégularité dans l'apparition, la marche et la succession de ces accidents; ils défient toutes règles et toutes prévisions.

Forme grave. — Elle est caractérisée par les mêmes symptômes, présentant seulement un caractère plus aigu. L'anorexie est absolue; il se produit des vomissements par le simple contact des aliments avec l'estomac; le patient ressent une brûlure au creux épigastrique. La dénutrition se montre rapide, accompagnée d'amaigrissement.

Ce qui imprime à ce syndrome un caractère assez particulier, ce sont les phénomènes nerveux graves éclatant pendant la nuit. Ils consistent en hallucinations, alternatives de coma et de délire maniaque et même furieux; le sujet se croit persécuté par des êtres imaginaires, en butte à un danger imminent. On n'observe pas de retour au calme pendant la journée, mais le malade est abattu, prostré, son intelligence altérée; il est en proie à la tristesse, à des crises de larmes, à la crainte de la mort.

Le pouls est petit, dépressible. Lorsqu'il devient ondulant et rapide au point de ne pouvoir être compté, c'est un signe d'une extrême gravité. On note souvent de l'élévation de température (39-40). On voit survenir une néphrite toxique avec oligurie.

Les périodes d'excitation et de dépression peuvent se succéder pendant des jours et des semaines; puis, on voit apparaître une modification brusque vers la guérison ou, au contraire, les accidents s'aggravent, le collapsus s'exagère, la respiration revêt le type de Cheyne-Stokes, la mort survient par syncope cardio-pulmonaire.

La mort se produit dans 40 à 45 p. 100 des cas d'intoxication grave, le pronostic est donc plutôt fâcheux. Il faut ajouter que ces phénomènes d'intoxication se montrent d'une façon relativement rare, mais alors ils sont souvent graves. Les éruptions se montrent dans 7 p. 100 des cas, environ. La statistique a donné pour 100 : cas légers 13, cas graves 44, cas mortels 43. Les enfants sont peu sujets à cette intoxication qui se montre, au contraire, fréquente chez le vieillard. Les éruptions s'observent surtout chez l'adulte. Les lésions anatomiques sont remarquables par l'existence de la dégénérescence graisseuse du cœur, du foie et des reins.

Modes d'administration. Doses. — On a employé les solutions saturées dans le chloroforme ou l'éther [DUPIN (de Toulouse), injection de solution éthérée pour le traitement des tumeurs blanches]. On utilise aussi le collodion dans lequel l'iodoforme est soluble, les pommades, les gazes, crayons, bougies, etc. On a cherché à corriger ou atténuer l'odeur si désagréable et si révélatrice de l'iodoforme; on y arrive, dans une certaine mesure, en lui ajoutant un dixième de coumarine ou de vanilline; ou bien de l'acide cinnamique, de l'essence de menthe, de l'essence de lavande, en quantité égale à celle de l'iodoforme; du menthol, dans la proportion de un vingtième. Le café en poudre, le goudron, se montrent aussi comme de bons correctifs désodorisants.

Pour l'usage interne, l'iodoforme s'administre sous forme pilulaire, chaque pilule contenant, au maximum, 10 centigrammes d'iodoforme. On peut l'associer à l'extrait mou de quinquina, à l'opium, au goudron. L'association de la codéine à l'opium et à l'iodoforme exerce une remarquable action sédative sur la toux. On prescrira des pilules contenant : iodoforme 5 centigrammes, extrait thébaïque 2 centigrammes, codéine 1 centigramme, extrait mou de quinquina, Q. S. (par pilule) dont on pourra administrer de une à quatre par vingt-quatre heures.

On a beaucoup préconisé l'emploi, en injections intra-musculaires, de l'iodoforme associé à l'eucalyptol et au gaïacol dans le traitement des tuberculoses. L'expérience n'a pas vérifié les espérances que l'on avait fondées au début sur ce traitement.

Diiodoforme. — On a donné ce nom à l'éthylène periodé C^2I^4, l'iodoforme étant le méthane dans lequel tout l'hydrogène du groupe méthylique est remplacé par de l'iode. C'est un composé à peu près inodore, extrêmement stable et dont cette stabilité même démontre l'inactivité. Il résiste, en effet, à l'action de l'acide azotique bouillant et n'est décomposé que par la potasse alcoolique bouillante.

On a, dans les *Aristols*, de bien meilleurs et plus efficaces succédanés de l'iodoforme, en tant que composé iodique, car nous venons de voir que l'iodoforme manifeste, en outre, des propriétés tout à fait spécifiques.

Ve CLASSE. MODIFICATEURS LOCAUX

TOPIQUES

Les médicaments topiques, ou modificateurs locaux, sont des agents thérapeutiques sans élection fonctionnelle propre, et dont l'influence ne dépend pas tant de l'énergie chimique qu'ils développent que de la durée et de l'intensité de leur action ainsi que du point de leur application. Ils ont été divisés en trois groupes : neutres ou protecteurs, astringents, irritants et caustiques. Les premiers, comme l'indique leur nom, ne possèdent aucune action propre. Ceux des deux autres groupes, au contraire, exercent une action modificatrice sur les tissus avec lesquels ils sont en contact, et certains d'entre eux, suivant leur mode d'emploi, peuvent agir soit comme astringents, soit comme irritants, soit même comme caustiques. Les irritants ne provoquent pas, à proprement parler, une désorganisation vraie des tissus, mais une modification fonctionnelle transitoire. Les astringents, en raison de l'action coagulante qu'ils sont susceptibles d'exercer sur les albuminoïdes avec lesquels ils se trouvent en contact, produisent une altération moléculaire passagère. Les caustiques, au contraire, déterminent une modification permanente des tissus.

GROUPE I. — NEUTRES OU PROTECTEURS

Sous le nom de *corps neutres*, on désigne des substances ne possédant pas la moindre affinité pour les tissus avec lesquels on les met en contact et qui, contrairement aux astringents, n'exercent à la suite de leur application ni irritation, ni compression. Ils isolent les tissus du milieu extérieur, d'où leur nom de *protecteurs ;* ils relâchent et diminuent la tonicité des tissus, les rendent plus mous et plus perméables, d'où encore leur nom d'*émollients*.

Un certain nombre d'entre eux méritent spécialement ce dernier nom, en raison de l'action sedative qu'ils exercent sur les tissus enflammés, par suite de l'apport d'eau et de matières mucilagineuses (féculents, mucilagineux). D'autres agissent, surtout, en constituant aux surfaces enflammées une couche protectrice contre les irritations mécaniques et thermiques (mucilages, corps gras) ; d'autres enfin, sont de véritables corps neutres qui aident à l'absorption des substances médicamenteuses en les émulsionnant ou en les dissolvant, ou encore, en favorisant par leur présence les courants osmotiques dans l'intérieur des tissus (sucres, corps gras).

Mucilagineux. — Les mucilagineux sont constitués surtout par les gommes, les mucilages proprement dits et les gélatines.

Les *Gommes* sont des matières hydrocarbonées complexes, encore mal connues au point de vue chimique, intermédiaires entre la cellulose et les sucres. On emploie surtout en médecine : La *Gomme arabique*, fournie par divers *Acacia*, constituée par un mélange d'*arabine* $C^{10}H^{18}O^9$ et de *gummine* $C^{12}H^{22}O^{11}$, anhydrides de pentose et d'hexose, unis l'un et l'autre à de la chaux.

La gomme adraganthe, fournie par divers *Astragalus*, est constituée surtout par de la *bassorine*. Contrairement à la précédente, cette gomme ne se dissout pas dans l'eau, mais se gonfle pour donner un mucilage persistant.

La gomme arabique est surtout utilisée pour la fabrication du sirop de gomme ou de la potion gommeuse du Codex qui sert de véhicule à un grand nombre de substances. La gomme adraganthe, employée aux doses de 25 à 30 centigrammes dans une potion, sert à tenir en suspension des poudres insolubles.

Les *Mucilages* se rapprochent beaucoup de la gomme adraganthe et ne font que se gonfler dans l'eau. Traités par les acides étendus, ils donnent des gommes solubles et un sucre. Les principaux produits végétaux renfermant des mucilages utilisés en médecine sont :

La *Graine de Lin*, ou semence du *Linum usitatissimum* qui renferme, en outre, une huile fixe et dont la farine sert à faire des cataplasmes.

Le *Lichen d'Islande* qui contient également une matière amylacée, la *lichenine* et un acide particulier, l'*acide protocétrarique*, qui possède des propriétés anti-émétiques.

La *Guimauve* (*Althœa officinalis*) dont la racine est employée en décoction.

Les anciens thérapeutes employaient en tisanes une foule de plantes qui n'étaient actives que par les mucilages qu'elles contenaient : fleurs pectorales, mauve, violette, tussilage, pied de chat, pariétaire, bouillon blanc, etc.

Substances amylacées et sucrées. — L'*amidon* est une substance blanche pulvérulente, de saveur fade, insoluble dans l'eau froide, formant avec l'eau bouillante une sorte de gelée. Elle se trouve dans les graines des céréales, dans un grand nombre de racines et certains fruits. On emploie principalement l'amidon de blé et la fécule de pomme de terre. C'est, surtout, un aliment ; il n'est utilisé en médecine que pour fabriquer des cataplasmes et le glycéré d'amidon (10 grammes d'amidon dans 140 de glycérine). On utilise également l'orge (*Hordeum vulgare*) qui lorsqu'elle est mondée sert à la préparation d'une tisane émolliente. (Voir p. 570.)

Le *sucre cristallisé* est retiré de la canne à sucre (*Saccharum officinarum*) ou de la betterave (*Beta vulgaris*). Il sert surtout à édulcorer les médicaments et à préparer le *sirop simple* du Codex qui contient 1700 grammes de sucre pour 1000 d'eau distillée.

Le *lévulose* a été préconisé pour l'alimentation des diabétiques ; il se retire surtout du miel. Les sucres sont, à la fois, des aliments et des excitants cellulaires énergiques, par suite de leur pouvoir osmotique élevé en solutions hyperisotoniques.

Comme édulcorant, on emploie également la *racine de Réglisse* (*Glycyrrhiza glabra*) qui contient un glucoside, la *glycyrrhizine*, possédant une saveur sucrée très agréable et supérieure à celle du sucre.

Corps gras et Matières grasses. — On range sous cette rubrique un certain nombre de substances retirées du corps des animaux ou des plantes et qui sont constituées par des mélanges, en proportions variables, de principes définis. On peut les diviser en huiles proprement dites, liquides à la température ordinaire, en substances plus ou moins solides, beurre, graisses, en substances solides, cires. Il faut y ajouter les matières grasses minérales.

La *Glycérine*, classée parmi les corps gras, dont elle est un produit de dédoublement, est un liquide oléagineux, de consistance sirupeuse, de saveur douce, possédant une grande affinité pour l'eau. En raison même de cette propriété, ce n'est pas, à proprement parler, un corps neutre : en solution concentrée, c'est un irritant par déshydratation pour les muqueuses, au contraire, appliquée sur la peau saine, c'est simplement un protectif. Employée à l'intérieur, elle est partiellement absorbée et détermine, lorsqu'elle a été administrée aux doses de 20 à 30 grammes au moins, une action purgative par exagération du péristaltisme intestinal, suite de l'irritation qu'elle a provoquée. Son emploi dans ces conditions n'est pas à recommander ; et elle doit rester un protectif de la peau et un dissolvant de certaines substances médicamenteuses peu solubles dans l'eau.

Huiles. — On utilise surtout comme excipients l'*huile d'olive* et l'*huile d'amandes douces* pour l'obtention de préparations telles que par exemple : le baume tranquille, l'huile de camomille. l'huile camphrée, l'huile phosphorée, etc.

Matières grasses solides. — Dans ce groupe on emploie surtout :

L'*Axonge* ou saindoux, graisse de l'épiploon du porc. Cette substance a été longtemps la base des pommades, elle est de plus en plus remplacée par la vaseline et la lanoline qui ne rancissent pas et ne deviennent pas irritantes par acidification. L'*axonge benzoïnée* contenait 5 grammes de teinture de benjoin par kilogramme.

La *Lanoline* est une matière grasse retirée du suint de la laine de mouton et constituée par un mélange d'éthers de la cholestérine et d'acides gras. C'est une substance glutineuse, jaunâtre, fusible vers 42°, facilement miscible à son poids d'eau et au double de son poids de glycérine. Elle traverse l'épiderme intact en entraînant les substances médicamenteuses auxquelles elle est mélangée. En raison de ces différentes propriétés, c'est un des meilleurs excipients pour les pommades. Il faut éviter de l'employer seule et l'associer par parties égales à la vaseline.

Le *beurre de Cacao* est une huile concrète retirée des semences de cacao. Il est solide, onctueux, légèrement aromatique. On le réserve pour la fabrication des suppositoires et de quelques rares pommades pour les lèvres et les seins.

Cires. On utilise encore quelquefois la cire blanche, fournie par les abeilles, qui était employée autrefois pour la composition du *cérat* simple (cire 1 p. huile d'amande douce 3 p.).

Les *matières grasses minérales* sont constituées par des mélanges d'hydrocarbures, provenant de la distillation des huiles de pétrole. La *Vaseline* est un mélange d'hydrocarbures non volatils, demi-solide, amorphe, plus ou moins colorée suivant son degré de purification. Elle est insipide, inodore et neutre lorsqu'elle est pure. Elle est insoluble dans l'eau et la glycérine, soluble dans le chloroforme, l'éther, les huiles. Elle est inoxydable, inaltérable à l'air, elle n'est modifiée ni par les acides, ni par les alcalis. Elle ne s'absorbe ni par la peau, ni par les muqueuses; c'est le type des corps neutres et des protecteurs. Elle sert surtout à la préparation des pommades et dissout un certain nombre de substances médicamenteuses qui sont utilisées comme topiques ou antiseptiques.

PRÉPARATIONS ADHÉSIVES. — On utilise surtout comme isolants et comme supports pour des topiques les préparations suivantes dont la plupart n'ont, par elles-mêmes, aucune action.

Diachylon. — Le diachylon ou sparadrap de diachylon-gommé s'obtient en étendant sur une toile *l'emplâtre diachylon*, constitué par un mélange complexe dans lequel entrent surtout un savon de plomb et des gommes-résines.

Taffetas d'Angleterre. — Ce taffetas s'obtient en étendant de la colle de poisson dissoute dans l'alcool sur des bandes de tissu mince et flexible.

Traumaticine. — On désigne sous ce nom une solution, à 10 p. 100, de gutta percha dans du chloroforme. On y incorpore un certain nombre de topiques et on l'étend sur la peau au moyen d'un pinceau.

Collodion. — Ce liquide sirupeux, très adhésif, est obtenu en dissolvant du fulmicoton dans un mélange d'éther et d'alcool à 95°. Pour le rendre élastique on lui ajoute 7 p. 100 d'huile de ricin. Il peut être additionné d'un certain nombre de topiques irritants ou antiseptiques.

Stérésol — BERLIOZ désigne sous ce nom un vernis antiseptique à base de gomme laque, de benjoin et de baume de tolu en solution dans l'alcool.

Topiques de Unna. — On désigne sous ce nom des emplâtres constitués par un mélange de gélatine, de glycérine et d'oxyde de zinc.

A côté de ces topiques, UNNA préconise l'emploi d'un savon spécialement préparé, qu'il désigne par l'appellation de *molline* ou *savon fondamental*, constituant un excellent excipient; ce savon renferme, environ, 4 p. 100 de graisse en excès. Voici sa composition :

Graisse de bœuf.	60	parties
Huile d'olive	7	— 5
Lessive de soude	22	—
Lessive de potasse	11	—

En lui incorporant des quantités variant de 1 à 10 p. 100 des différents topiques que l'on veut utiliser, on réalise des préparations adhésives d'activité très efficace et qu'il est facile d'enlever, en cas d'action trop accentuée.

GROUPE II. — ASTRINGENTS

Les astringents sont intermédiaires entre les topiques neutres et les irritants. Ils déterminent une modification moléculaire transitoire des cellules avec lesquelles il sont en contact; par combinaison avec l'albumine, ils donnent naissance à des composés insolubles qui se condensent, couvrent et compriment les tissus sous-jacents. Il modèrent et diminuent le gonflement et la prolifération des éléments cellulaires du tissu conjonctif, restreignent l'hypersécrétion muqueuse et empêchent les exsudats, ainsi que le pus, de se former. Les anciens thérapeutes regardaient les astringents comme étant des médicaments capables, non seulement de rendre les tissus plus fermes, mais de consolider les fibres de ces tissus, de faire contracter les fibres musculaires lisses des vaisseaux, de diminuer, par conséquent, leur calibre.

Ces conceptions ne sont pas entièrement exactes et les astringents n'augmentent pas le tonus des tissus, pas plus qu'ils ne rétablissent l'élasticité des fibres musculaires relâchées ; ils exercent simplement une action protective et une compression légère, par suite de la rétraction de la membrane superficielle formée, ils excitent localement les échanges organiques cellulaires. L'emploi des astringents permet donc de modérer les accidents inflammatoires locaux ; mais, lorsqu'ils sont appliqués sur la muqueuse gastro-intestinale, ils sont également susceptibles d'exciter la digestion, d'augmenter l'appétit, de stimuler la nutrition et d'améliorer ainsi, d'une façon secondaire, l'état général.

Les astringents ont été également employés comme hémostatiques; en raison de leur affinité pour l'albumine, ils produisent aussitôt la coagulation de la fibrine et, secondairement, l'occlusion du vaisseau saignant.

Toutes les substances susceptibles de précipiter l'albumine et la mucine pour former des composés insolubles dans l'eau et les liquides organiques et, par conséquent, susceptibles de rester *in situ*, peuvent jouer le rôle d'astringents et provoquer un resserrement des tissus. La modification des tissus due à l'astringence ne permet pas une pénétration profonde des substances utilisées, aussi l'effet thérapeutique ne se fait-il sentir que lorsque la lésion est superficielle. Les parties profondes ne sont influencées qu'indirectement, aussi est-ce, surtout, dans les catarrhes chroniques des muqueuses que les astringents sont utiles.

Ces médicaments peuvent se diviser en astringents minéraux (alun, sels de plomb, de cuivre, de zinc. etc.), et en astringents végétaux constitués par les tannins et les substances qui en dérivent.

Les sels des métaux lourds, employés en petite quantité, et dont l'acide n'est pas susceptible de provoquer une action caustique, agissent comme astringents.

ALUN. — On désigne sous le nom d'*aluns* des sulfates doubles d'un métal triatomique et d'un métal monoatomique. L'alun ordinaire ou *alun de potasse* est seul employé en médecine ; il se présente sous forme d'octaèdres transparents, incolores, de saveur styptique, solubles dans l'eau (1 p. 10,5) et la glycérine. Ses solutions sont acides. Chauffé, il perd son eau de cristallisation, se boursoufle en une masse blanche, spongieuse, légère, qui se réduit facilement en poudre, c'est l'*alun calciné*.

L'alun coagule l'albumine, mais il a moins d'affinité que le tannin pour la gélatine ; appliqué sur la peau intacte, il n'exerce aucune influence appréciable ; sur les muqueuses, il produit une constriction avec sensation de sécheresse ; en solution très concentrée, il est légèrement caustique pour les muqueuses et les surfaces ulcérées. Employé à l'intérieur, il provoque, même à doses faibles, des troubles digestifs et de la constipation. Il agit également comme antiseptique et désodorisant.

Il est surtout prescrit, en solution à 10 ou 20 p. 1 000, en injections vaginales dans la leucorrhée et en lavages dans la blennorrhagie. L'alun en cristaux peut servir à des attouchements sur les plaies bourgeonnantes et dans les conjonctivites.

L'*alumnol* est un *naphtol-sulfonate d'aluminium* employé, en solution à 5 ou 10 p. 1 000, comme astringent et comme antiseptique ; il est peu irritant et peu toxique.

TANNINS. — Sous le nom de *tannins* on a réuni certains principes immédiats des végétaux, très peu différents au point de vue chimique, et qui possèdent un certain nombre de caractères communs. Ils forment avec les éléments colloïdes des tissus des combinaisons insolubles très résistantes (cuir) ; ils précipitent de leurs solutions les substances albumineuses, les gélatines, les alcaloïdes ; ils sont amorphes, solubles dans l'eau, possèdent une saveur styptique et donnent avec les sels ferriques des précipités ou des colorations variant du noir-bleuâtre au vert. Ce sont presque tous des glucosides.

BRISSEMORET les a divisés, au point de vue chimique, en trois grands groupes : les tannoïdes galliques, donnant par décomposition du pyrogallol (tannin de la noix de galle, du grenadier, de l'hamamelis), les tannoïdes caféiques, donnant de la pyrocatéchine (tannin du café, du quinquina), et les phloroglucotannoïdes, donnant de la phloroglucine (tannin de la fougère mâle, du chêne, de la tormentille, du ratanhia, du cachou, de la kola, du guarana). Au point de vue thérapeutique, il convient seulement de faire une différence entre le tannin de la noix de galle, tannin *pathologique*, et les autres tannins désignés sous le nom de tannins *physiologiques*. Le premier est constitué par l'acide gallotannique, qui se dédouble facilement et donne naissance à de l'acide gallique (acide trioxybenzoïque). Il est beaucoup plus irritant que les autres, qui doivent lui être préférés pour l'usage interne.

Les tannins sont des astringents types ; employés en excès, ils peuvent, cependant, exercer sur les muqueuses une irritation inflammatoire et de la cautérisation. Ils s'absorbent, en partie, à l'état de composés albumineux ou alcalins solubles et s'éliminent par l'urine.

Lorsqu'on emploie des extraits végétaux, les substances colloïdes gommeuses et mucilagineuses qu'ils contiennent, retardent l'absorption du tannin et facilitent son passage dans l'intestin où il exerce son action astringente locale. Il ne détermine aucune action générale ni sur le système nerveux, ni sur l'appareil circulatoire.

Le tannin ordinaire ou acide *gallotannique* est retiré de la noix de galle, production morbide qui se développe sur les feuilles des *Quercus infectoria* et *ilex* par suite de la piqûre d'un hyménoptère le *Diplolepis (Cynips) gallæ tinctoriæ*. Il se présente sous forme d'une masse spongieuse, d'un blanc jaunâtre, de saveur extrêmement astringente ; il est très soluble dans l'eau, l'alcool, la glycérine. Son emploi doit être réservé pour l'usage externe, à cause de son violent pouvoir astringent. On utilise alors des solutions aqueuses ou glycérinées à 1 p. 100, ou des pommades à 1 p. 10.

En raison de son action irritante pour les muqueuses, on a préconisé pour l'usage interne l'emploi d'albuminates de tannin (*tannalbine, hontin*), du *tannigène* (*diacétyltannin*), du *tannoforme* (combinaison de tannin avec l'aldhéyde formique). Ils se prescrivent tous par prises de 25 à 50 centigrammes.

En raison de leur action lente et progressive, les extraits végétaux contenant du tannin exerceront une action plus douce et plus complète sur la muqueuse intestinale et ils devront toujours être préférés à ces substances. On utilise :

L'*écorce de Chêne* qui renferme de l'acide quercitannique. C'est un bon astringent trop délaissé aujourd'hui. On ne l'emploie plus guère qu'en décocté (30 à 60 p. 1 000) pour injections vaginales.

Le *Cachou* est un extrait astringent obtenu par décoction des fruits de l'*Acacia Catechu* ou des feuilles de l'*Uncaria Gambir*. Il est constitué par de la *catéchine* et par de l'acide cachoutannique. Il se présente sous forme d'une masse brun-foncé, à cassure brillante, de saveur amère, puis astringente, enfin sucrée. Il est entièrement soluble dans l'eau chaude, partiellement soluble dans l'eau froide. Il s'emploie aux doses de 1 à 4 grammes, en poudre ou dans une potion. On utilise également la teinture, aux doses de 20 à 30 grammes.

Le *Ratanhia* est la racine de différentes espèces de *Krameria*. Il se présente sous forme de tronçons tortueux, ondulés, à écorce épaisse rouge-brun foncé, rugueuse ; le bois est dur, de couleur rougeâtre, sa saveur est astringente et amère. Il renferme un tannin particulier, l'*acide ratanhiatannique*. On utilise surtout l'extrait de ratanhia qui se prescrit aux doses de 2 à 5 grammes en potion.

Les feuilles de *Noyer*, les feuilles de *Ronces*, les pétales de *roses de Provins*, les racines de *Tormentille*, de *Bistorte*, contiennent également des tannins utilisables en thérapeutique et se prescrivent en décoction.

GROUPE III. — IRRITANTS ET CAUSTIQUES

L'excitation de la peau a joué, de tout temps, un grand rôle en thérapeutique ; et on a cherché, par les moyens les plus divers, à utiliser la stimulation provoquée par son irritation au moyen des agents physiques ou chimiques. Tantôt on s'est borné à produire sur un endroit limité ou sur toute la surface du corps une excitation *sensible*, se traduisant par de la rougeur et une suractivité nutritive; tantôt, au contraire, on a recherché une excitation *intense*, plus énergique, se traduisant d'abord par de l'irritation, puis, par une inflammation exsudative.

Dans tous les cas, les processus réactionnels déterminent une modification circulatoire plus ou moins étendue et, surtout, une exagération des processus de nutrition. Les effets des excitations cutanées sont fort difficiles à synthétiser, et les opinions des divers observateurs sont contradictoires; il ne peut en être autrement, car lorsqu'il s'agit de ces médicaments, il faut faire intervenir, pour une large part, l'impressionnabilité de l'individu vis-à-vis de l'excitation, dont les effets varient suivant qu'elle a été faible, moyenne ou forte.

Quoi qu'il en soit, l'action irritante produit toujours de la rougeur du tissu et une excitation nerveuse, sensitive et trophique; puis, au bout d'un certain temps, on voit apparaître une diminution de la sensibilité ou même de l'anesthésie. Les anesthésiques douloureux de LIEBREICH sont tous des irritants. En raison, surtout, des modifications circulatoires qu'ils produisent, les révulsifs atténuent les phénomènes inflammatoires et facilitent la résorption des exsudats à l'endroit de leur application ou dans le voisinage et s'opposent, jusqu'à un certain point, à la prolifération pathologique des tissus enflammés. Enfin, si de faibles irritations cutanées déterminent une excitation sensitive et trophique, une révulsion violente peut agir sur les centres nerveux et provoquer, par exemple, le retour de la connaissance et la réapparition des mouvements respiratoires dans les états syncopaux et comateux.

Les irritants cutanés agissent, par influence réflexe, surtout, sur les appareils circulatoire et respiratoire, et les modifications qu'ils leur impriment retentissent sur la nutrition générale de l'individu qui, d'autre part, est toujours plus ou moins impressionné par la réaction psychique consécutive à la douleur éprouvée lors de l'application du médicament.

Les recherches de FRANÇOIS-FRANCK ont montré que les excitations cutanées influençaient l'appareil circulatoire dans deux sens différents. Les vaisseaux profonds se resserrent, les vaisseaux périphériques se dilatent. Cette vaso-dilatation cutanée est toujours un phénomène secondaire et, primitivement, il se produit une vaso-constriction passagère et variable suivant le degré de l'excitation. En même temps, à la suite d'une excitation modérée, on constate une accélération assez persistante des battements cardiaques, accompagnée d'une élévation de la pression sanguine; lorsqu'au contraire, l'excitation est intense, il se produit d'abord une accélération passagère, suivie rapidement d'un ralentissement cardiaque avec abaissement de la tension artérielle et élévation de la tension veineuse. Une excitation vive et brutale provoque toujours un ralentissement ou l'arrêt du cœur, avec arrêt respiratoire. Les excitations cutanées déterminent toujours une hyperglobulie et, comme l'a démontré CHARRIN, une hyperleucocytose. Ces réactions circulatoires peuvent être localisées au voisinage du point d'application de l'agent irritant et on les utilise pour produire de la décongestion dans les organes profonds, mais elles s'accompagnent toujours de modifications généralisées et on ne peut provoquer, par la révulsion, d'actions localisées utilisables à distance. P. BERT a constaté que les excitations modérées augmentaient le nombre des mouvements respiratoires; lorsqu'elles sont violentes, elles déterminent, au contraire, du ralentissement des mouvements respiratoires qui deviennent superficiels. Pendant la syncope et l'anesthésie, ces mêmes excitations réveillent de profonds mouvements respiratoires, par action sur le système nerveux central.

PFLÜGER, BESSON, AL. ROBIN ont montré que les excitations cutanées augmentaient l'intensité des combustions organiques. Les échanges respiratoires sont notamment augmentés et l'élimination de l'azote est accrue. L'action sur la température est variable, suivant l'intensité et la durée de l'excitation. Les modifications qui peuvent se produire sont surtout en rapport avec les phénomènes de vaso-motricité et, lorsqu'une vaso-dilatation un peu importante et un peu persistante est obtenue, on peut constater un léger abaissement de la température.

La variabilité des effets des excitants cutanés ne permet pas de formuler d'indications pratiques précises pour leur emploi. Ils sont cependant fort utiles et constituent souvent, pour le praticien, d'énergiques adjuvants d'une médication interne. Les irritants faibles doivent être utilisés surtout comme toniques et stimulants ; s'ils sont plus énergiques, ils agissent comme modificateurs circulatoires et comme analgésiques ; deviennent-ils violents, ce sont surtout des excitateurs du système nerveux central.

Pour provoquer l'irritation, la révulsion, la cautérisation on peut, soit utiliser les médicaments chimiques ; soit employer les agents physiques : chaleur (sous toutes ses formes), électricité (statique, faradique) ; soit agir par action mécanique (massage, frictions). Ces derniers moyens étant du domaine de la thérapeutique, beaucoup plus que de celui de la pharmacologie, je ne m'y arrêterai pas.

Les agents chimiques qui peuvent être utilisés sont excessivement nombreux ; et quantité de corps doués de propriétés pharmacodynamiques réelles lorsqu'ils sont absorbés, peuvent jouer le rôle d'irritants lorsqu'ils sont mis en contact direct avec les tissus. Je ne ferai que signaler les principaux en renvoyant le lecteur aux chapitres où ils ont été traités en détail.

Toutes les substances assez volatiles à la température ordinaire déterminent, sans exception, une irritation plus ou moins énergique à l'endroit de leur application. Elles pénètrent rapidement dans les tissus, s'y répandent facilement en raison de leur volatilité et agissent, comme le dit SCHMIEDEBERG, à l'état moléculaire, comme corps étranger sur les éléments des tissus.

C'est ainsi qu'agissent les *carbures cycliques* et leurs dérivés, en particulier les huiles essentielles végétales, l'essence de térébenthine, les pétroles, un certain nombre de corps de la série grasse : le chloroforme, le chlorure d'éthyle ; les acides volatils comme l'acide acétique, certains alcalis comme l'ammoniaque, l'iode, etc.

Lorsque les substances volatiles possèdent, en outre, par elles-mêmes, des propriétés irritantes, leur action est encore beaucoup plus intense et dans ce groupe rentrent, comme l'a démontré BRISSEMORET : les *carbures cycliques*, les *quinones peroxydés* (juglon, droséra, plumbago) les *sulfocarbimides* (cochléaria, moutarde blanche, moutarde noire) et les *éthers sulfurés neutres* (ail, ichthyol).

Un certain nombre de substances, non volatiles, sont également douées de propriétés irritantes *spécifiques*, mais elles ont besoin d'être incorporées à des véhicules qui leur permettent d'être absorbées lentement par la peau. Parmi elles, il faut citer : la cantharidine, les résines d'euphorbes, les principes actifs de certaines Renonculacées, l'abrine du jéquirity, ces substances existant dans un grand nombre de sucs végétaux et que j'ai désignées par l'appellation de *Résinoïdes*.

Enfin, comme intermédiaires entre les irritants et les caustiques, se placent les phénols, les diphénols et leurs éthers, qui agissent en provoquant la coagulation des albuminoïdes cu des phénomènes de réduction plus ou moins intense.

Les essences aromatiques possèdent toutes des propriétés irritantes faibles ; les plus employées sont celles de lavande, de thym, de romarin, qui entrent dans des préparations complexes, comme le baume de Fioravanti, le baume Opodeldoch, l'eau de Cologne, fréquemment utilisées en frictions, à titre d'excitants.

TÉRÉBENTHINES. — Les térébenthines des Conifères sont des oléo-résines fournies par plusieurs arbres de cette famille appartenant aux genres *Larix*, *Abies* et *Pinus*. La nature du produit récolté varie avec l'espèce exploitée, et il existe dans le commerce un certain nombre de variétés utilisées en médecine. Ce sont toutes des matières demi-fluides, de couleur jaune, verdâtre ou rougeâtre, d'odeur forte et pénétrante, de saveur âcre et amère, insolubles dans l'eau, solubles dans l'alcool, l'éther, les huiles.

On rencontre surtout la térébenthine *commune* ou de *Bordeaux* du *Pinus maritima* ou du *P. Pinaster*, la térébenthine de *Venise* du *Larix europœa*, la térébenthine d'*Alsace* du *Pinus Picea*, la *poix blanche* ou *poix de Bourgogne* de l'*Abies excelsa*. Elles diffèrent par certains caractères physiques, mais surtout par leur composition chimique. La térébenthine officinale est la térébenthine d'Alsace, mais les autres lui sont souvent substituées, sans inconvénient, du reste. Par distillation sèche, elles fournissent une proportion plus ou moins considérable d'*essence de térébenthine* et une substance résineuse connue sous le nom de *colophane*.

L'essence de térébenthine française est constituée par du *térébenthène* ou *pinène gauche*. C'est un liquide incolore, très mobile et très réfringent, d'une saveur âcre et brûlante, d'une odeur tenace et pénétrante, insoluble dans l'eau, soluble dans l'alcool, l'éther. Exposée à l'air, elle absorbe de l'oxygène et se résinifie ; mais, auparavant, l'oxygène forme avec elle une combinaison instable, se transforme en ozone et jouit de propriétés oxydantes énergiques. D'après Binz, cette action, se continue dans l'organisme même, au niveau des surfaces d'élimination.

La colophane se présente sous forme d'une masse vitreuse jaune pâle ; c'est un produit d'oxydation du pinène. D'après Tschirch, elle renferme, suivant sa provenance, des acides voisins : *pinique, pimarique, sylvique, abiétique*.

Action physiologique. — La térébenthine en nature est considérée, le plus souvent, comme un modificateur bronchique et comme un modificateur des voies urinaires, plutôt que comme un irritant. Elle agit, à la fois, par son essence, qui s'élimine en partie par les poumons, et dont nous allons nous occuper plus spécialement, et par ses acides qui, éliminés par les voies urinaires, exercent sur les muqueuses une action semblable à celle de l'acide copahivique.

En raison de sa volatilité, l'essence de térébenthine s'absorbe facilement par la peau et les muqueuses ; l'absorption par la voie respiratoire peut être assez importante pour donner naissance à des phénomènes généraux.

Elle s'élimine, partiellement, en nature par la voie pulmonaire ; mais une autre portion est transformée dans l'économie et s'élimine par l'urine à l'état d'acide glycuronique conjugué, en lui communiquant une odeur de violette. Une petite quantité s'élimine également par la sueur.

Cette essence agit surtout comme irritant, non seulement lors de son absorption, mais aussi lors de son élimination. Employée en frictions sur la peau, elle produit rapidement une sensation de cuisson brûlante, douloureuse et une rubéfaction plus ou moins durable. Si le contact a été prolongé, le derme s'enflamme, la douleur devient plus vive, la rougeur de la peau persiste, puis il se fait une poussée vésiculaire qui peut dégénérer parfois en une phlyctène. Si l'inflammation du derme s'est produite, l'épiderme se dessèche et se desquame ultérieurement par plaques.

Injectée sous la peau, même en solution huileuse, elle provoque un abcès aseptique, par sphacèle du tissu conjonctif. Cette propriété a été utilisée par Fochier dans le traitement de quelques maladies infectieuses (abcès de fixation).

L'essence de térébenthine est antiseptique par elle-même, mais c'est surtout un antiseptique indirect, en raison de ses propriétés ozonisantes.

Chez l'homme, l'ingestion d'essence de térébenthine, même à doses fractionnées, est souvent mal supportée, en raison de l'action irritante qui s'exerce sur les muqueuses et se traduit par une sensation de chaleur stomacale, de pesanteur épigastrique, par des éructations et des coliques avec météorisme.

Inhalée en petite quantité, elle provoque la sécheresse des fosses nasales, de la toux, une sensation d'oppression et du ralentissement des mouvements respiratoires.

L'essence de térébenthine ne possède pas d'action marquée sur l'appareil circulatoire. Elle n'agit qu'à doses fortes sur le système nerveux central dont elle diminue l'excitabilité ; cependant, l'inhalation d'essence amène rapidement une céphalalgie frontale intense, des vertiges, un sentiment d'anxiété, des bourdonnements d'oreilles, des troubles de la vue, qui doivent être attribués, à la fois, à l'action exercée par l'essence sur les centres et à des phénomènes de congestion céphalique.

Toutes les sécrétions sont augmentées à la suite de son emploi, en particulier, les sécrétions biliaire, sudorale, lactée. La sécrétion urinaire, exagérée à petites doses, est, au contraire, ralentie par les doses élevées et, en même temps, on constate de la dysurie, de la cystite, de l'albuminurie, quelquefois même de l'hématurie, comme suite de l'action irritante exercée par cette substance lors de son élimination.

L'essence de térébenthine empêche l'oxydation du phosphore, aussi a-t-elle été employée comme antidote dans l'empoisonnement par ce métalloïde. Son action est d'autant plus efficace qu'elle est plus vieille et plus ozonisée.

Modes d'administration. Doses. — A l'intérieur, l'essence de térébenthine est employée aux doses de 1 à 4 grammes par jour, en capsules, ou mieux, en potion. On peut se servir de la formule employée dans les intoxications phosphorées.

Essence de térébenthine.	4	grammes
Julep gommeux	100	»
Eau de fleurs d'orangers	20	»
Gomme adraganthe.	25	centigrammes.

A l'extérieur, on la prescrit en frictions, soit pure, soit diluée dans l'huile, ou dans une formule complexe, comme l'alcoolat de Fioravanti, dont elle est la base.

On a également employé avec succès les bains térébenthinés dans le traitement des rhumatismes déformant et chronique.

TERPINE. — La terpine $C^{10}H^{20}O^2$ est un dihydrate de l'essence de térébenthine qui se présente sous forme de prismes rhomboïdaux droits, volumineux, incolores, inodores et insipides. Elle est très peu soluble dans l'eau (1 p. 250), plus soluble dans l'alcool et la glycérine.

La terpine possède une action analogue à celle de l'essence de térébenthine, mais elle est beaucoup mieux tolérée, car elle ne possède plus de propriétés rritantes locales. Elle agit, surtout, comme modificateur des sécrétions. Employée aux doses de 30 à 60 centigrammes, elle augmente et fluidifie les sécrétions bronchiques ; si les doses atteignent 80 centigrammes à 1 gramme, elle diminue ou même supprime cette sécrétion. L'action sur le rein est beaucoup plus faible que celle exercée par l'essence de térébenthine.

Elle se prescrit aux doses précédemment indiquées, en solution légèrement alcoolique pour favoriser sa dissolution, ou en pilules ; on l'associe souvent à la codéine.

Le *Terpinol* $C^{10}H^{18}O$ est le monohydrate de l'essence de térébenthine ; c'est un alcool possédant une fonction éthylénique. Il se rencontre dans un certain nombre d'essences aromatiques. Ce corps a été employé comme modificateur bronchique aux doses de 50 centigrammes à 1 gramme par jour, en capsules de 10 centigrammes ; il agit comme la terpine, mais il est moins actif.

L'*Eucalyptol* ou *cinéol* est la partie la plus active de l'essence d'eucalyptus. C'est un produit très voisin de la terpine. Il agit comme modificateur bronchique, d'une façon analogue à celle de l'essence de térébenthine, mais il est moins irritant. Son pouvoir antiseptique a été fortement exagéré. Il s'administre aux doses de 50 centigrammes à 2 grammes, en capsules, ou en injections sous-cutanées, en solution dans l'huile de vaseline.

L'*Essence de Niaouli* ou *goménol*, retirée du *Melaleuca viridiflora*, est également constituée, en grande partie, par du cinéol.

Un certain nombre de médicaments contiennent des terpènes, qui passent inaltérés dans le tube digestif et sont éliminés par le rein dont ils modifient la sécrétion. Ils agissent, à la fois, comme irritants de l'épithélium rénal, comme stimulants de la sécrétion, comme antiseptiques et comme modificateurs des muqueuses génito-urinaires, surtout lorsqu'elles sont enflammées. Ils se rapprochent beaucoup, du reste, par leur constitution chimique, de la térébenthine.

COPAHU. — Le copahu, désigné à tort sous le nom de *Baume* de copahu, est un suc oléo-résineux qui provient d'incisions pratiquées sur le tronc de plusieurs arbres du genre *Copaifera* (C. *officinalis*, C. *guianensis*) de l'Amérique du Sud. C'est un liquide épais, visqueux, légèrement brunâtre, d'odeur aromatique spéciale, de saveur forte et amère, soluble dans l'alcool et l'éther, susceptible de se solidifier par addition de magnésie. Cette oléo-résine renferme 30 à 80 p. 100 d'une essence constituée par : un sesquiterpène, un alcool sesquiterpénique et des éthers de cet alcool, une résine formée, en presque totalité, par l'acide copahivique, acide résinolique incristallisable.

Action physiologique. — Le baume de copahu est facilement absorbé et

toléré à doses faibles (1 à 2 grammes) ; à doses fortes (10-15 grammes), il agit
comme irritant du tube gastro-intestinal, provoquant des nausées, des vomissements, des coliques et de la diarrhée. Dans ces conditions, il n'est absorbé que
partiellement. L'essence s'élimine, pour la majeure partie, par la voie pulmonaire et la peau ; la résine, au contraire, s'élimine, en presque totalité, avec le
reste de l'essence, par la voie urinaire. L'urine des individus qui ont absorbé
du copahu répand une odeur désagréable, elle est assez colorée et donne avec
l'acide azotique un précipité analogue à celui fourni, dans les mêmes conditions, par l'urine albumineuse ; mais ce précipité est soluble dans l'éther et
constitué par la résine. L'essence de copahu se transforme, dans l'organisme,
en acides glycuroniques conjugués qui, lors de leur élimination, augmentent
la quantité d'urine excrétée et la rendent en quelque sorte aseptique avant son
élimination. Ces dérivés possèdent, en effet, un pouvoir antiseptique énergique et leur présence dans l'urine l'empêche de fermenter pendant un certain
temps. L'élimination par la peau détermine des sueurs odorantes, et quelquefois même, lorsque le médicament a été administré à dose un peu forte, des
éruptions polymorphes (érythèmes, roséole, papules, éruptions miliaires, scarlatiniformes), dues, à la fois, à des phénomènes d'irritation glandulaire et à des
troubles vaso-moteurs.

Modes d'administration et doses. — Le copahu pur s'administre sous
forme de capsules gélatineuses, aux doses de 6 à 20 par jour ; ou, sous forme
pilulaire, solidifié par de la magnésie. Assez souvent, on l'associe à la poudre
de cubèbe, sous forme d'opiat, dans le traitement de la blennorrhagie.

(Poudre de cubèbe	40 grammes
{ Copahu.	20 »
(Essence de menthe	XX gouttes

On administre cette masse sous forme de bols, enrobés dans du pain azyme,
aux doses de 8 à 24 grammes par jour.

Il faut toujours prescrire le copahu par doses fractionnées, répétées dans
la journée et s'en tenir aux doses moyennes pour éviter, autant que possible,
l'irritation des voies digestives.

CUBÈBE. — Le *poivre cubèbe* est le fruit desséché du *Piper Cubeba* (Pipéracées), qui se présente sous forme de grains globuleux un peu plus gros que ceux
du poivre noir, ridés, brunâtres, supportés par un long pédicelle. Il possède
une odeur spéciale, une saveur forte, camphrée, piquante, à la fois amère et
aromatique. Il renferme une huile essentielle, voisine de celle du copahu, une
résine de saveur âcre et amère, constituée par de l'acide cubébique et un corps
neutre cristallisé, physiologiquement inactif, la *cubébine*.

Le cubèbe possède les mêmes propriétés physiologiques que celles du copahu
auquel il est presque toujours associé. On a prétendu qu'il était moins irritant
que ce dernier, et il a été prescrit seul sous forme d'extrait oléo-résineux, aux
doses de 1 à 3 grammes par jour.

SANTAL. — Le bois de Santal citrin, du *Santalum album*, fournit par distillation une essence jaune claire, de consistance huileuse, d'odeur suave, de saveur
douce, puis piquante, constituée par des carbures sesquiterpéniques, les *Santalène*
α et β, des alcools et des éthers de ces carbures. L'éthérification en est faite

surtout par les acides *santalique* et *térésantalique*. Cette essence est souvent falsifiée.

L'action physiologique de l'essence de santal est semblable à celle des précédentes ; seule, l'odeur des urines change, mais l'action irritante et antiseptique n'est pas modifiée. On administre le santal en capsules de 0^{gr}25, aux doses de 1 à 6 grammes par jour.

A côté de ces médicaments, on emploie également dans la blennorrhagie, à cause de leurs essences, les baies de genièvre et les térébenthines. Dans ces dernières années, on a préconisé l'extrait fluide de racine de kawa-kawa, *Piper methysticum* qui, d'après L. Lewin, contient une résine douée de propriétés antiseptiques et, surtout, anesthésiques.

Parmi les substances volatiles possédant un pouvoir irritant spécifique, on utilise surtout en médecine la moutarde noire et la moutarde blanche.

MOUTARDE NOIRE. — Les semences de moutarde noire (*Brassica nigra*) sont sphériques ou ovoïdes, ombiliquées, de couleur brune plus ou moins foncée. Leur dimension est, environ, de 1 millimètre de diamètre ; sous l'enveloppe se trouve une amande jaunâtre. Leur odeur est nulle tant que les graines sont sèches, mais elle devient piquante lorsqu'elles sont broyées avec de l'eau ; leur saveur devient également piquante et amère. Elles renferment une huile grasse, un ferment soluble, la *myrosine* et du *myronate de potassium*, désigné souvent sous le nom de *sinigrine*. Sous l'influence du ferment soluble, en présence de l'eau, le myronate de potasse se dédouble et donne naissance à l'essence de moutarde ou *allylsulfocarbimide*, qui se décompose partiellement sous l'influence de l'eau pour donner du soufre et du cyanure d'allyle.

Lorsqu'elle est ingérée, la graine de moutarde provoque une sensation de chaleur âcre dans la bouche. Prise à petite dose, elle excite l'appétit ; à dose trop considérable, elle détermine de la gastro-entérite.

Appliquée sur la peau sous forme de cataplasme ou de sinapisme, la farine de moutarde provoque une douleur progressivement vive et brûlante et, en même temps, la peau devient d'un rouge intense. L'irritation peut être graduée par la durée du contact du sinapisme avec la peau. On peut arriver jusqu'à la production d'une bulle et même d'une eschare superficielle. La rougeur de la peau persiste pendant un certain temps.

La farine de moutarde s'emploie, le plus souvent, délayée dans l'eau tiède en bouillie épaisse qu'on applique sur un cataplasme. C'est le type du révulsif pratique. On se sert également de sinapisme en feuilles. Les pédiluves sinapisés se préparent avec 20 à 30 grammes de farine de moutarde par litre d'eau. Il faut avoir soin de ne pas délayer la farine de moutarde avec de l'eau trop chaude ou tenant en dissolution des alcalis ou, surtout, des acides parce que cela détruirait le ferment et qu'il ne se produirait plus d'action rubéfiante ultérieure.

MOUTARDE BLANCHE. — Cette graine est plus spécialement employée comme condiment, elle contient également une essence constituée par de l'*oxybenzylsulfocarbimide* ; elle est quelquefois utilisée, dans les cas de constipation atonique, comme purgatif mécanique. On emploie les graines entières à la dose de 1 à 2 cuillerées à soupe.

CANTHARIDINE. — La cantharidine est le principe vésicant qui se rencontre dans les insectes de la famille des trachélides (Coléoptères-hétéromères), tribu des *Méloïdés*, notamment : les cantharides, les mylabres et les méloés. Parmi tous ces insectes vésicants, on emploie surtout les Cantharides (*Lytta (Cantharis) vesicatoria*), qui vivent par bandes dans les contrées de l'Europe méridionale (Espagne, Italie). La Cantharide officinale est un insecte d'un beau vert métallique à reflets cuivrés, long de 15 à 20 millimètres, large de 4 à 6 millimètres. La tête est cordiforme, un peu inclinée en dessous, et porte des antennes noires, filiformes, composées de onze articles. Elle est séparée du thorax par un étranglement très marqué. Le corselet est presque carré, l'abdomen presque cylindrique, complètement recouvert par des élytres flexibles, rugueuses. Leur odeur est forte et pénétrante et rappelle celle de la souris, la saveur est très faible, mais le contact de la drogue avec la muqueuse des lèvres ou la langue peut y faire apparaître rapidement de petites phlyctènes. Les cantharides renferment une huile verte non vésicante et un principe vésicant, la *cantharidine*, en partie libre, en partie combiné à la magnésie. BEAUREGARD a démontré sa localisation dans le sang et, surtout, dans les organes génitaux. Cette cantharidine $C^{10}H^{12}O^4$ est l'anhydride de l'*acide cantharidique* $C^{10}H^{14}O^5$, qui est étroitement lié lui-même à la série des terpènes. C'est une substance cristalline, très peu soluble dans l'eau et l'alcool froid, plus soluble dans l'alcool bouillant et l'éther. Les cantharidates sont solubles et jouissent des mêmes propriétés irritantes.

Action physiologique. — Appliquée sur la peau, la poudre de cantharides ou la cantharidine déterminent, suivant la durée du contact, soit de la rubéfaction simple, soit de la vésication, soit même du sphacèle. Les premiers phénomènes observés sont la rougeur et la chaleur de la peau, puis le sujet accuse une sensation d'irritation, de démangeaison, de picottements qui se transforme quelquefois en une sensation douloureuse vraie ; un peu plus tard se développe à l'endroit d'application un exsudat séreux ou séro-fibrineux qui soulève l'épiderme ou la couche superficielle de la muqueuse. Il en résulte de petites bulles transparentes qui se réunissent bientôt pour former une ampoule remplie d'un liquide citrin, de réaction alcaline, renfermant en dissolution de l'albumine, de la cantharidine, un peu de fibrine, ainsi que des globules blancs et quelques hématies. Au-dessous de cette ampoule, le corps muqueux de Malphigi est fortement congestionné, très rouge et très sensible. Il s'est produit une dermite exsudative et la sérosité filtre à travers les réseaux capillaires fortement dilatés. Si le vésicatoire reste en place après la rupture de l'ampoule, le derme s'ulcère.

Abandonnée à elle-même, la partie congestionnée se recouvre d'une croûte et guérit en peu de jours avec formation d'une cicatrice, en partie par desquamation, en partie par résorption d'éléments cellulaires ayant subi la dégénérescence graisseuse. Souvent cette résorption s'accompagne d'un dépôt de pigment.

Lors de l'application d'un vésicatoire sur la peau, la cantharidine peut passer dans le sang et provoquer des phénomènes d'intoxication. Appliquée sur les muqueuses ou prise à l'intérieur, son absorption est très rapide et son élimination s'effectue bientôt, surtout par les voies urinaires, en provoquant des phénomènes inflammatoires.

Le rein, l'uretère, la vessie, l'urèthre sont le siège d'irritation intense, généralement proportionnelle à la durée de l'application du vésicatoire et à son étendue. Les urines deviennent foncées et sanguinolentes, albumineuses ; elles sont rares, leur émission est douloureuse. Il se produit, dans ces cas, une néphrite diffuse, bien étudiée par Cornil et Ranvier, avec gonflement granuleux et vésiculeux des cellules épithéliales de la capsule de Malpighi, des anses de Henlé et des *tubuli contorti*, ces derniers sont presque oblitérés par le gonflement des cellules et par un exsudat fibrineux rapidement coagulable qui donne naissance à des cylindres hyalins. La vessie est atteinte d'inflammation fibrino-purulente. Avec la cystite et le ténesme on voit souvent survenir du priapisme et des érections douloureuses analogues à celles que produit l'uréthrite aiguë. Cet état d'excitation des organes génitaux peut provoquer quelquefois des désirs vénériens, mais n'augmente jamais l'énergie virile et est plutôt de nature à entraver le coït.

Si la dose absorbée est un peu considérable, l'inflammation ne reste pas localisée au système uro-génital et on constate du gonflement des voies salivaires de l'irritation gastro-intestinale avec vomissements muco-sanguinolents, et de la diarrhée.

Galippe a également noté des lésions congestives du côté du poumon, avec pleurésie et péricardite. Dans les cas mortels (2 grammes de poudre), on voit survenir, en plus de ces symptômes, de l'accélération du cœur et de la respiration accompagnée d'hyperthermie. Plus tard, le collapsus s'établit, la dyspnée s'accroît et le patient meurt au milieu de convulsions asphyxiques.

Aucun symptôme ne permet d'attribuer à la cantharicine une action quelconque sur le système nerveux, elle ne paraît agir que par son action irritante dont le mécanisme intime n'est pas encore élucidé.

Modes d'administration. Doses. — Les cantharides doivent être uniquement utilisées pour l'usage externe, leur emploi à l'intérieur est abandonné en raison de leur pouvoir toxique. Elles servent surtout à fabriquer l'emplâtre vésicatoire, qui contient un tiers de son poids de cantharides. On étend cette masse sur une toile pour former le sparadrap vésicant. Les vésicatoires *volants* sont seuls usités à l'heure actuelle, et on les fait cicatriser aussitôt après la formation de la phlyctène.

On a usé et abusé du vésicatoire, il peut rendre service surtout comme révulsif et comme analgésique dans les affections pulmonaires et gastriques, mais il doit être employé judicieusement ; et il ne faut pas oublier qu'il déprime le système nerveux, congestionne et ferme le rein, entrave l'élimination urinaire, provoque ou exaspère la fièvre. De plus, il crée une plaie facile à s'infecter.

La teinture de Cantharides entre dans un certain nombre de formules et, en particulier, dans la pommade de Dupuytren, employée contre l'alopécie.

Jequirity. — La graine de Jequirity provient de l'*Abrus Precatorius*. L'infusion de ces graines est douée de propriétés irritantes très marquées et de Wecker l'a utilisée dans le traitement des inflammations chroniques de la conjonctive. Son emploi est, à l'heure actuelle, presque abandonné. Sidney-Martin et Wolfenden ont isolé de ces graines une toxalbumine, l'*abrine*, voisine de la *ricine* du ricin, qui est douée de propriétés toxiques très énergiques.

Les phénols, en raison de la propriété qu'ils possèdent de coaguler les albumines, exercent tous une action irritante sur les tissus avec lesquels ils sont en contact. En plus de cette propriété, les diphénols exercent une action réductrice, plus ou moins énergique, qui les a fait employer comme kératoplastiques dans le traitement des maladies cutanées.

RÉSORCINE. — La résorcine $C^6H^4(OH)^2$ se présente sous forme de prismes rhomboïdaux, incolores, très solubles dans l'eau, l'alcool, la glycérine, prenant à l'air une coloration rose. C'est, à la fois, un antiseptique et un irritant, mais elle ne possède plus l'action coagulante et caustique du phénol, aussi est-elle utilisée en solution à 20 p. 1 000 ou en pommade de 10 à 20 p. 100 dans le traitement des psoriasis, du pityriasis et de l'eczéma séborrhéique. L'action pharmacodynamique de ce corps est très voisine de celle du phénol; sa toxicité est moindre, mais encore suffisante pour en interdire l'emploi à l'intérieur.

Les essais faits avec ce corps, employé comme antithermique, l'ont fait complètement abandonner.

Ses isomères l'*hydroquinone* et la *pyrocatéchine* jouissent des mêmes propriétés et sont encore plus antiseptiques. Ils s'emploient de la même manière et dans les mêmes cas. (Voir: p. 809.)

PYROGALLOL. — Ce corps est un triphénol $C^6H^3(OH)^3$; il se présente sous forme d'aiguilles brillantes, inodores, de saveur amère et astringente, solubles dans 2 p. 5 d'eau froide, très soluble dans l'alcool. Il possède une affinité très énergique pour l'oxygène, surtout en solution alcaline, et prend une coloration noire intense.

C'est un antiseptique remarquable, mais son emploi est très limité en raison de son action irritante et de sa toxicité. Il est facilement absorbé par la peau et les muqueuses, et peut provoquer des effets toxiques intenses; il détruit les globules rouges, transforme l'hémoglobine en méthémoglobine et provoque de la néphrite avec hémoglobinurie.

Il est surtout utile dans le traitement du psoriasis et du lupus; son efficacité est réelle, mais il faut surveiller attentivement son emploi. On préfère généralement les topiques fixes aux pommades et on se sert soit d'une solution éthérée à 10 p. 100, soit d'une traumaticine, soit d'un collodion.

Pyrogallol	10 grammes	
Acide salicylique	2	»
Collodion élastique	90	»

On a préconisé son emploi pour la teinture des cheveux, il provoque assez souvent de l'eczématisation du cuir chevelu. D'une façon générale, il est toujours dangereux à manier, sauf sur de petites surfaces.

CHRYSOPHANOL. — Le chrysophanol ou acide chrysophanique, introduit dans la pratique dermatologique par Besnier, est un diphénol anthracénique $C^{15}H^{10}O^4$ qui se présente sous forme d'aiguilles d'un jaune doré, insolubles dans l'eau, solubles dans l'alcool, l'éther et le chloroforme. Il est préparé au moyen de la *Chrysarobine*, qui constitue la majeure partie de la poudre de Goa; on la considère comme un produit de réduction du chrysophanol dont il vient d'être question. C'est un corps facilement dédoublable au contact de l'air, ses solutions brunes passent au rose violacé en mettant l'acide en liberté.

Appliqués sur la peau, la chrysarobine ou l'acide chrysophanique agissent comme réducteurs, ainsi que je l'ai démontré antérieurement, et provoquent de l'irritation sans vésication ni ulcération, mais ils sont susceptibles de donner naissance à des érythèmes intenses et prolongés. La chrysarobine est soluble dans les liquides alcalins et peut être absorbée par la peau. Elle agit alors

comme un toxique énergique et provoque une violente irritation intestinale
ainsi que des phénomènes d'asphyxie par destruction globulaire ; elle produit
de la méthémoglobine et de l'hémoglobine oxycarbonée par suite de sa décomposition dans l'organisme.

Ces deux corps se prescrivent sous forme de traumaticine ou de collodion à
1 p. 10, surtout dans le psoriasis. Leur emploi doit toujours être surveillé de
près.

Les goudrons végétaux, obtenus par distillation sèche, doivent leurs propriétés
irritantes aux phénols qu'ils renferment et à leurs éthers. Le *Goudron végétal*,
obtenu par distillation du bois de pin, est employé pour l'usage externe en pommades à 10 p. 100 et pour l'usage interne comme modificateur bronchique, sous
forme pilulaire aux doses de 25 à 60 centigrammes.

L'*huile de cade* est un liquide oléagineux brun-noirâtre, d'odeur empyreumatique, de saveur âcre et presque caustique, provenant de la distillation du *Juniperus oxycedrus*. Elle est fortement acide, insoluble dans l'eau, soluble dans
les huiles et la glycérine. On l'a surtout employée dans le traitement du psoriasis, en frictions, soit pure, soit mélangée à du savon ou à un glycérolé
d'amidon. On peut réaliser une solution en l'émulsionnant avec une quantité
suffisante d'extrait fluide de bois de Panama. L'*huile de Harlem*, utilisée pour
l'usage interne dans les cas de lithiase rénale, serait constituée, en grande partie,
par une huile de cade. (Voir : p. 823.)

Un certain nombre de dérivés des carbures, contenant du soufre, ont été
également utilisés comme irritants et modificateurs de la peau, en raison de
leurs propriétés réductrices.

ICHTHYOL. — L'ichthyol est une substance noire ou brun-jaunâtre, ressemblant à du goudron, d'odeur pénétrante, désagréable, rappelant celle du pétrole,
de saveur alliacée, partiellement soluble dans l'alcool, s'émulsionnant dans
l'eau, miscible aux huiles et aux graisses. C'est un ichthyolsulfate d'ammoniaque, retiré par distillation de schistes bitumineux des environs de Seefeld
(Tyrol) ou d'Autun, qui renferment une forte proportion de poissons fossiles.
Ce n'est pas un corps défini.

L'ichthyol est peu toxique, assez antiseptique, surtout vis-à-vis du *Strepto-
coccus pyogenes*, mais il possède surtout une action kératoplastique énergique
mise en lumière par UNNA. Il favorise, par réduction lente, l'épaississement de la
couche cornée aux dépens des cellules épineuses superficielles. Il se produit, en
même temps, une déshydratation partielle des tissus.

L'ichthyol a été également employé pour l'usage interne dans une foule de
maladies, il agit, surtout, comme modificateur bronchique, mais son action thérapeutique a été fortement exagérée. A l'heure actuelle, il n'est plus guère usité
que pour l'usage externe dans le traitement de l'érysipèle et des affections cutanées, sous forme de solutions alcooliques, d'émulsions, de pommades, de savons.
Dans l'érysipèle, on utilise surtout la traumaticine à 3 p. 10 que l'on applique
au niveau et un peu en dehors du bourrelet érysipélateux.

Comme succédanés de l'ichthyol, on emploie également le *thiol*, les *tumenols*,
la *thilanine*, qui sont constitués par des mélanges d'acides thiosulfoniques et de
carbures sulfurés, fabriqués synthétiquement ou provenant du traitement de

roches bitumineuses. Ils présentent les mêmes propriétés thérapeutiques que celles de l'ichthyol, sans avantages spéciaux.

Enfin, parmi les dérivés des phénols, l'*acide picrique* possède une caractéristique particulière, qui le différencie et en fait un modificateur local d'un ordre spécial.

ACIDE PICRIQUE. — Le *trinitrophénol* ou acide picrique, $C^6H^2(AzO^2)^3OH$, cristallise en lamelles orthorhombiques, jaunes-claires, solubles dans l'eau froide (1 p. 86), plus solubles dans l'eau chaude, très solubles dans l'alcool. Sa saveur est très amère. Il détone lorsqu'on le chauffe; les picrates sont explosifs.

L'acide picrique coagule l'albumine, durcit les tissus, fixe les éléments anatomiques en solution acide ; si la solution est alcaline, le coagulum se redissout aussitôt après sa formation. Mis en contact avec la peau, il n'est pas irritant et jaunit seulement l'épiderme qui desquame les jours suivants. Il arrête la sécrétion sudorale, il active l'épidermisation et la transformation des éléments épidermiques jeunes en substance cornée. Appliqué en solution sur le derme à nu, il supprime totalement la douleur par suite de la fixation des tissus, coagule l'albumine, empêche toute exsudation, et la plaie se recouvre d'une croûte aseptique sous laquelle la cicatrisation s'effectue rapidement. En raison de ces propriétés, il est surtout employé dans le traitement des brûlures. Il est peu toxique et on a pu appliquer des pansements picriques sur des surfaces dénudées représentant le tiers de la surface du corps. L'absorption de l'acide picrique est alors parfois considérable, et se manifeste par une teinte jaune des conjonctives ; mais l'élimination s'effectue par l'urine sans qu'il se produise aucun accident d'intoxication. Les enfants sont, cependant, plus susceptibles et on a signalé chez eux des phénomènes rappelant l'intoxication phéniquée.

L'acide picrique s'emploie, exclusivement, en solution aqueuse à 12 p. 1 000.

CAUSTIQUES

Les caustiques sont des agents qui, par action locale, déterminent des modifications dans la composition chimique des tissus, entraînant une transformation complète de la substance albuminoïde et sa destruction. Les cellules touchées par les caustiques sont plus ou moins rapidement éliminées de l'organisme soit par nécrose, soit par inflammation. Les éléments cellulaires modifiés, leurs produits de décomposition, les exsudats plastiques provenant de la réaction inflammatoire, constituent ce que l'on a dénommé l'eschare qui, suivant la nature du caustique, est soit molle et non adhérente, soit, au contraire, sèche et adhérente.

Lors de la production de la cautérisation, tous les éléments cellulaires, quels qu'ils soient, sont atteints et aucun caustique ne possède d'électivité particulière pour tel ou tel tissu en particulier. Suivant l'intensité de l'agent caustique et suivant la durée de son action, on peut voir se produire soit une simple coagulation superficielle des albuminoïdes avec exagération de la sensibilité et congestion active, soit une destruction cellulaire avec, à la périphérie, processus inflammatoire actif, exsudat, gonflement trouble et prolifération cellulaire.

Une cautérisation peu intense agit comme irritant et provoque une excitation nutritive des tissus ; plus énergique, elle peut amener la régression de tissus hypertrophiés ou la résorption d'exsudats ou encore, et c'est le cas le plus fréquent, faire disparaître des tissus pathologiques néoformés ou altérés.

Lorsque l'on veut obtenir une action caustique déterminée, il est surtout important d'employer un corps dont on puisse limiter l'action, soit par le mode d'application, soit par la durée du contact. Les caustiques se divisent nettement en trois groupes distincts : les caustiques alcalins, les caustiques acides et les caustiques salins.

Les caustiques *alcalins* sont constitués par la *potasse*, la *soude*, la *chaux* et l'*ammoniaque*. Ils possèdent un certain nombre de propriétés communes : ils ramollissent les tissus cornés avec lesquels ils sont en contact, puis, détruisent les éléments cellulaires en les déshydratant, en les dissolvant et en décomposant leurs éléments. L'eschare qu'ils déterminent est molle, leur action se diffuse assez rapidement et la cautérisation est, d'ordinaire, profonde.

Ces diverses substances ont été étudiées précédemment, elles sont du reste peu employées et l'on n'utilise plus que la *pâte de Vienne* et le *caustique de Filhos* qui sont constitués par des mélanges de potasse et de chaux. (Voir : p. 606.)

Tous les *acides* concentrés détruisent les tissus en les déshydratant, en coagulant les albumines qui sont ultérieurement décomposées, en s'emparant des matières basiques qu'ils rencontrent et en supprimant la réaction alcaline nécessaire au fonctionnement vital, enfin, en détruisant les matières grasses. Avec ces corps, les eschares, beaucoup plus limitées, d'ordinaire sèches et adhérentes, laissent après leur élimination un tissu cicatriciel résistant.

L'*acide chlorhydrique* et l'*acide fluorhydrique* sont inusités. Ce dernier est remarquable par son action caustique extrêmement douloureuse et diffusible en raison de sa volatilité.

L'*acide sulfurique* n'est plus guère usité que pour la préparation du *caustique sulfo-carboné de Ricord* constitué par 1 partie d'acide pour 10 parties de charbon.

L'*acide nitrique* est quelquefois utilisé en nature pour la cautérisation des verrues, des condylomes, des végétations. Il coagule les albuminoïdes et les transforme en acide xanthoprotéique en donnant aux tissus une coloration jaune.

L'*acide chromique* se présente sous forme de cristaux prismatiques rouge-foncé, déliquescents, très solubles dans l'eau. Il est transformé par l'alcool en sesquioxyde de chrome avec production d'aldéhyde. Il ne doit jamais être mélangé avec une substance organique, car il donne naissance à des mélanges explosifs. Il peut, cependant, être employé avec avantage en solution dans l'acide acétique. L'acide chromique doit ses propriétés destructives à son action oxydante énergique. Appliqué sur la peau, il jaunit l'épiderme, provoque une vive irritation, mais pas d'inflammation. Il faut réaliser un contact prolongé pour produire une action caustique. Sur les muqueuses, il donne naissance à une eschare gris-jaunâtre.

Le bichromate de potasse possède à peu près les mêmes effets caustiques que l'acide chromique et les ouvriers qui le fabriquent sont souvent atteints d'ulcérations phagédéniques et de processus inflammatoires perforants, en raison de l'action topique exercée par les poussières. Tous les sels de chrome sont toxiques, provoquent des troubles gastro-intestinaux et donnent naissance à de la néphrite parenchymateuse.

L'acide chromique a été employé en solution à 3 p. 100 comme antiseptique, comme styptique contre les transpirations des pieds, et en attouchements dans les affections buccales, en particulier dans les gingivites. Il a été également préconisé comme caustique contre les verrues, les végétations et dans le cas de morsures de vipère.

L'*acide osmique* a été, surtout, utilisé en injection intra-dermique dans le traitement des névralgies. C'est un fixateur énergique des éléments anatomiques.

L'*acide acétique*, mais surtout l'*acide trichloracétique*, sont utilisés quelquefois pour la destruction des verrues et des papillomes. L'eschare produite est molle et douloureuse.

Tous les sels de métaux lourds, mis en contact avec les albuminoïdes, donnent naissance à des albuminates métalliques, insolubles dans l'eau, avec mise en liberté de l'acide correspondant au sel. Dans cette réaction, il se produit toujours une action caustique plus ou moins intense, suivant la nature de l'oxyde qui entre en combinaison et celle de l'acide qui est mis en liberté. Si ce dernier est peu caustique et se trouve en petite quantité dans le sel, et que l'oxyde métallique forme avec l'albumine un composé insoluble, adhérent aux parties sous-jacentes, comme cela se passe avec les sels de plomb, par exemple, la cautérisation reste superficielle, l'irritation inflammatoire est faible et ce sont simplement des effets d'astringence qui sont produits; dans tous les autres cas, la cautérisation se réalise surtout en raison de la diffusion des acides libres. C'est ainsi qu'agissent : le *chlorure de zinc*, le *nitrate acide de mercure* dont il a déjà été parlé.

AZOTATE D'ARGENT. — Se présente sous deux formes. *Cristallisé* : cristaux blancs, solubles dans la moitié de leur poids d'eau; la solution donne avec les chlorures, un précipité blanc, caillebotté, de chlorure d'argent noircissant à la lumière. *Fondu* : masse grise opaque, constituant la pierre infernale.

Mis en présence, simultanément, de l'albumine et du chlorure de sodium, les sels d'argent n'entrent en combinaison avec le chlore qu'après avoir entièrement saturé l'albumine, ce qui rend compte de leur influence particulièrement irritante et caustique. Parmi les sels d'argent solubles, le nitrate principalement, coagule l'albumine et provoque, sur les muqueuses ainsi que sur les différents tissus autres que le tégument cutané, une cautérisation caractérisée par une eschare blanche, noircissant ensuite peu à peu, surtout sous l'influence de la lumière. Sur la peau, on constate la formation d'une eschare grise noircissant rapidement. Ces eschares restent superficielles et localisées au point d'application. Les solutions aqueuses diluées manifestent une action vaso-constrictive encore supérieure à celle des composés solubles de plomb.

On a essayé d'utiliser l'action pharmacodynamique de l'argent en l'administrant à l'intérieur, dans certains cas d'affections nerveuses, notamment le tabes. L'influence toxique se manifeste, en effet, d'une façon plus spéciale sur le tissu nerveux, mais il ne semble pas qu'on ait obtenu d'action thérapeutique bien efficace.

Dans ces dernières années, on a cherché à remédier aux qualités toxiques et caustiques des sels minéraux d'argent par l'emploi de combinaisons organométalliques (*Gliadine*, vitelline argentique; *Largine*, nucléo-albumine argentique; *Albargine*, gélatose argentique; *Protargol*, *Argyrol*, protéine argentique) ou d'argent colloïdal dont le *Collargol*, (collargolate ammonique) est le principal type. Ces combinaisons permettent de graduer et de régler les actions antiseptique, irritante et caustique de l'argent, ce qui peut rendre parfois de signalés services, notamment en thérapeutique oculaire; mais leur emploi pour l'usage interne n'a pas répondu aux espérances que l'on avait conçues lors de leur introduction dans la thérapeutique.

ADDENDA

I. HYPNOTIQUES

VÉRONAL. — FISCHER et VON MÉRING ont étudié une série de corps présentant
la structure particulière sur laquelle j'ai insisté voici plus de dix ans et à
laquelle je crois devoir attribuer une part prépondérante dans la production
de l'hypnose[1], c'est-à-dire renfermant un atome de carbone tertiaire ou quaternaire et un certain nombre de groupements éthyle, et parmi eux, la *diéthyl-
malonylurée* ou acide diéthylbarbiturique, qui est actuellement utilisée en
thérapeutique sous le nom de *véronal*.

Ce composé se présente en petits cristaux incolores, translucides, inodores,
doués d'une saveur légèrement amère, fusibles à 191°, se dissolvant à 20°
dans 143 parties d'eau, plus solubles dans les solutions alcalines.

Le véronal s'absorbe facilement et est éliminé, en grande partie en nature,
par l'urine. Il est utilisé comme hypnotique et sédatif du système nerveux
central à la dose de 0^{gr}20 à 1 gramme. Cependant, il doit être employé avec
prudence, car son étude pharmacodynamique n'a pas été faite d'une façon
complète, et depuis quelques mois on signale de divers côtés des accidents
d'intoxication.

Des phénomènes fâcheux caractérisés surtout par : une asthénie musculaire
profonde, des vertiges, une sorte d'état d'ivresse avec hallucinations et paraplégie plus ou moins accentuée, des nausées et des vomissements, tels sont
les inconvénients qui viennent d'être constatés à plusieurs reprises et qui laissent après eux un état d'affaiblissement avec incapacité à tout travail cérébral,
sensations vertigineuses et anorexie. On a même rapporté quelques cas d'intoxication mortelle.

II. ANTITHERMIQUES-ANALGÉSIQUES

CRYOGÉNINE. — LUMIÈRE et CHEVROTTIER ont préparé un certain nombre de
semicarbazides et ont constaté que les corps de cette série sont doués de propriétés antithermiques remarquables, sans provoquer d'actions secondaires
défavorables sur le cœur et la nutrition. Leur action semble limitée au système nerveux.

[1] Voir : *Leçons de pharmacodynamie et de matière médicale*, 2e série, p. 30.

La *métabenzamidosemicarbazide* ou *cryogénine* est celui de ces corps qui présente le plus d'avantages au point de vue pratique; elle est seule utilisée à l'heure actuelle. Elle se présente sous forme d'une poudre cristalline, blanche, inodore, de saveur légèrement amère, non désagréable. Elle est assez soluble dans l'eau (2,50 p. 100) et dans la plupart des dissolvants organiques. Elle fond à 210°, ses solutions sont stables et stérilisables.

La toxicité de ce composé est faible et, même à doses élevées, elle ne déterminerait aucune modification sensible du pouls, de la tension sanguine, de la respiration et même de la nutrition générale. On constate seulement un abaissement irrégulier de la température qui paraît être sous la dépendance exclusive du système nerveux central. La propriété antipyrétique, caractéristique des semicarbazides aromatiques, est en relation assez étroite avec leur pouvoir antiseptique.

Chez l'homme, en état d'hyperthermie, des doses de cryogénine de 0^{gr}20 à 1^{gr}50 donnent naissance à un abaissement lent et progressif de la température; son maximum est atteint au bout de deux heures environ, et sa durée est d'ordinaire de six à huit heures. Cet abaissement de température a pu être maintenu, sans manifestations secondaires fâcheuses, pendant plusieurs jours consécutifs, par l'administration de petites doses répétées. CARRIÈRE, LEMOINE et ALBERT ROBIN l'emploient surtout chez les tuberculeux fébricitants et dans les pyrexies par infection.

La cryogénine s'administre sous forme de comprimés ou de cachets. On prescrit, d'emblée, une dose un peu forte (1 gramme); puis, l'abaissement de température obtenu, on le maintient au moyen de doses plus faibles (0^{gr}50 ou 0^{gr}20).

III. — MODIFICATEURS CARDIO-VASCULAIRES

DÉRIVÉS NITREUX, NITRITES, NITRATES. — Agents très efficaces de la médication hypotensive et dont l'influence est plus persistante que celle du nitrite d'amyle. Le mécanisme de l'action est absolument le même (Voir p. 73).

NITROGLYCÉRINE. (Trinitrine, glonoïne des homéopathes). — Substance de couleur jaune-pâle, de consistance huileuse, détonant sous l'influence du choc (la silice poreuse imprégnée de nitroglycérine est utilisée dans l'industrie sous le nom de *dynamite*), presque insoluble dans l'eau, soluble dans l'alcool absolu et incapable alors de faire explosion. On l'utilise, à l'intérieur, aux doses de un demi-milligramme à un milligramme, en se servant de la solution alcoolique au centième que l'on dilue dans une tisane appropriée. On peut arriver, en augmentant graduellement les doses, jusqu'à 10 centigrammes en l'espace de vingt-quatre heures. La solution au centième peut également être employée en injections hypodermiques, aux doses de I à III gouttes, que l'on ajoute au contenu d'une seringue de Pravaz d'eau distillée de laurier-cerise.

On a également proposé, comme succédanés de la nitroglycérine, les dérivés tétra et hexanitrés de la mannite et de l'érythrite dont l'action médicamenteuse serait plus durable. C'est principalement l'éther tétranitrique de l'érythrite qui a été employé, sous la dénomination de *tétranitrol*, aux doses quotidiennes de 5 à 10 milligrammes.

NITRITE DE SODIUM. — S'administre en solution aqueuse, à la dose de 10 centigrammes par prise que l'on répète de cinq à douze fois et plus dans les vingt-quatre heures, suivant la susceptibilité individuelle. Les effets se produisent plus lentement et plus doucement qu'avec les autres dérivés nitrosés, mais ils persistent bien plus longtemps.

Il importe de se souvenir que, pour tous ces composés, comme pour le nitrite d'amyle, l'impressionnabilité très vive du début s'émousse rapidement et fait même place à une apathie qui peut entraîner à l'emploi de doses capables de devenir dangereuses. Le produit sur lequel on peut le mieux compter, comme constance et régularité d'action, est l'esprit de nitre dulcifié ou l'éther nitreux alcoolisé récemment préparé (Voir p. 72).

LAUDER-BRUNTON utilise un mélange composé de

Bicarbonate de potasse.	1 gr.	80
Azotate de potasse	1 »	20
Nitrite de soude	0 »	50

que l'on dissout dans 500 grammes d'eau et qui est administré par fractions dans la journée. A cause de la facile altérabilité du nitrite de sodium et de sa transformation en nitrate, ce mélange doit être préparé tous les jours au moment du besoin.

UROTROPINE OU FORMINE. — Obtenue en faisant réagir l'ammoniaque sur l'aldéhyde formique : c'est l'hexaméthylène tétramine $(CH^2)^6Az^4$.

Poudre cristalline, soluble dans 10 parties d'eau : sa solution aqueuse chauffée avec de l'acide sulfurique dilué dégage de l'aldéhyde formique.

Ce corps jouit de propriétés antiseptiques utilisables dans les cas de cystite, surtout purulente : on l'a préconisé aussi comme diurétique et dissolvant des concrétions d'acide urique qu'il solubilise *in vitro*. On le prescrit à la dose de 50 centigrammes, deux à trois fois par jour, en solution diluée. Son emploi est quelquefois suivi d'accidents (hématurie, albuminurie), que KARWOSXI attribue à la décomposition prématurée, dans l'économie, de cette substance en formaldéhyde.

TABLE ANALYTIQUE

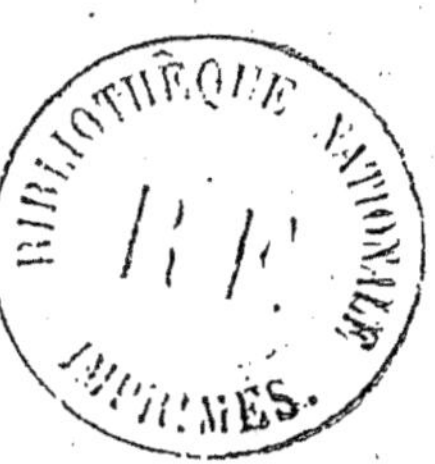

TABLE ALPHABÉTIQUE

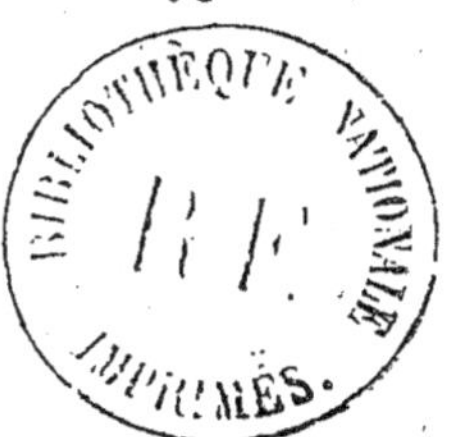

ÉVREUX, IMPRIMERIE CH. HÉRISSEY ET FILS